임상 소아치료의 기초

보조작업치료사를 위한

FOUNDATIONS OF PEDIATRIC PRACTICE

for the Occupational Therapy Assistant

임상 소아치료의 기초

보조작업치료사를 위한

옮긴이 **양 영 애** 외

FOUNDATIONS OF PEDIATRIC PRACTICE

for the Occupational Therapy Assistant

Edited by

Amy Wagenfeld, PhD, OTR/L
Lasell College
Newton, MA

Jennifer Kaldenberg, MSA, OTR/L
New England College of Optometry
New England Eye Institute
Boston, MA

영 문 출 판 사

■ **옮긴이** (가나다순)

김정기 대구보건대학 작업치료과 교수
김희수 한림대학교대학원 재활치료학과 교수
박민수 마산대학 작업치료과 교수
박보라 인제대학교 작업치료학과 교수
박수정 대구보건대학 작업치료과 교수
박수희 호남대학교 작업치료학과 교수
박윤희 영남외국어대학 작업치료과 교수
박주영 가톨릭 상지대학 작업치료과 교수
박주형 경북전문대학 작업치료과 교수
박진성 인제대학교 작업치료학과 교수
양영애 인제대학교 작업치료학과 교수
용미현 인창병원 작업치료 팀장
이선명 마산대학 작업치료과 교수
정현애 동신대학교 작업치료학과 교수

Foundations of Pediatric Practice for the Occupational Therapy Assistant
by Amy Wagenfeld, PhD, OTR/L, Jennifer Kaldenberg, MSA, OTR/L

보조작업치료사를 위한
임상 소아치료의 기초

2011년 10월 19일 초판인쇄
2011년 10월 26일 초판발행

지은이 : Amy Wagenfeld / Jennifer Kaldenberg
옮긴이 : 양 영 애 외
발행인 : 박 병 조
발행처 : 도서출판 영문출판사
등　록 : 1987년 12월 21일 제2-419호
주　소 : 서울시 강남구 삼성동 69-1
전　화 : (02) 514-5590, 776-5590
팩　스 : (02) 756-8943
E-mail : yeongmunsa@empal.com
정　가 : 27,000원
ISBN 978-89-7224-265-9

※ 파본은 교환해 드립니다.

표지에 대하여

전 세계적으로 언제 어디서나 작업치료에 아동이 관여한다. 작업의 의미나 성격 또는 목적 있는 활동이 문화나 성별, 연령에 따라 다를 수 있으나 아동은 작업을 통해 새로운 기술을 배우며, 발현되는 기술을 연습하고, 배웠던 것을 완벽히 연습한다. 또한 미래의 역할을 위해 준비하게 된다.

이 교재 표지의 4개의 사진 속 아동은 17세, 10세, 6세와 4세의 4명의 소년으로, 유년시절의 연령에 적절한 작업에 참여하고 있다. David는 Glacier라는 개와 걷고 있고, 수단적 ADL; Tyler는 피아노를 치고 있고, 레저활동; Tristan은 자전거를 타고, 놀이활동; Nolan은 블록을 쌓고 있다(또 다른 놀이 활동).

이 사진들의 특별한 점은 위에 언급한 그들이 우리의 아들들이며, 그들에게 이 책을 바친다.

차 례

감사의 글

필라델피아에서 열린 2001 AOTA National Conference에서 한밤에 영감을 얻어 시작하게 되었고, 이러한 성과를 거두게 된 것이 실로 믿기 어렵다. 이러한 감사의 글을 쓰기 위해 컴퓨터 앞에 앉았을 때 즐거움의 눈물, 성취감과 우리가 성취하기 위해 쏟아낸 것 들을 마쳤다는 약간의 안도감을 말하지 않을 수 없다.

최고로 으뜸가는 우리 기고자들에게; 무엇을 말할 수 있을까? 오직 감사드린다! 우리는 조예 깊고, 재능 있고, 헌신적인 팀을 조직하였는데 이 책을 펴낸 열정적인 작가들이 바로 그 분들이다. 글을 처음 써보시는 분, 글씨기에 많은 경험이 있으신 분 모두에게 경의를 표한다. 작업치료에 대한 당신의 식견과 헌신으로 인해 그러한 말들이 고르게 녹아 있는 생산물이 우리 일의 즐거움이 되었다. 이 즐거운 과정의 부분이 되어주신 점 진심으로 감사드린다.

SLACK Incorporated 스탭들이 우리에게 준 소중한 도움, 지원, 친절함과 배려가 없었다면 이 계획은 결코 완성될 수 없었을 것이다. John Bond, 부사장, 책 출판; Amy McShane, 편집장; Lauren Biddle Plummer, 편집이사; Debra Toulson, 편집자; James Pennewill, 마케팅 코디네이터 분들이 이 계획의 제안서에서 출판까지의 중요한 역할에 감사드린다. John, Amy, Lauren, Debra, Jim 당신들의 지혜와 유머, 변함없는 헌신이 이 프로젝트가 절차에 따라 진행되어 탄생할 수 있게 해 주었다. 이것이 우리가 가장 감사하는 것이다.

교재의 초기 제안서부터 완성품까지 읽고 또 읽으며 우리에게 이 유용한 논평과 통찰을 제공한 분께도 감사드린다. 외부의 시선들은 항상 최고의 완성품이 가능하도록 연마하기를 도왔다.

우리는 또한 준비하는 과정에서 다양한 단계에서 도움을 준 분들께도 감사드린다. 이 프로젝트에 대한 여러분의 관심에 감사드리며, 그분들을 알고자 하는 독자를 위해 전공을 삽입하여 알파벳 순으로 기록하였다.

Darragh Callahan(아동발달)
Gary Chu(검안)
Anne Corn(검안)
Richard Dodds(교육기술)
Louis Frank(검안)
Karen Jacobs(작업치료)
Richard Jamara(검안)
Leslie Jones(AOTA의 승인된 편집자)
Lauren Knott (검안)
Teresa May-Benson(작업치료)
Jaclyn Pfeil(물리치료)

Jacqueline Schaffer(의료 삽화)
Jeanne Wagenfeld(심리학)
Morton O. Wagenfeld(의료 사회학과 공중보건)
Mary Warren(작업치료)

개인적인 감사의 글

Amy는 Kate Blumberg와 Lauren Fox께 감사를 전한다. 이 두 분은 각 분야의 전문가이다. 부모님이신 Morton Wagenfeld와 Jeanne Wagenfeld 뿐만 아니라, 형제인 Eric Wagenfeld, David Wagenfeld, Ellen-Wagenfeld-Heintz에게 오늘의 내가 있기까지 깊은 감사의 뜻을 전한다. 무엇보다 나의 배우자인 Jeffery Hsi, 사랑스러운 아들 David와 Glacier는 내 삶에 가장 최고라 할 수 있다. 그리고 항상 감사하게 생각한다.

Jennifer는 우리를 지지해준 모든 분께 감사의 마음을 전한다. 나의 부모님 John과 Paula Brodie께 깊은 감사를 드리며, Russell Kaldenberg, Judyth Reed, Bill, Daniell Torrance와 형제들인 Heather Perry, John Brodie에게도 감사를 전한다. 무엇보다 배우자인 Casey, 아들 Tyler, Tristan과 Nolan에게 그들이 사랑과 지지에 감사드리며: 너희는 나의 영감이었어.

우리는 직접적 피드백이나 SLACK Incorporated를 통한 피드백 모두를 환영한다.

저자에 대하여

Amy Wagenfeld는 작업치료로 BS, 인간발달로 MA, 교육학으로 PhD를 받았다. Amy는 20년의 임상경력을 가지고 있다. 대부분이 학교 시스템, 외래 소아 재활클리닉, 사설치료를 포함한 소아관련 환경에서 근무하였다. Amy는 Lasell College in Nowton의 교수이다. 또한 아동치료관련 임상 책임자로 교육과 멘토링을 하면서 상담 서비스와 부모 워크샵, 관리, 교사, 아동케어를 제공한다.

Amy가 관심 있는 연구는 영아와 주 보호자와의 조기 애착관계에 있어 음악의 영향뿐만 아니라 인간-동물관의 애착에 대한 주제를 포함한다. Amy는 작업치료와 인간 발달에 관한 자신의 연구를 지역, 주, 국가적인 컨퍼런스에서 발표하였다. Amy는 작업치료나, 애착, 동물매개 치료와 관련된 주제의 여러 권의 책을 집필하는 과정에 여러 주와 지역의 비영리 단체와 지역사회 서비스 조직에 관계하고 있다.

이 외에도 Amy는 열정적으로 타고난 정원사이다. 그의 남편 Jeff와 멋지고 근사한 17세 아들 David 그리고 놀랄 만큼 어지럽히는 개 Glacier가 보스턴의 교외에서 여행을 즐기고, 산책하며, 해변을 여행하고 테니스를 하며 함께 지낸다.

Jennifer Kaldenberg는 New England College of Optometry와 New England Eye Institute의 작업치료 서비스의 책임자이다. The University of New Hampshire로부터 작업치료 BS를 받고, Central Michigan University로부터 건강관리부의 집중관리 분야에 MSA를 받았다. Jennifer는 10년의 임상경력을 가지고 있는데 대다수가 신경학과 시각 재활분야이다. 그는 Lasell College in Newton의 조교수이며 현재 the New England College of Optometry에서 강의하고 있다.

Jennifer의 연구 관심사는 기능적인 독립에서 시각의 영향, 시지각, 신경학적 시각 손상의 영향이다. 그는 작업치료사나, 검안사, 일반대중에게 시각 재활에 있어 작업치료의 역할을 적극적으로 강조한다.

이 외에도 그는 전문분야는 그의 남편 Casey와 함께 멋진 세 아들의 자랑스러운 부모이다. 그들은 스포츠 활동에 즐겁게 참여하고 함께 여행한다. Jennifer는 여가로 그림 그리기, 묘사하기, 요리하기를 즐긴다.

공헌자에 대하여

*Olga Baloueff, ScD, OTR/L, PT, BCP*는 보스턴의 Tufts University in the Boston school of Occupational Therapy에 작업치료학과 부교수이다. 그의 임상 전문지식과 교육은 발달에 편차가 있는 유아기 아동과 가족에 조기 중재 서비스를 제공하는 것이다.

*Sue Berger, Ms, OTR/L*은 Boston University Sargent College의 조교수이다. 그는 지역사회에 저시력을 가진 노인을 임상에서 보고 있으며 호스피스 활동에서 작업치료사의 역할에 큰 관심을 갖고 있다.

Donna Buckland Gallen, MS, OTR/L 은 St. Louis County, Missouri 지역의 학교 작업치료사로 일하고 있다. 그의 전문적인 관심분야는 소아치료와 손의 잡기 형태이다.

*Darragh Callahan, EdD*는 Native American Pueblo의 초등학교에서 교사로 많은 시간을 보냈다. 그녀는 유럽으로 건너가서 미국의 Amy와 함께 일하면서 독일과 이탈리아에서 Child Development Services Coordinator로 활동하였다. 다시 미국 현지 Massachusetts주로 돌아와 미국정부로부터 많은 경력을 인정받아 현재 Schools of Education at Boston University와 Walden University의 시간제 교수로 일하고 있다.

*Linda Cammaroto, OTR/L*은 Northern New Jersey에서 학교기반 작업치료사이다. 임상에서 30년 넘는 경력이 있으며 현재 Hackettstown과 Fredon School Districts 두 곳에서 일하고 있다.

Molly Campbell, MS, OTR/L, Watertown의 Perkins School for the Blind에서 보조도구 센터와 ATP를 결합하고자 하였다. 그녀는 Tufts University에서 보조공학을 강의했고 발달장애를 가진 성인의 주간 프로그램에 상담 서비스를 제공하였다. 또한 창조적 구성물: 좋은 접근성, 적절한 가격, 즐거움을 가진 적응력 좋은 디자인을 만드는 기술의 공동 저자이다.

Rachel B. Diamant, MS, OTR/L, BCP는 임상에서 20년 넘게 아동과 그들의 가족을 위해 일하였다. 현재 그는 Arizona School of Health Sciences의 부교수이고, A.T. Still University에서도 겸직을 하고 있다.

*Lisa A. Dixon, PhD, JD*는 Cambridge, Massachusetts의 변호사이다.

*Sandra J. Edwards, MA, OTR, FAOTA*는 Western Michigan University 작업치료학과 교수이다. 그는 SIPT와 아동 NDT과정을 수료하였다. 그녀의 전문관심 분야는 아동의 손기능과 잡기이며 상호학문적인 연구로 터치로봇을 사용한 기술을 아동 손기술의 평가와 중재에 적용하는 것이다.

*Tara J. Glennon, EdD, OTR/L, BCP, FAOTA*는 Quinnipiac University 작업치료학과의 부교수이며 Center for Pediatric Therapy in Connecticut의 대표이다. 그녀의 교수로서,지역사회 교육가로서의 헌신은 그의 강사직과 작가 일에 반영되었으며, OTforKids라는 웹을 만들었다.

*Cynthia Haynes, MEd, MBA, OTR/L*은 Philadelphia University의 작업치료 프로그램의 임상 코디네이터이며 조교수이다. Cynthi는 아동의 조기중재와 학교 시스템으로 전달모델 분야에서 광범위하게 일한다. 현재는 필라델피아 외각에 위치한 학교에서 고문을 맞고 있다. 그녀는 아동을 위한 최고의 치료법과 작업치료학생을 위한 혁신적인 교수법에 대해 공개 발표를 하곤 했다.

*Priscilla Hayden-Sloane, MHA, OTR/L, LEND Fellow*는 Norwood Public School에 지원서비스와 평가, 상담을 제공하였으며, Early Childhood Assessment Team의 멤버이다. Priscilla는 교사와 조기중재 제공자들에게 자신이 개발한 10시간의 학습 모듈을 전수하였다. 이는 *Sensory Integration and Learning Readiness*로 학급환경에서 자기 행동조절과 감각처리에 관한 것이다.

*Joylynn Holladay, MS, OTR/L*은 일리노이주, 시카고에 있는 Children's Memorial Hospital의 소아치료사이다.

*Jan Hollenbeck, MS, OTR/L*은 20년 동안 작업치료를 해왔다. 그는 현재 메사추세츠에 있는 Medford Public School District에 작업치료, 물리치료, 시각 치료, 보조공학의 코디네이터로 일하고 있다.

*DeLana Honaker, PhD, OTR, BCP*는 10년 동안 Lubbock Independent School District in Texas에서 스탭으로, 모범 작업치료사로 근무하고 있다. 여러 지역의 학교에서 컨설턴트하고 있으며 전국적인 워크샵에 초대되어 학교기반 치료를 강의하고 있다. Texas Woman' s University에서 교수로 온라인에서 MA프로그램을 가르치고 있다. Elizabethtowm College in Elzabethtown에서 부교수로 활동하고 있다. DeLana는 SIPT과정을 수료하였다. 그의 다른 출간물은: *Ready, Set, Write*! 비디오/메뉴얼 프로그램과 교재로 *Writing Goals and Objectives in School-based Practice*(www. theschooltherapistsbag. com)가 있다.

*Nicole Jacobs, OTR/L, CHT*는 New England Medical Center in Boston의 손 치료사이다. 그는 스프린트, 관절염, 망치손가락에 관한 주제로 다수의 논문과 출판물이 있다. 최근 네오프렌 스프린트와 Zone II 굴곡근 건손상의 십자형 재활프로토콜에 관한 서적의 공동저자이기도 하다. Nicole은 American Society of Hand Therapists의 회원이며 현재는 교육 인증화와 관련해 있고, *ASHT Times*의 협력 편집자로 일하고 있다.

*David L. Lee, MS, OTR/L*은 Harvard School of Public Health에 있는 Occupational Health-Ergonomics와 손상예방의 D.S. 학생이며 Spaulding Rehabilitation Hospital in Boston의 작업치료사이다. MA는 사무환경의 인간공학과 보조공학을 연구하였다.

*Jean Lyons Martens, MS, OTR/L*은 아동분야 NDT 수련을 하였고, SIPT의 실행자 자격을 갖고 있다. 현재 개별적 치료와 Worcester State College in Worcester, MA.에서 작업치료 프로그램을 가르치고 있다.

*Teresa A. May-Benson, MS, OTR/L*은 Occupational Therapy Associates-Watertown, P.C. 임상전문 책임자이며, Spiral Foundation at OTA-Watertown의 연구책임자이다. 또한 감각통합이론과 중재 강사로 잘 알려져 있다. 실행과 관련된 두 권의 책의 저자이다. MS. May-Benson은 자폐증 중에서도 특별히 고학년 학생과 성인자폐에 특별한 관심과 폭넓은 경험을 갖고 있다. 그녀는 박사학위 취득예정이며 Boston University에서 Child Health Fellow로 MA를 받았다.

*Jenna McCoy-Pawlen, MS, OTR/L*은 South California의 소아치료 클리닉의 작업치료사이다. 그의 전문 관심분야는 조기중재와 감각통합이다.

*Christina Monaco, COTA/L*은 New England Pediatric Care와 아동과 중증 성인을 위한 가정 간호기관의 보조 작업치료사이다.

*Cindee Quake-Rapp, PhD, OTR*은 Western Michigan University 작업치료과의 교수이며 학과장이다. 아동치료 전문가이며 아동의 쓰기기술, ADHD 아동의 실행기능과 아동평가에 대한 주제로 출판과 국제적 강연을 하였다.

*Michael Roberts, MS, OTR/L*은 보스턴지역의 홈케어와 종양학 관련 재활의 발전을 위해 시간을 나누어 쓰며, Tuft University에서도 강의한다.

*Catherine Verrier Piersol, MS, OTR/L*은 Philadelphia University에서 작업치료 프로그램의 책임자이며 조교수이다. Ms. Piersol은 가정관리 작업치료사와 개별적 가정 건강관리를 유지하기 위한 매뉴얼 제작의 공동 편집자이며 저자이다. 그녀는 작업치료 연합활동을 주나 국가에서 하고 있다.

*Sidney Michael Trantham, PhD*는 Lasell College in Newton에서 근무하고 사회과학과의 조교수이며 Fenway Community Health in Boston에서 시간제 심리치료사로 근무하고 있다. MA.관심 분야는 신경심리학, 아동학대, 심리치료이다.

*Christy Halpin Wright, OTR/L, CHT*는 New England Medical Center in Boston의 선임 손치료사이며, *ASHT Times*의 부편집자이다. Christy는 굴곡근 건 재활 관리, 건 이전술과 스프린트에 관해 논문과 출판물의 저자이다. 최근 그는 네오프린 스프린트 장과 굴곡근 건의 초록 부분을 공동으로 작성하였다. Christy는 여러 New England Hand Society의 연간회를 조직하고 소개하였고, 손치료, 스프린트 관련 주제를 다양한 워크샵에 발표하였다. 또한 뉴잉글랜드 대학에 있는 여러 대학에서 스프린트 기술을 가르치고, Zone II 굴곡근 건손상의 십자 재활프로토콜을 개발하였다.

서 문

소아학은 "아동의 보살핌과 그들의 질병을 치료하는 것과 관련된 의료과학이다"(Venes, 2001, p. 1598). 미국에서는 작업치료를 제공하는 사람의 22% 이상이 학교 시스템에 종사한다. 만약 학교기반이 아닌 소아 세팅도 포함한다면, 그 수는 더 늘어날 것이다. 의심의 여지없이 작업치료에서 소아치료는 매우 중요한 영역이다. 그러므로 질문이 생기는데, 이러한 영역에서 일하기 위해 학생들은 어떻게 최고의 준비를 할 수 있을까? *보조작업치료사를 위한 임상소아치료의 기초*는 보조작업치료사에게 훌륭한 자원을 제공한다. 소아치료에 있어 임상의 기초를 향상하기 위한 경로를 제공할 뿐만 아니라 실제 적용할 수 있는 활동을 배우고 강화할 수 있다.

*보조작업치료사를 위한 임상소아치료의 기초*는 Amy Wagenfeld와 Jennifer Kaldenberg에 의해 멋지게 만들어지고 편집되었다. 여기에는 30년이 넘는 두 분의 작업치료 경험이 녹아 있다. 더 자세하게는 Amy는 15년의 소아치료 경력, Jennifer는 시각과 신경 재활분야에 10년의 경력이 있다. 그들의 경력 그 이상으로 소아라는 방대한 주제의 교재 편집을 맡아 최상의 수행을 할 수 있는 결단력과 열정을 가진 역동적인 팀을 만들었다. Amy와 Jennifer는 또 다른 전문가와도 힘을 합쳤다. 작업치료분야, 아동발달, 심리학분야의 권위자를 24장에 종합적으로 기록하였다.

독자들은 *보조작업치료사를 위한 임상소아치료의 기초*를 보배로, 즐거움으로 여길 것으로 안다. 이 책을 팔이 닿는 가까운 곳에 두길!

Karen Jacobs, EdD, OTR/L, CPE, FAOTA
Clinical Professor
Boston University
Sargent College of Health and Rehabilitation Sciences

Reference

Vernes, D. (Ed.) (2001). *Taber's Cyclopedic Medical Dictionary* (19th ed.). Philadelphia: F.A. Davis Company.

역자 서문

이 책은 작업치료사들이 아동을 치료하는 데 있어 가장 기본적인 개념부터 구체적인 임상적 접근방법까지 제공하고 있다. 아동작업치료는 발달지연, 감각통합장애, 뇌성마비, 염색체 이상으로 인한 증후군 등 다양한 질환을 가진 아동을 비롯하여 그밖에 다른 질환으로 인해 삼킴과 발달에 있어 장애를 가지고 있는 아동을 대상으로 하고 있다.

각 장에서는 이러한 아동들에게 임상에서 제공할 수 있는 다양한 치료적 접근에 대한 임상적 근거를 제공하고 실제적인 치료방법을 소개하고 있다. 또한 아동에 대한 기본적인 이해를 돕기 위해 아동의 발달적 특성과 치료적 환경에 대해서 기술하고 있다.

그 동안에도 아동작업치료를 위한 서적이 출간되었으나 아동작업치료를 배우는 학생들의 학문적 욕구와 작업치료사들의 임상적 욕구를 모두 만족시킬 수 있는 서적이 없어 작업치료를 가르치는 교수로서 늘 필요성을 절감하고 있었는데 이번 기회를 통해 그 욕구가 조금이나마 해소되기를 바라는 마음이다.

작업치료를 공부하는 학생들과 아동작업치료 치료사들에게 있어 이 책이 좋은 길잡이가 되어 임상과 교육현장에서 소중하게 사용되기를 원한다. 역자들과 밤낮을 고민하여 용어를 통일하고 최대한 신용어를 사용하여 번역하였으나 부족함이 많다고 생각된다. 부족한 부분에 대해서는 지속적으로 수정하고 보완해 나갈 것을 약속드린다.

끝으로 이 책이 출판되기까지 번역작업에 함께 참여하신 모든 교수님들께 진심으로 감사를 드리며 출판을 위해 노력해주신 영문출판사 사장님과 편집 관계자 여러분들에게도 진심으로 머리 숙여 감사드린다.

2011년 9월

역자대표 양 영 애 드림

1 장

서론

Introduction

"삶의 질은 삶의 활동에 의해서 정의가 된다"(Aristotle).

시작 (A Beginning)

보조작업치료사(OTA)로 일을 시작하면서 흥분되는 시간이다. 오늘날, 우리는 "작업"이나 목적 있는 활동과 함께 일에 끊임없이 전념해 참여하고 있으며, 작업치료 임상가들은 전통과 사회의 모든 영역에서 역할의 효과적인 기능을 한다. 우리의 특별한 기술들은 많은 창조적인 방법들로 평등하게 많은 사람들의 생활을 풍요롭게 할 수 있다. 어떻게 우리는 다른 사람들의 삶을 풍요롭게 하는지는 발전 과정의 일부분이다.

우리가 물러나 생각했을 때, 기술, 의학, 작업치료 직업 발전의 공통분모를 재인식할 때, 틀림없이 발전한다. 우리가 사회로 나갈 때, 개인 실천, 놀라운 기술적 발전, 또는 의학적 돌파구를 통해 전념하면 우리는 발전기초의 바탕을 만들 수 있다. 우리가 당신에게 보내는 소아 실천의 발전기초는 좋은 시작이 없으며, 중간과 마지막에서 성취하는 데 훨씬 어렵다.

우리가 이 책을 쓰려는 목적은 아동과 환자 가족들과 돌봐주는 사람과 함께 일했던 것으로부터 발전기초를 다진 정식 보조작업치료사(COTAs)와 OTA 학생들에게 제공하려는 것이다. 작업치료사, 아동발달, 심리, 법과 같은 학문들을 경험한 능숙한 전문가 집단을 모집함으로써 우리는 이 영역에서 학교에 좋은 책을 제공하고 여러분이 계승할 수 있다고 생각한다. 이 참고자료로 *보조작업치료사에게 소아실천의 기초*로 사용할 수 있기를 희망한다.

구성방식 (The Format)

이 책에서 모든 장은 소아 임상기초와 실행적용 활동을 OTA 학생뿐만 아니라 활동과 경험이 있는 COTA에게 제공한다. 이 책의 독특한 조직적 특징 중 하나는 기초적 개념과 기술, 특수한 치료의 움직임과 실행영역이 함께 시작한다. 여기 장들과 그 내용의 간략한 설명이 있다.

2장

작업치료 기초는(foundations of occupational therapy) 작업치료 기초와 간략한 역사를 제공하며, 소아 실행을 적용할 때 작업치료 영역에서 특이성을 토의, 역할서술, AOTA *Practice Framework*, 실행표준, 소아 작업치료와 관련된 최고 실행을 포함한다.

3장

작업치료 이론의 간략한 검토(a brief overview of occupational therapy theories). 모델(*model*), 소아 실행에서 사용된 공통된 참고 작업치료 틀(*frames of reference*)에서 소개한다. 각 역사적 바탕, 이론적 기초, 소아 보조작업치료사를 위한

임상적 적용의 용어가 토의가 된다.

4장

*협동치료모델(collaborative models of treatment)*에서는 개념과 소아 실행에서 공통적으로 보이는 다양한 치료 모델의 관계를 소개한다. 이 장은 환경과 다양한 협동치료모델에서 공통적으로 채용이 되는 팀 구성원의 대화와 소아 작업치료 실행에서 협력적 팀 구성을 설명한다.

5장

*소아실행을 위한 합법적 권한(legal mandates for pediatric practice)*은 작업치료사의 법적 효과를 설명하는데, PL 94-142/ IDEA, 그리고 ADA에서 포함한다. *작업치료 윤리 목록*의 간략한 검토는 다양한 서비스 환경 내에서 OTA를 위한 감독 요구와 역할 설명을 토론하고, 작업치료와 관련된 환자(아동) 권리를 토론한다.

6장

*문서화(documentation)*는 문서화를 하는 목적을 토론하며, 기록지 작성, 목표, 그리고 환자 임상적 목적을 포함한다. 다양한 문서화 과정에서 SOAP 노트, 구술 노트, 그리고 특수한 치료환경 내에서 목표 작성을 포함하도록 한다. 평가, 재평가, 퇴원, 그리고 프로그램(집과 병원)개발은 보조작업치료사(OTA)의 역할에서 검토하도록 포함한다.

7장

초기 발달의 검토*(overview of early development)*는 발달 이론들과 발달에 특별한 근본과 크고, 작은, 인지, 사회 정서적 발달의 영향을 소개한다. 운동의 중요단계 소개와 출생에서 아동기를 통한 정상발달의 적용을 나타낸다.

8장

*발달 평가 검토(overview of development assessments)*는 발달 평가의 역사적 검토, 목적 토론을 하며 다양한 전문가들의 검사는 관리하는 것을 훈련하고 발달 평가를 해석한다.

9장

*가족들과의 상호작용(interacting with families)*은 발달 영역 통합 부분에서 초기에 돌봐주는 사람과 아동 사이의 중요성을 토의한다. 애착과 관계 형성의 개념은 그들이 가족 구조에서 토의하여 적용하는 것이다. 이 장에서 역사적 그리고 현대적 견해와 방법들을 경험하고, 보조작업치료사와 그들의 상호작용하는 가족들 사이에서 효과적인 이론적 관계 발달을 촉진하는 전략들을 가족에게 설명한다.

10장

*아동기와 관련된 일반적 진단(diagnoses commonly associated with childhood)*에서 아동기와 관련된 일반적 진단을 검토하고, 특수한 진단에서 이차적 제한의 기능적 영향을 토론한다. 다양한 장애, 질병, 증후군을 진단 받은 아동을 치료하는 치료사의 역할을 경험하게 한다.

11장

소아 자세(positioning in pediatrics): 좋은 선택은 정상 반사발달을 설명하고 발달 영향력을 제공한다. 발달과 자세조절 범위와 기능장애를 토의하고 운동 발달의 중요성과 비정상적 발달특징과 자세조절을 토론한다. 휠체어, 볼스터와 같은 대체 앉기와 치료전략의 검토와 아동을 치료하는 보조작업치료사의 역할과 그리고 자세 기술을 높이는 환자 가족들과 함께 앉기 위한 대체방법을 개발할 뿐만 아니라, 혁신적 앉기를 이 장에서 경험하게 한다.

12장

*감각통합 소개(introduction to sensory integration)*는 감각통합 이론의 역사를 토의한다; 감각운동 발달, 실행증, 감각처리 과정 어려움을 소개한다; 감각통합 장애의 특징을 설명한다; 감각통합 평가와 치료의 특징을 검토한다.

13장

*구강운동기술*과 먹기*(oral motor skill and feeding)*는 구강운동을 위한 구조와 먹기 적용과 언어발달을 검토한다; 초기 삼킴반사에서 성숙한 씹기 패턴까지 정상 구강운동 기능 과정의 발달을 검토한다. 그리고 구강운동 먹기 치료팀, 프로토콜 실행,

아동의 구강운동 촉진과 먹기 기술에서 보조작업치료사 역할을 토의한다.

14장

*아동기 작업치료(childhood occupations)*에서는 아동기에서 특별한 작업치료의 특징을 설명하고 놀이의 역사적 환경을 검토하며 놀이의 기능과 아동기 동안 발달을 위한 결과를 토론한다. 이 장에서는 또한 작업치료가 놀이기술의 촉진과 비정상적으로 발달하는 아동에게 놀이기술을 높이는 보조작업치료사의 역할을 가져오도록 한다.

15장

*자기-관리(self-care)*는 아동과 관련된 ADL과 IADL 과제를 검토하고 발달에 영향을 주는 가족의 경험과 ADL/IADL 기술의 발전, 발달 어려움을 가지는 아동을 위한 자기-관리 기술의 적용, 아동기와 관련된 자기-관리 기술의 촉진에서 OTA의 역할을 토의한다.

16장

시지각 장애와 낮은 시각 재활*(visual perceptual dysfunction and low vision rehabilitation)*의 시각 시스템을 소개하고, 아동기에서 공통적 시각 문제를 검토하며, 연구와 실행에 사용하여 보조작업치료사를 위한 적절한 용어의 토의, 아동의 시-지각 기술과 시각을 높이기 위한 치료 전략을 토의하며, 발달하는 적절한 목표와 시각 중재의 객관성을 설명한다.

17장

손 *발달(hand development)*은 운동성, 인지성, 사회성, 감각 지배를 포함하는 손 기술의 통합적 발달을 소개한다; 손 기술의 정상적 발달 진행을 토의한다; 잡기 기술의 설명(잡기와 놓기, 손 안에서 조작 기술); 그리고 아동의 손 기술을 높이는 OTA의 전략을 설명한다.

18장

손 *글씨쓰기(handwriting)*는 미리쓰기의 발달진행과 쓰기기술을 소개한다; 자세잡기, 쥐기 변화, 대체 쓰기 종이의 사용과 같은 근본적인 쓰기 기술을 높이기 위한 치료 전략을 설명한다; 특별한 나이군(예를 들면, 3~5세, 5~12세, 12세 이상)에게 적절한 글씨쓰기 기본 치료의 목표와 기대를 토론한다; 그리고 나이-적절성 미리쓰기와 보조작업치료사가 수행하기 위한 쓰기 활동에 대해서 토의한다.

19장

*초기 중재(early intervention)*에서 초기 중재, 역사성, 그리고 법적 배경정보를 소개한다. IDEA Part C; 동일화된 집단과 초기 중재 서비스를 토의한다. 초기 중재와 관련된 서비스 모델을 설명한다; 초기 중재 서비스에서 보급된 환경에 대하여 토의한다. 초기 중재 집단에 제공하는 팀원의 구성을 토의한다. IFSP를 토의한다. 초기 중재 내에서 OT와 OTA의 역할을 토의한다.

20장

*학교-기초치료(preschool and school-based therapy)*는 취학 전과 학교-기초실행을 소개한다. 역사성과 법적 배경정보; 동일화되거나 제공받은 집단을 토의[학교-기초 서비스를 통한 것과 관련된 어려움(K-12)]한다; 학교-기초실행과 관련된 서비스 모델을 설명한다; 학교 서비스가 퍼진 환경에서 토의한다; 그리고 IEP와 504 Accommodation Plan을 토의한다. 보조작업치료사와 학교 기초 치료 내에서 작업치료사(OT)의 역할을 토의한다; 표준화된 측정 검토는 학교-기초 서비스 내에서 작업치료사에 의해서 사용된다. 입학 전과 과도기적 계획의 토론은 작업치료 실행가들에게 적절한 이슈가 된다. 그리고 목표발달, 문서화 과정, 학교 기초-실행과 관련된 치료 전략을 토의한다.

21장

*소아기 병원 기초, 외래환자 임상, 가정건강, 호스피스와 개별 임상 실행치료*는 병원과 외래환자 병원 기초, 가정건강, 호스피스와 개별 임상실행 치료를 소개하며, 이러한 환경을 통해 제공받거나 동일화된 집단에 대해 토의한다. 이 장에서는 또한 병원, 외래환자 병원, 가정건강, 호스피스, 개별 임상실행 환경과 관련된 시스템과 서비스 모델을 설명하며, 이 실행영역 내에서 아동이 제공받는 서비스를 팀원들이 토의한다. 그리고 평가와 치료에 관련된 OTA의 역할을 토의한다.

22장

*소아 심리사회적 치료(pediatric psychosocial therapy)*는 실행, 역사성, 법적 배경정보를 기초로 심리사회성을 소개한다. 집단 토의는 심리사회 병원서비스를 통하여 동일하게 제공받으며, 심리사회적 병원과 관련된 서비스모델과 심리사회적 서비스가 널리 퍼지도록 환경을 토의한다. 심리사회적 치료에서 OTA와 OT의 역할을 검토하는 것은 표준화된 측정으로 심리사회적 실행 내에서 작업치료사들이 사용하며, 목표발전, 문서화과정, 심리사회적 실행과 관련된 치료전략을 토의하는 것 또한 나타난다.

23장

*적용도구와 보장구학(adaptive equipment and assistive technology)*은 적용장비, 보장구학, 작업치료를 소개하며, 소아 작업치료 내에서 보장구학과 적용장비의 사용을 위한 토의를 한다. 계획경험과 적용장비의 실행이나 치료환경 내에서 보장구학, 다른 환경뿐만 아니라 아동작업에서도 나타난다. 장비의 주문이나 제작의 전체 과정 내에서 보조작업치료사의 역할을 설명하는 것이 포함된다. 교육받은 아동, 가족, 그리고 지표와 관련된 다른 중요한 사람에게 보조작업치료사의 역할을 설명하는 것을 토의하고 특별하게 처방되도록 적용된 장비와 보장구학의 금지사유를 설명한다; 특수하게 얻은 장비나 보장구학의 보상과정을 설명한다; 그리고 목표발전, 문서화과정, 적용된 장비나 보장구학의 효율적인 모니터링과 관련된 전략을 토론한다.

24장

*보장구학(orthotics)*에서는 작업치료 안에서 보장구학을 소개하며, 소아 작업치료 내에서 보조기 사용의 합리적 이유를 설명하며, 그리고 계획 경험과 치료환경 내에서 보조기 실행을 토의한다. 보조기 주문이나 제조 전체 과정에서 보조작업치료사의 역할 설명이 포함된다. 교육받은 아동, 가족, 그리고 지표와 관련된 중요한 사람들에게 보조작업치료사의 역할을 설명하고, 특별하게 처방되도록 적용된 장비와 보장구학의 금지사유를 설명한다; 목표발전, 문서화과정, 보조기 모니터링과 관련된 치료전략과 보상과정을 토론한다.

발달의 주요시점 도표

이 책의 뒷부분에 있는 발전의 주요시점 도표로 치료영역에서 뿐만 아니라, 학생일 때 사용하거나 사용하지 않을 수 있다. 이 도표를 많이 사용하여 발달의 시점을 알기를 제안한다.

2장

작업치료의 기초
Foundations of Occupational Therapy

단원의 목표
(Chapter Objectives)

- 작업치료와 관련하여 작업의 치료적인 본질에 대해 기술한다.
- 보조작업치료사의 역사와 발달을 기술한다.
- 소아임상 배경에서 작업치료의 독특한 기여에 대해 논의한다.
- 작업치료사와 보조작업치료사의 역할을 묘사한다.
- 작업치료사와 보조작업치료사, 그리고 연관된 감독 요건간의 관계를 정의한다.
- *작업치료 실행체계: 영역과 과정*을 포함하여, 작업치료에서 사용되는 용어를 설명한다.
- 소아 작업치료에서의 모범 사례를 기술한다.
- 사례분석을 통한 전문적인 용어와 작업의 개념, 역할 묘사, 그리고 모범사례를 적용한다.

소개
(Introduction)

작업치료 임상의 기초는 "작업"의 치료적인 본질 또는 목적 있는 활동에 바탕을 둔다. 작업치료의 역사는 발전과 진보를 겪어온 변화를 반영한다. 그러나, 일상생활로의 참여를 증진시키기 위해서 목적적이고 의미 있는 활동에 참여한 클라이언트들의 사례는 작업치료의 주요한 중점으로 남는다. *작업치료의 철학적 기초(the philosophical base of occupational therapy)*(AOTA, 1979)에서는 "작업치료는 사람과 환경적 요소들을 포함하여 목적 있는 활동(작업)에 근거를 두며, 이것은 기능장애를 예방 및 중재하고, 최대의 적응을 이끌어낼 것이다"라고 언급하였다(p. 785).

모든 임상 배경에서, 한 사람의 작업수행 또는 기능을 증진시키기 위해 작업을 사용하는 것은 작업치료의 기초이다. 작업수행은 "사람, 환경 그리고 작업간의 역동적인 관계의 결과"이다(CAOT, 1997, p. 45). 작업수행에 대한 인간과 인간이외의 측면들 사이에서의 상호작용은 아래에 요약되어 있다.

> *사람은 환경과의 상호작용 속에서 지속적으로 작업에 참여한다. 환경은 작업이 성취될 수 있도록 배경을 제공한다. 작업수행은 활동의 실행 또는 작업의 수행을 보여주며 그것은 환경 내에서 작업에 참여한 사람의 경험이다(CAOT, 1997, p. 45).*

전문적으로, 작업치료는 전문가들이 아동에게 다양한 서비스를 제공할 수 있도록 독특한 지식을 바탕으로 지어졌다. 이 지식의 근거는 임상적 추론과 문제해결과정에서 보조작업치료사가 각 아동 그리고 아동의 가족/아동을 돌보는 사람에게 특별한 도움을 주기 위해 필요한 내용을 안내하고 있는 작업치료 실행체계(*the occupational therapy practice framework*)(AOTA, 2002)에서 구체적으로 표현한다. 소아 임상을 통해 가장 많이 발전된 작업은 발달상의 적합한 놀이와 관련 있다. 작업치료사와 보조작업치료사 모두 유년기 시절의 작업과 관련된 이러한 놀이들을 증진시키기 위한 책임이 있다. 매일의 임상에서, 작업치료사와 보조작업치료사의 관계는 상호존경과 협동이 필요하다. 소아 작업치료 서비스를 제공할 때, 작업치료사와 보조작업치료사 모두 아동을 위한 성공적인 결과를 성취하기 위하여 하나의 팀으로 힘써 일한다. 소아 임상영역에서, 보조작업치료사는 치료진행 동안 적절한 결정을 내리기 위해서 임상적 추론을 사용하고 아동의 중재계획을 증진시키기 위하여 잘 알려진 모범 사례들의 치료접근법을 실행할 것으로 기대된다. 이 장은 소아 작업치료의 기본적인 사안들과 보조작업치료사에 대한 그것들의 적용을 검토한다.

보조작업치료사의 역할 출현 (The Emergence of the Role of the Occupational Therapy Assistant)

1950년대, 보조작업치료사의 역할이 나타났으며, 1958년에는 보조작업치료사의 임상역할을 위한 체계가 제공되는 교육적인 지침들과 감독요건들이 확립되었다(Carr, 2001). 1960년대 초로 접어들면서, *작업치료 미국저널(The American Journal of Occupational Therapy)*에 기고, 팀으로써 이사회 간부들의 선출을 포함하여 보조작업치료사의 역할과 임상영역이 확장되기 시작하였다(Carr, 2001). 그림 2-1은 보조작업치료사의 직업적 발달 이정표의 전 연대기를 보여준다.

오늘날, 보조작업치료사는 다양한 임상배경에서 작업치료 서비스에서 핵심적인 역할을 하고 있다. 이 역할은 연방임상 표준, 국가면허교부위임, 그리고 감독요건들에 의해 제시된다. 연방 그리고 국가의 지침들과 감독요건들에 근거를 둔 서비스는 작업치료 임상을 위한 체계를 제공한다. 예로 *작업치료 서비스 제공에 있어, 작업치료 인사 감독을 위한 AOTA 지침서에서 언급한 것처럼* 작업치료사는 직접적으로 서비스를 제공해야 할 책임이 있다(AOTA, 1999).

> *보조작업치료사에게 요구되는 감독의 수준은 감독하는 작업치료사에 의해 결정되며 보조작업치료사가 가지고 있는 기술의 평가, 직업에 대한 요구사항, 서비스를 제공받는 사람들의 필요와 서비스 배경의 요건들에 토대를 두고 있다. 감독의 수준을 선택할 때 사용되는 최상의 기준은 작업치료사에 의해 위임되는 중재들을 안전하고 효과적이게 제공하기 위한 보조작업치료사의 능력과 관련 있다. 임상에서의 새로운 측면들이 보조원에게 위임될 때 서비스 역량은 감독하는 작업치료사와 보조작업치료사 사이에서 정해져야 한다(AOTA, 1999b, p. 3).*

소아임상에서 작업치료 영역의 특성 (The Uniqueness of the Field of Occupational Therapy in Pediatric Practice)

작업치료의 기초는 개개인이 작업수행을 통하여 *역할수행*을 성취할 수 있는 이상을 포용한다(Pedretti & Early, 2001). 소아에 토대를 둔 작업치료 임상은 사회적, 문화적, 개인적 요소들 내에서 작업수행, 성숙 그리고 발달을 통하여 아동이 역할수행을 성취하는 개념을 반영한다. 공통적으로, 이러한 요소들은 아동과 그들의 가족/돌보는 사람들과 함께 수행할 때 우수사례 접근들을 지지하기 위해서 고려되어야 한다. 역할수행에 영향을 주는 장벽과 마찬가지로 아동의 배경 또는 환경, 아동 그리고 돌보는 사람의 희망이나 꿈들에 대한 기대나 요구들은 또한 치료계획발전에 주요한 임무를 가진다. 치료계획은 작업능력을 증진시키기 위해서 현재 또는 미래 환경에 대한 도전뿐만 아니라, 아동의 장점과 요구사항들이 통합되어야 한다.

소아의 작업은 많은 배경들과 상황, 활동들을 포함한 환경에 대해 취하는 행동 또는 눈에 보이는 반응들이다. 작업은 또한 문화적으로 가치가 있거나 흥미 있는 것, 아동이 바라거나 수행하기를 기대하는 활동들을 완수하는 것이다(Humphry, 2002). 놀이는 어린 시절의 최초의 작업이다(Law, Missiuna, Pollack, & Stewart, 2001). 놀이는 아동이 그들의 지식기반을 확충하고, 사교적으로 만들고, 역할을 연습하고, 그들의 문화를 반영하며 *인지(cognition)*를 향상시킬 수 있는 매체이다(Parham & Primeau, 1997). 놀이는 탐색과 상호작용을 포함한다. 놀이는 재미있다! 치료 배경이 제공됨에도 불구하고, 보조작업치료사는 순서 바꾸기, 새롭게 습득된 움직임의 순

1949 오하이오주의 작업치료사가 미국의사협회에 제안한 '보조작업치료사'를 위한 1년간의 훈련 프로그램에 대해 미국작업치료사협회에서 논의 시작.
1956 작업치료사를 지원할 수 있는 보조업무와 관련하여 미국작업치료사협회에서 공식논의 시작.
1956 미국작업치료사협회 이사회에서 'Non-professional Personnel' 승인 위원회의 명칭을 "OT Aides" 승인위원회로 변경하는 등 "non-professional"이란 용어를 사용하지 않기로 함. 동년 10월에 본 위원회는 "Occupational Therapy Assistants" 승인위원회로 명칭이 재변경.
1957 미국 작업치료사협회 이사회는 위원회의 계획을 승인하고, 1958년 10월에 계획을 발효하기로 의결.
1958 보조작업치료사를 위한 교육 프로그램의 최초 이론 및 지침 마련.
1958 계획의 수립 및 적용.
1958 조부조항 제정.
1959 메사추세츠주 Westborough 주립병원에서 최초의 보조작업치료사 양성 프로그램이 시행.
1960 조부조항에 의해 336명에게 보조작업치료사 면허 발급.
1961 메릴랜드주의 몽고메리 카운티에서 일반적인 훈련 프로그램이 최초로 시행.
1962 최초의 보조작업치료사 명부 발간.
1963 관리위원회에서 보조작업치료사 회원 분류를 제정.
1965 미국작업치료학회지에 보조작업치료사의 연구가 최초로 게재
1966 향후 모든 교육과정은 정신사회적 및 일반적 중재 모두가 가능한 일반가로써의 준비를 할 수 있도록 해야 함.
1967 미국작업치료사협회 연례 회의에서 보조작업치료사 회의가 최초로 개최.
1968 8명의 보조작업치료사가 미국작업치료사협회 내 여러 위원회에 참여.
1969 Schwagmeyer paper에 보조작업치료사 10주년 기념일 공고.
1970 보조작업치료사의 영문 명칭 중 "assistant"를 "associate"나 "technician"으로 바꾸고자 하는 안건을 대표자 회의에서 기각.
1971 군대 내 작업치료사도 보조작업치료사 면허 획득 가능해짐.
1972. 최초로 미국작업치료학회지에 보조작업치료사가 저술한 서적 리뷰가 게재.
1972 볼티모어에서 '작업치료사와 보조작업치료사의 관계'를 주체로 제5회 보조작업치료사 워크샵 개최.
1973 중역회의에서 경력 이동 계획을 지지.
1974 경력 이동 계획을 통해 최초로 보조작업치료사가 작업치료사로 승격되는 사례 발생.
1974 미국작업치료학회에서 보조작업치료사에게 회원 특전 제공 시작.
1975 보조작업치료사를 위한 시상식 제정.
1975 보조작업치료사에게 Eleanor Clarke Slagle Lectureship Award와 Award of Merit의 수상 자격이 주어짐.
1976 중역회의의 위원으로 보조작업치료사가 당선.
1977 작업치료사의 관리를 위한 국가면허시험 실시.
1978 ROH Award 개최.
1979 'COTA'라는 약어는 AOTA에 의해 승인받은 보조작업치료사만 사용할 수 있도록 법률 개정.
1980 미국작업치료사 사무국에 보조작업치료사 지원 펀드를 2년간 조성.
1981 보조작업치료사 위원회의 발족.
1981 전문적 작업치료 교육과정에 8명의 보조작업치료사가 교수로 초빙.
1981 신임 작업치료사 및 보조작업치료사의 역할과 관련한 규준이 발효.
1982 경력 이동 계획 종결.
1982 작업치료 신문에 "보조작업치료사 Share Column" 소개.
1983 보조작업치료사 이사회 멤버가 대표자 회의에서 발언권 및 투표권을 가질 수 있도록 승인.
1985 대표자 회의의 투표를 통해 최초의 보조작업치료사 대표자 선임.
1987 미국작업치료사 협회의 정관 개정을 통해 협회 회장에의 당선 등을 포함한 작업치료사와 보조작업치료사간 구별 조항을 없앰.
1989 OTA 교육 프로그램이 21명의 상근직 및 20명의 시간제 보조작업치료사가 채용됨.
1989 전문적 작업치료 교육과정에 6명의 상근직 및 20명의 시간제 보조작업치료사가 초빙.
1989 9명의 보조작업치료사가 주규제위원회의 위원으로 선임.
1990 대표자 회의에서 보조작업치료사의 관리 감독에 관한 새로운 지침을 제정.
1991 미국작업치료사협회의 지원을 받아 보조작업치료사에게 특화된 최초의 다회성 교육 워크샵을 개최.
1991 Ilenna Brown과 Cynthia Epstein이 작업치료사/보조작업치료사 관계 증진과 관련하여 최초로 미국작업치료사협회회장상을 수상.
1991 미국작업치료사협회 집행위원회에서 보조작업치료사를 초청
1992 17,000명의 보조작업치료사 면허 소지자가 탄생.
1998 미국작업치료사협회는 26명의 전문치료사에게 전문치료자격을 부여하고 시상.
1998 보조작업치료사로써는 최초로 Theresa Letois가 인디애나주의 회장으로 선출. Terry Olivas De La O는 보조작업치료사 최초로 미국작업치료사협회의 집행위원으로 선출.

그림 2-1. COTA 발전 이정표 연대기. Ryan, S. E. & Sladyk, K(2001)의 증쇄. *Ryan의 보조작업치료사: 원칙들, 임상 사건들, 그리고 기술*. 3판. Thorofare, NJ: SLACK 법인.

서적 처리, 문제해결능력을 증진시키기 위하여 효과적인 놀이중재를 전개시킬 수 있다. 이러한 기술은 아동의 작업수행을 증진시킨다. 놀이는 아동이 작업 그리고 역할 수행에 있어 스스로 도전할 수 있도록 동기를 부여하며, 목표지향적일 수 있도록 도움을 준다(14장에 언급되어 있다: 소아 작업). 개별치료 계획의 신중한 전개를 통하여 아동 그리고 아동 고유의 정신, 장점, 필요조건들을 존중하는 것은 충분히 강조해도 지나치지 않다. 이 주제는 이번 본문을 통해 제시될 것이다.

아동을 위한 궁극적인 발달 목표는 그들의 실재적인 환경에 참여하는 것이다(Case-Smith, 2001). 이것은 특별한 도움이 필요한 아동을 위해 특별히 조정된다. 한 아동의 실재적인 환경에서의 능동적인 참여는 특별한 도움이나 발달상태에 상관없이 아동을 위한 적합하고 실행할 수 있는 다양한 작업 역할의 성취를 의미한다. 아동이 성장하고 발달할 때, 아동과 다양한 환경에서 주어지는 아동의 역할들 사이의 상호관계는 변화한다. 예로, 유년기 시절을 통하여, 작업 역할은 복잡하게 변화하며, 이러한 것들을 포함한다:

- 유아는 그 또는 그녀의 형제, 자매들과 바닥에서 놀면서 입장의 변화로 어려움을 겪을 수 있으며 그들과 상호작용도 할 수 있다.
- 취학 전 아동은 적절한 시기에 맞춰 그 또는 그녀의 코트를 벗고 그녀의 작은 방에다 코트를 걸어놓는 것을 학습한 것과 마찬가지로 부엌놀이센터에서 친구들과 놀 수 있다.
- 초등학교를 다니고 있는 소년은 성공적으로 열을 맞추어 설 수 있으며 다른 아동의 도움을 받지 않고, 또는 복도에 있는 게시판을 통해 스스로 교실에서 도서관까지 갈 수 있다.
- 청소년은 수업 변화를 위한 시각표에 따를 수 있으며 그 또는 그녀의 동료들과 체육관에서 다음 수업을 들으러 갈 수 있다.

아동의 내재된 본성은 *유아기(infancy)*에서 성년기로 성장하고 발달하는 것처럼, 기회들에 대한 동화, 환경적 요구들로의 적응과정이 진행중이다. 유년기 시절은 탐색하고 즐기고 호기심이 많으며 활기차고 무한한 가능성이 있는 유일무이한 시간이다. *작업치료 임상가*로서, 우리는 아동과 아동의 정신과 소통할 수 있는 고유의 기회를 가진다(Case-Smith, 2001).

소아작업치료에서의 모범 사례 (Best Practice in Pediatric Occupational Therapy)

작업치료 임상가들 그리고/또는 작업치료 중재는 아동이 삶속에서 앞으로 나아가는 데 있어, 아동의 능력에 엄청난 영향을 줄 수 있다. 작업치료 임상가들은 아동의 많은 작업수행을 증진시키기 위해 노력함으로써 아동의 가장 효과적인 작업을 위한 방법으로 우수한 임상사례에 대한 개념을 고려한다. 우수한 소아임상사례에서는 유년기시절의 작업과 관련하여 작업치료 임상가의 결정과 행동을 기술한다. 그것은 혁신적이고 통용되는 방안들을 반영하고 실행하는 임상적 판단을 바탕으로 한다(Dunn, 2000). 아동과 함께 작업을 할 때, 작업치료의 우수한 사례는 그 또는 그녀의 환경 내에서 아동의 상호작용에 대한 이해를 반영한다. 시스템 모델에 기반을 둔 아동의 환경은 다음의 것들을 포함할 수 있다:

1. 직접적인 물리적 환경: 아동이 살고 있는 지역, 친구 또는 친척들의 집, 가게, 학교, 보육시설, 외래 클리닉과 같은 아동이 빈번히 다니는 장소들
2. 사회적 그리고 문화적 배경: 지역적 또는 종교적 관례, 민족의 유산, 그리고 사회경제적 상황에 의한 아동의 가족/돌보는 사람의 고유의 관례
3. 아동의 가족/돌보는 사람에 대한 신뢰와 가치. 서비스로의 접근, 참여의 수준, 그리고 가족 내에서의 역할, 특별한 도움이 필요한 아동의 수용, 그리고 가족/돌보는 사람들에게 유용한 네트워크의 지지를 포함하여 신뢰와 가치는 결정에 영향을 미친다(Dunn, 2000).

장애인교육법(The Individuals With Disabilities Education Act)(IDEA)(1999)에서, 우수한 임상사례지침들은 특별한 도움이 필요한 아동에게 작업치료 서비스를 제공하기 위하여 개선되어왔다(Maruyama, Chandler, Frolek Clark, West Dick, Lawlor, & Lewis Jackson, 1999). 이 지침들은 특별히 *초기 중재* 서비스를 받는 아동과 교육 환경에 중점을 두고 있다. 우수한 임상사례지침들은 아동에게 작업치료 서비스의 제공과 관련하여 매일의 임상배경을 다루지는 않지만, 작업치료 임상가가 모든 아동과의 작업을 위하여 임상적 추론과 함께 전문적인 문제를 해결하는 데 필요한 과정들을 안내하는 데 사용될 수 있다.

게다가 연방 및 국가 지침에서, 서비스 제공은 기관의 위치와 종류에 의해 결정된다고 하였다. 서비스 제공은 평가과정, 중재회기의 종류 및 시간의 결정, 그리고 실제적인 치료적 중재와 관련 있다. 보조작업치료사의 창조적인 노력은 세팅이 부분적으로, 얼마나 제한적이고 한정되고, 또는 가능할 것인지 확정될 것이다. 우수한 임상사례 지침들은 더 효과적이고 전문적이고, 가능한 한 의미 있는 서비스를 제공하기 위해 다양한 배경에서 아동과 그들의 가족/돌보는 사람과 함께 일하는 보조작업치료사에게 도움을 준다. 또한 배경과는 관련 없이, 우수한 임상사례지침들은 작업치료 서비스가 *가족-중심 관리 철학(family centered care philosophy)* 내에서 제공될 수 있도록 장려한다.

가족-중심의 관리는 작업치료 서비스의 계획과 실행 내에서 가족/돌보는 사람의 의미 있는 개입을 포함하여 작업치료 중재에 적용된다(Salisbury & Dunst, 1997). 가족-중심의 관리는 작업치료 임상가가 인정, 존중, 가족/돌보는 사람의 우선순위들의 구현, 그리고 아동을 위한 그들의 소망과 꿈들을 지킬 수 있게 한다. 이상적으로 치료환경에 관계없이 가족-중심 관리모델은 대부분의 소아작업치료에 적용되어야 한다. 가족-중심 관리 원칙에 대한 각 작업치료 임상가들의 해석이 조금씩 다르다 할지라도, 그리고 개개인의 차이와 해석에도 불구하고, 가족-중심의 관리 지침 원칙들은 다음과 같다:

- 부모들은 그들의 아동에 대해 가장 잘 알고 그들의 아동을 위한 최상의 것을 원한다.
- 각각의 가정은 서로 다르며 독특하다.
- 최상의 아동의 기능은 아동을 부양하는 가족과 지역사회 내에서 발생한다.
- 가족들과 전문가들은 동반자의 관계로 동등하다.
- 가족들은 중재를 위해 우선되는 것들을 명확히 한다.
- 중재는 가족의 가치, 문화, 그리고 아동의 미래상에 바탕을 두어야 한다.
- 평가와 중재는 특별한 도움이 요구되는 가족과 아동에게 유일무이해야 한다(Dunn, 2000).

가족-중심의 관리 철학에서 보조작업치료사는:

- 아동이 총괄적인 배경에서의 성공적인 참여를 가능하게 한다.
- 일상의 환경 또는 최소한으로 제한되는 환경에서 서비스를 제공한다.
- 가족/돌보는 사람의 참여와 이해를 증진시킬 수 있는 의사소통에 참여하도록 한다.
- 중재 과정의 부분으로써 환경에서의 보편화를 지지하고 최적의 *성장과 발달*로 촉진시키기 위하여 아동에게 영향을 미치는 가족/돌보는 사람, 그 밖의 사람들과의 상담 그리고 교육을 포함한다.
- 작업치료와 관련하여 다른 사람의 표현이나 특성과는 상관 없이 한 사람으로서 아동에 대한 인정과 존중을 보여주기 위해 *사람 우선의 언어(person first language)*를 사용하기 시작한다(Dunn, 2000; Case-Smith, 2001).

현재 연구에서는 가족-중심의 철학이 그들의 아동에게 변화를 가져왔다고 인식하였고 가족들은 서비스에 대해 더 큰 만족감을 가졌다고 제시하였다(Law, et. al., 2001). 가족-중심의 관리는 가족들이 치료계획과 중재기간 동안 능동적인 역할을 취할 때 발생한다. 발달장애를 가진 취학 전 아동의 부모님과 함께 협력하여 일하는 작업치료 임상가들의 최근 연구에서는 가족-중심의 관리 철학을 사용하는 작업치료 임상가들이 그들의 치료적 중재가 효과적이라고 느꼈다는 것이 나타났다(Hinojosa, Sproat, Mankhetwit, & Anderson, 2002). 또한 작업치료 임상가들은 가족-중심의 관리에 참여하는 것은 장애를 가진 아동의 성공적인 결과들에 상당한 영향을 미친다고 제안하였다(Hinojosa, Sproat, Mankhetwit, & Anderson, 2002). 게다가 부모가 인식한 그들의 아동에게 필요한 도움들을 지지하기 위한 부모와 치료사간의 관계 발달은 더 긍정적인 치료적 결과를 가져온다(Hinojosa et al, 2002). 더 나은 치료 결과의 인식, 더 나은 가정활동의 수행, 그리고 그들의 아동이 즐거울 수 있는 것은 모두 가족-중심 관리 모델에서의 참여 결과라고 언급되었다(Mayer, White, Ward, & Barney, 2002).

중재는 가족 그리고 아동과 관련된 전문가들과 가족 구성원의 협력적인 노력으로 발전한다(Law, Missiuna, Pollack, & Stewart, 2001; Dunst, Trivette, & Deal, 1988). 가족-중심 관리 모델의 적용은 신중하고 세심한 계획과 중재 서비스를 중심으로 한 우수한 임상사례의 이행을 통하여 근거가 뒷받침된다. 아동과 가족/돌보는 사람과 함께 긍정적인 치료적 관계를 유지하기 위하여 보조작업치료사는 아동의 변화무쌍한 요구들에 대처할 수 있도록 지속적인 감독변화 그리고 치료 접근법의 수정에 의한 우수한 임상사례 기준을 유지해야 한다(Case-Smith, 2001).

소아임상에서 보조작업치료사의 역할 (The Role of the OTA in Pediatric Practice)

AOTA의 지침들에 따르면(Maruyama et al, 1999), 작업치료 임상가들은 아동과 함께 작업할 때 다음의 것들을 고려해야 한다:

1. 질병, 장애, 또는 취약성에 의해 작업수행 및 발달에 영향을 받는 아동에게 필수적이고, 개별적으로, 그리고 문화적으로 적절한 서비스를 제공한다.
2. 아동, 가족/돌보는 사람들 그리고 다른 분야의 서비스 제공자들과의 협력을 통하여 서비스를 제공한다.
3. 팀의 구성원으로서 작업치료 임상가는 다음의 책임이 있다:
   - 확정된 작업역할 내에서 기술습득의 진행과 학습을 지원할 가족과 아동의 우선 순위를 다룬다.
   - 각각의 아동과 그들의 가족/돌보는 사람에게 고유의 사람-환경 적합성을 장려한다.
   - 새로운 환경과 도전을 위해 아동과 가족/돌보는 사람을 준비한다.
   - 다른 팀 구성원들과의 통합, 존중, 이해를 장려할 수 있도록 팀 구성원들과의 열린 의사소통을 통하여 팀의 협력을 조장한다(Maruyama et al, 1999. p. 4).

AOTA(Maruyama et al, 1999)는 작업치료사와 보조작업치료사의 역할과 책임에 대해 설명하는 지침들을 확립하였다. 이 지침들은 고유의 행동방침으로 소아들을 위한 작업치료서비스 제공에 적용된다. 이 지침들은 아래 글에서 다루어진다.

감독(Supervision)

AOTA의 지침들에 따르면(AOTA, 1999), 보조작업치료사는 전반적인 서비스를 받는 아동에게 궁극적으로 책임이 있는 작업치료사의 감독 아래 업무를 수행한다. 보조작업치료사가 경험을 얻음으로써, 작업치료 변화에 따른 감독의 수준이 제공된다. AOTA(2002)는 아동에게 작업치료 서비스를 제공할 때 보조작업치료사의 역량 수준을 신장하고 유지하기 위한 협력적인 과정으로써 감독을 규정한다. 여기에 AOTA에 의한 4가지의 감독 수준이 제시되어있다. 그것들은:

1. 세밀한 감독: 보조작업치료사와 작업치료사는 직접적으로 매일 접하는 것을 포함한다.
2. 정기적인 감독: 보조작업치료사와 작업치료사는 직접적으로 대략 격주에 한 번 정도의 간격으로 접하는 것을 포함한다.
3. 일반적인 감독: 요구에 따른 임시적 접촉을 포함하여 최소한 한 달에 한번 직접적으로 접하는 것을 포함한다.
4. 최소한의 감독: 유일하게 명시된 근거가 발생하였을 때 직접적 또는 간접적인 접촉을 포함할 수 있다(AOTA, 2002; Rainville, Cermack & Murray, 1996).

또한 작업치료사에 의해 제공된 감독의 수준은 주의 법규, 기관, 지급인 또는 기금의 원천에 의해 결정된다.

서비스 자격(Service Competency)

보조작업치료사가 아동을 위하여 특별한 서비스를 제공하려면, 먼저 서비스 역량을 증명해야 한다. 서비스 역량은 표준화 지침에 적합한 치료 기술 및 특정 평가의 실행, 기관 또는 허가 요구조건, 작업치료 감독자의 재량, 임상적 추론을 입증하는 보조작업치료사의 능력과 관련된다. 서비스 역량은 보조작업치료사의 기능에 대한 신뢰성을 결정하기 위한 수단을 제공한다. 서비스 역량의 성취는 작업치료를 포함한 보조작업치료사의 서비스 제공을 비교할 때 동등하거나 동일한 절차는 동등하거나 동일한 결과를 가져올 것이라고 제안한다. 보조작업치료사의 역량은 감독, 재평가, 규칙적으로 문서화되어야 한다(AOTA, 1999b). 서비스 역량의 입증은 작업치료사에 의해서 또는 지속적으로 교육 과정에 참여함으로써 계속 진행중인 훈련을 통하여 특정 기술 영역을 위해 성취되어야 한다.

협력(Collaboration)

협력은 작업치료 서비스의 제공을 위하여 작업치료사와 보조작업치료사의 성공적인 관계에 있어서 핵심요소이다(Commission on Practice, 2002). 의사소통의 진행은 협력 과정의 중요한 측면이다. 성공적인 협력관계를 발전시키려면, 클라이언트의 상태와 관련하여 보조작업치료사와의 규칙적이고 빈번한 의사소통을 유지하기 위한 작업치료사의 책임이 따른다. 중재 계획과 실행은 작업치료사와 보조작업치료사를 협조적으로 만들 수 있는 2가지 방법이다. 이러한 협력의 수준을 달성하기 위해서, 보조작업치료사는 특정한 중재에서의 역량을 증명해야 하고, 중재 회기동안의 관찰, 기록된 문서, 그리고 지속적인 대화와 의사소통을 통하여 작업치료사에 의해 꾸준하게 감독받아야 한다. 지속적인 감독을 하면서, 작업치료사와 보조작업치료사간의 의사소통과 협력은 신중함, 타당함, 임상 사례와 관련하여 작업치료사가 보조작업치료사의 역량 범위를 결정하는 근거를 제공한다. 예로, 작업치료사와 보조작업치료사가 사례건수로 인해 책임을 공유해야 하는 학교-기반의 배경에서, 보조작업치료사는 아동과 먹기 프로그램을 실행하고 적용할 수 있다. 작업치료사는 보조작업치료사와 아동의 팀과 협력하여 보조작업치료사에 의해 실행될 그 프로그램을 계획할 수 있다. 도구의 수정, 위치의 적응, 음식질감의 미묘한 증가와 같은 작은 프로그램들의 변경이 필요할 때, 이러한 중재 상황에서 역량이 이미 확립되었다면 보조작업치료사는 이러한 변화들에 대해 적용하고 선임 작업치료사에게 프로그램의 유효성에 대해 보고하도록 한다.

평가와 중재(Evaluation and Intervention)

아동의 현재 그리고 나타나는 수행기술들은 아동의 배경이나 환경에 좌우된다. 문화적, 물리적, 사회적, 개인적, 정신적, 시간적, 그리고 가상적인 것들을 포함한 배경은, 아동의 수행기술에 영향을 주는 다양한 상호 연관된 환경들을 말한다(AOTA, 2002). 보조작업치료사가 각 아동의 작업역할에 대한 통찰력을 얻기 위해 가능한 한 가족/돌보는 사람의 일상과 상호작용을 관찰하는 것은 학습과 순응, 혹은 최상의 수행을 기대할 수 있다. 이러한 정보들은 기여하며 평가 과정의 한 부분이 된다. 아동의 상황적 배경의 특성인 작업치료중재를 통하여 아동의 작업역할을 증진시키기 위해서 보조작업치료사는 또한 아동이 성장해오고 발달해 온 특유의 환경에서의 평가를 개발해야 한다(Humphry, 2002).

평가과정은 우선적으로 작업치료사에 의해 이행되지만, 보조작업치료사는 입증된 역량 수준에 따라 이행할 수 있으며 예비정보를 모으고 아동의 작업수행에 대한 관찰을 작성한다. 예를 들면, 보조작업치료사는 아동의 환경 안에서 휠체어의 조작, 다양한 표면으로 이동하는 아동의 능력에 관하여 관찰하고 정보를 공유할 수 있다. 또한 선임 작업치료사가 특정 평가도구 시행에 대한 보조작업치료사의 능숙함에 대해 기록하는 동안 평가과정에서 보조작업치료사의 개입은 시지각-2 발달 검사(the developmental test of visual perception-2)(Hammill, Pearson, & Voress, 1993)와 같은 표준화된 평가도구의 시행을 포함한다. 작업치료사는 평가결과에 대한 해석을 작성한다. 보조작업치료사와 협조적인 작업치료사는 평가 결과들과, 아동과 가족/돌보는 사람의 개별적 요구와 목표를 기초로 하여 중재계획을 발전시킨다.

중재는 아동의 요구와 고유의 장점들에 초점을 맞춘다. 작업치료중재는 아동의 현재 상태에 고려되는 사항들, 아동의 적응 능력, 새로운 행동이 나타날 수 있는 배경 또는 환경에에 바탕을 둔다. 작업치료 임상가는 아동이 새롭고 더 복잡한 작업행동에 대한 지속적인 습득이 일어나도록 아동에게 적절한 도전을 제공하기 위한 촉매제로서 작용한다(Humphry, 2002). 적절한 도전을 달성하기 위하여 활동을 등급화하는 것은 아동이 새로운 기술을 얻을 수 있게 하고 성공적으로 활동을 완수함으로써 자신감을 가질 수 있게 한다. 적절한 도전은 아동에게 동기를 부여한다는 전제를 바탕으로, 소아 작업치료 중재에 합당한 결과들은 다음과 같아야 한다:

아동 중심의:

- 더 높은 수준의 작업수행을 제공한다.
- 동기를 부여한다(내적으로 또는 외적으로).
- 아동의 기능 수준 내에서 아동이 변화에 적응할 수 있는 자기-조직화 기회들을 제공한다.
- 폭넓은 세팅과 자연스러운 배경 내에서 능동적으로 참여하도록 한다.

팀 중심의:

- 가족/돌보는 사람(팀)과의 상담과 교육을 포함한다.
- 아동의 작업행동근원에 대한 결과와 관하여 아동, 가족/돌보는 사람, 그리고 팀의 피드백을 받는다.
- 환경과 환경의 요소들에 대한 수정과 적응을 제공한다(Case Smith, 2001).

이러한 선택들 또는 활동을 등급화하는 것은 작업을 하는 방법이다. 등급화는 성공적인 수행을 증진하기 위하여 활동의 요건들을 체계적으로 증가 또는 감소시키는 것을 포함한다(Lamprot et al., 2001). 작업치료중재는 활동을 수행하는 동안 아동이 실패와 좌절을 겪을 때에 대한 차선책이다. 아동은 치료에서의 능동적인 참여를 증가시키고 동기를 부여하기 위해서 더 복잡하게 활동들을 선택해야 한다.

소아 작업치료 중재는 이전에는 관찰되지 못했던 작업 역할의 결과로 인한 전적으로 새로운 기술의 출현을 포함하여 다양한 성과들을 가져온다. 예로, 아동이 그의 팔과 손을 사용하여 크레용을 쥐기 시작할 때, 결과적으로 표면에 낙서하기, 그리고 궁극적으로 새로운 작업: 그리는 사람/예술가의 습득을 가져온다.

중재는 또한 아동이 기존에 존재하는 작업을 수행하기 위한 대안적인 전략들을 학습할 수 있게 도와준다.

이러한 경우 아동은 코트를 입기 위한 여러 방법들을 학습할 수 있다. 아동의 근 긴장도가 증가하였다면, 아동이 머리 위로 코트를 젖혀 입는 방법은 피하는 대신, 건측으로 옷 입는 방법을 사용하여 스스로 옷 입는 사람이란 작업 역할을 유지할 수 있다.

끝으로, 중재는 아동이 새로운 환경적 배경에서 기존의 작업행동을 일반화할 수 있는 기회를 제공할 것이다.

예를 들면, 패스트푸드 레스토랑의 카운터 뒤에 있는 종업원에게 좋아하는 음식을 요청하는 것을 배운 아동은 성공적으로 학교식당에 걸어가 종업원에게 음식을 요청할 것이다(Humphry, 2002).

보고절차(Reporting Procedures)

이 장을 통해 제시된 것처럼, 관찰, 평가, 목표기입, 치료계획과 시행, 치료계획의 적응, 문서화, 그리고 사례 보고를 맡은 보조작업치료사의 자율성의 수준은 서비스 역량에 대해 진행되고 있는 평가뿐만 아니라, 연방, 주, 그리고 기관규정을 통해 결정된다(AOTA, 1999b). 또한 보조작업치료사들은 재활팀, 교육팀, 초기중재팀, 교수자격 또는 지역사회 지지팀을 포함한 다양한 배경에서 학제간의 팀 기능을 가지고 있다. 일반적으로, 팀의 회의에서, 작업치료사는 궁극적으로 아동의 상태와 진척을 보고할 의무가 있다. 그러나 특정 아동에 관하여 치료의 변화들을 제안하고 진척보고에서 보조작업치료사가 능숙하다 생각된다면, 그/그녀는 지적한 바와 같이 팀 회의에서 보고의 의무가 있을 것이다. 또한 작업치료사와 보조작업치료사의 협력은 목표, 그리고 목적(즉, 단기적인 목표나 기준점)들을 발전시킬 수 있을 것이다. 6장에서는 문서화에 대해 언급한다.

작업치료 용어
(Occupational Therapy Terminology)

앞에서 논의하였듯이, 사실을 바탕으로 한 중재, 그리고 치료적 수단으로써의 작업의 사용은 작업치료에 초점을 두고 계속되어야 한다. 전문적인 개념들과 임상기술들을 설명하기 위해, 적절한 단어들은 그것들을 묘사하기 위해서 요구된다. 이 단어들은 작업치료사와 보조작업치료사의 교육과 신념을 반영한다(Piersol, 2002). 작업치료에서는 작업치료 임상가, 다른 건강관리전문가, 클라이언트 그리고 돌보는 사람/가족 구성원들과 구두적인 의사소통, 그리고 문서화할 때 사용되는 어휘를 제정하고 용어를 규정하였다(Piersol, 2002).

1979년 이래로, AOTA는 동일 표준의 용어 규정을 제공하기 위한 공식화된 문서들을 제공하였으며, *가장 최근 판은 작업치료의 표준화된 용어, 3판(Uniform Terminology for Occupational Therapy, 3rd Edition)*이다(UT-III, AOTA, 1994).

가장 최근에, UT-III을 대신하여, 이것을 담당하는 AOTA는 "전문적 관점을 묘사하는 언어와 구성개념(AOTA, 2002, P. 609)"을 기술하는 *작업치료 실행체계: 영역과 과정[the occupational therapy practice framework: domain and process(framework)]*을 채택하였다. 작업치료의 체계(framework)는 작업치료사와 보조작업치료사에게 작업치료를 실행하고 묘사하는 근거를 제공한다.

또한 *체계(framework)*(AOTA, 2002)는 임상가들에게 작업에서 전문적인 근거를 반영한 관점이나 공통의 언어를 제공한다. 용어의 영역과 과정의 개념은 문서화를 위한 공통의 언어를 제공하고 다른 영역의 전문가뿐만 아니라 작업치료 임상가들간의 의사소통을 원활히 하기 위하여 *작업치료의 체계(framework)*(AOTA, 2002)에서 확립되었다. 이 문서가 창작되면서, AOTA는 작업치료의 영역과 작업치료에서의 평가, 중재, 그리고 결과들에 대한 과정을 설명하려고 했다(AOTA, 2002). 그것은 다음과 같이 언급하였다,

배경 또는 배경들 내에서 참여를 지지하기 위한 작업 용무

작업영역에서의 수행
- 일상생활활동
- 수단적 일상생활활동
- 교육
- 일
- 놀이
- 여가
- 사회적 참여

수행기술(performance skills)
- 운동기술
- 처리기술
- 의사소통/상호작용 기술

수행패턴(performance patterns)
- 습관
- 일과
- 역할

배경(context)
- 문화적
- 물리적
- 사회적
- 개인적
- 정신적
- 시간적
- 가상적

활동요구(activity demands)
- 사용되는 물건과 도구들
- 공간적 요구
- 사회적 요구
- 순서화와 타이밍
- 요구되는 행동
- 요구되는 신체 기능
- 요구되는 신체 구조

클라이언트 요소(client factors)
- 신체 기능
- 신체 구조

그림 2-2. *작업치료의 영역.* 미국작업치료 협회로부터 인가되어 증쇄.

> *이 체계는 현재 시행되는 임상 요구들에 반응하여 발전하였다–이러한 요구들은 삶의 참여를 지지하기 위해서 작업, 일상생활활동, 그리고 작업용무를 증진시킬 수 있는 중재과정의 적용에 초점을 둔 작업치료의 특성에 대해 분명히 표현하고 더 명확하게 하기 위해 필요한 것(AOTA, 2002, p. 609)*

작업치료의 체계(AOTA, 2002)는 다른 2가지의 영역으로 구성된다: 영역과 과정. "작업치료의 영역은 작업치료 평가와 중재가 발생하는 영역의 체계를 만든다"(AOTA, 2002, p. 610). 영역은 직업에서 사용되는 용어와 언어를 임상가들에게 제공한다. 이 용어들은 문서를 통하여 아동의 상태에 관해 소통할 때 또는 팀 회의를 진행하는 동안 아동의 진전에 대해 토론할 때 사용된다. 그림 2-2에서 제시하고 있는 것처럼, "배경 또는 배경들 내에서 참여를 지지하기 위한 작업 용무"(p. 610)는 작업치료 임상가의 주된 관심 영역을 우선시 하고 있다(AOTA, 2003). 이러한 제시된 배경 내에서, 임상가는 특정한 영역에 참여한다: 작업의 영역, 수행 기술, 수행 패턴, 배경, 활동 요건들, 그리고 클라이언트의 요소들. 작업치료사와 보조작업치료사는 협력하여 작업치료 평가와 중재과정을 통한 이러한 영역들을 다룬다. 각각의 6가지 영역들은 아동의 욕구와 활동들을 고려한 계획된 중재 내에서 작업치료사와 보조작업치료사에게 도움을 주는 중요한 정보를 제공한다. 배경, 활동 요건들, 그리고 클라이언트 요소들은 아동의 수행기술과 수행패턴에 영향을 미친다(AOTA, 2002). 수행기술과 패턴은 아동이 실제로 작업의 특별한 영역을 어떻게 수행하는지에 대해 묘사하는 데 사용된다.

체계(framework)(AOTA, 2002)는 또한 임상가들에게 서비스제공 과정을 기술하고 조직화하기 위한 방법을 제공한다. 그림 2-3에서 묘사하는 것처럼, *작업치료의 체계(framework)*(AOTA, 2002)에 대한 과정의 3가지 요소에는 평가, 중재, 그리고 결과(참여를 지지하기 위한 작업 용무)들을 포함한다. 평가과정은 작업의 개요와 작업수행(AOTA, 2002)

평가(Evaluation)

작업 개요 – 평가과정의 초기단계는 환자의 작업이력과 경험, 일상생활의 패턴, 흥미, 가치, 그리고 욕구에 대한 이해를 제공한다. 클라이언트가 가지는 문제들, 일상생활활동과 작업수행에 대한 우려가 확인되었고, 클라이언트의 우선 순위들이 결정되었다.

작업수행의 분석 – 클라이언트의 장점, 문제들 또는 잠재적인 문제들이 명확히 파악되는 평가과정의 단계이다. 실제 수행은 배경에서 수행을 지원하는 것과 수행을 방해하는 것이 무엇인지 확인하기 위해 자주 관찰된다. 엄선된 측면들만 명확히 평가되는 것뿐만이 아니라, 수행기술, 수행패턴, 배경 또는 배경들, 활동요건들, 그리고 클라이언트 요소들은 모두 고려되어야 한다. 목표 성과들이 파악되었다.

중재(Intervention)

중재 계획 – 계획은 행동을 이끌어주며, 클라이언트와 협력하여 발전되었다. 그것은 엄선된 이론들, 준거의 틀, 그리고 증거에 바탕을 둔다. 목표로 설정될 성과들이 확정되었다.

중재 적용 – 진행 중인 행동의 실행은 향상된 클라이언트의 수행을 지지하고 영향을 미친다. 중재는 확정된 성과들로 안내한다. 클라이언트의 반응은 관찰되고 문서화된다.

중재 검토 – 실행계획과 과정의 검토뿐만 아니라, 목표성과를 향한 진전이다.

성과들(참여를 지지하기 위한 작업용무)

성과들 – 바라던 목표성과로의 달성. 성과 평가 정보는 클라이언트의 미래 행동을 계획하고 서비스 프로그램을 평가하는 데 사용된다. (예로, 프로그램 평가).

그림 2-3. 전문적인 영역 내에서 적용된 서비스 제공의 과정에 대한 *체계*. 미국작업치료협회로부터 인가되어 증쇄.

의 분석을 포함한다. 작업치료사는 우선적으로 아동의 작업수행을 제한하는 요소들, 특정 수행기술, 패턴뿐만 아니라, 아동과 그들의 배경, 그리고 아동이 작업 수행 시 나타나는 문제점에 대한 정보를 모으는 책임을 가진다. 보조작업치료사는 작업치료사가 이러한 중요한 정보를 모으는 것에 대해 도움을 줄 수 있다. 중재 과정에서, 보조작업치료사는 매우 열중하였고, 작업치료사의 감독 아래 중재계획, 중재실행 그리고 중재검토를 포함하여 책임을 도맡았다. 아동이 중재 과정에 참여함으로써, 특정한 활동과 접근들은 아동의 성공과 목표달성을 촉진하기 위하여 수정되고 등급화되었다. 과정의 결과들은 "바라던 목표로 이르는 성공의 투지"(AOTA, 2002, P. 614)를 포함하였다. 작업치료사는 전반적인 프로그램의 결과뿐만이 아니라 각 아동의 개별적인 성과들에 대한 평가를 해야 한다. 보조작업치료사는 이 필수적인 과정에 도움이 된다. 아동이 작업치료 서비스에 참여함으로써, 작업치료사와 보조작업치료사는 서비스의 효능에 대해 체계적으로 평가하고 지시된 봐와 같이 제안 그리고 적응을 만들어내야 한다.

요약 (*Summary*)

전문적으로써, 작업치료 임상의 기초는 치료적 도구로써 작업의 적용을 포함한다. 보조작업치료사의 역할은 1950년 후반에 나타났다. 이 시기 이래로, 작업치료사와 보조작업치료사는 의료, 지역사회, 그리고 학교-기반 세팅을 포함한 다양한 배경에서의 서비스를 제공하기 위해 협력해왔다. 소아 영역에서 일할 때, 보조작업치료사는 다양한 임상 배경에서 작업치료 서비스를 제공하는 데 중요한 역할을 하였다. 아동과 아동의 가족/돌보는 사람들과 함께 일하는 것은 도전에 대한 특유의 단결을 보여주고 보조작업치료사에게 즐거움을 준다. 아동의 발달적, 생체역학적, 구조적, 그리고 정신사회적인 변화들의 진행은 작업치료 서비스의 효과를 확실히 하기 위해서 지속적인 감독과 재평가를 요한다. 작업치료사와 협력 관계에 있는 보조작업치료사는 아동과 가족/돌보는 사람의 변화하는 요구조건들에 대처하기 위한 우수한 치료 접근법들을 신중하고 세심하게 선택하고 적용해야 한다.

소아 작업치료 임상가의 역할은 아동과 가족/돌보는 사람과의 협력을 증진시키는 것이다. 우수한 사례 지침들과 이러한 협력과의 결합은 신뢰를 증진하고, 아동과 가족/돌보는 사람으로부터 존중받으며, 작업치료 임상가 내에서 전문적인 직업의식을 생기게 한다. 이러한 특성들은 평가와 중재과정, 그리고 퇴원계획을 통하여 초기 평가와 인터뷰로부터의 발전을 가져온다. 작업 역할, 환경적 배경, 문화적, 그리고 사회적 가치, 가족/돌보는 사람들의 꿈과 소망은 유일무이하며, 소아 작업치료 서비스의 꼭 필요한 구성요소이다.

적용활동(Application Activities)

1. 나이와 소아들에게 일반적으로 보이는 진단을 선택하고 진단에 대한 10가지 명시를 작성한다(예를 들면, 전반적 발달장애를 가진 6세의 소녀). 질병/장애에 대한 진단이 아동의 역할 수행에 어떠한 영향을 미칠 것인지를 가정한다.
2. 낮 병동 또는 유치원을 방문하는 서비스는 일반적으로 발달과 특별한 도움이 필요한 아동에게 서비스를 제공하고, 놀이 활동에서 일반적으로 발달하는 아동에 대한 간단한 비디오를 시청하며 아동이 발휘한 다양한 기술들에 대해 작성한다. 그에 비해, 놀이 활동이 불가능한 특별한 도움이 요구되는 아동은 인지/정신사회적인 결함 때문으로 보여진다. 그들의 작업 수행에서 유사점과 차이점을 비교한다. 왜 이러한 일이 벌어졌는지를 가정한다. 방해되는 요소와 이러한 요소의 잠재적인 해결책에 대한 목록을 만들기 시작한다.
3. 당신이 3세 아동의 통합된 유치원 반에서 일을 배정받은 신입 보조작업치료사라고 생각하라. 교실에는 12명의 아동이 있다; 6명은 특별한 도움이 필요한 아동이라고 확인되었다. 반 구성원은 전업선생님과 선생님의 보조원을 포함한다. 언어병리학자는 매주 이틀하고 반나절을 일하며 "언어그룹"을 운영한다. 당신은 이틀 동안 반을 배정받을 수 있다.

   당신의 작업치료 감독자는 당신의 감독과 훈련에 대한 혁신적인 방법을 계획하기 위하여 당신과 함께 일하기를 원한다. 방법들에 대한 목록의 발생은 상황과 직원들을 고려하여 성취될 것이다.

   이 세팅에서 당신은 작업-기반의 중재 개념을 어떻게 적용시키겠는가?
4. 작업치료 실행체계: 영역과 과정에서 설명되는 개념과 언어의 사용은, 다음과 같은 답을 준다: 아동이 힘, 노력, 협응, 그리고 시간의 조직화에 대한 수행기술에 결함을 지닌다면, 다음과 같은 작업의 영역들이 어떻게 영향을 미칠 것인가:
   - 외출하기 위한 옷 입기
   - 목욕하기
   - 식당에서 줄서기
   - 친구와 함께 모래밭에서 협동하며 놀기

사례연구(Case Study)

멜리사는 공립학교에 다니는 6세 소녀이다. 그녀는 정규 1학년이고 특별한 학습 욕구에 초점을 맞춘 *개별적인 교육 계획(individual education plan; IEP)*을 가지고 있다. 그녀는 언어말하기, 작업치료, 적응 체육 교육(APE) 이 외에도, 시간제 학습 지원을 받고 있다. 멜리사는 학교를 좋아하며, 특히 컴퓨터를 좋아한다. 그녀는 그녀의 선생님에게 인정받았지만 학교에 친구들이 많이 없다. 그녀의 집 주변에서, 그녀는 방과 후 또는 주말에 어린 아동과 노는 것을 즐긴다. 멜리사는 그녀의 부모님과 유치원을 다니고 있는 남동생 다니엘과 함께 산다. 멜리사의 부모님은 모두 전일제 근무를 하기 때문에 그녀는 방과 후 프로그램에 참여한다. 그녀의 외할머니는 부모님들이 직장에서 집으로 돌아오기 전, 오후동안 다니엘을 돌본다.

멜리사의 유년시절 동안, 그녀의 부모님들은 멜리사가 식이의 변화 또는 스케줄의 변화가 일정치 못하였고 불규칙한 수면 패턴을 가진 까다롭고 민감한 아이였다고 언급하였다. 그녀는 복합적인 귀의 염증이 있었다; 양쪽 귀에 튜브를 2회 삽입하였고, 결과적으로 심각한 언어지연의 진단을 받게 되었다. 멜리사는 걷는 것도 늦었다; 그녀는 2세 6개월까지 가구 주변을 잡고 걷다가, 이 때에 그녀 스스로 걷기 시작하였다. 그녀의 걸음걸이는 여전히 서툴다; 그녀는 중심을 잃고 자주 떨어지며, 계단을 오르고 내리는 데 여전히 어려움이 있다. 게다가, 그녀는 신체 활동을 하는 동안 쉽게 피로해진다. 멜리사가 옷 입기에 대한 그녀의 의견을 표현하기 시작함으로써, 오늘날까지도 계속하여 지퍼가 없고 부드럽고 헐렁한 옷에 큰 선호도를 보였다.

공립학교에 다니는 것에 앞서 그녀는 처음에는 집에서 그리고 다음은 그녀의 동생이 현재 다니고 있는 유치원에서 초기 중재 서비스를 받았다. 집을 배경으로 한 서비스는 물리치료, 작업치료, 말하기/언어, 그리고 *초기 유아교육(early childhood)*을 포함하였다. 유치원에 다니면서, 교실과 운동장을 찾는 데 필요한 그녀의 운동 능력들은 충분히 향상되었기 때문에 작업치료, 언어, 그리고 교육적인 서비스들이 매주 지속되는 동안 물리치료는 오직 상담에 기초를 두고 제공되었다. 전일제 유치원이기 때문에 그녀는 유치원에 머무르게 되었다.

봄에 공립 학교로 가기에 앞서, 멜리사의 집에서 교육을 한 치료사는 그녀의 장점과 요구들을 파악하고 1학년으로의 성공적인 이행을 위한 계획에 도움을 주기 위해서 멜리사를 평가하였다. 팀 구성원들의 평가가 끝난 후, 다가오는 신학기를 위한 개별적인 교육 계획(IEP)을 공식화하기 위해 그들은 멜리사의 부모님과 1학년 선생님, 그리고 학습지원 선생님을 만났다. 팀은 다음과 같은 장점과 요구들을 확인하였다:

장점 영역(Areas of Strenght)

1. 멜리사는 교실로의 도착, 화장실, 그리고 대중교통의 이용 및 접근으로 수업시간의 참여할 수 있도록 하기 위해서 연령에 적절한 과제에 참여하고, 시작하고, 순서화할 수 있다.
2. 멜리사는 초기 환경적 단서를 동반할 때(예를 들면, 입증), 목표-지향적인 행동을 성취하기 위해 1, 2단계 언어적 지시에 주의를 기울인다.
3. 멜리사는 학교환경에서 적합한 상호작용을 위하여 걷고, 팔을 뻗고, 굽힐 수 있다.

요구 영역(Areas of Need)

1. 멜리사는 낮 동안의 학교생활로 피로를 느꼈다, 그래서 그녀는 그녀의 학교친구와 과제를 지속하고 완수할 수 없었다.
2. 멜리사는 가위오리기, 색칠하기, 그리고 풀, 쥬스 통, 과자 봉지 등, 용기 열기와 같은 일반적인 교실활동을 수행하는 데 있어, 그녀의 신체 양쪽 사용의 제한과 약한 소동작 기능에 의해 협응과 조작에 어려움을 가진다.
3. 멜리사는 개인적 욕구와 교실활동들과 관련하여 스스로 생각을 표현하고 주장하는 데 어려움을 가진다. 그녀는 친구와 어른들에게 적절하지 않은 몸짓과 얼굴표정을 사용한다.
4. 멜리사는 학교생활의 부분인 복합적인 이행으로의 적응과 협조에 어려움을 가진다. 그녀는 매일의 일상스케줄의 변화와 빨간 손잡이와 파란 손잡이가 달린 가위의 사용과 같은 새롭거나 다른 상황들에 적응하기 어렵다.
5. 멜리사는 차례 기다리기, 물건 나눠쓰기와 같은 교실의 *사회규범(social norms)*에 충분히 이해하지 못하였으며 그 결과, 다른 학생들은 소그룹 활동에 있어 그녀와 함께 어울리기를 좋아하지 않았다.

수업의 첫날, 작업치료사와 보조작업치료사는 2시간 동안 교실을 관찰한 것에 대해 작성하였다. 작업치료사와 보조작업치료사는 교육프로그램으로부터의 이점과 참여하기 위해 필요한 멜리사의 욕구를 가장 잘 고려한 작업치료 중재 접근법들을 찾아내기 위해 협력한다. 교육 팀은 보조작업치료사와 말 그리고 언어치료사는 교실에서 매주 1시간 정도 멜리사와 다른 아동이 가지고 있는 유사한 욕구들에 대해 상담하고, 담임선생님과 협력하면서 치료모델을 통합하는 일을 하였다.

학습 이론(Learning Activities)

1. 멜리사와 그녀의 수행 기술들에 대한 정보들에 근거하여 다음과 같이 작성한다:
   - 작업치료 서비스의 3가지 영역은 교실환경 내에 초점을 두고 작성된다.
   - 당신이 위에서 파악한 각각의 영역들에 초점을 둔 연령에 적합한, 작업에 바탕을 둔 활동들을 계획한다.
   - 보조작업치료사는 멜리사가 교실활동과 일상에 적응하고 수용하는 것을 돕기 위하여 교실에서 익숙할 수 있도록 정규 교육과 학습 지원 선생님들을 제공하기 위한 전략을 작성한다.
2. 보조작업치료사가 멜리사와 그 팀에게 제공할 수 있는 특별한 기여는 어떠한 것들일까?
3. 멜리사의 상황에 변화가 오고 그녀는 전반적인 수행에서 쇠퇴함을 보일 것이다. 선생님은 현재 제공되고 있는 중재의 유형에 대한 대부분의 적응을 위하여 보조작업치료

사에게 질문한다. 보조작업치료사는 무엇을 해야 할까?

4. 보조작업치료사가 학교에서 활동한 지 2년째이다. 작업치료사로부터 감독으로 얻을 수 있는 적합한 기대는 무엇이 있을까?
5. 서비스 역량의 확립을 위해서 보조작업치료사를 위한 전문적인 발전 계획을 개발시켜라.

참고문헌(References)

American Occupational Therapy Association (1994). Uniform terminology for occupational therapy, 3rd ed. *American Journal of Occupational Therapy, 48*, 1047-1054.

American Occupational Therapy Association (1999a). Fortieth Anniversary timeline: OTA history. *OT Practice, 21*, July/August.

American Occupational Therapy Association (1999b). *Guide for supervision of occupational therapy personnel in the delivery of occupational therapy services*. Rockville, MD: AOTA.

Carr, S. H. (2001). The COTA heritage: Proud and dynamic. In K. Sladyk & S. E. Ryan (Eds.), *Ryan's occupational therapy assistant: Principles, practice Issues, and techniques*. Thorofare, NJ: SLACK Incorporated.

Case-Smith, J. (2001). An overview of occupational therapy for children. In J. Case-Smith (Ed.), *Occupational therapy for children* (4th ed.). (pp. 2-20). St. Louis, MO: Mosby.

Dunn, W. (2000). *Best practice occupational Therapy: In community service with children and families*. Thorofare, NJ: SLACK Incorporated.

Commission on Practice (2002). *Roles and responsibilities of the occupational therapist and the occupational therapy assistant during the delivery of occupational therapy services*. Self..

Dunst, C., Trivette, C. M., and Deal, A. (1988). *Enabling and empowering families: Principles and guidelines for practice*. Cambridge, MA: Brookline Books, Inc.

Hammill, D. D., Pearson, N. A., & Voress, J. K. (1993). *Developmental test of visual perception* (2nd ed.). Austin, TX: Pro-Ed.

Hinojosa, J., Sproat, C. T., Mankhetwit, S., & Anderson, J. (2002). Shifts in parent-therapist partnerships: Twelve years of change. *The American Journal of Occupational Therapy, 56*, 556-563.

Humphry, R. (2002). Young children's occupations: Explicating the dynamics of developmental processes. *The American Journal of Occupational Therapy, 56*, 171-179.

Lamport, N. K., Coffey, M. S., & Hersch, G. I. (2001). *Activity analysis & application*. Thorofare, NJ: SLACK Incorporated.

Law, M., Missiuna, C., Pollock, N., & Stewart, D. (2001). Foundations for occupational therapy practice with children. In J. Case-Smith (Ed.), *Occupational therapy for children* (4th ed.). (pp. 39-70). St. Louis, MO: Mosby.

Low, J. F. (1992). The reconstruction aides. *The American Journal of Occupational Therapy, 46*, 38-43.

Maruyama, E., Chandler, B., Frolek Clark, G., West Dick, R., Lawlor, M., & Lewis Jackson, L. (1999). *Occupational therapy services for children and youth under the individuals with disabilities act (IDEA)* (2nd ed.). Bethesda, MD: American Occupational Therapy Association.

Mayer, M. L., White, B. P., Ward, J. D., & Barney, E. M. (2002). Therapists' perceptions about making a difference in parent-child relationships in early intervention occupational therapy services. *The American Journal of Occupational Therapy, 56*, 411-421.

Parham, L. D., & Primeau, L. A. (1997). Play and occupational therapy. In L. Diane Parham & L. Fazio (Eds.), *Play in occupational therapy for children*. (pp. 2-21). St. Louis, MO: Mosby.

Rainville, E. B., Cermack, S. A., & Murray, E. A. (1996). Supervision and consultation for pediatric occupational therapists. *American Journal of Occupational Therapy, 50*, 725.

Salisbury, C., & Dunst, C. (1977). *Homes, schools and community partnerships: Building inclusive teams. Collaborative teams for students with severe disabilities*. Baltimore, MD: Paul H. Brookes.

3장

작업치료적 이론, 모델, 이론의 틀에 대한 개괄적 개요

A Brief Overview of Occupational Therapy Theories, Models, and Frames of Reference

단원의 목표(Chapter Objects)

- 이 단원에 나와 있는 이론의 틀을 비교하고 대조해본다.
- 각 이론의 틀의 기본 전제에 대해 설명한다.
- 이 단원에 나와 있는 이론의 틀의 기본적인 바탕에 대해 확인한다.

소개(Introduction)

아동과 함께 일하는 보조작업치료사들은 작업치료 서비스를 제공하는 기본이 되는 이론의 틀에 대해 잘 알고 있어야 한다. 이론의 틀은 Mosey(1968)에 의해 정의되었다. "전문가적 견해에서 작업치료 이론을 구성하는 내적 구성과, 정의, 치료전반에 대한 가정을 포함하고 있다"(p. 129). 이론의 틀은 작업치료사에게 기능과 기능 장애에 대한 정의와 임상적 문제해결에 대한 기초, 중재와 치료계획에 대한 관련 내용을 알려준다. 보조작업치료사는 작업치료사와 매우 긴밀하게 작업치료 중재 계획과 기록, 정보 수집을 하며 이것은 이론에 기초한 작업치료에 결정적인 부분이다. 작업치료의 이론과 중재의 준거를 이해하는 것은 가족과 환자, 비용 지불자와 다른 건강전문가들과 상호작용하기 위해 아주 중요하다. 보조작업치료사는 팀의 중재 접근의 중요성을 이해할 수 있어야 한다(Jirikwic, 2001).

작업치료사는 이론적 틀을 바탕으로 그들의 임상적 이론기술을 개발시키고, 그들의 활동에 대한 가이드 라인을 형성한다(Kielhofner, 1992). 이론의 틀은 다양한 요소들에 의존하여 요구를 충족시킨다. 이론의 틀에 따르면, 아동의 필요와 목표 사이의 모순이 있을 수 있으며, 작업치료사의 편의와 이론의 틀 사이에 모순이 발생할 수도 있다(Storch & Goldrich Eskow, 1996). 작업치료사는 그들의 치료에 있어 단 하나의 이론의 틀만 집착할 필요는 없다. 많은 작업치료사들은 임상에서 다양한 이론적 틀을 사용하거나 서로 다른 이론을 틀을 복합적으로 사용하기도 한다(Lawlor & Henderson, 1989; Storch & Goldrich Eskow, 1996). 다양한 이론의 틀은 작업치료사의 업무에 대한 가이드라인을 제공한다. 이 단원에서 설명된 이론의 틀이 작업치료의 모든 이론을 설명하는 것은 아니며, 이 단원에는 아동과 관련된 다양한 이론의 틀을 개괄적으로 설명하고 있다. 많은 작업치료사들이 아동과 가족의 필요를 충족시키기 위해 다양한 이론의 틀을 복합적으로 사용한다(Lawlor & Henderson, 1989; Storch & Goldrich Eskow, 1996). 이론의 틀은 작업치료를 위한 가이드라인을 제공한다. 이 단원에서 이론의 틀을 설명하지만, 이것이 모든 작업치료에 사용되는 것이 아니다. 이 단원에서는 현대의 아동 치료와 관련된 다양한 이론의 틀에 대해 설명한다.

정신사회적 이론의 틀 (Psychosocial Frames of Reference)

FOR : "행동과 의미" 정신사회이론의 틀(Doing and Meaning)

이론가 : Gail & Jay Fidler

설명 : 정신건강 치료에서의 작업 활동의 이익에는 3가지 요소가 작용한다: 첫째. 치료사와 환자 사이에 발생하는 치료적 상호작용; 둘째, 환자들 사이의 행동들; 셋째, 작업치료사와 환자의 프로그램 휴식 사이에 발생하는 효과(Fidler & Fidler, 1954, p. 8). 정신사회적 이론의 틀이 치료에 사용되는 모든 활동을 대변할 수 없다. 오히려 "활동은 치료를 가능하게 해주는 도구일 뿐이다"(Fidler & Fidler, 1954, p. 9).

적용 : 치료의 중점은 환자의 독립적인 삶의 수행과 일상생활 수행의 질에 초점이 맞추어진다. 이것은 수행의 완전한 회복대신 정신건강, 삶의 질, 기능적 독립성을 성취할 수 있도록 돕는다.

FOR : 인지-행동 이론의 틀(Cognitive-Behavioral)

이론가 : Claudia Kay Allen

설명 : 인지행동이론은 인간의 인지는 변하지 않는다는 전제하에 인지장애를 1~6단계로 나누어 설명한다. 짧은 기간 동안 일어나는 변화는 의학적 방법 또는 치료적 중재로 인해 일어나기도 하지만 사실 인지장애는 지속적으로 남게 된다.

적용 : 주요 초점은 최대한의 기능을 위한 환경조정이다. 치료적 활동은 적절한 의사소통, 자신감, 자조의 획득을 높여줄 수 있는 환경적 조정을 통해 정신사회적 요소나 인지기능 장애를 보완할 수 있다(Allen, 1985).

FOR : 다환경적 접근(Multicontextural): 인지-지각 이론의 틀(A Cognitive-Perceptual FOR)

이론가 : Joan Toglia

설명 : 학습은 사람과 외적 요소(과제와 환경)들의 상호작용으로 정의될 수 있다. 사람이라는 요소에는 고차원적 인지 과정 즉, 개인의 인지처리 과정과 전략처리 과정이 포함된다. 외적 요소는 과제나 작업, 환경적 요소가 포함된다(Toglia, 1992).

적용 : 다환경적 접근은 효과적인 학습이 이루어질 수 있는 특별한 전략을 포함하며, 행동이나 학습 기술에 대한 과제 분석이 사용된다. 적용을 위한 자기 모니터링과 적절한 전략의 이용은 앞으로의 더 나은 학습을 만들어낸다(Toglia, 1996).

작업치료 수행에 대한 이론의 틀 (Occupational Therapy Performance Frames of Reference)

FOR : 인간 작업 모델(Model of human Occupation/ MOHO)

이론가 : Gary Kielhofner

설명 : MOHO 이론은 열린 체계 이론으로, 인간 작업의 역동적인 효과는 환경의 변화와 발달에 영향을 미친다. 환경은 인간의 수행에서 발생하는 물리적 환경, 사물, 과제, 사회적 그룹, 문화 등을 포함한다.

적용 : 시스템의 조직화는 회복을 위한 노력으로 치료의 중점은 인간 수행의 요소인 환경적 도구와 사물들이다.

FOR : 인간-환경-작업 모델(Person-Environment-Occupation Model/ P-E-O)

이론가 : Mary Lae & Colleagues

설명 : 시스템 모델 이론에 기초한 P-E-O는, 사람과 환경 그리고 작업은 교류와 의존관계에 있다는 것이다. 이 환경적 모델은 "환경과 상황 사이에 발생하는 결과"에 대해 설명한다(Stewart, et al., 2003, p. 227; Law, et al., 1996, p. 10). 작업은 "본질적인 필요, 자기 유지, 자기 표현, 자기 실현"을 이룰 수 있도록 해주는 활동이다(Law, et al, 1996. P. 16).

적용 : P-E-O 모델의 치료적 초점은 환경적 요소와 작업 수행 사이의 복합적인 관련성이다. 또한 이것은 "환자와 작업, 치료사 사이의 협력과 환자와 관련된 모든 환경"에 대한 강한 지지를 필요로 한다(Stewart et al., 2003, p. 230). 다양한 요소들의 복합적인 영향을 통한 환경 변화와 사람의 변화가 이

모델의 목적이 된다. 작업 수행은 환자에게 특별한 경험과, 그의 환경, 작업 사이의 관계를 변화하게 해준다.

FOR : 인간수행의 생태학적 모델(ecology of human performance model)

이론가 : Winnie Dunn and Colleagues

설명 : 사람과 그 주변의 환경이 서로 어떻게 상호작용하는지 생각한다(Dunn, Brown, & McGuigan, 1994, p. 595). "물리적, 사회적, 문화적, 시간적 환경요소"와 같은 것들이 과제 수행과 인간 행동에 영향을 미친다(p. 531). 다음은 인간수행의 생태학적 모델의 4가지 주요 가정이다.

- 인간과 환경은 독특하고 역동적인 존재이다.
- 인위적 환경과 자연적 환경은 서로 다른 특징을 가진다.
- 작업치료는 모든 환경에서 장애를 가진 사람들의 자기 결정 능력을 향상시키는 것이다.
- 독립성은 환자의 필요와 소망이 환경적으로 지지될 때 이루어진다(Dunn, Haney McClain, Brown & Youngstrom, 2003, p. 224).

적용 : 이 모델의 적용범위는 인간의 작업에 맞추어지기 때문에 다양하게 변화한다. 그대신 인간의 수행은 환경과의 적절성에 의해 변화될 수 있다(Dunn, Haney McClain, Brown & Youngstrom, 2003, p. 226; Dunn, Brown, & McGuigan, 1994, p. 595).

FOR : 작업적 적응(occupational adaptation)

이론가 : Janette Schkade and Sally Schultz

설명 : 이 작업적 적응(occupational adaptation)이론은 작업치료와 관련된 두 가지 주요 개념이 복합적으로 사용된 것이다(Schultz & Schkade, 2003, p. 220). 작업적 적응은 인간의 "노련한 반응과 적응력"과 관련된 능력의 처리과정을 말하는 것으로 이 개념을 바탕으로 역할과 상황에 따라 변화하는 적응에 대한 이론으로 구성되어 있다(Schkade & McClung, 2001, p. 2; Schkade & Schultz, 1992; Schultz & Schkade, 1992). "삶의 역할"(Schkade & McClung, 2001, p. 2)은 그들의 역할을 수행하는 동안 그 배경을 제공해준다.

적용 : 작업적 적응 과정은 인간의 "변화"에 대한 경험에 초점이 맞추어질 때 가장 큰 도전이 될 수 있다. 게다가 가장 높은 적응성은 그들의 변화에 의존하며, 치료는 환자에 의해 선택되고 환자를 중심으로 협력하게 된다(Schkade & McClung, 2001, p. 2; Schkade & Schultz, 1992; Schultz & Schkade, 1992).

발달적 이론의 틀
(Developmental Frames of Reference)

FOR : 개체발생학적 반복(recapitu;ation of ontogenisis) 이론의 틀

이론가 : Anne Cronin Mosey

설명 : 발달이론에 따르면, 성숙과 발달은 적응기술의 획득 결과이다. 적응 기술은 "행동패턴에 대한 학습"이며 개인의 성숙은 "환경에 대한 외적 요구와 내적 욕구에 맞추어 가는 것" 만큼이나 "다른 사람의 필요에 대한 만족, 목표 달성을 위한 환경의 조절, 다양한 환경의 요구에 대한 선택과 같이 개인의 요구에 대한 만족"이 필요하다(Mosey, 1968, p. 9).

적용 : 유년기에 필요한 작업적 수행 성취는 시간의 영향에 따른 환경적 요소와 적응 기술 사이의 상호관계를 어떻게 변화시키는지에 대한 초점이 맞추어진다. 발달적 이론의 틀의 관점에서 기능과 기능장애의 격차를 줄이기 위한 평가와 치료 계획의 전략을 짜는 과정에 초점을 맞춘다. 활동계획은 기술과 하위 기술의 습득에 기초하여 계획한다.

FOR : 발달이론(developmental theory)

이론가 : Lela A. Liorens

설명 : 신체적 정신적 기술발달은 전 삶의 주기에 따라 분명하게 나타난다. 정신사회적, 신체적 트라우마가 발생했을 때, 발달과정에 이탈이 생긴다면 발달 단계에서 기대되는 행동을 위해 현재 수행 가능한 행동과 기술 사이의 균형이 이루어지도록 해야 한다. 치료적 초점은 전형적인 발달 수행의 성취를 위해 필요한 기술과 능력을 향상시키기 위한 활동 요소들에 맞추어진다(Llorens, 1970).

적용 : 활동과 일상적 과제, 치료적 관계를 통한 협력은 아동 발달과정에 발생한 "차이"를 좁히기 위한 기술과 예방적 행동을 키워줄 수 있다(Llorens, 1976).

감각통합(Sensory Integration)

FOR : 감각통합(sensory integration) 이론의 틀

이론가 : A. Jean Ayres

설명 : 감각통합 이론의 틀은 효과적인 감각통합을 통한 학습과 기능을 제시한다. 더 나아가 학습, 기능적 기술, 행동적 이슈들은 잘못된 감각과정을 통해 부정적 영향을 받을 수 있다. 특별한 감각 경험의 제공은 활동이 가능한 충분한 환경과 학습과 기술, 행동을 촉진시키는 적응행동을 필요로 한다.

적용 : 감각통합은 12단원: 감각통합에 대한 설명에 잘 나타나 있다.

FOR : 생체역학적(biomechanical) 이론의 틀

이론가 : Bird T. Baldwin

설명 : 정상에서 벗어난 신체구조와 움직임은 재활의 대상이 된다. 생체역학적 이론의 틀은 "치료의 형태가 환자 본연의 의미를 표현하는 것이 아니라, 작업적 기능의 재획득이 그 자신의 의미를 나타낸다고 설명한다.

적용 : 기능적 기술의 획득은 자세조절과 심부안전성에 의존한다. 치료계획의 발달과 적용은 보조도구의 적응도구의 사용으로 이어질 수 있다.

재활 이론의 틀 (Rehabilitative Frames of Reference)

FOR : 재활이론의 틀(Rehabilitative Frames of Reference)

이론가 : Eleanor Slagle, William Rush Dunton, George Barton, Susan Cox Johnson, and Thomas Kidner (Trombly, 1995)

설명 : 주요 개념은 장애와 질병이 있지만 독립적인 생활을 하는 것이다. 재활적 이론의 틀의 초점은 ADL과 I-ADL수행을 위해 기술을 습득하는 것 만큼이나 보조도구의 효과적인 사용으로 필요한 치료적 기술을 배우는 것이다(Seidel, 2003, p. 239).

적용 : 기능의 재획득은 적절한 연령에 대한 ADL, I-ADL, 보조도구 훈련, 여가 또는 일과 관련된 활동, 환경수정과 평가, 작업의 간소화, 에너지 보존 등의 기술적용을 통해 일어난다.

요약(Summary)

현재의 작업치료는 새로운 아이디어와 다양한 연구들이 통합된 많은 이론과 이론의 틀을 바탕으로 이루어진다. 작업치료는 아동의 최대한의 기능적 독립을 성취할 수 있도록 하며 삶의 질을 향상시켜준다. 이론의 틀에 대한 이해와 적용은 아동 치료의 중요한 부분이라고 할 수 있다.

사례연구(Case Study)

Alex는 태어날 때부터 무정위형 뇌성마비 진단을 받은 14세 아동이다. 그는 지방에 위치한 초등학생에서 고등학생까지 있는 학교에 다니고 있다. Alex는 현재 8학년으로 내년에 지역사회에 있는 고등학교에 진학하게 된다. 작업치료사와 보조작업치료사가 MOHO 이론의 틀을 바탕으로 Alex에게 고등학교 진학을 위한 전화기 과정에 제공해줄 수 있는 것은 어떤 것들이 있겠는가? MOHO 이론의 3가지 하위 요소들(의지, 수행, 습관)에 초점을 맞추어보자.

1. Alex의 고등학교 진학과정에 3가지 하위 요소들과 관련된 가능성은 무엇인가?
2. MOHO를 바탕으로 작업치료사/보조작업치료사팀의 수행을 통한 치료적 과정에 주요한 이슈는 무엇인가?

적용활동 (Application Activities)

1. 효과적인 임상적 적용을 위한 단독적인 이론적 틀에 대해 토론해본다. 어떻게 그리고 왜 이러한 방향으로 설명될 수 있는가?
2. 이 단원에 나와 있는 이론의 틀에 대해 작은 의논해 보았는가? 특별한 부분이 있었나? 설명해보자.
3. 작업치료 학생으로서 가지는 당신의 철학이 반영된 이론의 틀에 대해 설명해보자. 왜인가? 당신의 철학적 수행과 가장 거리가 먼 것은 무엇인가. 왜인가?
4. 이 단원에서 설명된 이론의 틀 중 아동 환자에게 가장 이익이 되는 이론은 어떤 것이 있는지 의논해보자.

참고문헌(References)

Allen, C. K. (1985). *Occupational therapy for psychiatric diseases: Measurement and management of cognitive disabilities*. Boston: Little Brown & Co.

American Occupational Therapy Association (1987). *Roles of occupational therapists and occupational therapy assistants in schools*. Rockville, MD: Author.

Birge J. A. (2003). Biomechanical frame of reference. In E. Blesedell Crepeau, E. S. Cohn, & B. A. Boyt Schell (Eds.), *Willard and Spackman's occupational therapy* (10th ed.). (pp. 240-243). Philadelphia: Lippincott, Williams, and Wilkins.

Bundy, A., & Murray, E. (2002). Sensory integration: A. Jean Ayres' theory revisited. In A. Bundy, S. Lane, & E. Murray (eds.). *Sensory integration: Theory and practice* (2nd ed.). Philadelphia: F. A. Davis.

Colangelo, C. A. (1999). Biomechanical frame of reference. In P. Kramer & J. Hinojosa (Eds.). *Frames of reference for pediatric occupational therapy* (2nd ed.). (pp. 257-323). Philadelphia: Lippincott, Williams, and Wilkins.

Dunn, W., Brown, C., & McGuigan, A. (1994). The ecology of human performance: A framework for considering the effect of context. *American Journal of Occupational Therapy, 48*, 595-607.

Dunn, W., Haney McClain, L., Brown, C., & Youngstrom, M. J. (2003). The ecology of human performance. In E. Blesedell Crepeau, E. S. Cohn, & B. A. Boyt Schell (Eds.), *Willard and Spackman's occupational therapy* (10th ed.). (pp. 223-227). Philadelphia: Lippincott, Williams, and Wilkins.

Fidler, G. & Fidler, J. (1954). *Introduction to psychiatric occupational therapy*. New York: The MacMillan Company.

Jirikowic, T., et al. (2001). Contemporary trends and practice strategies in pediatric occupational and physical therapy. *Physical and Occupational Therapy in Pediatrics, 20*(4), 45-62.

Kielhofner, G. (1992). *Conceptual foundations of occupational therapy*. Philadelphia: F. A. Davis Co.

Law, M., Cooper, B. A., Strong, S., Stewart, D., Rigby, P., & Letts, L. (1996). The Person-Environment-Occupation Model: A transactive approach to occupational performance. *Canadian Journal of Occupational Therapy, 63*(1), 9-23.

Lawlor, M. C., & Henderson, A. (1989). A descriptive study of the clinical practice patterns of occupational therapists working with infants and young children. *American Journal of Occupational Therapy, 43*(11), 755-764.

Llorens, L. A. (1970). Facilitating growth and development: The promise of occupational therapy. *American Journal of Occupational Therapy, 25*, 1-9.

Llorens, L. A. (1976). *Application of a developmental theory for health and rehabilitation*. Rockville, MD: American Occupational Therapy Association.

Mosey, A. C. (1968). *Occupational therapy: Theory and practice*. Medford, MA: Pothier Brothers, Printers, Inc.

Mosey, A. C. (1986). *Occupational therapy: Configuration of a profession*. New York: Raven Press.

Schkade, J. K., & McClung, M. (2001). *Occupational adaptation in practice: Concepts and case*. Thorofare, NJ: SLACK Incorporated.

Schkade, J. K., & Schultz, S. (1992). Occupational adaptation: Toward a holistic approach to contemporary practice, Part 1. *American Journal of Occupational Therapy, 46*, 829-837.

Schultz, S., & Schkade, J. K. (2003). Occupational adaptation. In E. Blesedell Crepeau, E. S. Cohn, & B. A. Boyt Schell (Eds.), *Willard and Spackman's occupational therapy* (10th ed.). (pp. 220-223). Philadelphia: Lippincott, Williams, and Wilkins.

Schultz, S., & Schkade, J. K. (1992). Occupational adaptation: Toward a holistic approach to contemporary practice, Part 2. *American Journal of Occupational Therapy, 46*, 917-925.

Seidel, A. C. (2003). Rehabilitative frame of reference. In E. B. Crepeau, E. S. Cohn, & B. A. Schell (Eds.), *Willard and Spackman's occupational therapy* (10th ed.). (pp. 238-240). Philadelphia: Lippincott, Williams and Wilkins.

Stewart, D., Letts, L., Law, M., Acheson Cooper, B., String, S., & Rigby, P. J. (2003). The Person-Environment-Occupation model. In E. Blesedell Crepeau, E. S. Cohn, & B. A. Boyt Schell (Eds.), *Willard and Spackman's occupational therapy* (10th ed.). (pp. 227-235). Philadelphia: Lippincott, Williams and Wilkins.

Storch, B., & Goldrich Eskow, K. (1996.) Theory application by school-based occupational therapists. *American Journal of Occupational Therapy, 50*(8), 662-668.

Toglia, J. P. (1992). A dynamic interactional approach to cognitive rehabilitation. In N. Katz (Ed.), *Cognitive rehabilitation: Models for intervention in occupational therapy*. Boston: Andover Medical Publishers.

Toglia, J. P. (1996). *A Multicontextual Approach to Cognitive Rehabilitation*. Supplemental manual to workshop conducted at New York Hospital–Cornell Medical Center, NY.

Trombly, C. A. (1995). Theoretical foundations for practice. In C. A. Trombly (Ed.), *Occupational therapy for physical dysfunction* (4th ed.). Baltimore: Williams and Wilkins.

4장

치료의 협력 모델

Collaborative Models of Treatment

단원의 목표(Chapter Objects)

- 전문가적 협력, 전문가들 사이의 상호적 협력에 대한 설명과 효과적인 협력의 특성을 확인한다.
- 협력의 가능성을 가지는 팀에 대해 확인하고 그들이 장애아동과 부모에게 제공하게 될 서비스에 대해 간략하게 설명한다.
- 여러 분야에 걸친 전문가적 협력 모델을 비교하고 그 모델들의 차이를 설명한다.
- 가족, 의료, 교육 시스템 관리에서 작업치료사의 역할에 대해 설명한다.

협력의 의미 (The Meaning of Collaboration)

Roberts(2000)는 협력을 "함께 일하는 것, 결속하고 협동해서 일하는 능력"이라고 정의하였다. AOTA(2002)에서는 "서로의 생각과 아이디어를 공유하고 나누어 함께 일하는 것"이라고 정의하였다(p. 667). 건강관리 시스템을 살펴보면 협력은 더 복잡한 의미이다. Simpson 등(2001)은 협력을 개인뿐만 아니라, 지역사회의 건강관리에 대한 질을 높이기 위한 목적으로 서로 다른 전문가들의 긴밀한 관계라고 하였다. Perkins와 Tryssenaar's의 1994년 연구를 바탕으로 효과적인 학재간 재활교육 프로그램을 Paul과 Peterson(2001)은 이렇게 제안하였다.

> *협력은 다양한 배경에서 함께 일할 때 환자의 문제를 해결하고, 목표를 세우고, 치료하는 과정에서 서로의 다른 능력을 받아들이고, 리더십을 공유하며 효과적인 의사소통을 하면서 이루어지게 된다(pp. 2-3).*

과거, 학재간 팀협력은 학문 분야 사이의 협력을 뜻하는 것으로 사용되었으나, 이것이 협력 모델을 모두 설명할 수는 없다. 그래서 현재에는 이 용어가 전문가적 협력이라는 단어로 사용된다.

Roberts(2000)에 따르면, 전문가적 협력은 같은 분야에서 둘 이상의 전문가들 사이에 발생하는 것이며, 전문가들 사이의 상호적 협력은 둘 이상의 서로 다른 전문분야 사이에 발생하는 것이라고 하였다. 효과적인 협력은 공통적인 목적, 전문가적 능력, 상호적 기술, 인간의 감각들을 포함한다. 각기 다른 지식과 기술에 대한 진실, 존중, 가치는 상호적 관계를 반영한다.

협력 팀의 구성원 확인하기 (Identifying Members of a Collaborative Team)

Smith(2001)에 따르면 장애를 가진 아동은 총체적인 치료가 필요하다고 하였다. 그녀는 이렇게 기록했다.

> *여러 전문분야들의 효과적인 협력은 중재 프로그램을 디자인 하고 제공할 때 필요하다. 의학적, 교육적, 지역 사회적 환경에서 아동은 개별화된 계획과 중재를 제공받게 되고 이것은 전문가들의 팀에 의해 좋은 결과를 가져오게 된다 (Smith, 2001, p. 21).*

일찍이, 아동의 개별화된 치료계획은 특정 전문가들에 의해 확인되고 그들이 아동을 위한 팀이 된다. 서비스 제공자들은 그들의 의무에 맞추어 적용해야 한다(표 4-1).

팀의 구성원들은 아동의 다양한 장애와, 아동의 나이, 지지체계, 환경에 따라 적절하게 결정된다.

예 1

유치원생은 지도방향, 유치원의 규칙, 안전한 공간 등이 다른 대상자들과는 다르다. 팀의 구성원들은 각자가 평가에 참여할 수 있으며 이것은 아마도 교육가, 언어병리학자, 물리치료사, 작업치료사, 아동의 부모/돌봐주는 사람이 이에 속할 것이다. 필요한 도움이 확인되었다면, 아동은 적절한 전학령기 프로그램에 참여하여 특별한 도움을 줄 수 있는 교사와 관련된 서비스를 받을 수 있을 것이다.

예 2

18개월의 분명한 언어지연이 있는 아동은 담당 소아과 의사에 의해 조기중재(EI)에 의뢰할 수 있다. 조기중재는 개별적으로 아동에게 필요한 소리평가와 언어평가에서 시작된다.

언어병리한자들은 아동의 부모와 돌봐주는 사람으로부터 가정에 대한 평가를 실시하고, 돌봐주는 사람과 함께 공유할 수 있는 정보를 나눈다. 아동은 가정방문을 통해 더 가능성 있는 언어치료나 개별화된 놀이적 언어그룹에 참여할 수 있게 된다. 단독적인 훈련이 아닌 다양한 기술과 지식을 필요로 하게 된다. 전문가 팀 내에서 소아 작업치료사는 전문가적 역할을 확실하게 수행해야 한다.

아동 관리 시스템 (System of Care in Pediatrics)

가족(Family System)

Winton과 Winton(2000)은 "가족은 어린 아동의 발달에 영향을 미칠 수 있는 확실한 환경이다"라고 서술했다. 가족을 중심으로 한 중재는 가족 구성원과 아동을 돌보는 사람들, 중재를 위한 팀으로 구성된다. 이것은 가족 중심의 평가와 중재 과정에서 확실하게 필요하고 중요한 것이다(Crais & Wilson, 1996).

가족 이론(Hammer, 1998)은 다음과 같다:

- 아동은 그/그녀가 속한 가족의 구성원이며, 제각기 독립적인 주체이다. 그렇기 때문에 아동을 이해하기 위해서는 그가 속한 가족과 관련된 배경을 이해할 수 있어야 한다.
- 가족 구성원, 특히 아동의 행동습관에 대한 패턴은 다른 가족 구성원에게 영향을 받거나 반대로 아동에 의해 가족 구성원들의 행동습관 패턴이 영향을 받을 수 있다.
- 가족에게 발생하는 변화는, 예를 들면, 죽음이나, 이혼, 아동이 집을 떠나는 것과 같은 일은 가족관계에 있어 긍정적 또는 부정적 영향을 미칠 수 있다.
- 각 가족 구성원들은 가족을 이해하는 데 있어 서로 다른 견해를 가진다.

작업치료는 아동과 그 가족 구성원의 일과를 통해 광범위한 정보를 관찰할 수 있어야 한다. 그들은 가족과 함께 아동의 발달과 중재 전략에 대한 정보를 공유하고 협력하여 아동의 부모나 돌봐주는 사람을 팀으로 받아들일 수 있어야 한다 (Winton & Winton, 2000). 작업치료사는 다른 전문가들 만큼이나 아동과 그의 가족의 시간에 함께 할 수 있어야 한다. 돌봐주는 사람이 치료에 확신을 가지지 못하거나 아동의 치료계획을 시행하기에 어려움이 있다면, 아동의 향상을 기대하기 어려울 것이다. 돌봐주는 사람이나 가족이 아동의 가정 프로그램에 적극적으로 참여할 때, 서비스 모델은 더욱 더 협력적으로 이루어질 수 있을 것이다.

의료계(Medical System)

빠르게 변화하는 미국의료 관리체계는 1980년대 확립된 진단포괄수가제도(DRGs)와 건강관리조직(HMOs)의 운영으로 더욱 더 효과적인 건강관리 지출이 이루어질 수 있었다. 건강관리조직은 건강관리제공자들과 환자들 사이에서 서로 경쟁하게 되었다. 게다가 건강관리 서비스에 제공된 상환할 수 없을 만큼의 비용은 제공자들이 함께 공유해야 한다. 병원, 클리닉, 가정 관리 센터들의 경제적 영향력은 서비스 제공자

표 4-1

협력팀의 구성원

서비스 제공자	*필요한 교육 과정*	*의무*
가족/돌봐주는 사람	없음	아동의 건강과 안녕의 유지, 건강, 교육 & 행동 프로그램에 대한 향상과 아동의 안전에 대한 관리.
신체적/의사(MD) 가정의학과, 소아과	학사 과정, 4년 이상의 의과대학, 전공 분야의 실습 또는 팔로우십, 자격증.	아동의 발달지연을 확인하고, 정밀검사를 통한 진단, 전문분야로의 평가와 치료를 위한 의뢰.
의사보조(PA)	전문과정(2-3년), 자격증 취득을 위한 시험 과정.	의사의 지도하에 건강관리에 대한 지도, 의학적 지도와 관리.
아동 전문가: 신경학, 외과, 보조기학, 심혈관학, 안과, 호흡기학, 발달학	의과대학, 전공 실습 & 팔로우십, 전문 자격증.	급성, 아급성기 또는 만성기의 문제에 대한 의학적 평가, 치료, 상담 제공
간호 공인간호사(RN)	학사 과정, 임상 인턴십, 시험, 자격증.	의학적, 신체적 상황에 대한 급성, 아급성기 또는 만성기의 문제에 대한 평가 및 치료, 상담. 학재적인 협력과 관리.
전문 임상 간호사(CNS)	심화 과정(1년), 전문 과정 시험과 자격증.	의사의 직접적인 지시하에 의학적 처지 적용 (ANA, 1990).
아동 간호사(PNP)	전문화 과정(2-3년), 전문과정 시험과 자격증.	의사의 지시 없이 독립적으로 업무 수행.
면허실무 간호사(LPN)	2년 프로그램과 자격증 취득 시험, 자격증.	기본적인 환자 관리, 정간호사(RN)의 지시아래 업무 진행.
물리치료사/RPT	2002년 이후부터 석사학위 필요, 자격증 취득 시험과 자격증.	발달, 근골격계, 보조기학, 신경학, 균형/협응, 안전에 대한 평가와 치료, ADL, 보조도구, 운동에 대한 상담을 제공.
보조물리치료사/PTA	2년 프로그램, 시험과 자격증.	RPT의 감독 하에 아동의 운동과, ADL 훈련프로그램 적용.
작업치료사/OTR	2004년 이후 석사 학위 필요, 임상 실습과 자격증 취득을 위한 시험.	발달, 감각운동, 균형/협응, 신경학, 보조기학, 소운동, 시지각, 학교생활의 안전, 보조도구, 운동 프로그램에 대한 평가, 치료, 상담 제공.
보조작업치료사/OTA	2년 프로그램, 시험과 자격증.	OTR의 감독 하에 아동의 운동과, ADL 훈련 프로그램 적용.
말 & 언어 병리학자/ CCC-SLP	석사학위, 1년 동안의 임상 팔로우십, 시험과 자격증 취득.	언어 지연과 발음장애, *청각장애*, *의사소통*, 구강운동, 섭식, 삼킴 장애와 같은 문제에 대한 평가와 치료 (ASHA, 1999).
청력사/CCC-A	석사학위, 1년 동안의 임상 팔로우십, 2011년 이후에는 박사학위 요구됨, 전문 자격증과 시험.	청각장애, 균형장애, 의사소통장애 등에 대한 평가와 치료. 청각손실 예방과 그로 인한 심리적 영향에 대한 교육과 상담(ASHA, 2001).

표 4-1 *(계속)*

협력팀의 구성원

서비스 제공자	*필요한 교육 과정*	*의무*
심리학자/LMLP(PhD)	석사학위 또는 박사학위, 1년 동안의 임상 팔로우십, 전문 시험과 자격증	다원적이고 *정신교육학적인 평가*, 학습적 장애의 확인과 평가, 행동학적 요인과 정신의학적 요인의 관계에 대한 상담(NASP, 1999).
사회복지사/MSW	석사학위, 2년 동안의 전문가 과정, 시험과 자격증	아동과 그 가족에게 상담및 치료 제공, 아동을 돌보는 데 필요한 재정과 사회적 지지에 대한 도움(NASW, 2002).
선생님	학사학위, 인턴십과정, 시험	학교에서 이루어지는 교육과 정규 교육 과정에 따른 주요 과정을 교육.
특수교수/MEd	석사학위, 학년과 단계(pre-K-8, 5-12)에 맞는 전문 시험과 자격증	아동에게 평가와, 적용, 개별화 교육프로그램(IEP) 계획을 제공, 아동에게 적절하게 수정된 교과과정, 학급 선생님과 협력된 서비스를 가족과 돌봐주는 사람에게 제공(NCATE, 2001).
보완 & 대체 의학/CAM 지압사, 한의사, 마사지사, 동종요법사, 자연요법사 등	"대체의학 홈페이지" http://www.pitt.edu/cbw/altm.html 에서 자문	대체 의학관련질병의 예방과 건강 증진, 안녕에 기여, 없어서는 안 될 의학분야는 아님, 추가적으로 선택할 수 있음(NCATE, 2001).
관리책임자 의사, RN/LPN, RPT/PTA, OTR/COTA, 심리학자, 사회복지사, 봉사자	특정 서비스 제공을 위한 교육과정과 의무	아동과 돌봐주는 사람의 증상을 관리하고 장기적인 삶의 질과 죽음에 이르기까지의 정신 사회적 지지를 제공.

들이 최대한의 상환이 이루어지는 동안 그들의 업무적 영향력을 줄일 수 있게 하였다.

예 1

공급자(병원, 클리닉, 가정관리센터)들은 간호나, 작업치료, 물리치료와 같은 직접적인 서비스의 건수가 늘어남에 따라 행정상, 관리상의 인원을 감축하였다; 병원은 간호관리에 대한 책임에 따라 사회 사업가들을 감축하였다.

이러한 경향은 병원과 가정관리센터의 의료 비용을 줄이기 위한 노력이 이루어진 1990년까지 지속되었다. 이러한 노력은 의료비를 조절하거나 완벽하게 만들었다. 여전히 건강관리전문가들은 서로 협동하여 목표를 공유하고, 적절한 실행을 통해 환자들이 미리 정해진 기간동안 치료를 받게 되는 것이다. 이것은 보험의 보장 아래 최소한의 기간 동안 의료 서비스를 받게 한다.

표 4-2는 의학 모델에서 관리의 확대에 대해 설명하는 것이다.

Paul과 Peterson(2001)은, 1998년 O'Leil과 Pew 건강전문위원회 기록에 따라 "건강관리의 미래는 의사, 간호사, 건강전문가와 건강관련 단체가 밀접하게 협력해야 이룰 수 있다"(p. 10)고 하였다.

여러 전문분야들의 협력 모델은 경제적으로 효과적이지 않기 때문에 작업치료의 진보된 지식과 기술에 따른 효과적인 실행이 필요하며, 이것들은 그 학문의 교육과 임상적 경험을 풍부하게 한다(Holmes & Osterweis, 1999).

교육계(Educational System)

미연방정부에서는 청소년기까지 제공하는 무료 공교육인 장애아동개별화교육(IDEA) '97의 재확인은 장애아동이 일

표 4-2

아동의 의학적 관리 시스템

환경	*목적*
신생아중환자실(NICU)	급성기 또는 심각한 증상이나 상태(생리학적, 신경학적, 근골격학적)에 있는 영아들을 생리학적으로 안정된 상태(체온, 심박동율, 호흡률 등)로 만들어준다.
소아집중간호실(PICU)	생리학적 기능이 안정화에 접어들었을 때 가능한 육아시설. 생리학적, 신경학적, 근골격학적 상태에 대한 지속적인 치료. 대부분 스스로 호흡하고, 감각운동, 발달학적 문제가 있다.
아급성기	가정에서 장기간의 관리가 필요거나 최대한의 독립을 가지고 있다. 발달적 접근, 교육, 퇴원 프로그램 실시

Adapted from Oakley, D., & Logan-Bauer, K.(2000). Medial Systems, In J. Solomon, *Pediatric Skills for Occupational Therapy Assistants*. St Louis, MO : Mosby.

반적인 교과과정에 참가할 권리에 대해 시사해준다. 이것은 아동이 개별화 교육 프로그램들(IEPs)을 통해 일반학습에서 장애가 없는 아동과 동등하게 교육받으며, 함께 참여하여 측정 가능한 목적을 달성하게 해준다. 이 법은 학생들이 특수교육과 관련 서비스를 학급 환경에서 받을 수 있게 해준다(NICHCY, 1999).

발달지연이나 다른 장애를 가진 아동은(3~22세) IDEA Part B에 의해, 학교 시스템에 포함된 병원, 외래 환자 클리닉, 조기치료 서비스, 돌봄이 서비스 등에 의뢰하여 도움을 받을 수 있다. 아동과 그의 가족은 지역 내에 거주해야 하고 필요한 평가를 받아야 한다.

아동은 *조기* 발달 평가 팀이나 등록법안 초등, 중등 고등학교를 통해 판별평가나 평가를 받게 될 것이다. 평가는 아동을 중심으로 이루어지며 아동의 현재 발달이나 교육 수준의 확인과 장애로 인한 교육 과정과 활동에 미치는 영향에 대해 평가하게 된다(Suchomel, 2000). 만약 특별한 도움이 필요하다는 것이 결정된 아동은 특수교육이나 그 외 학급에서 관련된 다양한 분야에서 서비스를 받을 수 있다.

작업치료사는 아동에게 직접적인 서비스를 제공하며, 건강과 관련된 섭식이나 자세조절 기술, 감각운동 기술, 시지각, 소운동(fine motor) 전략과 같은 중재를 제공하게 된다. 또한 작업치료사들은 가족과 학급 구성원을 협력적인 문제해결을 위한 상담을 돕는다. 이 책의 11장 아동의 자세조절기술, 12장 감각통합, 13장 구강운동기술과 섭식, 16장 시지각 장애와 시력저하를 위한 재활, 19장 조기 중재, 20장 유년기와 학령기 치료, 22장 정신사회적 아동 치료에 대해 살펴볼 수 있다.

지역사회에 기초한 체계 (Community-Based System)

조기중재는 아동과 그의 가족에게 있어 넓은 지역사회에 기초한 서비스이다. 1986년 국회에서 획립된 IDEA Part C에 따라 조기 중재프로그램은 장애가 있는 신생아와 영유아에게 제공된다. Part C 조기 중재프로그램의 목적은 주 전체의 시스템 향상과 3세 미만의 장애 아동 또는 발달지연의 위험이나 조기 중재가 필요한 아동에게 지불되는 조기 중재 서비스의 비용의 조정을 위한 것이다(AMCHP, 2003). 그러나 전학령기 Part C와 Part B는 국회의 영원한 권한은 아니다. 그러나 프로그램은 많은 사람을 위해 계속 유지되어야 한다. 현재 각 나라들은 경제 위원회의 도움 없이 예산을 삭감하고, 조기 중재를 유지할 수 있도록 노력하고 있다.

장애 아동이 있는 가정이 늘고 있으며, 이것은 부정적인 의학적, 교육적 문제를 가지고 일반적인 환경과 교육적 환경에서 다양한 요구를 필요로 한다.

작업치료사는 치료서비스를 제공하는 동안 그 가족의 가치와, 믿음, 가풍을 인정할 수 있어야 한다. 아동이 성장해 감에 따라 제공되는 서비스는 외래 환자 클리닉이나 지역사회에 기초한 치료적 환경으로 점차 확대될 필요가 있다.

작업치료사는 초기 아동기에 필요한 활동들 즉, 섭식이나 자세 만들기, 교육적 기반을 둔 중재 감각운동 기술, 행동수정과 같은 기술들을 사용하여 치료를 제공한다. 또한 가족과 학교 구성원들을 주요 요원으로 활동에 참여시킬 수 있다.

전문적 협력 모델
(Model of Professional Collaboration)

Young(1998)은 팀을 "전문적 집단이 공통적인 목적을 가지고 일하는 것"이라고 정의하였다(p. S138). 아동과 가족의 목표를 함께 성취하기 위해 지식과, 경험을 공유하고 건강관리/교육프로그램에서 필요로 하는 것을 계획하고 적용한다(Swensen, 2000). 전문가들 사이의 상호적 협력은 유연성을 가진다. 구성원들은 시간이 지나면서 변화할 수 있다. 협력모델은 아동의 나이와 성숙에 따라 변화하며, 구성원들 사이의 긴밀한 믿음과 신뢰 또한 변화될 수 있다.

다분야 모델(Multidisciplinary Model)

다분야 모델은 다양한 전문가들이 아동을 각자 평가하여 완전히 분리된 기록과 치료계획을 세운다. 일반적으로 중재도 분리되어 이루어진다. 전문가들은 다분야 모델에 따라 협력하거나 상호적인 관계가 반드시 필요한 것은 아니다.

그 대신 물리치료사가 작업치료사에게 아동의 손 스프린트의 착용이나 치료종결에 대해 전화를 사용하여 의사소통 할 수 있다. 아동의 차트나 의료기록 또한 다양한 분야의 전문가들이 의사소통에 활용될 수 있다. 다분야 모델에서 의사소통의 중점은 아동의 건강을 증진시키거나 기능적 목표에 도달하여 퇴원하기 위한 아동의 관리나 과제를 수행하는 것에 대한 내용이다. 의사소통은 행동의 결과이며 다른 의사소통을 이끌어내는 요소가 된다.

예

검사의 결과는 의사에게 새로운 약을 처방할 수 있도록 지시한다. 새로운 치료는 추가적인 감시를 필요로 한다.

다분야 모델은 리더에게 크게 의존한다. 권력의 계층에 대해 말한 Paul 과 Peterson(2001)은, 의료계에서는 의사가 그 리더가 되어 대부분의 중재가 이루어지게 된다고 했다. 다분야 모델은 팀의 구성원들은 동등한 위치에 있을 때 가장 좋은 중재가 이루어질 수 있다. 병원, 재활원, 특수 클리닉은 다분야 모델에 따라 운영된다.

부모와 돌봐주는 사람이 아동에 대해 제일 잘 아는 사람이기는 하지만, 건강 상태에 대한 것이나, 심각한 질병, 장애에 대한 진단은 권위자에게 의존할 수밖에 없다. 그래서 다분야 보델에서 부모와 돌봐주는 사람의 역할은 제한적일 수밖에 없다. 부모와 돌봐주는 사람은 전문적 기술과 명성이 있는 전문가들을 따르게 된다(Gilkerson, 1990).

분야간 모델(Interdisciplinary Model)

분야간 모델은 전문가들의 아동의 평가를 위해 협력하여 시행한다. 그들은 각자의 기록을 가지고 있지만, 통합된 계획을 위한 형식이 마련되어 있고 목적을 가지며 부모와 전문가들이 함께 참여한다. 분야간 모델은 각 전문가들이 아동을 위한 제언을 위해 학문간의 책임과 의무에 대한 관계를 지속한다(Angelo, 1997). 치료는 전문가들이 개별적으로 실시하거나 필요하다면 함께 팀으로 접근할 수도 있다.

분야간 모델의 범위 내에서는, 각 전문가들만큼이나 부모와 돌봐주는 사람이 팀의 주요 구성원으로 받아들여진다(Paul & Peterson, 2001). 팀을 이끌어가는 지도자의 역할은 아동에 따라 다양해질 수 있으며, 서비스 제공자들은 중재의 초점에 따라 달라질 수 있다.

예 1

연령 수준에 맞는 학업을 성취해할 수 있는 초등학생이지만 목발을 사용하기 때문에 학교 환경의 어려움이 있어 물리치료사가 그의 팀과 연락을 했다.

예 2

인지, 언어, 대/소운동에 문제를 보이는 전반적 발달장애를 가진 전학령기 아동은 특별한 선생님과 그 외 팀이 필요하다. 팀의 목표는 아동에 대한 이해를 제공하고, 협력하여 관리하는 것이다(Oakley, 2000). 전문가들은 직접적이고 반복적인 상호작용을 통해 아동의 변화에 함께 반응하고, 가정과 학교에서의 변화가 아동의 수행에 미치는 영향을 생각한다. 구조화된 모임과 비구조화된 모임을 통해 아동의 향상을 기록하여 부모와 돌봐주는 사람에게 팀의 구성원으로서 정보를 공유할 수 있는 기회를 제공한다. 의사소통화 협력은 분야간 모델의 성공적인 수행에 중요한 부분이다(Roberts, 2000).

범학문적(Transdisciplinary)

Idol, Paolucci-Whitcomb, Nevin(1986)은 범학문적 모델을 협력 모델이라고 설명하였다. 이것은 다양한 분야의 실행을 포함하며, 돌봐주는 사람을 통해 문제점을 찾아내고, 모두 함께 문제를 협동해서 해결하는 과정을 포함한다. 범학문적 모델은, 팀 구성원이 함께 결과를 공유하고 서로의 지식을 공유할 때 이루어질 수 있다(Linder, 1993; Prelock, Miller, & Reed, 1995).

다른 모델들의 비교는, 범학문적 모델에 대한 전문가들을 다분야 모델이나 분야간 모델의 경계를 모호하게 한다. 평가, 치료계획, 중재는 모두를 아울러 이루어진다. 역할의 변화는 중재의 어느 단계에서나 일어날 수 있으며, 프로그램의 실시 또한 다른 전문가에 의해 이루어질 수 있다(Clay, Cummings, Mansfield, Hallock, 1999).

예

섭식 프로그램의 개발은 언어치료사와 작업치료사의 협력을 통해 이루어지며, 가정과 학교생활에 관련 있는 부모/돌봐주는 사람이나 특수교사, 학업 도우미들의 참여 또한 있을 수 있다.

협력을 위한 준비 (Preparing for Collaboration)

협력팀은 서비스 제공 모델에 있어 중요한 요소이다. 통합적 중재 디자인의 결합은 분야들의 기술과 정보를 공유하는 것이다. 이것은 아동 중심의 프로그램을 만들어내며 아동의 목표에 맞춘 프로그램은 의사결정과 프로그램 계획을 통해 이루어진다(Smith, 2001). 협력적 회의는 상담자와 상담가가 동등하게 중요한 존재이며 여기서 학문적인 것은 중요하게 고려되지 않는다. 팀의 구성원들은 공통의 목표를 위한 협력에 의견이 일치되어지는 매력을 느끼게 된다. 팀내에서 전문가의 완전한 발전과 독립적인 업무는 서로 다른 책임을 가진다(Zins & Erchul, 1995).

작업치료사와 보조작업치료사들의 긴밀한 협력관계는 분명한 사실이다. *작업치료사의 역할과 의무에 대한 기록과 보조작업치료사들의 업무에 대한 책자*에 작업치료사를 위한 가이드라인이 잘 되어 있다(AOTA, 2002). 게다가 법률과 실행을 위한 가이드라인은 작업치료사와 보조작업치료사의 협력을 위한 기술개발에 필요한 부분이다.

Hanft와 Banks(1999)는 협력을 위해 다른 사람들, 독립성, 주의 깊게 듣기, 존경, 협력하는 능력과 생각을 반영하는 필요를 민감하게 확인해야 한다고 했다. AOTA(2002)에는 통제를 "둘 또는 그이상의 치료적 협력 관계를 효과적으로 이끌어가는 과정"이라고 정의하였다(p. 9). 그래서 작업치료사와 보조작업치료사의 파트너십 발전은 양가 상호적인 협력에 의해 이루어질 수 있다(Hanft & Banks, 1999).

성공적인 협력관계는 상대방의 지식과 기술을 존중할 때 가능하다. 작업치료사와 보조작업치료사 또한 함께 의논하고 맞추어가야 한다. 작업치료 서비스의 의뢰, 평가, 중재의 모든 과정은 작업치료사의 경험과 능력에 의존하는 서비스이기 때문에 작업치료사의 판단에 따라 보조작업치료사가 시행하게 된다(AOTA, 2002). 작업치료사는 보조작업치료사의 장점과 제한점을 알아차리고 그것에 맞추어 과제를 위임해야 한다.

예

초기 아동기의 아동을 평가하기 위한 준비로, 보조작업치료사는 EI 리포트나 다른 관련 평가서를 복사하는 업무를 돕는다. 그는 스케줄을 조정하고 프로그램/유치원의 활동을 관찰하거나 가정방문을 통해 자연스러운 환경에서 보이는 아동의 기능적인 수행 정도를 관찰하게 된다. 보조치료사는 아동의 주 활동무대에 대한 환경을 평가하거나, 작업치료를 통한 이익에 대해 발견하고 제안할 수 있다. 보조작업치료사는 부분적으로는 작업치료사의 검토 아래 직접적인 서비스를 제공할 수 있을 것이다. 그는 가정 프로그램에서 부모나 돌봐주는 사람에게 도움을 줄 수 있는지 물어볼 수 있다.

요약(Summary)

의사소통은 성공적인 파트너십을 위해 중요한 요소이다. 작업치료사의 분명한 의사소통은 보조작업치료사의 역할, 책임, 목표를 달성할 수 있도록 해준다. 게다가 의사소통은 책임과 관련하여 난처한 일이나, 불편한 기분일 때 지도 치료사에게 편안하게 질문할 수 있게 해준다. 지도 치료사의 스케줄을 조장하고 시간에 발생하는 문제를 해결하고, 협력 치료의 구성과 아동의 발달에 적절한 자극제공, 협력 치료를 통한 아동의 성장과 발달에 전문적인 도움을 줄 수 있다(Handley-Moore, 2003).

다분야 협력과, 분야간 협력(Roberts, 2000)은 훌륭한 팀과 팀의 긴밀한 관계가 보증한다. 효과적인 협력에는 공통적인 목적, 전문가적 자질, 대인관계기술, 인간적 감성이 필요하다. 서로 다른 분야의 지식과 기술을 신뢰하고, 존중하고 가치 있게 여기는 것은 상호적인 과정의 반영이며, 전문가적 관계를 성취할 수 있게 해주는 것이다. 특히 작업치료사와 보조작업치료사의 협력 관계에서 중요하다.

사례연구(Case Study)

구개열을 가진 2세 아동을 평가하였는데 아동은 지속적으로 먹기와 마시기에 어려움을 보여 체중저하를 보였다. 아동은 할머니와 살고 있다. 팀 접근의 견해로 어떻게 보는가? 팀의 구성원 중 작업치료사와 보조작업치료사의 역할에 대해 설명한다.

적용활동(Application Activities)

1. 다른 팀 구성원들과 직접적으로 접촉하지 않고 의사소통하는 방법에 대해 설명한다.
2. 학업과 행동에 문제를 가진 외상성 뇌손상(TBI) 학생(10대)에 대한 분야간 팀접근에 대해 확인한다. 그는 일기와 쓰기에 문제를 가지며 아직 컴퓨터 게임을 좋아한다.
3. 다운증후군 아동을 위한 운동장 프로그램의 치료적 개발에 참여할 수 있는 팀 구성원을 확인해보자. 아동의 프로그램 적용에 필요한 서비스에 대해 확인한다.
4. 당신이 작업치료실의 비용을 청구한다면, 당신의 직원들에게 지나친 부담을 주지 않고 어떤 방법으로 가격을 측정하고 돈을 절약할 수 있겠는가?
5. 장애인교육법에 따라, 1학년이 소운동 기술과 협응운동 기술의 증진이 필요한 아동의 연필쓰기 향상을 위해 당신이 할 수 있는 작업치료 중재에 대해 계획해보자. 치료실에서 실시하는 아동의 손 근력 증진 운동이나 학급에서 실시할 수 있는 미술시간, 쓰기 시간에 할 수 있는 활동을 중심으로 계획한다면? 아동 담당 선생님께 제안할 수 있는 것에는 어떤 것이 있겠는가?
6. 당신은 감각에 대한 문제를 가진(촉각, 시각, 청각 방어) 아동과 함께 일한다. 부모나 돌봐주는 사람은 아동에게 갓 만들어진 파티 드레스를 입히고, 머리에 작은 모자를 씌우고, 귀걸이를 착용하게 하였다. 아동의 가정은 지나치게 깨끗하고, 단정하게 정리되어 있었는데, 이것이 아동의 불편함을 덜어줄 수 있을까? 어떻게 하면 아동의 가족을 위해 아동에 대한 설명을 잘 할 수 있을까?
7. 작업치료사와 보조작업치료사의 관계 협력을 위해 어떻게 해야 하겠는가? 앞에 언급된 영아기 초기 아동의 예를 바탕으로 작업치료사의 역할을 생각해 보자. 어떤 것들이 보조작업치료사들에게 알맞은 과제일까? 왜 그렇게 생각하는가?

참고문헌(References)

American Speech-Hearing-Language Association (ASHA). (2001b). New audiology standards. Retrieved Dec 15, 2003 from: http://professional.asha.org/certification/aud_standards_new.cfn

Angelo, J. (1997). *Assistive technology for rehabilitative therapists.* Philadelphia, PA: F.A. Davis.

Association of Maternal and Child Health Programs (AMCHP). (2003). *Supporting early intervention services for young children with disabilities and developmental delays.* (Policy Recommendations). Washington, DC.

American Occupational Therapy Association. (2002). Glossary: Standards for an accredited educational program for the occupational therapist and the occupational therapy assistant. *American Journal of Occupational Therapy, 56,* 667-668.

American Occupational Therapy Association. (2002). New supervision and role documents. *OT Practice, 7,* 9-10.

Baldwin, D. (1996). Some historical notes on interdisciplinary and Interprofessional education and practice in health care in the USA. *Journal of Interprofessional Care, 10,* 173-187.

Berhinger, B., Bishop, W., Edwards, J., & Franks, R. (1999). A model for partnerships among communities, disciplines, and institutions. In D. Holmes & M. Osterweis (Eds.), *Catalysts in interdisciplinary education: Innovation by academic health centers* (pp. 25-41). Washington, DC: Association of Academic Health Centers.

Clay, M., Cummings, D., Mansfield, C., & Hallock, J. (1999). Retooling to meet the needs of a changing health care system. In D. Holmes & M. Osterweis (Eds.), *Catalysts in interdisciplinary education: Innovation by academic health centers.* Washington, DC: Association of Academic Health Centers.

Christiansen, C., & Baum, C. (1997). *Occupational therapy: Enabling function and well-being* (2nd ed). Thorofare, NJ: SLACK Incorporated.

Crais, E., & Wilson, L. (1996). The role of parents in child assessment: self-evaluation by practicing professionals. *Infant-Toddler Intervention, 6,* 125-147.

Donahue-Kilburg, G. (1992). *Family-centered early intervention for communication disorders: Prevention and treatment.* Gaithersburg, MD: Aspen.

Fisher, A., & Kielhofner, G. (1995). Skill in occupational performance. In G. Kielhofner, (Ed.), *A model of human occupation: Theory and application* (2nd ed), pp 113-128). Philadelphia, PA: Lippincott, Williams and Wilkins.

Foley, G. (1990). Portrait of the arena evaluation: Assessing the transdisciplinary approach. In E. Gibs & D. Teti (Eds.), *Interdisciplinary assessment of infants.* Baltimore, MD: Paul H. Brookes.

Gilkerson, L. (1990). Understanding institutional functioning style: A resource for hospital and early intervention collaboration. *Infants and Young Children, 2,* 22-30.

Hammer, C. (1998). Toward a "thick-description" of families: Using ethnography to overcome the obstacles to providing family-centered early intervention services. *American Journal of Speech-Language Pathology, 7,* 5-22.

Hamric, A., Spross, J., & Hansen, C. (1996). *Advanced nursing practice: An integrative approach*. Philadelphia, PA: W. B. Saunders.

Hanft, B., & Banks, B. (1999). Competent supervision: A collaborative process. *OT Practice, 4,* 31-34.

Handley-Moore, D. (2003, March). Supervising occupational therapy assistants in the schools. *School System Special Interest Section Quarterly, 10,* 1-4.

Headrick, L. (2001, January). Interdisciplinary education in the service of others: Benefits and challenges. Presentation to the National Advisory Committee on Interdisciplinary, Community-based Linkages, Washington, DC.

Holmes, D., & Osterweis, M. (1999). What is past is prologue: Interdisciplinary at the turn of the century. In D. Holmes & M. Osterweis (Eds.), *Catalysts in interdisciplinary education*. Washington, DC: Association of Academic Health Centers.

Hyter, Y., Atchison, J., Sloane, M., & Black-Pond, C. (2001). A response to traumatized children: Developing a best practices model. *Occupational Therapy in Health Care, 15,* 113-141.

Idol, L., Paolucci-Whitcomb, P., & Nevin, A. (1986). *Collaborative Consultation*. Rockville, MD: Aspen.

Koppel, I., Barr, H., Reeves, S., Freeth, D., & Hammick, M. (2001). Establishing a systematic approach to evaluating the effectiveness of interprofessional education. *Issues in Interdisciplinary Care, 3,* 41-49.

Lawlor, M., & Cada, E. (1994). *The VIC therapeutic partnership project final report.* Chicago, IL: University of Illinois at Chicago.

Linder, T. (1993). *Transdisciplinary play-based intervention: Guidelines for developing a meaningful curriculum for young children*. Baltimore, MD: Paul H. Brookes.

McCormick, L., & Schiefelbusch, R. (1990). *Early language intervention: An introduction* (2nd ed.). Columbus, OH: Merrill.

Mullens, L., Balderson, B., & Chaney, J. (1999). Implementing team approaches in primary and tertiary care settings: Applications from the rehabilitation context. *Families, Systems and Health, 17,* 413-426.

National Association of Social Workers (NASW). (2001). http://www.socialworkers.org

National Council for Accreditation of Teacher Education (NCATE). (2001). http://www.ncate.org

National Information Center for Children and Youth with Disabilities (NICHCY). (1999). *Individualized education programs.* (Briefing Paper LG2, 4th ed.). Washington, DC.

Nochajski, S. (2001). Collaboration between team members in inclusive educational settings. *Occupational Therapy in Home Care, 15,* 101-112.

Oakley, D., & Logan-Bauer, K. (2000). Medical systems. In J. Solomon (Ed.), *Pediatric skills for occupational therapy assistants*. St Louis, MO: Mosby.

O'Neil, E. & Pew Health Professionals Commission. (1988). *Recreating health professional practice for a new century.* San Francisco, CA: Pew Health Professions Commission.

Paul, S., & Peterson, C. (2001). Interprofessional collaboration: Issues for practice and research. *Occupational Therapy in Home Care, 15,* 1-12.

Perkins, J., & Tryssenaar, J. (1994). Making interdisciplinary education effective for rehabilitative students. *Journal of Allied Health, 23,* 133-141.

Prelock, P., Miller, B., & Reed, N. (1995). Collaborative partnerships in a language-based classroom program. *Language, Speech, and Hearing Services in Schools, 26,* 286-292.

Rainforth, B., York, J., & Macdonald, C. (1992). *Collaborative teams for student with severe disabilities.* Baltimore, MD: Paul H. Brookes.

Roberts, K. (2002). Collaborative health care models and the common good. *Oates Journal, 3,* http://bsd.oates.org/journal/mbr/vol-03-2000/articles/k_roberts-01.html

Simpson, G., Rabin, D., Schmitt, M., Taylor, P., Urban, S., & Ball, J. (2001). Interprofessional health care practice: Recommendations of the national Academics of Practice Expert Panel on health care in the 21st century. *Issues of Interdisciplinary Care, 3,* 5-20.

Suchomel, S. (2000). Educational systems. In J. Solomon (Ed.), *Pediatric skills for occupational therapy assistants.* St Louis, MO: Mosby.

Winton, P., & Winton, R. (2000). Family systems. In J. Solomon (Ed.), *Pediatric skills for occupational therapy assistants.* St Louis, MO: Mosby.

World Health Organization (WHO). (1988). *Learning together to work together to work together for health.* (Technical Report No. 769). Geneva, Switzerland.

5장

법률 명령
Legal Mandates

단원의 목표(Chapter Objects)

- 특수교육법의 역사를 설명한다.
- AOTA에 의해 규정된 연습의 윤리적 기초를 이해한다.
- 윤리적 및 법적 문제를 식별하고 적절하게 연습에 확인할 수 있다.

소개(Introduction)

이 장에서는 아동보호법령, 윤리에 대한 소개, 그리고 법적 조언을 추구하는 방법에 대한 요약의 역사적 개요를 제공한다. 그것이 모든 범위를 포함하는 것은 아니지만, 법적 체계는 사람들을 어떻게 보호 작용하는지 이해하기 위한 전체 틀의 입문을 제공한다. 이 장에서는, 환자와 실무자가 사용할 수 있는 내용을 담고 있다.

교육 법규의 역사 (History of Education Laws)

오늘날에는 IDEA의 97에 의하여, 장애에 관계없이 모든 아동이 교육에 참여할 수 있는 권한을 법으로 규정받게 되었다. 이것이 늘 그러했던 것은 아니다. 장애를 가진 아동을 위한 교육에 대한 참여의 개선은 1970년대 이후로 인정되고 있다. 이러한 개선은 때로는 법적 조치를 함으로써, 그들의 자녀에 대한 부모에 의해 부분에서 만들어진 것이다(Murdick, Gartin, & Crabtree, 2002). 개선은 장애를 가진 아동의 교육적 필요가 충족되지 않는 것을 의회에서 실현에서 형태소 분석 법안에 의해 만들어졌다(Murdick, Gartin, & Crabtree, 2002).

미국에서는 공립학교를 다양한 이민자와 관련된 잠재적인 문제를 해결하는 방법으로 구상하였다(Wright & Wright, 1999). 다양한 배경을 가진 이민자들은 대개 가난하였고, 영어를 사용하지 못하였다(Wright & wright, 1999). 이러한 비동질성은 계층간 적대감이나 종교적 불관용과 같은 사회적 문제를 초래하였다(Wright & Wright, 1999, p. 7). 공립학교와 문화적 배경, 모든 인종의 수용과 존중, 민족의 아동에게 위탁하는 방법을 제안하였다(Wright & Wright, 1999). 공립학교는 또한 일반적인 가치를 육성하는 아동뿐 아니라 "사회적 조건"을 개선하는 사회화를 개선하는 수단으로 생각했다(Wright & Wright, 1999, p. 7).

특수 교육 프로그램은 원래 "도시의 빈민가에 사는 아동 '위험' 에 대한 예방 프로그램"이었다(Wright & Wright, 1999, p. 7). 이러한 프로그램에서 아동은 일반 교육 이외에 "참여 교육 교실"을 열었다(Wright & Wright, 1999, p. 7). 참여 훈련의 목표는 아동이 근면하고 도덕적인 성격을 개선하기 위해서 사회적 가치를 가르치는 수업으로 진행되었다

(Wright & Wright, 1999). 추가적으로, 그것은 참여 훈련 "학교에 아동을 유치할 수 있을 것"이라고 생각했다(Wright & Wright, 1999, p. 7).

교육 법률의 중요한 단계로 학교 공개출석을 의무로 하게 되었다. 그러나 교육 관련 법률의 발전에도 불구하고, 장애 조건을 가진 아동은 종종 학교 교육에서 제외되었다(Wright & Wright, 1999). 이 조항에서는 참여자의 능력과 그들이 주장하는 부정적인 효과에 대해서 이전에는 몰랐던 내용의 양쪽을 기반으로 하였다(Hehir & Gamm, 1999). 참여할 수 있다면, 각종 장애 교실에도 아동과 함께 교육할 수 있도록 해야 한다는 것이다(Wright & Wright, 1999, p. 8).

일반 교실에서 장애를 가진 아동에 대해서 조항은 20세기로 지속되었다(Hehir & Gamm, 1999). 1919년, 위스콘시에서는 자신의 자녀인 베티가 5학년 수업에서 제외되었던 경우가 있었다. 베티는 뇌성마비이고 언어에 어려움이 있었다. 그러나 그는 장애 학습에 있어서는 장애가 없었다. 베티의 부모는 그가 학교에 남아있을 수 있도록 소송을 제기했다. 위스콘시 대법원은 그가 주장하는 다른 사람들을 영향을 줄 수 있다는 이유로 그를 교육에서 제외시키는 것을 지지했다(Hehir & Gamm, 1999). 법원에 따르면,

> *취학 연령의 아동의 권리로 해당 국가의 공립학교는 존재하고 학교의 최상의 이익에 유해한 경우에 참석을 고집할 수 없다는 것이다. 이것은 다른 개인의 권리와 마찬가지로, 일반 복지보다 후순위에 두어야 한다(Hehir & Gamm, 1999, p. 210 citing beattie v. Board of Education, 1919).*

1950년대와 1960년대로 후반에는, 아동은 여전히 장애가 있기 때문에 학교에서는 제외되고 있었다. 예를 들면, 1958년에 열린, 일리노이주 대법원의 판결은 의무 교육 법률이 정신 장애가 있는 아동에게 적용되지 않았다(Wright & Wright, 1999, p. 8). 마찬가지로, 오하이오에서 1960년대에는, 오하이오주 여론 "교육에서 장애는 실질인 이익이 아니다"이므로 교육을 제공할 필요가 없다고 보았다(Hehir & Gamm, 1999, p. 211 citing *Opinion of Attorney General of the State of Ohio, 69-040* 1969). 이 기간 동안 개인의 권리와 관심의 증가를 보았다. 이러한 관심은 주로 소수 인종으로 이동했지만, 장애를 가진 사람도 확대되어 민권 운동을 통해서 나타났다. 획기적인 대법원 사건인, 브라운 대 교육위원회의 공립학교에서 장애를 가진 아동이 학교에 입학할 수 있는 기초를 제공했습니다(Murdick, Gartin, & Crabtree, 2002). 법원은 "바꿀 수 없는 특성에 따라 분리하는 것"을 승인하였다(Murdick, Gartin, & Crabtree, 2002, p. 11). 법원에 따르면,

> *요즘에는, 어떤 아동이 합리적인 교육의 기회를 거부하는 경우에는 인생에서 성공할 수 있다는 것을 의심한다. 그러한 상태는 제공하기 위한 출발을 만들게 시작되었다. 이는 기회를 동등한 조건에서 모든 사람에게 제공해야 하는 권리이다(Murdick, Gartin, & Crabtree, 2002, p. 10 citing Brown v. Board of Education, 1954).*

배제 또는 아동의 분리 및 차별과 관련된 소송은 1975년의 전 장애아동법(EAHCA)의 PL 94-142을 통해서, 결과적으로는 교육에 장애인의 참여를 포함하게 되었다(Murdick, Gartin, & Crabtree, 2002). 특히 두 개의 소송은 이후에 제안된 법안의 개요를 제공한다. 저능아 아동을 위한 펜실베니아협회(PARC)는 펜실베니아의 최초의 사례였다. 펜실베니아의 법원은 "교육의 기회"에서 지체장애 아동을 제외하는 것을 중지하도록 명령했다(Murdick, Gartin, & Crabtree, 2002, p. 12). 법원에 따르면,

> *교육 및 연수, 정규 공립학교의 수업에 있어서 참여의 권리를 위해 교육과 훈련에 대안 프로그램을 배치하는 것이 바람직하다. 일반 교육 정책의 내에서 아동의 능력에 맞는 무료, 특수 공립학교 클래스 프로그램에 배치되어야 하고[국가 즉, '장애 아동'에 대한 수업] 특수학교 수업에 배정하는 교육과 훈련의 프로그램으로 이루어진다(Murdick, Gartin, & Crabtree, 2002, p. 12, quoting PARC v. Commonwealth of Pennsylvania 1972).*

법원은 동등한 보호를 위해 헌법을 수정하였는데, 헌법 14조의 적법 절차 조항에 대한 결정을 기반으로 하였다. 특수교육의 맥락에서, 이들 조항은 장애를 가진 아동은 법률에 의거하여 동일하거나 동등한 보호를 받을 수 있다는 것을 의미한다. 이를 통해 장애를 가진 아동이 장애가 있는 경우에도 공공 교육의 차별을 받지 않고, 공공교육을 받을 수 있게 되었다. 또한 장애를 가진 아동은 적법 절차 없이 공교육에 대한 참여를 거부하지 않을 수 있습니다. 이러한 맥락에서, 적법 절차에 따라 결정할 수 있게 되었고, 학교에서 자녀를 제외하지 않아야 한다는 결정을 내리게 되었다(Murdick, Gartin, & Crabtree, 2002).

비슷한 결과가 콜롬비아에서도 발생하였는데 "행동적 문제

또는 지체, 정서적 및 방해 또는 활동적인 학생으로 분류하였다"(Murdick, Gartin, & Crabtree, 2002, p. 12). 결과는 기본적으로 "장애를 가진 모든 아동"에게 정신지체 아동을 포함하게 하였고, 지원하는 교육에 관계없이 아동의 정신적, 신체적, 정서적 장애 또는 장애의 정도로 PARC는 범위를 확장했다(Murdick, Gartin, & Crabtree, 2002, p. 12). 즉,

> *컬럼비아 공립학교에서는 공교육을 위한 지원이 아동 자격을 규칙, 정책, 또는 실천위원회 또는 그 대리인에 의해 정규 공립학교 배정에서 제외되어야 한다... 콜롬비아 특별구 학교 연령의 각 아동 무료로 적합한 공개적으로 지원하는 교육에 관계없이 아동의 정신적, 신체적, 정서적 장애 또는 장해의 정도를 제공하며 부족 자원은 제외하지 않을 수 있다(Murdick, Gartin, & Crabtree, 2002, p. 12, quoting Mills v. Board of Education of the District of Columbia 1972).*

장애를 가진 아동의 계정에 권한을 나타낸 최초의 주요 법안은 1973년 재활법 제 504조에서 나타났다(Hehir & Gamm, 1999). PARC와 Mills는 가능하다면, 일반 교실에 아동을 배치해야 한다는 법안을 만드는 데 큰 역할을 했다(Hehir & Gamm, 1999). PARC와 Mills는 이 법에서 연방정부 자금지원 프로그램에 장애 아동의 권리를 제공하였다(Hehir & Gamm, 1999). 이러한 권리는 "서로 다른 인종과 사람들에게까지 확장되었다"(Murdick, Gartin, & Crabtree, 2002).

재활 법안은 또한 공공 법률 PL 94-142로 알려진 1975년의 전장애아교육법(EAHCA)에 있고, 1986년에는 PL 99-372가 만들어졌으며 의해서 1986년에 더욱 수정되고(1986년에 시행령 PL 99-372가 재정되어서(EAHCA에 법으로 정해짐), 1986년 장애활동법으로 만들어졌다(EAHCA에 3세부터 4세 아동을 포함시킴)(Murdick, Gartin, & Crabtree, 2002).

EAHCA 6가지 근본 원칙 :

1. 제외 거부
2. 비차별적인 평가
3. 절차적 적법 절차
4. 부모 참여
5. 최소 제한 환경
6. 개별화 교육 프로그램

이러한 원칙은 현재 장애인 교육법(IDEA)과 함께 개별화 교육 프로그램은 연결되어 있다. 이는 1997년에 장애가 있는 자녀의 교육에 부정적인 요소가 있게 제정되어 있다는 것이 IDEA에 나타나 있다(http://www.ideapractices.org/law/index.php). IDEA는 자금 조달 법령이다. 그것은 국가가 연방기금을 모함하여 준수하고 결정한다는 것을 의미한다. IDEA의 일부는 다른 법률에서 보장하고 있다(Murdick, Gartin, & Crabtree, 2002). 위에서 설명한 바와 같이, EAHCA(현재는 IDEA의 일부)가 6가지 근본 원칙을 구현하는 것이 중요하다. 원칙과 아래에 설명되어 있으며 덜 제한적인 환경 제외 거부에 대한 내용을 구체화하여 자유롭게 공교육을 받을 권리를(FAPE) 나타내고 있고, IDEA에서 구현하고 있다.

EAHCA의 첫 번째 원칙은 제외 거부가 핵심 원칙이다(Murdick, Gartin, & Crabtree, 2002, p. 22). 이것은 장애에 관계없이 모든 아동이 "심각한 장애 유형, 무료로 적절한 공립 교육을 받을 권리가 있다는 것"을 의미한다(Murdick, Gartin, & Crabtree, 2002, p. 22). 이 구성 내용으로는, FAPE에서, "모든 아동은 배울 수 있도록 가르칠 수 있는 믿음을 주었다"(Murdick, Gartin, & Crabtree, 2002, p. 23). FAPE에는 부모/돌봐주는 사람 및 지방교육 행정가(LEA) 그리고 교육 행정의 구성원(SEA)으로 구성되고 문제가 발생하면 절차적 적법 절차를 통해 해결 할 수 있다고 본다.

두 번째 원칙은 비차별화 평가이다. 분명히, 공립학교에서는 특별한 요구를 필요로 하는 아동이 배치되도록 해야 한다는 것이다. 게재 위치의 첫 번째 단계는 아동의 요구를 평가하는 것이다. EAHCA는 "인종이나 문화적 차별"이 되어서는 안 된다고 표현한다(Murdick, Gartin, & Crabtree, 2002, p. 23). 이 원칙은 어떤 시험이나 테스트 절차가 편견일 수 있다는 것을 인식하고 있다. 일반적인 평가 과정에서는, 아동의 요구 사항이 적절하게 평가되지 않을 수 있다. 편견을 최소화하기 위해 노력의 방법으로, 앞으로 평가 과정에 대한 지침을 설정하는 것을 생각해야 한다(Murdick, Gartin, & Crabtree, 2002).

세 번째 원칙은 *절차적 적법절차(procdural due process)*이다. 적법 절차는 실체적 적법절차와 절차적 적법절차의 두 종류가 있다−*실체적(substantive)* 적법절차 시민의 기본 권리를 보호하고 법률은 공정하고 합리적인 것이다. *절차적(procdural)*

적법 절차는 적절한 절차를 이러한 기본적인 권리가 침해되고 있는 경우에 해당한다. 조기 사건 법률뿐만 아니라 법률 학교에서 장애를 가진 아동을 제외하고, 그 아동의 실질적인 적법 절차의 권리를 위반임을 명확히 해야 한다. 적법 절차의 문제는 오늘날 대부분의 절차적 적법 절차가 필요하다.

어떤 아동이 학교에 대한 참여를 거부당하게 되면 절차적 적법 절차는 사전 통보하고 공정한 심리를 받는 것을 필요로 한다. IDEA는 전후 통지를 통해서 요구 사항을 회의에서 듣고 이에 대한 지침을 설정한다. 다양한 기소에서의 추가 요구 사항을 정의했다(Murdick, Gartin, & Crabtree, 2002). 통지는 교육 프로그램의 변화에 "가능한 모든 측면"을 제공하고 아동의 부모님 이해할 수 있는 형식으로 작성해야 한다(Murdick, Gartin, & Crabtree, 2002, p. 122).

네 번째 원칙은 *부모의 참여(parental participation)*이다. 법령에 따르면 "부모는" 실제 부모 또는 부모의 역할을 하는 누군가를 지칭한다. 부모는 항상 그들의 자녀에 대한 내용에 있어서 중요한 역할을 한다. 이 역할은 IDEA가 한다. IDEA에서는 부모가 교육 기회에 대한 정보를 제공해야 하고 자녀의 교육에 관한 의사 결정의 중요한 부분을 담당한다.

다섯 번째 원칙은 최소 제한 환경(least restrictive environment, LRE)이다. IDEA에서는 EAHCA 같은 LRE조항이 포함되어 있다. 그러나 EAHCA에 있는 용어는 "장애 아동"은 IDEA에서의 "장애를 가진 아동"으로 대체되어졌다(Murdick, Gartin, & Crabtree, 2002, p. 98).

LRE의 원칙은 장애를 가진 아동이 이상적으로 일반적으로 아동이 평범한 교실에 배치되어 참여하는 것을 의미한다. IDEA에서는 "교육배치규정"(CPA)에 아동의 배치의 필요성을 나타낸다(Murdick, Gartin, & Crabtree, 2002, p. 98). 하지만, 그것은 아동이 항상 정기적으로 교실에 배치되어야 한다는 뜻은 아니다. 연속체의 한 쪽 끝으로 살펴보면 그들의 장애에 따라 몇 가지 종류에 따른 기구 또는 병원이 교실과 연결되어 있다. 아동이 정규적인 교실에 있는 것은, "대체되거나 서비스의 연속"의 필요를 고려해야 한다(Murdick, Gartin, & Crabtree, 2002, p. 99). 최소 제한적인 장애를 가진 아동은 "보충적 도움 및 서비스"의 필요성과 사용을 통해서 일반 교실에 배치되어야 한다는 것이다(Murdick, Gartin, & Crabtree, 2002, p. 99). 장애가 증가에 따라서 아동의 요구를 충족할 수 있는 적절한 대체될 수 있는 연속으로 아동이 이동하는 것은 허용된다.

여섯 번째 원칙은 개별교육 프로그램(IEP)이다. 각 아동에게는 IEP를 해야 한다. IEP는 아동 교육 및 교육 과정 추적에 명시되어 접근 방법을 명명한다. 아동의 부모, "교직원 및 기타 서비스 제공자"로 구성된 팀이 IEP를 계획하여 개발하고 있다(Murdick, Gartin, & Crabtree, 2002, p. 77). IEP를 위한 준비 절차는 관련 규정은 IDEA에 의해 설정된다. IEP는 장애를 가진 아동의 특별한 요구를 해결한다. 그것이 그 아동의 교육을 위해서는 충분하지 않을 수 있기 때문에 일반 교실에서 장애가 있는 아동이 참여할 때에는 충분한 고려를 해야 한다. IEP는 아동 교육에 참여하는 것을 적합하도록 한다.

IDEA는 1997년에 "표준을 기반으로 성공적인 교과 과정"을 위해 재정되었다(Weckstein, 1999, p. 338). 2004년에 IDEA에서 개정되었다. 오늘날 IDEA 97은 매우 중요하며, 장애에 관계없이 모든 아동은 교육에 대한 참여 권한을 법으로 규정하였다. IDEA는 "모든 아동의 장애에서 자유 그리고 공적 교육에 참여할 수 있도록" 최소 제한적인 환경을 제공하도록 하였다. IDEA에서는 작업치료의 6장: Documentation; 19장: Early Intervention; 20장: Preschool and School-Based Therapy; 22장: Pediatric Psychosocial Therapy; 그리고 23장: An Overview of Assistive Technology에 대하여 다루고 있다.

윤리학(Ethics)

윤리학은 "잘못, 정의, 평등, 자유 의지, 그리고 책임"과 같은 개념을 포함한다(Bloom, 1994, p. 52). 작업치료의 실천 윤리 기준은 AOTA의 기준 및 윤리위원회(SEC)의 적용을 받으며 작업치료 교육인증협의회(ACOTE), 상태 규제 보드 및 작업치료의 인증을 위한 국가위원회(NBCOT)에 나와있다. 이러한 조직은 윤리 규범을 설정하고 기준의 허용 연습을 시행하고 있다. 표준 위반 징계 조치를 포함한다. 의료 전문가로서, 보조작업지료사(OTAs)도 일반적인 생물 의학 윤리 규범을 준수해야 한다. 연습과 작업치료의 범위 내에서 개인적인 도덕과 윤리 기준을 개발 분석하고, 하나의 행동을 정당화하며 전문적인 행위의 직업의 높은 표준을 준수하는 것이 중요하다.

작업치료와 윤리 실무 표준(Occupational Therapy and Ethical Practice Standards)

작업치료의 직업은 몇 가지 중요한 문서적 내용이 있다. 보조작업치료사는 완전히 윤리작업치료 코드에 *윤리의 작업치료코드*(AOTA, 2000), *지침을 이해해야 하며*(Hansen, 1998), *핵심 가치 및 작업치료 실습*(Kanney, 1993)*의 태도, 및 시행 절차 윤리*(2000b)의 작업치료 코드에 나와 있다. 이 문서는 모든 내용에 관하여 그 이상과 윤리 관행을 명시하고 있지만, 그들은 반드시 전후에 법적으로 요구되는 기준을 설정한 것은 아니다. 즉, 모든 OTA를 AOTA가 높은 수준을 유지하도록 돕는다. 그러나 그것은 율법의 엄격한 의미에 따라 의무적으로 하지는 않는다. AOTA에 따르면, 이 문서는 "작업치료사의 전문 행동의 높은 수준을 ... 고품질의 작업치료 서비스의 공공 확보의 단수 목적으로 직업을 달성하는 것이 좋다고 도덕적, 철학적 진술을 제공하고 있다"(Hansen, 1998, p. 881). 최상의 실천 모델의 일환으로, 실수를 대표자 또는 대표자 작업의 역할을 하도록 권장한다. 전문 행위의 높은 수준을 유지하고 최적의 서비스를 제공하기 위해 노력하고 무엇보다도, 윤리적인 연습의 기초를 형성한다.

윤리 규범의 측면에서, SEC는 일반적으로 비즈니스 또는 법적 성격 그 같은 특정 분쟁을 담당하지는 않는다. 대신에, SEC는 질문이나 문제가 윤리적인 부분을 담당한다. 법률상, AOTA에 의해 정의된 대로 "시스템이나 인간이 통제해야 하는 기관의 사용 규칙"을 다루고 있다(AOTA, 2003). 반면에 윤리는 개인적인 선택과도 관련이 있다. 그것은 당신이 발생될 수 있는 상황이 윤리적인 문제 또는 법적 문제를 포함하는지를 확인하는 것이 중요하다. 이 결정을 돕기 위해, AOTA는 다음과 같은 질문을 고려할 것을 제안한다.

1. *당신은 이미 당신의 상태 규제를 고려하였는가? 종종 대답을 팁과 함께 할 수 있다.*
2. *어떤 종류(들)의 작업 환경에 있는가? 작업 환경 내의 정책이나 절차를 확인해보았는가? 당신은 일을 누군가와 비밀리에 얘기해보았는가?*
3. *누가 당신은 이미 이 문제를 상사, 인사 부서 담당자, 변호사 등에게 이야기를 했는가.*
4. *어떤 결과가 당신의 행동이 예측되는가?(대답, 자원, 이의 제기, 그냥 등)*
5. *전화가 법적인 문제인가? AOTA 법적 연락을 처리하기 위한 자원이 없다. 또한, 각 국가는 서로 다른 법률과 규정을 문제를 다루고 있으며 작업치료 실습, 고용주와 고용인의 관계, 가능한 해로운 행동을 하지 않아야 하는 건강 전문가의 의무 등이 있다. 당신의 관심의 대상이 문제에 대해 전문지식이 있는 변호사와 통화할 수 있다. 당신이 그 지역의 변호사 협회를 통해서, 변호사 추천 서비스, 현지 법률 학교, 전화 혹은 www.findlaw.com을 방문하여 변호사를 찾을 때 도움을 받을 수 있다(AOTA, 2003).*

AOTA 안의 SEC는 윤리 문제를 감독한다. 특히 SEC에서는 "홍보하고 전문적인 행위의 품질 기준을 유지 역할"을 한다(ATOA, 1996).

SEC는 "윤리적인 동향을 파악 통보 및 전류 윤리적인 문제에 대한 회원 교육, 실습 및 교육 표준을 유지하기 위해, 비윤리적인 행위의 모든 주장을 검토한다"(AOTA, 1996). AOTA의 회원만을 SEC가 관할하고 있다. SEC는 명시된 실천 기준을 적용을 근거 자료에 의해 행한다.

작업치료 코드의 윤리화
(Occupational Therapy Code of Ethics)

작업치료 코드의 윤리화(AOTA, 2000)는 "가치와 원칙을 공개적으로 드러내는 가이드화된 작업"이다(p. 614). 윤리 코드는 작업치료의 연습과 작업치료의 실천에 영향을 미칠 수 있는 기타 행위의 모든 수준에 적용된다. 코드는 홍보를 통해 "작업치료 행동의 높은 기준"을 유지하도록 하고, AOTA 및 작업치료사를 보호하는 역할을 한다(AOTA, 2000, p. 614).

*윤리 강령*은 모든 작업치료의 실천이 목표에 대해서 일곱 가지의 원칙으로 나타내고 있다(http://www.aota.org/general/coe.asp). 이들 일곱 가지 원칙은 무해성, 자율성, 개인정보 보호 및 비밀 유지, 의무, 정의, 진실성, 그리고 성실이다.

원칙 1 : 선행(beneficence)

자선 행위는 작업치료 서비스를 "잘 받는 것에 대한 내용"이다(AOTA, 2000, p. 614). 작업치료사(OT)는 "공정하고 공평한 방식으로 서비스를 제공하도록" "문화적 구성 요소인 경제, 지리, 인종, 민족, 종교, 정치적 요인, 결혼 여부, 성적 취향, 그리고 장애"를 고려해야 하는데(AOTA, 2000, p. 614) 이 모든 서비스를 받는 아동, 가족/돌봐주는 사람(을 포함)해야 한다. 이러한 경우 적용은 "공정하고 합리적이고 알맞은 서비스"를 제공해야 하고(AOTA, 2000, p. 614) 그 아동의 가족/돌봐주는 사람에게 부과 서비스에 대한 수수료를 받게 된다. 수수료/서비스는 돌봐주는 사람을 법적인 가족과 함께 같은 선상에 설정해야 한다. 이러한 규정은 개별 시설, 주 또는 연방 정부 자금 지원 조직에 명시되어 있으므로 이를 참고해야 한다. 모든 노력은 아동과 그들의 가족/돌봐주는 사람에게 필요한 서비스를 제공하는 것이다. 예를 들면, 가족/돌봐주는 사람, 그들은 가족/교사의 재정 한계의 문제를 해결할 수 없다면 이를 해결하기 위해 도움을 적절한 기관에 지시해야 한다. 이와 같은 상황에서 OTA는 감독을 받거나 기타 해당 감독관의 조언을 받아야 한다.

원칙 2 : 무해성(nomaleficence)

무해성은 전혀 해로울 것이 없도록 해야 한다는 것을 기본적으로 의미한다. 특히, 지속적으로 "해를 가하는 서비스 또는 자신의 재산에 위해를 가할 수 있는 사람을 피하기 위해 합리적인 조치를 하는 것을 포함한다"(AOTA, 2000, p. 614). 진료를 포함한 어떠한 방법으로도 수신자를 "성적, 육체적, 정서적, 경제적, 사회적"으로 악용해서는 안 된다(AOTA, 2000, p. 614). 작업치료사와 관계에서 전문적인 판단력과 객관성을 방해하는 활동을 하지 않도록 해야 한다(AOTA, 2000, p. 614).

원칙 3 : 자치, 개인 정보, 기밀 유지 (autonomy, privacy, confidentiality)

작업치료사는 아동/가족/돌봐주는 사람과 그들의 권리를 존중해야 한다. 아동(적절한) 그리고 그들의 가족/돌봐주는 사람에게 반드시 치료의 전체 과정에서 목표와 우선 순위를 설정할 때 상의해야 한다(6장 참고: 문서화). 의사소통은 항상 할 수 있도록 해야 하고, 아동 그들의 가족/돌봐주는 사람에게 "자연, 위험, 그리고 잠재적인 결과"를 알려주어야 한다(AOTA, 2000, p. 614). 또한 아동과 그 가족들이 치료를 거부할 권리가 있다는 것도 이해하는 것이 중요하고, 치료가 "연구 또는 교육활동"에 참여할 수 있도록 해야 한다(AOTA, 2000, p. 615). 항상 그러한 선택을 존중해야 한다. 치료사와 자녀 사이의 의사소통에는 기밀 유지를 해야 하는 경우도 있다. "다른 지역, 국가에 의해 위임된 하지 않는 한" 이러한 경우를 제외하고는 대화의 비밀이 지켜져야 한다(AOTA, 2000, p. 615). 아동의 복지 문제의 경우를 예를 들면, 자녀의 연령에 따라, 대화의 기밀이 인식되지 않을 수 있다.

원칙 4 : 의무(duties)

작업치료사는 매우 유능한 전문가가 될 수 있도록 노력하여야 한다. 역량 달성의 일환으로 해당 국가와 국가 자격을 유지하여야 한다. 전문 역량으로 수업은 감독과정을 통해서 서로 긴밀히 협력해야 하고, 실천의 현재 허용 기준을 최신으로 유지해야 한다. 보조작업치료사는 일을 할 때 특정 아동과 함께 작업해야 한다면, 그것은 자녀에 대한 치료를 추구하기 위해 감독을 받고 아동의 문제를 논의하는 것이 임무이다.

원칙 5 : 정의(justice)

작업치료 진료의 "작업치료의 작업을 수행하는 법률 및 협회 정책을 준수하여야 한다"(AOTA, 2000, p. 615). 작업치료의 현지법뿐만 아니라, 시설 규칙(즉, 직장 규칙) 및, 법률 연방, 비롯한 점을 염두에 두어야 한다. 작업치료의 관행에 적용 그리고 그뿐 아니라 법률의 모든 수준의 정보를 위해서, "고용주가 작업치료의 윤리적 의무를 알고 있도록 적절한 조치를 취할" 의무가 있다(AOTA, 2000, p. 615). 원칙 5 치료사는 "기록을 보고" 자신의 전문적인 활동을 해야 한다(AOTA, 2000, p. 615)(6장 참고: 문서화).

원칙 6 : 정확성(veracity)

원칙 6은 진실과 정확성에 관한 것이다. 작업치료사가 진실하고 정확한 작업치료 서비스를 수행하는 능력의 모든 측면에 대해서 다루어야 한다. 또한, "거짓, 사기, 허위 또는 불공정"에 관한 대화에 관여해서는 안 된다(AOTA, 2000, p. 615). 이익의 관계에서 모든 "계약, 전문 또는 기타 작업 관계"를 수립하기 전에 이는 고용주에게 공개되어야 한다(AOTA, 2000, p. 615). 마지막으로, 치료의 "작업치료 서비스 및 그 해당 서비스를 수행하는 사람으로 대중의 신뢰를 감소" 행위에 대한 책임을 져야 한다(AOTA, 2000, p. 614). 즉, 바르고, 정직, 진실과 정확한 작업치료의 실천과 관련된 높은 기준을 지키는 것이 정확성의 중요한 부분이다.

원칙 7 : 충실도(fidelity)

원리 7은 작업치료사가 "동료와 공정성, 재량, 그리고 충실도"에 관한 내용이다(AOTA, 2000, p. 615). 작업치료사는 "동료 직원에 대한 기밀 정보"를 보호해야 하는데 만약 그렇지 않으면 법령에 의한 접촉을 받게 된다(AOTA, 2000, p. 615). 정보에 대한 보호가 필요하다고 법령에 나와 있다. 작업치료사 또는 기타 적절한 관리자를 포함할 수 있도록(AOTA, 2000, p. 615), 모든 "윤리 강령 위반"을 어기지 않도록 노력해야 한다.

윤리적 작업치료 코드 지침
(Guidelines to th Occupational Therapy Code of Ethics)

윤리적 작업치료 코드 지침(Hansen, 1998)은 AOTA 이전의 윤리에 대한 일반적인 몇 가지 문제를 해결한다. 문제는 "일반적으로 좋은, 능력을 보장 정직, 통신, 기밀 유지, 이해 상충, 장애인학과, 성적 관계, 및 지불 서비스"에 대한 것 등이 있다(Hansen, 1998, p. 881-884). *윤리적 작업치료 코드 지침에는*(Hansen, 1998) *윤리적 작업치료 코드 지침에 대한 시행 절차가 타나나 있다*(AOTA, 2004).

윤리적 작업치료 코드지침(AOTA, 2004)은 징계 조치를 안내하고 있다. 절차 및 전문 단체로서 AOTA의 회원을 보호하기 위해 그들을 상대로 불만 있었던 내용을 모으고 있다. SEC에 수집된 불평들은 여러 가지가 있으며 NBCOT 전에 가져온 불만과 중복되는 것도 있다. 이러한 불만에는 (AOTA, 1996) "사기 문서, 성적인 문제, 계약 및 직접적인 서비스를 제공하는 전문가의 무능력함"을 포함한다. 반대로, 어떤 불평은 독점적인 공급에 대한 내용이다. 이러한 불만은, 학생이나 직원의 감독, 연구 결과의 허위 진술, 혹은 교육에 무능력이 포함된다. SEC는 일반적으로 징계 조치를 NBCOT에 알려준다.

AOTA에 회원에 대한 불만을 제기하면, SEC는 불만을 살펴보고 어떤 행동을 취해야 하는지를 결정한다. SEC는 기각 여부나 불만 사항을 조사할 것을 결정한다. SEC가 불만을 조사하는 경우, 최종적인 결과는(AOTA, 2004), 회원에 대한 징계를 내리고 "교육적인 편지"를 쓰고, 후에 해고를 하는 것까지 포함되어 있다.

어떤 시점에서, SEC는 불만사항을 종료하기도 한다. 해고에 대한 근거로 윤리적 내용의 위반에 대한 부족 또는 위반의 증거의 부족이 포함된다. 또한, 위반 시 적절하게 수정되는 경우, SEC는 불만사항을 종료한다. 또한, SEC는 절차적 요건의 기준에 따라서 일을 처리하고 이에 따라 불만사항을 종료하기도 한다. 예를 들면, 위반이 적절한 관할범위에 있어야 하는데 이는 불만 사항의 처리는 AOTA에서 7년 이내의 발생만을 처리한다(즉, 불만 사항을 듣고 적절한 대응을 해야 한다)(AOTA, 2004).

SEC는 또한 "교육적인 글"로 무엇인가를 쓸 수 있다. 이러한 문자는, 윤리 위반의 수준으로 올리지는 않을 수 있지만, 그럼에도 불구하고 SEC는 이를 대표하여 당사자를 교육하고 상황을 정리하고는 역할을 한다.

징계 조치는 견책, 비난, 정지, 해지, 또는 해고의 형태로 제공한다. 개업에 문제가 있다면, SEC는 정식으로 문제의 행위 개업을 항의하는 편지를 보낸다. 그 표현이 공공 경우를 제외하고 문책으로(AOTA, 2004) "승인의 공식적인 표현"을 포함한다. 이는 AOTA에 일시적으로 회원을 개업의 제한하는 것이다. AOTA에서는 영구 제명의 내용도 포함한다(AOTA, 2004).

준수를 돕기 위해, SEC는 또한 AOTA 회원 및 일반인에게 실천의 윤리 규범에 대한 정보를 보낸다. SEC는 *코드, 가이드 및 시행 절차* AOTA 웹 사이트에서 찾아볼 수 있게 문서화되어 있다. SEC는 또 코스를 제공하고, AOTA 구성원들에게 강의를 위해서는 윤리적인 문제에 대해 교육을 한다.

법률 상담(Legal Advice)

AOTA에서, 윤리적인 문제를 처리하지만 법적인 문제를 처리하지는 않으므로 이를 이해하는 것이 중요하다. 추가적으로 이와 관련된 과정에서 발생할 수 있는 법적 문제의 예로는 과실, 고용 불화, 그리고 성희롱 문제 등이 포함된다.

이러한 법적 문제가 이중에서 하나라도 발생한다면, 그것은 법적 조언을 구하는 것이 허용될 수 있다. 그것은 필요한 상담의 유형을 결정하기 위해서 첫 번째로 필요한 것이다. 대부분의 변호사는, "의료 과실, 보험 법률, 형사, 의료 법률, 미국장애(ADA)법률, 개별화 교육법(IDEA), 또는 지역 의료규정"과 같은 내용을 잘 알고 있다(Wagenfeld & Hsi, 2003, p. 52). 변호사는 이러한 실제 상황 중 하나의 상황에 처하지만, 선택은 관심의 영역과 경험이 있는 변호사를 선택하는 것이 좋다.

특정 상황에서, 당신의 고용주가 이미 변호사를 고용할 수 있다. 관심 내용이 고용주의 의견과 일치하지 않을 수도 있다는 것을 유의해야 한다. 당신은 변호사의 조언을 구하고자 할 수 있는데 "당신의 고용주의 위치와 움직임 충돌 때문에 직장, 또는 개업이 위험에 처할 수 있다는 것을 우려"해야 하는 경우도 있다(Wagenfeld & Hsi, 2003, p. 52).

변호사의 조언이 일치하지 않을 때 도움을 청할 수 있다. 그러나, 당신은 그렇게 하기로 결정한 경우라면, 개인 협회, 추천 서비스, 현지 법률 학교, www.findlaw.com을 통해 적절한 변호사를 찾을 수 있다.

변호사와의 초기 상담은 무료이거나 약간의 수수료를 포함한 가격이다(Wagenfeld & Hsi, 2003). 상담하는 동안, 당신은 "당신이 처한 상황의 사실"에 대해 변호사와 얘기해야 한다(Wagenfeld & Hsi, 2003, p. 53). 이 때, 변호사가 다음 상황에 대해 당신에게 예비 충고를 하고 미래에 대한 추가적 설명을 한다. 이러한 상담은 모두 기밀사항 및 변호사와 의뢰인 간의 특권이 적용된다(Wagenfeld & Hsi, 2003). 변호사와 의뢰인 간의 대화는 "선문적인 관계"에 해당되며 이 상황에서 한 대화는 법적으로 당신의 변호사와 당신 사이의 기밀 내용으로 지켜져야 하는 것을 변호사가 지켜야 하는 것을 의미한다(Wagenfeld & Hsi, 2003). 변호사와 의뢰인간의 특권은 보다 광범위한 기밀 보호의 범위이다. 변호사가 공개하지 않아야 하는 것은 "모든 정보와 관련된 것"임을 동의한다(Wagenfeld & Hsi, 2003, p. 53). 당신이 결론적으로 당신의 초기 상담을 하고 변호사를 고용하지 않을 경우에도 이것은 모두 보호 내용에 포함된다.

변호사의 조언을 들을 때 의견 충돌 문제를 인식하고 있는 것이 중요하다. 의견 충돌은 전문 분야의 변호사와 고객의 의견이 동일하지 않을 때 발생한다. 사실, 모든 "변호사는 이익의 충돌이 존재할 수 있다고 보고 있으며 고객의 피해를 피하기 위한 윤리적 의무가 있다(Wagenfeld & Hsi, 2003, p. 53)." 그럼에도 불구하고, 의견 충돌이 발생하는 경우, 당신의 특정 상황에 대해서 변호사와 이야기하기 전에 또 다른 변호사의 조언을 구하는 것이 현명할 수 있다.

요약(Summary)

이 장에서는 아동 보호 및 지지법의 개요를 제공한다. AOTA에서 공유되어 있는 윤리 실천을 지시대로 지켜야 한다. 만약 OTA가 어떤 법이나 단계를 결정함에 있어서도 이러한 법을 고려하여야 한다.

사례연구(Case Study)

멜린다는 11세이고 COTA와 함께, 그녀의 지역사회 학교에서 일하는 그녀의 대부분의 시간을 보낸다. 지난 몇 개월 동안, 멜린다는 유치원에서 여러 가지 활동에 참여했다. 그뿐만 아니라, 욕조에 들어가기 전에 물 그리고 장난감과 친숙하기 위한, "준비"를 했지만 멜린다의 작은 팔과 팔에 있는 흉터가 드러나게 되었다. 아동은 멜린다에게 흉터 때문에 불편함을 느끼게 했다.

1. 당신은 멜린다에게 어떤 조언을 하고 있는가?
2. 의사 - 환자 윤리 규칙은 이런 상황에서 어떻게 해야 하는가?
3. 윤리 강령의 원칙(들) 중에서 이 상황에 적용 가능한 것은 무엇인가?

적용활동(Application Activities)

1. 학습의 인원이 역할놀이를 통해 윤리 규범의 7가지 원칙을 재현할 수 있다.
2. AOTA의 역할을 비교하기 위해서 기타 국제적인 작업치료 조직과 연계한다.

참고문헌(References)

American Occupational Therapy Association. June 1996. Scope of SEC disciplinary action program. Retrieved February 19, 2003 from: http://www.aota.org/members/area2/links/link06.asp?PLACE=/members/area2/links/link06.asp .

American Occupational Therapy Association (2003). Frequently asked questions about ethics. Retrieved February 18, 2003.

American Occupational Therapy Association (2000). Occupational therapy code of ethics 2000. *American Journal of Occupational Therapy, 54*, 614-616.

American Occupational Therapy Association (2004). Enforcement procedures for occupational therapy code of ethics. *American Journal of Occupational Therapy, 58*(6), 655-662.

Bloom, G. M. (1994). Ethical issues in occupational therapy. In K. Jacobs, & M. K. Logigian (Eds.). *Functions of a manager in occupational therapy* (rev ed.) (pp. 52-66). Thorofare, NJ: SLACK Incorporated.

Federal Resource Center for Special Education. IDEA. Retrieved January 15, 2003 from: http://www.dssc.org/frc/idea.htm

Garner, B. A. (Ed.). (2000). *Black's law dictionary* (7th ed.). St. Paul, MN: West Group Publishing Co.

Hansen, R. A. (1998). Guidelines to the occupational therapy code of ethics. *American Journal of Occupational Therapy, 52*(10), 881-884.

Hehir, T., & Gamm, S., (1999). Special education: From legalism to collaboration. In J. P. Heubert (Ed.), *Law and school reform: Six strategies for promoting educational equity*, pp 205-243. New Haven, CT: Yale University Press.

Kanney, E. (1993). Core values and attitudes of occupational therapy practice. *American Journal of Occupational Therapy, 47*(12), 1085-1086.

practice. *American Journal of Occupational Therapy, 47*(12), 1085-1086.

Murdick, N., Gartin, B., & Crabtree, T. (2002). *Special education law*. Upper Saddle River, NJ: Merrill Prentice Hall.

Statsky, N. (1992). *Introduction to paralegalism: Perspective, problems, and skills* (4th ed.). St. Paul, MN: West Group Publishing Co.

Wagenfeld, A. E., & Hsi, J. D. (2003). Credentialing, ethics, and legalities of practice. In A. Solomon, & K. Jacobs (Eds.), *Management skills for the OTA*, pp. 39-58. Thorofare, NJ: SLACK Incorporated.

Weckstein, P. (1999). School reform and enforceable rights to quality education. In J. P. Heubert (Ed.), *Law and school reform: Six strategies for promoting educational equity*, pp 306-389. New Haven, CT: Yale University Press.

Wright, P. W. D., & Wright, P. D. (1999). *Wrightslaw: Special education law*. Hartfield, VA: Harbor House Law Press.

6장

문서화
Documentation

단원의 목표(Chapter Objects)

- 다양한 아동 치료 환경 내에서 사용할 수 있는 문서화의 형태와 목적을 이해한다.
- 특정한 아동 치료 환경에서 적절하게 SOAP과 DAP를 사용할 수 있는 역량을 배양한다.
- 중재계획을 위해 기능적이며 측정 가능한 객관적인 목표 설정의 중요성을 이해한다.
- 법에 따른 OT와 OTA의 문서화 역할에 대해 인지한다.
- 특정한 아동 치료 환경에서 유용하게 사용할 수 있는 문서화의 여러 형태를 이해한다.

소개(Introduction)

문서는 활동과 결과 및 관련 행동 등의 기록을 의미한다(Agnes, 2001). 작업치료사는 평가에 대한 정보, 중재 내용 및 클라이언트와 치료사간의 소통사항 등을 기록한다. 즉, 문서화란 클라이언트에 대한 정보를 소통하기 위해 사용하는 하나의 방법이라 할 수 있다(Robertson, 1998). 이러한 문서화에는 시간과 사고 및 기술이 필요하다. 문서화에 대한 기술이 증대된다면 소요 시간이 매우 줄어들 것이다. 이는 문서화하는 데 있어 큰 장점이 될 수 있다. 치료사가 수행한 업무에 대한 기록에는 평가 내용과 중재 사용이 반영되어 있어야 한다. 이러한 문서화는 중재 선택에 대한 치료사의 임상적 추론을 촉진하기도 한다. 이는 아동의 상태가 목표에 달성되었는지, 현재 진행중인지, 혹은 새로운 전략을 고려해야 하는지에 평가에 있어 권장되는 바이다. 문서화의 첫 번째 목적이 타인과의 소통을 위해서이긴 하지만, 이러한 문서화가 과정을 반영하는 기회로 작용할 수 있다(AOTA, 1995).

문서화에는 표준화 및 비표준화된 검사와 중재 목표 및 중재 계획, 중재 내역과 진행과정 및 퇴원관련 사항이 포함되어 있다(AOTA, 1995). 의사의 기록이나 도구 사용의 적절성, 가정 프로그램 및 환경 조정 등의 사항도 문서화에 포함되어야 할 부분이다. 본 단원에서는 8단원에서 발달 평가에 대한 내용을 다룰 것이기에 중재 과정과 목표 및 가정 프로그램의 문서화에 대한 내용을 중점적으로 다룰 것이다. 다양한 형태의 정보를 기록하는 문서화 체계는 환경이나 클라이언트의 상황에 따라 변할 수 있다.

문서화의 목적 (Purpose of Documentation)

작업치료사에게 있어 소통을 기록하는 기술은 매우 중요하다. 문서화는 다른 여타 팀의 구성원과 소통하기 위한 하나의 방법이다. 팀 미팅이나 아동이나 가족과의 비공식적인 활동에서는 대화를 통한 소통이 효과적이지만, 아동에게 다른 치료중재를 하는 전문가와 아동의 상황에 대해 토론하는 시간을 따로 마련하기에는 어려울 수 있고, 시간 사용에 있어 효율적이지 못할 수 있다. 이 때문에 문서화는 아동을 포함한 모든 사람이 같은 정보를 제공받고 있다는 점을 증명할 주요한 방법이다. 문서화된 기록을 통해 타 분야 치료팀 구성원은 자신이 필요한 작업치료 프로그램 관련 정보를 짧은 시간에 많이 검토할 수 있다.

보험회사 역시 작업치료 문서를 통해 아동의 상태를 검토하고, 보험 기준에 맞을 경우 보험금을 지급한다. 이러한 제 3자 지불체계 내 비용 지불자는 작업치료중재가 아동의 일상생활활동을 기능적으로 증진할 수 있다는 점을 확인한다. 작업치료중재는 계속 이루어지고 있으나 호전이 이루어지지 못하였다면, 상태가 호전되지 못한 부분에 대한 납득할 만한 원인을 명확히 문서화하여야 한다.

학교, 병원, 장기케어센터, 지역사회 프로그램 등은 모두 다양한 포괄적 승인기관의 영향력 내에서 운영된다. 이 기관들은 치료의 질과 안정성을 확보하기 위해 엄격한 지침을 제공한다. 기관에 인증을 위한 검토가 실시될 때, 인증기관은 서비스의 질을 확인하기 위한 방법으로 정리된 기록을 사용한다.

의무기록은 반드시 가족들의 접근성이 확보되어야 한다. 병원은 환자와 가족에게 이러한 기록을 통해 비용을 청구한다. 학교 환경 내에서는 가족이 요청할 때 기록을 열람할 수 있어야 한다는 법령(IDEA, 97)이 제정되어 있다. 또한 실제로 많은 가족들은 기록된 사항을 열람하기를 요청하며, 그에 대한 정보를 검토한다.

연구자들은 작업치료의 결과를 지지하기 위해 문서를 열람하기도 한다. 이런 문서의 질은 연구의 질과 직결된다. 이러한 이유로 정확하고, 객관적이며, 간결하고 접근성 높은 기록은 매우 중요하다.

종종 의무기록은 법원에서 요청하기도 한다. 이 때 모든 기록이 적절하고 정확하다는 것을 확신시키는 것은 매우 중요하다. 때로 기록만이 그 상황에 대해 설명할 수 있기 때문이다. 이런 상황에 치료사는 언제나 부가적인 기록을 제공하길 요청받지는 않는다. 그러므로 이해하기 쉬운 형태로 정확하게 기록된 치료관련 문서가 매우 결정적일 수 있다.

의무기록의 형태 (Types of Medical Records)

의무기록에는 자료수집원 지향 의무기록과, 문제지향 의무기록 및 둘의 혼합된 형태가 있다(Huffman, 1994). 자료수집원 지향 의무기록은 현재의 정보부터 연대기적 형태에 따라 기록한 것이다. 이러한 형태의 기록에서 모든 작업치료 기록은 한 부분을 차지하며, 다른 분야의 기록 역시 하나의 부분을 차지하게 된다. 이러한 형태의 장점은 누군가가 아동의 작업치료 전 과정이나 세부적 사항을 위한 목표가 무엇인지 등을 파악하는 데 용이한 점에 있다. 하지만 본 형태의 기록은 아동의 전반적인 상태를 파악하려면 모든 분야의 내용을 찾아보기 위해 시간이 많이 소요된다는 단점이 존재한다.

1960년대에 Lawrence L. Weed에 의해 문제 지향적 의무기록법이 제안되었다(Huffman, 1994). 이 형태의 기록은 치료 팀에 의해 제시된 문제점에 대해 조직화된 형태로 이루어진다. 모든 분야의 치료사는 그들이 기록한 문제와 관련한 동일한 부분에 기록을 남긴다. 예를 들면, 아동이 휠체어 사용을 학습하고 있다면, 물리치료사는 좌석 안정성이나 휠체어 내의 위치 등에 대한 관리를 할 것이며, 작업치료사는 브레이크 사용 등에 대한 안전 관련 요소와 휠체어 구동 시 다른 사람들과 가까이 붙는 경우 등에서의 집중과 관련한 내용을 중재할 것이다. 이러한 중재의 기록을 문제지향적 의무기록 형태로 문서화한다면, 작업치료사와 물리치료사는 동일한 문제에 대해 동일한 구역 내에 그 정보를 기록하게 된다. 각각의 문제 목록은 따로 기록하게 되며, 그 문제의 해결과 관련한 내용은 모든 치료사가 같은 부분에 내용을 추가하거나 첨언하게 된다. 이러한 방법의 문서화는 검토하는 사람이 쉽게 사용할 수 있으며, 성취한 결과나 그 과정에 대해 알아보기 쉽다는 장점이 있다. 또한 이런 방법은 치료팀 구성원이 일반적인 목표를 세우고 이에 함께 중재를 이룰 수 있도록 촉진하게 된다. 하지만 문제 지향적 의무기록법은 타 문서화 방법에 비해 팀 구성원이 기록을 작성하고 이를 이용하는 데 있어 더 많은 시간이 소요되게 된다.

두 가지 방법의 *융합된(integrated)* 의무기록 형태는 종종 연대기적 시점에 따라 최근의 기록에 대해 먼저 기술하게 된다. 이것은 아동의 상태에 대해 한 눈에 알아볼 수 있도록 하는 것이지만, 특정한 부분에 대한 변화를 알아보기엔 어려운 측면이 있다. 예를 들면, 작업치료사가 아동의 화장실 사용 능력의 감소에 대한 평가를 반복할 수 있다. 작업치료사가 2주 이상의 치료를 통해 작지만 안정적인 아동의 변화를 이끌어냈을 경우에도, 융합된 기록형태에서는 아동이 아직 화장실 사용 기술에 있어 중증도의 도움이 필요하다고 해석될 수 있다. 이는 실제적인 과정을 알아보기 위한 기록 검토에 시간이 소요될 수 있음을 의미한다.

의무기록 과정의 형태 (Types of Documentation Procedures)

의무기록 과정에 대한 형태는 각 기관에 의해 결정된다. 어떤 기관에서는 과정을 촉진할 수 있는 컴퓨터 프로그램을 사용하여 전산을 통한 기록을 남긴다. 많은 전산 프로그램은 첨언을 하거나 서술적 내용을 담기 위한 정해지지 않은 형태의 기록공간을 포함하고 있다. 전산화는 질높고 빠른 문서화를 지지할 수 있는 하나의 방안이다. 전산화 의무기록의 도입 움직임은 효율성과 지속성을 향상시키며, 비용을 절감하지만, 비용적 측면에 의해 가변성의 제한이 있어 작업치료사의 특정한 요인에 대해 기록하기에 어려운 측면이 있어 아직 그 도입이 더딘 측면도 있다(Austin, 1998). 현재 종이와 펜을 사용한 기록에서 컴퓨터를 도입한 기록으로 서서히 변화하고 있는 추세이다.

많은 작업치료사는 다양한 형식을 사용하여 수기로 기록한다. SOAP 노트는 문제 지향적 의무기록법의 틀 내에서 조금 더 환자 중심적인 기록 접근을 위해 Weed에 의해 고안되었다(Huffman, 1994). *SOAP* 노트는 현재 가장 많이 사용되고 있는 서술적 기술의 구조화된 형태이다. SOAP은 subjective, objective, assessment, plan의 첫 글자를 이용한 약어이다. S 항목에는 작업치료 중재 및 결과에 대한 클라이언트의 생각이나 지각 및 첨언을 담고 있다. O 항목에는 관찰가능하고 측정가능한 정보가 수록된다. 공식적인 평가 결과나 기능의 수준 등이 본 항목에 포함된다. A 항목에는 작업치료사의 임상적 추론에 대한 내용이 기술된다. 작업치료사가 현재의 상황과 과정에 대해 평가하고 향후 치료 가능성 등에 대한 내용을 평가 등을 근거로 판단하여 기술한다. P 항목에서는 어느 정도의 치료 기간이 예상되는지, 목표는 무엇인지 등에 대한 계획이 포함된다(표 6-1).

몇몇의 치료사들은 SOAP 노트를 변형한 DAP 노트를 사용한다. 이 형태에서는 SOAP 노트의 S 항목과 O 항목을 D라는 하나의 분류에서 다루게 된다. D(data) 분류에서는 작업치료사의 평가 및 임상적 관찰로 획득된 평가결과를 환자와 가족의 지각 및 목표에 따라 기술하게 된다(표 6-2).

SOAP 노트와 DAP 노트는 모두 사용자 친화적인 형태로 구성된 서술적 기록 형태이다. 이는 누구라도 특정한 부분에 대한 기록을 빠르고 쉽게 검토할 수 있다. 예를 들면, 물리치료사가 작업치료사와 동일한 아동에 대한 중재를 실시할 때, 각각의 항목을 참고하여 비슷한 정도의 도움을 제공할 수 있다. 교사 역시 작업치료사의 기록에 따라 아동에 대한 계획을 빠르게 세울 수 있다.

아동의 상태를 알기 위한 문서화의 쉬운 개선 방편 중 하나로 많은 기관들은 차트와 격자표의 형식을 사용한다. 격자표는 아동이 방문할 때마다, 아동의 상태에 대해 정리하여 기술하는 주기적인 기록 형태이다. 문서화가 때때로 요구받을 때, 작업치료사는 각 치료에 대한 기억을 돕기 위해 체크리스트를 만들기도 한다. 요컨대 치료 환경과 비용 지불 기관, 인증기관 및 치료사에 따라 의무기록 작성 시 형태는 달라질 수 있다.

기록의 형태가 어떠하다 하더라도, 모든 문서는 반드시 지워지지 않는 검은 잉크로 기록되어야 한다. 또한 정보가 차후에 추가되지 않도록 빈 칸을 남겨두지 않아야 하며 모든 실수는 줄을 긋고 위에 날짜를 기록해야 한다. 절대 수정액 등을 사용해서는 안 된다. 또한 모든 기록은 공식적인 서명과 날짜가 기록되어야 하고, 작업치료/보조작업치료 학생이 작성한 서류에는 감독 작업치료사의 서명이 필요하다(Borcherding, 2000). 라이센스 요구상태에 기초한, 공동 서명한 작업치료사는 아마도 모든 보조작업치료사 기록에 필요할 것이다.

목표의 기록(Writing Goals)

평가의 과정에서 작업치료사는 아동과 돌봐주는 사람의 의견을 고려하여 목표를 설정할 책임이 있다. OTA는 수행능력에 기반한 특별히 대표되는 평가를 수행하여 정보를 얻는 데 기여한다(AOTA, 2002). 작업치료사가 작업치료 목표를 잡는다 하더라도, OTA가 아동과 그 목표에 대해 논의하고 중재하기 때문에 그 목표를 온전히 이해하는 것은 중요하다. OTA는 아동이 설정한 목표에 도달하였을 때나, 조정이 필요

표 6-1

SOAP Note

S. 아동이 허리가 많이 아프다고 말했다.
O. 아동이 작업치료사에게 가방 사용법의 교정 및 요통의 감소에 대해 의뢰하였다. 아동과 아동이 사용하는 가득 찬 가방의 무게를 측정하였다. 가득 채운 가방은 아동의 몸무게의 약 20%의 무게를 차지하고 있었다. 아동은 가방의 무게를 줄이기 위한 방법을 안내받았다; 1. 집에 교과서의 사본을 한 부 더 마련해둔다. 2. 이웃에 사는 친구와 책을 공유한다. 3. 여러 책 중 꼭 필요한 책만 가지고 다닐 수 있도록 한다. 아동은 안내받은 방법 중 첫 번째 방법이 가장 현실적이라 생각했고, 선생님께 교과서의 사본을 하나 더 마련해 줄 것을 부탁하기로 하였다.
A. 아동은 가방의 무게를 줄여 통증을 감소시키고자 한다. 가방의 무게는 권고하였던 것에 비해 약 5% 정도 더 무겁지만, 가방의 무게를 감소시킴을 통한 통증의 완화 가능성은 높다.
P. 가방꾸리기에 대한 추가적 조언 및 향후 관찰을 위한 2회의 미팅을 더 실시할 것이다.
LTG. 가방꾸리는 법과 가방 무게 줄이기 등의 치료가 종결된 이후, 아동은 더 이상 요통에 대한 호소를 하지 않을 것이다.

표 6-2

DAP Note

D. 아동이 지속적으로 요통을 호소하여 올바른 가방 사용법에 대한 교정 및 요통 감소를 위해 작업치료사에게 의뢰되었다. 아동과 꽉찬 가방의 무게를 측정하였더니, 꽉 찬 가방의 무게가 아동 몸무게의 약 20%를 차지하였다. 아동은 이 정도의 무게가 매일 들고다니는 무게라고 말하였다. 이러한 점을 바탕으로 아동에게 가방의 무게를 줄일 수 있는 3가지 전략을 안내하였다; 1. 집에 교과서의 사본을 한 부 더 마련해둔다. 2. 이웃에 사는 친구와 책을 공유한다. 3. 여러 책 중 꼭 필요한 책만 가지고 다닐 수 있도록 한다. 아동은 안내받은 방법 중 첫 번째 방법이 가장 현실적이라 생각했고, 선생님께 교과서의 사본을 하나 더 마련해 줄 것을 부탁하기로 하였다.
A. 아동은 가방의 무게를 줄여 통증을 감소시키고자 한다. 가방의 무게는 권고하였던 것에 비해 약 5% 정도 더 무겁지만, 가방의 무게를 감소시킴을 통한 통증의 완화 가능성은 높다.
P. 가방꾸리기에 대한 추가적 조언 및 향후 관찰을 위한 2회의 미팅을 더 실시할 것이다.
LTG. 가방꾸리는 법과 가방 무게 줄이기 등의 치료가 종결된 이후, 아동은 더 이상 요통에 대한 호소를 하지 않을 것이다.

할 때 감독 작업치료사에게 보고하기 위해 아동과 돌봐주는 사람의 목표를 알 필요가 있다. 아래에 목표의 형태와 관련한 설명이 이어진다.

작업치료사는 두 가지 형태의 목표를 설정한다. 장기목표(long-term goals ; LTGs)는 아동이 퇴원시기에 획득할 수 있으리라 생각하는 목표이다. 하지만 학교 환경 내에서는 장기목표는 학교의 졸업 시 획득할 수 있는 목표를 설정한다. 타 환경 내에서는 장기 목표를 3~6개월 내에 성취가능한 것으로 정하기도 한다.

*단기목표(short-term goals ; STGs)*는 장기목표에 도달하기 위해 필요한 세부 과정이다. 달성 가능한 시간도 상대적으로 짧다. 종종 단기목표는 다음 치료 시까지의 목표가 되거나 1주 혹은 1달 안에 성취할 수 있는 목표로 설정된다. 다만 장기 목표와 단기 목표의 달성 시간은 모두 시설의 종류와 프로그램의 종류, 아동의 상태 및 비용 지불인에 따라 달라질 수 있다. 예를 들면, 학교 환경 내에서는 위에 언급한 바와 같이 단기목표의 도달 기간은 학기나 학년이 될 수 있다. 병원 환경 내에서는 장기목표는 종종 1~2개월 내의 성취나, 퇴원 시까지의 목표로 설정하고, 단기목표는 주 단위로 결정하기도 한다. 조기중재 환경에서는 장기목표는 6개월에서 1년간 수행할 목표이고, 단기목표는 분기 동안 획득가능한 것으로 고려하기도 한다. 다만 앞의 이 기간들은 모두 지침일 뿐이다. 위의 언급과 같이 기관이나 비용지불 체계 및 작업치료 중재 프로그램에 따라 도달 시간은 영향을 받는다.

모든 목표는 반드시 도달 시간이 정해져 있고, 측정가능해야 하며, 객관적이고 기능적이어야 한다. "10월 1일까지", "2주 내에", "퇴원까지", "3회기 내에" 등은 모두 달성가능한 목표이어야 한다. 목표는 반드시 치료사의 계획이 아니라, 아동과 돌봐주는 사람의 달성 가능 시점에 맞추어야 한다. 예를 들면, 목표는 " 아동이 할", "어머니가 할 것이라 생각되는", "교사가 할 수 있는" 것이 되어야 한다. "치료사가 제공할"이라는 목표는 치료사의 계획에 따라 제공되는 것이기 때문에 적절하지 않다.

목표는 반드시 기능적인 용어로 기록되어야 한다. 이는 수행기술이나 신체 상태 및 기능이 아니라, 수행 영역에 초점을 맞추어야 한다. 수행 기술 등의 하위 항목의 손상으로 인해 아동의 작업 참여가 제한된다면, 장기목표는 반드시 기능적인 변화에 초점을 맞추어야 한다. 단기목표는 수행 기술이나 환자 요인과 같은 향상시킬 수 있는 기능에 대해 설정할 수 있다.

목표가 명확하고 측정가능한 것임을 납득시키기 위해 활동 수행과 관련된 세부적인 상황이 포함되어야 한다. 아동의 self-feeding이 현재 "준비 완료 후" 가능 상태라는 것이나 "최소 도움 필요" 상태라는 것이 기술되어야 한다. 신호나 신체적 도움 및 보조기구 등은 모두 목표를 설정할 때 고려해야 할 항목이다. 목표는 회복에 있어 얼마나 시간이 소요될지에 대한 명확한 기술을 필요로 한다. 이는 반드시 객관적으로 측정 가능한 것이어야 한다.

모든 의학적 기록을 작성하는 데 있어 중요한 요인들을 Borcherding(2000)이 다음과 같이 요약하였다.

- 기록의 정확성을 높이기 위해 차트는 환자를 본 뒤 가능한 한 빨리 작성하여야 한다. 즉시 기록을 작성하지 않는다면, 차후 기록을 정확하게 남기는 것은 매우 어렵다.
- 기록은 치료진과 진료과 및 작업치료사의 의견을 반영한다. 그러므로 정확한 기록은 중요하다.
- 보험 및 법적 책임 측면에서 볼 때, 기록되지 않은 것은 일어나지 않은 일과 같다.

가정 프로그램의 기록 (Writing Home Programs)

작업치료 중재의 확장에 따라 종종 작업치료사는 가정 내 활동 및 훈련 프로그램에 대해 기록한다. 이러한 활동들을 통해 활성화시키기 위해 Berger(2002)는 다음과 같은 중요 지표를 설명하였다.

- 시각 : 아동(혹은 부모나 돌봐주는 사람)이 볼 수 있는가? 시각 장애가 있을 경우 글자 크기는 14 이상이 되어야 한다(Osborne, 2001). 또한 흰 종이에 검정색으로 기록하여 가독성을 높여야 한다.
- 교육 수준 : 아동이 글을 읽을 수 있거나 현재 어느 정도 수준인가? 기록을 할 때에는 쉬운 수준의 문장을 사용하고, 최대한 짧은 음절로 구성된 간결한 단어와 문장을 사용해야 한다(Doak, Doak & Root, 1996).
- 우선 순위 : 너무 많은 정보는 프로그램의 시작을 방해할 수 있다. 가장 중요한 몇 가지 활동이나 훈련을 제시한다.
- 형태 : 할 수 있는 일들을 직접 기록할 수 있는 공백을 포함한 형태를 사용한다. 간단한 형태로는 대문자와 소문자를 이용해 작성하고, 이해할 수 있는 형태로 식사하기, 자기관리, 놀이 등의 전략을 분류화한다. 이는 학교와 가정 및 옥외 활동에 추천된다.
- 사진 : 사진은 많은 내용을 함축하고 있다고 볼 수 있다. 가능한 한 주요 사항을 강조하고 도식화하기 위해 그림을 사용한다.
- 연령과 문화적 특성과의 적합성 : 연령과 문화적 특징에 맞게 프로그램을 제공해야 한다. 가능한 한 아동의 눈높이에 맞춘 그림 등을 사용한 자료를 제작하는 것이 좋다.

처방된 가정 프로그램은 볼 수 있고, 읽을 수 있으며, 이해할 수 있고, 사용할 수 있어야 한다. 작업치료 프로그램을 처방할 때 앞의 내용을 반드시 명심하고 있어야 할 것이다.

목표의 설정과 문서화에서의 보조작업치료사 역할에 대한 고찰

목표를 설정하고 이를 기록하는 데 필요한 사항은 지역, 시설, 인증기관, 비용지불자, 치료실 환경, 정부의 법이나 규제 등에 의해 영향을 받는다. 연방 작업치료 인증위원회 지침과 미국 작업치료사협회 지침은 거의 유사하나, 연방 작업치료 인증위원회 지침이 미국 작업치료사협회 지침에 우선한다. 그러므로 작업치료사와 보조작업치료사는 반드시 이러한 요구나 규제를 숙지하여야 한다. 다음 장은 다양한 소아치료 시설 내에서 이루어지는 목표 설정 및 문서화에 대한 고찰과 이를 준비하는 작업치료사와 보조작업치료사의 역할에 대해 논의할 것이다.

조기중재(Early Intervention)

아동 치료시설 내의 조기중재는 3세 이하 아동과 가족에게 제공된다. 조기중재 프로그램에 참여하는 아동은 발달지연의 위험이 있거나, 발달지연으로 진단된 아동 및 발달지연을 초래할 수 있는 환경이나 생체적 요인을 가지고 있다. P.L. 101-476의 part C나, Individuals with Disabilities in Education Act(IDEA)는 조기중재를 위한 규칙 및 정의를 나타낸다. 앞의 5장을 참고하라. *개인화된 가족치료계획(individualized family service plan ; IFSP)*의 진행은 평가의 종결에 따른다. 협력적 각 분야의 전문가팀은 반드시 아동에 대한 평가를 실시해야 한다고 IDEA는 기술한다. 치료팀은 평가와 추론 및 IFSP에 따른 진행을 의뢰된 지 45일 내에 수행해야 한다. 전문가들은 치료 과정중 서비스 조절자의 역할을 수행하고, 평가에 참여하는 팀 구성원들을 확인한다. IFSP 과정의 목표는 파악된 가족의 우선 순위에 근간한다. 만약 새로운 요구나 우선 순위가 파악된다면 IFSP는 수정될 수 있다. 또한 IDEA의 C 파트는 개개인에게 특화하여 제공하는 EI 서비스를 파악할 수 있다. 이 서비스에는 *보조공학(assist technology)* 도구와 서비스, 청력학적 관리, 가족교육 및 상담, 건강관리 서비스, 평가와 진단을 위한 의학 서비스, 영양관리, 작업치료, 물리치료, 심리 서비스, 서비스 조절, 사회사업, 특수교육, 언어치료, 사회적 이동, 시각 지원 서비스 등이 포함된다.

조기중재시설 내 작업치료사의 역할 (Role of OT Practitioners in Early Intervention)

작업치료사는 평가 및 아동과 가족에게 필요한 *적응행동(adaptive behavior)*과 놀이, 감각, 운동, 자세발달 등에 대한 서비스를 제공할 의무가 있다. 또한 아동의 기능발달을 지지할 수 있는 IFSP 서비스를 제공한다. 이 서비스에는 치료 서비스, 보조도구 제작, 물리적 환경개선 및 돌봐주는 사람 지지 등이 포함될 수 있다. 작업치료 서비스는 IFSP의 목록에 가족이 원하는 결과와 관련하여 기록할 수 있지만, 세부적인 작업치료 목표를 기재하지 않는다. 세부적인 작업치료 목표는 작업치료 평가 문서와 같은 다른 문서에 기록한다. 아동의 기초 기능에 대한 기록은 최초 작업치료 평가 때 사용될 수 있으며, 이후의 기록은 아동의 작업치료 프로그램 진행 노트에 기록한다. 조기중재 시 장기 및 단기목표의 기간은 주나 시설의 형태에 따라 다양하다. 장기목표는 3~6개월 간격으로 기록하며, 단기목표의 경우 1~3주 간격으로 기록한다. 작업치료사는 주 법에 명시된 문서화 과정을 숙지할 필요가 있다.

조기중재 프로그램 내 작업치료 목표의 예

장기 목표 : 3개월 내에 마크는 높은 의자에 앉았을 때 독립적으로 탁자 위에 놓인 한 입 크기의 음식을 손으로 집어먹을 수 있고, 뚜껑이 있는 컵을 사용해 독립적으로 마실 수 있다.

단기 목표 1 : 1개월 내에 높은 의자에 앉아 과자나 시리얼을 손으로 집어먹을 수 있다.

단기 목표 2 : 1개월 내에 높은 의자에 앉아 최소 도움을 통해 뚜껑이 있는 컵을 두 손으로 잡고 마실 수 있다.

조기중재 시설 내 보조작업치료사의 역학은 제한적인 측면이 있다. IDEA의 C 파트에 명시된 규정 사항에 따르면 작업치료사는 평가 및 목표설정과 치료준비 및 치료 시행의 책임이 있다(19장 : 조기중재 참고).

보조작업치료사를 위한 설명

애리조나주와 같은 몇몇 주에서는 "조기중재" 전문가 및 조기중재 보조자와 같은 면허를 발급한다. 애리조나주 조기중재 프로그램 지침에 따르면 "조기중재 보조자"는 조기중재 전문가의 처방에 따라 독립적으로 치료활동을 수행할 수 있다. "조기중재 보조자"는 프로그램 계획을 세우는 업무에는 제한이 있으며, 반드시 관리감독을 맡은 전문가와 1주일에 1회 이상 아동의 진행 상태와 치료관련 사항에 대해 논의하여야 한다. 보조작업치료사는 "조기중재 보조자"의 자격을 획득할 수 있다. 하지만 보조작업치료사는 작업치료 서비스에 참여하는 것은 어려울 수 있으며, 특수 교육 등의 서비스에 관여할 수도 있다. 그러므로 보조작업치료사는 본인의 근무하는 주의 조기중재와 관련한 지침이나 규정사항에 대해 잘 알고 있어야 한다. 만약 보조작업치료사가 "조기중재 보조자"의 업무를 수행하려 한다면 치료 서비스와 아동의 행동 등을 기록해야 하고, 가정을 방문하는 것이 권유된다. 이러한 방문 기록은 아동의 경과에 대한 기록이나 관리감독자와의 소통에 사용될 수 있다. 방문 기록의 형태는 SOAP 노트나 DAP 노트의 형태를 사용할 수 있다. 종종 특정 "조기중재 기관"은 자신들의 서비스에 대해 기록하는 정규 형태를 가지고 있다. 일반적으로 기록은 수기로 이루어진다. 치료가 마무리 될 때 방문 기록의 사본은 가족에게 제공되고, 원본은 아동의 차트에 보관된다. 조기중재 보조자 역할을 수행하는 보조작업치료사는 가족과 관련하거나, IFSP 서비스의 수정이 필요한 일의 발생 시 관리감독자에게 보고하여야 한다.

학교기반 중재(School-Based Practice)

장애인교육법(구)(Education of the Handicapped Act ; EHA)과, 1973년 재정된 재활법(Rehabilitation Act)의 504절, 미국 장애인법(Americans with Disabilities Act ; ADA) 및 장애인교육법(Individuals with Disabilities in Education Act ; IDEA)은 학교 기반 중재에서의 작업치료사 역할에 중요한 영향을 끼쳤다(Case-Smith, 2001). 학교 기반 작업치료 서비스는 학교 활동 참여를 위한 학생의 능력에 초점을 맞추는 교육 모델이 융합되어 있다. 학교기반 중재 내에서 작업치료 평가와 목표 설정 및 중재는 반드시 교육과 관련하여야 한다. 학교 기반 작업치료 서비스의 적격성은 여러 요인에 기반을 두고 있다.

만약 한 학생이 특수교육에 적합하다면, 그 학생은 IDEA를 통한 중재가 적합하다. 특수 교육을 제공받는 모든 학생들은 개인교육계획(individual educationplan ; IEP)을 가지고 있다. IEP는 부모, 교사, 학교 행정관, 학생 및 여러 팀 구성원들의 공식적인 회의동안 기록된다. 완전한 팀은 목표에 대한 진전과 교육적으로 타당한 결과 도출을 위해 협력한다. 최초 IEP는 학생이 최초로 연결된 지 60일 이내에 평가 및 모든 팀원의 결과 등을 포함하여 기록되어야 한다. 특수 교육이나 이와 관련한 다른 서비스 제공을 지속할 것인지를 결정하기 위해 IEP는 1년마다 검토되고 갱신된다. 학생의 변화에 대한 완전한 재평가는 3년마다 이루어진다. IDEA는 5장을 참고하라.

IDEA와 작업치료의 역할 (IDEA and Role of Occupational Therapy)

학교 내 작업치료의 초점은 학교 활동의 참여를 위한 아동의 기능을 극대화시키는 데 있다. 작업치료사는 IDEA의 개요에 따라 학생의 요구를 달성하기 위해 목표 설정과 구조를 발전시킨다. 학교 환경 내에서 아동 수행 기술에 대한 관찰과 교우와의 면담 및 표준화된 평가 등을 통해서 작업치료사와 보조작업치료사는 교육 및 사회 참여와 관련한 작업 영역에 대한 학생의 기능을 평가한다. 교육 및 사회 참여와 관련한 작업 영역 내의 수행 기술은 다음 나오는 것들을 포함하여 작업치료사가 목표로 제출한다.

운동 기술(motor skills)

이 영역에는 아동의 교실 내 이동, 교실간 이동, 운동장 환경에서의 이동과 학습용구의 조작 및 혼자 화장실가기 등과 같은 학교와 관련한 자기관리를 수행하기 위한 대근육 및 소근육 운동의 평가가 포함된다. 15장 자기 관리를 참고하라.

처리 기술(process skills)

이 영역 내에서 작업치료사는 아동의 집중력과 조직과, 문제수행능력 및 각 활동간 변환과 같은 행동학적 능력을 평가한다. 또한 학교 활동을 수행할 때 집중력과 주의력을 유지하기 위한 감각 및 지각기능 사용능력도 평가한다. 더불어 학교 활동의 매우 중요한 요소 중 하나인 시지각과 같은 지각처리 기술 평가도 이루어진다(Case-Smith, 2001). 12장과 16장을 참고하라.

의사소통 기술(communication/interaction skills)

이 영역은 아동이 교우관계를 지속하고, 친구와 어른들 사이에서 적절한 상호소통을 하며, 학교 환경 내에서 사회적으로 적절한 행동이 발달할 수 있는 능력과 관련되어 있다. 22장을 참고하라.

학교기반 중재에서의 작업치료사 역할

작업치료사는 학생들의 최초 평가 및 3년 간격의 재평가를 수행하여야 한다. 또한 작업치료사는 평가를 기록하고, IEP의 권고에 따라 목표 및 치료 중재를 준비한다. 작업치료 중재의 구체적인 IEP 목표는 IEP 회의를 통해 기록된다.

학교기반 중재에서의 보조작업치료사 역할

보조작업치료사의 경험과 역량 수준 및 법규에 따라 학교기반 중재에서 보조작업치료사의 역할이 결정된다. 그러므로 보조작업치료사가 자신이 일하는 주의 자격사항이나 요구를 숙지하는 것은 매우 중요하다. 일례로 최초 평가를 통한 자료수집에서의 보조작업치료사의 역할은 주에 따라 매우 다양하다. 하지만 자료를 분석하고, 최초 평가 및 최초 IEP의 권고에 따라 작업치료 프로그램을 만드는 것은 작업치료사의 역할이다. 이 때문에 보조작업치료사는 조금 더 자율적인 역할이나 맡은 학생에 대한 책임과 관련한 역할을 수행할 수 있다. 최초 IEP 결정 이후, 보조작업치료사는 작업치료사의 권고에 따르면서 아동에 대해 작업치료사와 토의하게 된다. 보조작업치료사는 학생의 변화에 대한 기록을 SOAP이나 DAP 형식을 이용해 기록하게 된다. IEP에 대한 연례 회의시, 보조작업치료사는 작업치료사만이 IEP 목표를 설정할 수 있음에도 IEP 회의에 참여하여 작업치료 프로그램 권고를 만들고 IEP 목표를 설정하는 데 보조할 수 있다. 보조작업치료사가 담당하는 학생의 일간 관리에 있어 보조작업치료사는 학급 과제 수행을 향상하고 새로운 권고를 만들 수 있다.

예시

다음은 IEP 내에서 작업치료사가 교육적인 목표 및 단기 과제에 대해 기록하는 일례이다.

교육 목표 예시 #1 : 톰은 학년이 끝나기 전까지 독립적으로 점심시간에 식판과 음식에 대해 관리할 수 있다.

단기 과제 #1 : 이번 학기말까지 음식을 식판에 담은 후 독립적으로 식판을 배식창구에서 식탁으로 가져 올 수 있다.

단기과제 #2 : 이번 학기말까지 식판을 앞에 두고 식탁에 앉아 있는 상태로 독립적으로 우유곽이나 다른 식품보관함을 열 수 있다.

단기과제 #3 : 이번 학기말까지 점심식사가 끝난 후 언어적 지시에 따라 잔반을 잔반처리통에 비우고 퇴식구에 식판을 반납할 수 있다.

교육 목표 예시 #2 : 엘리는 학년이 끝나기 전까지 잡기 쉽도록 고안된 연필을 이용해 보지 않고 기억을 통해 알파벳의 대문자와 소문자를 쓸 수 있다.

단기과제 #1 : 1학기가 끝나기 전에 동적세점잡기로 연필을 쥐고 쓰기나 그리기 활동을 할 수 있다.

단기과제 #2 : 1학기가 끝나기 전에 연필을 쥐고 알파벳의 대문자를 보고 정확하게 따라 쓸 수 있다.

단기과제 #3 : 2학기가 끝나기 전에 연필을 쥐고 알파벳의 소문자를 보고 정확하게 따라 쓸 수 있다.

단기과제 #4 : 3학기가 끝나기 전에 엘리는 지시에 따라 대문자와 소문자를 쓸 수 있다.

재활법 504절과 작업치료
(Section 504 of the Rehabilitation Act & Occupational Therapy)

재활법 504절(P.L 93-112, 1973년 제정)은 국가의 재정 지원을 받는 프로그램에서 신체적 및 정신적 장애를 가진 어떤 사람이라도 차별을 금지하고 있다. 이러한 프로그램 및 기관에는 공립학교나 차터스쿨 및 일부 사립학교가 포함된다(Smith & Patton, 1998). 특수교육 대상이 아닌 장애를 가진 학생들이 자신의 장애로 인해 학교 생활에 온전히 참여하기가 어려울 경우, 504절에 따라 작업치료를 받을 수 있다. 예를 들면, 경직성 반신마비가 있는 아동 중 특별한 도움이나 필요 없이 일반 학급에 참여할 수 있지만, 교구를 조작하고 접근하기에 어려운 아동은 504절에 따라 작업치료를 받을 수 있다. 504절에 근간한 작업치료 서비스를 제공받는 학생들을 위해서 작업치료사는 아동의 어떤 측면으로 인해 작업치료를 시행하는지에 대한 문서화가 필요하다. 작업치료사는 IEP 내에 목표를 기술할 필요는 없지만 계획 및 교육적 적용을 발전시킬 필요가 있다(Case-Smith, 2001). 이러한 경우 작업치료 평가와 프로그램 구성 및 목표 설정에 참여한다. 작업치료사와 작업치료사의 감독을 받는 보조작업치료사는 계획을 수행해야 할 책임이 있다. 보조작업치료사는 작업치료 도구를 결정하고 학생의 상태에 대해 SOAP이나 DAP 노트의 형태로 기록해야 한다. 보조작업치료사의 경험과 역량에 따라 재평가를 위한 자료수집을 보조하고, 목표를 갱신하거나 수정하는 데 이용할 수 있다. 20장을 참고하라.

병원(입원 및 외래 시설)
[Hospitals(in-and Outpatient)]

아동의 상태와 아동 및 가족의 기능적이고 정신사회적 필요에 의해 병원 기반 작업치료 중재는 의학적 모델을 따르는 경우가 있다. 가장 많은 경우에 작업치료 서비스는 의사의 의뢰에 의해 시작하게 된다. 작업치료사는 최초 의뢰시보다 중재 범위의 확장이 필요할 때, 아동을 의뢰한 의사와 의견을 나누게 된다. 예를 들면, 의사의 초기 의뢰 목적이 수지 보조기 뿐이었지만, 작업치료 초기 평가동안 구강운동 및 먹기 기술에 대한 증진 필요가 나타나는 경우가 있다. 구강운동 및 먹기 기술에 대한 프로그램을 포함하기 위해, 작업치료사는 의뢰한 의사와 이야기하게 된다. 아동 병원 내 작업치료 시 평가의 초점은 아동의 다양한 영역(일상생활활동, 놀이, 사회적 참여 등)에서 아동의 독립 수준이 연령 및 발달학적으로 적절한지에 대한 평가에 있다. OTPF(AOTA, 2002)에서 정의하고 있는 신체 구조나 신체 기능과 같은 클라이언트 요인이 일상생활활동 기능이나 놀이 및 사회적 참여에 영향을 주는지에 대한 평가도 필요하다. 이러한 평가에는 차트 검토, 의사나 간호팀에 대한 임상적 면담, 가족과의 대화, 아동 기능의 관찰 및 표준화된 평가 등이 포함된다. 아동의 기능적 능력에 대한 기술과 관절가동범위 측정이나 표준화된 검사 점수 등 공식적 평가의 결과 역시 초기 평가에 기록된다. 병원 기반 작업치료 프로그램의 목표는 일반적으로 기능의 회복, 활동에의 적응, 보조도구의 사용, 신경근적 요인이나 회복과 관련한 물리적 부분들에 대한 악화 예방 등에 있다. 작업치료 서비스의 형태와 횟수, 평가, 목표, 중재 계획, 진행 노트, 퇴원관련 정보 정리, 간호팀에 의한 프로그램 수행 및 가정 프로그램 등은 모두 기록되어야 하고, 이는 아동에 대한 의학적 차트의 일부분이 된다.

기록의 형태와 횟수는 의료 기관 및 작업치료실의 정책 및 절차에 의해 결정된다. 입원 및 외래 아동 치료 모두 문서화는 관리 및 지불 기관의 형식에 맞추어야 한다. 또한 일부 지불기관은 특정한 형태에 따른 별도의 의무기록을 요구할 수 있다. 목표는 병원 내 시간 요인 내에서 성취할 수 있는 특정한 기능적인 측면으로 결정한다. 외리 병원 내에서 작업치료 서비스를 제공받는 아동의 작업치료 기간은 지불 형태(사보험, Medicare 및 Medicaid, 기타 연금 등)에 따라 달라질 수 있다. 그러므로 장기목표는 반드시 지불의 방법에 맞춘 시간 요인을 고려하여 결정하여야 한다. 만약 아동이 급성기 병원에 있다면, 장기목표는 1~2주 내에 성취가능한 것이어야 하고, 단기목표는 매일, 혹은 매주 단위로 획득할 수 있는 것으로 설정되어야 한다. 만약 재활병원 내에서 서비스를 제공받는 아동이라면, 장기목표는 1달 혹은 그 이상이 될 수 있고, 단기목표는 매주 단위가 될 수 있으며, 이는 입원기간에 따라 달라진다. 앞에서 말한 바와 같이 목표는 측정가능하고, 기능적인 면을 반영할 수 있어야 한다. 비용지불기관이 Health and Human Service나 Center for Medicare and Medicaid Service(CMS)라면 초기 평가 및 재평가 시 특별한 형태를 사용하여야 한다. 이 형태는 CMS에 의해 개발되었으며, 이 때문에 CMS 형태라고 한다. CMS-700 형태는 최초 평가 및 치료 계획을 설정할 때 사용되며 CMS-701의 형태는 재평가나 치료계획의 보완 및 갱신 때 사용된다. 최초 목표와 마찬가지로 수정되거나 갱신된 목표 역시 측정가능하고 기능적 요인이 반영된 행동학적 형태로 기록되어야 한다.

다음은 입원 및 외래 병원 환경 내의 작업치료 목표의 예시이다.

장기목표 : 라울은 퇴원하기 전까지 도구(utensil)를 사용하여 독립적으로 식사를 할 수 있다.

단기 목표 #1 : 1주일 내에 수지 보조기를 사용하고, 조절된 숟가락 및 뒤가 막힌 그릇을 사용해서 50%의 독립성으로 점심 및 저녁식사를 할 수 있다.

병원기반중재에서의 작업치료사의 역할

입원 및 외래 시설 모두 작업치료사는 최초 면담 및 평가와 프로그램 진행 및 중재 계획, 진행과정, 간호팀과 가족을 위한 프로그램 및 작업치료와 관련한 의사와의 회의 내용 등을 기록할 책임이 있다. 작업치료사는 자신의 작업치료 프로그램이나 보조작업치료사에게 배당된 프로그램에 대해서 기록하여야 한다. 작업치료사는 재평가와 퇴원계획 및 문서화에 책임이 있다.

병원기반중재에서의 보조작업치료사의 역할

보조작업치료사는 작업치료사가 고안한 작업치료 계획을 실행하는 역할을 한다. 보조작업치료사는 매 회기마다 SOAP 이나 DAP를 사용하여 정보를 기록한다. 관리감독역의 작업치료사는 이 기록에 결재를 해야 할 수도 있다. 아동의 치료 진행과 기능에 대한 기술은 작업치료의 기본적 배경에 근거해 기술한다. 작업치료사의 관리 감독하에서 보조작업치료사는 갱신된 목표와 매일의 프로그램을 SOAP 및 DAP 노트에 기록한다. 보조작업치료사의 경험과 역량 수준 및 면허에 따라 보조작업치료사는 퇴원계획 및 재평가를 위한 자료 수집을 도울 수 있다. 자세한 내용은 21장을 참고하라.

신생아 집중치료실
(Neonatal Intensive Care Unit)

신생아 집중치료실(Neonatal Intensive Care Unit ; NICU) 내 작업치료는 그 곳에 대한 지식과 역량이 풍부한 인증 작업치료사에 의해 특별하게 이루어진다. 그러므로 보조작업치료사는 작업치료 과정에서 거의 참여하지 않는다. 자세한 내용은 21장을 참고하라.

가정 건강(Home Health)

많은 외래 병원 기반 중재와 마찬가지로 가정 건강 프로그램 역시 지불 기관의 정책과 절차에 따라 결정된다. 작업치료사는 최초 평가 및 프로그램 계획, 목표 설정과 문서화를 해야 할 책임이 있다. 만약 보조작업치료사가 대상 아동을 위임받았다면, 작업치료사의 계획에 따라 매 회기에 대해 SOAP과 DAP 노트 형식으로 중재를 기록한다. 보조작업치료사는 목표에 따른 아동의 변화와 기능의 변화를 작업치료사의 감독 하에 기록한다. 또한 보조작업치료사는 SOAP/DAP 노트에 기재된 목표에 대해 변경할 수도 있지만, 이는 주의 법이나 규정에 따라 작업치료사의 승인이 있어야 할 수도 있다. 보조작업치료사의 경험과 역량 및 특정 면허 보유 여부에 따라, 관리감독역의 작업치료사의 승인을 받는다면, 아동의 재평가 및 퇴원 계획을 작성할 수 있다. 다른 방법으로 작업치료사가 재평가를 완료하고, 퇴원 계획을 작성하며 문서화 과정을 수행할 수도 있다. 자세한 내용은 21장을 참고하라.

호스피스 케어(Hospice Care)

말기 질환을 가진 만성 장애 아동은 종종 외래 환경에서 관리한다. 가끔 아동이나 그의 가족은 호스피스 케어받기를 선택한다. 호스피스 케어는 완화치료이고, 아동과 그 가족의 신체적, 영적, 사회적 요구에 대한 지지 서비스로서 다학제적 프로그램이다(Taber, 1997). 호스피스 서비스는 병원이나, 호스피스에 특성화된 센터 및 가정에서 이루어진다. 아동과 부모는 반드시 호스피스 서비스를 제공받기 위해 말기 치료 보호에 대해 동의하여야 한다. 호스피스 케어 내 작업치료의 초점은 아동과 가족 모두에게 맞추어져 있다. 호스피스 케어 작업치료는 삶의 질과 직결되는 정신사회적 지지를 제공하는 것을 강조한다. 또한 작업치료사는 아동을 평가하고 아동의 일상생활활동과 놀이 기능 및 아동과 가족의 흥미를 기록한다. 보조작업치료사의 역량과 경험에 따라 작업치료사의 관리하에 법적으로 허가된 아동의 기능 평가, 즉 아동의 기능 수준 및 놀이 흥미를 평가할 수 있고, 보조도구에 대한 적용을 할 수 있으며, 가족을 위한 정신사회적 지지를 제공할 수 있다. 다른 서비스 제공 모델과 같이, 작업치료사가 평가 기록 및 작업치료 중재 기록에 대한 1차적 책임을 가진다. 앞서 기술한 것 처럼 작업치료 회기는 SOAP이나 DAP 형식으로 기록할 수 있으며, 반드시 호스피스 프로그램의 절차와 정책적인 측면의 준수가 필요하다. 자세한 내용은 21장을 참고하라.

사립 치료기관(Private Clinic)

지불 기관의 지침에 다라 작업치료 서비스의 문서화는 정책 및 각 치료기관의 절차에 따라 이루어진다. 작업치료사는 최초 평가와 치료 목표 및 프로그램의 진행에 대해 기록할 책임이 있다. 보조작업치료사는 작업치료사의 계획에 따라 프로그램을 제공하며, 가정 프로그램에 대해 기록하고 관리감독역 작업치료사를 도와 재평가를 실시하고 목표를 갱신할 수 있다. 각 사립 치료기관의 절차에 따라 보조작업치료사 역시 문서화 및 재평가와 목표의 갱신에 대해 기록할 수 있다. 단, 이 때는 관리감독역 작업치료사의 공동 서명이 있어야 할 수도 있다. 자세한 내용은 21장을 참고하라.

요약(Summary)

문서화는 작업치료의 완벽한 제공에 있어 매우 중요한 요소이다. 문서화는 작업치료 서비스의 수준을 반영한다. 그러므로 작업치료사는 문서를 정확하고 명확하며, 간결하고 형식에 맞추어서 작성해야 하며, 또한 다양한 아동 치료 형태의 규정과 지불기관의 규정에 맞게 이해하기 쉽도록 작성해야 한다.

목표 설정 및 SOAP 노트 작성 사례 보고 : 아동 외래 클리닉 (Goal Writing and SOAP Note Writing Case Study: Pediatric Outpatient Clinic)

프레드는 경추 5번과 6번을 압박하고 있던 양성 종양을 최근에 제거하여 회복중인 12세 소년이다. 그는 당신이 일하는 외래 클리닉의 작업치료 프로그램에 참여하기를 승인받았다. 프레드는 티셔츠를 입는 데 있어 오른팔을 들어올리기가 어려우며, 그의 오른쪽 머리를 감거나 정리하는 데에 문제가 있다. 프레드는 발병하기 전 농구와 야구를 좋아하였으며, 회복된 이후 다시 그것을 할 수 있길 바라고 있다. 또한 그는 그의 부모에게 의존해 마치 자신이 물건이 된 것처럼 모든 것을 부모가 도와주는 것을 원치 않고 있다. 그의 우세손은 오른손이다. 그는 5분 정도 쓰기 활동을 하고 나면, 손의 피로를 호소한다. 프레드의 가족은 보험회사로부터 60일간의 작업치료 서비스 제공을 승인받았다. 그는 현재 오른팔에 근약화를 가지고 있다. 왼팔의 근력과 관절가동범위는 정상범위이다. 그의 오른팔 근력은 다음과 같다.

- 어깨 굴곡 및 외전(삼각근) = fair minus(3-)
- 어깨 후인(전거근) = fair minus(3-)
- 어깨 외회전 = fair minus(3-)
- 어깨 수평내(흉근 그룹) = fair plus(3+)
- 팔꿈치 굴곡(이두근) = fair plus(3+)
- 팔꿈치 신전(삼두근) = fair plus(3+)
- 손목 신전근 = fair(3)
- 엄지 신전근 = fair(3)
- 왼손에 비해 저하되어 있는 오른손의 장악력
  장악력계를 이용해 측정한 장악력 : 왼손 80 파운드 ; 오른손 25 파운드
  세점잡기 근력 : 왼손 12 파운드 ; 오른손 5 파운드
- 감각 상실은 보이지 않음

- 외래 클리닉에서 적용할 수 있는 2가지 장기 목표를 세우시오.
- 위의 장기목표와 부합하는 단기목표 2가지를 세우시오 (각 장기목표 당 1개).

시나리오(Scenario)

프레드는 1주에 2회 외래 클리닉 작업치료 서비스를 제공받으며, 이후 가정 운동 프로그램을 실시한다. 이 중재에는 2주간의 작업치료 프로그램과 2개월간의 가정 프로그램이 포함되어 있다. 작업치료사는 프레드가 독립적 일상생활활동을 수행할 수 있고, 자신이 좋아하는 운동에 참여할 수 있으며, 학교에서 쓰기 과제를 완수할 수 있도록 우측 상지의 근력과 관절가동범위를 증진시키는 중재프로그램을 계획하였다. 보조작업치료사는 이 프로그램을 실시하고 있다. 프레드는 작업치료 회기에 그의 어머니와 함께 왔다.

보조작업치료사 : 안녕 프레드! 존 아주머니 안녕하세요! 오늘 집이나 학교에서는 어땠나요?

프레드 : 괜찮았어요. 학교 끝날 때 쯤 내 팔이 많이 피곤해 하긴 했지만요. 아마 그건 오늘 종일 제 물건들을 들고 다녀서 그런 것 같아요.

존 아주머니 : 프레드는 자기 가방에 너무 많은 물건들을 넣으려고 해요.

보조작업치료사 : 너 오늘 가방 가지고 왔니? 괜찮다면 내가 그걸 조금 봐도 될까?

프레드 : 아니요. 집에 두고 왔어요.

보조작업치료사 : 다음에 올 때는 가방을 가지고 오도록 하고, 학교 시간표를 복사해서 가지고 오렴. 네 가방 무게를 줄이는 방법으로 그것을 한 번 보도록 하자.

프레드 : 네. 저 이제 일반적인 빗으로 제 머리 빗을 수 있어서 이제는 더 이상 손잡이가 긴 빗을 쓰지 않아도 되요.

보조작업치료사 : 잘됐네. 머리는 어떻게 감고 있어?

프레드 : 괜찮아요. 샴푸병에서 샴푸 펌핑하는 일이랑 비누 쓰는 것은 굉장히 잘해요. 하지만 아직도 오른손을 사용해 오랫동안 머리를 감는 것은 조금 어려워요. 하지만 대신 왼손을 사용하는 것이 점점 익숙해져요.

보조작업치료사 : 그렇구나. 이제 시작해보자. 우리 손운동과 쓰기활동 하기 전에 마당에 가서 농구를 잠깐 하는 것은 어때?

프레드 : 좋아요.

프레드와 보조작업치료사는 마당으로 가서 가벼운 비치볼과 고무공 및 일반 농구공을 이용해 농구 게임을 진행하였다. 골대는 약 10피트 높이에 부착되어 있다. 프레드는 우측 어깨를 약 120° 정도 굴곡하여 가벼운 공과 고무공을 머리 위로 던질 수 있었다. 그는 농구공의 경우 약 90° 정도 어깨를 굴곡하였다. 지난 주에는 도움 없이는 하나도 들지 못하였다. 다음에는 t-ball set의 배트를 사용하여 스윙하는 중재와 foam 배트를 사용하는 훈련을 하였다.

프레드 : 저는 제가 진짜 나무 배트를 다시 들 때까지 기다리기 어려워요. 나 얼른 나아서 야구 예선 준비하고 싶단 말이에요. 예선이 다음 달이에요.

보조작업치료사 : 계속 집에서 하는 프로그램을 열심히 하렴. 만일 네가 원한다면, 다음 치료시간에는 진짜 야구 방망이로 한 번 해보자.

이후 프레드와 보조작업치료사는 작업치료실로 돌아와 손의 근력 향상을 위해 다양한 형태의 물총과 물이 가득찬 물총형 병을 가지고 과녁놀이를 실시하였다. 프레드는 손으로 물총을 눌러 18인치 정도 떨어진 물체를 맞추었다(지난 시간에는 8~10인치 정도 가능하였다). 이후 프레드는 벽에 붙어 있는 화이트 보드에 쓰기 과제를 수행하였다. 프레드는 6개 단어로 구성된 문장 10개를 쓸 수 있었다. 이는 지난 주와 비교할 때 5개 이상 늘어난 결과이다.

보조작업치료사 : 학교에서 필요한 쓰기 활동을 할 때 어떻게 하니?

프레드 : 다행이도 선생님께서 제겐 조금 더 시간을 주세요.

보조작업치료사 : 음. 그렇구나. 이제 시간이 다 되었네. 그럼 이틀 뒤에 보자. 네 가방이랑 학교 시간표 가지고 오도록 하고, 또 진짜 야구 배트도 가지고 오렴. 집에서 어떻게 운동하는지 알려줄게. 운동이 너무 쉽다면, 다음에는 다른 거 알려줄게. 그럼 잘 가!

적용활동 (Application Activities)

1. 치료 전 상황에 대해 SOAP 노트를 쓰시오.
2. 프레드에게 가능한 가정 프로그램이 무엇이 있을지 쓰시오.
3. 병원 기반 외래 치료에 대한 사례보고를 준비하시오.
4. SOAP 노트 작성을 연습하시오.
5. 아동에 대해 특정한 정보가 주어졌을 때, 가정 프로그램 적용에 대해 연습하시오.
6. 아동에 대해 특정한 정보가 주어졌을 때, DAP 노트의 작성을 연습하시오.
7. 아동에 대한 특정한 정보가 주어졌을 때, IEP에 따라 측정 가능하고 행동학적으로 객관적인 목표 작성을 훈련하시오.
8. 아동에 대해 특정한 정보가 주어졌을 때, 학교 내 프로그램 적용에 대해 훈련하시오.

참고문헌 (References)

Agnes, M. (Ed). (2001). *Webster's New World College Dictionary* (4th ed.). Foster City, CA: IDG Books Worldwide, Inc.

Allen, C., Foto, M., Moon-Sperling, T., Wilson, D. (1989). A medical review approach to Medicare outpatient documentation. *American Journal of Occupational Therapy, 43*(12), 793-800.

Americans with Disabilities Act of 1990, 42 U.S.C. #12134. (1990)

American Occupational Therapy Association (1995a). Elements of clinical documentation (revision). *American Journal of Occupational Therapy, 49*(10), 1032-1035.

American Occupational Therapy Association (1999). *Occupational therapy services for children and youth under the individuals with disabilities in education act* (2nd ed.). Bethesda, MD: Author.

American Occupational Therapy Association (2002). Occupational therapy practice framework: Domain and process. *American Journal of Occupational Therapy, 56,* 609-639.

American Occupational Therapy Association (2002). Roles and responsibilities of the occupational therapist and occupational therapy assistant during the delivery of occupational therapy services. *OT Practice, 7* (15), 9-10.

Assistance to States for the Education of Children with Disabilities. 34 C.F.R., Part 300.

Austin, J. (1998). Computerized documentation. In J. D. Acquaviva (Ed.), *Effective documentation for occupational therapy.* Rockville, MD: American Occupational Therapy Association.

Berger, S. (2002). Making written education materials user friendly. *OT Practice, 7*(4), 19-20.

Borcherding, S. (2000). *Documentation manual for writing SOAP notes in occupational therapy*. Thorofare, NJ: SLACK Incorporated.

Case-Smith, J. (2001). *Occupational therapy for children* (4th ed.) St. Louis, MO: Mosby.

Chandler, B. E. (1998). Special considerations I: Pediatrics. In J. D. Acquaviva (Ed.), *Effective documentation for occupational therapy.* Rockville, MD: American Occupational Therapy Association.

Doak, C. C., Doak, L. G., & Root, J. H. (1996). *Teaching patients with low literacy skills* (2nd ed.). Philadelphia: Lippincott.

Dunn, W. (2000). *Best practice occupational therapy: In community service with children and families.* Thorofare, NJ: SLACK Incorporated.

Huffman, E. K. (1994). *Health information management* (10th ed.). Berwyn, IL: Physicians' Record Company.

Individuals with Disabilities Education Act Amendments of 1990. 20 U.S.C. #1400-1485.

McGuire, M. J. (1997). Documenting progress in home care. *American Journal of Occupational Therapy, 51*(6), 436-445.

Osborne, H. (2001). *Overcoming communication barriers in patient education*. Gaithersburg, MD: Aspen.

Robertson, S. C. (1998). Why we document. In J. D. Acquaviva (Ed.), *Effective documentation for occupational therapy*. Rockville, MD: American Occupational Therapy Association.

Ryan, S. (1993). *Practice issues in occupational Therapy: Intraprofessional team building*. Thorofare, NJ: SLACK Incorporated.

Smith, T. & Patton, J. (1998). *Section 504 and the public schools: A practice guide for determining eligibility, developing accommodation plans and documenting compliance*. Austin, TX: Pro-Ed, Inc.

Thomas, C., (Ed.). (1997). *Taber's Cyclopedic Medical Dictionary* (18th ed). Philadelphia, PA: F.A. Davis Company.

Wolf, S. C. (1987). Administration: Computerized care plans a strong management tool. *Provider*, 39-40.

7 장

초기 발달의 개요

An Overview of Early Development

단원의 목표(Chapter Objects)

- 정신분석적, 사회-인지적, 생태학적인 기본 전제, 정보처리, 학습, 그리고 발달의 인본주의적 이론을 재인식하고 알아본다.
- 정상 발달의 특징을 알아본다.
- 운동, 인지, 그리고 사회 정서적 발달의 기본 규칙을 이해한다.
- 어린 아동의 발달 촉진 시 보조작업치료사의 상황과 역할을 재인식한다.

소개(Introduction)

각 아동의 특성을 인식하고 포용하는 것은 소아 치료에서 가장 흥미로운 면들 중의 하나이다. 발달 이론과 작업치료 양상이 소아치료를 위한 기본적인 틀(framework)을 제공하는 동안, 아동의 독특하고 다양한 특성을 고려하는 것 또한 성공적인 치료의 중요한 부분이다. 본질적으로, 아동과 가족들에게 작용하는 "비슷비슷한(cookie cutter)" 접근은 없다(그리고 있어서도 안 된다). 모든 아동에게 나타나는 매순간의 변화, 특징, 그리고 보람된 도전에 가장 잘 적응하기 위해 발달 과정을 이해하는 것이 중요하다. 하지만, 동등하게 소아치료에서 중요한 것은 각 아동과 일할 때 유연성을 지속적으로 유지하면서 치료에 기초적인 지식을 통합하고 불어넣는 능력이다.

소아 작업치료사는 부분적으로 기초적인 발달 이론을 근거로 한다. 사실, 작업 수행(Law, Cooper, Strong, et al., 1996; Merrill, Slavik, Holloway, Richter, & David, 1990; Pedretti, 1996; Stewart, Letts, Law, et al., 2003), 인간 작업(Kielhofner, 1995), 신경발달치료(D'Ambrogio, 1997; Dutton; 1998; Law, Missiuna, Pollock, & Stewart, 2001), 그리고 감각통합(Ayres, 1994; Merrill, Slavik, Holloway, Richter, & David, 1990)(3장 참고 : 작업치료 이론, 모델, 그리고 준거의 틀에 대한 간단한 고찰)의 이론들은 발달 이론의 광범위한 근거로 승인되고 지지된다. 해가 지나감에 따라, 아동 발달에 대해 알려진 것은 아직까지 "걸음마 단계"에 있고, 기술의 향상과 발전된 연구방법, 아동 발달이 어떻게 지속되는가에 대한 증가된 관심 덕분이다.

발달에 관한 학습은 아동이 누구로 되어가는지에 대해 크게 공감하게 한다. 이런 공감을 조성하기 위하여 인지와 사회 정서적 발달뿐만 아니라, 대운동과 소운동 발달, 그리고 그것들이 발생되는 배경 또는 환경을 포함한 초기 발달 과정의 간단한 개요가 이 장에 논의되어 있다. 작업치료 실행에 스스로 정열된 발달의 여러 이론들의 논의 또한 제시된다. 이런 이론들은 어디든지 아동에 의해 제공되는 아주 오랜 질문들에 대한 흥미로운 논의를 부여한다; 이 경우에 "왜" 잘 되는가, "왜" 아동은 그들이 행하는 방식이 발달하는가? 이 장은 아동기와 관련된 발달의 쟁점에 관해 간단한 개요만 다루므로, 관심이 있는 독자는 아동 발달에 대해 더 많은 연구를 장려한다.

발달과 학습의 기초적인 이론들 (Foundational Theories of learning and Development)

초기 발달의 연구는 많은 이론들을 근거로 한다. 빠르게 검토하면, 한 가지 이론은 관련된 생각들의 한 세트로 특별한 현상에 대하여 설명하고, 묘사하고, 예측한다. 원칙적으로, 한 가지 이론은 새롭거나 흥미로운 생각들에 대한 설명을 제공해야 한다. 이론을 지지하거나 거절하기 위해, 그리고 연구 과정의 일부분으로, 연구자는 가설들을 세우는데 그것은 실험할 수 있는 가정이나 예측이다. 최근 유용한 조사방법, 발달 연구는 발달적으로 지향된 연구 결과를 설명하기 위한 인과관계보다 관계성을 찾는 것을 추구한다는 것을 기본으로 이해하는 것이 중요하다(Collins, 1996).

표면적으로, 몇 가지 발달 이론들은 다른 것들보다 소아치료에 더 적용할 수 있다(14장: 소아 작업 참고). 학습과 발달 이론들을 조합하여 정비하든, 하나로 정비하든, 소아치료에서는 이런 이론들 각각으로부터 많은 것을 얻는다. 표 7-1은 여러 가지 발달 이론들과 보조작업치료 적용에 대한 개요를 제시한다. 즉, 무슨 치료를 하고 있는지도 매우 중요하지만 어떻게 그리고 왜 하는지도 중요하다. 부분적으로 발달 이론들은 치료의 "방법과 이유"의 틀을 잡는 데 도움이 된다. 가능한 가장 포괄적이고 관련된 치료를 제공하기 위해, 최고의 치료는(Dunn, 2000) 각 규율이나 이론으로부터 "최고의 것"을 발췌해서 적용한다는 개념을 명심하는 것이 중요하다.

본성 대 양육 토의 (The Nature vs. Nurture Debate)

본성 대 양육 논쟁은 발달 연구에서 오랜 논의 중의 하나이다. 즉, 본성은 우리에게 영향을 미치는 내부적 또는 외부적 환경의 힘과 관련하여 개개인의 생물학적인 형성과 연관된다. 논쟁은 우리가 누구인지를 무엇이 우리를 만드는가에 있다; 그것은 본성의 힘인가, 또는 양육의 힘인가?

최근, 가장 크게 받아들여진 개념은 중간 입장이다; 내부적인 생물작용(본성)과 환경(양육) 요소들간의 관계가 우리가 누구로 되어 가는지에 영향을 미친다. 즉, 우리는 본성과 양육 둘 다에 의해 형성된다. 사실, 본성과 양육간의 지속적인 영향과 상호작용이 우리의 과거, 현재, 미래의 인격을 형성한다고 연구를 통해 제시된다. 임상가들처럼, 아동의 실제적인 생물작용이나 유전적 성향이 변하는 것이 가능하지 않음을 유념하는 것이 중요하다. 대신, 우리는 치료하는 아동의 환경을 형성하고, 촉진하고, 육성할 수 있다. 작업치료사나 보조작업치료사는 아동의 유전적 혹은 내부적 생물작용을 바꿀 수 없지만, 기능을 최대한 좋게 하기 위해 보상이나 촉진 기술을 제공해야 한다.

불연속과 연속의 모델 (Models of Discontinuity and Continuity)

수정부터 일생에 걸쳐, 아동은 지속적으로 신체적, 인지적, 그리고 사회정서적으로 발달과 성숙의 변화를 겪는다. 이런 변화들이 일어나는 방법들은 발달 연구에서 또 다른 논쟁 문제이다(Shaffer, 2002). 발달의 불연속적인 모델을 서술하는 이론가와 임상가는 성장과 발달이 단계적으로 일어나거나, 변화 양상이 일반적으로 시간표를 따라가면서 순차적이며 연속적으로 일어난다고 여긴다. 성인이 되기 위해 오르는 것이 필수적인 "연속적인 단계"로 성장을 보는 것은 발달의 불연속적인 모델의 틀을 잡는 다른 방법이다(Charlesworth, 1992). 각각의 발달 단계는 이전 것 위에 세워지고, 행동과 활동들이 좀 더 섬세하고 복잡하게 된다. 결국, 각각 점진적인 단계로 아동은 좀 더 복잡하고 도전적인 활동들을 더 잘 할 수 있게 된다(Miller, 1989). 불연속 이론가들과 달리, 연속적 이론가들은 발달이 점진적이며 지속적인 양상으로 발생한다고 믿는다. 연속 이론가들에게 발달은 단계보다는 "정도"가 점진적인 것으로 이해한다. 확실히, 불연속과 연속 이론가들 사이에 공통적인 부분이 있다. 불연속 이론가들처럼, 연속 이론가들은 발달이 진행됨에 따라, 아동은 새롭고 더 도전적인 경험을 받아들일 뿐 아니라, 존재하는 기술들을 향상시키고 섬세히 하기 위한 준비가 더 잘 된다고 믿는다.

보조작업치료사를 위한 설명

연속성 또는 불연속성의 이론적 모델 중 소아 작업치료 실행에서 가장 좋은 예시는 어떤 것입니까? 당신은 두 가지 관점에서 중간 점이 있다고 믿습니까?

표 7-1

발달 이론과 보조작업치료사의 주요한 적용

아래 조직은 작업치료사에게 일반적인 적용뿐만 아니라, 여러 발달이론의 개요를 제공한다.

이론가	*이론적 기원*	*기초 전제*	*작업치료사에게 적용*
Jean Piaget (1896–1980)	사회적 인지 (구조)	사고와 일반적인 발달은 내부적 과정의 결과이다. 아동은 손으로 많이 체험하고 보는 경험을 많이 제공할 때 최고로 발달한다(Kamii, 1973; Piaget & Inhelder, 1969).	보조작업치료사는 수행과 기능을 최적화하기 위한 수단으로 손으로 하는 경험을 아동에게 제공한다.
Lev Vygotsky (1896–1934)	사회적 구조	아동은 사회적 경험을 통해 학습한다. 대부분의 경우에, 시간과 지지를 얻은 아동이 원했던 기술이나 행동을 성취할 것이다(Vygotsky, 1978).	보조작업치료사는 더 많은 기능과 증가하는 복잡한 기술의 발달을 위한 중재와 지지를 제공하는 유능한 안내자로 행동한다.
Robert Siegler(1949–)	정보 처리	마음이 컴퓨터와 같다고 하면, 뇌는 하드웨어이고 인지는 소프트웨어이다. 기억, 코드화 그리고 부호화 같은 사고 기술은 정보처리와 동일시 된다(Shaffer, 2002).	보조작업치료사는 학습 전략 향상을 통해 인지기술을 향상시키려고 한다.
Sigmund Freud (1856–1939)	정신분석 (성 심리적)	대부분의 경우, 인격 발달은 감성에 의해 영향받는 무의식적인 과정이다(Santrock, 2003).	보조작업치료사는 인격 발달을 지지하기 위해 예술 활동과 일기쓰기와 같은 주관적이고 창조적인 기술들을 사용할 수 있다(Cole, 1998).
Erik Erikson (1902–1994)	정신분석 (심리사회적)	인격의 연속적이고, 일생 동안의 발달에 대한 심리사회적 설명. 각 단계는 잘 적응되거나 적응되지 않은 자아감을 이루기 위해 수행되어져야 하는 과제가 있다(Erikson, 1982; Erikson, 1963).	앞으로 건강하게 성장하고 발달하기 위해, 각 인생 단계와 관련된 특정 과제를 통해, 보조작업치료사는 아동의 삶에 긍정적인 의미를 부여하도록 돕는다.
Abraham Maslow (1908–1979)	인본주의	필요가 계층적으로 진행되면서, 모든 사람들은 가장 좋은 잠재력으로 성숙되고 발달되면서 결국 최고로 자아를 실현하는 사람으로 성숙하고 발달하게 된다(Maslow, 1970; Maslow, 1968).	대부분의 기본적 필요들은 계층 위로 이동하기 전에 충족되어야 한다. 그리고 작업치료 법칙과 실행과 같이, 기초적인 기술들이 통합될 때까지 목표 성취를 향한 발전이 지연될 수도 있다.

표 7-1 *(계속)*

발달 이론과 보조작업치료사의 주요한 적용

이론가	*이론적 기원*	*기초 전제*	*작업치료사에게 적용*
Urie Bronfenbrenner (1917-)	인간생태학, 사회적 체계	생태계의 모든 부분들의 상호작용(환경)의 결과로 아동이 발달한다고 제안하는 이론에 기초한 체계들 (Bronfenbrenner, 1986; Bronfenbrenner, 1979).	보조작업치료사는 기능적 능력을 적응하고 수정하고 촉진하기 위해 아동 환경의 모든 수준에서 중재를 제공한다.
B.F. Skinner (1904-1990)	고전적 학습	학습은 경험으로 인한 행동의 변화이다. 사람들은 보상과 형벌 기술로 알려진 학습의 예측 가능한 패턴에 의해 "형태"지어질 수 있다 (Skinner, 1974).	보상 계획은 새롭고 원하는 기술의 학습을 지지하고 장려하기 위해, 또는 원하지 않는 기술이나 행동들과 구별하기 위해 보조작업치료사에 의해 종종 사용된다.
Albert Bandura (1925)	고전적 학습	학습이나 인지는 직접적인 보상보다는 관찰이나 모델을 통해 발달한다(Santrock, 2003).	아동과 일할 때, 모델과 관찰은 보조작업치료사에게 유용한 도구이다. 모델은 친절한 행동에 대해 모델을 보이는 것처럼 추상적인 개념을 지지하기 위해 사용될 수 있다.
Konrad Lorenz (1903-1989)	행동학	발달에서 중요하거나 민감한 기간 동안에 생물학적인 관련성을 보고, 후반기 성장기의 놀이 중요성을 본다(Miller, 1989).	보조작업치료사는 아동과 돌봐주는 사람간의 관계를 주로 키우는 데 도울 뿐 아니라, 발달의 중요한 시기를 촉진한다.

성장과 발달(*Grow and Development*)

발달상의 표준(norms)이나 중요시점(milestones)은 연구가들이나 임상가들에게 중요한 정보를 제공한다. 발달상의 표준은 정상적으로 발달하고 있는 사람들과 비교함으로 아동의 발달을 관찰하기 위해 전문가들과 돌봐주는 사람에게 사용되는 안내서와 도구이다(Ramey, & Ramey 1999). 이런 표준들을 근거로, 많은 학문으로부터 발달 연구가들과 임상가들은 전형적인 발달이 어떻게 일어나는지 설명하는 지침과 도표를 준비한다. 치료 서비스와 관련하여, 표준들은 아동의 장점과 약점을 알아내는 데 도움이 될 수 있다. 비록 기술이나 중요한 단계가 드러난다고 기대되는 시기에 대한 연령 범위가 표준적으로 제시되지만, 그 범위 내에서, 아동마다 차이가 있고, 특히 장애 아동이 더 차이가 있음을 기억하는 것이 중요하다. 발달상의 중요시점이 나타나는 것이 중요하고, 어떻게 나타나는지도 중요하다.

연구가들에 의해 연구된 발달의 세 가지 중요한 영역은 *인지(cognitive)*, *운동(motor)*, 그리고 *사회 정서적 발달(social emotional development)*이다(Miller, 1989; Ramey 1999; Shaffer, 2002). 인지 발달은 사고가 발달하는 방법을 말한다. 인지 발달에 관하여, 마치 사고 과정이 펼쳐지는 것처럼, 단어를 더 잘 이해하는 아동의 능력이 발전한다((Miller, 1989). 사회 정서적 발달은 아동이 인간관계에 능동적으로 참여하고, 이해하는 것을 학습하는 방법과 관련된다. 반사통합, 자세 조절, 그리고 소운동과 대운동 발달을 포함한 운동발달은 움직임 기술이 신체에서 발달하는 방법을 포함한다(11장 참고: 소아 자세, 17장: 손 발달, 발달상의 중요시점 표, 그리고 중요한 소아 반사 표). 운동 발달은 인지와 사회 정서적 발달에 의존한다, 그리고 또한, 인지, 그리고 사회 정서 발달은 불가분하게 운동 발달과 관련이 있다.

운동, 인지와 사회 정서 발달에 더하여, 발달 양상들과 수행과 관련된 기술들 모두에서 중요한 역할을 하는 특정 배경이나 환경이 있다(AOTA, 2002). 배경은 기능에 영향을 주는 다면적 상황을 말하는 것으로 내부적이거나 외부적으로 지향될 수 있고 인간의 삶의 인간적이고 비인간적인 면들 모두를 포함한다(AOTA, 2002).

배경은 또한 시공간의 차원이 포함된다(AOTA, 2002). 이런 배경들은 물리적, 문화적, 사회적, 개인적, 정신적, 시간적, 그리고 실제의 배경이나 환경이 포함된다(AOTA, 2002). 모든 배경들이 항상 모든 아동에게 적용될 수 없지만, 치료가 행해지는 배경과 성장과 발달에 영향을 끼치는 작용을 하는 배경을 기록하는 것이 중요하다. 이런 일곱 가지 배경 내에서 아동기는 성인기의 작업에 대한 참여를 추정할 수 있기 때문에(Christianson & Baum, 2004), 각 배경이 무엇을 나타내는지를 이해하는 것이 중요하다.

*물리적 배경(physical context)*은 실제적인 공간과 아동과 대립되는 잠재적인 장애들과 제한점을 포함한다. 물리적 배경은 사람이 만든 구조물들 뿐만 아니라, 자연의 지리적 현상을 포함하여, 인간이 아닌 모든 종류의 환경으로 여겨질 수 있다(AOTA, 2002). 물리적 배경은 집과 학교뿐만 아니라, 가게, 음식점, 박물관, 그리고 이동방법과 같은 공공장소로의 접근도 포함된다. 최근 장애행동이 있는 미국인들에게 영향을 끼치는 것들과 함께(Public Law 101-336, 1990), 접근권과 영역의 평등에 대한 인식과 지지가 증가하고 있다. 보조작업치료사는 아동이 물리적 환경으로 인해 제한받지 않는다는 확신을 가지고 강한 지지자로 활동해야 한다.

*문화적 배경(cultural context)*에 대한 고찰은 작업치료사에게 항상 중요하고 가치 있는 것이다. 다양성을 인정하고, 예상하고, 존중하는 것은 치료의 핵심이다. 이것은 특히 각 아동 발달의 특성이 경험될 뿐만 아니라, 수용되는 소아 치료에서 명백하다. 문화적 배경은 부분적으로, 관습, 신념, 의식, 그리고 사회적 기대를 기초로 종교, 성, 그리고 행동의 친숙한 양상을 받아들인다(AOTA, 2002). 문화적 풍습 또한 아동이 자신의 신체, 그리고 더불어 자신의 장점과 제한점에 어떻게 반응하는지에 작용을 한다(Zborowksi, 1969). 윤리적 이유로, 당신의 보호 아래 있는 아동의 다양한 가치와 관습을 이해하려는 강한 약속은 중요하고, 사실, 그렇게 못하는 것은 아동과 일할 때 보조작업치료사가 진전을 방해하는 것일 수 있다. 이런 존중은 치료를 받는 아동에게 긍정적이고 건강한 환경을 만든다. 문화적 다양성을 인정하고 존중하는 것 또한 치료사, 아동, 그리고 가족간의 관계를 강화시키는 데 유익하다.

사회적 배경(*social context*)은 아동이 다른 사람과 구축하는 관계와 일상을 말한다(AOTA, 2002). 생애 초기에, 주요 돌봐주는 사람과 안정된 관계 발달은 미래에 건강한 관계형성으로 발전하는 데 중요한 예측변수이다(Ainsworth, Blehar, Waters, & Wall, 1978; Bowlby; 1988). 이런 초기 관계가 형성되도록 돕는 가족과 일하는 것은 아동의 전반적인 발달과 안녕에 지속적인 영향을 미칠 수 있다. 사회적 환경은 초기 인간관계에 대한 단서를 제공할 뿐만 아니라, 또한 새롭거나 연관된 환경에서 행동에 영향을 미친다.

개인적 배경(*personal context*)은 성별, 연령, 사회경제적, 그리고 교육적 상태와 같은, 각 아동에게 인구통계학적인 특별한 특징들을 말한다(AOTA, 2002). 아동이 개인적 배경을 다스리지 못한다는 것을 이해하는 것이 중요하고, 광범위한 인구통계학적인 특징들이 있는 아동과 일할 때 보조작업치료사는 사전에 형성된 어떤 편견을 피하도록 유의해야 한다(Gardner, 2002).

*정신적 배경(spiritual context)*은 아동이 목표를 이루도록 동기를 부여하고 장려하며 목적의식을 주는 내부적인 자원을 포함한다(AOTA, 2002). 대부분의 성인에게서, 정신적 배경은 매번 발전하는 발달의 측면이고, 불가분하게 다른 모든 배경들과 연결되어 있다. 정신적인 배경을 발전시키는 것은 소아 치료의 중요한 부분이다.

*시간적 배경(temporal context)*은 시간과 공간, 그리고 수행과 뒤이어 발달에 대한 영향을 말한다(AOTA, 2002). 시간적 배경은 역동적이며 매순간 변해서, 보조작업치료사는 어떤 주어진 시간에 받아들이는 것을 준비하고 꺼리지 않아야 하며, 시간적 영향은 게다가 아동의 수행에 긍정적으로 영향을 줄 수 있다.

*가상적 환경(virtual context)*은 아동이 의사소통을 통한 기술적인 수단을 말한다(AOTA, 2002). 기술이 빠른 속도로 앞으로 계속 발전함에 따라, 보조작업치료사는 아동의 수행에 긍정적으로 영향을 주고, 성공적인 소아치료를 위해 아동에게 적용할 수 있는 새로운 진보와 나란히 하도록 노력해야 한다.

종합적으로, 이런 7가지 배경들은 발달 기술 습득에 강한 영향을 미친다. 어떤 배경의 박탈이나 참여 결핍은 부정적으로 아동의 발달과 성숙 속도에 영향을 준다. 보조작업치료사의 역할은 발달 기술을 촉진할 뿐만 아니라, 건강한 배경 상황을 발전시켜 성장을 지지할 수도 있다. 즉, 보조작업치료사에게, 발달이 진행되는 배경은 실제의 물리적, 인지적, 그리고 사회 정서적 발달 기술을 촉진하는 데 동등하게 중요하다.

발달의 단계(Development Stages)

현존하는 발달 지식을 근거로, 아동의 생애에 중요하고 민감한 기간이 있음을 인식하는 것이다(Charlesworth, 1992; Ramey, & Ramey, 1999; Shaffer, 2002). 발달의 민감한 기간은 아동이 외부의 영향에 가장 취약한 시간을 말한다. 예를 들면, 어떤 기형발생물질, 또는 질병이나 다른 부정적인 요소와 같은 외부 힘이 태아 발달의 민감한 기간 동안 가장 해롭다는 것을 나타낸다(Charlesworth, 1992; Shaffer, 2002). 기형발생물질 노출의 해로운 영향은 운동, 인지, 그리고 사회 정서적 기능면의 지연처럼 나중에 나타날 수 있다(Charlesworth, 1992, Shaffer, 2000). 아동이 새로운 기술들을 학습하고 받아들이는 데 가장 잘 준비되고 여유로울 때가, 발달의 중요한 기간이다(Ramey, & Ramey, 1999). 신체적, 인지적, 또는 사회 정서적 발달 경험의 중요한 시기에 참여의 제한과 결핍은 아동과 가족에게 장기간의 부정적인 효과를 가져올 수 있다. 발달의 민감하고 중요한 시기에 아동을 돕고 양육하는 것은 소아 환경에서 일하는 모든 사람에게 중요하다.

발달 학자들은 아동이 가능한 가장 완전하게 성인으로 기능하도록 발달시키는 방법을 이해하고 설명하기 위해 노력하는 것처럼, 신중하게 계획된 발달학적으로 적절한 치료를 수행하고 제공하는, 보조작업치료사의 지지적인 역할이 매우 중요하다. 가능한 아동에게 가장 적절한 치료를 제공하기 위해서, 아동과 일하는 보조작업치료사는 발달과 발달상의 영향을 이해해야 하고 그것을 치료 과정에 적용해야 한다.

발달 단계(Stages of Development)

아동기는 일반적으로 다섯 가지 발달 단계나 기간으로 나누어진다; 태아기, 유아기, 초기와 중기 아동기, 그리고 청소년기(Charlesworth, 1992; Miller, 1989; Santrock, 2003). 다음은 발달 이론과 연구에 대한 설명으로 각 발달 단계에서 일어나는 것을 이해하도록 한다.

태아기는 수정부터 출산까지의 기간이다. 열 달을 다 채우고 태어난 아기는 임신 38~42주에 태어난 아기를 말한다. 태아기 동안, 발달하는 태아는 수정체에서부터 7파운드, 20인치 길이(미국에서 평균적인 출생 무게와 길이)로 성장하는 아기로, 많고 빠른 변화를 겪는다. 체계적인 성장이 그렇게 빨리 일어나는 다른 발달 시기는 없고, 태아는 외부의 영향을 받지도 않는다. 태아기 동안, 모계의 기형발생물질로의 노출이 발달 후기에 부정적으로 영향을 줄 수 있으므로 지속적인 의학적 관리가 중요하다.

유아기는 출생부터 약 18개월까지의 시기이다. 첫 18개월 동안, 유아들은 환경 안에서 걷고, 손을 사용하고, 의사소통하고, 다른 사람과 관계 맺는 기술이 필요하다. 유아들은 감각운동 경험을 통해 그들의 세계에 대해 학습하기도 하지만, 또한 사회 정서적, 문화적, 그리고 인지적인 영향도 크게 받는다.

초기 아동기는 약 18개월부터 약 5~6세 때까지의 기간을 말한다. 이런 초년기에, 아동은 또래 관계를 형성하는 것을 학습하고 취학 전에 주 돌봐주는 사람으로부터의 독립심을 경험하기 시작할 수 있다. 관계를 세워감에 따라, 운동 기술과 인지 기술, 특히 언어기술이 초기 아동기 동안 빠르게 발전한다.

중기 아동기는 약 6세부터 12세까지의 시기이다. 이 단계 동안, 아동은 운동 기술이 섬세하게 되고, 학업, 학교와 관련된 과제에 초점을 두고, 또래 관계를 계속 형성해나간다.

청소년기는 약 12세부터 18세까지의 시기이다. 청소년기 동안, 남자와 여자는 성인기의 준비로, 분명한 신체적이고 감정적인 변화를 겪는다. 청소년기의 몇 가지 일과 도전은 스스로 정의한 개성과 자율성과의 씨름이 포함된다.

보조작업치료사에게 효율적이고 효과적인 중재를 제공하려면, 다양한 발달 단계, 발달이 일어나는 환경적 배경에 민감하고, 그리하여 결국, 아동에게 발달상의 적절한 치료를 제공하는 것이 중요하다.

운동발달(*Motor Development*)

많은 요인들이 운동발달에 영향을 준다(Miller, 1989; Santrock, 2003). 긴 "목록"에는 유전, 영양 상태, 주산기 관리, 사회적 수준, 민족성, 출생순서, 그리고 임산부의 신체적, 인지적, 그리고 사회 정서적 상태가 포함된다. 이런 요인들을 고려할 때, 운동 기술 손상에 대한 치료를 더 강화하는데, 이는 종합적으로 아동의 생물학적, 영양적, 인지적, 그리고 사회정서적 상태가 움직임이 실행되는 방법에 영향을 주기 때문이다. 가장 좋은 치료는(Dunn, 2000) 전문가 팀과의 결합, 전인적 접근이 가능한 아동에게 발달적으로 가장 적절한 관리를 수행하도록 영향을 준다.

대운동 기술(Gross Motor Skills)

*운동발달(motor development)*이란 새롭고 점점 더 복잡한 양상의 움직임과 기술과 관련된 움직임의 습득을 말한다. 운동 기술(대운동과 소운동)은 일반적으로 질서정연한 순서로 발달하는데 머리부터 발가락(머리에서 꼬리로), 신체의 근위부부터 원위부(중앙에서 바깥으로)로 진행한다(Exner, 1992; Gesell & Amatruda, 1947; Santrock, 2003). 일반적으로, 대운동 기술 발달은 소운동 기술발달보다 선행된다(Exner, 1992). 구르기, 기기, 앉기, 걷기, 던지기 등과 같은 아동기의 "커다란" 대운동 활동은 신체의 대근육에 의해 지배된다(Kagan, 1998). 이런 근집단은 어깨와 팔, 그리고 엉덩이와 다리처럼 신체의 근위부에 위치한다. 대운동 활동과 관련되어 있는 조절과 안정성이 좋지 않으면, 소운동 기술이 종종 어렵게 된다.

보조작업치료사를 위한 설명

만약 한 아동이 근위부 어깨의 관절가동범위는 제한적이지만, 원위부(손목, 손, 그리고 손가락) 움직임은 정상이고 잡기 놀이를 하고 싶어한다면, 치료팀으로 작용하는, 치료사와 아동은 아동기의 즐거운 놀이인 잡기 놀이를 통해, 대운동 기능을 보상하도록 함께 활동해야 한다.

소운동 기술(Fine Motor Skills)

소운동 기술 촉진은 작업치료 실행의 기본 이념들 중 하나이다(Pedretti, 1996; Wilson, 1998). 대운동 기술과 같이, 소운동 기술은 움직임이 포함되지만, 대신 팔, 손, 그리고 손가락의 작고 섬세한 움직임을 말한다. 아동기와 관련된 소운동 기술은 스스로 먹기, 몸단장, 조작놀이, 글쓰기, 그리고 가위질이다(Book & Wagenfeld, in press; Exner, 1992; Exner, 2001; Wilson, 1998). 대운동 기술과 유사하게, 소운동 기술은 전체적인 손목과 손의 더 크고 더 통제되지 않는 움직임으로 시작하여, 결국 손가락의 섬세하고 통제된 움직임으로, 질서 정연한 순서로 발달한다(Book & Wagenfeld, in press; Exner, 1992; Exner, 2001). 일반적으로, 소운동 기술은 세 가지로 분류된다: 쥐기, 뻗기, 그리고 놓기(Exner, 1992; Exner, 2001). 손이 만지고, 느끼고, 의사소통하고, 그리고 스스로를 관리하는 데 사용됨으로써 좋은 소운동 기술의 발달은 운동, 인지, 그리고 사회 정서적 발달에 중요한 부분이다. 특정한 운동의 중요 시점에 대한 더 많은 정보를 얻으려면, 이 책의 뒤에 있는 발달상의 중요 시점에 대한 장을 참고하라.

인지발달(Cognitive Development)

대략적으로 말하면, 인지발달은 사고 발달과 동일할 수 있다. 인지란 사고와 정보가 처리되고 지각, 추론, 판단, 그리고 기억으로 나타나는 방법을 말한다(Flavell, 1999; Pruitt, 1998). 운동발달처럼, 인지발달은 유전적이며 환경적인 여러 요인들의 영향을 받고, 일반적으로 질서정연한 순서를 따른다고 믿는다. 정상적인 운동 기능이 아동에게 환경을 탐색하는 능력을 주는 동안, 인지발달의 역할은 환경에 대해 학습하고 경험하는 것이 무엇인지에 대한 예측과 가정을 하는 것이다. 인지기술 발달은 환경적 배경뿐만 아니라, 아동의 유전적 구성, 사회정서적 그리고 운동발달에 영향을 받는다. 특정한 운동의 중요 시점에 대한 더 많은 정보를 얻으려면, 이 책의 뒤에 있는 발달상의 중요 시점에 대한 장을 참고하라.

사회 정서적 발달 (Social Emotional Development)

사회 정서적 발달은 아동이 관련된 배경으로부터 얻은 정보와 신호를 해석하고, 내면화하고, 그리고 사용하는 것을 학습하는 방법을 포함한다(Lyons, 1984). 사회 정서적 발달의 영향으로, 아동은 가족, 또래, 그리고 사회의 구성원으로 참여할 준비된 다른 사람들과 상호작용하고 관계 맺는 것을 배운다. 아동이 관계성 기술을 익히는 성공의 정도는 사회적 또는 정서적 기능과 관련된다(Saarni, 1999). 사회적 기능 수준은 사람마다 다양하고, 부분적으로, 발달상의 그리고 연관된 배경에 달려있다. 사회 정서적 발달은 또한 자아의식뿐만 아니라 자존심을 습득하는 방법도 포함되며(Denham, 1998), 인지와 운동 발달에도 영향을 받는다. 특정한 운동의 중요 시점에 대한 더 많은 정보를 얻으려면, 이 책의 뒤에 있는 발달상의 중요 시점에 대한 장을 참고하기 바란다.

예컨대, 전인적인 관점이 전반적인 운동, 인지, 그리고 사회정서적 경험을 다루는 특별한 중재로부터 가장 큰 유익일 것이지만, 운동 근육의 문제가 있는 아동은 환경 탐색과 관련된 더 큰 문제에 직면할 것이다. 한 번 더, 아동 전체 치료의 중요성, 그리고 단순하지 않는 제한점은 아무리 강조해도 지나치지 않는다. 치료 과정에서 전형적인 발달의 기초를 이해하고 적용하는 것은 아동과 가족에게 제공하는 치료의 질을 향상시킨다. 전문가들 전체 팀과의 연합에서, 아동의 전반적인 기능을 다루는데 최고인 개별화된 치료 계획을 시행하는 보조작업치료사의 역할이 치료의 매우 중요한 부분이다.

요약(Summary)

이 장에는, 발달상의 중요 단계가 최고로 발생하는 방법과 시기, 그리고 정상적인 환경을 방해하는 요인들과 같이, 아동발달에 대한 개요가 제시되어 있다. 아동 발달 연구에 기초를 이루고 소아 작업치료에 영향을 주는 여러 이론들도 제시되고, 비교되고, 대조되어 있다. 이런 아동 발달의 기초를 더 많이 세우기 위해, 아동 발달에 대한 많은 유용한 자원들의 깊은 연구가 매우 권장된다. 다음 장에서는 이 장에서 제시된 기초 개념들이 지지되고 아동과 일하는 보조작업치료사의 실행에 그것들이 조정될 것이다.

사례연구(Case Study)

아기는 따뜻함과 안전감을 느끼는 것이 필요하고, 일반적으로 엄마에게 가깝고 편안하게 안겨있을 때 위안을 얻는다. 결국, 엄마 또한 이런 초기 관계에서 큰 기쁨을 얻는다. 출생시, 아동의 시야 범위는 단지 약 18인치로, 엄마의 가슴과 아기의 눈 사이의 거리이다.

생태학적, 심리사회적, 그리고 행동학적 이론을 근거로, 이런 시야 범위를 촉진하고 상호 편안함을 얻을 수 있도록 하기 위해 엄마가 아기를 안거나 위치시키는 5가지 방법을 나열하고 설명하라.

적용활동(Application Activities)

1. 다른 연령과 다른 사회적 분류로 아동을 관찰하고 이런 결과들을 동료와 나누어라.
2. 특정한 발달 기술을 촉진하기 위한 장난감을 만들거나 구성하라.
3. 특정한 발달상의 중요 시점에 속한 아기들의 사진이나 잡지 그림을 찾고, 당신 아기의 발달상의 표를 만들어라.

4. 각각 다른 연령 범위에 대하여 소운동 발달의 활동 소책자를 만들어라.
5. 발달 이론가들과 발달 단계의 모음집을 만들어라.
6. 아동이 친구들과 특정한 과제에 참여하는 것을 보기 위해 비디오를 제작해라.
7. 당신의 발달상의 이력을 찾기 위해 당신의 부모님과 인터뷰를 하고, 친구들과 비교하고 대조하고, 기술을 습득했던 넓은 범위의 시기를 관찰하라.
8. 입으로 장난감 가져가기, 구르기 등을 하지 않는 아기를 가진 부모 역할을 돕는 것과 같은 역할극을 하라.

참고문헌(References)

Ainsworth, M. D., Blehar, M. C., Waters, E., & Wall, S. (1978). *Patterns of attachment: A psychological study of the strange situation*. Hillsdale, NJ: Lawrence Erlbaum Associates.

American Occupational Therapy Association. (2002). Occupational therapy practice framework: Domain and process. *American Journal of Occupational Therapy, 56*, 609-639.

Americans with Disabilities Act (1990). Public Law 101-336. Retrieved December 1, 2002 from http://www.usdoj.gov/crt/ada/pubs/ada.txt

Ayres, A. J. (1994). *Sensory integration and the child*. Los Angeles: Western Psychological Services.

Bowlby, J., (1988). *A secure base: Parent-child attachment and healthy human development*. New York: Basic Books.

Bronfenbrenner, U. (1979). *Ecology of human development*. Cambridge, MA: Harvard University Press.

Bronfenbrenner, U. (1986). Ecology of the family as a context for human development: Research perspectives. *Developmental Psychology, 22*, 6, 723-742.

Brook, G., & Wagenfeld, A. (In press). *Focus on fine motor skills program*. Bowen Hills, QLD, Australia: Australian Academic Press.

Charlesworth, R. (1992). *Understanding child development: For adults who work with young children* (3rd Ed.). Albany, NY: Delmar.

Christianson, C., & Baum. C. (2004). Enabling function and well-being (3rd ed.). Thorofare, NJ: SLACK Incorporated.

Cole, M. B. (1998). *Group dynamics in occupational therapy: The theoretical basis and practice application of group treatment* (2nd ed.). Thorofare, NJ: SLACK Incorporated.

Collins, N. L. (1996). Working models of attachment: Implications for explanation, emotion, and behavior. *Journal of Personality and Social Psychology, 71*(4), 810-832. Retrieved January 11, 2001, from PsycArticles database.

D'Ambrogio, K. J. (1997). *Positional release therapy: Assessment and treatment of musculoskeletal dysfunction*. St. Louis, MO: Mosby.

Denham, S. A. (1998). *Emotional development in young children*. New York: Guilford Press.

Dunn, W. (2000). *Best practice occupational therapy in community service with children and families*. Thorofare, NJ: SLACK Incorporated.

Dutton, R. (1998). Neurodevelopmental theory. In M. E. Neistadt & E. B. Crepeau (Eds.), *Willard and Spackman's occupational therapy* (9th ed.). Philadelphia: Lippincott.

Erikson, E. (1963). *Childhood and society*. New York: W.W. Norton Company.

Erikson, E. (1982). *The life cycle completed*. New York: W.W. Norton Company.

Exner, C. E. (1992). In-hand manipulation skills. In J. Case-Smith & C. Pehoski (Eds.), *Development of hand skills in the child* (pp. 35-46). Rockville, MD: American Occupational Therapy Association.

Exner, C. E. (2001). Development of hand skills. In J. Case-Smith (Ed.). *Occupational therapy for children* (pp. 289-328). St Louis, MO: Mosby.

Flavell, J. H. (1999). Cognitive development: Children's knowledge about the mind. *Annual Review of Psychology, 50*, 21-45.

Gesell, A., & Amatruda, C. S. (1947). *Developmental diagnosis* (2nd ed). New York: Harper and Row.

Gardner, R. (2002). *Psychology applied to everyday life*. New York: Wadsworth.

Kagan, J (Ed.) (1998). *Gale Encyclopedia of Childhood & Adolescence*. Detroit: Gale.

Kamii, C. (1973). Pedagogical principles derived from Piaget's theory: Relevance for educational practice. In M. Schwebel & J. Raph (Eds.), *Piaget in the classroom* (pp.199-215). New York: Basic Books.

Kielhofner, G. (1995). *A model of human occupation: Theory and application* (2nd ed.). Philadelphia: Williams and Wilkins.

Law, M., Cooper, B. A., Strong, S., Stewart, D., Rigby, P., & Letts, L. (1996). The Person-Environment-Occupation model: A transactive approach to occupational performance. *Canadian Journal of Occupational Therapy, 63*(1), 9-23.

Law, M., Missiuna, C., Pollock, N., & Stewart, D. (2001). Foundations for occupational therapy practice with children. In J. Case-Smith (Ed.), *Occupational therapy for children* (4th ed.) (pp. 39-70). St. Louis, MO: Mosby.

Lyons, B. G. (1984). Defining a child's zone of proximal development: Evaluation process for treatment planning. *American Journal of Occupational Therapy, 38*, 446-451.

Maslow, A. (1968). *Toward a psychology of being* (2nd ed.). New York: Van Nostrand Reinhold.

Maslow, A. (1970). *Motivation and personality* (2nd ed.). New York: Harper and Row.

Merrill, S. C., Slavik, B., Holloway, E., Richter, E., & David, S. (Eds.). (1990). *Environment: Implications for occupational therapy Practice: A sensory integrative perspective*. Rockville, MD: American Occupational Therapy Association.

Miller, P. H. (1989). *Theories of developmental psychology* (2nd ed.) New York: W. H. Freeman and Company.

Pedretti, L. W. (1996). Occupational performance: A model for practice in physical dysfunction. In L. W. Pedretti (Ed.), *Occupational therapy: Practice skills for physical dysfunction* (4th ed.). St. Louis, MO: Mosby.

Piaget, J., & Inhelder, B. (1969). *The psychology of the child*. New York: Basic Books.

Pruitt, D. B. (Ed.) (1998). *Your child: Emotional, behavioral, and cognitive development from birth through preadolescence*. New York: Harper Resource.

Ramey, C. T., & Ramey, S. L. (1999). *Right from birth: Building your child's foundation for life–birth to 18 months*. New York: Goddard Press.

Saarni, C. (1999). *The development of emotional competence*. New York: Guilford Press.

Santrock, J. W. (2003). *Children* (7th ed.). Boston: McGraw Hill.

Shaffer, D. (2002). *Developmental psychology: Childhood & adolescence*. (6th ed.). Belmont, CA: Wadsworth.

Skinner, B. F. (1974). *About behaviorism*. New York: Alfred A. Knopf.

Stewart, D., Letts, L., Law, M., Acheson Cooper, B., Strong, S., & Rigby, P. J. (2003). The Person-Environment-Occupation model. In E. Blesedell Crepeau, E. S. Cohn, & B. A. Boyt-Schell (Eds.). *Willard and Spackman's occupational therapy* (10th ed.). Philadelphia: Lippincott Williams & Wilkins.

Vygotsky, L. (1978). *Mind in society*. Cambridge, MA: Harvard University Press.

Wilson, E. B. (1998). *Occupational therapy for children with special needs*. London: Whurr.

Zborowksi, M. (1969). *People in pain*. San Francisco: Jossey-Bass.

8장

발달사정의 개요
An Overview of Developmental Assessments

단원의 목표(Chapter Objects)

- 발달 평가의 중요성을 설명하라.
- 발달 평가에서 보조작업치료사의 역할을 정의하라.
- 작업치료 실행의 틀(occupational therapy practice framework)을 사용하여 발달 평가의 과정을 설명하라.

발달 평가의 역사적 개요 (Historical Overview of Developmental Assessment)

18세기 이전, 아동은 선천적으로 좋거나 나쁜, 가재도구로 여겨졌고 독립적인 권한이 없었다. 아동이 발달하도록 훈련 또는 지지되어야 하는지, 그리고 아동이 구속이나 옹호를 필요로 하는지, 아동의 경제적 가치를 경제적인 의존성과 비교하는, 모순된 생각이 드러났다. 아동기는 인간의 발달 단계로 인식되지 않았다(Grotberg, 1977).

아동의 발달 순서를 관찰하고 기록하는 최초의 시도는 18세기 스위스의 교육자인 Johann Heinrick Pestalozzi(1746~1827)에 의해서였다. 그의 아들을 관찰하여, Pestalozzi는 아동기가 분리된 발달 단계임을 확인하였다. Pestalozzi의 후계자인 Friedrich Froebel(1837)는 스위스의 Blankenburg에 세계 최초의 유치원("아이들의 정원")을 세웠고 취학 전 아동을 위한 일련의 교육적인 게임을 개발하였다. Froebel은 "놀이"를 아동의 창의력 발달과 정신적 발달에 필수적인 것으로 보았다(Bel Geddes, 1997).

19세기 생물학적으로 기초한 다윈의 진화이론이 야기되었다. 그의 이론을 지지하기 위해, 다윈은 아주 어린 아들의 발달 일기를 기록하여 1877년에 결과를 발표하였다. 다윈의 연구는 인격 발달과 인간 행동과 관련된 생물학에 관심이 있었던 Sigmund Freud와 같은 학자들로부터 영향을 받았다. Freud는 아동 발달이 순차적이며 생물학적으로 예정된 순서대로 일어난다고 발견한 최초의 학자였다. Freud는 1910년 "유아의 성적 특징"을 발표할 때 최초로 개념화한 발달의 틀(development framework) 중의 하나를 소개하였다(Grotberg, 1977).

Arnold Gesell은 아동 발달의 "나이와 단계(ages and stages)"를 연구한 최초의 과학자였다. 그는 성장과 발달을 신체적, 지적, 사회적, 그리고 정서적 영역으로 분류하였고 아동 간에 나이와 관련된 행동들의 다양성을 확인하였다. 1907년, Erenchman Alfred Binet은 나이와 관련된 행동 측정의 돌파구를 개발하였다. Binet은 실제연령을 인지기능과 비교한 "연령 등급"이라는 체계를 발견하였다. 실제의 "연령 기준(age norm)"에 대한 지식은 Alfred Binet에 의한 것일 수 있다(Grotberg, 1977).

Jean Piaget(1896~1980)은 20세기 가장 영향력 있는 발달

심리학자였다. 그의 인지 발달 이론은 성숙과 경험을 인지 및 사회성 발달과 함께 결부시켰다. Piaget는 자신의 아이들을 관찰하고 또 많은 사람들을 검사하여 이론적인 단계를 개발하였다. 그는 아동 발달에 대해 가장 많은 연구를 한 이론가들 중 한 명이다(Grotberg, 1997; Kail & Cavanaugh, 2000).

발달 평가의 목적
(The Purpose of Developmental Assessment)

사정(assessment)은 평가(evaluative) 결과를 얻기 위한 목적으로 정보를 모으는 과정이다. 사정(assessment) 또는 평가(evaluation)에 사용된 도구는 얻고자 하는 결과의 유형에 달려 있다. 발달 사정은 일상생활활동(ADLs), 교육, 놀이, 그리고 사회참여의 특정한 작업영역에서 아동의 수행을 이해하기 위해 구성된 과정이다. 나이와 관련된 발달의 중요시점(milestone)은 운동과 인지처리 기술, 의사소통/상호작용 기술과 아동이 발달 잠재력을 완전히 발휘하도록 도움이 되는 습관, 일상, 그리고 역할에 해당하는 수행 양상과 같은 수행기술에서 아동의 경쟁심과 자원들을 비교하기 위해 수립되었다.

아동에게 노출된 돌봐주는 사람과 학습 환경은 수행을 향상시키는 배경이나 관련된 상태에도 영향을 준다(AOTA, 2002). 발달의 중요시점(milestone)은 아동이 어떻게 기능하는가에 대한 보편적인 견해를 제시하지만, 아동 사이에는 다양성이 존재한다. 걷기는 빠르면 9개월 혹은 늦으면 15개월에 시작할 수 있고, 두 시점은 적절한 시기이다. 발달 지침서는 일반적인 규칙으로 사용되어야 하며, 또한 그것을 이해하는 것이 중요하고, 조기 발달이나 빠른 발달을 더 좋은 발달로 여길 필요는 없다(Oesterreich, 1995).

초기 아동기 교육자인 Katz에 의하면(1997), 발달 평가는 다음과 같은 목적이 있다:

- 중요한 발달 성취에 대한 진행을 결정하기 위해
- 장소를 만들거나 증진결정을 하기 위해
- 학습과 교수 문제를 진단하기 위해
- 지도와 교과과정 결정에 도움이 되기 위해
- 부모에게 보고할 근거를 제공하기 위해
- 아동의 진행을 평가하여 아동을 보조하기 위해

보건 모델인, 임상 유아 프로그램을 위한 Zero to Three National Center(1994)에 의하여, 발달 평가는 다음 목적들이 제시된다.

- 건강상의 위험이나 발달 문제가 있는 집단에 속한 아동을 확인하기 위해(선별 검사)
- 의사가 장애의 여부와 정도를 확정하기 위해(진단)
- 적절한 보상을 결정하기 위해(프로그램 계획이나 중재)
- 아동과 관련된 특정한 기술과 정보에 대한 지식을 알기 위해(검사 준비)
- 아동의 이전 성취 정도를 보여주기 위해(학력 검사)

작업치료 실행의 틀에 의하면, 작업치료사(OT)의 감독하에 일하는 보조작업치료사(OTA)는 설정된 서비스 기능을 근거로 평가에 참여한다(AOTA, 2002). 아동의 발달을 평가하는 데 필요한 기능을 결정하기 위해, 작업치료사와 보조작업치료사는 발달이 어떻게 일어나는지를 이해해야 하고, 아동 발달은 복잡하다는 것을 인식하고 생물학적이며 환경적 영향이 유아와 어린 아동의 발달을 촉진하거나 방해할 수 있음을 인식해야 한다(Zero to Three, 1994).

다양한 발달 평가의 소개
(Introduction to Various Developmental Assessment)

기구나 도구를 선택할 때 발달 평가의 목적을 다루는 것이 중요하다. 평가되는 항목들이나 행동들이 중요한 인간 기능 및 개인적 의미와 입증될 수 있는 관계성이 있어야 한다(Katz & Chart, 1996). 아동 발달 평가는 체계적인 관찰과 분석의 지속적인 공동 과정이어야 한다. 아동 발달 평가는 작업 프로파일 수집, 그리고 작업 수행 분석의 두 단계로 수행될 수 있다(AOTA, 2002).

평가 과정의 첫 단계는 아동의 작업 이력, 생활 양상, 흥미, 가치, 그리고 필요를 제시하는 작업 프로파일을 만드는 것이다. 어린 아동의 작업 프로파일 결정에 있어, 또한 아동의 필요를 확인하고, 작업 참여에 관해 원하고 관심을 가져야 한다(Youngstrom, 2002). 어린 아동은 항상 신뢰성 있게 그들의 필요, 흥미, 그리고 가치를 분명히 표현할 수 없기 때문에, 작업치료사의 감독 하에 있는 보조작업치료사는 놀이를 통해 아동의 작업 선택을 관찰하는 것이 중요하다. 또한 아동의 필요

표 8-1

작업 프로파일을 위한 정보 수집의 예

작업적 과거력	정보를 모으기 위해 아동 도서를 사용하는 부모/돌봐주는 사람 인터뷰 • 발달의 중요한 단계 • 의료적 과거력 • 좋아하는 작업(놀이 행동) • 좋아하는 장난감
생활의 형태	일상생활에 대한 부모/돌봐주는 사람 인터뷰 • 자는 시간 • 먹는 습관 • 화장실 가기 • 옷 입는 행동 • 개인위생 • 형제 자매, 또래, 그리고 어른과의 사회화 행동 • 자극에 대한 반응
흥미	부모/돌봐주는 사람 인터뷰 • 선호하는 작업 • 작업에 참여하는 데 보내는 시간 • 장난감이나 놀이 사물에 대한 흥미 • 일상생활 활동에 대한 흥미 • 다른 사람들과의 사회화에 대한 흥미
필요	아동의 필요의 해석에 관한 염려와 문제에 대해 부모/돌봐주는 사람 인터뷰 • 양육 필요 • 안전 필요 • 활동 수준 필요
우선순위	아동의 발달을 위해 부모/돌봐주는 사람의 우선 순위가 무엇인지를 결정하기 위한 부모/돌봐주는 사람 인터뷰.
염려	아동의 발달에 관하여 부모/돌봐주는 사람의 염려가 무엇인지를 결정하기 위한 부모/돌봐주는 사람 인터뷰.

와 요구를 이해하기 위해 부모나 주요 돌봐주는 사람과 인터뷰하는 것이 중요하다. 표 8-1은 작업 프로파일을 위해 정보를 얻는 방법의 예시를 나타낸다.

평가 과정의 다음 단계는 작업 수행을 분석하는 것이다. 수행을 지지하고 방해하는 내재된 요인들을 확인하는 것이 중요하다.

- 수행 관찰.
- 필요에 따라 선택한 특정 평가 수행.
- 배경, 활동 요구와 클라이언트 요인들을 고려.
- 아동의 장점과 약점을 확인(Youngstrom, 2002; AOTA, 2002).

표 8-2는 0~5세 아동의 작업 수행 분석을 위한 특정한 평가의 예시들을 제시한다.

평가의 선택 및 목적과 관련된 결정은 부모, 의사, 치료사, 교육자, 그리고 지역사회의 다른 사람들 같은 이해 관계자 사이에서 수집된 정보(작업 프로필)에 대한 논의로 시작되어야 한다.

발달 평가의 시행과 해석(Administration and Interpretation of Developmental Assessments)

발달 평가는 지속적인 과정으로, 가족을 포함하여, 자격이 있는 전문가들이 아동의 발달을 알기 위해 표준화된 검사와 관찰을 한다. 발달 평가로 다루어지는 영역들은 운동, 인지처리, 의사소통/상호작용 기술과 자립 기술이 포함된다. 전문가들은 강한 영역과 발달 평가 이후 지지와 중재가 필요한 영역

표 8-2

작업수행의 분석을 위한 발달 평가의 예, 나이 0-14

측정되는 평가	수행 기술	활동 요구	연령 범위
나이 & 단계 설문지, Western Psychological Corporation	부모나 돌봐주는 사람 인터뷰: 의사소통 기술 대운동 소운동 문제해결 개인적-사회적	없음	0-5개월이며 2-6개월에 부모에 의해 완성
HELP(Hawaii Early Leaning Profile), VORT Corporation	인지 언어 대운동 소운동 자립	공간 요구 사회성 요구 순서화와 타이밍 신체 요구	0-3세
Peabody Developmental Motor Scale(PDMS-2) (Folio and Fewell, 2000)	반사 움직이지 않음(정적) 보행(동적) 사물 조작 쥐기 시각-운동 통합	공간 요구 사회성 요구 순서화와 타이밍 신체 요구	0-5세
Southern California Ordinal Scales of Development(1985) Western Psychological Services	인지 의사소통 사회적 정서 행동 실용적/능력 대운동 소운동	공간 요구 사회성 요구 순서화와 타이밍 신체 요구	0-5세
Bayley Scales of Infant Development (Bayley, 1993)	정신적 척도 운동 척도 행동 척도	공간 요구 사회성 요구 순서화와 타이밍 신체 요구	1-42개월
Mullen Scales of Early Learning (1997) Western Psychological Corporation	인지 운동 언어 시지각	공간 요구 사회성 요구 순서화와 타이밍 신체 요구	1-5년
Early Coping Inventory (1988) Scholastic Testing Service, Inc.	일상생활에서 대처 행동 관찰 - 감각운동 조직 - 반응 행동 - 자기 주도적 행동	공간 요구 사회성 요구 순서화와 타이밍 신체 요구	4-36개월
Test of Sensory Function in Infants (TSFI) (1991) Western Psychological Corporation	적응 운동 기능 시각 촉각 통합 안구운동 조절 전정 자극에 대한 반응 압력에 대한 반응	공간 요구 순서화와 타이밍 신체 요구	4-18개월

표 8-2 (계속)

작업 수행의 분석을 위한 발달 평가의 예, 나이 0–14

측정되는 평가	수행 기술	활동 요구	연령 범위
Miller Assessment for Preschoolers(1982) Western Psychological Corporation	감각과 운동 인지 복잡한 과제 언어	공간 요구 사회성 요구 순서화와 타이밍 신체 요구	2–5세
Developmental Profile II (DP II) Western Psychological Corporation	신체적 연령 자조적 연령 사회적 연령 학업적 연령 의사소통 연령	부모나 치료사 기록	0–9세
Bruininks–Oseretsky Test of Motor Proficiency Western Psychological Corporation	대운동 소운동 시각 운동	공간 요구 사회성 요구 순서화와 타이밍 신체 요구	4.5–14.5세
Developmental Test of Visual Perception(DVP–2) Western Psychological Corporation	눈–손 협응 공간관계 전경배경 시각 운동 속도 공간 내 위치 모방하기 시각 폐쇄 형태 항상성	사회적 요구 순서화와 타이밍	4–9세

을 확인한다. 발달 평가하는 전문가들은 다음과 같다.

청각학자는 아동의 듣기 평가에 훈련된 전문가이다. 청각학자는 아동에게 이어폰을 꽂아 소리와 진동수를 전송하여 어떤 청각 손상이나 손실을 확인한다. 청각학자들은 의사소통 문제에서 언어 병리학자들과 가까이 일한다.

아동 심리학자는 유아들과 걸음마를 배우는 아이들의 발달 평가를 전문적으로 훈련받은 심리학자이다. 아동 심리학자는 사회적, 정서적, 그리고 인지 발달을 다루는 표준화된 검사를 시행한다. 아동 심리학자는 아동이 자유롭게 노는 동안 관찰하고(놀이에 근거한 평가) 평가의 일원으로 돌봐주는 사람이나 가족을 포함시킨다.

아동발달 전문가들은 유아/영아 발달 및 발달 지연과 장애를 확인하도록 훈련받은 전문가이다. 아동 발달 전문가는 장점과 약점을 확인하고 적절한 사회적, 정서적, 그리고 인지발달을 향상시키기 위한 전략을 개발한다.

초기 유년기 전문 교육자는 어린 아동의 전형적이고 비전형적인 발달에 대해 훈련받은 전문가이다. 초기 유년기 전문 교육자는 계획 수립 및 평가(evaluation)/사정(assessment) 결과를 토대로 한 중재 서비스의 시행을 돕는다.

초기 중재자는 발달지연, 장애가 있거나 발달상의 문제 위기에 처한 유아 및 어린 아동과 일하는 사람이다. 초기 중재자는 작업치료, 언어병리, 또는 간호처럼 다른 종류의 전문적인 훈련을 받을 수 있지만, 아동과 가족을 돕는 데 특별한 훈련을 받는다.

작업치료사/보조작업치료사는 작업수행을 돕는 운동 기술, 처리기술, 또는 의사소통/상호작용 기술에서 아동의 나이에 적절한 발달을 평가하는 데 전문적인 훈련을 받은 전문가이다. 어린 아동을 위한 작업수행은 자립, 교육, 놀이, 그리고 사회적 상호작용 기술과 같은 "일상의 활동"이 포함된다(Youngstrom, 2002). 작업치료사/보조작업치료사는 또한 아동이 환경으로부터의 감각 피드백에 반응하는 방법을 관찰한다(감각통합).

소아 간호사는 보건(건강한 아동 방문)과 질병 모두의 경우에서 아동을 위해 지속적으로 관리하도록 전문화된 대학원 교육을 받은 등록 간호사이다.

소아과 의사는 신체적 건강과 아동의 발달을 관리하는 데 전문적인 훈련을 받은 의사이다.

물리치료사는 아동의 다리, 팔 사용의 능력과 질을 평가하고 놀이 시 아동을 관찰할 뿐만 아니라 특별한 운동 과제가 나타나고 격려하도록 훈련받은 전문가이다.

공중보건 간호사는 가정에서, 가족들에게 관리를 제공하도록 전문적으로 훈련받은 간호사이다. 그들은 종종 사회복지 업무 기술과 아동과 가족 발달에 대한 강한 배경이 있다.

언어 병리학자는 표현성과 수용성 언어를 포함하여 의사소통의 문제를 평가하고 치료하는 데 훈련받은 전문가이다(Zero to Three, 2003).

발달 평가에서 작업치료사와 보조작업치료사의 역할(The Role of the OT and OTA in Developmental Assessment)

어린 아동은 열악한 피검자(Katz, 1997) 그리고 잘 알려져 있고 평가받는 아동이 더 어리다는 증거가 있는데, 오류가 더 많이 발생된다(Shepard, 1994). 더 어린 아동은 더 많은 수행 오류를 만들기 때문에, 잘못된 단서를 배정받을 위험이 있다. 단서들이 학업 현장 목적을 위해 배정되어질 때, 그것들을 제거하기가 매우 어렵다. 각 평가의 잠재적인 오류에 대한 인식은 해석의 오류를 최소화할 수 있다.

어린 아동은 활동 수준, 장애, 집중 기간, 그리고 낯선 환경에서 모순된 수행 때문에 평가하기가 어렵다(Vacc & Ritter, 1995). 어린 아동의 평가에 대한 최근 경향은 "단독 평가"에서 가족 구성원의 출현으로 더 자연스러운 현장의 검사 환경으로 변하고 있다. 아동이 검사받는 환경 주위의 "배경"은 수행에 영향을 미친다. 작업치료 실행의 틀에 의하면 "배경"(2002)이란 평가 과정 동안 아동에게 영향을 미치는 문화적, 신체적, 사회적, 개인적, 정신적, 시간적 그리고 실제적 환경이 포함된다.

발달 평가 시 수립된 서비스 기능, 상태와 시설 안내에 의한 작업치료사와 보조작업치료사의 역할은 작업 수행을 지지하고 방해하는 내재된 요인들을 확인하는 것이다. 작업 프로파일의 자료 달성에 이어, 작업치료사는 작업 수행을 분석한다. 작업 수행 분석의 첫 단계는 "수행 관찰"이다. 아동이 편하게 있을 수 있는 일상적이고, 편안한 환경이 비형식적인 관찰을 할 때 권장된다. 문화적 차이, 언어 장벽, 책과 장난감으로의 접근, 그리고 다른 아동과 상호작용하는 아동의 기회와 같은 아동의 수행에 영향을 주는 요인들을 다루기 위해 부모나 돌봐주는 사람은 함께 있어야 한다. 그들의 지역사회의 배경 내에서 아동 평가와 상호작용하는 사회 체계, 그리고 가족들의 필요, 자원, 그리고 염려들에 대한 고려가 평가와 가능한 중재 모두에 영향을 준다. 자연스러운 환경에서 아동을 평가하는 가장 효과적인 방법들 중의 하나는 놀이에 근거한 평가이다(Linder, 1993). 비형식적인 놀이에 근거한 평가와 더 규제되고 구조적인 활동들의 조합은 높은 수준의 수행을 관찰할 기회를 더 많이 준다(Bagnato & Neisworth, 1994).

운동, 인지 처리와 의사소통/상호작용 기술의 관찰에 이어, 보조작업치료사가 만약 작업치료사의 감독 아래 있는 것이 가치가 있다면 특정한 평가를 수행할지도 모른다.

어린 아동 평가의 최근 경향은 표준 근거(norm referenced)에서 기준 근거(criterion referenced) 검사로의 변화이다. 아동의 이상적인 발달 평가는 사회적 그리고 운동 기술 발달 평가와 같은 다른 측정과 더불어 인지 처리의 검사를 포함한다.

기준 근거(criterion referenced) 검사는 각 아동을 개별적으로 평가하고 발달의 중요 단계와 비교하여 아동에게 정확하게 맞는 중재를 통해 강화할 영역들을 작업치료사가 선택하도록 한다. 표 8-2에 제시된 여러 발달 평가들은 기준에 근거(criterion referenced)한 검사들이다.

검사가 시행될 "배경"의 결정과 함께, 검사 선택에서 활동 요구와 평가의 결과에 영향을 미칠 수 있는 아동의 요인들을 다루어야 한다. 평가의 "활동 요구"는 사물, 공간, 사회적 요구, 순서나 시간, 필수 동작, 그리고 필수의 내재된 신체기능과 평가를 수행하는 데 필요한 구조들이 포함된다(AOTA, 2002). 표준에 근거(norm-referenced)하거나 표준화된 검사는 종종 검사와 관련된 활동 요구를 무시하고 아동의 수행간의 다양성을 고려하지 않는다. 다른 아동이 작업치료사로부터 더 많은 구두 피드백을 필요할 동안 일부 아동은 평가 활동을 마치는 데 더 긴 시간이 필요하다. 표준화된 검사들은 일반적으로 평가의 활동 요구를 수용하지 않는 엄격한 시행 프로토콜이 있다.

"환자 요소들" 또한 발달 평가를 수행할 때 고려되어야 한다. 환자 요소들은 활동/작업을 수행할 때 필요한 신체 기능과 구조들이 포함된다. 신체 기능과 구조는 정신상태, 감각, 움직임, 의사소통, 그리고 신체적 체계들이 포함된다. 신체 기능과 구조는 참여를 지지하는 작업에 참여하기 위한 내재된 지지가 있다(AOTA, 2002). 발달 평가의 일차 목표는 정신적 기능, 감각 처리, 의사소통 기술과 움직임과 관련된 능력을 포함하는 발달의 중요시점에 기초한 아동의 장점과 약점을 결정하는 것이다. 연령에 적절한 기술 수행은 아동의 신체 기능/구조, 활동의 요구, 그리고 수행이 일어나는 배경간의 성공적인 처리의 결과이다(Youngstrom, 2002).

요약 (Summary)

발달 평가에서 작업치료사와 보조작업치료사의 역할은 의미 있는 삶의 활동/작업의 참여를 지지하기 위해 작업의 참여를 촉진하는 방법을 결정하는 것이다. 최고의 실행 모델을 근거로, "작업 프로파일"에서 얻은 정보의 통합, 자연스런 환경에서 아동의 행동 관찰, 그리고 작업수행을 분석하기 위한 적절한 검사 선택으로 중재 계획이 설계되어야 한다.

사례연구 (Case Study)

Jane은 12개월이고 운동, 사회적, 그리고 인지적 기술과 관련된 염려로 작업치료 평가에 의뢰되었다. Jane의 어머니는 아기가 물건을 잘 잡지 않고 그것들을 떨어뜨린다고 말하였다. 그녀는 넘어지지 않고 아주 오랫동안 기대지 않고 앉아있을 수 없다. 그녀는 웃거나, 까르륵 소리를 내거나, 소리를 따라하지 않았다. Jane의 어머니는 나이가 더 많은 두 명의 아이들이 있고, 그녀는 Jane의 발달이 나이가 더 많은 아동에게서 경험한 것과 같지 않다는 걱정거리를 발견하였다.

- Jane의 작업 프로파일을 얻기 위한 방법을 구성하라.
- 관찰을 통해 나이에 적절한 수행에 대한 정보를 얻기 위해 구조화된 놀이 환경을 세우는 방법을 관찰하라.
- 작업수행을 분석하기 위해 탈것(vehicle)을 주는 평가를 찾아라. 평가의 "활동 요구들"을 고려하여 Jane이 평가의 "활동 요구들"을 극복할 수 있을 것인지 결정하라.

적용활동 (Application Activities)

1. 작업치료에서 사용되는 일반적인 발달 평가를 선택하라(표 8-2). 아동이 평가를 성공적으로 마치는 데 필요한 "환자 요소들"(신체기능과 구조)이 무엇인지 찾아라(AOTA 실행의 틀을 참고하라).
2. 작업 이력을 얻기 위해 어린 아동의 부모와 면담하라(삶의 경험, 가치, 흥미, 이전의 작업과 일상생활활동 참여에의 다양한 양상)(표 8-1을 참고하라).
3. 놀이 시 아동을 관찰하고 원하는 작업에서 수행 기술의 효과성을 기록하면서 아동의 수행을 확인하라(AOTA 실행의 틀을 참고하라).
4. 표준에 근거한(norm-referenced) 평가와 기준에 근거한(criterion-referenced) 도구를 비교하라.
5. 내성적이고 자신이 없는 아동을 평가하기 위한 완벽한 "배경", 높은 활동 수준을 가진 아동, 그리고 소리와 시각적 자극과 같은 환경적 감각 자극을 견디지 못하는 아동을 확인하라.
6. Hunt를 평가하라: 다양한 발달 평가를 시행하고 운동, 인지 처리, 그리고 의사소통/상호작용 기술에서 장점과 약점을 확인하여 포괄적인 것을 결정하라.

참고문헌(References)

American Occupational Therapy Association. (2002). Occupational therapy practice framework: Domain and process. *American Journal of Occupational Therapy, 56*, 609-639.

Bagnato, S. J. & Neisworth, J. J. (1994). A national study of the social and treatment "invalidity" of intelligence testing for early intervention. *School Psychology Quarterly, 9*, 81-102.

Bel Geddes, J. (1997). *Childhood and children: A compendium of customs, superstitions, theories, profiles, and facts*. Phoenix, AZ: Oryx Press.

Greenspan, S. I., & Meisels, S. (1994). *Toward a new vision for developmental assessment of infants and young children*. Arlington, VA: Zero to Three National Center for Clinical Infant Programs.

Grotberg, E. (1977). *200 years of children*. Washington, DC: U.S. Department of Health, Education, and Welfare, Office of Human Development, Office of Child Development.

Kail, R. V., & Cavanaugh, J.C. (2000). *Human development: A lifespan view*. Belmont, CA: Wadsworth /Thompson Learning.

Katz, L. G. (1997) A developmental approach to assessment of young children. ERIC.EECE Clearinghouse on Elementary and Early Childhood Education. Retrieved from:
http://ericps.ed.uiuc/eece/pubs/digests/1997/katz97.html

Katz, L. G., & Chard, S. C. (1996). *The contribution of documentation to the quality of early childhood education*. ERIC Digest. Urbana, IL: ERIC Clearinghouse on Elementary and Early Childhood Education. ED 3293 608.

Linder, T. W. (1993). *Transdisciplinary play-based assessment: A functional approach to working with young children*. Baltimore, MD: Paul H. Brookes.

National Network for Child Care-NNCC (1995). Ages and stages: Individual differences. In L. Oesterreich, B. Holt, & S. Karas (Eds.), *Iowa family child care handbook* (pp.191-192.) Ames, IA: Iowa State University Extension.

Ratcliff, N. (1995). The need for alternative techniques for assessing young children's emerging literacy skills. *Contemporary Education, 66*, 169-171.

Shepard, L. A. (1994). The challenges of assessing young children appropriately. *Phi Delta Kappan, 76*, 206-212.

Youngstrom, M. J. (2002). *The occupational therapy practice framework: Domain & process*. Presentation by the American Occupational Therapy Association Commission on Practice.

Vacc, N. A., & Ritter, S. H. (2002). ERIC Digests. Assessment of preschool children. Retrieved January 14, 2002, from http://www.ericfacility.net/ericdigests/ed389964.html.

The Zero National Center for Clinical Infant Programs: Three New Visions for Parents Work Group, Frequently used terms in developmental assessment. Retrieved January 14, 2003. from:

http://www.zerotothree.org/glossary.htm.

9장

부모와 교감하기

Interacting With Families

단원의 목표(Chapter Objects)

- 아동을 주로 다루는 보조작업치료사가 직면하게 될지도 모르는 다양한 가족상황들과 생활환경 등에 대한 이해
- 아동의 발달상 기술습득을 촉진시켜야 하는 보조작업치료사들의 환경과 역할에 대한 인지
- 아동의 최근 생활경험 속에서 만들어진 개별적인 강한 애착에 대한 이해
- 아동을 다루는 보조작업치료사가 마주칠 수도 있는 부모와 아동간의 관계에 영향을 미치는 다양한 양육 스타일에 대한 인지
- 가족들과 그들의 아동을 다룸에 있어서 사용되어지는 전략들에 대한 아이디어의 획득

소개(Introduction)

아동을 주로 다루는 보조작업치료사들(OTA)로서 당신은 각각의 아동 만큼 그들의 부모들과도 교류하게 될 것이다. 이번 장은 부모들과 그들의 아동에 대한 당신의 지식을 강화시키고 확장시키는 정보를 제공할 것이다. 부모들과 함께 하게 될 당신의 업무를 지지하고 가이드해주기 위해서는 가정 시스템에 영향을 미치는 배경(context)(AOTA, 2002)들에 대한 지식이 유용할 것이다. 이러한 배경들은 또한 아동의 행동과 그 수행결과에 많은 영향을 끼친다.

엄마 자궁 안에서의 보호와 편안함을 누렸던 신생아들의 경우, 다가오는 앞으로의 세상에서 많은 어려움에 직면하게 된다. 광대한 세상에 처음으로 직면하게 됨으로써 그들은 돌봐주는 사람과 복잡하게 얽힌 관계를 형성하게 되고 돌봐주는 사람과 아동 사이에서는 긴밀한 유대감이 형성되게 된다. 일단 세상의 첫 번째 관문에 진입하게 되면 아동이 태어나거나 놓여진 곳의 다양한 환경과 가정이 있게 된다. 보조작업치료사로서 당신의 역할은 새롭고 익숙하지 않은 상황에 놓여진 아동과 같이 그 상황에서 대처하는 것이다. 이 장에서는 다양한 생활환경과 보육상황에도 불구하고, 아동과 돌봐주는 사람간에서 생성되기 시작하는 관계에 대한 관점을 논의하게 될 것이다.

양육 스타일(parenting style)은 당신이 새로운 가족들을 만날 때 고려해야 할 중요한 요소이다. 양육 스타일의 저마다의 방법은 보통 각각에게 가장 편안하거나 익숙한 방법으로 이루어진다. 당신이 부모들과 함께 양육에 대해 고민한다는 것은 다른 방법들보다는 훨씬 더 나을 수 있다. 하지만 상황에서의 올바른 판단보다는 가족 내에서의 역동적인 관계들이 더욱 중요하다는 것을 명심하여야 한다(Bruch, 1974). 만약 당신이 아동을 다루는 스타일이 현재의 상황에 배치된다면 당신의 치료전략을 조정해야 한다. 다양한 부모의 양육 스타일을 존중하고 이해하는 것은 당신의 부재를 대신하기 위해

표 9-1

Bowlby의 애착 발달에 대한 아동의 경험 단계

단계	연령	설명
I	출생시부터 1-2개월	아동은 애착대상을 주변의 다른 것들과 구분하지 못한다.
II	1-2개월부터 6-7개월까지	아동이 애착대상을 시각적으로 구분할 수 있다.
III	6-7개월부터 2-3세까지	애착대상들이 정확히 구분되고 지속된다.
IV	2-3세 이상	두 가지 방향성의 애착이 존재한다.

서라도 또한 부모와 함께 효과적인 치료전략을 수립하는 데 매우 필수적이다.

하나의 가정 타입을 이해한다는 것은 아동과 함께 당신을 업무를 수행해야 할 전략을 개발한다는 측면에서 매우 중요하다. 가족과 양육 스타일(Fields & Casper, 2000)에서의 차이를 이해한다는 것은 효과적인 치료에서 매우 필수적이다. 또한 이러한 이해는 어떠한 사회에서건 다양한 상황에서의 객관성과 포용성을 넓혀준다.

당신의 언어적 혹은 비언어적 부모들, 가족들, 그리고 아동과의 교감은 건강하고 지지적인 치료환경을 조성하는 데 도움을 줄 것이다. 이러한 교감들은 당신이 당신의 치료적 관계를 맺는 데 가장 기본이 되는 요소이다. 이 장의 마지막 부분에서는 당신이 가족과 그들의 아동을 방문할 때의 필수적인 정보들을 제공할 것이다. 이제 아동의 첫 번째 관계경험과 애착관계에 대해서 이야기해보기로 하자.

애착(Attachment)

애착은 아동의 발달에 있어서 중요한 요소이다. 보통 첫 번째 중요한 돌봐주는 사람인 어머니뿐만 아니라, 아버지와 할아버지 또는 다른 돌봐주는 사람과 같은 신생아기에 보게 되는 다른 돌봐주는 사람과도 형성된다. Honig(2002)은 애착이라는 말을 아기 또는 아동과 그들의 일상의 삶에서 부분이 되며 보호해주는 어른들간에 생기는 아주 강한 감정적 유대관계라고 묘사하였다. 아동의 유대감은 태어나자마자 엄마와 생기는 것이 아니라, 태어난 후 지속적인 보호아래에서 엄마와 발생하게 된다. 애착이 형성되는 데는 결정적 시간들이 있는데 아동을 다루는 보조작업치료사로서 당신이 그것을 잘 아는 것은 발달상의 진보를 적합하게 맞추는 데 매우 유용할 것이다(표 9-1). 애착행동과 애착관계발달은 아동이 성인이 되기까지 계속된다. 애착의 중요성을 더욱 잘 이해하기 위해서는 이론에서 발달상의 진보와 그의 성장과정을 공부하는 것이 유용하다.

John Bowlby는 행동생물학자들(Charles Darwin과 그 추종자들)과 정신분석학자들(Sigmund Freud와 그의 추종자들)의 이론이 지배적인 시대에 애착이론을 개발함으로써 뜨거운 논쟁거리를 낳았다(7장 참고). 1907년에 영국에서 태어난 Bowlby는 의학을 연구했었지만, 24명의 조절이 잘 되어지지 않는 아동을 관찰하는 기관에서 근무를 하게 되면서 그의 관심은 행동생물학(동물의 행동을 연구하는)으로 옮겨가게 된다(Holmes, 1993). 이러한 아동이 직면한 어려움들은 약간의 충격과 함께 정신분석학 이론의 틀 아래에서 설명되어졌다. Bowlby는 아주 어린 아동에게서의 조기 경험의 중요성을 알게 되었고, 직접적이고 직관적인 관찰이 아동의 행동을 이해하는 데 매우 중요한 열쇠라는 것을 믿게 된다. 관찰과 이론화를 통해서 그는 아동을 둘러싼 환경들과 아동이 서로 상호작용을 하게 된다는 것을 알게 된다.

Bolwby는 이내 출생시 아동이 그의 엄마의 자궁이라는 환경에서 분리되어진 상황에 대해서 깊게 연구할 필요성이 있다는 생각에 지지를 하게 된다. 그는 또한 정신분석학이 아동의 엄마와의 자연적인 관계를 더욱 잘 이해하는 데 도움이 될 수 있다는 것을 알게 된다. Bowlby는 자연적으로 아동에게 부여되어지는 특징적인 행동들을 그들의 욕구를 그들의 돌봐주는 사람에게 어필하기 위해서 하는 행동들 즉, 울거나, 웃거나, 돌봐주는 사람에게 들러붙는다거나, 팔에 매달리는 행동들, 또는 기는 행동들의 일련은 그들의 생존과 연결되어진다고 생각하였다. Bowlby의 작업은 첫 번째 돌봐주는 사람과의 강력한 애착과 아동이 그들의 어머니와 떨어졌을 때, 표

표 9-2

Ainsworth의 애착 패턴들

패턴	*설명*
확고한 애착	아동은 안락함을 제공해주는 애착의 대상과 떨어지게 되었을 때 스트레스 반응을 보일 수도 있고 안보일 수도 있으며 다시 함께 있게 되었을 때는 행복한 반응을 보인다.
회피성	아동은 애착대상과 떨어지게 되었을 때, 스트레스 반응을 보이지 않으며 그와는 달리 다시 함께 있게 되었을 때는 스트레스 반응을 보인다-불안정한 애착의 형태
저항적이거나 애착 양방향성	아동은 애착의 대상과 떨어지게 된다는 것을 예상하게 되면, 강한 스트레스 반응을 보인다. 그리고 그러한 반응은 대상과 떨어지게 되면 계속되어진다. 그러나, 애착 대상이 돌아오더라도 그러한 스트레스 반응은 계속된다-불안정한 애착의 형태.
혼란형	아동은 불안정한 애착의 형태로서 일정한 형태를 띠지 않는다. 이러한 아동은 스트레스와 애착의 반응이 일정한 방향성을 가지지 않은 것으로 보이며 행동에 있어서도 예측 불가능하다.

현하는 슬퍼하거나 때를 쓰는 등의 강렬한 반응에 초점을 두었다.

Mary Ainsworth(1973)는 Bowlby의 이론을 아동과 어머니간의 애착관계의 타입을 연구하고 분류하는 데 사용하였다. 그녀는 우간다의 어머니들을 관찰함으로써 애착의 타입이 확고한 타입과 확고하지 않은 타입 두 가지의 큰 영역으로 분류되어질 수 있다는 것을 관찰하였다. 그녀는 현대적인 애착 이론의 틀을 제공하는 Bowlby와 함께 작업하면서 그녀의 발견과 그의 이론을 통합하려고 노력하였다. Ainsworth는 아마도 어머니의 존재 유무에 따라서 아동이 익숙하지 않은 환경에 놓여졌을 때, 어떻게 반응하는지를 관찰한 것을 가지고 애착의 강도를 평가한 것으로 가장 잘 알려져 있다. 이러한 절차는 Strange Situation(Ainsworth, Blehar, Waters, & Wall, 1978)에 언급되어 있으며 그 결과 Ainsworth는 애착의 3가지 패턴을 인지하게 된다. 그리고 1980년에 들어 Mary Main과 Judy Solomon(1986)은 아직 정해지지 않은 강력한 애착패턴이 있다는 것을 알게 된다. 이 4명 아동의 네 가지 애착 패턴은 표 9-2에 잘 나타나 있다.

당신이 아동과 그들의 집, 초기의 중재 시설, 학교 또는 임상 환경에서 작업을 하게 될 때 당신은 아동의 환경이라는 측면에서 아동에게는 익숙하지 않은 사람이 된다. 애착이라는 개념이 아동에게는 매우 중요한 것이라는 때문에 아동에게는 이러한 것들이 어려움으로 다가올 수 있다는 것을 유념하여야 한다.

양육 스타일(*Parenting Styles*)

아동 부모의 양육 스타일을 인지하는 것과 그것이 가정 내에 존재하는 역동성에 매우 많은 영향을 미치는 다는 것을 아는 것은 아동과 그들의 부모와 함께 작업함에 있어서 도움이 된다. Baumrind(1968;1971;1992)의 양육에 대한 연구에서 그녀는 다른 방법들보다 효과적인 몇 가지의 양육 스타일이 있다는 것을 알아냈다. 하지만 모든 부모들이 그러한 양육 스타일을 선택하는 것은 아니었다. 많은 이들이 그들의 부모에게 의해서 물려받은 스타일대로 양육을 하고 있었다. 몇몇의 가정들은 아동을 양육함에 있어서 다른 스타일의 양육을 보여주었다. 아동은 그들의 가족 구조 내에서 많은 어려움을 일으킬 수 있는 불합리한 행동들을 선택하곤 했다. 뿐만 아니라 일반적인 양육 스타일들도 가족단위 내에서 불합리한 양육 스타일로 인해 당신이 아동과 작업하는 데 직접적으로 또는 간접적으로 영향을 미쳤다.

Baumrind(1968; 1971;1992)는 '권위주의(authoritarian)', '권위 있는(authoritative; 허용적인 혹은 비직접적인)', '관대한(indulgent)', '참견하지 않는(uninvolved)' 과 같은 네 가지의 유형으로 양육 스타일을 나누었다. 각각의 영역 안에서 부모들이 그들의 아동을 조절하거나 사회적 경쟁력을 촉진시키기 위해 통제하는 정상적인 행동들의 범위가 있다. 어떠한 경우에서건 극단의 행동은 정상의 범위를 넘어서며 장애의 표시가 될 수도 있다. 가정 내에서 장애로 추측되어지는 표시들은 제공되어져야 하지만 당신이 훈련시키지 않아 부가적으로 도움이 필요하다는 일종의 빨간색 깃발로 여겨질 수도 있다. 그러한 경우에 당신은 즉시 그러한 상황에 도움을 받거나 당신의 상급자에게 도움을 요청하여야 한다. 당신의 역할은 당신의 전문적인 보조작업치료사 훈련을 위한 작업치료적 도움을 제공하는 것이라는 것을 명심하라.

권위주의(authoritarian) 부모는 비록 명백한 예상과 규칙이 존재한다 할지라도, 자신의 아동에 복종(때로는 맹목적인 복종)을 높게 요구한다. 아동은 부모가 그들에게 말한 것만을 행동하게 된다. 이러한 부모들은 그들의 아동을 덜 존중하는 경향을 보인다. 또한 이러한 부모들은 기대에 아동이 어긋났을 때 형벌적인 경향을 띤다.

권위 있는(authoritative) 부모는 그들의 자녀에게 자세한 설명과 함께 명백한 기준을 요구한다. 이러한 부모들은 아동을 존중하며 대화에 열려 있다. 권위 있는 부모들에게 존중은 명백하다. 훈련방법은 아동에게 합리적이며 지지적이다. 적절한 선택이 용이하다. Baumrind는 이러한 양육스타일을 받은 아동은 그들의 사회적 관계에서나 수용적인 행동들, 자신감 수준, 그리고 감정적인 통제측면에서 더욱 긍정적인 결과를 나타낸다고 하였다.

관대한(indulgent) 부모는 아동에게 요구하지 않는다. 이러한 부모는 잘못을 했을 때는 책임을 진다. 이러한 부모는 아동에게 종종 요구사항을 주기도 하지만 대결은 피한다. 허용은 이러한 부모들에게서 관찰되어진다. 관대한 부모들은 일반적으로 종종 미성숙하고 부족한 양육기술이다.

참여하지 않는(uninvolved) 부모는 그들의 아동에게 낮은 요구사항을 가지며 낮은 책임감을 보인다. 이러한 부모는 종종 간단히 무심하다.

어린 아동은 어른을 둘러싼 영역을 끊임없이 판단하며 어디에서건 빠르게 배운다. 이러한 영역은 부분적으로는 부모들의 양육기술에 의해서 확립되어진다. 아동이 경험하는 양육스타일의 결과로서 일어날 수 있는 복잡성을 이해하는 것은 가정 상황에 대한 당신의 이해를 확장시켜 줄 수 있고, 특징적인 아동을 위한 치료를 세밀하게 조절함에 있어서도 도움이 된다.

가족들(Families)

오늘날의 전형적인 부모들에 대한 묘사를 요청받게 되면 몇 가지 것들이 머릿속에 떠오르게 된다. 자신을 둘러싼 가족이라는 개념은 최초의 반응에 대한 일종의 필터역할을 하는 렌즈를 제공한다. 초기에 검토되어진 가족 시스템에 영향을 미치는 배경들은 고려되어져야 하는 하나의 이론의 틀이다. 사실 가족 시스템에 대한 묘사는 질문받은 사람들의 수많큼 많다. 즉 모든 사람들이 각기 다른 견해를 가지고 있는 것이다. 하지만 당신이 다양한 가족들과 그들의 아동을 위해서 일을 해야 할 때 중요시해야 할 중요한 정보는 있다. 아래의 정보들은 당신에게 모든 다양한 유형의 가정을 묘사해주지는 못한다. 하지만 그것들은 오늘날의 사회에서 일어나는 다양한 모델들에 대한 몇 가지 아이디어들을 제공할 것이다.

모든 가족 구성원들은 직접적이든 간접적이든 아동에게 사회적, 감정적, 물리적, 그리고 인지적 발달에 대한 영향을 미친다. 가족들과 일을 함에 있어서 주변의 환경들이 아동의 발달에 영향을 미친다는 것을 아는 것은 중요하며 당신의 작업도 마찬가지로 그러한 환경들에 의해서 영향을 받을 것이다. 작업치료사들에 의해서 인지되어진 7가지의 배경들이 있다(AOTA, 2002). 그것들에는 물리적, 문화적, 사회적, 개인적, 영적, 일시적 그리고 가상적인 배경 혹은 환경이 포함된다. 배경들에 대한 자세한 정보는 7장에서 논의되어졌을 것이다. 각각을 약술하면:

- *물리적 환경(physical context)*은 아동이 오감(촉각, 후각, 미각, 청각, 시각)을 통해서 직면하게 되는 것들을 말한다(AOTA, 2002).
- *문화적 환경(cultural context)*은 전통, 신념들, 영적인 것들 그리고 사회적 기대에 의해서 영향받는 그룹 행동들의 패턴들을 포함한다(AOTA, 2002).
- *사회적 환경(social context)*은 다른 타인들과 아동이 발전시키게 되는 관계들과 일상들을 포함한다(AOTA, 2002).
- *개인적 환경(personal context)*은 아동의 성별, 나이, 사회경제적 그리고 교육적 상태들과 같은 인구학적 특징들을 포함한다(AOTA, 2002).
- *영적 환경(spiritual context)*은 아동이 동기부여되거나 격려되어져서 얻게 된 목표들이나 목표의식과 같은 내적 자

원들을 포함한다(AOTA, 2002).

- *시간적 환경(temporal context)*은 그들의 수행과 발달에 영향을 미치는 시간과 장소의 측면을 포함한다(AOTA, 2002).
- *가상적 환경(virtual context)*은 아동이 타인들과 교류하기 위해 사용할 수 있는 기술적 방법들을 의미한다(AOTA, 2002).

공통적으로 이러한 7가지 배경들은 아동과 그들의 부모, 내지는 돌봐주는 사람의 삶에 강하게 영향을 미치며 치료 서비스가 제공되어져야 하는 방법에 미치는 영향 또한 크다. 지난 40년 또는 50년 동안의 미국 가정 내에서의 드라마틱한 변화는 전세계적인 사회들의 변화의 좋은 예이다. 미국 가정 내에서의 변화는 그들의 경제적 기회들, 가족 기반, 정치적 긴장들 그리고 전쟁과 같은 다양한 요인들로 인해 여타의 다른 나라들보다 다소간 급속했고 드라마틱했다. 전세계적인 사회의 계속적인 증가는 더욱 드라마틱한 변화를 이끌어낼 것이지만 미래에 있어서 나라간의 차이는 덜할 것이다. 하지만 가족 타입의 다양성은 계속될 것이고 증가할 것이다.

약 50년 전의 미국사회를 돌이켜보면 양친을 가진 개인들의 비율이 85%에 달했고, 양친을 구성하는 아동의 대다수가 두 명의 생물학적 부모를 가진 것으로 나타났다. 오늘날 양친 가정들의 비율은 55%로 낮아졌다(Fields & Casper, 2000). 부가적으로 단일 부모나 인종이 다르거나, 수양되거나 그리고 확장된 가족들과 같은 다른 유형의 가정 타입의 성장이 미국 가정의 모습을 바뀌게 했다. 인종간의 결혼이나 문화가 뒤섞이는 것과 같은 가정의 복잡성과 다양성이 부가되어졌다.

지난 반세기 동안의 가정의 표상은 오늘날의 가정의 모습과는 다르다. 부모들이 일하는 동안 집에 있게 되는 아동은 보통 그들의 깨어 있는 대부분의 시간은 집밖의 보호소에서 보내게 된다. 기술의 진보는 미국 가정에 엄청난 영향을 미치는 또 다른 요소이다. 아동은 예전에는 생각하지 못했던 텔레비전이나 컴퓨터 다른 전기장비들에 노출되게 되었다. 그곳에는 이전에는 경험하지 못했던 많은 것들이 담겨 있고 배울 수 있게 되었지만 이전보다 더욱 더 많은 제한사항들도 발생하게 되었다. 예를 들면, 컴퓨터와 다른 전자기기들의 발전은 매우 빠르게 우리들의 집이나 환경에 많은 정보들을 가져다주게 된 반면에 그들의 인성에도 그들이 원하지 않던 폭력적인 정보들을 가져다주어 영향을 주게 되었다. 가정과 그 사회의 바깥에서의 공포 등과 압력들은 예를 들면, 증가된 범죄, 사회적 간극, 그리고 테러리즘들은 가정이 꾸려지는 방법에 변화를 주게 된다.

특징적인 가정 타입들에 대해서 토론하기에 좋은 방법은 그 나라의 인구학적인 측면을 보는 것이다. 미국의 경우 인구학적 데이터는 가정들이 어떻게 존재하는지, 어디서 오게 된 상황들, 그들이 어디에 위치하는지와 관련된 유용한 정보들을 제공한다. Hodgkinson(2003)은 미국에서의 인구학적인 추세를 관찰해왔으며 아래의 정보들을 제공했다. 경제적 인구통계를 보게 되면, 우리는 미국 아동의 5명 중의 1명은 빈곤 속에서 자라난다. 부가적으로 오늘날 개인의 경제적 상태는 종종 학교에서의 성공이나 실패의 예측인자로서 작용한다. 흥미롭게도 양친 가정들을 제외하고 각각의 경제적 계급 아래에서 가정들의 다른 타입들을 증가하고 있으며 이에 따라 아동의 교육적 결과도 영향을 받았다. 이와는 대조적으로 50년 전에는 윤리적 배경이 미국 학교에서의 성공이나 실패를 결정짓는 주도적인 요소였다(Hodgkinson, 2003). 이러한 인구학적인 정보들에 기초해서 아래의 절에서는 오늘날의 사회에서 확인되는 몇 가지 가정의 타입들을 논의하고자 한다.

두 부모 가정들(Dual Parent Families)

1970년대에 들어 대략 가정의 타입 중 85%가 오늘날의 70%보다 많은 두 부모 가정으로 확인되어졌었다. 이 가운데 70%, 오늘날의 경우 50%가 두 명의 생물학적 부모들이 있는 가정 타입이다. 이러한 70% 안에는 혼합되거나 입양되어져 양육되는 가정들로 구성되어진다(Hodgkinson, 2003).

혼합된 가정들은 이혼 비율의 증가와 싱글이거나 이혼하거나 배우자를 잃은 부모들의 재혼의 증가로 인해 증가하게 되었다. 입양된 아동은 혼합된 가족들의 특징으로 포함되어진다. 게이나 레즈비언 커플들 또한 혼합된 입양된 가정들의 범주에 포함되어진다. 가정의 새로운 조합은 새로운 의형제나 의자매를 만들어냈다. 경제적 상황이 소득의 합침의 결과로 향상되어지는 반면에 아동에게는 새로운 집, 새로운 이웃들, 다른 학교 또는 아동 양육 체계, 그들에게 주어진 공간의 나눔, 새로운 배우자 또는 다른 아동으로 인한 그들의 부모들의 관심의 나눔 등이 직면해야 할 새로운 어려움으로 작용하게 되었다.

아동은 이러한 새로운 상황들을 언제나 이해하지는 않으며 새로운 의형제를 그들의 부모들이 더 좋아한다고 받아들일지도 모른다. 아동은 언제나 그들이 왜 그들의 오래된 집을 떠나야 하는지 다른 이들에게 그들의 영구적인 영역을 침범당해야 하는지 이해하지 못한다. 이혼이나 죽음이 상황에서 아동은 그들 자신에게서 분리나 상실의 이유를 볼 수도 있다. 혼합된 가정의 각각의 부모들은 새로운 아동과 기존의 아동에게 그들의 역할을 명확히 해야 할 필요가 매우 중요해진다. 새로운 상황에 많은 이점들도 있지만 거기에는 또다른 아동의 대화나 사회성, 그리고 처리기술들과 관련된 많은 어려움들도 있다(AOTA, 2003).

단일 부모 가정들(Single Parent Families)

단일 부모 가정들에 대한 보고는 지난 3십년 동안 두 배에 이르렀다(Fields & Casper, 2000). 대략 전체 미국 아동의 25%가 이 그룹에 해당한다(Fields & Casper, 2000). 단일 부모는 종종 기존의 부모들이 받았던 스트레스보다 더 많이 받는 것으로 나타난다. 부모가 이혼으로 인해 단일부모가 되게 된다면 가정 내에서 부가적으로 감정적 혼란을 겪는 기간을 가지게 되고, 계속적으로 해결되지 않는 문제들이 발생하게 된다. 두 명의 부모에서 단일 부모로 가는 과정동안 발생되는 양육 스트레스는 직간접적으로 가정시스템 내에 있는 아동에게 영향을 미친다.

단일 부모의 가정은 둘일 때와는 달리 하나의 직업이 되기 때문에 보다 많은 책임을 지게 된다. 이것은 단일 부모에게는 무거운 짐일 수 있고, 두 명의 수입이 이제는 단지 하나의 수입만 가능해지게 됨으로써 복잡한 상황에 이르게 될 수 있다. 단지 몇몇의 상황에서는 괜찮을 수도 있지만 대다수의 많은 단일 부모에게는 부가적으로 많은 책임이 부가되어 단순하지 않은 상황에 놓여지게 된다.

다양한 세대의 또는 확장된 가정 (Multigenerational or Extended Families)

오늘날 다양한 세대의 가정들은 점점더 일반적이게 되고 있다. 두 세대가 같이 함께 사는 가정들이 생긴 것이다. 거기에는 할아버지, 삼촌들, 그리고 사촌들도 포함된다. 이러한 상황에서는 구성원들 모두가 아동의 양육에 기여하게 된다.

몇몇의 미국 원주민들은 오랫동안 다세대의 가정 모델을 유지해왔다. 미국 남서부 원주민 부락 사회에서는 가정의 모든 멤버들과 사회를 구성하는 구성원들이 자녀의 양육에 관여하는 것이 특이한 것이 아니다. 오늘날의 몇몇 상황들과는 달리 이러한 가정 타입은 홀로 경제적 고려사항의 기초하에서 만들어진 것이 아니라, 전통적 관습이나 생존과 관련된 요소아래에서 만들어졌다. 하지만, 몇몇의 다양한 세대의 가정들은 경제적인 이유로 함께 살아간다. 예를 들면, 다른 나라에서부터 미국으로 이민을 해온 몇몇 이민집단들은 가족들이 직장을 얻고 집을 구하거나 새롭고 이상한 세상에서 살아갈 자신감이 생길 때까지 친척들과 같이 함께 산다. 이러한 상황은 아동이 많이 포함되어 있다면 특히, 스트레스가 발생할 가능성이 많다. 할아버지, 고모, 삼촌 그리고 사촌들은 종종 아동을 어떻게 양육하느냐에 따라 환영할 수도 환영하지 않을 수도 있다. 새로운 생각들과 전통적인 것들이 함께 혼합되면서 몇몇의 것들은 좋을 수도 혹은 나쁠 수도 있다.

인종이 섞이거나 문화가 섞여진 가정 (Interracial and Intercultural families)

인종이나 문화가 혼합된 가정들은 다른 인종, 문화 그리고 윤리적 그룹으로 구성된 부모를 가진 상황이다. 인구학적인 면으로 다시 돌아가보면 Hodgkinson(2003)은 2000년 인구조사에서의 변화에 의해 파생되어진 인종에 관한 우리들의 사고가 두 가지의 큰 흐름으로써 요약되어진다는 것을 발견하였다. 첫째로, 인종의 구분이 모호해졌으며 둘째로, 중국인이나 일본인들 그리고 한국인들이 문화적으로 군집되어지는 것과 같이 인종보다는 그들의 국가적인 기원에 근거해서 모여지는 것을 더 선호한다는 것이다. 오늘날 비록 문화적인 한데 묶여져서 군집되어지고는 있지만, 더욱 더 많은 다른 인종간의 결혼은 증가하고 있다. 이러한 현상은 19세기의 유럽인들이 이주해옴으로써 이루어졌던 문화적 그룹별로 형성되고 그들의 문화 그룹간에서 결혼이 이루어졌던 것과는 대조적이다. 예를 들면, 이탈리아인들은 아일랜드인들과 결혼하고 독일인들은 폴란드 사람들과 결혼을 하였다. 현재 초기 유럽 이민자들의 약 15%는 아일랜드인들끼리는 아일랜드인들끼리, 독일인들은 독일인들끼리, 폴란드인들도 마찬가지로 그들끼리 결혼해 있다(Hodgkinson, 2003). 미국으로 건너온 지 몇 세대가 지난 유럽인들의 경우 그들의 문화적 가계도 섞여져 있다. 비록 흔하지는 않지만 19세기의 경우 그 당시의 경우에는 유럽계 미국인들이 아프리카인들이나 아시아인들과 결혼하는 경우도 있었고, 오늘날의 경우 그러한 경우들이 더욱 증가하고 있다(Hodgkinson, 2003). 이렇게 인종이나, 문화, 그리고 민족성이 섞여진 가정들의 경우 그로 인한 즐거움도 있지만, 내외적으로 겪게 되는 어려움도 있다.

노숙자 가족(Homeless Families)

오늘날 아이가 있는 노숙자 가족이 증가하고 있는 추세이다(1998, U.S. Conference of Mayors). 가장 중요한 노숙의 원인은 가용 주택의 부족과 그에 더해진 가난이다. 복지 프로그램을 개정하는 것 또한 가족을 노숙자로 만드는 요인이었다. 알코올 중독, 약물 중독과 그에 더해 직업을 갖고 가정을 책임져야 하는 개인 능력의 정도에 더해 감당할 수 없는 문제적인 상황을 만들어내는 학대 등의 부가적인 문제 또한 노숙자가 되는 원인 중의 하나일 가능성이 있다. 노숙자 중 거의 3분의 1이 직업을 갖고 일을 하지만, 최소 임금으로 일을 하며, 월세를 낼 수 있는 정도의 충분한 임금을 벌지 못한다. 모순되게도, 수많은 가족들이 일을 시작하면서 복지 혜택이 중단되어 주택보조금을 받지 못하게 되며 그 결과 노숙자가 된다(Children's Defense Fund, 1998, National Coalition for the Homeless, 2001). 학대하는 가정 상황 또한 수많은 배우자들이 아이가 있음에도 가정을 떠나는 원인이며, 따라서 이들은 대안 주택을 찾아 내몰린다. 이들 한 부모 가정 또한 노숙자 범위에 빈번히 포함된다.

공공 주택의 입주는 거의 28개월 가량 기다려야 차례가 오며, 따라서 많은 가정들이 "보호소에 남아있거나 부적당한 주택 대책으로 기다리는 수밖에 없다. 결과적으로, 그 밖의 다른 노숙자 가족들이 이용 가능한 보호소가 거의 없고, 그들은 거리에서 살거나 다른 보호시설을 찾아야 한다"(National Coalition for the Homeless, 2001).

노숙자가 됨으로써 관련된 모든 것에 부정적인 영향을 끼친다. 노숙 상황에 처해 있는 아동은 특히나 취약하다. 이 상황은 아동을 건전하지 못한 상황으로 내몰고, 광범위하고 다양한 발달을 상당히 지연시키는 위험성을 내포하며, 신체적, 인지적 그리고 사회적, 정서적인 어려움을 겪게 한다.

10대 청소년 부모(Teenage Parents)

10대 청소년 부모들은 미숙함으로 인해 수많은 어려움을 겪으며, 부모가 되었다 하더라도 10대 청소년들은 여전히 어린 아동이며, 때로는 고등학교를 마칠 수도 없고 그들 자신이나 그들의 자녀들을 적절하게 보호할 만큼의 임금도 받을 수가 없다. 이러한 가정에서 자라는 아동 또한 그들이 성장하는 현실에 직면한 어린 부모처럼 위험에 노출된다. 10대 부모의 부모가 돕기로 나서고 도움을 줄 수 있겠지만, 아기를 키워야 하는 절대적으로 필요한 책임으로 인해 표면에 드러나는 경제적인 어려움 같은, 감정적인 어려움과 다른 문제들이 잠재한다. 임신은 10대가 아이를 출산하는 것으로 인해 건강의 위험이 높아지고 이 위험은 종종 빈약한 영양 습관이 있는 청소년 행동과 혼동된다. 덧붙여서, 10대 임신으로 인한 분만과 산 전후 치료에는 관심을 덜 한 것으로 밝혀졌다(National Institutes of Health, 2002).

입양 가족/수양 가족 (Adoptive Families/Foster Families)

출생하고 나서 혹은 출생한지 얼마 되지 않아서 입양된 아동은 그 이후에 생부모가 키운 아동과 같은 비율의 발달 단계를 보인다. 그렇다 하더라도, 입양된 아동이 역기능 가정 상황에서 사는 동안 첫 돌봐주는 사람과 건강한 애착 관계를 경험할 기회를 갖지 못하는 혹은 중요한 발달 단계에서 광범위한 경험을 하지 못하는 어려움을 겪는다(7장 참고: 초기발달의 개요). 그러한 경우에, 문제는 입양된 후에 나타날 수도 있고 혹은 이전에 획득한 사회적, 감정적, 인지적 혹은 신체 발달 능력에 따라서 후천적인 발달 단계에서 나타날 수도 있다. 추가로, 어떤 잠재적인 문제를 기록한 의학 이력이 거의 없다면, 입양 아동은 입양 시기에 나타나지 않은 유전적 형질이 있을 수 있으며, 이것은 인생 후반기에 예상치 못했던 문제로 전개될 수 있다.

이것은 임시 상태이며 최상의 상태에서 생활하는 것이 아닐 수도 있어서 수양 가정에서 생활하는 아동은 이미 어려운 상황에 있는 것이다. 임시 가족은 아동의 가정 상황이 해결되거나 입양 부모가 나타날 때까지 아동이 있을 곳을 사회복지시설이 마련하는 수용 시스템이다. 아동은 빈번히 수양 가정에 반복해서 배치되고, 하나 이상의 다양한 수양 가정에서 성인으로 성장할 가능성이 있다. 이러한 상황에서 아동은 영구적인 가족 구성원일 수 없다. 수양 아동의 입양율은 과거 10년 동안 증가하고 있는 반면(Childrens' Defense Fund, 2001), 수많은 아동은 여전히 영구적인 가정이 없는 채 남아 있다.

이민 가정(Immigrant Families)

전쟁, 경제적, 교육적, 직업 전환 그리고 정치적 망명 같은 것을 포함하여 다양한 이유로 인해 외국으로 삶을 전환하려 많은 가족들이 그들의 모국을 떠난다. 수많은 이들 가족은 그들이 안착하는 다른 나라의 새로운 주거지에 대해 거의 아는 것이 없는 채 도착한다. 미국 전역에 수많은 이민 가족이 있다. 이민 가족의 가치와 전통은 그들에게 중요하고 새로운 나라에서 그것을 유지하기에는 어렵다. 예를 들면, 주변 사회의 언어를 습득하는 것은 학교, 직업과 의료 시설 같은 사회 제도에 편리하게 접촉하는 데 필요한 것이다. '토박이' 가(좀 일찍 이주해온 이민자들) 인식하지 않을 수 있는 다양한 이유로 이민 가정에 대해 저항하거나 수용을 꺼리고, 결과적으로 부적절한 방식으로 논쟁을 하고 고심하게 될 수도 있다. 일단의 '토박이' 집단은 수많은 요인으로 이민자들을 향해 적개심을 일으킨다. 이들 요인은 언어 장벽으로 인한 의사소통이 잘 안 되는 것을 포함하여, 인식된 직업기회 상실, 그리고/혹은 종교적 차이의 이해 부족이나 편협함 등을 들 수 있다. 이것은 이민자 가족에게 상당한 스트레스를 유발한다. 이 불화가 부모와 그들의 자녀에게 미칠 영향을 인식하는 것이 중요하다. 사회적으로, 지적으로, 감정적으로, 신체적으로, 학교는 이민자 자녀에게 특히 어려운 환경으로 드러날 수 있다.

돌봐주는 사람-아동 관계 (Caregiver-Child Relationship)

보조작업치료사(OTA)로서 당신의 역할에서, 당신은 여러 유형의 가족 형태와 상호작용할 것이다. 부모의 양육 방식, 애착 문제, 가족 형태와 아동의 행동에 영향을 미치는 정황은 당신이 작업하는 데 도움을 주기도 하고, 방해를 할 수도 있다. 아동과 함께 작업할 때 부딪치게 될 다양한 상황에 영향을 끼치는 수많은 요인을 이해하는 것이 중요하다. 그렇다 해도 더 중요한 것은, 당신이 이상적으로 생각하는 가족을 그리며 그 가족 구조를 바꾸는 것이 당신이 일하는 분야에서 할 역할이 아니라는 사실을 인지하는 것이 중요하다. 오히려, 이 분야에서 가족을 돕고 아동이 그들의 상황을 잘 처리하도록 도우며 적절하고 필요한 치료적인 중재를 통해 가족과 아동에게 도움을 주는 것이 당신의 역할이다.

한 가족을 대면하면, 우리 각자가 표현하는 언어 및 잠재적인 비언어적 행동 패턴을 통해 몇 가지 아이디어와 인지가 무의식적으로 빈번히 나타나게 될 것이다. 언어 및 비언어적 단서 해석에 따라 반영하는 것이 중요하고 한 사람으로서, 또한 한 보조작업치료사로서 여러분에게 미치는 그들이 갖고 있는 미묘한 영향을 인식하는 것이 중요하다. 아동과 그의/그녀의 가족/돌봐주는 사람과 작업하는 것이 간단히 처리될 수 없으면 당신 스스로 발견한 미묘한 영향을 받는 상황에 대해 우려감을 확인하기 위해 몇 가지 인식을 재확인한다. 이들 우려가 발생하면, 적절한 때에 즉시 지도 주임과 이것을 논의해야 한다. 특히 현재 학대나 방치의 표시가 있다면, 특별히 즉각 논의해야 한다.

이러한 상황에서, 상황에 대해 적절한 보고를 하여 아동에 대한 보호를 요청한다. 치료적 중재가 보이지 않는 그러한 지역에서 아동의 상섬을 인식하는 것이 또한 중요하다. 아동이 필요로 하는 지원을 마련하는 데 이러한 장점을 이용할 수 있다.

의사소통(Communication)

여러분이 함께 작업할 아동은 능력과 기질 면에서 광범위할 것이다. 수많은 아동을 좌절하게 하고, 화나게 할 것이다. 부모들 또한 그들의 중심 가치를 갖고 있을 것이다. 여러분이 받는 협조와 상관없이 아동을 돕기 위해 거기 있다는 것을 명심해야 한다. 가족 중심 모델을 기준으로 해서(2장 : 작업치료의 기초와 4장 : 치료의 협력모델 참고), 작업을 시작하기 전에 가족과 아동이 어떠한 기대를 갖고 있는가를 이해하는 것이 치료 결과에 긍정적인 영향을 미친다. 가족/돌봐주는 사람의 기대는 작업치료사가 개발한 목적과는 상당히 다를 수도 있고, 혹은 작업치료사/보조작업치료사와 협력적일 수도 있다. 따라서 여러분 작업에 초점을 두는 아동에게서 나타날 가능한 결과를 분명하게 한다. 또한 아동과 여러분이 하는 작업을 가족이 강화할 수 있는 방법에 대한 지침서를 제공하고자 할 것이다. 여러분의 작업은 단순히 한 치료 회기동안의 시작과 끝이 아니라는 것을 기억하라.

우선 가족과 접해보면, 그 가족들이(관련된 성인과 아동을) 어떻게 처리하고자 하는지에 대해 약간의 정보를 얻는 데 도움이 된다. 아동의 나이에 따라서, 그나/그녀가 좋아하고 싫어하는 것에 대해 아동과 잠깐 이야기를 나누는 것이 유익하다. 이것은 아동의 마음을 편하게 해주며 아동에 대한 정보를 얻을 수 있다. 그러한 질문은 진심을 다해야 하며 아동에 대해 더 많이 알고자 하는 순수한 관심을 반영해야 하며, 심기를 거슬리지 말아야 한다.

가족과 아동과 접촉 초기에 비언어적 의사소통은 정보를 획득하고 또한 관련된 이들에게 메시지를 전달하는 데 중요하다. 보조작업치료사로서 여러분의 역할을 할 때 만나는 타인들과 이야기를 하면 비언어적으로 여러분이 제공하는 정보와 여러분 자신에 대해 알게 된다. 이후에 이 정보가 여러분이 말한 단어로 구성되었는지 아닌지에 대해 반성하고 생각하라.

가능하면, 여러분이 작업을 하는 과정에서 가족-자녀간에 상호작용을 관찰하라. 관찰하는 것은 여러분의 작업 특징을 최대한 능률적으로 활용하는 데 도움이 된다. 가족/아동의 상호작용이 치료에 비생산적이면, 고려하여 지도주임과 논의하는 동안 전략을 짜고자 할 수도 있고, 더 긍정적으로 치료 결과에 영향을 미치는 그러한 행동을 교정하는 활동 계획을 개발하고자 할 수도 있다.

요약 (Summary)

이 장은 여러분이 함께 일하게 될 아동의 삶에 영향을 미칠 수 있는 수많은 요인의 간략한 스냅 샷을 제공했다. 작업 치료 실습을 위해 순수하게 여러분이 개발한 기술 영역 밖에서 관련된 복잡성을 이해하는 것이 작업하는 데 편안한 플랫폼을 제공하고, 더 효과적으로 여러분이 가족과 아동과 일할 수 있는 플랫폼을 제공한다.

보조작업치료사로서 여러분의 역할은 수많은 어려운 주제를 다루며 그의/그녀의 가족과 아동을 돕는 데 중요하다. 여러분이 모든 것을 해결하기 위해 거기 있는 것이 아니며, 여러분의 작업의 특성은 그 가족이 받는 총체적인 도움과 지원을 받도록 도움을 주는 것이다. 여러분은 아동의 가장 중요한 대변자 중의 하나이다.

사례연구(Case Study)

7세 아동에게 치료 작업을 제공하기 위해 한 가정에 들어간다. 부모는 직장에서 종일 근무하며 때로 저녁 7시까지 집에 오지 않는다. 학교 가기 전과 방과 후에 아동을 주로 돌봐주는 사람은 할머니다. 할머니는 여러분이 집으로 들어오는 것을 환영하고 여러분은 어떤 치료를 제공할 것인지 할머니에게 설명한다. 아동과 당신이 작업을 시작하면서, 당신이 하는 작업과는 반대로 할머니는 점점 충고하는 것으로 방해하면서, 당신이 아동을 망치고 있다고 생각한다. 그녀는 타국에서 왔으며, 그녀가 여러분에게 설명할 때 영어를 사용하지만, 어떻게 그녀가 당신이 설명하는 것을 잘 이해하는지 알 길이 없을 정도다. 또한 당신이 아동과 작업을 하는 동안 그녀는 지켜보며 여러분에게 해준 몇 가지 설명으로 당신은 겁도 좀 먹었다.

이 상황을 어떻게 처리할 수 있는지 논의하라. 당신은 이 여자의 도움이 필요하지만, 그녀는 당신이 아동을 돕는 데 아무것도 할 수 없게 하는 견고한 장애물이기도 하다. 미래의 보조작업치료사처럼, 당신의 수완에 따라 이것을 해결할 방법을 곰곰이 생각하라.

적용활동 (Application Activities)

1. 모순되는 양육 형식이 있는 상황을 고려하라. 엄마는 명령적이고 아버지는 권위주의자다. 당신이 없는 때에도 당신은 지속적으로 아동을 위해 적절한 치료 과정을 전개하고자 한다. 치료 목표 달성을 향한 과정은 분명하지만 인내와 시간이 필요하다. 게다가 아버지는 자녀가 치료 목표를 달성하기 위해 "재촉 당한다"고 느끼고 반면에 어머니는 자녀가 결정한 속도에 따라 진행해가는 것으로 준비되어야 한다고 느낀다. 당신의 접근 방식을 논의하고 당신의 선택을 지원하라.
2. 가족 상황은 역기능적으로 나타나고 그 가정환경에서 학대 행동이 존재할 가능성이 있다. 당신은 아동의 이마에 푸른 멍 자국을 발견하고 그의 손등에 다른 멍 자국을 발견한다. 양 부모는 아동이 서투르고 자주 넘어지거나 잘 부딪힌다고 항변하며 아동의 멍 자국에 대해 심하게 항변한다. 아동과 당신이 작업할 때, 당신이 치료를 시작하

면서 아동이 곁눈질을 하는 것을 발견한다. 문제가 있다고 생각하는가? 어떻게 작업을 계속할 것인가?

참고문헌(References)

Ainsworth, M. (1973). The development of infant-mother attachment. In B. M. Caldwell & H. N. Riccuiti (Eds.), *Review of child development research*. (Vol. III). Chicago: University of Chicago Press.

Ainsworth, M., Blehar, M., Waters, E., & Wall, S. (1978). *Patterns of attachment*. Hillside, NJ: Lawrence Erlbaum Associates.

Baumrind, D. (1968). Child care practices anteceding three patterns of preschool behavior. *Benetic Psychology Monograph, 75*, 43-88.

Baumrind, D. (1971). Current patterns of parental authority. *Developmental Psychology, 4* (Monograph 1), 1-103.

Baumrind, D (1992). The influence of parenting style on adolescent competence and Substance use. *Journal of Early Adolescence, 11*(1), 56-95.

Bruch, H. (1974). *Learning psychotherapy*. Cambridge, MA: Harvard University Press.

Children's Defense Fund. (2001). *The state of America's children – Yearbook*. Washington, DC: Children's Defense Fund.

Children's Defense Fund and National Coalition for the Homeless. (1998). *Welfare to what: Early findings on family hardship and well-being*. Washington, DC: National Coalition for the Homeless.

Casper, L., & Bryson, K. (1998). *Household and family characteristics: March 1998 (Update), Current population reports*. p. 20-515. Washington, DC: U.S. Census Bureau.

Fields, J., & Casper, L. M. (2001). *America's families and living arrangements. March 2000. Current Population Reports*. p. 20-537. Washington, DC: U.S. Census Bureau.

Hodgkinson, H. (2002). Changing demographics: A call for leadership. In W. Owens & L. Kaplan (Eds.), *Best practices, best thinking, and emerging issues in school leadership*. pp. 3-14. Thousand Oaks, CA: Sage.

Holmes, J. (1993). *John Bowlby and attachment theory: Makers of modern psychotherapy*. Routledge: London.

Honig, A. S. (2002). *Secure relationships: Nurturing infant/toddler attachment in early care settings*. Washington, DC: National Association for the Education of Young Children.

Main, M., & Solomon, J. (1986). Discovery of an insecure disorganized/disoriented attachment pattern: Procedures, findings and implications for classification of behavior. In M. Yogman & T. B. Brazelton (Eds.), *Affective development in infancy*. Norwood, NJ: Ablex, pp. 95-124.

National Coalition for the Homeless. June 2001. Fact Sheet #7. Retrieved November, 2, 2002 from http://www.nationalhomeless.org/families.html

U.S. Conference of Mayors. A Status Report on Hunger and Homelessness in America's Cities: 1998. Washington, DC: U.S. Conference of Mayors. Retrieved October 15, 2002 from http://www.usmayors.org

10장

어린 시절과 연관된 일반적인 진단

Diagnoses Commonly Associated With Childhood

단원의 목표
(Chapter Objects)

- 중요한 심리적 장애와 어린 시절의 상황을 전개
- 정상적이고 비정상적인 아동 행동에 대한 이해의 강화
- 아동 행동평가 방식에 대한 이해 증가

소개
(Introduction)

지난 20년은 뇌와 행동 사이의 관계에 대한 이해가 증가되어왔다. 뇌와 행동을 이해하는 이러한 발전에도 불구하고, 심리학 분야에서 발전이 변함없으며, 뇌와 행동에 대한 이해는 보건 전문에 적용되어, 이전 문제를 평가하고 진단함으로써, 건강 조절과 결과에 더 큰 기회가 되었다. 소아 인구와 작업하는 보조작업치료사(OTAs)는 일반적인 어린 시절 장애로 진단 받거나, 2차적인 정보(collateral information)와 관찰이 진단을 위한 질문에 명확하게 답을 줄 수 있는 심리 검사 과정을 받는 아동을 만나는 독특한 위치에 있다. 이 장은 대부분은 신경인지, 신경발달, 유전, 물리적 및 정형 외과적, 그리고 후천성 질병, 장애 그리고 어린 시절과 관련된 증후군(행동 양식)에 관한 몇몇 자료를 간략하게 점검할 것이다.

어린 시절과 관련된 일반적인 진단에 관한 논의를 진행하기에 앞서, OTAs에 이용하는 유용한 도구를 참고하는 것이 중요하다. *정신장애-Fourth Edition, Text Revision,* 또는 *DSM-IV-TR*. 이 교재는 심리학자, 정신병리학자, 사회사업가와 자격 있는 정신 건강 사회사업가를 포함하여, 미국 대부분의 정신 건강 임상의가 현재 사용하는 진단 분류 시스템이다. 이 분류 시스템이 제시한 중요한 관점중의 하나는 다축 진단 접근을 사용하는 것이다. 즉, 다양한 영역에서 개별 작용을 진단하는 것이다. DSM-IV-TR의 다축 접근은 5가지 축이 포함된다. 축 1은 임상 질환과 임상 관심의 초점이 될 수도 있는 다른 조건을 분류한다. 축 1은 우울증, 불안 혹은 주의력 기반 문제 같은 장애를 포함할 수도 있다. 축 2는 인격 장애로 기록되는 것이다. 축 3은 당뇨, 갑상선 기능저하, 또는 관절염 같은 일반적인 의학적 상태가 언급될 수 있다. 축 4는 심리 사회적 환경적 문제가 기록된다. 즉 이것은 노숙, 실업 혹은 차별을 포함할 수 있다. 마지막으로, 축 5는 세계적인 기능 평가가 나타내는 것이다. 0에서 100까지의 이 주관적인 평가 척도 범위는, 더 높은 숫자가 개인의 더 큰 생활 적응 능력과 기능성을 나타낸다. DSM-IV-TR은 장애와 관련된 행동과 일반적인 증상을 분류하고 진단하는 유일한 방법은 아니며, 가장 널리 보고되고 연구된 시스템의 하나이다.

아동과, 자녀가 질병, 장애 혹은 증후군이 있는 것으로 진단 받은 것을 알게 된 부모/돌봐주는 사람과 같이 작업하는 기회를 갖는 다는 것은 독특한 도전이다. 훌륭한 서비스를 제공하는 일환은 부모/돌봐주는 사람이 지금 겪고 있는 일뿐 아니라

표 10-1

ADD/ADHD로 지장을 받은 핵심 인지 영역

부주의(inattention)

초점 맞추기 어려움, 견디기 어려움, 이동하기 어려움, 즉 한 가지에 오랫동안 정신을 집중하기 어렵고 짧은 시간이 지난 뒤에 쉽게 실증을 낸다-초점을 맞추고 심사숙고하는 데 심각한 문제가 있고, 과제를 운용하고 완성하는 데 의식적인 집중을 하고 혹은 어떤 새로운 것을 배우는 것이 어렵다.
이 영역에서 중요한 문제가 있는 아동은 다음이 나타난다:
- 쉽게 산만해진다.
- 세심한 것에 주의를 기울이지 못하고 부주의로 인한 실수를 한다.
- 설명서를 주의깊이 완전하게 따르지 않는다.
- 정기적으로 필요한(예, 열쇠, 코트, 돈, 등등) 사소한 것들을 자주 잃어버리거나 잊어버린다.

과잉 행동(hyperactivity)

지속적인 움직임, 안절부절, 지나친 과도한 말과 협력 상실, 계획을 시작하지만 마치지는 못하는 패턴.
이 영역에서 중요한 문제가 있는 아동은 다음이 나타난다:
- 쉬지 않고, 안절부절 못하고 몸부림을 친다.
- 부적당한 시간에 자주 뛰고 물체 위로 올라가고 또는 위험을 초래하고, 또는 자리에 앉아서 조용히 앉아 있어야 하는 교실 상황에서 그들의 자리에서 떠난다.

충동성(impulsivity)

즉흥적인 반응을 억제하지 못하고, 부적절하게 어떤 말을 불쑥하는 것으로, 행동하기 전에 미리 생각하지 못하고, 결과를 생각하지 않고 행동하고, 만족감을 기다리지 못하는 문제(예, 게임을 할 때 기다리지 못하고, 다른 아동에게서 장난감을 빼앗는 등등).
이 영역에서 중요한 문제가 있는 아동은 다음이 나타난다:
- 전체 질문을 듣기 전에 답을 불쑥 말한다.
- 줄을 서거나 또는 차례를 기다리지 못한다.

그들이 겪어왔던 그리고 앞으로 그들이 겪어야 할 것으로 그들 앞에 펼쳐진 것에 대해 공감해(empathy) 나가는 것과 관련이 있다. 이 장은 어린 시절과 관련된 일반적인 진단에 대해 간략한 개요를 제공하고, OTA가 아동을 돕고 그의 또는 그녀의 가족/돌봐주는 사람을 돕는 방법을 제시한다.

신경인지장애(Neurocognitive Disorders)

주의결여장애(ADD)와 주의력결핍과잉 행동장애(ADHD)

주의결여장애(ADD)와 주의력결핍과잉 행동장애(ADHD)는 아동과 그들의 가족/돌봐주는 사람에게 영향을 끼치는 두 가지의 가장 일반적인 신경인지 문제이다. ADHD는, 간혹 과활동 혹은 미세 뇌기능장애(MBD)로 명명되며, 1987년에 DSM-III-R이 공표된 이후로 ADHD라는 용어로 불렸다. 모든 미국 아동의 3~5%까지(약 2백만 이상) 이 장애의 기준을 부합하는 것으로 추정치가 제시한다(NIMH, 1994). 이 장애로 소녀들보다 소년들이 영향을 2~3배까지 더 받을 가능성이 있고, ADHD가 있다고 진단 받을 가능성이 더 있다는 일치된 연구를 보였다(NIMH, 1994).

ADD와 ADHD 증상에 대한 인지가 중요하며 초기에 치료하는 것이 중요하다. 즉, 횡단면적과 후향성 조사는 이들 증상이 성인기에도 지속하며 이 장애가 있는 아동은 인생 후반기에 다른 정신병적 장애로 발달할 위험이 더 큰 것으로 한결같이 제시했다(Doyle, Biederman, Seidman, et. al., 2000, NIMH, 1994). 이들 장애의 특성은 모든 아동에게 펼쳐져 있는 무한한 발달을 향한 도전에 적응하고 맞추어가는 아동의 능력을 저해한다(Doyle, Biederman, Seidman, et. al., 2000, NIMH, 1994).

ADD 또는 ADHD가 있는 아동은 주의집중과 수행능력이라고 명명되는 것에 손상을 보인다. 즉, 판단력, 논리, 복잡한 문제 해결을 위한 협력 행동이다. 주의력은, 예를 들면, 11세 짜리 소녀가 일기 쓰기, 과제를 수행하는 데 그녀의 인지 능력을 유지하기, 다른 과제로 그녀의 인지 능력을 이동할 수 있는 능력 같은 것과 관련된 복잡한 인지 능력이다. 덧붙여서, 이 세 가지 중요한 인지 영역에서 결손이 발견되면, ADD와 ADHD가 있는 아동은 학습과 기억력에서 부차적인 문제가 종종 나타난다(표 10-1).

돌봐주는 사람과 전문가가 증상을 관찰하거나 그들의 증상을 기록하는 것뿐만 아니라, 증상이 도를 넘어 나타나고(예를 들면, 발달적으로 부적절한), 장기적이고(예를 들면, 6개월 이상 길게), 그리고 스며들어 침투하는 것들이 성립되면(예를 들면, 가정환경, 학교와 동기들간에 내외부적으로 발생하는 행동의 패턴) ADHD로 진단한다. 총 평가는 심리 테스트, 신경심리 평가, 행동 평가, 아동의 학습 수행 패턴의 검토, 그리고 아동과 정기적으로 접촉하는 어른에게서 수집한 이력을 포함하여 정보의 다양한 소스와 관련되어 있다.

몇몇 연구는 ADHD가 있는 소녀에 대한 한정된 정보에만 주목하고 있다(Crawford, 2003). 이것은 부모와 교사, 그리고 ADHD 진단 기준으로 한 참고 패턴과 관련하여 성-편향성이 부분적인 원인이 될 수 있다(Crawford, 2002).

작업치료사의 감독 하에서 작업하고(OT), 주와 시설 지침서 내에서 작업하는, ADD/ADHD가 있는 아동과 작업하는 OTA의 역할은 부차적인 문제를 설명하기 위해 직접적인 서비스를 제공하고, 효과적인 학습 또는 가정환경을 구성하는 방법에 대해서 교사와 부모/돌봐주는 사람과 상담을 하는 것을 포함할 수 있다. 효과적인 학습 환경을 조성하는 것은 주의력을 강화하도록 다감각 경험을 제공하는 것 같은 그러한 제안을 포함할 수 있으며, 수업시간에 아동을 위한 대안 좌석 선택을 제시하는 것을 포함할 수 있다. ADHD에 대한 추가 정보를 원하면, 22장, Pediatric Psychosocial Therapy를 참고하라.

학습 장애(Learning Disorders)

학습 장애에 관한 신경심리학 연구는 1960년대로 거슬러 올라가는 것을 보면 상대적으로 역사가 짧다(Snyder & Nussbaum, 1998). 학습 장애는 종종 이산 장애같이 보인다. 즉, 읽기, 수학 혹은 쓰기 수업 같은 학과 과정과 관련된 한 영역에서 특정한 문제이다(Rains, 2002). 일반인의 거의 20%가 한 번 이상 몇 가지 학 과정에 어려움을 경험하지만, 측정된 3%에서 7%는 학습 손상이 너무 커서 제대로 학습하지 못할 정도로 심각하다(Snyder & Nussbaum, 1998). 직업 재활 건수의 측정치 5%에서 10%까지는 학습 장애를 가진 사람을 포함하는 것을 제안한다(Snyder & Nussbaum). 학습 장애는 특정한 결함 부분이며 중추 신경계의 기능 장애로 인한 것이지만, 기능 장애의 원인은 밝혀지지 않았다(Rains, 2002).

학습 장애 분류로 규명되어야 하는(DSM-IV-TR로 규명되는 것으로) 일반적인 특징은 다음을 포함한다:

1. 하나 이상 분야에서 학업 능력을 성취하지 못한다.
2. 적성과 성취간에 서류로 입증된 심각한 불일치.
3. 관련된 심리학적 과정 장애.
4. 정상적인 발달에 영향을 줄 수 있어서 당뇨병 같은 의학적 상태, 또는 우울증같은 감정 문제에 영향을 끼치는 다른 환경적 요인 배제.

3가지의 중요한 요소는 학습 장애를 평가하는 데 중요한 구성 요소이다.

그들은 다음을 포함한다: 심리교육 평가-학습능력평가(psychoeducational assessment), 행동평가(behavioral assessment), 그리고 신경심리학(신경정신)평가(neuropsychological assessment)(Snyder & Nussbaum, 1998, p. 143-144). 학습 장애에 관한 진단은 부족한 지적 기능, 학습의 기회 부족, 부적절한 가정환경, 빈약한 동기, 또는 감각 결손 같은 다른 가능성이 있는 설명을 배제해야 한다는 것을 명심하는 것이 중요하다(Rains, 2002).

작업치료사(OT)의 지도하에서 작업하고 주와 시설 지침서 내에서 작업하며, 학습 장애가 있는 아동과 작업하는 보조작업치료사(OTA)의 역할은 시 지각 또는 운동 활동을 설명하기 위해 직접적인 서비스를 제공하는 것을 포함할 수 있고, 효과적인 학습 또는 가정환경을 구성하는 방법에 대해서 교사와 학부모/돌봐주는 사람과 상담을 포함할 수 있다. 효과적인 학습 환경 구성은 필기 교육, 건강한 운동강화 프로그램을 개발하고 실행하는 것을 돕기 위해서 다 감각 경험 제공하는 등의 제안을 포함하고, 수업 시간에 아동을 위한 대안 좌석 선택을 제안하는 것을 포함할 수 있다. 학습 장애에 대한 치료 연구에 대한 추가 보고서를 보려면 23장 Pediatric Psychosocial

Therapy를 참고하라.

자폐증(Autism)

자폐증의 진단과 자폐증 스펙트럼 장애는 부모/돌봐주는 사람에게 상당한 감정적인 책임이 있다. 수많은 사람들은 그들 자녀가 가질 수 있는 희망과 꿈에 대해 발생할 수 있는 부정적인 일에 대해 몹시 가슴 아파할 것이다. 자녀의 기능에 대한 실질적으로 알아야 하는 부모/돌봐주는 사람에게 피드백(적절할 때)을 제공하는 것이 OTAs에게 특히 중요하다는 것은 바로 이 이유 때문이다.

Kanner는 우리가 현재 사용하는 자폐증이라는 용어로 묘사하는 그 증상을 1943년 처음으로 제시했지만, Asperger 또한 자폐증과 일치된 행동형 그리고 관계형 문제의 일단을 독립적으로 묘사했다(Rains, 2002. Yirmiya, Erel, shaked & Solomonical-Levi, 1998). 몇몇 연구는 자폐증이 있는 생후 20개월 유아는 공감, 공동주의와 다른 아동에(신경인지장애가 있고 없고) 비해 모방하는 데서 두드러진 표시가 나는 손상을 보인다고 했다(Charman et al., 1997). 이들 문제는 사회적 이해와 상호간의 사회적 의사소통에서 후천적 발달 문제와 연결된다(자폐의 특질)(Charman et al., 1997). Charman와 동료들(1997)은 유아기 말기에 자폐증이 있는 아동과 발달적으로 느린 아동간의 뚜렷한 차이가 있다는 것을 밝혀냈다. 자폐증이 있는 아동은 다음 사항을 나타낸다:

- 자폐증이 있는 아동은 흥미로운 물체와 어른의 얼굴 중간에서 시선을 바꾸지 못한다.
- 자폐증이 있는 아동은 감정적인 반응을 조절하지 못하고 어른이 나타내는 감정적인 표현에 응답하여 시선을 맞추지 못한다.
- 자폐증이 있는 아동은 모방하는 능력에 손상을 보인다.

2세가 되면서, 아동은 물리적 세계와 목적 지향 게임의 결과를 얻기 위한 정보를 획득하기 위해서 비사회적 관점을 발달시킨다. 자폐증을 앓는 유아는 목적지향 게임 같이 기능적인 게임을 따라가며 발달상 적절한 행동을 보일 수 있다. 즉, 장애가 이전 어린 시절에 발견되지 않을 수도 있다. 그렇다 하더라도, 불가사의하게 일찍부터, 자폐증상을 보이는 아동은 감정적 반응을 조정하는 것이 약하고, 관계형 게임을 어려워 한다(Charman et al., 1997). 예를 들면, 그들은 미소를 지으며 눈을 맞추기를 덜 할 가능성이 있고, 미소에 응답하는 미소를 덜 지으며, 손상된 공감 반응을 보인다.

자폐증은 3가지 영역의 손상과 관련이 있다. 이들은 언어(언어적 및 비언어적)사용에서 심각한 손상을 포함하며, 사회적 관계 발달에도 실패하고 전형적인 행동 또는 반복적인 행동, 관심과 활동성도 보이지 않는다(Rains, 2002). 몇몇 연구는, 자폐증이 있는 사람들에게 다른 중요한 문제는 감정과 주의력을 조정하는 것이라고 제시했다(Charman et al., 1997). Rains(2002)는 "자폐증이 있는 수많은 아동이 늦되고, 75%의 IQ는 50" 이하이다(p. 438). 그럼에도 불구하고, 자폐증이 있는 아동 모두를 정신적으로 늦된 것으로 특징짓는 것은 현명하지 못하다라는 것을 명심하는 것이 중요하다. 자폐 증상이 있는 몇몇 아동은(그리고 어른들은) 지적으로 정상적이고 혹은 고도의 특정한 재능이나 능력을 보일 수 있다. 예를 들면, 단 한 번 음악을 들은 뒤에 그 음악의 노래를 즉석에서 바로 부를 수 있거나, 상당히 복잡한 계산을 종이나 연필로 쓰지 않고도 계산을 해내는 능력 같은 것이다. 이들 개인들은 "학자 백치"(석학적 둔재)라고 자주 명명된다. 과거에는 더 경멸적이고 부적절한 용어인 "백치천재"라는 용어를 사용했다.

. 자폐증과 자폐증처럼 행동하는 범위 혹은 스펙트럼이 있다는 것을 이해하는 것이 중요하다(Rains, 2002). 그러나 몇몇은 다른 이들과 의사소통하고 관계를 형성하는 능력을 개선한 것을 보여주었다. Diagnostic & Statistical Manual(DSM-IV-TR, APA, 2000)의 가장 최신 버전은 언어, 감정과 사회적 관계 형성 능력에서 분열 상태와 관련된 5가지 별개의 발달장애를 범주화했다. 이들 5가지 진단은 자폐, Rett장애, 아동기 붕괴성 장애, 아스퍼거증후군과 전반적인 발달 장애 그리고 달리 지정되지 않은 발달장애를 포함한다. 의사소통에서 고도의 능력을(적절한 언어, 훌륭한 관찰 능력과 비언어적 사회적 단서에 대한 적절한 응답 같은) 보이는 아동, 최소한의 사회적 능력과 정상적이거나 그 이상의 지적 기능을 하는 아동은 아스퍼거증후군이 있는 것으로 자주 진단한다.

자폐의 원인을 설명하려고 시도하는 다양한 이론이 제안되어왔다. 장애를 이해하기 위한 이전 시도는 심인성 이론이었다. 즉, 이들 이론은 아동의 부모 또는 자폐 행동의 뿌리 깊은 원인으로 몇 가지 환경적 스트레스를 자주 규명했다(Rains, 2002). 그러나 좀 더 주의 깊은 연구와 이들 이론에 대한 평가 이후에, 그러한 원인을 뒷받침하는 어떤 증거도 없다는 것을 발견했다. 현대 이론은 생물학 기반이 자폐의 원인이라고 암시한다(Rains, 2002). 자폐의 몇 가지 형태는 유전된 것이라는 강력한 증거가 있다. 자폐증이 있는 사람의 형제자매의 2%에서 3% 사이는 자폐증이 있다. 일란성 쌍생아(동일한)에 대한 일치율은 상당히 높은 96%로 보고되어왔다. 반면에 이란성 쌍생아(형제)에 대한 일치율은 비쌍생아 형제자매에 대한 일치율에 비해 높지 않다(Rains, 2002).

주와 시설 지침서 내에서 작업하고 OT의 지도 아래에서 작업하며, 자폐 스펙트럼 장애가 있는 아동과 작업하는 OTA의 역할은 관련된 자기 관리를 설명하고 직접적인 서비스를 제공하는 것을 포함하며, 작업과 게임 능력을 제공하는 것을 포함하며, 또한 선생님에게 자문 서비스를 제공하고, 그의/그녀의 환경에 맞추어 아동이 최대로 활동할 수 있도록 부모/돌봐주는 사람에게 자문 서비스를 제공하는 것을 포함한다(22장 참고: 소아정신과 치료).

정신 지체(Mental Retardation)

정신 지체 장애가 있는 아동의 가족과 작업하는 것은 아동의 인지 한계에 대한 이해뿐 아니라 부모의 기대에 대해서 이해하는 것도 필요하다. 아동의 정신 지체 진단을 이해한 이후 초기에, 많은 부모들은 자녀가 그랬을지도 모르는 어떤 것에 대해 비통해 하고, 자녀가 어떤지를 받아들이는 과정을 시작한다. 덧붙여서 훌륭한 심리적 평가는 아동의 인지가 강하고 약한 것을 평가하는 것이고, 심리학자들은 부모가 자녀의 인지 한계를 이해하도록 돕는 데 중점을 두며 아동의 미래를 위해 적절한 계획을 세우기 위해 관련된 시행을 하도록 돕는다. 하지만 이것은 아동의 기능적인 능력을 시험하는 데 자주 방해가 된다. 주와 시설 지침서 내에서 작업하고, 작업치료사의 감독 하에서 작업하는, 보조작업치료사가 아동의 기능적 장점을 알고 작업하고 설명하여 정신 지체로 진단된 자녀가 있는 가족에게 도움이 될 것이다.

정신지체 진단을 위해 평가되어야 하는 두 가지 핵심 영역이 있다. 일반적으로, 자격을 갖춘 심리학자는 이 특성의 평가를 수행한다. 미국의 지능부족협의회(American Association on Mental Deficiency)는 정신지체로 진단하기 위해서 여러 진단 설정을 할 때 지적 기능 및 적응행동에서 평균 작용 이하로 측정된 증거를 필요로 하는 지침서를 마련했다(Wechsler, 1991).

정신 지체가 있다는 결정을 위해 평가되는 첫 영역은 지적 기능 분야이다. 지능 이론이 수년 동안 변경되어왔지만, 수많은 현대 이론은 지능을 하나의 능력으로 평가해서는 안 되며, 수많은 다양한 능력의 조합으로 평가해야 한다고 주장한다. 현대에, 지적 기능을 측정하는 데 가장 널리 사용되는 도구는 Wechsler Intelligence Scale for Children, 3rd Edition (WISC-III)이다. Wechsler(1994)는 지능은 "의도적으로 행동하는 개인의 능력, 논리적으로 생각하는 개인의 능력, 그리고 그의 혹은 그녀의 환경에 효과적으로 대처하는 능력"이라는 아이디어를 내놓았다(p. 3). 따라서 이 테스트는 주의력, 기억력, 시각 언어 능력과 시각 운동 능력, 인식 능력과 추리력 같은 아동의 인지 능력의 다양한 관점을 측정하는 데 중요하다. WISC-III으로 측정되고 규명된 것으로, 70 이하 IQ는 "지적 결핍"으로 분류된다(p. 32). 지적 능력의 범위는 이 범주 내에 있다는 것을 이해해야 한다.

그러나, 지능 테스트에서 70 이하의 점수가 반드시 낮은 지적 기능을 의미하는 것은 아니다(Wechsler, 1991). 낮은 IQ 점수는 극단적인 문화적 황폐함(빈약한 학교 환경 같은), 테스트 시간에서의 감정적 상태(높은 산만성, 불안 혹은 우울과 관련 있는), 또는 감각 장애(귀머거리 같은)로 인한 것일 수도 있다. 그러한 요인은 정신 지체가 있는 아동을 진단하기 전에 전제되어야 한다.

정신 지체가 존재하는지 그 여부를 결정하기 위해 측정하는 두 번째 영역은 적응 행동과 기능적 기술이다. 이것은 운동화를 착용하는 방법의 순서를 이해하는 것과 같은 그러한 일상의 딜레마 문제를 해결할 수 있는 능력을 포함한다(예를 들면, 우선 양말을 신고, 바지를 입고 나서 운동화를 신는다, 운동화를 신고 양말을 신고 바지를 입는 것이 아니다). 정신 지체가 있는 아동과 작업할 때 이것은 적응 행동의 영역이며 보조작업치료사가 가장 밀접하게 다루는 기능적 기술이다.

태아기 알코올 증후군 (Fetal Alcohol Syndrome)

완전히 예방 가능한 어린 시절 장애의 한 가지는 태아기 알코올 증후군이다(FAS). 태아기 알코올 증후군은 태아 발생기에 시작하는 장애이다. 이 장애는 임신중에 알코올을 섭취하는 알코올 중독 어머니의 자녀에게서 나타난다. 출생 시에, 이들 아동은 수면 감소, 몸 떨림, 그리고 신체 행동 감소를 포함하여 중요한 행동 장애를 보인다(Rains, 2002). 이 아동이 자라면서, 그들은 일단의 중요한 발달, 신체적 행동 장애를 나타낸다. FAS는 안면기형, 정서불안 그리고 주의 집중 결핍, 충동 조절 문제와 정신 지체를 포함하는 신경인지 결함으로 특징지어진다(Rains, 2002). 이러한 아동은 집중적으로 보살핌과 감독을 받는 일생을 살아야 하는 것으로 예상할 수 있다. 주와 시설의 지침서 내에서 작업하고 작업치료사의 감독 하에서 작업하는, 보조작업치료사는 FAS가 있는 아동을 위해 적응 행동과 기능적 기술을 돕기 위해 아동과 가족/돌봐주는 사람과 작업한다.

신경발달적 장애
(Neurodevelopmental Disorders)

뇌성마비(Cerebral Palsy)

뇌성마비(CP)는 유아기 혹은 초기 어린 시절에 발병을 시작하여 일반적으로 만성 신체장애를 일으킨다(Wannamaker & Glenwick, 1998). 아동의 인생 첫 5세 내에 일반적으로 CP의 진단이 내려진다. 뇌성마비는 매 100명 출생 당 거의 2명에 영향을 미친다(Bennett, 2002, Ferreri, 1995). Bennett (1999)에 따르면, "뇌성마비는 운동과 자세의 비진행형 장애이며(p. 65) 태어나기 전에, 태어나는 동안 혹은 태어나서 곧바로 발생하는 회생 불능의 뇌 병변이 원인이다"(Ferreri, 1995, p. 22). CP의 치료제는 없으며, CP 검사에 이용 가능한 임산부 테스트도 없다. 최대한의 기능적 결과를 얻기 위한 기초를 마련하기 위해서는, 초기 진단과 치료가 아동 및 그의/그녀의 가족/돌봐주는 사람에게 중요하다.

CP가 있는 아동이 보일 수 있는 행동과 관련하여 움직임의 한계를 서술하는 여러 분류가 있다. 이들 분류는 파동성 평근 긴장도(낮은 곳에서 높은 곳으로)로 특징지어지는 무정위 운동 스펙트럼, 단계적으로 높은 근 긴장도 변화를 나타내는 경련성 스펙트럼, 약간 올라간 근 긴장도로 표현되는 기능장애와 낮은 근 긴장도로 나타나는 이완된 근을 포함한다. 이완된 근을 CP로 진단 받은 유아는 후천적으로(일반적으로 걷기 시작하는 유아기 또는 유치부 시절) 경련성 마비, 무정위 운동과 실조성 CP로 발달할 것이다. CP는 운동과 자세 장애이기 때문에, 그 자체의 중요한 특성 중에 하나는, 운동 패턴과 자세 기전을 상실하거나 손상되는 것이다. 부차적으로, CP가 있는 아동은 인지 능력, 사회 정서적 능력과 자기 관리 능력의 한계를 보일 수 있다.

주와 시설 지침서 내에서 작업하고 작업치료사의 감독 하에서 작업하는, 보조작업치료사의 역할은 작업의 영역, 게임, 그리고 레저의 영역에서 기능을 최대화하도록 직간접적인 서비스를 제공하는 팀 중심으로 접근하며 적응 전략과 적절한 보조기술을 제시하고 시행하는 것을 도우며, 필요한 의견을 제시하고, 가족/돌봐주는 사람 교육을 지속적으로 제공한다.

척추 피열(Spinal Bifida)

척추 피열은 문자 그대로 척추가 분리된 것을 의미한다. 몇가지 영구적인 장애를 일으키는 어린 시절의 가장 일반적인 선천적 결손증이다(Barker, Saulino, & Caristo, 2002, Honein, Paulozzi, & Mathews, 2001). 척추 피열은 척추의 척추골이 하나 이상 적절하게 형성되지 않은 신경 튜브 결함으로, 척추 사이의 틈이 벌어지는 일이 발생하게 된다. 이 틈과 벌어짐은 중추신경계에 손상을 일으킨다. 척추 손상은 동측 손상 부위 이하의 기능 소실을 일으키고, 때로는 운동 및 감각기능 마비와 소실의 결과가 나타나고, 창자와 방광기능 장애와, 몇몇 아동에게는, 학습과 인지 활동 장애를 일으키기도 한다(Sandler, 1997). 신경계 손상을 최소화하는 노력으로(그리고 기능적 능력), 출생 후 하루내에, 대부분의 유아가 틈이나 분열이 생긴 곳을 닫는 수술을 받는다(Barker, Saulino, & Caristo, 2002).

척추 피열의 발생은 1,000명 출생에 1명꼴로 나타난다. 과거 수십 년 내에 척추 피열 발생을 줄이고 아동 생명연장과 삶의 질을 높이는 데 상당한 발전이 있었다. 의학의 진보와 함께 엄마의 식이에 엽산 부족이 신경 튜브 결함을 안고 태어나는 아동이 많이 발생하는 것과 직접적으로 관련이 있다는 인식이 생겨났다. 오늘날, 엽산을 강화하여 모든 곡물 제품을 강화할 것을 식품의약국(the Food and Drug Administration)이 권고할 뿐 아니라, 임신한 여성들 또는 임신을 하려는 여성들에게 엽산 보충제를 섭취할 것을 강하게 권고한다(Pace, 2001).

척추 피열에는 3가지 형태가 있고 크기, 위치와 손상의 형태에 따라 각 형태의 영향은 달라진다(Barker, Saulino, & Caristo, 2002). 3가지는 잠재성 이분척추증, 수막류와 척수수막류이다. 잠재성 이분척추증은 경한 정도의 형태이며 일반적으로 척추골막이 불완전 폐쇄된 것과 관련이 있다. 증세가 가벼워서 사람들은 이 증상이 있는지조차 모르는 경우가 많다. 수막류는 결함이 있는 척추골이 척추의 바깥쪽으로 돌출한 낭종같은 주머니 속으로 들어가는 뇌막의 돌출부와 연관되어 있다. 이 낭종은 뇌척수로 가득 차 있다. 척추 피열의 가장 심각한 형태는 척수 수막류로, 뇌척수 및 신경조직 돌출을 담고 있는 돌출부 같은 낭종이다. 수막류 및 척수 수막류는 외과적 수술요법을 즉시 시행해야 한다.

척추 피열이 있는 아동은 운동, 내장과 방광 조절을 포함해서 신체적 제한을 겪는다. 척추 피열이 있는 대다수의 아동은 일반적인 범위의 IQ를 갖고 있으며, 오늘날, 대부분이 성인이 될 때까지 잘 생존한다. 정상적인 IQ기능과 신체적 제한간의 관계로 인해서, 척추 피열이 있는 많은 아동은 청소년기가 되면 심리 사회적 어려움을 겪을 수 있다(Barker, Saulino, & Caristo, 2002). 신체적 제한에 대해서 점점 깨닫게 되는 것은 정상적인 환경 하에서 차이를 인정하는 것이 어려운 시기에 분노의 감정과 적의의 감정을 일으킬 수 있는 것이다.

주와 시설 지침서 내에서 작업하고 작업치료사의 감독 하에서 작업하는, 척추 피열이 있는 아동과 작업하는 보조작업치료사의 역할은 적응 환경과 관련이 있고, 적응된 자기 관리 장치를 사용하도록 지도하고, 의견을 제시하고, 심리 사회적으로 필요한 지원과, 지속적인 가족/돌봐주는 사람(caregiver) 교육과 관련이 있을 것이다.

뇌수종(Hydrocephalus)

뇌수종은 대뇌 척수 생산의 균형(CSF) 교란으로 인하여 대뇌 뇌실 압력이 올라감으로 인해 발생하는 것이다(Scott et al., 1998, Snyder & Nussbaum, 1998). 이 발생 조건의 원인은 잉태 기간에 발달하는 구조적 기형이거나, 뇌 부상으로 인해 받은 몇 가지 구조적 손상으로 인한 것이다. 대부분의 뇌수종에서 일반적인 태아기 원인 중에 두 가지는 수도관 협착증과 척추 피열이다(Scott et al., 1998).

뇌수종을 앓는 아동은 미세운동과 대근육 운동을 조정하는 문제, 정신운동 문제, 그리고 시각-공간 결함같은 비언어적 인지능력과 운동 능력 결함을 보인다. 변화가 심한 심실 압력으로 인해 요동치는 동작은 장애가 있는 아동에게 끊임없는 문제이다. 주와 시설 지침서 내에서 작업하고, 작업치료사의 감독 하에서 작업하는, 뇌수종 진단을 받은 아동과 작업하는 보조작업치료사는 모든 환경의 맥락에서 기능을 최대화하기 위해 운동과 시지각적 능력을 개선하기 위해 작업한다.

유전적 장애 또는 증상
(Genetic Disorders or Syndromes)

다운증후군(Down Syndrome)

다운증후군은 John Langdon-Down이라는 내과의사가 1887년 처음으로 규명했다(Davies & Hollman, 2001). 그 시대에, Langdon-Down은 정신 발달 지체아들이 수용된 병원에서 수련하고 있었다. 아시아 인종에 몽고인을 닮은 일반적인 얼굴 특징을 관찰한 것에 기초해서, Langdon-Down은 이들 아동을 몽골로이드라고 불렀다. 몽골 인민 공화국의 강력한 항의에 따라, 1965년, 증상의 명칭은 다운증후군으로 바뀌었다(Davies & Hollman, 2001). 다운증후군은 800명 신생아 중에서 1명꼴로 발생하는 가장 일반적인 유전적 장애로 고려된다(Finesilver, 2002). 다운증후군은 이제 21번 염색체가 2개가 아니라, 이 염색체가 3개 존재하기 때문에 발생하는 것으로 새롭게 인식되었다. 이 추가 염색체가 신체 및 인지 제한을 포함하는 광범위한 발달장애를 일으킨다. 다운증후군이 있는 아동은 생후 1년 내에 수술 교정을 해야 하는 심장 문제가 있는 것으로 빈번히(30~60%) 확인된다(Finesilver, 2002). 약 36년 전에 다운증후군이 있는 아동의 기대 평균 수명은 1년이었지만, 의료 건강관리의 발달과 공중 보건과 심리치료의 발달로 인해, 오늘날 이들의 평균 수명은 약 55세이다. 다운증후군의 발병은 어머니의 나이와 실질적으로 관련이 있다. 40세가 넘은 여성들은 다운증후군이 있는 아이를 낳을 위험이 더 크다는 것이다. 양수 천자와 융모막 융모 샘플 채취 같은 산전 테스트를 통해서, 오늘날 다운증후군의 조기 진단이 가능하다.

주와 시설 지침서 내에서 작업하고 작업치료사의 감독 하에서, 다운증후군이 있는 아동과 작업하는 보조작업치료사는 나이에 적절한 자기관리, 기능적, 학습적 그리고 레저 기능을 최대화하기 위해 팀 내에서 작업하게 될 것이며, 또한 충만한 삶과 강화된 삶을 살도록 아동을 준비시키기 위해 팀 내에서 작업하게 될 것이다.

근위축증(Muscular Dystrophy)

근위축증은 몸 전체에 걸쳐 근육에 영향을 끼치는 유전적 질환이다. 근위축증은(MD) 가계의 유전적 양상을 따르기 쉽다. 즉, 가족 구성원(특히 당신의 직계 가족 중에 한 사람)이 근위축증으로 진단 받았다면, 그러한 가족력이 없는 사람과 비교해서 당신에게 잠재할 가능성이 더 높다는 것이다. 근위축증에는 여러 형태가 있다. 시간이 지나면서 점진적인 근육 파괴와 근육이 약화되는 일반적인 특징을 갖고 있다(Emery, 2002). 근위축증이 있는 아동은 출생 시나 출생한 이후 곧 근력 저하와 전체적인 근육 약화 현상을 종종 보인다. 가족 이력에 근위축증이 있다면, 그 가정의는 그러한 증상 관찰을 위해 아기를 주의 깊게 모니터링 해야 한다.

특정 유전적인 표식과 단백질이 MD의 원인으로 밝혀졌다 하더라도, 이 진행성 질병에 대한 정확한 단서는 없다.

근위축증의 가장 일반적인 형태는 뒤센형 근위축증이며 소년에게만 영향이 나타난다. Edward Meryon는 1851년 뒤센형 근위축증을 처음으로 규명한 영국 내과의사이다(Henry, 2002). 뒤센형 근위축증은 진행성 근 약화와 어린 시절에 시작하여 총체적인 약화로 이어지고, 궁극적으로 후기 성인기에 죽음에 이르는 병으로 특징지어진다(Emery, 2002). 뒤센 MD가 있는 아동은 달리기, 뛰어 다니기, 계단 오르기 같은 대 근육 운동 활동에 어려움을 겪는다. 뒤센 근위축증이 있는 소년의 약 80%가 IQ 70 이상이지만, 일반적으로 정신 지체를 겪는다.

주와 시설 지침서 내에서 작업하고 작업치료사의 감독 하에서 작업하며, 근위축증이 있는 아동과 작업하는 보조작업치료사의 역할은 아동의 기능을 최대화하고 유지하기 위해 그리고 자기 관리, 학교와 레저 활동을 위해 적절한 방법을 개발하고 수행하도록 나머지 전문팀과 함께 밀접하게 작업하는 것이다.

신체적 및 기타 정형 외과적 장애 (Physical and Other Orthopedic Disabilities)

다양한 신체적 및 기타 정형 외과적 장애를 갖고 있는 아동과 접할 수 있기는 하지만, 보다 일반적인 사례 몇 개를 논의하는 것은 이 장의 관점은 아니다. 이 단락은 소아 류마티스 관절염과 절단에 중점을 둘 것이다.

소아 류마티스 관절염 (Juvenile Rheumatoid Arthritis)

소아 류마티스 관절염은(JRA) 16세 이하의 아동에게 영향을 미치는 류마티스 관절염의 한 형태이다(Mosby, 1998). 소아 류마티스 관절염은 소년의 대관절에 영향을 끼치는 만성질환이다. JRA의 증상은 항상 내과적으로 관리되지만, 작업치료사 의료인의 역할은 그의/그녀가 최대 능력을 발휘하도록 JRA가 있는 아동을 돕는 것이 가장 중요하다.

주와 시설 지침서 내에서 작업하고 작업치료사의 감독 하에서 작업하는, JRA가 있는 아동과 작업하는 보조작업치료사의 역할은 관절 한계에 적응하기 위한 보정 방법, 통증 관리 방법, 또한 운동의 범위, 에너지 보존과 관절 보호 기술을 가르치는 것과 관련이 있다.

절단(Amputations)

절단은 선천적으로(자연적으로, 또는 약물 치료의 합병증으로 인하여), 또는 사고로 인하여 발생할 수 있다. 몇 년 전에, 임신 3개월경에 아침 입덧 증상을 제거하기 위해서 탈리도마이드라고 불리는 약물을 임신한 어머니에게 처방되었다. 내과의사에게 알려지지 않은 이 약물 투약의 영향은, 유아가 기형의 팔과 다리를 가지고 태어나는 것이었다. 사고로 인한 절단은 동물의 공격으로 발생할 수 있고, 강력한 기기로 인해, 또는 제초기, 화상 그리고 자동차나 오토바이 사고로 인해 발생할 수 있다.

주와 시설 지침서 내에서 작업하고 작업치료사의 감독 하에서 작업하는, 사지가 절단된 아동과 작업하는 보조작업치료사의 역할은 보철 장치를 사용하는 방법을 알려주고 팔 다리 상실에 적응하는 보상기술을 발달시키도록 돕게 될 것이다.

소아암(Pediatric Cancers)

소아암에 관한 진단은, 가족/돌봐주는 사람에게서 격렬한 분노와 걱정을 자아내고(발달과 밀접한 관계가 있다면) 아동 또한 분노와 걱정을 하는 "외상성 인생의 대사건이다"(Hoekstra-Weebers, Jaspers, & Kamps, 1999, p. 1526).

일반적으로 암은 단일 질병으로 생각되고 있지만, Bracken (1986)은 암이 100개 이상의 질병 형태가 있다고 지적했다. 다른 질병과는 별문제로 하고, 암 발생은 "비정상적인 세포의

무제한 증식"으로 인한 것으로 알려져 있다(Bracken, 1986, p. 3). 암 세포는 정상 세포 작용을 막거나 방해하고 뒤엉키게 하거나 종양을 형성한다(Bracken, 1986). 종양에는 두 가지 형태가 있다. 양성과 악성이다. 양성 종양은 자라서 몸의 다른 조직 또는 구역으로 번지지 않고 뒤엉켜 국부적으로 집중된다. 반대로, 악성 종양은 빠르게 자라서 다른 부위로 전이된다. 암을 앓는 아동에 대한 치료 계획은 다른 질병, 증후군 또는 신체의 비슷한 구조에 영향을 끼치는 외상이 있는 아동 치료 계획과 유사한 반면에, 치료에 성공할 수 있도록 암 관련 문제에 부가적인 관심을 기울여야 한다. 효과적인 정보 처리의 핵심 요소로, 작업치료사 의료인은 소비자에게 제공하는 무료 서비스, 교육 자료와 이용 가능한 정보 자원을 활용해야 한다(특히 국립 암 연구소, 미국 암 학회와 다른 공동체 자원을 통해 가능한 정보를 이용한다). 이들 자원은 가족 및 아동에게 중요한 정보를 제공하고, 또한 임상 팀의 구성원에게도 좋은 정보를 제공한다. 이들 자원에서 이점을 얻으면, 중요한 것은 암과 치료 결과가 아동과 성인에게 다르다는 것을 기억하는 것이다. 예를 들면, 이환율과 사망률은 같은 의학적 진단을 받은 아동과 비교해서 백혈병을 앓는 성인에게 상당히 높다.

책임 있는 작업치료사 의료인은 암의 신체적 영향과 그 치료뿐 아니라, 암과 그 치료, 그리고 그 결과로 생기는 사회적 영향과 관련된 심리학적 변화에 따른 심리적 영향도 잘 알고 있어야 한다. 또한, 작업치료사 의료인은 그 병의 영향을 올바르게 인식해야 하고, 아동의 가족과 돌봐주는 사람에게 미치는 영향을 올바르게 인식해야 하며, 보호와 도움을 제공하는 그들의 능력이 환자와 그 가족의 심리적 상태에 어떻게 영향을 주는지도 올바르게 인식해야 한다. 주와 시설 지침서 내에서 작업하는, 암을 앓는 아동 치료 시에 보조작업치료사의 역할은 재활팀의 활동적인 일원이 되는 것이며, 자기 관리, 작업과 여가 활동 기술을 회복하여 유지 관리하도록 아동과 가족/돌봐주는 사람과 밀접하게 작업한다.

후천적인 부상(Acquired Injuries)

외상성 뇌손상(Traumatic Brain Injury)

몇몇 연구는 외상성 뇌손상(TBI)이 아동 죽음의 원인이라고 지적했다(McMahon, Noll, Michaud, & Johson, 2001). 미국에서만, "거의 1천 500만 명이 매년 TBI를 겪으며, 13,000명의 아동이 공립학교에서 TBI에 관한 서비스를 받는다"(Youse, Le, Cannazzaro, & Coelho, 2002, p. 4). TBI에 대한 가장 위험이 높은 연령층은 15세에서 24세까지이다. 청소년과 젊은이들은 자동차 사고율이 높고 이 나이 대와 관련하여 다른 위험스런 행동으로 더 큰 사고로 전이되기 쉽기 때문에 TBI를 초래하는 위험에 대부분 노출되어 있다(Youse, Le, Cannazzaro, & Coelho, 2002). 65세 이상의 어른들과 5세 이하 아동은 추락사고 위험이 크기 때문에 TBI를 겪을 가능성이 있는 다음 연령층 집단이다. 인구 통계학적으로 남성이 TBI를 겪을 가능성이 두 배이다(Youse, Le, Cannazzaro, & Coelho, 2002).

TBI의 가장 일반적인 원인은 자동차 사고지만, 다른 원인으로, 추락, 총상, 다이빙 사고, 아기를 흔드는 것과 같은 뇌의 급가속과 감속, 그 외에 머리 부상을 포함한다(McMahon, Noll, Michaud, & Johnson, 2001, Youse, Le, Cannazzaor, & Coelho, 2002).

TBI는 개방형 혹은 폐쇄형으로 분류된다. 개방 TBI는 두피, 두개골과 뇌막에 무엇인가 관통한 것이다. 개방 TBI는 총상으로 인한 것일 수도 있다. 폐쇄형 머리 부상은, 뇌막이 손상되지 않은 것을 시사한다. 폐쇄형 TBI는 단단한 표면에 머리를 부딪히거나, 아동이 반복적이고 격렬하게 흔들렸을 때 보이는 뇌의 급가속과 감속과 관련한 추락으로 인해 발생될 수 있다. TBI의 원인이 무엇이건 간에, 두 가지는 비슷하지도 않고, 증상도 같지 않으며 치료 과정도 같지 않다.

한 사람의 총체적인 상태와 이들이 재활 과정 내내 측정하는 여러 가지 기준화된 평가가 있음에도 불구하고, Rancho Los Amigos Scale(재활동안 적용되는 수준)은 외상성 뇌부상을 입은 아동과 작업할 때 작업치료사와 물리치료사(PT)가 자주 사용하는 것이다. Rancho Los Amigos Scale은 장기간에 걸쳐 경과 과정을 측정하지 않고, 오히려 부상 이후 첫 몇 개월동안만 측정한다. 표 10-2는 TBI에서 초기 회복과 관련하여 인지 기능 수준(RLA-R)을 나타낸다.

손상의 위치에 따라서, TBI는 인지, 운동, 그리고/혹은 정서적 기능에 영향을 미칠 수 있다(Bond, 2002, McMahon, Noll, Michaud, & Johnson, 2001). TBI가 아동의 일생에 중요한 영향을 끼칠 뿐 아니라, 아동의 가족/돌봐주는 사람에게도 큰 영향을 끼친다(McMahon, Noll, Michaud, & Johnson,

표 10-2

개정된 인지 Rancho Los Amigos 인지 기능 수준

기능 수준	행동특징
수준 1 무반응, 완전 보조	시각, 청각, 촉각, 고유 수용성, 전정감각 또는 통증 자극을 제시했을 때 행동이 눈에 띄는 변화가 완전히 없는 상태.
수준 2 일반화된 반응, 완전 보조	통증 자극에 일반화된 반사 반응을 보인다. 증가 또는 감소된 행동으로 반복된 청각 자극에 반응한다. 외부 자극에 심리적 변화로, 일반화된 전신 움직임과/혹은 뜻 없는 소리로 반응한다. 자극의 형태나 위치에 상관없는 답변이 있을 수 있다. 반응이 상당히 지연될 수 있다.
수준 3 국부에 제한된 반응, 완전 보조	통증 자극에 소리를 내지 못하는 모습을 보여준다. 청각 자극을 하는 방향으로 돌리거나 회피한다. 시각 장을 지나가는 강한 빛에 눈을 깜빡거린다. 시각 영역에서 지나간 움직이는 물체를 따라 움직인다. 튜브를 당기거나 제지하여 불편을 주는 것에 반응한다. 단순한 명령에 일치하지 않는 반응을 한다. 자극의 형태와 직접적으로 관련된 반응을 한다. 몇몇 사람들에게 반응할 수도 있지만(특히, 가족과 친구) 타인에게는 반응하지 않을 수 있다.
수준 4 혼란-흥분, 최대 보조	행동의 경각심을 높인 상태. 억제 상태나 튜브를 제어하려고 목적적으로 시도하거나 침대에서 빠져나온다. 앉기, 내닫기와 걷기 같은 운동 활동을 수행할 수 있지만, 명백한 목적이 없거나 다른 요구에 따른 것이 아니다. 매우 간단하고 일반적으로 목적이 없이 지속적으로 주시하는 경우. 단기 기억을 잃는다. 목적지향, 문제해결, 자기관찰 행동부재. 제거 이후조차도 자극에 비례하는 비명을 지르거나 울 수 있다. 공격적이거나 급한 행동을 보일 수 있다. 기뻐하다가 환경적 사건과 명백한 관계가 없는 것에 적개심을 보이며 갑자기 방향을 바꿀 수 있다. 언어화가 자주 조리에 맞지 않고/혹은 행동이나 환경에 부적절하다.
수준 5 혼란-부적절, 동요되지 않은 반응, 최대 보조	조심하고, 동요되지 않는 반응을 보이지만 무작위로 돌아다니거나, 집으로 간다는 막연한 생각으로 돌아다닐 수 있다. 외부 자극에 동요되는 반응을 보일 수 있고/혹은 환경적으로 구조가 제대로 구성되지 않은 것에 동요되는 반응을 보일 수 있다. 장소와 시간에 구애받지 않는다. 목적 없이 지속적으로 주의집중하는 짧은 기간이 빈번하다. 지속적인 활동에 대한 반응으로 과거와 현재를 혼동하며 현재 기억이 심각하게 손상되었다. 목적지향적, 문제 해결, 자기 모니터링 행동이 없다. 허가 없이 부적절하게 물체를 사용하는 것을 자주 보인다. 구조화되고 단서가 제공되면 이전에 학습한 과제를 이행할 수 있다. 새로운 정보를 익힐 수 없다. 간단한 명령에 외면적 구조와 단서로 상당히 일관성 있고 적절하게 반응할 수 있다. 외면적 구조가 무작위적이거나 명령과 관련하여 비목적적이지 않은 간단한 명령에 반응한다. 제시된 외면적 구조와 단서가 있으면 짧게 무의식적인 수준에서, 사회에 대해 대화를 할 수 있다. 내부 구조와 단서를 제공하지 않으면 현재 사건에 대한 말이 부적절하고 대화가 부정확하게 된다.
수준 6 혼란-적절함, 중간 보조	공간과 시간에 대해 일관성이 없다. 중간에 재지시하는 것으로 30분 동안 마음을 진정하는 고도의 익숙한 작업에 참여할 수 있다. 오래된 것에 대해 기억을 할 수 있고 최근 기억보다 상세하게 기억한다. 몇몇 직원에 대해 막연하게 인식한다. 최대 보조의 도움을 받아 보조 기억을 사용할 수 있다. 자신, 가족과 기본적인 욕구에 적절한 반응을 하는 것에 대한 인식이 생겨난다. 개인적인 기본 욕구를 충족시키는 것과 관련된 목적지향 행동이 생겨난다. 과제 완성에 방해가 되는 문제 해결에 중간 보조가 가능. 예전에 학습한 것에 대한 관리(예, 자기관리). 다시 배운 익숙한 과제에 효과를 발휘하지 못하는 것을 보인다(예, 자기 관리). 효과가 거의 없거나 효과를 발휘하지 못하는 새로운 학습에 대해 최대 보조. 장애, 무력함, 안전 위험에 대한 자각. 단순한 지시에 일관성 있게 따른다. 아주 익숙하고 구조화된 상황에서 언어적 표현이 적절하다.
수준 7 자동-적절함, 일상생활능력 을 위한 최소의 보조	상당히 익숙한 환경 내에서 사람과 장소에 일관성 있는 중심을 갖고 있다. 시간 지남력(이름 장소, 날짜 같은 시간에 기초)에 최소 보조가 가능하다. 과제를 완성하는 데 최소 보조로 적어도 30분 동안 산만해지지 않는 상당히 익숙한 작업에 참여할 수 있다. 최소 보조로 보조기억장치를 사용할 수 있다. 새로운 학습을 위한 최소 감독. 새로운 학습에 효과를 발휘하지 못하는 것을 보인다. 익숙한 사람과 일상 가정 일을 착수하여 수행하지만 하고 있는 일의 기억이 희미해진다. 개인적인 일상과 가정의 일상 동작에 각 단계를 환수하고 정확하게 모니터할 수 있으며 최소 보조로 계획을 수정하기도 한다. 그의/그녀의 상황에 대해 표면적으로 자각하지만 특정한 손상과 장애를 자각하지 못하고, 가정일, 공동체, 작업과 레저 일상 동작을 능력이 안전하고

표 10-2

개정된 인지 Rancho Los Amigos 인지 기능 수준

기능의 수준	*행동특징*
	정확하며 완전하게 행하는 데 제한이 있다는 것을 깨닫지 못한다. 일상 가정생활과 공동체 활동에 안전을 위한 최소 감독. 미래를 위한 비현실적인 계획, 결정이나 행동의 결과에 대해 생각할 수 없다. 능력을 과대평가한다. 다른 사람들의 필요와 감정을 자각하지 못한다. 방해/비협조. 부적절한 사회 상호작용 행동을 인식하지 못한다.
수준 8 목적이 있고 적절한 반응. 보조 대기 필요 상태	사람, 장소와 시간에 일관성 있게 중심을 갖고 있다. 산만한 환경에서 1시간 동안 익숙한 과제에 독립적으로 참여해서 완수한다. 과거와 현재 사건을 기억하고 통합할 수 있다. 일상 계획을 기억하고 목록을 "이행하고" 대기 필요 상태의 보조를 받아 후에 사용하기 위해서 중요한 정보를 기록하기 위해서 보조 기억 장치를 사용한다. 익숙한 개인적인 일, 가사일, 공동체, 직업과 대기 필요 상태의 도움을 받아 레저 일상 동작을 시작하여 단계를 실행하며 최소 보조를 받아 필요하면 계획을 수정할 수 있다. 새로운 과제/행동을 배울 때 도움이 필요하지 않다. 과제를 완수하는 데 방해가 되는 장애와 무능력함을 깨닫고 이해하지만 적절한 시정 조치를 하기 위해서 대기 필요 상태 보조를 필요로 한다. 최소 보조를 받아 결정이나 행동의 결과에 대해 생각한다. 능력을 과대평가하거나 과소평가한다. 다른 이들의 필요와 감정을 이해하고 최소 보조를 받아 적절하게 반응한다. 의기소침. 민감함. 좌절감 극복율이 낮다/쉽게 화냄. 논쟁적이다. 자기중심적이다. 비전형적으로 독립적이거나 비독립적이다. 사회 상호작용을 할 때 부적절한 행동을 인식하고, 이해할 수 있으며 최소 보조를 받아 시정조치를 한다.
수준 9 목적적이고 적절하다.	과제간에 앞뒤로 독립적으로 이동하고 적어도 2시간 이어서 과제를 정확하게 완수한다. 일상 계획을 기억하고 목록을 "이행"하기 위해서 보조기억장치를 사용하고 요청하여 보조를 받아 후에 사용하기 위한 중요한 정보를 기록한다. 익숙한 개인적인 일, 가사일, 작업과 레저 일상 동작을 독립적으로 완수하기 위해 시작요청에 따라 하고 단계를 이행하며 요청하여 보조를 받아 익숙하지 않은 개인적인 일, 가사일, 작업과 레저 과제를 시작하고 대기 필요상태 단계를 이행한다. 과제 완수를 방해하는 장애와 무능력에 대해 인식하고 이해하며 적절한 시정 조치를 하지만 발생하기 전에 문제를 미리 대처하고 그러한 상황을 피하기 위한 행동을 취하기 위해서 도움을 줄 준비를 항상 해야 한다. 요청하여 도움을 받아 결정이나 행동의 결과에 대해 생각할 수 있다. 능력을 정확하게 평가하지만 과제가 요구하는 것에 맞추기 위해서 대기하고 있는 도움이 필요하다. 다른 사람들의 필요와 감정을 이해하고, 대기하고 있는 보조를 받아 적절하게 반응한다. 우울함이 지속될 수 있다. 화를 쉽게 낸다. 좌절감 극복율이 낮다. 대기하고 있는 도움을 받아 사회적 상호작용에 대한 적절한 자기 모니터를 할 수 있다.
수준 10 목적적이고 적절하다. 부분 독립	모든 환경에서 동시에 다중 과제를 처리할 수 있지만 정기적인 휴식이 필요할 수 있다. 자신의 보조기억장치를 독립적으로 마련하고 만들고 유지할 수 있다. 익숙하고 익숙하지 않은 개인적인 일, 가사일, 공동체, 작업과 레저 과제를 완수하기 위해 시작하고 단계를 이행하지만, 일반적인 시간 이상이 필요하고/혹은 완수하기 위해서 보상전략이 필요할 수 있다. 일상 과제를 완수할 능력에 끼치는 장애와 무능력의 영향을 미리 예상하고 문제가 발생하기 전에 문제를 피하는 행동을 취하지만, 일반적인 시간 이상이 필요하고/혹은 보상 전략이 필요하다. 결정이나 행동의 결과에 대해서 독립적으로 생각할 수 있지만 일상적인 시간 이상이 필요하고/혹은 적절한 결정이나 행동을 선택하기 위한 보상전략이 필요하다. 능력을 적절하게 평가하고 과제 요구에 독립적으로 조절한다. 다른 사람들의 필요와 감정을 이해할 수 있고 자동적으로 적절한 방식으로 응답한다. 정기적으로 우울증이 일어날 수 있다. 아프고, 지치면 화를 잘 내고 좌절감 극복율이 낮으며/혹은 감정적인 스트레스에 빠진다. 사회 상호작용 행동은 일관성이 있고 적절하다.

2001). 회복의 모든 단계에 가족이 활동적으로 참여하는 것이 TBI로 고통받는 아동에게 상당히 중요하다.

주와 시설 지침서 내에서 작업하고 작업치료사의 감독 하에서 작업하며, TBI가 있는 아동과 작업하는 보조작업치료사의 역할이 상당히 중요하다. 재활팀의 일원으로 활동하는 것은, 보조작업치료사가 자기관리, 작업, 레저 기능을 회복하기 위해서 아동과 가족/돌봐주는 사람과 밀접하게 작업하는 것이다.

척수 손상(Spinal Cord Injury)

척수 손상(SCI)은 부상을 지속하여 그 사람의 인생을 철저하게 바꾸어 놓으며, 가족/돌봐주는 사람의 삶도 바꾸어 놓는다. 척수 손상은 아동 및 가족의 생명을 위협하는 질환이며, 대부분의 경우 영구적이다. 척수 손상에는 두 가지가 있다. 척수 손상과 척수 진탕이다. SCIs의 약 5%에 해당하는 척수 손상은 48시간 미만 동안 기능에 손상을 주며 잔류 효과를 남기지 않는다(Metules, & Unkle, 2000). 다른 척수 손상은 48시간 이상 장기간 기능에 손상을 주거나 기능의 영구적인 상실을 입히는 부상이다(Metules, & Unkle, 2000, O' Hare, & Hall, 1997). 부상의 수준이 척추의 33개 척추골 내 어디에서(목의 경부, 가슴 부, 요추 또는 천골 척추 구역) 발생했는지에 따라서, 신경지배(감각과/혹은 운동)가 제한되거나 부상 부위 이하의 감각을 상실하거나 장애를 입게 된다(Waters, Sie, Adkins, & Yakura, 1996). 예를 들면, SCI가 목의 경부 혹은 목 부분에서 발생하면, 특정 장애를 입은 목 경부 이하 운동/혹은 감각 신경 기능에 영향을 끼치게 된다. 사지 마비로 인한 척수 손상은, 팔다리 모두가 부상으로 인해 영향을 받는 것을 의미하며, 또는 허리 이하의 기능을 소실하는 하지 마비를 뜻한다(O' Hare, & Hall, 1997). 목의 경부와 흉부 척수 손상으로 인해 사지 마비가 발생하고 흉수 하부, 요추와 천골 손상으로 인해 하부 마비가 발생한다. SCI는 남아 있는 "감각이나 가장 낮은 인대의 요추 절에 운동 기능이 남아 있으면 불완전 손상이라고 한다. 그리고 가장 낮은 요추 절에 기능이 남아 있지 않을 때 완전 손상이라고 한다" (Waters, Sie, Adkins, & Yakura, 1996, p. 13).

미국의 SCI의 총 발병률은 10,000명 당 305명 정도(O' Hare, & Hall, 1997)이며, TBI같은 것은, 15세에서 24세의 남성이 SCI로 손상을 입을 위험이 가장 크다(O' Hare, & Hall, 1997). 자동차와 오토바이 사고, 스포츠, 추락, 오락활동과 격렬한 행동 등이 SCI가 발생하는 대표적인 예이다(Eyster, 1993, O' Hare, & Hall, 1997, Waters, Sie, Adkins, & Yakura, 1996).

주와 시설 지침서 내에서 작업하고 작업치료사의 감독 하에서 작업하는, SCI가 진행된 아동과 작업하는 보조작업치료사의 역할은 자기관리, 작업과 게임 등 모든 분야에서 기능유지 및 관리에 적절한 기술과 장비를 추천하고 이행하도록 팀 중심 관리 모델에 참여하는 것이다. 보조작업치료사는 또한 가족/돌봐주는 사람 교육을 제공하는 역할도 할 수 있다.

발작 장애(Seizure Disorders)

발작은 뇌의 전기적 충격과 관련이 있을 수 있다. 발작하는 동안에, 아동은 눈깜빡거림, 멍하게 바라보기, 흔들림, 떨림, 혹은 비트는 유형의 동작같은 몇 가지 동적이거나 경련적인 근육 움직임을 동반하는 어떤 의식 장애의 유형을 겪을 수 있다(Aytch, Hammond, & White, 2001, Haggerty, 1999). 발작은 아동 가운데서 가장 일반적인 신경학상 발작이다(Aytch, Hammond, & White, 2001). 미국 인구의 1%에서 2%정도가 발작 장애의 유형인, 간질을 앓고 있는 것으로 여겨지지만(Haggerty, 1999), 연구 문헌은 14세 이하 300,000명에 달하는 아동에게 발작이 재발생하고 있다고 밝혔다(Shearer, 1999). 인생의 어느 때에도 발생 가능하지만, 대부분의 발작 장애의 경우는 어린 시절에 발병한다. 발작이 더 일반적으로 어린 시절과 관련이 있는 한 가지 이유는 아동의 뇌가 미발달해서이며, 그에 따라서 발작에 걸리기 쉽다(Shearer, 1999).

몸 전체, 멍한 상태 또는 소 발작, 근간 대성 발작, 부분 발작과 복합 부분 발작으로 영향을 끼치는 대발작 혹은 전신 발작을 포함하는 여러 유형의 발작이 있다. 수많은 아동의 발작 장애의 원인이 밝혀지지 않았지만, Atych, Hammond와 White(2001)는 발작이 출생 시 외상, 머리 부상, 감염성 질환, 퇴행성 병변, 유전인자 혹은 테라토겐(기형 발생을 유발하는 물질-선천적 결손증의 원인 제공)에 노출 등으로 초래된 결과라고 지적했다.

잘 알려진 발작 장애가 있는 아동은 조심스런 약물 투여 관리를 통해 전형적으로 치료한다. 올바른 약물 치료 계획 안을 착실하게 따르는 것이 중요하다. 다루기 힘든 발작증이 있는 아동에게 수술적 요법 또한 처방될 수 있다. 발작은 식이요법, 특히 케톤 식이요법을 통해 치료할 수도 있다. 케톤 식이요법은 지방질이 높은, 본질적으로 탈수와 기아를 초래하는 저탄수화물 식이요법이며, 차례로 케톤산물을 유도하고, 화학적으로 발작 억제를 유도한다(Aytch, Hammond, & White, 2001). 내과의의 밀접한 감독 하에서 병원 시설이 초기 식이요법을 관리하고, 주의가 필요하며, 효과를 측정하기 위해 지속적인 모니터링을 한다.

주와 시설 지침서 내에서 작업하고 작업치료사의 감독 하에서 작업하며, 발작이 있는 아동과 작업하는 보조작업치료사의 역할은 환자의 작업, 게임과 자기 관리의 모든 영역에서 기능하는 능력을 최대화시키는 것이다.

요약 (Summary)

이 장은 소아과에서 일할 때 보조작업치료사가 만날 수 있는 아동과 관련된 여러 가지 일반적인 진단의 간략한 총람을 제공했다. 또한 다양한 진단을 받은 아동과 작업하는 보조작업치료사의 역할도 논했다. 가장 널리 보고되고 연구된 분류 시스템이며 장애와 관련된 행동과 일반적인 증상을 진단하는 DSM-IV-TR에 대한 설명 또한 공유했다. 관심 있는 독자는 아동과 작업하는 곳에서 만날 수 있는 수많은 진단에 대한 추가적인 연구를 계속 필요로 하게 된다.

사례연구 (Case Study)

정신 지체가 있는 아동을 진단하고 작업하는 복잡한 작업의 예는 11세된 라틴 소년의 사례다. 자동차가 달리는 도로로 갑자기 뛰어들거나, 아파트나 학교의 장문에서 뛰어내리려는 자살 행동을 보여 어린이 정신과 병동에 "Noah"라고 불리는 소년을 소개했다. 입원 치료의 한 부분으로, Noah의 이력에 관해서 그의 돌봐주는 사람과 인터뷰했으며 Noah에게 지적 평가를 포함해서 모든 심리학 평가를 실시했다. 돌봐주는 사람과의 상담으로, 임신기는 정상이었으며, 출산이 어려웠다는 것을 밝혀냈다. 출산시기에 Noah는 정상 위치에 있지 않아서, 짧은 시간 산소 결핍을 겪었다. 그의 어린 시절 초기 발달은 정상적이었지만, 시간이 지나서 Noah가 학교에 입학할 즈음에는 지시와 스스로 옷을 입고 책을 읽는 것 같은 연령에 맞는 학습을 따르지 못하는 것이 나타났다. 시간이 지나면서, 11세에 어린이 정신 병동에서 만나게 되었다. Noah는 여전히 혼자 옷을 입는 것이 어려웠다. 바지를 입기 전에 신발을 먼저 신기도 하고, 신발 끈을 묶지 못하기도 했으며, 시간을 읽지 못하고(디지털 시계가 있음에도), 돈의 가치 개념에 대해 이해하지 못했다.

지적 검사에서는 인지 구역의 스펙트럼에 걸쳐서 다양한 손상이 나타났다. Noah는 평균 이하의 주의력, 충동 조절, 기억, 언어, 시각 운동과 추론 능력을 나타냈다. 그러나 그의 IQ 점수는 72였으며, 경계선 지적 기능으로 고려되었으며 기술적으로 지적 기능의 정신 지체에 해당하는 것은 아니었다. 그의 행동을 관리하는 데 아동과 가족을 돕기 위해서 서비스를 받을 수 있도록 애쓰고 정신지체의학(DMR)과 정신 보건부(DMH)간에 빚어진 갈등의 결과로 규정된 높은 수준의 치료를 제공하려고 애썼다. 메사추세츠에서, DMR과 DMH는 전용 프로그램이다. 즉, DMR은 Noah의 행동이 정신지체로 인한 것이 아니라, 오히려 정서장애라고 주장한 반면에, DMH는 Noah가 정신지체이며 정서장애가 아니라고 주장했다. 가족 기능을 조심스럽게 평가한 뒤에, Noah의 행동을 설명하는 데 언어나 인지 문제를 배제하고, 학교 선생님과 이전 정신 건강 복지사에게서 부수적인 정보를 수집했다. 결론은 Noah가 정신지체 범위에 들어가는 지능 지수는 아니었지만, 일관되게 낮은 수준을 보이는 그의 적응 행동은 기능적으로 정신 지체와 일치되었으며, 그에 대한 치료는 그의 인지 한계로 평가하고 작업하는 것에 따라 치료를 하는 것에 초점을 맞추는 것으로 결정되었다. Noah 행동에 대한 기능적인 평가는 정신지체와 그와 그의 가족이 Noah가 필요로 하는 것에 초점을 맞추어야 하는 서비스를 제공해야 하는 것으로 DMH가 그를 점점 인정하는 것이 중요했다.

토론 문제(Discussion Questions)

1. 적응 행동을 평가하기 위해서 어떤 행동 영역을 특별히 평가하기를 원하는가?
2. DMH와 DMR간에 차이를 어떻게 이해하는가?
3. 이와 같은 사례를 위해서 어떤 형태의 부수적인 정보를 원하는가?

적용활동 (Application Activities)

1. "머큐리"라는 영화를 보고 자폐와 일치하고 불일치하는 행동을 기록하라.
2. ADHD의 특성과 일생에 걸쳐서 미치는 영향에 대해 더 많은 정보를 얻으려면 Edward Hallowell의 Driven To Distraction을 참고하라.
3. 논의된 수많은 장애에 대한 최신 논문은 APA Monitor 웹 사이트를 참고하라(www.apa.org/monitor).

감사의 글 (Acknowledgment)

이 장의 소아암에 관련하여 도움을 주신 Michael Roberts 씨에게 감사를 전하고 싶다.

참고문헌(References)

Atych, L. S., Hammond, R., & White, C. (2001). Seizures in infants and young children: An exploratory study of family experiences and needs for information and support. *Journal of Neuroscience Nursing, 33*(5), 278.

Barker, E., Saulino, M., Caristo, A. M. (2002). Spina bifida. *RN, 65*(12), 33-38.

Bennett, F. C. (1999). Diagnosing cerebral palsy: The earlier the better. *Contemporary Pediatrics, 16*(7), 65-73.

Bond, C. (2002). Traumatic brain injury: Help for the family. *RN 65*(11), 60-66.

Bracken, J. M. (1986). *Children with cancer.* New York, Oxford: Oxford University Press.

Brockley, J. A. (1999). History of mental retardation. *History of Psychology, 2*(1), 25–36.

Charman, T., Swettenham, J., Baron-Cohen, S., Cox, A., Baird, G., & Drew, A. (1997). Infants with autism: An investigation of empathy, pretend play, joint attention, and imitation. *Developmental Psychology, 33*(5), 718-789.

Cobham, V. E., Dadds, M. R., & Spence, S. H. (1998). The role of parental anxiety in treatment of childhood anxiety. *Journal of Consulting and Clinical Psychology, 66*(6), 893 – 905.

Davies, M. K., & Hollman, A. (2001). Down syndrome. *Heart, 86*(2), 130.

Doyle, A. E., Biederman, J., Seidman, L. J., Weber, W., & Faraone, S. V. (2000). Diagnostic efficiency of neuropsychological test scores discriminating boys with and without Attention Deficit-Hyperactivity Disorder. *Journal of Consulting and Clinical Psychology, 68*(3), 477–488.

Eley, T. C., Dale, P., Bishop, D., Price, T. S., & Plomin, R. (2001). Longitudinal analysis of the genetic and environmental influences on components of cognitive delay in preschoolers. *Journal of Educational Psychology, 93*(4), 698–707.

Emery, A. H. (2002, 23 Feb). The muscular dystrophies. *The Lancet, 359*(9307), 687-700.

Eyster, E. F. (1993). THINK FIRST: Prevention of head and spinal cord injury. *American Family Physician, 47*(8), 1689-1689.

Ferreri, A. (1995, Sept- Oct.). Cerebral palsy: Equipping children to live full lives. *World Health, 48*(5), 22-23.

Finesilver, C. (2002). Down syndrome: A new age for childhood diseases. *RN, 65*(11), 43-48.

Haggerty, M. (1999). Seizure disorder. *Gale Encyclopedia of Medicine* (1st ed.). p. 2574.

Hoekstra–Weebers, J., Jaspers, J., & Kamps, W. A. (1999) Risk factors for psychological maladjustment of parents of children with cancer. *Journal of the American Academy of Child and Adolescent Psychiatry, 38*(12), 1526.

Honein, M., Paulozzi, L., & Mathews, T. (2001). Impact of folic acid fortification on incidence of neural tube defects. *Nutritional Research Newsletter, 20*(8), 15.

Light, R. Asarnow, R., Satz, P., Zaucha, K., McCleary, C., & Lewis, R. (1998). Mild closed-head injury in children and adolescents behavior problems and academic outcomes. *Journal of Consulting and Clinical Psychology, 66*(6), 1023–1029.

Mattson, S. N., Riley, E. P., Gramling, L., Delis, D. C., & Jones, K. L. (1998). Neuropsychological comparison of alcohol-exposed children with or without physical features of Fetal Alcohol Syndrome. *Neuropsychology, 12*(1), 146–153.

McClure, E. B., Kubiszyn, T., & Kaslow, N. J. (2002). Advances in the diagnosis and treatment of childhood mood disorders. *Professional Psychology: Research and Practice, 33*(2), 125–134.

McMahon, M. A., Noll, R. B., Michaud, L. J., & Johnson, J. C. (2001). Sibling adjustment to pediatric traumatic brain injury: A case controlled pilot study. *The Journal of Head Trauma Rehabilitation, 16*(6), 587-594.

Metules, T. J., & Unkle, D. W. (2000). Spinal cord injury falls into two categories (brief article). *RN, 63*(4), 85.

Miller, L. K. (1999). The savant syndrome: Intellectual impairment and exceptional skill. *Psychological Bulletin, 125*(1), 31–46.

Mosby's Medical, Nursing, & Allied Health Dictionary (5th ed). (1998). St Louis, MO: Mosby.

O'Hare, P., & Hall, K. M. (1997). Preventing spinal cord injuries through safety education programs (Spinal cord injury, Part 3). *American Rehabilitation, 23*(1), 15-18.

Pace, B. (2001). Spina Bifida (JAMA Patient Page). *The Journal of the American Medical Association, 285*(23), 3050.

Palmer, F. B. (2002). First, observe the patient. *Archives of Pediatrics and Adolescent Medicine, 156*(5), 422-423.

Rains, G. D. (2002). *Principles of neuropsychology.* Boston: McGraw-Hill Companies.

Roach, M. A., Barratt, M. S., Miller, J. F., & Leavitt, L. A. (1998). The structure of mother-child play: Young children with Down Syndrome and typically developing children. *Developmental Psychology, 34*(1), 77–87.

Sandler, A. (1997). *Living with spina bifida:A guide for families and professionals.* Chapel Hill, NC and London, UK: University of North Carolina Press.

Scott, M. A., Fletcher, J. M., Brookshire, B. L., Davidson, K. C., Landry, S. H., Bohan, T. C., Kramer, L. A., Brandt, M. E., & Francis, D. J. (1998). Memory functions in children with early hydrocephalus. *Neuropsychology, 12*(4), 578 – 589.

Shearer, A. (1999). Seizures and epilepsy in childhood. *The Exceptional Parent, 29*(8), 64.

Snyder, P. J. & Nussbaum, P. D. (1998). *Clinical neuropsychology*. Washington, D.C.: American Psychological Association.

Wannamaker, C. E. & Glenwick, D. S. (1998). Stress, coping and perceptions of child behavior in parents of preschoolers with cerebral palsy. *Rehabilitation Psychology, 43*(4), 297–312.

Waters, R. L., Sie, I. H., Adkins, R. H., & Yakura, J. S. (1996). Recovery following spinal cord injury. *American Rehabilitation, 22*(4), 13-19.

Wechsler, D. (1944). *The measurement of adult intelligence* (3rd ed.) Baltimore: Williams and Wilkins.

Wechsler, D. (1991). *Wechsler Intelligence Scale for Children Third Edition (WISC-III) Manual.* New York: The Psychological Corporation

Wilson, B. J. (1999). Entry behavior and emotion regulation abilities of developmentally delayed boys. *Developmental Psychology, 35*(1), 214 – 222.

Yirmiya, N., Erel, O., Shaked, M., & Solomonica-Levi, D. (1998). Meta-analyses comparing theory of mind abilities of individuals with autism, individuals with mental retardation, and normally developing individuals. *Psychological Bulletin, 124*(3), 283–307.

Youse, K. M., Le, K. N., Cannazzaro, M. S., & Coelho, C. A. (2002, June 25). Traumatic brain injury: Primer for professionals. *ASHA Leader, 7*(12), 4-7.

11장

아동기 자세 : 올바른 선택하기

Positioning In Pediatrics : Making The Right Choices

단원의 목표(Chapter Objects)

- 아동의 자세수정에 관한 5가지 문제목록의 제시.
- 적절한 자세의 이점 설명.
- 8가지의 자세 보조도구를 설명하고 각각의 주 사용대상자, 도구로 인해 촉진되는 이상적인 자세, 도구의 각 부분이 주는 이점, 주의사항 등에 대한 정보를 포함.
- 자세 보조도구의 구입과 구성에 대한 정보접근.

소개(Introduction)

발달장애를 가진 아동에게 섭식, 소근육 활동 또는 치료적 놀이를 제공하기 전에 해야 하는 첫 번째 질문은 "아동의 자세가 정확한가?"이다. 아동이 기능적인 자세를 취할 수 없다면, 그들은 선택된 활동을 최적으로 수행할 수 없을 것이다. 자세만으로도 아동에게 지루함과 좌절감을 줄 수 있고, 적절한 자세를 취하고 있는 아동에게는 의미 있고 동기화된 활동이 충분히 제공될 수 있을 것이다. 소아 작업치료사는 항상 올바른 자세와 기능적이거나 즐거운 활동 사이의 상호작용에 대해 생각해야 한다.

또 다른 중요한 질문은 "좋은 자세 유지를 돕기 위해 얼마나 많은 외적 지지가 사용되어야 하는가?"이다. 이것은 신체적 장애가 있는 아동이 치료 상황에서 수분 동안 아무런 지지 없이 의자에 앉아 있을 수 있게 할 수 있다. 그렇다면 이 아동이 교실이나, 치료실 또는 집에서 유사한 의자에 앉는 것이 기대되어지는가? 아동은 좋은 앉은 자세를 유지하기 위해 많은 집중이 요구될 것이다. 이것은 아동이 수업이나 과제에 집중하는 능력을 저하시키게 되고, 아동은 더 지지될 수 있는 앉기 보조도구를 사용해야 할 것이다. 치료사는 절대 아동을 과하게 적응시키는 것을 원하지 않을 것이다. 다양한 환경에서의 자세전략 계획을 위해서는 작업치료사, 물리치료사, 교사, 가족 등 다른 팀원간에 긴밀한 협력이 중요하다.

이 장의 목적은 아동의 자세 선택에 관한 소개이다. 자세는 분리되어 일어나는 것이 아님을 기억해야 한다. 물리치료, 작업치료, 의료적 처방은 아동의 근 긴장, 머리와 체간조절, 균형, 힘과 지구력에 영향을 미칠 것이다. 이러한 능력의 변화는 자세 보조도구에 대한 아동의 요구 또한 변화시킬 것이다

자세 중재를 필요로 하는 아동은 다음과 같다.

- 표준 크기의 기구를 사용하고 있는 작은 아동.
- 감각 처리의 문제를 가진 아동.

- 이동력이 있어 그 공간의 명확한 정의가 요구되는 아동.
- 신체적 장애를 가진 아동.

이 그룹의 아동에게 바른 자세형성 이전에 중요한 것 중의 하나가 신중한 평가이다. 신체적 장애를 가진 아동은 비정상적인 근 긴장, 미숙한 반사통합, 근골격의 이상, 안정성과 이동성 사이의 불균형, 저하된 운동 조절, 제한된 힘 또는 기능적인 과제의 수행제한에서 이상을 가질 수 있다.

근 긴장도(Muscle Tone)

근 긴장도는 쉬고 있는 근육의 긴장 상태를 말한다. 근육은 탄성밴드와 같다. 보통의 쉬고 있는 근육도 약간의 긴장을 가진다. 탄성밴드는 움직임을 만들려 할 때, 좀더 단단히 당기기 위해 약간 신전된다. 긴장도가 증가된 근육은 이미 팽팽하게 당겨진 탄력 밴드와 같다. 관절은 짧아진 근육 방향으로 지속적으로 당겨질 것이고 아동에게 있어 반대방향으로의 움직임은 매우 어려울 것이다. 긴장도가 높은 근육의 근복(muscle belly)은 매우 단단하다. 작업치료사가 빠르게 신장시킬 때 근육은 긴장도가 높아지고, 많은 저항을 느끼게 된다. 낮은 긴장도를 가진 근육은 긴장도가 적거나 거의 없는 탄력밴드와 같다. 그것은 움직임을 만들려 할 때, 느리게 반응한다. 저긴장도의 아동은 앉아 있거나 머리를 들어 유지하는 기초적인 활동만으로도 쉽게 피곤해진다. 낮은 긴장도의 근육으로 싸인 관절은 그로 인해 너무 많은 움직임이 일어나게 된다. 긴장도가 낮은 근육의 근복은 부드럽고 물렁거린다. 작업치료사가 저긴장 근육을 빠르게 신장시킬 때, 아동이 저항하는 것을 거의 느낄 수 없다. 낮은 긴장도의 아동은 신체 전반에서 종종 좋지 못한 자세를 가진다. 아동의 선 자세는 견갑골의 돌출, 복부의 돌출, 허리 만곡의 강조, 무릎을 잠궈 강직된 자세로 서기가 특징적으로 나타난다. 저긴장도 아동은 종종 체중을 지지한 자세의 유지도 어려워한다.

아동의 근육긴장을 이해하는 것이 쉽지는 않다. 일부 아동은 유동적인 근 긴장도를 지닌다. 그래서 때때로 늘어져 보이고, 어떤 때에는 너무나 긴장되어 보인다. 또 어떤 아동은 체간과 신체 근위부에 긴장도가 낮고, 원위부에 긴장도가 증가하는 경우도 있다. 아동의 긴장에 대해 명확히 이해하기 위한 최고의 방법은 경험 있는 작업치료사가 긴장도 문제의 아동을 훈련할 때 면밀히 관찰하는 것이다.

반사(Reflexes)

반사작용은 특수한 촉각 또는 위치 자극에 반응하여 나타나는 자동적인 운동패턴이다. 유아는 생존과 초기 학습을 반사작용에 의존한다. 먹이찾기반사(rooting reflex)는 아기의 생존을 돕는 패턴의 예다. 아기의 한쪽 얼굴이 만져질 때, 아기는 얼굴의 만져진 쪽으로 자동적으로 머리를 돌린다. 이 반사는 어머니의 유두 또는 젖병의 유두가 아동의 얼굴에 제공되어 아동이 고개를 돌려 우유를 먹을 수 있게 작용한다. 다양한 패턴들은 6개월에서 8개월까지는 정상적인 작용이나 상위레벨의 운동기술 발달이 시작되면서 이전의 반사작용이 통합되기도 한다. 그러나 운동 발달이 비정형적일 때, 이 원시적 반사작용은 수년 동안 계속 나타날 수 있다.

비정형적 발달 아동에서 종종 보이는 두 가지 원시반사는 긴장성 목반사와 긴장성 미로반사가 있다.

대칭적 긴장성 목 반사
(symmetrical tonic neck reflex; STNR)

머리를 앞으로 숙일 때, 팔(상지)에서의 굽힘근(굴곡근) 긴장의 증가와 다리(하지) 폄근(신전근)의 긴장도가 증가한다. 머리가 뒤로 신전되면(아동이 위쪽으로 쳐다봄), 팔의 신전근의 증가와 다리의 굴곡근의 근 긴장도가 증가한다(그림 11-1).

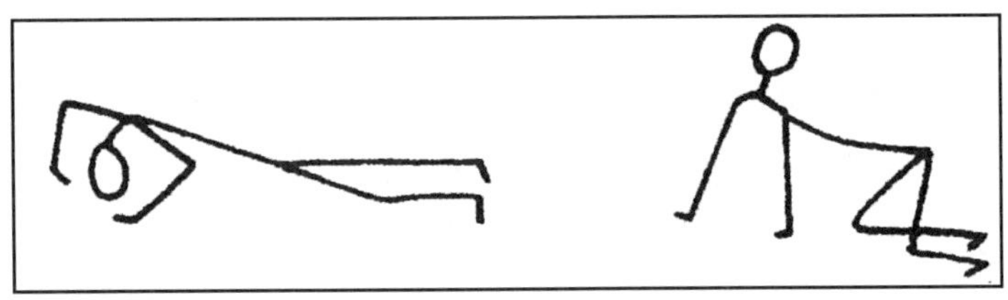

그림 11-1. 대칭적 긴장성 목 반사.

비대칭적 긴장성 목 반사
(asymmetrical tonic neck reflex; ATNR)

비대칭적 긴장성 목반사(ATNR)는 머리를 한쪽 방향으로 돌릴 때, 얼굴쪽 사지에서는 신전근 긴장도가 증가되고 머리쪽 사지에서는 굴곡근 긴장도가 증가되는 것이다(그림 11-2).

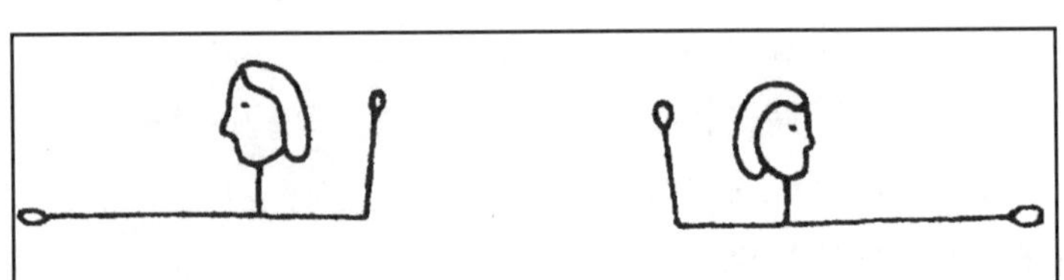

그림 11-2. 비대칭적 긴장성 목 반사.

긴장성 미로 반사-엎드려 누운 자세
(tonic labyrinthine reflex-prone)

엎드려 누운 자세(복와위)에서, 굴곡근의 긴장도가 증가한다(그림 11-3).

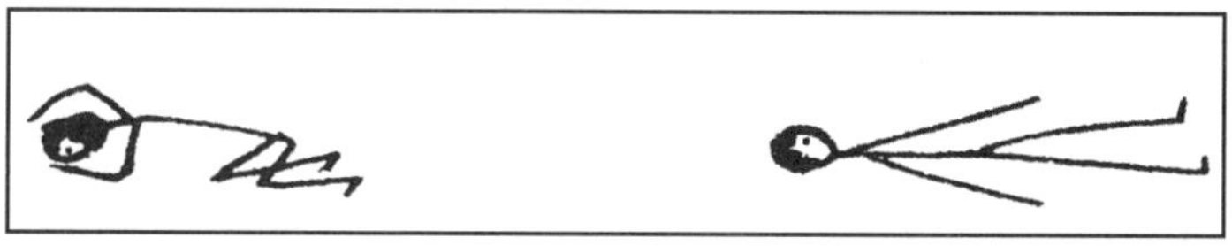

그림 11-3. 긴장성 미로반사.

긴장성 미로 반사-바로 누운 자세
(tonic labyrinthine reflex-supine)

바로 누운 자세(앙와위)에서, 신전근의 긴장도가 증가한다.

균형과 평형반응(balance and equilibrium responses)

앞에서 언급한 것과 같이 대부분의 반사작용은 영아기 동안 나타나고, 움직임의 패턴처럼 통합되어지고 더욱 복잡해진다. 그러나 몇몇 반사는 아기의 발달 후기까지 나타나고, 일생 동안 지속되기도 한다. 중요한 반사 중에 하나가 균형과 평형반응이다. 아동의 신체가 한쪽 끝으로 쏠리거나 무게중심의 이동이 있을 때 전정시스템이 자극된다. 그러면 아동에게서 다음 3가지의 자동 반응이 보인다:

1. 아동은 곧게 펴지고 올라간 쪽으로 팔과 다리가 외전된다.
2. 아동은 곧게 펴지고 내려간 쪽으로 팔과 다리를 신전시키며 낙하의 경우에는 보호 반응으로 바닥쪽으로 사지를 뻗는다.
3. 머리를 위로 들거나 아래로 내리는 것은 지지면에 관계되는 것이나 신체의 라인과 관계되지 않는다(그림 11-4).

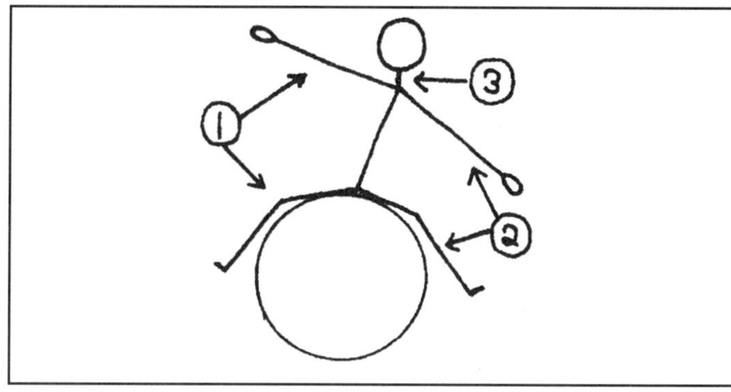

그림 11-4. 균형과 평형반응.

이 책 끝부분에 "아동의 주요반사표"와 "정상발달 이정표"를 참고할 수 있을 것이다.

비정상적인 척추(Spinal Abnormalities)

척추와 골반의 변형은 아동의 자세를 선택할 때 고려되어야 한다. 일반적인 척추 변형은 척추후만증(척주 상부의 과한 굴곡), 척추전만증(척주의 하부의 과한 신전)과 척추측만증(척주의 외측 비대칭 곡선 또는 비틀어짐)을 포함한다. 능동적 움직임 또는 수동적 조작 시 관절범위가 정상이라면, 연성 만곡이라고 불린다. 완전한 관절범위를 얻을 수 없을 때 고정되어진다(그림 11-5).

무정위운동성의 뇌성마비 아동은 조절되지 않고, 의도되지 않은 움직임과 불충분한 자세 안정성을 보인다. 이 경우 자세를 잡아주는 장치는 아동의 안정성을 전반적으로 제공할 수 있어야 하고 특히 최소한의 조절만을 할 수 있는 아동에게는 신체부분에 대한 안정성 제공이 더욱 요구된다. 예를 들면, 10세의 소녀 Lucy는 그의 의식적인 조절과 상관없이 상지의 뻗침과 휘두르는 동작이 나타난다. 아동의 팔이 고정될 때 충분한 안정성을 갖게 되어 머리와 하지를 보다 적절히 조절할 수 있을 것이고, 왼쪽 발로 알파벳 보드에 글을 가리킬 수 있을 것이다. 고정된 팔을 풀면 조절력을 잃게 되어 발로 더 이상 가리킬 수 없게 된다. 전완의 안정성을 위한 아동의 좌석 시스템은 패드 스트랩으로 덧대는 것을 포함한다.

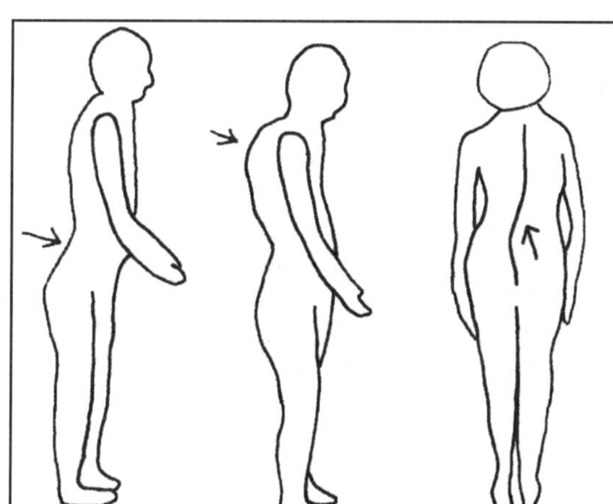

그림 11-5. 척추 변형: 척추전만, 척추후만, 척추측만.

보조작업치료사를 위한 설명

자세보조 도구가 움직임을 제한한다면, 그러한 제한이 누군가에게는 개인의 자유를 제한하는 비윤리적인 것으로 보여질 수 있는가? 이것은 중요한 질문이다. 움직임을 제한하는 지지를 선택할 때 치료팀은 아동의 요구에 부합되는 최소한의 제한을 주는 보조도구로 구성하여야 한다. 치료팀은 또한 그러한 구성요소에 대해 자세히 기록해야 하고 이는 신체의 최적의 조절과 좋은 자세의 증진을 위해 쓰여진다. 많은 학교와 병원은 적응기기의 사용을 위해 임상프로토콜을 개발하는데, 골반 자세 고정벨트, 가슴 지지대, 다양한 스트랩류 같은 것으로 이는 제한적인 것보다는 치료적이라는 것을 명확히 하고 있다.

다양한 장애를 가진 아동에게 요구되는 장비들(Meeting the Euipment Needs of Children With Various Disabilites)

간단한 장비(Starting Simple)

자세도구: 발판(positioning device : footstool)

사용자 : 의자에서 발이 바닥에 닿지 않는 아동(그림 11-6).

설치 : 발판은 아동의 발바닥이 완전히 지지되기 위해 충분히 높아야 한다. 발판을 사용할 때 아동의 발목과 엉덩이는 이상적으로 90° 굴곡되어야 한다. 그것은 아동의 무릎보다 더 올라갈 정도로 높아서는 안 된다. 엉덩이뼈 돌출 좌골 조면 위에 체중부하의 증가를 일으킨다.

이점 : 앉아 있을 때 발아래의 지지로 인해 아동은 학교에서 집중력과 활동을 유지하는 데 더 도움을 주었다. 발의 지지는 아동의 신체적인 어려움이었던 발뒤꿈치의 구축 또한 방지한다.

자세도구: wedge 의자(positioning device : wedge seat)

사용자 : 교실에서 바로 앉기에 어려움을 가지고 있는 아동은 wedge 의자를 사용함으로써 이익을 얻을 수 있다. 많은 아동은 낮은 근육의 긴장과 후방골반 경사가 나타난다(그림 11-7).

설치 : wedge는 아동의 좌석의 등 쪽 높은 곳에 위치한다.

이점 : wedge 경미한 전방골반경사를 용이하게 하고, 척추의 정렬을 향상시킨다. 그 결과 아동은 의자에서 바르게 앉을 수 있다.

주의점 : 아동의 자세조절이 매우 저하되었다면 아동은 wedge와 의자로부터 떨어져서 앞으로 미끄러질지도 모른다.

다른 설명 : 팽창식 wedge는 아동의 최적의 각성상태 수준을 유지하는 것을 돕기 위해 자세 수정을 약간의 움직임 입력과 결합한다.

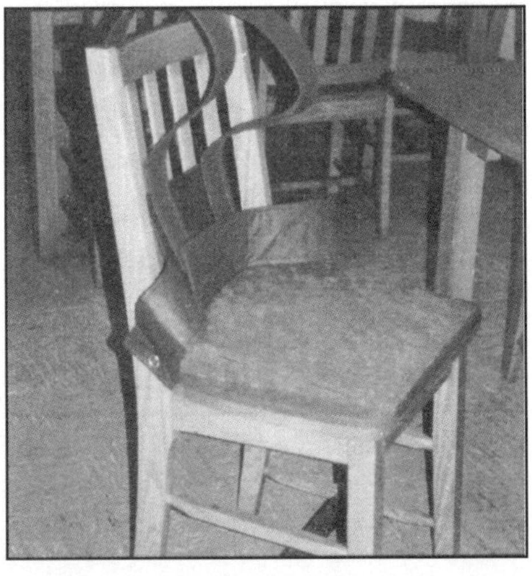

그림 11-7. wedge 의자.

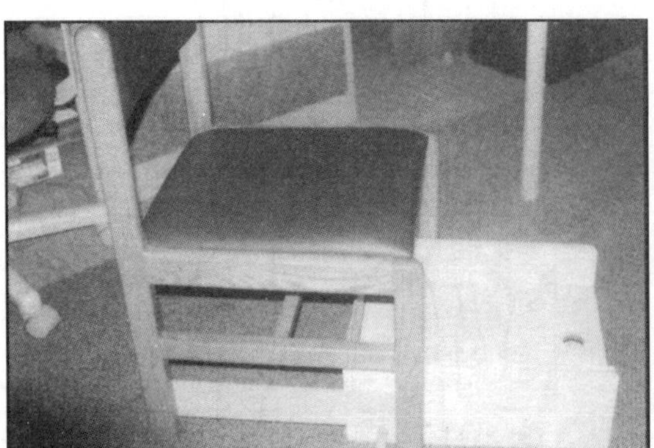

그림 11-6. 발판.

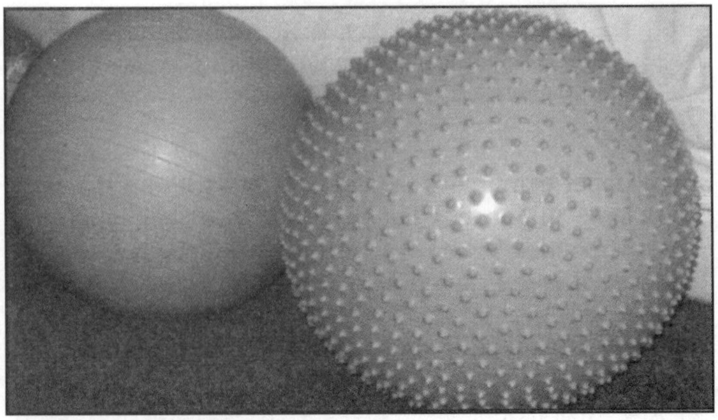

그림 11-8. 치료 공.

자세도구 : 치료 공(positioning device : therapy ball)

사용자 : 일반 의자에서 몸부림치거나 요란스럽게 움직이는 아동(그림 11-8).

설치 : 아동의 발이 바닥에 확실하게 지지되기 위해서는 충분한 크기의 공을 필요로 한다. 정확한 사이즈는 발목, 무릎 및 엉덩이에 90° 굴곡을 촉진한다. 치료 공을 일반 의자의 대안으로 사용할 때 과제의 높이는 아동의 허리와 가슴 사이 대략 중간이어야 한다.

이점 : *감각식이요법(sensory diets)*으로 전정감각의 제공으로 약간씩 튀어오르는 움직임 동안 주의집중력이 증진될 것이다. 자동균형과 평형반응은 치료 공을 사용함으로써 강화시킨다. 균형을 유지하기 위해 아동은 바닥에 그의 발을 유지할 필요가 있다. 일반 의자를 사용하는 대신 치료 공을 사용함으로써 과제를 집중하여 해결하는 데 도움을 줄 것이다.

주의점 : 치료 공을 사용할 때 아동의 앉는 자세를 관찰되어야 한다. 낮은 근 긴장을 가진 몇몇의 아동은 곧은 자세를 유지하기 위해 그들의 척주전만 곡선을 강조하는 경향이 있다. 아동이 좋은 균형능력을 가지고 있지 않다면, 작업치료사의 면밀한 감독이 요구된다.

다른 설명 : 치료공은 안정감 있게 서있는 것을 도울 수 있다.

자세도구 : T자형 의자(positioning device : T stool)

사용자 : 균형반응을 개선하기 위해 과제를 수행하고 있는 아동은 T자형 의자를 사용한다. 아동이 전형적으로 발을 바닥에 유지하지 못하고, 학업에 집중하거나, 과제를 유지하기가 어렵다면 T자형 의자를 사용한다(그림 11-9).

설치 : 발판의 높이는 엉덩이, 무릎, 및 발목에 90° 굴곡을 촉진한다. 아동의 발은 바닥에 지지할 수 있어야 한다.

이점 : 균형을 유지하기 위해서, 아동은 바닥에 발을 유지시킬 필요가 있다. T자형 의자의 사용은 바닥에서의 자세를 촉진한다.

주의점 : 치료공과 같이 아동의 자세는 예외적인 좌석의 선택과 비정상적인 자세 패턴의 입력이 되지 않아야 한다. 확실하게 관찰되어야 한다.

자세도구 : 팽창식 또는 물질 충전식 좌석 커버 (positioning device : inflatable or pellet-filled seat cover)

사용자 : 약간의 추가된 지지로 안정성을 유지하는 아동은 중요한 신체적인 기능장애와 관계없이 아동의 체형에 맞게 견고한 물질이 충전된 좌석 커버를 이용할 수 있다. 좀 더 유동적인 앉기가 가능한 아동을 위해 팽창된 좌석 커버 또는 바람직한 움직임을 허용하는 아주 미끄러운 재질로 채워진 커버가 필요하다(그림 11-10).

설치 : 올바른 좌석 커버는 아동을 위해 선택이 필요하다. 좌석 커버를 추천할 때 고려해야 할 점들은 다음과 같다: 학생은 안정성 또는 움직임을 더 필요로 하는가? 좌석커버는 좌석의 높이를 몇 인치 높이게 되고, 따라서 발의 지지를 위해 발판을 제공할 필요가 있다.

이점 : 좌석커버는 안정성이나 움직임을 제공함으로 아동이 학급에서 더 집중할 수 있게 한다.

주의점 : 잘못된 선택이 되지 않도록 필요성을 신중하게 고려해야 한다.

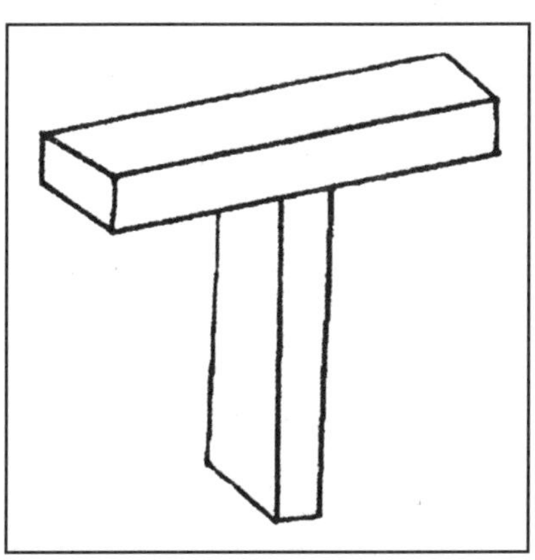

그림 11-9. T자형 의자.

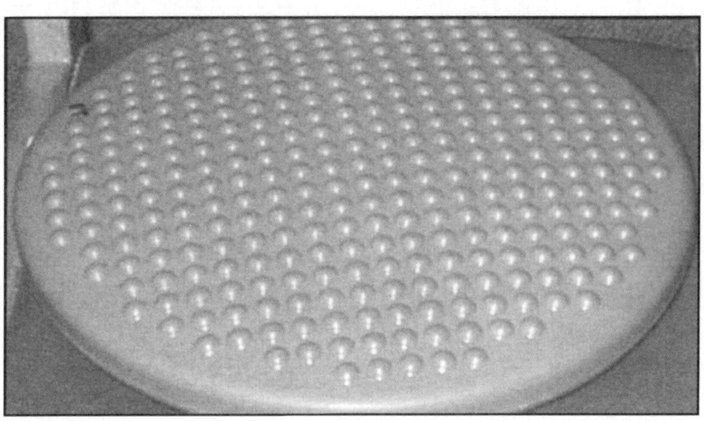

그림 11-10. 팽창식 또는 물질 충전식 좌석 커버.

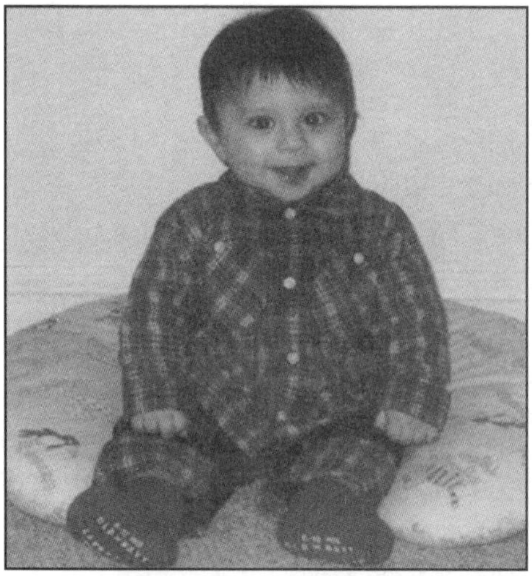

그림 11-11. 초승달 모양의 베개.

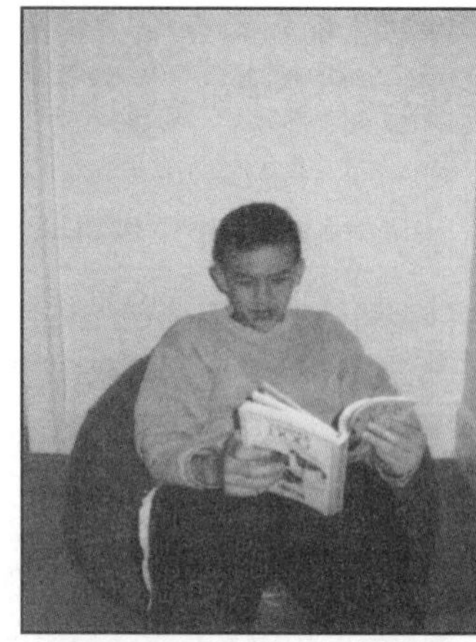

그림 11-12. 콩 주머니 의자.

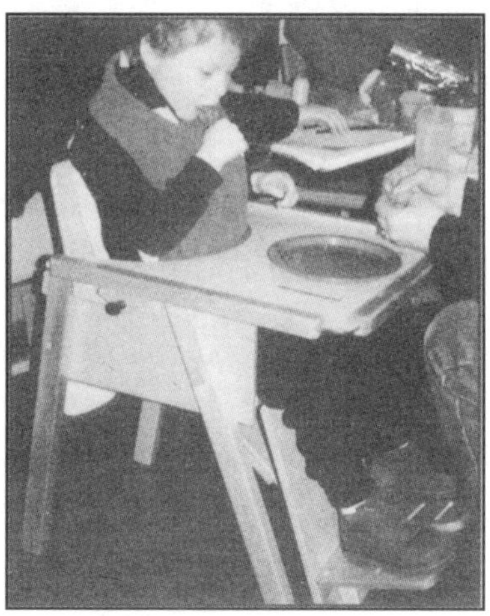

그림 11-13A. Rifton 의자.

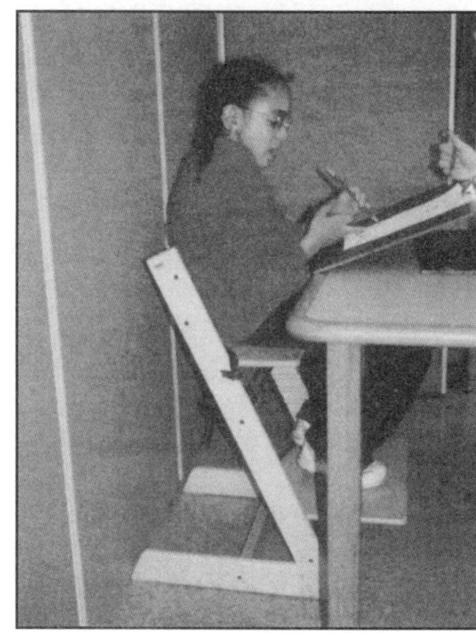

그림 11-13B. Trip Trap® 의자.

자세도구 : 초승달 모양의 베개
(positioning device : crescent-shaped pillow)

사용자 : 대운동 발달에 지연을 보이는 영유아는 초승달 모양의 베개로 지지될 수가 있다. 이 쿠션은 아동이 어른이 앉아있는 벌어진 다리 안의 공간에 앉아 지지되는 것을 묘사한다. Boppy사에서는 밝은 색상, 세척, 상업적으로 선택이 가능하다. 쿠션의 속은 수제로 교환이 가능하다(그림 11-11).

설치 : 아동은 초승달 모양의 베개를 사용하여 앉아 있을 때, 바로 누웠을 때, 옆으로 누웠을 때 지지할 수 있다.

이점 : 엉덩이 높이의 지지를 필요로 하는 아동에게 5, 6인치의 쿠션 높이는 최상의 작업을 가능하게 한다. 아동의 앉는 자세 지지를 위해 사용된다면, 그것은 아동의 엉덩이만 지지하므로 아동의 머리와 상지의 조절의 유지가 요구된다.

주의점 : 초승달 모양의 베개는 아동이 의도된 자세에서 미끄러질 수가 있으므로 돌봐주는 사람의 감독 하에 사용되어야 한다.

자세도구: 콩 주머니 의자
(positioning device : beanbag chair)

사용자 : 휠체어나 자세를 제한하는 도구에서 많은 시간을 보내는 다양한 장애를 가진 아동은 콩 주머니 의자에서 약간의 자유 시간을 좋아할지도 모른다(그림 11-12).

설치 : 아동이 수동적으로 콩 주머니 의자로 옮겨졌으면, 아동은 지지하기 위해 약간의 움직임이 일어날 것이다. 머리 지지가 더 필요하면, 두 번째의 콩 주머니 의자가 첫 번째 의자 뒤쪽으로 받치면 된다.

*촉각과 고유수용성 감각*은 뻗기 자세의 이완을 촉신시키는데 도움을 준다.

주의점 : 변형가능성이 있는 자세를 취하면 콩 주머니 의자를 사용해선 안 된다. 콩 주머니 의자의 적절성은 작업치료사

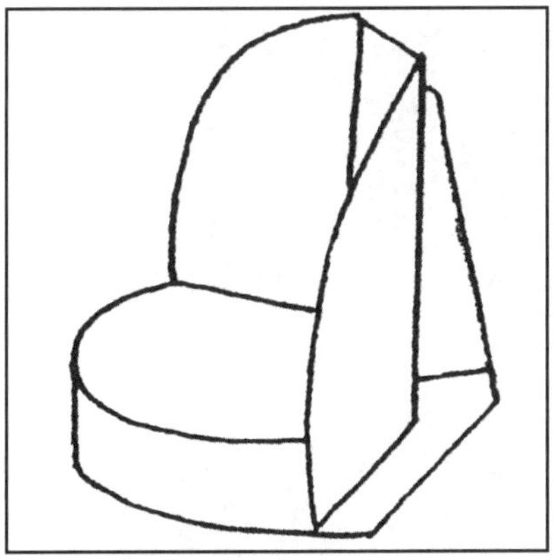

그림 11-14. 바닥 시터.

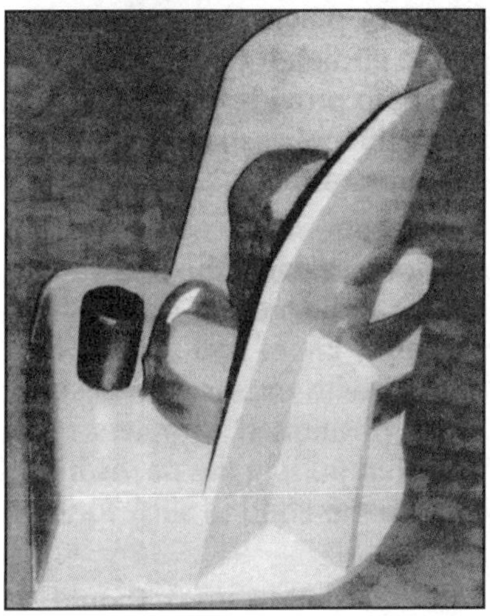

그림 11-15A. 수직형 코너 의자.

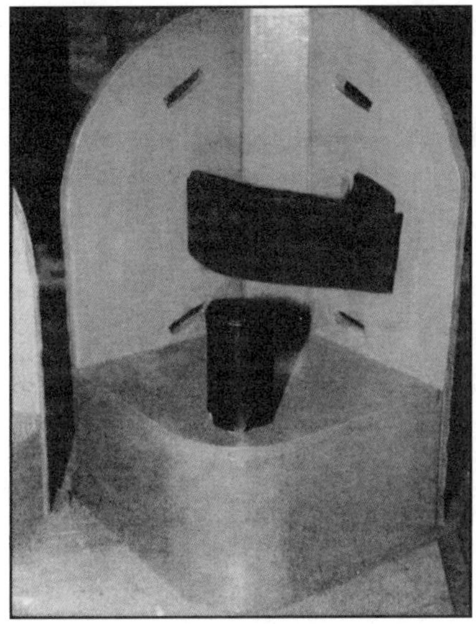

그림 11-15B. 기본 코너 의자.

와 물리치료사와 상담해야 한다. 아동이 불편해하거나 자세를 좋아하지 않는다면, 이 의자의 사용을 강요할 수 없다.

자세도구 : 아동의 표준의자보다 고정과 지지를 증가한 의자(positioning device : chairs that fit and provide more support than the standard child's chair)

사용자 : 가벼운 신체적 장애를 가진 아동이지만, 올바른 앉기 자세에서 좋은 안정성을 가지거나, 주의력 결핍이 있는 아동은 특별한 의자가 필요할 수 있다(그림 11-13A와 11-13B).

설치 : 입방체 의자들의 양옆지지는 산만한 어린 아동이 앉아 있는 자세 동안 활동을 유지시키고 도와준다. Wooden Rifton 의자(Rifton Equipment, Chester, NY)는 자세와 과제의 집중을 촉진시킨다. 어떤 의자는 종아리를 지지하는 각도를 조절해주며, 발판의 높이와 골반의 자세 벨트가 조절된다(Case-Smith, Allen, & Pratt, 1996). Trip Trap 의자(Stokke LLC, Kennesaw, NC)는 노르웨이에서 개발되었다. 좌석의 높이, 좌석의 깊이, 발판의 높이를 조절할 수 있고 표준 높이의 테이블과 결합하여 사용할 수 있게 디자인 되었다. 안장 모양의 벨트와 골반 자세 벨트는 Trip Trap 의자에 부착가능하고 이는 지지와 안정성을 제공한다.

이점 : 좌석의 옵션은 가벼운 신체적 손상들이 나타나고 있는 아동에게 추가적인 지지를 제공한다.

주의점 : 좌석은 중증의 신체적 손상들이 나타나고 있는 아동에게 충분한 지지가 제공될 수 없다.

자세도구 : 바닥 시터(positioning device : floor sitter)

사용자 : 유치원생과 초등 저학년 아동은 지지 없이 앉는 것에 대해 약간의 어려움을 갖는다. 이들이 또래 모임이나 다른 활동을 위해 바닥에 앉게 될 수 있는데 이때 바닥 시터가 적당할 것이다(그림 11-14).

설치 : 바닥 시터는 독립적으로 앉기 위해 체간 지지가 필요한 아동에게 코너 의자형태를 뒤에 부착하여 충분한 지지를 준다.

이익 : 또래와 같은 높이에 있다는 느낌을 만들어주는 것이 매우 중요하고 이는 아동의 자존감을 증가시킨다.

금기 : 아동이 바닥 시터보다 더 많은 지지를 필요로 한다면, 성인의 등과 다리의 벌림은 아동을 위해 앉을 공간을 제공해줄 수 있고, 성인의 손은 아동의 엉덩이와 어깨에 더 나은 자세조절을 도와준다.

다른 설명 : 골반자세 스트랩, 안장형지지대, 가슴지지대는 바닥에 앉게 되는 아동에게 부가적인 지지를 제공할 것이다.

자세도구 : 코너 의자(positioning device : corner chair)

사용자 : 아동이 충분한 머리 조절을 유지하나 체간과 상지의 조절에 약간의 어려움을 가질 때, 코너 의자로부터 이익을 얻을 수 있다. 코너 의자는 아동의 어깨 후인을 막고 상지가 신체 중심부에 위치하기를 증진시킨다. 아동의 좋은 자세는 시각적인 스캐닝을 증진하고 물체에 주의를 기울이고, 숨쉬고, 말하고, 식사를 촉진한다(그림 11-15A와 11-15B).

설치 : 아동의 발은 바닥에 편평해야 하고 엉덩이와 무릎은 90°로 굴곡되어야 한다. 머리조절이 부족하다면, 의자 뒤의 높이를 머리 위로 연장해야 한다. 더 나은 머리조절을 가진 아동도 어깨상부까지 등받이가 있는 의자이어야 한다.

이익 : 코너 모양의 등받이는 견갑골과 어깨의 후인을 최소화하고, 상지와 등을 위로 당기는 패턴이다. 견갑골과 어깨의 후인은 항중력근이 안정되지 않은 아동에게 자주 관찰되는 패턴이다. 아동은 앞쪽으로 놓인 팔과 손으로 탐색, 조작과 놀이를 할 수 있다. 또한 코너 의자에 적절하게 앉게 될 때 체간 긴장도가 늦은 아동은 향상된 호흡을 보여줄 수 있다.

금기 : 굴곡된 자세를 더욱 심하게 할 수 있기 때문에 굴곡근 긴장이 증가된 아동에게 적절하지 않은 의자이다. 이 의자는 삼각형 좌석이라 종종 엉덩이가 벌림(외전)된다.

다른 설명 : 코너 모양의 등받이는 바닥 시트를 만들 때도 사용되며 코너의자에 앉는 아동과 바닥에 앉는 아동 둘 다 이익을 준다.

전문화된 좌석(Special Seating)

자세도구 : 다양한 요구를 가진 아동의 전문화된 좌석 (positioning device : specialized seats for children with multiple needs)

사용자 : 제한된 머리 조절과 체간의 안정성을 가진 아동이 유지하는 기능적인 자세는 아동의 코너 의자 또는 정확한 치수의자로 옆과 외부의 지지가 필요할 것이다. 근 긴장도에 변동성이 있는 아동을 앉히기 위해 더 적극적인 접근으로 세팅해야 한다(그림 11-16).

설치 : 복합적인 자세 시스템은 휠체어 또는 움직이지 않은 의자를 위해 디자인될 수 있다. 좌석과 자세에 있어 전문가인 물리치료사 또는 작업치료사는 초기에 아동의 요구를 평가해야 하고 착석 시스템에 필요한 주요 특징에 관해 추천해야 한다. 이들은 내구성 있는 의료장비 회사와 늘 연결되어있다.

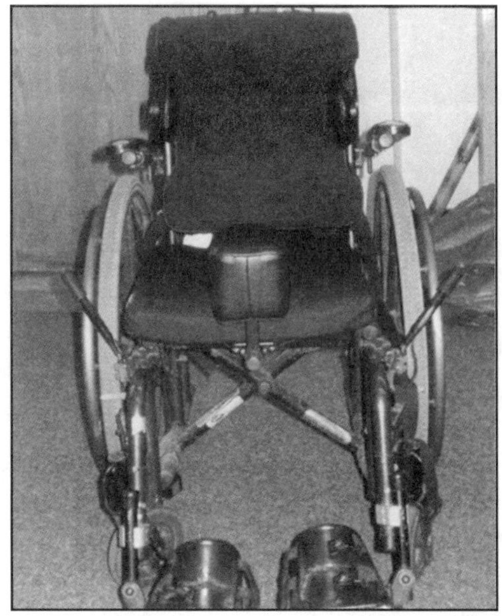

그림 11-16.
복합 좌석 시스템.

몇몇의 전문화된 좌석의 평가에서 중요한 질문은 다음을 포함한다.

- 아동이 앉는 동안 어떤 기능적 활동을 실행하기로 예정되어 있는가?
- 좌석 시스템은 어떤 환경에서 사용될 것인가? 크기가 큰 장비들도 사용가능한 방이 구비되어 있는가? 싱크대나 테이블의 높이 또는 문 폭도 예산에 고려해야 하는가?
- 좌석 시스템은 한 장소에서 다른 장소로 이동할 필요가 있는가? 휠체어 또는 적응시킨 좌석이 필요한지 또는 특별한 벤이 필요한가?
- 아동의 신체적인 능력과 장애는 어떠한가? 어떠한 비정상적인 반사가 있는가? 근육의 긴장도는 어떠한가? 머리조절은 충분한가? 자세의 변형은 고정적인가 유연한가? 아동의 앉기 균형은 어떠한가? 아동은 앉아 있는 동안 체중을 옮길 수 있는가?
- 어떠한 특징이 아동과 아동의 가족에 중요한가? 이것은 가장 중요한 문제일 수 있다. 무엇이 좌석 시스템을 멋져 보이게 하는 걸까? 특별한 색, 장식 또는 스타일은 중요한가?

다양한 신체적 요구를 가진 아동의 좋은 좌석의 시스템을 결정하기 위한 중요한 원리는 다음을 포함한다:

- 골반에서 시작. 골반의 자세는 척추, 머리와 사지들의 자세에 영향을 미친다. 아동은 후방경사, 전방경사, 골반경

사 또는 골반 회전(골반대의 다양한 팁과 비틀기)에 제공할 수 있다. 만일 이 차이가 일정하지 않으면 중립자세 또는 약간의 전방경사 자세에서 골반을 안정화하기 위해 필요한 좌석의 특징을 제공하는 것이 필요하다.

- 골반 자세를 취하는 동안 하지에 주의를 기울여라. 이상적으로, 하지는 발목과 중립에서 외전된 자세가 되어야 하고, 골반, 무릎, 발목에서 90° 굴곡되어야 하고, 발도 지지가 잘되어야 한다. 슬괵근의 과한 긴장도는 골반을 후방으로 당기는 것을 피하기 위해 무릎굴곡 각도를 적게 할 것이다. 이는 아동이 의자에서 앞으로 밀림을 야기한다.
- 체간을 보아라. 이상적으로 아동의 체간은 중심선을 따라 상하로 곧아야 하고 좋은 정렬상태를 가져야 한다. 낮은 균형과 자세 조절을 가진 아동은 체간이 옆으로 기울어질 수 있다. 이 아동은 체간을 따라 외적인 지지를 필요로 할 것이다. 일부 아동에서 척주측만증, 척추후만증과 척추전만증을 포함하여 척수 변형이 나타날 것이다. 앉기 위해 다른 무언가를 지지해주고 조절을 필요로 할 것이다. 조절의 3점 시스템은 종종 척주측만증의 악화를 최소화하기 위해 추천된다. 하나의 패드는 체간의 중심선 가장멀리 있는 볼록한 커브에 댄다. 두 개의 패드에서 체간의 반대편에서 힘이 반대로 작용하도록 둔다. 하나는 골반에 두고 나머지 하나는 팔 아래에 놓는다.
- 머리 위치를 잊지 않는다. 아동은 활동 시 주의를 기울이기 머리를 들거나 곧게 유지하는 것이 요구된다. 미성숙한 원시반사패턴을 가진 아동에게 원하지 않는 움직임이 유발되는 것을 피하기 위해 머리를 안정시켜 유지할 필요가 있다.
- 상지는 어떠한가? 아동이 어깨를 후인하는 경향이 있으면, 어깨 뒤 약간의 지지는 중심선에서 미세운동 활동에 관여하는 능력을 촉진할 수가 있다. 트레이 또는 놀이 테이블은 복합적인 좌석의 시스템을 보여준다. 지면에서의 적당한 높이는 전완의 적절한 지지를 제공하고 잘 잡힌 자세는 아동이 흥미로운 무언가를 준비하게 한다.
- 아동이 거의 움직이지 않고 오랫동안 좌석에 머무르게 된다면, 피부의 원래상태를 유지할 수 있는가? 의자가 아동에게 적합하다면, 피부의 문제는 감소된다. 경사가 있는 의자는 아동의 엉덩이 압박을 한 곳에서 다른 곳으로 옮길 수 있다. 쿠션의 선택이 매우 중요하다. 쿠션은 개인의 체형과 일치하도록, 거품, 공기, 젤, 또는 물이 가득 차 있을 수 있다. 재료들의 두께와 밀도는 지지와 압력의 올바른 제공을 하기 위해 쿠션마다 달라질 수 있다. 청결한 피부 위생 및 주의 깊은 관찰은 항상 중요하다.

다양한 구성 요소를 필요로 하는 아동을 위한 전문 좌석 시스템

다음의 부가적인 도구들도 앉기 자세를 바로 잡아주는 데 도움이 된다. 이는 아동을 바르게 정렬하기 위해서 이용되지만, 과도하게 적용해서는 안 된다. 아동은 시스템 내에 있는 동안 편안해야 하고 기능적인 움직임을 할 수 있어야 한다. 구성요소는 아동이 일상생활을 수행하는 것을 억제해서는 안 된다. 전문화된 좌석 시스템을 만들 때, 개별적으로 신중하게 만들지 않으면 얻는 것보다 잃는 것이 더 많을 수도 있다.

- *펌맬(내측대퇴 지지, 엉덩이 외전근)* : 엉덩이의 내전을 막고, 중립이나 약간의 외전을 유지한다. 펌맬은 무릎의 끝부분에 위치시키고, 대퇴의 약 3/1지점 정도까지 연장한다. *주의*: 아동이 의자에서 앞쪽으로 미끄러지는 것을 방지하기 위해 펌맬을 다리 사이에 두어서는 안 된다.
- *외측대퇴 지지물(외측의 무릎 내전근, 내전 패드)* : 엉덩이의 불필요하거나 과잉외전을 막거나, 엉덩이 외회전의 조절에 반대점으로 제공할 수 있다.
- *외측골반 지지물(엉덩이 지지 패드, 외측의 엉덩이 차단)*: 좌석의 중앙에 엉덩이와 골반을 유지한다. 그리고 수직 위치의 골반을 유지하고, 체간의 비대칭을 최소화하는 데 도움을 준다.
- *골반 벨트(엉덩이 벨트, 안전 벨트)* : 골반 벨트는 엉덩이 관절과 전상장골극에 하위에 교차시키면서, 엉덩이 신전과 골반 자세를 조절한다. 좌석의 표면과 45~90° 각도에 놓일 수 있다.
- *후방요추 지지물(허리 롤/바)* : 요추의 후방 지지를 제공하고, 좌골 조면을 포함하는 다른 영역에서 압력의 양을 줄일 수 있다. 후방요추 지지물은 후방 장골능 약간 아래 놓여진다.
- *외측 지지물(외측의 체간 패드, 체간 제어 시스템)* : 외측 지지물은 흉추에 제공한다. 체간을 따라 신체에 밀착시키면, 골반이나 그 주위에 제공한 것보다 더 많은 지지를 제공한다.

- *가슴 스트랩(가슴 벨트, 가슴 패널)* : 전면의 상부체간의 조절을 제공하고, 후만의 자세를 통제한다.
- *목받침(후두부의 지지)* : 머리 후부를 지지한다. 목 받침대를 사용할 때는 머리가 중립자세를 유지하게 하는 것이 중요하다. 머리를 과하게 굴곡 또는 신전하는 것을 피할 수 있게 주의시켜야 한다.
- *팔걸이(팔 지지)* : 전완부의 지지는 머리와 목의 적절한 위치를 위해 필요하다. 작업치료사는 팔걸이가 너무 높아서 견갑골의 상승과 어깨와 목에 문제를 초래할 수 있음을 인식해야 한다.
- *전방 무릎 지지(무릎 잠금)* : 무릎이 엉덩이와 대퇴가 중립자세에서 안정될 수 있게 한다. 그것은 아동이 의자에서 앞으로 미끄러짐을 방해하기 위해 사용될 수 있다.

이점 : 다양한 요구가 있는 아동을 위한 복합적인 좌석 시스템은 이 장에서 언급한 "좋은 자세"의 이점을 모두 충족시켜야 한다.

금기사항

다음이 중요하다. 다양한 요구가 있는 아동을 위해 올바른 좌석의 시스템의 선택은 매우 복합적인 과정이다. 그 중 매우 기초적인 일부분을 여기에 소개하고자 한다. 물리치료사(PT), 작업치료사(OT) 또는 기술지원자들은 장애아동을 평가하고 치료하는 데 많은 경험과 함께 좌석 시스템의 선택에 있어 아동을 위한 올바른 장비가 선택되고 얻어질 수 있게 이끌어야 한다. 부적절한 장비를 제공하는 것은 장점보다 단점이 더 많다. 보조작업치료사로서 심각한 신체적 장애를 가진 아동의 좋은 자세에 대한 기본 지식을 이해하는 것은 매우 중요하다. 그러나 시스템의 선택에 관한 결정은 경험이 풍부한 물리치료사, 작업치료사 또는 기술지원자에 달려 있다.

자세도구: 좌석 삽입물 (positioning device : seat insert)

사용자 : 특수한 의자가 요구되거나 원하는 아동이 그 의자에 잘 맞지 않는다면, 좌석을 수정하거나 삽입물을 넣어야 한다. 발을 대퇴 아래 꼬아 넣는 것을 좋아하는 아동이 그 자세로 인해 집중할 수 없다면 삽입물을 제공하는 것이 좋다.

설치 : 좌석 폭이나 깊이를 감소시켜 꼭 맞도록 하고 아동에게 잘 맞추어진 공간을 제공한다. 때로는 의자의 옆면이나 뒤에 씌울 비닐덮개가 필요하다(그림 11-17). 식당 의자 또는 흔들 의자는 주로 TriWall에서 만들어진다 (그림 11-18과 11-19). 이러한 도구들은 코너 의자 형태, 높은 면, 골반 자세 벨트 또는 다른 필요한 특징을 가지고 있을 수 있다.

이점 : 좌석 삽입물은 새로운 의자를 구입하는 비용 없이 아동에게 기능적 앉기 자세를 만든다.

금기 : 삽입물이 의자에 안전하게 붙여지는지를 확인하는 것은 중요하다. 스트랩을 등 또는 의자 바닥에 부착할 수 있다. 때로 벨크로가 문제될 수 있다(Velcro USA, Manchester, NH).

자세도구 (positioning device : wedge):

사용자 : 엎드린 자세유지 능력이 요구되거나, 근위부의 안정성 또는 머리 조절을 증진해야 하는 아동은 wedge를 이용함으로써 자세유지에 도움을 받을 수 있다(그림 11-20).

설치 : 설치는 대상 아동이나 치료적 목적에 따라 다르다.

신전된 팔이 체중부하 대상이라면, wedge의 전면 높이는 손목과 겨드랑이 사이의 거리와 같아야 한다. wedge의 정면 높이가 1비트 이하이면, 아동의 전완이 체중지지하기에 적당하다. wedge의 반대쪽 끝은 아동이 중립자세에서 발이 바닥에서 충분히 떠 있을 정도면 된다(저측 굴곡구축을 방지하기 위해). wedge의 자세는 활동 시 아동에게 즐거움과 의미 있게 결합되어야 하고, 이러한 경험이 wedge의 긍정적인 면이다.

이점 : 장난감과 사람들을 보기 위해 머리를 조절하여 들어서 바라본다. 엎드린 자세에서 체중부하는 근력과 근위부 안정성을 증진시킨다. 이러한 자세는 엉덩이, 무릎, 어깨 근육의 신장을 돕는다.

금기 : 아동이 머리를 들기에 무척 어려움을 겪는다면, 정적인 wedge는 아동에게 무척 큰 모험이 될 것이다. 공에 엎드려 부드럽게 굴려주는 것이 머리 지지에 더욱 도움이 될 것이다. 엎드린 자세유지를 어려워하는 아동은 긴 시간동안 이 자세를 요구할 수 없다. 이러한 아동에게는 등급화된 프로그램이 효과적일 수 있다.

다른 설명 : 구르기 경향이 있는 아동은 wedge에서 구르는 것을 막기 위해 한쪽 면의 수정이 필요하다(Warner, 1987).

자세도구: 볼스터 (positioning device : bolster)

사용자 : 하지의 뻔뻔함으로 인해 넓은 기저면으로 앉기를 방해받는 무정위 또는 경직성 CP 아동에게 볼스터는 좋은

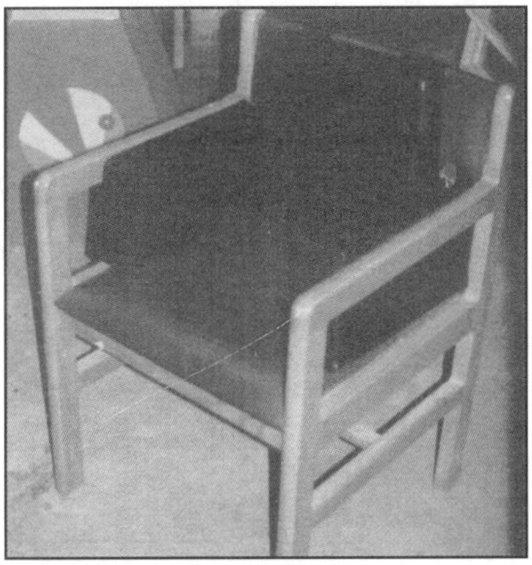

그림 11-17. 비닐 덮개 된 삽입물.

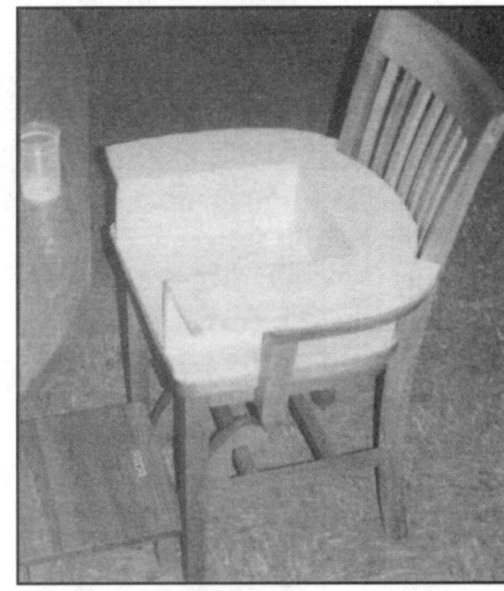

그림 11-18. 식당 의자의 좌석 삽입물.

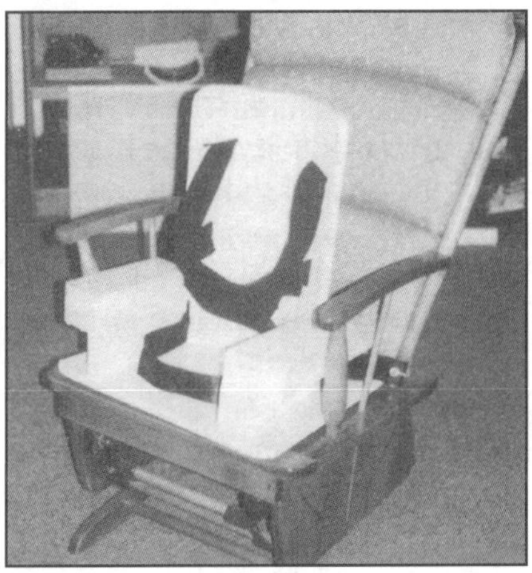

그림 11-19. 흔들 의자의 좌석 삽입물.

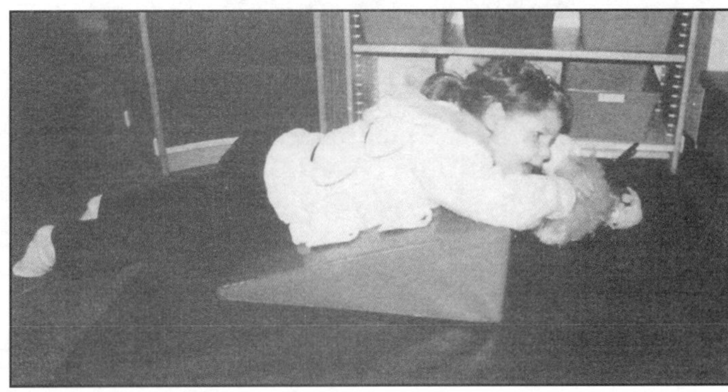

그림 11-20. wedge.

추천물이다(그림 11-21).

설치 : 아동의 발이 바닥에 저측굴곡되게 단단히 놓일 수 있도록 볼스터의 크기가 충분히 작아야 한다. 볼스터의 크기가 엉덩이, 무릎과 발목의 90° 굴곡을 용이하게 하는 것은 또한 중요하다.

이점 : 볼스터는 넓은 기저면으로 안정성을 요구하는 아동의 자세조절에 도움을 준다. 또한 엉덩이와 무릎의 뻗뻗함을 감소시키기 위해 사용될 수 있고, 골반을 중립의 위치에 둘 수 있으며 거의 정상적인 척추 만곡을 만들 수 있다. 볼스터 의자는 엉덩이의 외전과 외회전으로 굴곡을 유지하고, 앉은 자세에서 움직임을 증진시키며 W-앉기의 영향으로 오는 변형을 억제시킨다.

금기 : 볼스터는 엉덩이 외전을 강화하므로 저긴장성 아동, 엉덩이에 과도한 움직임이 있는 아동 또는 이완상태에서 엉덩이를 과하게 외전하는 아동에게는 이상적이지 않다. 부가적으로 아동이 균형과 평형에 손상이 있거나 다양한 장애를 동반하고 있다면 볼스터 의자에 정적으로 앉아 있기가 어려울 것이다.

자세도구: 볼스터 의자(positioning device : bolster chair)

사용자 : 하지에 증가된 근육긴장도를 가진 아동은 앉을 때 다리를 내전하고 신전하는 경향이 있다. 신전근의 증가는 다른 신체부위에도 영향을 주게 되고 목적 있는 활동을 어렵게 만든다(그림 11-22).

설치 : 볼스터 의자는 엉덩이 굴곡, 외전과 외회전, 무릎과 발목의 굴곡을 촉진한다.

이점 : 이 자세는 신근 패턴을 차단하고, 신체 전체의 긴장도를 정상화하는 것을 도울 수 있다. 긴장도의 정상화는 아동이 체간, 머리, 상지의 자세조절에 도움을 준다. 볼스터 의자도 아동이 지지할 수 있는 넓은 기저면을 제공하고 많은 배경적 안정성을 준다.

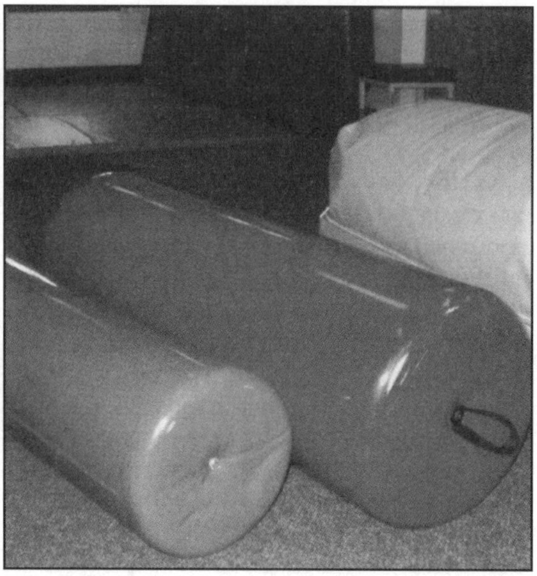

그림 11-21. 볼스터.

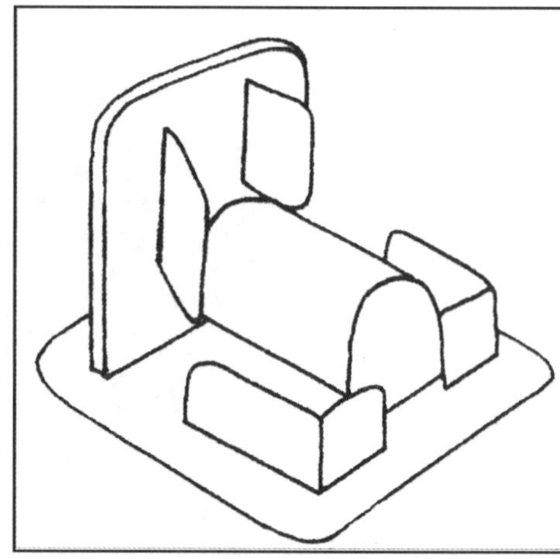

그림 11-22. 볼스터 의자.

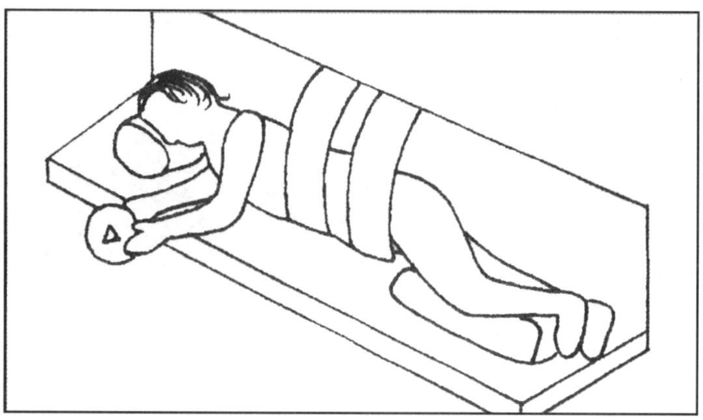

그림 11-23. 사이드 레이어.

자세도구 : 사이드 레이어(positioning device : side lyer)

사용자 : 한 자세에서 다른 자세로 스스로 움직일 수 없는 아동에게 사이드 레이어의 사용은 유익하다. 이는 특별히 ATNR의 영향을 받는 움직임 아동에게 좋은 자세를 제공할 수 있다(그림 11-23).

설치 : 아동은 사이드 레이어의 한쪽은 등을 지지하고 옆으로 누운 자세를 취한다. 엎드려 눕거나 바로 누운 자세에서 아동이 미끄러져 내리는 것을 막기 위해 골반과 가슴에 두꺼운 스트랩을 해둔다. 체간에 정렬된 머리를 지지하기 위해 아동은 베개나 부드러운 쿠션이 필요하다. 긴장도가 높아지는 것을 막기 위해 엉덩이 굴곡과 외전, 무릎 굴곡의 자세로 아동의 다리 상부에 블록이나 베개로 지지하는 것이 중요하다. 사이드 레이어는 아동의 동기를 부여할 수 있는 활동과 함께 제공되어야 한다. 이 자세로 있는 동안 즐거움이 없다면 지속하기 힘들 것이다.

이점 : 사이드 레이어로 인해 중립자세에서 척추와 머리의 적절한 정렬은 머리가 덜 돌아가게 한다. 만약 머리가 안정적이라면, ANTR은 유발되지 않을 것이다. 이러한 자세에서 아동의 상지는 후인되는 것이 방지되고 중력을 상지 쪽으로 가져와 신체 중심선에 둘 수 있다. 이 자세에서 아동은 항중력 뻗기는 요구되지 않을 것이고 활동을 위한 움직임에 더 큰 범위의 뻗기를 할 수 있을 것이다. 제한된 관절가동범위를 가지고 있는 아동은 앉아 있을 때보다 사이드 레이어에서 신체 중심부에서 대상에 성공적으로 뻗기가 가능할 것이다

금기 : 아동은 적절한 정렬과 유지를 위해 지지와 감독이 필요하다.

자세도구: 스탠더(positioning device : stander)

사용자 : 수분 동안도 지지되지 않은 자세에서 안전하게 서있기 유지가 어려운 아동(보행이 되거나 안되거나)에게는 스탠더가 효율적이다(그림 11-24).

설치 : 개인에게 정확한 서있기 시스템을 선택하고, 자세 구성요소를 조절하는 것은 물리치료사에 의해 수행되는 복합적 과정이다. 이 용품은 지지를 필요로 하는 신체의 모든 영역에 적절하게 제공되어야 한다. 또한 아동이 스스로 조절할 수 있는 신체의 부위는 과하게 지지할 필요는 없다. 아동이 사용하기에 용이한 스탠더가 몇 가지 있다. 수직 스탠더는 좋은 머리 조절과 체간 조절을 가진 아동 중 하지의 지지와 정렬을 필요로 하는 아동에게 사용된다. 프론 스탠더는 아동에게 약간 앞으로 텁을 주고, 전면을 따라 지지를 제공한다. 프론 스탠더를 사용하는 아동은 머리와 체간의 적절한 조절력을 가

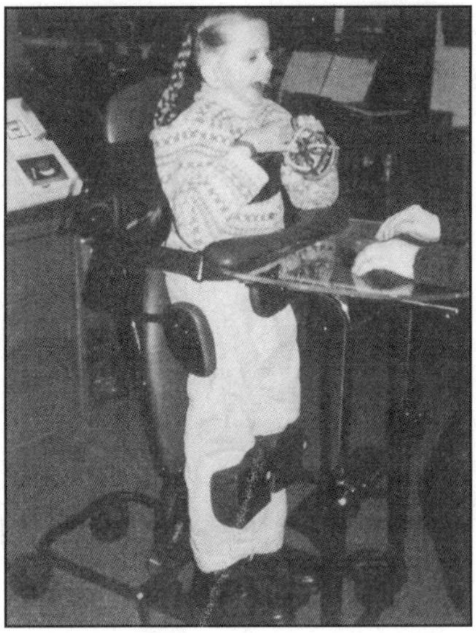

그림 11-24.
이지 스탠드.

져야 한다. 앙와위 스탠더는 아동에게 약간 등쪽으로 팁을 주고, 등쪽을 따라 지지를 제공한다. 앙와위 스탠더는 머리와 체간의 조절력이 적은 아동, 저긴장성 아동, 서있기 경험에 제한이 있는 아동에게 사용된다. 이지 스탠드와 같은 일부 스탠더는 좌석을 가지고 있어 아동이 좌석에 앉아서 일어서기 자세로 바꾸기 쉬운 메커니즘을 제공한다. 어떤 스탠더는 가쪽에 큰 바퀴를 가지고 있어 선 자세에서 아동이 스스로 쉽게 움직일 수 있게 한다. 자세 구성요소는 스탠더의 종류와 아동의 필요성에 따라 다르나 골반밴드와 고형골반 안정판, 외전 wedge, 측면 하지지지대, 무릎 잠금장치, 무릎 패드, 발판, 발 스트랩, 측면체간 지지, 전면 가슴지지대, 머리지지대, 선반이 있어야 한다.

이점 : 스탠더에 서 있는 동안 관절과 근육은 수동적으로 신장되어 구축을 예방한다. 아동은 적절한 관절 정렬에서 서 있는 자세에서 감각 피드백을 받게 된다. 이는 다른 위치에서 자세를 개선하는 것에 도움을 줄 수 있다. 체중부하는 골밀도를 증가시킨다. 그리고 전반적으로 증진된 서기 기능은 근력과 보행에 필요한 지구력을 강화시킨다. 또한 호흡과 소화과정은 아동이 서 있는 프로그램에 있을 때 개선할 수 있다. 아마도 스탠더를 사용하는 가장 중요한 이점은 아동이 자신도 또래들처럼 서 있다는 심리적 감각이다.

금기 : PT의 승인이나 개입 없이 중증 아동에게 스탠더를 적용하지 말라. 적절하지 못한 자세에서의 체중지지는 변형을 가져올 수 있다. 일부 의학 상황에서는 아동의 기립상태에서의 지구력을 제한하는데 경사판의 기울기 각도, 스탠더에 서있는 시간을 주의 깊게 관찰한다.

다른 설명 : 아동을 스탠더에 안전하게 세우기 위해 작업치료사 또한 훈련이 필요하다. 무엇보다 안전하고 안정감 있게 스탠더로 옮긴 후 가장 먼저 골반 벨트를 잠그는 것이 필요하다.

자세도구: 동적 체간 스프린트
(positioning device : dynamic trunk splints)

사용자 : 뇌성마비, 긴장저하, 근육긴장이상과 외상성 뇌손상을 포함하여 여러 가지 신경근질환으로 나타나고 있는 소아는 보장구학을 사용할 수 있다(그림 11-25).

설치 : OT와 PT 전문가는 체간 안정성과 자세를 개선하기 위한 전통적으로 사용된 많은 전략이 있다. 능동보조활동, 도수치료, 변형된 의자, 스탠더, 연성, 경성 보조기를 포함한다. 동적 체간 보조기는 적절한 자세를 촉진하는 새로운 대안이다. 이는 흉요추보조기 또는 TLSO라고 불리며 허리와 가슴 전체를 감싸는 형태이다. 동적 체간 보조기는 다층의 라이크라이거나 네오프렌(탄성이 있고 폴리에스터 니트섬유)으로 만들어졌으며 테리직물로 안락함을 더했다. 동적 체간 보조기는 아동의 성장과 안락함뿐만 아니라, 옷의 다양한 두께에 맞추기 위해 벨크(Velcro®)로 스트랩을 가지고 있다. 이 의복은 근육과 관절에서 일정한 압력을 제공하여 적절한 정렬을 증진시킨다(TheraTogs, Telluride, Co).

시중의 동적 체간 보조기로는 Benik™ vest와 TheraTOGS™ (Benik Corp., Silverdale, WA)이 있다. 사전 제작된 조끼는 의사에 의해 처방하게 되고, OT와 PT에 의해 제공되며 보조 작업치료사, 선생님과 가족을 포함하여 다른 서비스 제공자들에 의해서도 제공된다. 어떠한 새로운 보조기를 적용하거나 제거할 때 OT와 PT에 의해서 모티터링 되어야 한다. 아동이 운동조절, 근력향상이 될 때 독립과 기술 발달을 촉진하기 위해 보조기를 입는 시간은 줄어든다.

이점 : 동적 체간 보조기는 전통적인 부목보다 연성이다. 이는 근육의 적절한 공동 수축에 감각 단서를 제공하고, 단순한 생체역학적 정렬을 대신해 재교육하는 것을 돕는다. 동적 체간 보조기는 체간과 골반, 견갑대에 안정성을 제공하고 경직과 감소된 근육의 긴장도를 돕는다. 연구에서 동적 체간 보조기는 불수의 운동과 자기자극 행동을 줄이는 동시에 체간 조절, 자세와 상지 기능을 개선하는 것을 제안한다(Blair et al., 1996; Fertel-Daly, Bedell, & Hinojosa, 2001). 다른 연구는

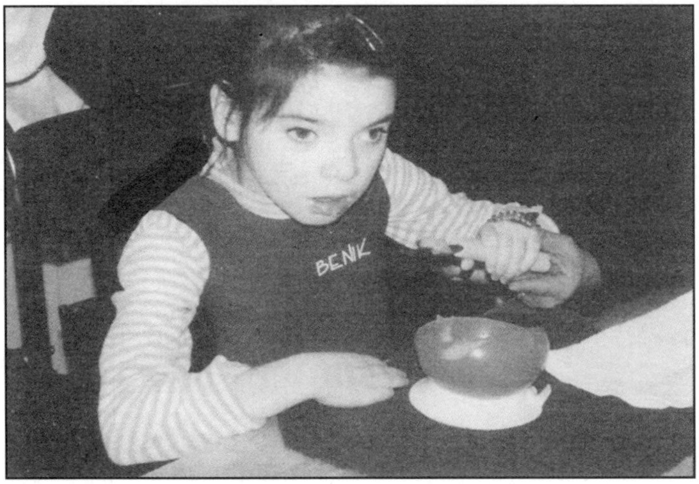

그림 11-25. 베니크 조끼.

그림 11-26. 각진 놀이 테이블.

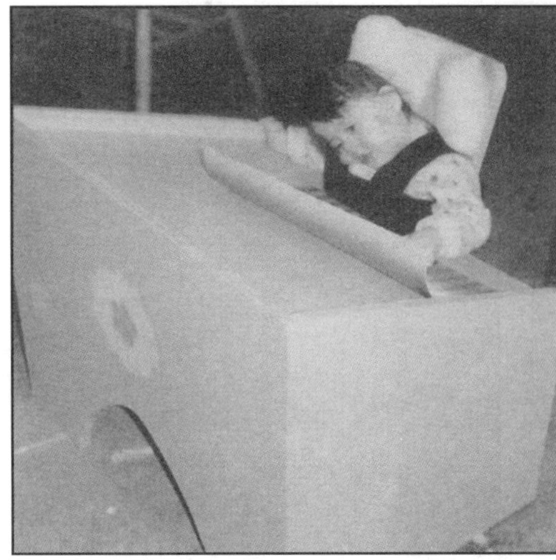

무게 조끼 또는 압박 의복이 소근육 활동과제 동안 기능 증진을 보였다(Vandenberg, 2001).

금기: 조끼 사용은 호흡기능이 감소되고 발작이 생기거나 과도한 신전근 상승이 있을 수 있다. 일부 아동에게 네어프렌 물질에 알레르기가 있을 수 있어 동적 체간 보조기의 신중한 모니터링이 필요하다. 부가적으로, 조끼는 더운 날씨 동안 불쾌하게 땀을 흘릴 수 있다. 사용에 있어 주의 깊은 감시가 필요하다.

테이블과 받침대(Tables and Trays)

자세도구: 테이블과 받침대

(positioning device : table and trays)

사용자 : 모든 아동은 학교 활동과 소근육 놀이에 있어 작업 표면에 대한 접근이 필요하다. 전문화된 자세 도구를 사용하는 아동은 일반적인 테이블이나 데스크에 접근할 수 없다. 그리고 기존 테이블을 수정하거나 그들의 다른 장치를 표면에 장착해야 할 수도 있다(그림 11-26).

설치 : 표면하부에 지지 구조물이 없는 테이블은 휠체어 사용 아동에게 적합하다. 때때로 무릎이 올라가기 위해 휠체어 끝이 올라가야 한다면 테이블 높이가 꽤 높아질 수 있다. 높이 조절이 가능한 테이블은 블록을 이용하여 높이를 충분히 높일 수 있다. 아동이 의자 조절용 조이스틱을 사용한다면, 높이 조절용으로도 사용가능하다. 일부 상지 조절에 제한이 있는 아동은 테이블의 테두리를 싸두는 것으로 팔꿈치와 상완의 지지에 도움을 받을 수 있다. 휠체어의 팔 받침대가 이러한 역할을 한다. 아동이 휠체어를 쓰지 않으면 구입하거나 제작한 테이블을 아동의 체간에 맞게 자를 수 있다. 바닥용 테이블은 카페트에 앉아서 작업할 때 사용할 수 있다.

보조작업치료사를 위한 설명

시각적인 손상이 있는 아동에게는 위로 올라오고, 경사지게 되면 더욱 잘 볼 것이다. 시각손상이 있는 아동에게 북스탠더 형태가 적절한데 기울어진 부분이 입술모양의 구조로 되어있고 아동의 높이에 맞추어 이젤처럼 테이블에 놓고 쓸 수 있다. 때로는 북스탠더 아래나 이젤이 미끄러지는 것을 막기 위해 미끄럼 방지된 표면이 유용하다.

이점 : 적절한 테이블을 사용한다는 것은 아동이 올바른 자세를 유지하면서 기능적이고 의미있는 활동에 임하고 있다는 것이다. 테이블이나 스탠더의 적절한 높이는 체간상부와 상지의 좋은 기능을 만들어냄을 확신한다.

보조작업치료사를 위한 설명

작은 테이블 테두리를 입술모양으로 만드는 것은 아동에게 자신만의 확고한 공간을 제공해주고 장난감이 떨어지지 않도록 해준다.

어떻게 자세 도구를 얻는가?
(How Do You Obtain Positioning Equipment)

인터넷 검색은 이용 도구들에 관한 정보를 얻기에 좋은 방법이다. 작업치료 전문가는 약간의 창의성과 시간을 가짐으로써 자신만의 자제도구를 디자인하고 만들 수 있다(Warner,

1998). 3층으로 주름진 판자물(TriWall®)은 가볍고, 저렴하고, 친숙하다. 발판, 아동용 의자, 코너체어, 좌석 삽입물, 놀이 테이블, 스탠딩 상자를 만들 수 있다(Campbell & Truesdell, 2000: Bergen, 1980: Cope & Morrison, 1979: DeBruin, 1988: Blanche & O'Brien, 1984: Horn, Millen, Cavanaugh, & Komisar, 1987: Dilger & Rowe, 1987)(그림 11-27). 쐐기, 반월형 베개, 스트랩, 볼스터는 직물과 견고물을 사용할 수 있다(표 11-1).

요약 (Summary)

자세도구의 평가는 자격을 갖추는 OT와 PT에 의해 시작되어야 하는 복합적인 과정이다. 아동의 자세도구 사용에 있어 보조작업치료사의 역할은 처방대로 장비가 사용되고 있는지 확인하는 것이다. 이는 장비를 어떻게 안전하고 정확하게 사용하는지를 아는 스텝을 확인하고 사용자 능력, 상태, 촉진을 위한 지침을 제공하는 것을 말한다. 보조작업치료사는 항상 자세와 관련된 문제에 귀기울여야 한다. 아동의 발이 떠있지는 않은가? 다른 아동의 휠체어 판이 빠져 있는 것은 아닌지? 점심식사를 위해 휠체어에 판이 있어야 하는 아동에게 적절하게 제공되었는지? 이러한 문제들이 치료사가 주의 깊게 관찰해야 하는 사항들이다.

사례연구(Case Study)

Billy는 다발성 발달 장애가 있는 2세 아동이다. 그는 시력 장애가 있고, 인지 발달지연이 있다. Billy는 낮은 근 긴장, 체간조절의 어려움, 머리조절 문제, ATNR 미통합 문제를 가지고 있다. 그는 엎드리면 울게 되어 바로 누운 자세를 더 좋아한다. Billy는 플라스틱 커버 있는 Tumble Form®을 이용해 바닥에 앉을 수 있다. 이렇게 앉은 자세에서는 놀이를 위한 면을 가질 수 없다. 이러한 자세는 활동에 집중하기에는 어려움이 있다. 이것은 부족한 머리조절 때문이며 또 다른 자세도구의 선택이 요구된다. 차량용 시트 외에 다른 자세도구는 없었다. Billy가 작업치료나 물리치료를 받을 때는 치료사는 등 뒤에 있고, 아동은 바닥에 발을 둥글게 하고 앉은 자세에서 어깨와 골반에 입력을 받게 된다. Billy는 전반적으로 좋은 체간과 머리 조절력을 갖는다.

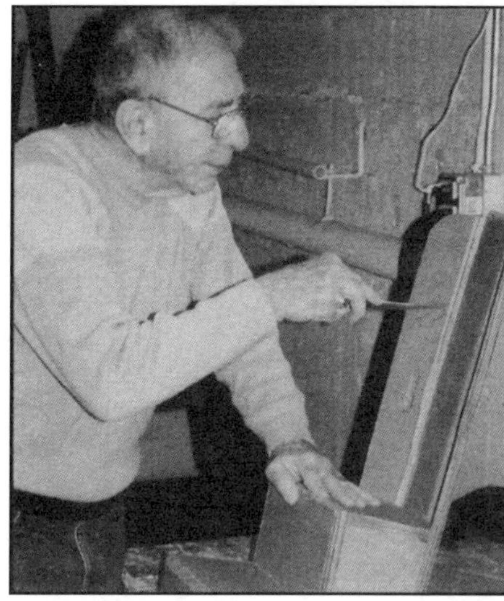

그림 11-27. 판자 의자를 만들고 있는 자원봉사자.

Billy는 시각적으로 빨간색과 노란색에 관심을 보이고, 재미있는 소리에도 관심을 갖는다. 그는 바로 손을 뻗지는 않지만, 장난감 가까이 손을 대어주면 수초 동안 관심을 기울인다.

- 어떠한 자세 선택이 Billy에게 시도되어야 할까?
- 어떠한 자세 선택이 피해져야 할까?
- 자세의 변화에 맞추어 제공해야 할 활동은 어떠한 것이 있는가?

적용활동(Application Activities)

1. 자세도구에 관한 많은 정보를 발견하기 위해 인터넷 검색을 완료하라.
2. 다소 복잡한 휠체어 좌석 시스템을 관찰하라.
   구성요소들의 이름과 형태들을 알아보고 왜 이러한 것으로 구성되었는지 확인하라.
3. 도구회사의 카다로그를 보고 비슷한 자세도구의 비교, 장점, 단순함, 사용의 용이함 등을 비교해보라.
4. 저가 또는 비용이 들지 않는 간단한 자세도구를 만들어 보라.
5. 저가 또는 비용이 들지 않는 좀 더 복잡한 자세도구를 디자인하거나 만들어보아라.

감사의 글(Acknowledgments)

Tuft 대학에서의 강의, 자세도구 사용에 관한 비공식적인

표 11-1

판지 의자와 책상 치수

이름: **담당자:**
날짜: **전화번호:**

Ⅰ. 의자의 유형

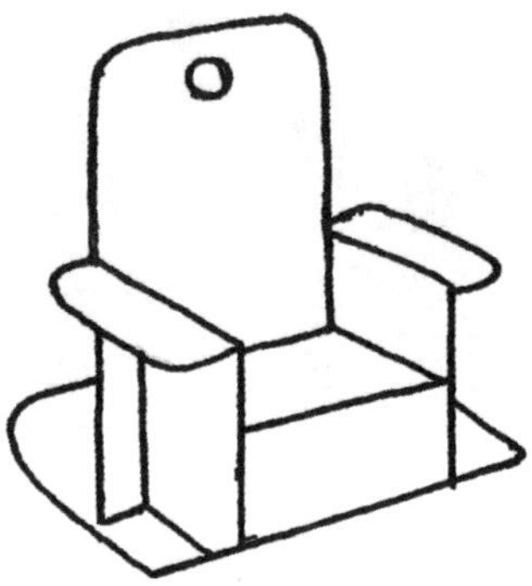

☐ 정사각형 의자

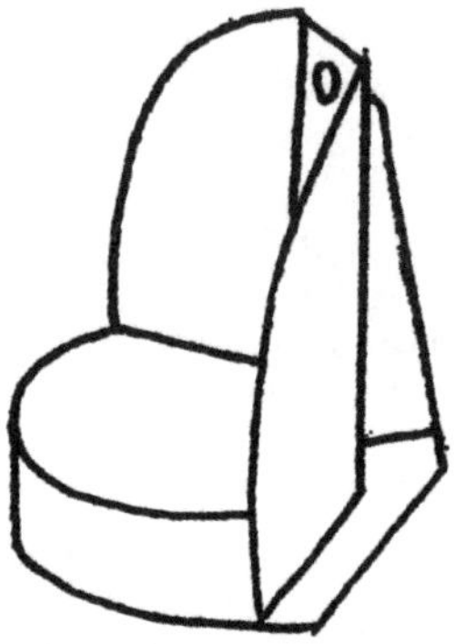

☐ 표준 모서리 의자

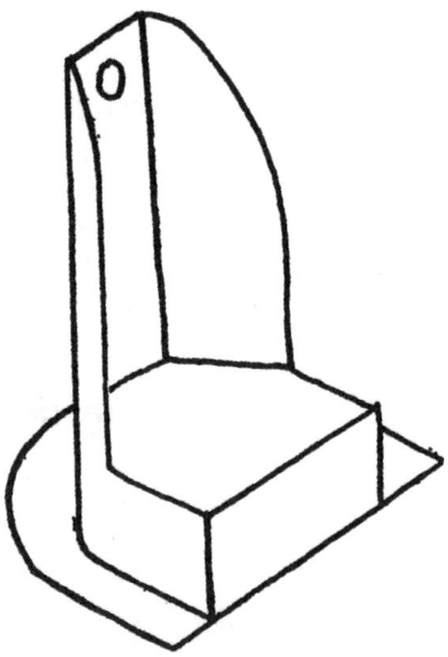

☐ 똑바른 정면을 가진 코너 의자

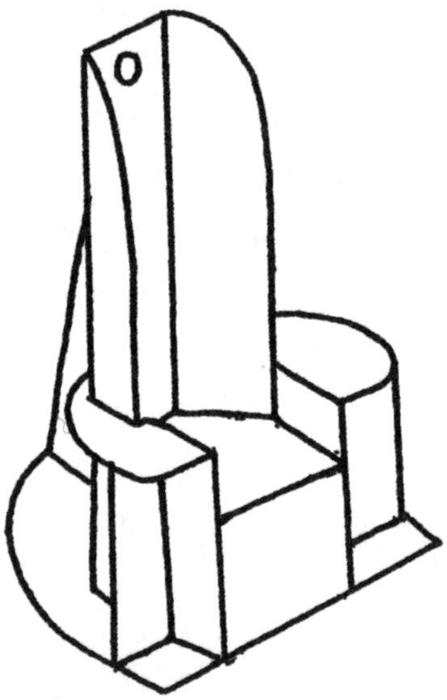

☐ 똑바른 정면과 팔걸이를 가진 코너 의자

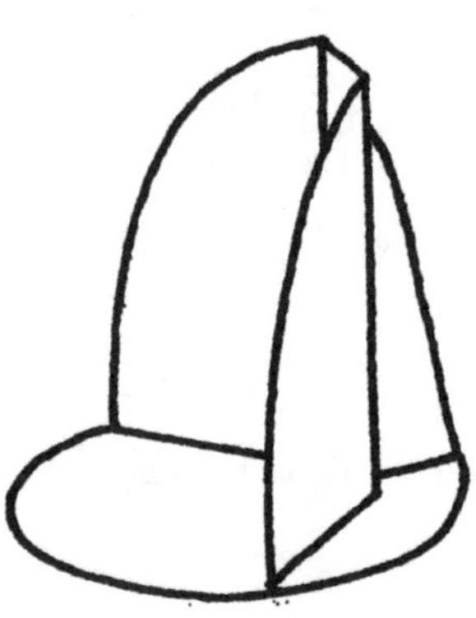

☐ 바닥에 시트

☐ 기타 : 그림 그리세요.

표 11-1 *(계속)*

판지 의자와 책상 치수

II. 위치 특징

A. 등과 시트의 각도

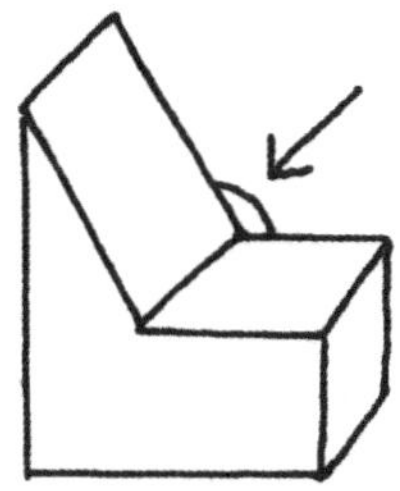

- ☐ 표준 : 90˚
- ☐ 기타(각도 또는 그림) :

B. 공간이 있는 경사

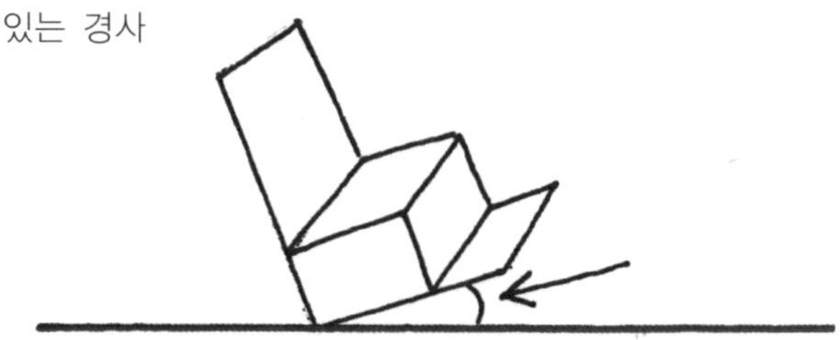

- ☐ 직립
- ☐ 등 끝부분 공간 각도와 경사(각도 또는 그림)

C. 시트에 추가

- ☐ 골반 위치 벨트(시트 벨트)
- ☐ 어깨끈
- ☐ 가슴을 지지해주는 끈
- ☐ 앞가리개(pummel)
- ☐ 머리 위치 쿠션
- ☐ 측면지지대
- ☐ 발끈
- ☐ 좌석 측면의 블록
- ☐ 기타(설명을 적으세요)

표 11-1 *(계속)*

판지 의자와 책상 치수

Ⅲ. 아동 치수

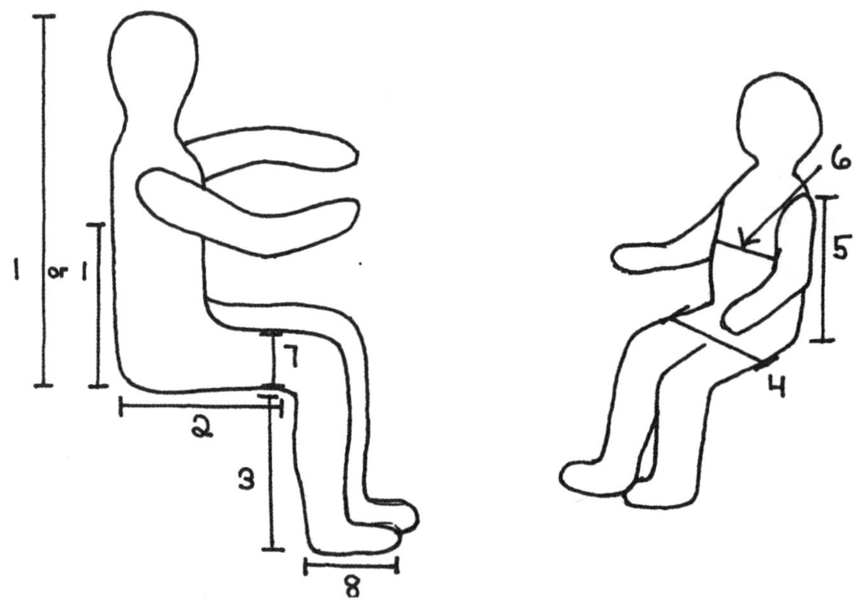

1. **등 높이**
   아동이 머리 조절이 힘듦 :
   머리정수리~엉덩이밑 ______________

   아동이 머리 조절이 가능 :
   견갑골 아래(어깨날개뼈)~엉덩이밑 ______________
2. **시트 깊이**
   척주 마지막 부분~무릎뒤 ______________
3. **시트 높이**
   땅바닥~오금(무릎뒤) ______________
4. **시트 넓이**
   엉덩이나 무릎부분에서 가장 넓은 부분 ______________
5. **어깨 높이**(어깨끈 필요로 하는 경우)
   엉덩이 밑~어깨위 ______________
6. **몸통 넓이**(가슴끈 필요로 하는 경우)
   가슴넓이 ______________
7. **허벅지 높이**(pummel 제작할 경우)
   아동의 허벅다리 높이 ______________
8. **발길이**(발판을 필요로 하는 경우)
   발 밑바닥의 길이 ______________

표 11-1 *(계속)*

판지 의자와 책상 치수

Ⅳ. 의자 치수

아래에 리스트는 아동의 의자 측정을 위해 적합하게 제공되어야 한다. 만일 의자의 인치나 치수가 매우 크게 제작되는 경우, 그러한 차원에서 성장에 필요한 쿠션 또는 일시적인 떼어낼 수 있는 판지로 만든 층이 필요할 수 있다.

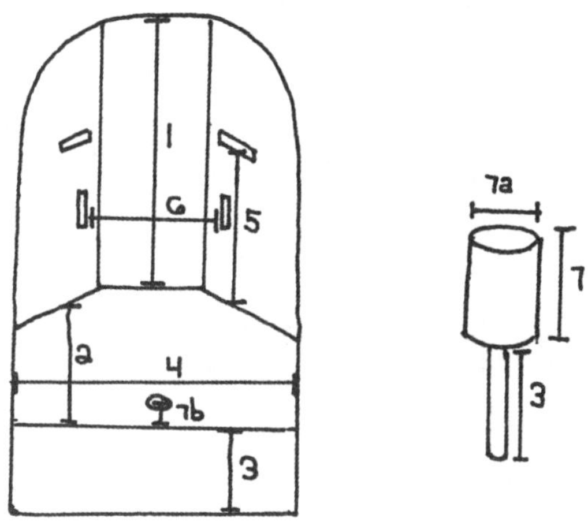

1. **등 높이**
   아동의 등 높이와 같게 함 ____________

2. **시트 깊이**
   아동의 치수에서 1인치 뺌 ____________
   (시트 깊이는 코너 모양 등받이로 된 의자로 할 수 있다. 아동이 앉는 바닥은 등의 중심까지 항상 고정되어 있는 것은 아니다. 사선쪽에서 몇 인치 정도 떨어져 측정한다.)

3. **시트 높이**
   아동의 치수에서 1인치 뺌 ____________

4. **시트 넓이**
   아동의 넓이에서 2인치 더함 ____________

5. **어깨 끈 높이**
   아동의 치수와 같게 함 ____________

6. **몸통, 가슴의 끈 배치**
   아동의 치수와 같게 함 ____________

7. **Pummel의 높이**
   허벅지 높이의 1인치 더함 ____________

   7a **Pummel의 지름** ____________
   (엉덩이의 외전을 시키기 위해서 기반을 둠)

   7b **pummel의 위치** ____________
   (시트 전방으로부터의 간격)

8. **발판 길이**
   발길이의 2인치 더함 ____________

표 11-1 *(계속)*

판지 의자와 책상 치수

V. 책상 치수

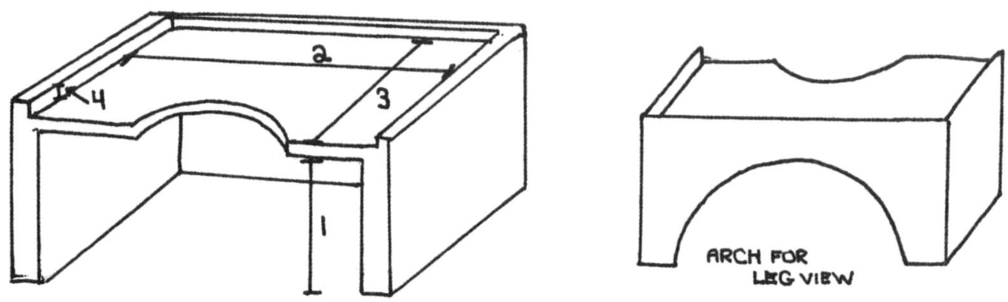

1. **높이**(책상의 표면은 주관절을 90° 굴곡하면서 전완을 받침)
   Pummel 또는 팔걸이에서 1인치를 더함(어느 쪽이라도 상관없음) ____________
2. **넓이**(가로) 기본적으로 24인치를 사용 ____________
3. **깊이**(세로) 기본적으로 16~18인치를 사용 ____________
4. **모서리 높이** ____________

기타 특징 :

책상 표면의 모양

☐ 시트 뒷부분에 기대어 맞춘 뒤 대부분을 잘라 측면에 각을 둠

☐ 양쪽의 일부를 잘라내 마주보고 양쪽에서 동시에 활동함

☐ 측면이 길게 뻗어 있어 팔꿈치로 지지하는 경우가 주어짐

책상의 기울기

☐ 편평함

☐ 표면이 각으로 이루어짐 : (__________°)

책상 표면

☐ 매끄러움

☐ 움푹 패임(원하는 칸의 모양을 설명하라.)

발 부분

☐ 아동의 발과 다리를 볼 수 있도록 아치로 이루어짐

토의 또는 Perkins School for the Blind의 아동 사진 협조 등 이 장을 위해 많은 분들이 도움을 주셨다. 나는 이 프로젝트를 위해 도움을 주신 Kim O'Sullivan, Melissa Callaghan, Gary Rabideau, Faith Saftler-Savage, Diane Zuck와 Maryann Girardi에게 큰 감사를 전한다.

참고문헌(References)

Bergen, A. F. (1980). *TriWall®: Adaptive equipment without tools*. NDT newsletter.

Blair, E., Ballantyne, J., Horsman, S., & Chauvel, P. (1996). A study of a dynamic proximal stability splint in the management of children with cerebral palsy. *Developmental Medicine and Child Neurology, 38(2), 191-193.*

Blanche, E., & O'Brien, M. (1984). Adaptive equipment from boxes. *Teaching exceptional children, 17(1), 23-26.*

Campbell, M., & Truesdell, A. (2000). Creative constructions: Technologies that make adaptive design accessible, affordable, inclusive, and fun. Cambridge, MA: Author.

Case-Smith, J., Allen, A. S., & Pratt, P. N. (1996). *Occupational therapy for children*. St. Louis, MO: Mosby.

Cook, A. M., & Hussey, S. M. (1995). *Assistive technologies: Principles and practice*. St. Louis, MO: Mosby.

Cope, G., & Morrison, P. (1979). *The further adventures of cardboard carpentry*. Arlington, MA: Learning Things, Inc.

DeBruin, J. (1988). *Cardboard carpentry*. Toledo, OH: JED and Associates.

Dilger, N., & Rowe, L. (1987). *Equipment fabrication with TriWall®*. New York: Support Surface, Inc.

Fertel-Daly, D., Bedell, G., & Hinojosa, J. (2001). Effects of a weighted vest on attention to task and self stimulatory behaviors in preschoolers with pervasive developmental disorders. *American Journal of Occupational Therapy, 55*, 629-640.

Finnie, N. (1975). *Handling the young cerebral palsied child at home*. New York: Dutton Sunrise.

Horn, E., Millen, C. E., Cavanaugh, C. L., & Komisar, S. (1987). Chair inserts for preschoolers. *Teaching exceptional children*, 20(1), 19-22.

Kreutz, D. (1999). Characteristics of seating and positioning technologies. In *Fundamentals of assistive technology* (pp. VIII1-VIII30). Arlington, VA: The Rehabilitation Engineering and Assistive Technology Society of North America (RESNA).

Trefler, E., Hobson, D., Johnson Taylor, S., Monahan, L., & Shaw, C. G. (1993). *Seating and mobility for persons with physical disabilities*. Tucson, AZ: Therapy Skill Builders.

Vandenberg, N. (2001). The use of a weighted vest to increase on-task behavior in children with attention difficulties. *American Journal of Occupational Therapy, 55*(6), 621-628.

Warner, D. (1987). *Disabled village children*. Palo Alto, CA: The Hesperian Foundation.

Warner, D. (1998). *Nothing about us without us: Developing innovative technologies for, by, and with disabled persons*. Palo Alto, CA: Health Wrights.

12장

감각통합의 소개
Introduction To Sensory Integration

단원의 목표(Chapter Objects)

- 감각통합의 역사와 친숙하게 된다.
- 감각통합이론의 신경생리학적 기초와 기초적 과정을 이해하고 이것을 작업수행에 적용한다.
- 포괄적인 감각통합 접근의 요소를 서술하고 적절한 평가와 관찰을 정의한다.
- 감각통합 기능장애의 다양한 특징적 행동을 관찰하고 확인한다.
- 감각통합 중재의 기본적 가정과 기초적 개념에 대해 알 수 있다.
- 감각식이요법으로 기능적 환경의 적용과 개념을 이해한다.

인생은 감각의 경험이다. 우리의 다양한 감각시스템을 통하여 인생의 매순간을 경험한다. 감각의 경험은 우리의 행동을 조정하고 생각과 감정의 조직화에 기여한다.

소개(Introduction)

인생은 감각의 경험이다. 우리의 신경계는 감각입력의 일정한 흐름을 처리하고 사용한다. 이는 우리 인생의 매순간과 우리의 행동, 감정, 작업수행의 능력과 각성단계에 작용한다. 40세에 가까운 작업치료사와 보조작업치료사는 아동과 성인의 운동협응과 감각처리의 이해, 접근, 문제를 다루는 것에 염려한다. 감각기능에서의 명백한 분열로 이 문제는 범위는 손상이나 병, 감각처리와 통합에서의 더 미묘한 문제를 유발한다. 오늘날, 감각통합은 작업치료에 기초하고 작업치료의 실행에서 특히 아동 영역에서 가장 일반적인 이론의 틀로 사용된다.

감각통합이론의 역사적 배경과 기초적 개념(Historical Background and Basic Concepts of Sensory Integration Theory)

*감각통합(sensory integration)*은 다양한 의미를 잡고 있는 기간이다. 수많은 의학과 건강 전문 감각통합은 중추신경계에서 발생된 신경생리학적 과정을 참고한다. 대부분의 작업치료사와 작업치료 실행자의 감각통합은 관찰할 만한 행동에서 이론에 연결된 특별한 신경생리학적 과정을 참고한다. 이것은 또한 작업치료 접근과 중재를 인도하는 이론의 틀 실행을 반영한다(Miller & Lane, 2000).

감각통합이론은 작업치료사 Dr. A. Jean Ayers에 의해 발달되었다. Ayres는 처음으로 지각, 운동 협응, 감각처리 문제를 배우는 장애가 있는 임상적 아동에게서 발견하였다. 그녀는 감각통합이론의 발달에서 최초의 목적을 이해하고 이 문제를 설명했고 이 어려움의 접근으로 최고의 중재를 결정했다(Spitzer & Roley, 2001).

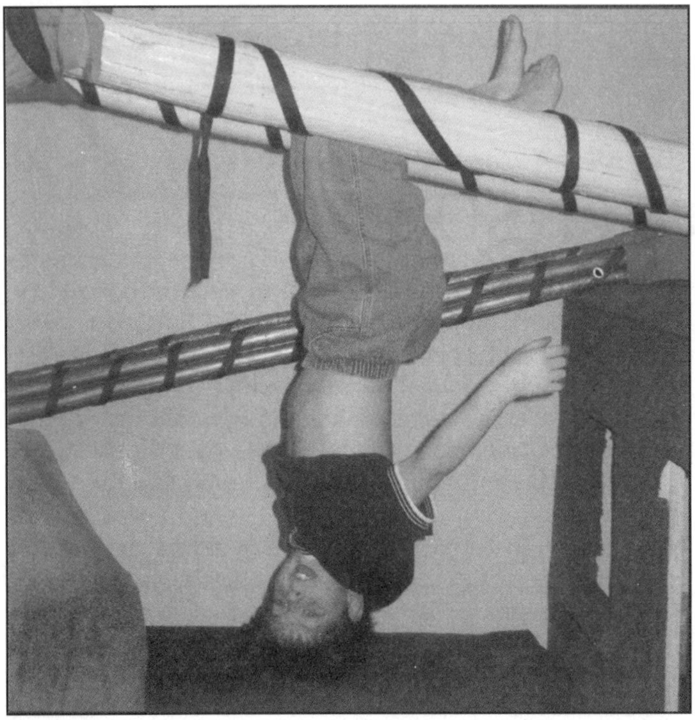

그림 12-1. 움직임과 근육으로부터의 감각정보의 통합은 아동이 환경 내에서 탐색하고 놀이에서 항중력 움직임을 가능하게 한다.

Ayres(1972) 감각통합은 "몸을 사용하게 만드는 특별한 환경과 몸으로부터 온 감각을 조직화하는 과정"이라고 정의하였다(p. 11). 감각통합의 정상적인 과정은 역동적이고 아동의 능력과 그들 환경과의 상호작용 사이의 자기조직 상호작용을 반영한다. 이런 역동적인 상호작용 과정은 아동의 전형적인 감각-운동발달의 자연적 결과로 여겨진다(Turkewitz, 1994). 감각통합은 아동의 광범위하고 의미 있고 목적 있는 매일의 작업에 참여를 허락한다(Parham & Mailoux, 2001: Parham, 2001)(그림 12-1).

일상생활의 기능적인 실행의 효율적인 감각의 처리의 영향은 감각통합 이론에 중심이다. 예를 들면, 감각의 통합의 여러 가지 방향의 기능장애는 놀이에서의 아동의 작업실행, 일상생활활동과 학업에 방해를 할지도 모른다. 예를 들면, 취학 전이나 학령기 아동의 감각통합 기능의 부족은 다른 사람이 참여하여 노는 행동이나 장난감을 가지고 놀거나 공간과 연결하고 조작하는 것이 부족하다(Schaaf, 1990; Schaaf, merrill & Kinsella, 1987; Bundy, 1989; Clifford & Bundy, 1989). *연습(praxis)*과 운동기술의 부족은 먹기나, 운동에 참여하기, 옷입기를 포함한 광범위한 아동의 일상생활활동에서 기능적인 운동기술과 관계가 있는 것으로 보여진다(May-Benson,

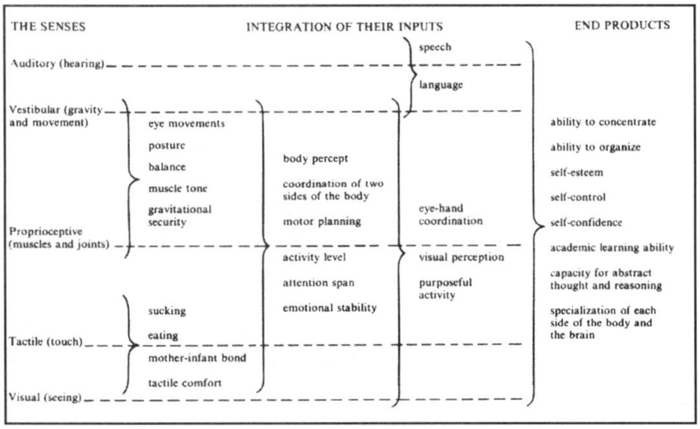

그림 12-2. 감각은 감각의 입력과 그것의 최종 산물의 통합이다(Ayres, 1982). Western Psychological Services의 허가를 받아 재발행.

Ingolia & Koomar, 2002 논평됨). 산수와 읽기 같은 학업기술은 연습이나 촉각입력의 감각처리와 같은 감각통합 기술에 중요하게 관계되어 있는 것으로 나타났다(Parham, 1998). 유사하게, 감각통합 기술은 행동과 감정에 영향을 주는 것을 나타내고(Baranek, Foster, & Berkson, 1997; Kinneally, Oliver, & Wilbarer, 1995), 태만과 같이 최적의 작업의 선택보다 적게 하고 있는 일부 개인요소에 잠재적으로 기여한다(Fanchiang, 그 외, 1990). 그림 12-2의 Ayres의 정평이 나 있는 차트는 감각처리와 여러 가지 *기능적인 행동(functional behavior)*의 관계를 보여준다.

Ayres(1972; 1976; 1977; 1987)는 초기 연구에서 기능수행에 중요하다고 믿었던 감각통합 기능장애의 5개의 일관된 패턴을 증명하였다. 그 패턴들을 확인해보면 1) 연습의 어려움과 관련된 촉각 구별의 감소, 2) 연속적이고 양측협응의 어려움과 관련된 전정감각과 고유수용성감각 처리의 감소, 3) 촉각방어와 관련된 주위산만과 활동의 증가, 4) 형태와 공간지각의 감소, 5) 청각-언어 처리의 감소이다. Mulligan(1998)이 일반적인 감각통합 기능의 일차적인 문제점을 찾은 결핍을 포함하는 4개의 특정한 하위집단 : 시지각 결핍, 양측 통합과 순서배열의 결핍, 실행에서의 결핍(dyspraxia), 체성감각의 결핍이 있다. Ayres와 Mulligans의 작업에 크게 기초를 둔 Bundy와 Murray(2002)는 감각통합 기능장애에서 4가지 중요한 영역을 제안하였다 :

1. *감각 조정(sensory modulation)의 기능장애(SMD).*
2. 실행의 기능장애의 2가지 특수형: 행동연합의 부족과 촉

표 12-1

작업수행 단계의 참여와 활동에서 감각통합기능장애 행동의 예

장애 계통/기능	*활동* ADL 작업 사회	*참여* 자기유지 작업역할 사회적 관계
감각조절 기능장애		
촉각 방어	특정한 옷을 입는 것을 거부한다. 머리를 자르거나 감는 것을 거부한다. 손, 발톱을 자른다. 핑거 페인팅, 모래상자에서 놀기, 잔디 위를 걷는 것을 거부한다. 다른 것들을 치거나 밀고 신체에 닿는 것을 거부한다. 안는 것에 저항한다.	종교적인 행사나 특별한 모임에 정장을 입을 수 없다. 학급활동과 놀이활동을 피한다. 부모와의 애착이 감소한다. 학급에 혼란을 일으키는 행동을 한다.
과민한 움직임	차멀미 때문에 스쿨버스를 탈 수 없다.	교외활동을 피하거나 가족 휴가를 즐길 수 없다.
중력불안	놀이터에서 미끄러지거나 흔들리는 것과 회전목마를 타지 못한다.	다른 사람과의 사회적 상호작용이 감소된다.
청각방어	형광등 소리에 주의를 기울인다.	교실에서 산만함이 증가한다. 학급에서의 참여와 집중이 감소한다.
시각방어	밝은 빛에 민감하다. 벽으로부터의 시각적 자극에 과민하다.	교실에서 산만함이나 활동의 제한이 증가한다.
후각/미각방어	많은 음식들을 거부하고 토한다. 혼합된 성질의 음식을 먹는 것을 거부한다.	학교 급식을 거부한다. 식당에서 식사하는 것이 불가능하다.
감각구별 기능장애		
촉각구별 장애	손으로 먹기. 지저분하게 먹는다. 옷이 잘못 입어져 있는 것을 알아채지 못한다. 연필이나 작은 장난감들을 조작하지 못한다. 어떤 것에 부딪히거나 떨어지고 발을 헛디딤.	교실에서 어리광을 부리거나 혼란을 일으킨다. 과제를 수행할 수 없다는 것에 불안하고 좌절한다. 낮은 자존감.
운동구별 장애	회전하거나 흔들리는 것 찾기. 자전거 타기나 다른 대운동 과제수행에서 균형감각이 부족하다. 의자에 앉을 때 종종 의자 아래로 떨어진다.	너무 활동적이어서 종종 문제를 일으킨다. 다른 아동과 노는 것을 거부한다. 충동적이고 잘 다친다.
고유수용성감각 구별장애	도구 대신 손을 사용한다. 자주 물건을 부러뜨리거나 떨어뜨린다. 연필을 사용할 때 너무 많은 힘을 줘서 연필을 부러뜨리거나 종이를 찢는다; 종종 불필요하게 거칠어 보인다.	좋지 못한 식습관으로 사회적으로 수용이 어렵다. 종종 어떤 것을 쏟거나 물건을 부러뜨려 문제를 일으킨다. 쓰기 과제를 완전하게 수행하는 데 시간이 오래 걸리고, 종이가 찢어져 좌절한다. 종종 다른 사람들을 밀거나 당겨 문제를 일으킨다.

각구별 기술의 감소(somatodyspraxia)와 양측통합/순서 배열의 결핍.

3. 시지각과 시각운동기술의 기능장애.
4. 청각-언어 기능장애

감각통합의 이 문제는 명백하게 두 가지 중요한 기능의 문제이다 : 행동조절과 숙련된 행동. 이 영역의 기능의 어려움은 다양한 수준에서 아동의 행동에 반영한다. 표 12-1은 감각통합 기능장애의 다양한 영역에서 기능적인 삶의 수행의 분열의 몇 가지 예를 보여준다.

감각통합 이론의 틀은 3가지 개념에 기초하여 언급된다 : 1) 그것은 가장 폭넓은 감각, 학습과 기능은 효율적인 감각통합에 의존한다. 2) 감각처리의 문제는 학습, 기능적인 기술과 행동을 방해한다. 그리고 3) 의미 있는 활동의 환경에서 강화된 감정은 제공되고 적응반응 촉진하는 학습, 기술, 행동이 점점 더 요구된다(Bundy and Murray, 2002).

감각통합이론의 기초
(Foundation of Sensory Integration Theory)

감각통합의 기초이론 메커니즘은 강화된 감각입력을 통해 기능적인 감각출력을 향상시키는 것이다. 이러한 감각경험 활동의 향상은, 아동에게 통제된 방식과, 의미 있는 환경에서 제공되는데, 대부분은 놀이에서 향상된다. 환경과 작업요구에 점점 더 아동의 적응반응 능력을 증진하기 위해서는 가이드의 감독하에 치료 및 활동의 선택을 하고 증명하도록 국가지침에 명시되어 있다. 감각통합치료의 기본전제는 증가하는 능력을 환경에 적절하게 대응하고 반응하여 아동이 더 나은 일상생활활동과 직업에 종사하는 것이다(그림 12-3).

감각통합이론의 가정(Assumption of Sensory Integration Theory)

감각통합이론은 작업요법의 분야 내에서 최대한 많은 연구실천 영역이다(Miller & Kinnealey, 1993; Mulligan, 2002; Parham & Maillous, 2001). 그것의 기본적인 가정은 현재 신경과학 연구를 기본으로 한다(Mulligan, 2002). 감각통합 이론은 신경계의 기능에 관한 5개의 주요 기본과정으로 구성되어 있다(Bundy, Lane, & Murray, 2001; Kimball, 1999).

다섯 과정은 다음과 같다.

중추신경계 가소성(Central Nervous System Plasticity)

감각통합 개입의 근거는 신경가소성의 개념 또는 향상된 감각입력의 규정에 대한 적응반응으로 신경계통의 제안된 용량에 따라 달라진다(Bundy & Murray, 2002). 신경가소성 과정은 자연적인 발달과정 또는 신경계통에 손상에 대한 반응으로 발생한다(Schaaf, 1994a). 조기의 손상과 경험 태아 스트레스와 환경적 발달과 같은 신경연결의 개발을 방해할 수 있는 반면, 조기 감각입력 또는 경험이 신경연결 형성과 발전에 풍부한 영향을 줄 수 있다(Jacobs & Schneider, 2001). 감각통합 개입활동에 자녀의 자아 형성과 풍부한 감각운동 환경의 제공을 통해 신경가소성을 장려할 것으로 생각된다.

발달과정(Developmental Progressions)

감각통합은 아동이 발달을 시작할 때 감각경험을 통해 감각을 입력하고 습득한 감각을 통합하는 중앙신경 시스템 과정이다. 일반적으로 발달하는 아동에게서 부모의 개입, 교육, 또는 지도 없이는 아동이 이 기술을 습득하고 작업과정을 수행할 수 없다. 구체적인 감각운동과 적응반응의 예는 표 12-2를 참고하라. 7세가 되면 구체적인 감각운동과 적응반응의 발달 단계를 찾는데 이 특성에 대한 자세한 개오는 Parham과 Mailloux(2001)에서 찾을 수 있다.

중추신경계의 체계 이론 및 조직(Systems Theory and Organization of the Central Nervous System)

감각통합 과정은 신경계의 뇌간과 피질하부에서 주로 발생하지만, 대뇌피실의 과정은 실행발날과 적응에서 중요하다. Ayres는 뇌 구조의 모든 수준이 감각통합 과정에 상호작용한다고 강조하였다. 그러나 그녀는 간단한 선형모델을 사용하여 높은 수준의 대뇌피질과 낮은 수준의 대뇌피질의 과정을 적절한 기능과 조직을 설명하였다(그림 12-2 참고). 이런 관점에서 다리 계층적 과정으로 감각통합을 처리한다(Kimball, 1999). 계층 모형에서의 신경과정은 높은 기술을 수행하기 전에 낮은 기술을 미리 결정하고 선형의 특징에 맞는 기능이 나온다(예, 아동은 걷기 이전에 살금살금 걸어다녀야 한다). 그러나 감각통합의 처리는 선형의 신경학적인 처리가 아닌 중추신경계 기능의 모든 수준 중에 복잡한 상호작용을 포함한다. 따라서, 행동과 기술은 선형 방법으로 나타나지 않으며 아동이 여러 가지의 수준에서 다양한 기술을 습득할 수 있는 나선형으로 발달한다(예, 아이가 동시에 기고 서있는 것을 시작한다)(Roley & Spitzer, 2001). 이 관점은 감각통합 이론의 나선형 모델의 계층구조 모델을 상세하게 설명하고 열린 동적인 시스템으로 아동이 본질적으로 받아들인다(Spitzer & Roley, 2001).

표 12-2

전형적인 발달순서에 대한 감각통합의 예

발달단계	행동
태아기	• 12주에 태동에 의한 손에서 입으로 탐색으로 촉각입력이 발달. • 9주에 태동에 의한 전정감각기능과 모로반응이 나타남.
신생아기	• 어머니와 아기와의 애착 형성에는 촉각입력이 중요함. • 전정감각 시스템은 태어날 때 충분히 그 기능을 한다; 잔잔한 흔들림과 움직임 입력.
2-6 개월	• 유아기는 환경으로부터 손과 입을 탐색할 때, 촉각 시스템을 사용함. • 중력에 대한 유아의 신체 움직임은 전정감각 시스템을 용이하게 함; 머리 움직임, 구르기.
6-12 개월	• 촉각 시스템은 훌륭한 운동능력과, 소 근육 운동능력을 향상시킴. • 앉기, 네발기기, 서기, 걷기를 포함하는 중력에 저항하는 움직임은 전정감각 시스템은 발달시킴. • 운동기술과 실행능력의 발달은 손에서 손으로 물건을 이동시킬 때, 정중선에서 손의 조작활동, 스스로 먹는 기술을 사용할 때 발달.
12-24 개월	• 전정, 고유수용성감각, 시각입력이 통합되면 자세조절이 발달. • 실행기술의 발달은 오르기, 수영, 환경의 경험으로부터 발달됨. • 촉각입력은 소 근육 운동의 조작과, 신체지각은 스스로 먹기, 옷 입기, 놀이 운동향상을 계속적으로 발달시키는 데 기여함.
3-7세	• 전정감각, 그리고 고유수용성감각 입력은 눈-손 협응, 공놀이, 균형감각, 자전거타기를 발달시키는 데 기여함.

적응 반응(Adaptive Responses)

감각운동 발달 또는 감각기관 자극의 다른 모델에서 차별화된 감각통합적인 이론의 주요한 개념은 적합한 반응의 증진이다. 대부분 적응반응을 기초로 아동의 능력은 적극적이며 감각 및 환경요구에 적절하게 대응한다. 적응반응을 위한 적당한 행동은 발전적으로 적합하고, 기능적이고, 의미 있으며 생산적인 목적이 있는 것이다(그림 12-4).

특정한 아동을 위해 적응반응을 구성하는 것은 아동의 발달

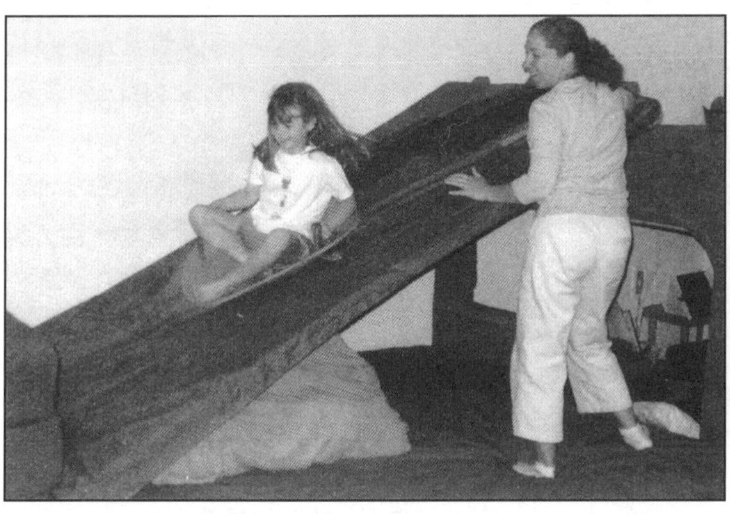

그림 12-3. 감각통합의 중재에서, 활동의 움직임 입력, 자세조절에 도전적응반응을 촉진하고 아동과의 의사소통에 대한 재미를 제공한다.

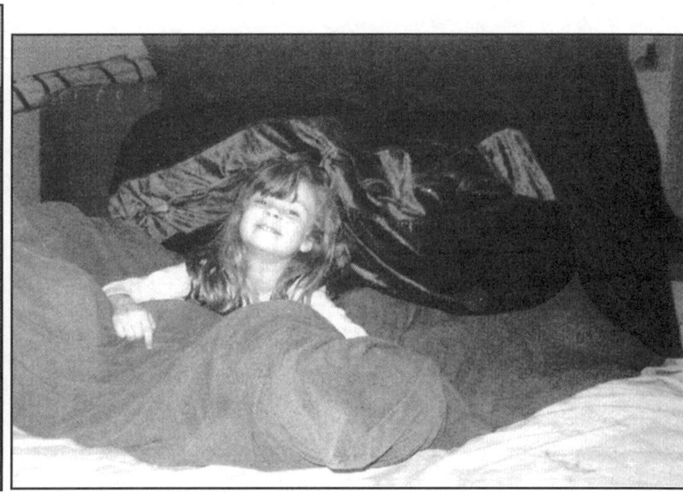

그림 12-4. 낮은 단계의 적응반응은 수동적인 자극에 대한 반응과 "인간 샌드위치놀이"로 심부압박이 제공될 때 종종 유발되는 것과 같이 자기 조절 각성 레벨에서의 반응을 포함한다.

표 12-3

적응반응의 단계

- 수동적 자극의 반응-이것은 종종 치료의 시작에서 요구되고 취약한 신경시스템과 낮은 기능에서의 즉시 도전 가능한 과제의 수행에서 나타난다. 예를 들면, 그네를 밀어줄 때 눈 마주침이 시작되거나 진동감각을 느끼게 되면 기뻐하는 것이다(그림 12-4).
- 붙잡고 놓지 않는다-아동은 그네를 타는 동안 한 자세를 유지하거나 그네에서 줄을 잡는 것과 같이 변화하는 환경에서 자세를 유지할 수 있다(그림 12-5).
- 근육이 수축하고 이완되는 변화-이것은 흔들리고 변화하는 표면에서 바르게 자세를 유지하기 위한 운동조절에서 필수이다(그림 12-6).
- 독립적으로 활동은 시작하지만 복잡하지는 않다-아동은 스스로의 요구에 의해서 오르고 흔들리기 시작한다. 그러나 성취하기 위해서는 보조가 여전히 필요하다(그림 12-7).
- 어느 정도 친숙한 방법으로 독립적으로 움직인다-아동은 경사로를 따라 앞으로 걷기 등과 같이 익숙한 방법으로 독립적으로 시작하고 움직인다(그림 12-8).
- 친숙하지 않은 방법으로 환경을 통해 움직인다-걸려 있는 굴렁쇠나 발차기 과녁이나 공중그네를 통해 오르는 것과 같이 좀 더 새로운 방법으로 움직이고 탐험한다(그림 12-9).
- 움직임을 위해 새로운 방법이 요구되는 복잡한 활동을 수행한다-복잡한 시간과 시공간 적응, 복합적인 감각적응을 포함하는 계획적인 단계이다. 예를 들면, 축구나 농구와 같은 스포츠 활동에 참여하거나 장애물을 통해 움직이는 것과 준비를 포함한다(그림 12-10).

Adaptation from the works of A. Jean Ayes c. 1980.

수준, 감각통합의 정도와 이전의 기술은 어느 정도 변화할 것이다(Ayres, 1973). 적합한 반응은 운동반응에 제한될 수도 있으나 자세조절, 자율신경계과정, 감정적인 반응, 공간순서 배열에서 지각할 수도 있다(Spitzer & Roley, 2001). 환경 적응은 아동에게 적응반응이 목적이고 아동에게 의미가 있는 '완벽한 도전과 새로운 것을 배우는 능력'(Ayres, 1973, p. 257)을 나타낸다. 기술과 자기 규칙에 대한 도전의 "Just-Right"는 최적의 수준에서 제공된 수요는 아동이 개인적으로 성장할 수 있도록 요구 사항을 제공한다(Ayres, 1973). 표 12-3은 아동에게 관찰될 수 있는 적응반응의 연속체를 제공한다.

내적동기(Inter Drive)

감각통합이론의 최종적인 가정은 자아실현을 향한 내적동기가 감각통합 발달에 필수적인 부분이다. Ayres(1973)는 감각통합 활동은 자아실현에서 선천적인 감각통합을 유지하고 발달시킨다고 주장했다. 일반적인 발달을 하고 있는 아동에게서 도전을 달성해야 하는 목표에 직면하였을 경우에 내적동기를 발견하여 수월하게 달성한다(그림 12-11). 그러나 내적동기, 경험, 더 나은 도전은 감각통합의 기능장애가 있는 아동에게 동반되어 결여된다.

신경생리학 과정과 감각통합 이론의 기능장애
(Neurophysicological Processes and Dysfunctions of Sensory Integration Theory)

몇몇의 신경생리학 과정은 감각통합이론 및 행동의 기능장애 패턴의 기초가 되고, 이 특정의 과정에서 문제를 나타내는 것으로 추정된다

감각의 처리과정(Sensory Processing)

감각처리는 중추신경계에 들어오는 감각정보를 관리하는 방법을 나타낸다. 감각의 구별과 통합, 감각을 받아들이는 것과 조절을 협력하는 것은 감각처리과정의 요소이다. 이 과정은 중추신경계 전체에 걸쳐, 특히 뇌간과 대뇌피질 단계에서 일어난다고 믿어진다(Miller & Lane, 2000). 유능한 감각처리는 아동의 감각운동발달과 능력에서 적응반응생산을 초래한다. 조금더 넓혀 감각통합의 과정은 5가지 기본감각 만지고, 냄새를 맡고, 보고, 듣고, 맛보는 것 그리고 숨겨진 감각의 움직임과 고유수용성감각이 포함된다. 이는 시각 시스템, 청각, 전정감각, 고유수용성감각, 촉각이 따라온다. 표 12-4는 대략의 기능과 뇌중앙의 연합, 많은 신경전달로, 수용기들의 감각을 요점 정리해 놓은 것이다. 더 자세한 신경학 정보는,

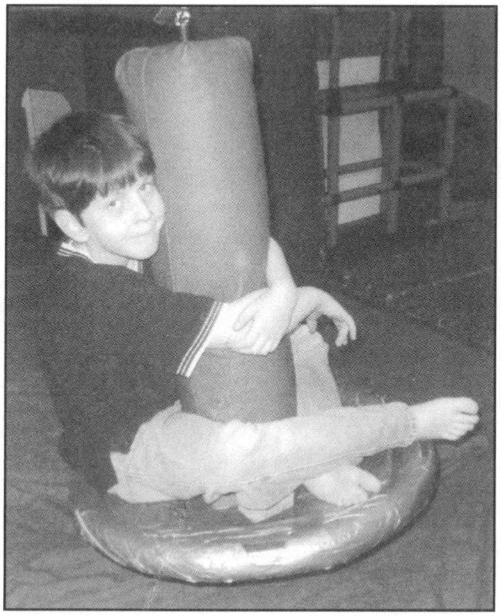

그림 12-5. 적응반응의 두 번째 단계는 평원반 위에서 흔들릴 때 굴곡하여 잡는 것 같이 환경적 요구가 만들어질 때 간단히 활동적인 자세조절을 지속하거나 그대로 유지하는 것을 포함한다.

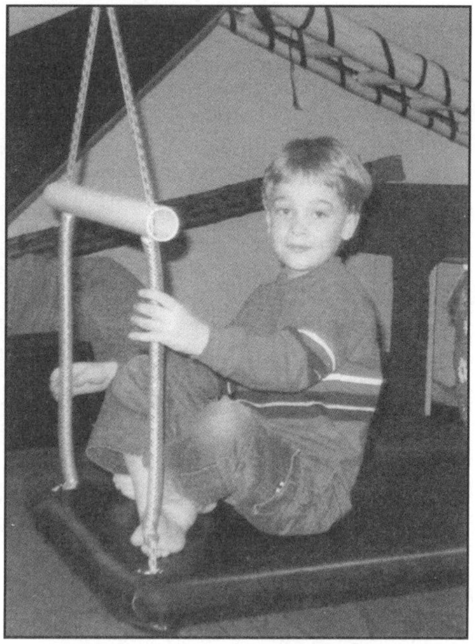

그림 12-6. 적응반응의 세 번째 단계의 한 예는 아동이 그네를 타는 동안 스스로 밀고 당기고 조종하는 것이다.

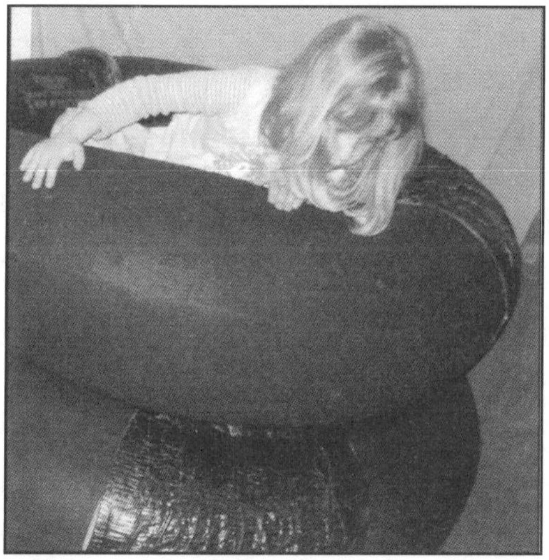

그림 12-7. 굴뚝같은 튜브에 기어올라 안으로 들어가거나 나오고, 위아래로 오르내리지만, 독립적이지 않고 중재 초기에는 수행하지 못한다.

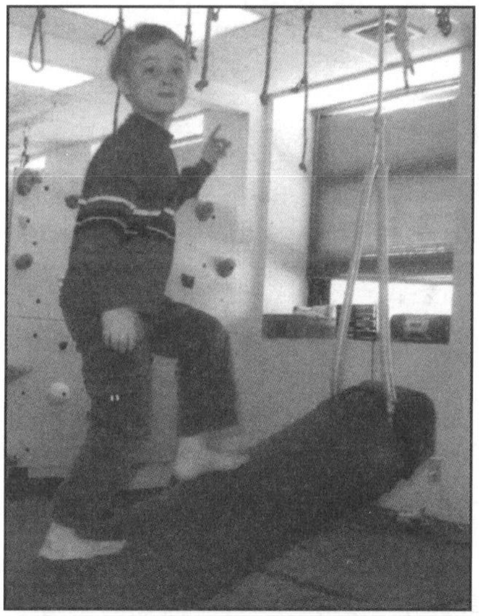

그림 12-8. 비스듬하게 매달린 bolster swing에 걸어 오르는 것은 아동에게 새롭고 도전적인 과제이면서도 친숙한 과제이다.

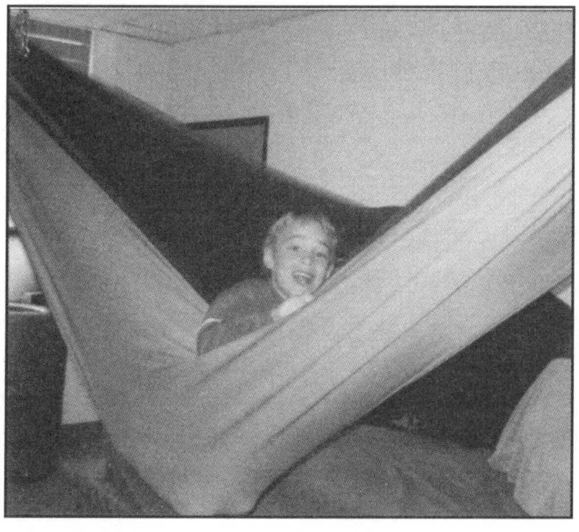

그림 12-9. 스판덱스 섬유로 만들어진 해먹에 오르고 걷는 것은 도전적인 과제이고 새로운 환경을 통해 움직이는 것이 요구된다.

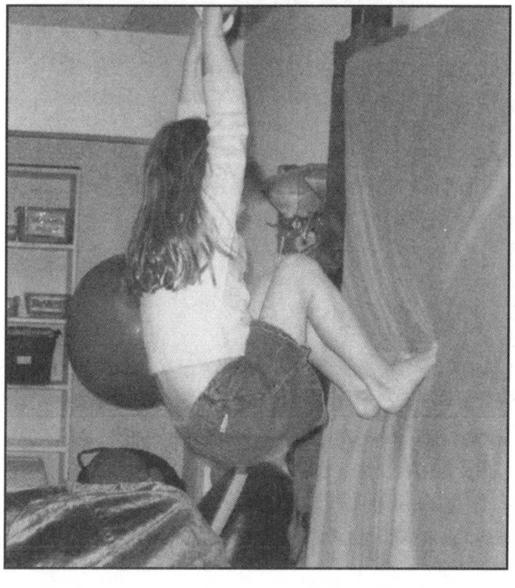

그림 12-10. 손수레 타기, 장애물을 피하기 위해 다리를 들어 올려 푹신한 벽을 차고, 다시 시작 자세로 돌아오는 것은 도전적인 과제이고, 복잡한 움직임이 요구된다.

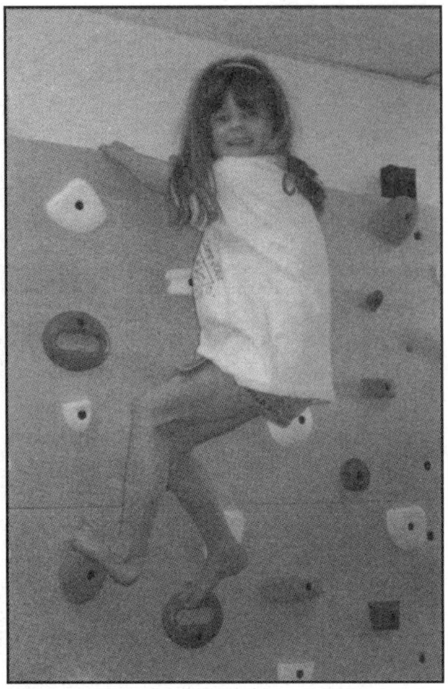

그림 12-11. 암벽 오르기와 같은 새로운 도전에 성공하기 위해 아동의 내적동기가 유발되고 즐겁게 수행한다.

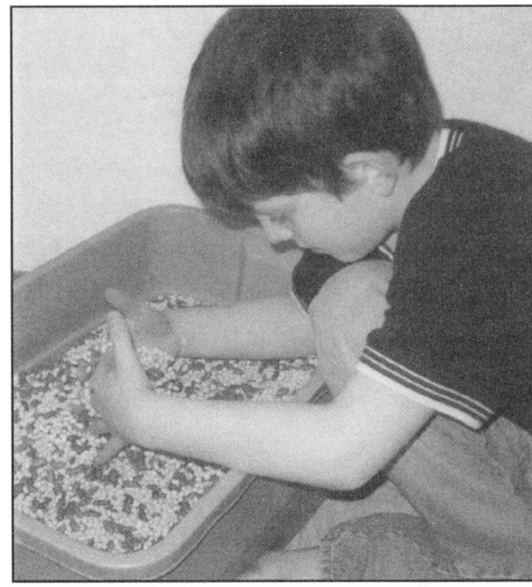

그림 12-12. 콩이 든 큰 상자에 묻혀 있는 작은 물체를 찾기 어려운 것은 운동기능에 영향을 미치는 촉각구별 능력 감소의 좋은 지표이다.

Kandel, Swarts & Jessel(1991) 또는 Gilman & Newman (1992)을 참고하면 된다.

촉각 시스템은 몸 안에서 가장 큰 감각기관(피부)이다. 대뇌피질 안에서의 감각을 받아들이는 영역과 2개의 신경트랙, 피부 안에 다양한 *기계적 수용기(mechanoreceptor)*를 주로 하여 이루어져 있다. 촉각 시스템은 전외측 시스템, 내측섬유띠 신경계로 2가지 주요구역을 가지는데 서로 다른 자기조절, 신체지각, 손기술, 실행과 운동행동을 가지고 공동으로 협력하여 일한다. 전외측 시스템은 다율신경계 각성조절효과, 온도, 통각, 급작스럽거나 가벼운 접촉의 감각이 주로 반응되고 보호 시스템으로 확산된다. 내측섬유띠신경계는 실행, 신체지각, 손기술의 기초를 공급하고 두 점 구별감각과 지각한 고유수용성감각, 심부압박과 진동이 반응되며 구별 시스템으로 확산된다. 촉각 시스템 과정 안에서의 문제점은 촉각방어, 과반응, 또는 구별이 어렵거나 저반응을 초래할지도 모른다(그림 12-12).

고유수용성 시스템 몫은 감각을 받아들이는 것과 신경전달로를 가지는 촉각 시스템과, 촉각과 전정 시스템의 기능을 협력하고, 각성 레벨조절, 자세조절촉진, 신체지각, 힘의 구별, 실행의 기술이다. 고유수용성 감각은 몸의 관절과 근감지, 때때로는 운동감각 같은 것도 속한다. 이것의 주요 수용기들은 피부의 기계적 수용기들과, 몸의 근육이나 건 안에 위치하고 있다. 고유수용성감각 처리안의 문제는 구별능력의 저하, 저반응, 고유수용성감각이 예민하거나, 고유수용감각의 통합이 어렵거나, 시각 또는 전정입력으로 초래되어진다(Blanche & Schaaf, 2001; Gilman & Newman, 1992)(그림 12-13).

전정 시스템은 몸 안에 주된 감각 시스템이 많다. 태어나 발달하고 걸으면서 *중력과 함께 안정되어짐*을 허락한다. 내이와 반고리관, 이석기관으로 이루어져 위치되어 있다. 시간과 공간 안에 몸의 운동협응, 자세, 근긴장, 균형의 발달을 위한 근거는 수용기들의 형태로부터 각을 이루는 정보와, 틀로부터 지각된다. 전정 시스템의 일들은 고유수용성 시스템과 협력하여 몸의 신전을 촉진하고 자세조절을 하는 것이다. 또한 그 일들은 시각 시스템과 소뇌의 주된 안정적 시야와 결합하여 일한다. 전정기능 안에서의 문제는 움직임 반응이 과도하게 초래되거나 낮은 구별, 저반응, 중력불안이다(Gilman & Newman, 1992; Kandel, Swartz, & Jessel, 1991; Koomar & Buudy, 2002)(그림 12-14). 청각 시스템은 의사소통과 측면공간 지각의 환경을 위해 중요하다. 청각시스템에 포함되는 3개의 큰 요소는 외이, 중이, 내이 또는 와우각이다(Kandel, Swartz, & Jessel, 1991). 귀형태에서 와우각의 기능적인 것과 구조적 단위를 가지는 전정계를 위한 진동의 지각, 그리고 다른 시스템은 아마 중요한 것을 가진다. 기능적으로 청각 시스템의 활동은 환경으로부터의 지남력, 각성 시작의 조절, 감정, 그리고 환경 안에서의 움직임의 지각 안에서 중요하다(Frick Hacker, 2002). 청각 시스템 기능에서의 부족은 청각

표 12-4

감각계, 수용기, 신경로, 뇌구조, 그리고 관련된 기능과 기술

감각계	수용기	뇌구조	신경로	기능	기술
촉각	기계적 수용기 •파치니 소체 •마이스너 소체 •루피니 혈구 •자유신경종말 •유모세포 •촉각원판	척수 시상 두정엽 감각수용영역 3, 2, 1	등쪽 기둥 내측섬유띠 내외측척수 시상	•심부초각의 수용기들 약간의 고유수용성, 두 점 분별, 진동감각 •가벼운 접촉, 예기치 못한 접촉의 수용기들	•두 점 분별 •촉각의 시/공간적 인식 •소운동 기술 •신체 인식 •실행 기술
전정감각	반고리관 이석 •난형낭 •구형낭	전정의 신경핵 중뇌 소뇌 두정엽	전정척수로 전정시각로 전정소뇌 (vesibulocerebellar)	•중력 수용기 •기울기/직선 가속도	•균형 •근 긴장 •자세 조절 •양측 협응 •계획된 행동의 연속
고유수용성	골지건기관 근방추	알파운동신경원 소뇌	척수소뇌로	근육과 건의 긴장과 뻗침 수용기	•힘 구별 •관절 위치에 대한 신체 인식 •힘의 조절 •자세 조절과 안정성 •신체 인식
청각	귀 •고막 •등골, 추골, 침골 달팽이관	달팽이핵 하구 내측슬상체 측두엽	전정와우신경 (뇌신경 Ⅷ)	소리와 진동 수용기 소리의 국소화	언어 식별 환경으로부터 공간 인식
시각	눈 •수정체 •망막	상구 외측슬상체 후두엽	시신경 (뇌신경 II)	시력 시각 고정 •단속적 시각움직임 •시각추적 •시각수렴 시지각	•움직임, 깊이 그리고 형태의 지각 •안전 •환경 내에서 머리, 손 그리고 신체 움직임을 지시한다.

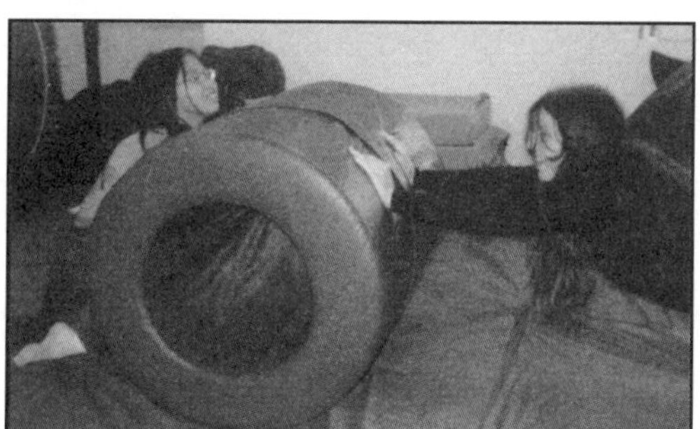

그림 12-13. 팔을 완전한 폄(신전)의 필요 또는 저항에 대비하기 위해 충분한 힘을 사용하는 무능력은 고유수용성 감각 처리과정의 감소를 반영할지도 모른다.

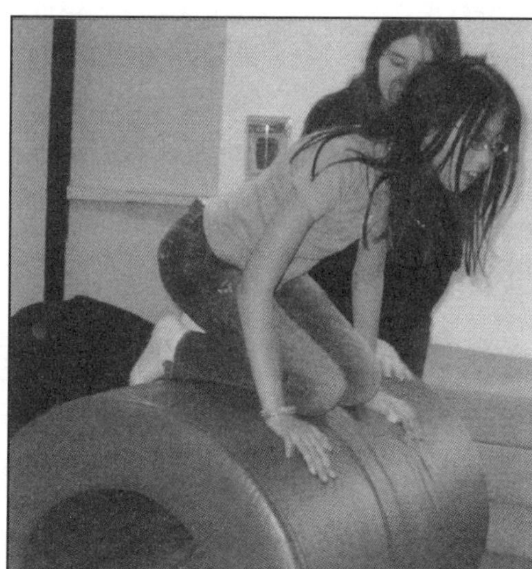

그림 12-14. 불안감과 균형감각이 떨어지는 아동에게 Barrel roll과 같은 활동은 감소된 전정감각처리에 영향을 준다.

표 12-5

SMD에서 관찰된 감각 방어적인 행동의 예

감각영역	*감각 방어 행동*	
	과도한 부정 반응	**회피 반응**
촉각 조절 안에서 기능장애	•가볍거나 예기치 않은 접촉에 과도한 반응. •목욕, 머리감기, 손톱깍기를 망쳐놓는다 (어긋나게 한다). •바지의 허리띠, 양말이나 직물/옷의 유형을 매우 신경질적으로 입는다.	•그룹활동의 가운데/방의 가장자리에 있는 것을 피한다. •손가락 그림같이 촉각 놀이나 더러운 물질을 피한다. •포옹, 손을 만지고, 쓰다듬는 것과 같은 신체접촉에서 몸을 피한다.
전정자극 조절 안에서 기능장애	•차를 타거나 그네를 탈 때 아프거나 메스껍다. •정글짐을 올라가거나 운동장을 활주하는 것을 두려워 한다. •발이 땅에서 떠나는 것과 같은 도약하거나, 상승하는 것을 두려워 한다.	•엘리베이터, 에스컬레이터, 계단을 피한다. •자전거 타기, 공중제비와 같은 움직이는 활동을 피한다.
시각자극 조절의 안에서 기능장애 (정상적인 예민을 나타냄)	•환경의 시각적인 스캐닝의 과도한 어려움. •끊임없는 불 끄기. •밝은 형광 조명이 있는 방의 전복.	•눈의 접촉/자주 시선을 피한다. •항상 선글라스를 끼고 있다. •밝은 빛에 눈을 감는다. •눈을 감거나 머리를 회전해 시선을 외면하는 시각 제시활동의 반응.
청각자극 조절의 안에서 기능장애 (정상적인 예민을 나타냄)	•그 또는 그녀가 울음, 사이렌, 진공청소기 등과 같은 큰 소리를 들을 때 뒤집어진다. •공중화장실의 수세식 화장실을 보고 울거나 뒤집어진다.	•교실과 같은 소음이 있는 환경에서 귀를 덮는다. •소음을 내거나, 이를 자주 간다.

구별의 어려움에 기여하며, 청각 방어, 측면 공간 지각이 저하되며 듣는 것, 의사소통문제와 같은 것이다.

움직임의 지각, 깊이, 그리고 형태, 자세의 유지효과 시각 시스템, 균형, 시지각의 발달, 그리고 공간지각 안에서의 역할을 통한 것이다(Kandel, Swartz, & Jessel, 1991). 시각 시스템은 여섯 개의 그 밖의 눈근육들과 눈이 이루어진 대뇌피질 안에서 포함되어 있다. 시각기능의 집중, 적응, 빠른 움직임, 추적, 전정조절반사와 같은 것은 생존, 학습, 그리고 기술효소에 중요하다. 움직임 탐지, 공간측면적 지남력, 집중능력, 변화된 환경의 적응, 운동협응은 시각 시스템의 기능에 의해 모두 영향을 미친다(Moore, 1997). 눈이 하는 일에서의 공동으로 협응하는 전정감각과 고유수용성감각 입력은 공간지남력과 기술 요소에 없어서는 안 되는 효율적인 능력이다. 낮은 공간지남력, 시지각 기술의 저하, 저하된 눈손협응, 일에 집중이 저하되는 것, 환경에 대한 자극 안에서의 낮은 지남력이 시각기능 안에서 문제가 될 것이다(Henderson, 1992)(16장 참고: 시지각 기능장애와 저하된 시각재활).

감각조절(Sensory Modulation)

자연적 정보에 대한 적응 과정은 긴장하고, 빈번하며 지속되고 복잡하며 새로운 감각을 신경계 적응으로부터 감각을 변화하는 것이 허락되는 것을 감각조절이라 불린다(Miller & Lane, 2000). 행동반응이 연합되어진 감각조절은 각성, 집중력, 자기조절 안에서 초래되어진다.

감각조절장애(SMD)는 등급화와 적응방식 안에서 감각입력의 원시적반응, 긴장됨, 조직화된 단계(McIntosh, Miller, Shyu & Hagerman, 1999; Miller et al., 1999; Miller & Summers, 2001), 어려운 규칙을 찾거나, 하나의 패턴화된 기능장애와 동일시 된다. 감각조절 장애를 통해 아동의 능력이 성취되거나 주된 최적 범위에서의 기능, 아동의 능력이 방해되어지며, 모든 삶에서 매일 운동과 감각은 변화되며 적응되어가는데 이를 통해 혼란에 빠진다. 또한 아동의 감정적 단계, 집중력, 자기조절능력에도 영향을 미칠 것이다(Miller & Summers, 2001).

표 12-6

감각구별기능장애의 관찰된 행동의 예

감각계	*관찰된 행동*
촉각자극 구별 안에서의 기능장애	•손은 벙어리 장갑처럼 보인다. •작은 물체조작에 대한 어려움. •옷입는 자세에 대한 낮은 지각 •신체에 대한 낮은 지각, 종종 한결같지 않은 감각에 대해 요동친다.
전정자극 구별 안에서의 기능장애	•균형반응과,특히 움직임에 대한 어려움. •종종 벽에 기대고 앉는 경향이 있다. •움직임에 대한 정보를 필요로 한다. 특히 침대나 쇼파에서 뛰고, 돈다. •드물게 혼란스러워 한다.
고유수용성자극 구별 안에서의 기능장애	•글씨 쓸 때 펜을 과도한 힘을 주어 사용한다. •앉을 때 과도하게 힘을 주고 앉는다(이것은 고의로 그러는 것이 아니다). •종종 사람들과 가구에 "부딪힌다". •종종 앉을 때 두 팔을 땅에 짚고 기대어 앉는다.
시각자극 구별 안에서의 기능장애	•편지 따라 쓰기의 어려움. •색깔, 모양, 크기의 분류와 매칭하기, 재인식하기의 어려움. •나이에 적절한 퍼즐 완성을 싫어하거나, 어려워 한다. •숨은그림 찾기 게임을 어려워 한다.

감각조절 문제는 실제로 아동의 감각정보의 처리와 감지하는 것의 사이가 잘못 이어졌을(짝지어졌을) 때 발생한다. 감각 입력들은 신경계에 의해 등록된 후에 관련성을 위해 조절되거나 평가(사정)되고 긍정, 부정, 중립적인 가치들을 그것들에 배치한다. 입력은 부정적인 가치는 방어와 철수(회피)를 초래하는 반면, 긍정적인 가치가 발견되고 탐구될지도 모른다고 지정했다. 중립적인 가치는 전형적인 습관으로 결정될 것이다. 감각조절 기능의 결손은 대부분의 사람들이 유해한 것으로 감지하지 않는 감각 입력에 과도한 부정적 반응의 결과로, 할당되는 높은 부정적인 가치가 일반적으로 특징이 나타난다. 이 유형의 응답은 감각 방어라고 불리고 감각을 찾거나 감각회피 행동에서 명시된다(Miller, Riesman, Mclntosh, & Simon, 2001). 감각조절 역기능의 특수한(특이한) 행동의 예는 표 12-5에서 찾을 수 있다.

감각구별(Sensory Discrimination)

신경계는 들어온 감각자극을 구별하고 조직하고 어떻게 그 정보들이 *감각구별(sensory discrimination)*이라고 불리는 과정을 통하여 기술을 위해 사용되어야 하는지를 결정한다. 각각의 감각 시스템은 다른 기능적인 기술에 도움을 주는 독특한 특성을 가지고 있다. 촉각 입력은 몸의 접촉 위치, 크기, 모양 그리고, 물건의 무게의 정보를 제공한다. 전정계는 위 또는 거꾸로 오른쪽인지 아닌지, 우리들이 움직이고 있는지 아닌지, 그리고 어떤 방향인지, 그리고 빠르게 움직이고 있는지의 정보를 제공한다. 비록 종종 1개 이상의 시스템이 붕괴될지라도, 감각 구별에 어려움은 감각 시스템 특성이다. 개인 감각 입력들의 감각기관 구별에 문제는 그 감지 시스템과 관련된 다양한 숙련된 활동의 특성 또는 수행에 결손에 반영된다. 예를 들면, 전정 구별의 결손은 부족한 균형 기술에 반영된다. 또한, 기능적인 기술의 수행에 몇몇 문제는 시각/전정/고유수용 입력들의 부족한 완성과 같은 몇몇 감각 입력들 사이에 상호작용의 결손이 야구를 하는 것과 같은 부족한 스포츠 기능에 보여지는 것을 반영할지도 모른다. 종종, 감각구별 문제를 가지고 있는 아동은 감각 시스템의 입력으로 나타나 반응하는 것처럼 보이고 전정 입력을 찾기 위해서 스핀과 휘두르기의 과도한 입력을 찾는다. 표 12-6은 다양한 감각 시스템에서 부족한 감각 구별 기술을 반영한 것으로 여겨진 차별의 몇 가지 예이다.

자세 기술 결손은 전정 그리고 고유수용감각 입력들의 부적절한 감각구별의 결과에서 나타나는 것으로 여겨진다. 근 긴

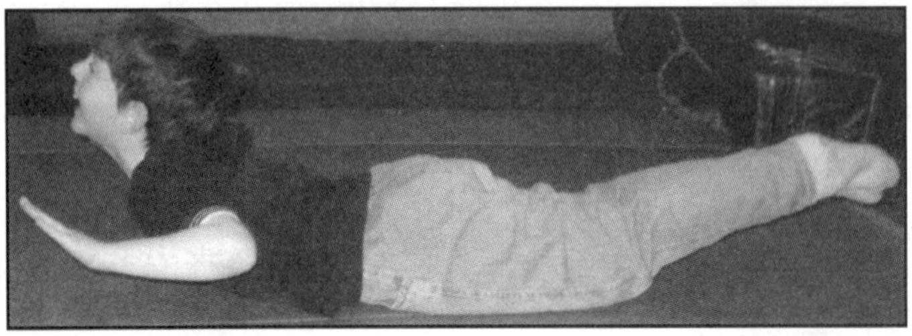

그림 12-15. 복와위-신전자세(prone-extension)에서 중력에 대항하여 움직이고, 머리를 들어올리는 능력은 첫 번째 운동패턴 숙달 중의 하나이고, 유아의 자세조절과 안전을 위해 필수적이다.

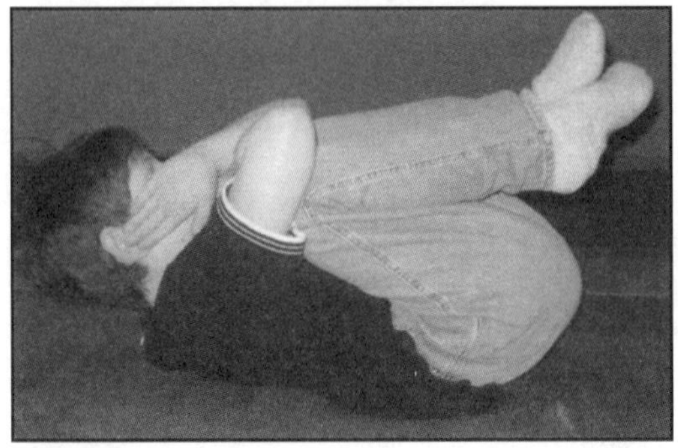

그림 12-16. 앙와위-굴곡자세(supine-extension)를 이루는 능력은 보호와 각성수준의 조절을 위해 중요하다.

장도의 발달, 중력에 대해서 몸의 위치들을 생각하고 잡는 굴곡, 그리고 평형 반응들을 활용하는 것은 숙련된 움직임을 위해 요구된 중요한 자세 방법이다. 이 자세 방법들은 협응과 기술의 행동은 몸의 안정성과 이동성을 허락하고 제공한다. 자세 기술 어려움은 반 중력 위치들에 동체를 이동시키거나(그림 12-15와 12-16), 심사숙고한 자세 회전 패턴들을 발전시키거나 자세 안정성와 이동성의 기능 균형을 유지하는 무능에 첫째로 반영된다. 자세 제어에 문제는 근본적으로 아동의 운동 협응과 실행 능력에 충격을 준다.

실행(Praxis)

실행은 아동이 대상물과 환경을 가지고 효과적으로 상호작용하도록 허락하는 인지 과정이다. 기본적인 3가지 연습 과정이 있다: 관념화 또는 바람직한 행동의 개념화 또는 상호작용; 행동 개요의 운동의 계획; 그리고 스스로 계획의 실행이다. 실행의 관찰은 행동, 운동협응, 순서화 능력, 그리고 놀이의 아동의 조직에 분류된다(Ayres, 1985); Bundy & Murray, 2002). 일반적으로 발전하고 있는 아동에, 이 연습 과정은 날마다 운동의 도전들을 만나고 환경)에 대한 변화에 적응 반응을 하기 위하여 나타나고 실행된다(그림 12-17).

실행 기술은 하나가 의미심장하게 상호작용하고 환경의 요구에 적합하게 응답하는 것, 일상생활의 기술, 중대한 일들, 그리고 작업에서 살아가도록 한다.

실행의 장애(Disorders of Praxis)

실행에 있는 역기능은 감소하는 촉감, 전정, 고유수용감각 입력의 감각 구별과 관련 있을지도 모른다. 문제는 관념화, 운동계획 및 실행을 포함하여 실행의 구성요소 과정에서 발생할지도 모른다. 연습의 역기능은 두 가지 전형적인 유형은 아래에서 논의된다.

양측 통합과 연속 문제의 연합은 부족한 자세-눈 발달 및 감소하는 전전-고유수용성감각에 처리된다. 운동계획 어려

그림 12-17. 실행은 종종 사다리에 매달린 스판덱스 해먹과 같은 색다른 환경에서 아동이 몸을 움직이고 오르는 능력에서 보인다.

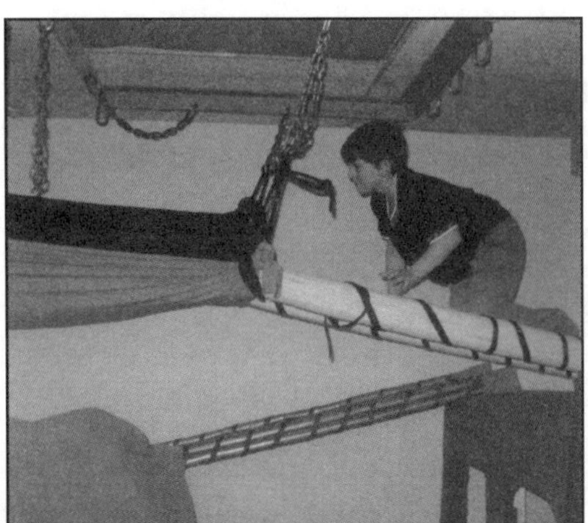

그림 12-18. 상지굴곡과 하지신전을 통합하는 것의 어려움은 양측 협응문제를 가지는 아동이 목표물을 발로 차는 동안에 나타나는 특징이다.

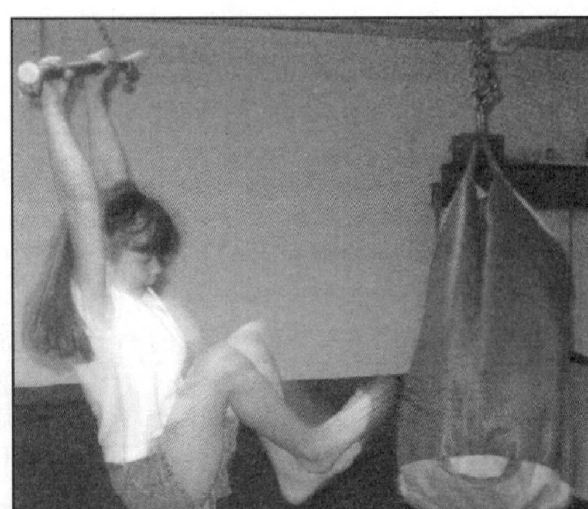

움의 이 유형은 2가지의 근본적인 연습의 역기능의 더 온화하기 위하여 믿어진다. 그것은 계획에 있는 빈약한 양측 조화 기술, 어려움 및 연속 활동, 및 타이밍과 공간 기술을 포함하는 계획한 활동 완료에 대한 문제가 특징이다. 행동으로, 양측 통합을 가진 아동 및 연속 문제는 간단한 활동을 완료하나 더 긴 활동을 연속할 때 전형적으로 어려움이 있다. 그들은 공간을 통해서 타이밍과 운동을 요구하는 업무에 있는 어려움이 (그네 양수에서와 같은) 몸의 양측 협응, 체간 회전의 발달과 발달 기술을 필요한 과제의 타이밍에 공간에서 움직임을 협조한다(스포츠와 공 기술과 같은 기술)(그림 12-18).

체성감각실행장애(somatodyspraxia)는 감소되는 신체 도식/인식과 서투른 촉각구별 기술과 관련된다. 이 유형의 연습의 어려움은 더 엄격하며 그것은 운동계획의 전반적인 어려움으로 특성이 나타난다(Bundy & Murray, 2002). 행동적인, 체성감각실행장애 아동의 서투르고 어색한 것을 관찰한다. 그들은 신체 인식을 갖는 데 어려움이 있으며 종종 조직이 어지러운 것처럼 보이고 잘 되지 않는다. 그들은 어떻게 과제에 도달할지 이해하는 것에 어려움이 있고, 자주 대상물이나 방울에 부딪힌다(그림 12-19).

실행의 이 영역이 문학에 많은 관심을 받아들이지 않았을지라도, 더 최근에, May-Benson(2001)은 관념화에 어려움이 이전에 믿어진 것보다 더 보급된 것을 제안하였다. 그리고 이 연습 과정에 문제가 또한 연습 역기능의 또 다른 특수형으로서 동일함을 증명할 수 있도록 관념의 문제로 아동은 어떻게 대상물을 사용할지를 알고 있거나 대상물 또는 그들의 환경으로 상호작용 때문에 관념화를 시작하는 데에 어려움이 있다. 또 다른 사람에 의해 생각을 받을 때 종종 이 아동이 행동을 끝마칠 수 있는 반면, 그들은 원동력 행동의 매우 근소한 레퍼토리를 가지고 있기 쉽고 물체의 특성에 관계없이 같은 방법으로 대상물을 가지고 상호작용하기 쉽다. 아동에게, 이 제한은 빈약한 독립된 놀이에 반영될 수 있다.

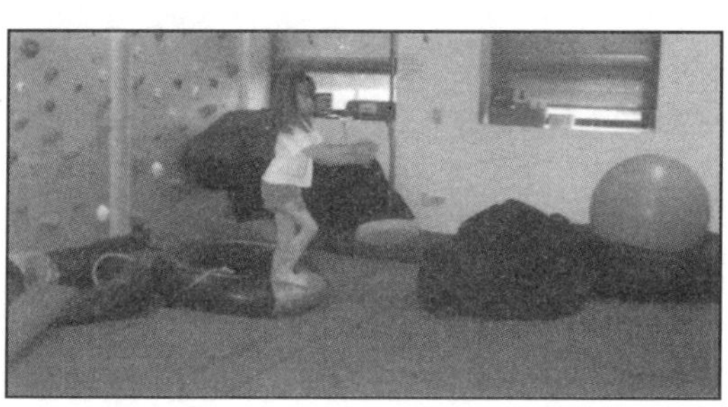

그림 12-19. 체성감각실행증 아동은 간단한 장애물을 지나는 코스에 어려움을 보인다.

감각통합 장애의 평가와 진단 (Assessment and Identification of Sensory Integrative Dysfunction)

감각통합 역기능의 진단의 평가와 동일하다는 증명은 자세한 관찰의 결합과 공식적인 평가 데이터에 의존한다. 지각 통합 평가에 보조작업치료사(OTA)의 역할은 그들이 연습한 상태의 면허법에 달려있다, 물론 서비스 능력을 설명하였다. 좋은 관찰 기술과 평가 데이터를 이해할 능력은 감각통합한 기능 장애를 가진 아동과 어떠한 보조작업치료사 일을 위해 중요하다. 감각통합의 처음 포괄적인 평가 기능을 다하고 작업치료사(OT)에 의해 완성된다. 3개의 목적을 제공한다 :

1. 아동의 기능에 감각 기관 처리의 충격과 실행 문제를 확인하기 위하여
2. 특정 감각통합 문제를 확인하고 중재에 대한 필요성을 결정하기 위하여
3. 치료계획과 더불어 도울 수 있는 정보를 제공하기 위하여(Spitzer & Roley, 2001)

감각통합의 평가과정(Sensory Integrative Assessment Process)

정의에 의해, 감각통합 평가는 가족 목표뿐만 아니라, 아동의 힘과 필요에 대하여 정보를 모으는 것의 이해력 있고 개별적으로 특정한 과정이다. 감각 히스토리는 아동의 감각운동 발달, 선호하는 놀이, 학교에서의 수행, 부모나 선생님의 관점에서의 일상업무 수행능력에 대하여 정보를 모으기 위해 관리된다. 관련된 또 다른 것, 정보 수집은 제시되는 문제를 확인하는 것뿐만 아니라 부모들, 선생님들, 그리고 다른 팀 일원들과의 인터뷰를 포함한다. 이 정보가 모여 진 후 전형적인 평가가 시작된다(Dunn, 1988). 표 12-7은 감각 히스토리 정보의 예를 보여준다.

감각통합의 공식적인 평가(Formal Assessment of Sensory Integration)

감각통합 평가는 형식, 객관적이고, 표준화한 평가 형식을 가지고 할지도 모른다; 약식의, 주관적인 임상평가처리; 또는 두 절차 전부의 어떤 조합. 유아의 형식적인 표준화한 평가는

표 12-7

감각 병력 정보의 예

발달의 과거력

1. 어머니는 임신 동안에 어떠한 이상한 증세, 병들 또는 복잡한 문제들이 있었습니까?
2. 아동은 만기에 태어났습니까? 보조분만 필요는 있었습니까?
3. 아동이 황달이 있었습니까?
4. 아동이 복통이 있었습니까?
5. 아동이 어떠한 먹거나 자는 것에 문제를 가지고 있었습니까?
6. 구르기, 네발기기, 앉기, 그리고 걷기의 발달적 이정표가 평균 내에서 이루어졌습니까?

감각의 과거력

아동

시각

1. 시각적 자극에 의해 쉽게 혼란하게 됩니까?
2. 도시의 환락가에서 깜박이거나 그들에 의해 자극된 것처럼 보입니까?
3. 시선이 마주침과 어려움을 피하거나 가지고 있습니까?

청각

1. 냉장고들, 형광등과 같은 환경적 소음에 의해 혼란하게 됩니까?
2. 소리에 과도하게 민감한 것처럼 보입니까?
3. 수세식 화장실 또는 진공청소기들과 같은 시끄러운 소음에 무서워 하는 것처럼 보입니까?

움직임

1. 주저하거나 정글 짐들과 같은 장비에 오르는 것을 피합니까?
2. 계단을 올라가는 데 어려움을 느끼거나 주저합니까?
3. 엘리베이터들 또는 에스컬레이터들을 싫어합니까?
4. 침대들 또는 다른 표면 위에서 많이 뜁니까?
5. 스스로 주위를 돕니까?
6. 차에서 쉽게 멀미합니까?

촉각

1. 셔츠들의 뒤쪽에 꼬리표들이 아동을 화나게 합니까?
2. 머리를 자르거나 감는 것을 강하게 싫어합니까?
3. 만약 양말들이 정확하게 있지 않으면 불평합니까?
4. 풀, 손가락 놀이, 또는 더러운 것을 손으로 잡는 것을 피합니까?

고유수용성 감각

1. 종종 강하게 붙잡을 때 매우 싫어합니까?
2. 들어 올릴 때 예상했던 것보다 더 무겁게 느껴집니까?
3. 앉을 때 푹 떨어집니까?
4. 먹는 도구들을 사용하는 것에 어려움을 가지고 있습니까?

규범 참고 사항을 붙일지도 모른다; 성과는 다른 동료의 성과와 비교된다. 규범 참고 사항을 붙인 감각통합에 근거한 평가의 1개의 보기는 감각통합 및 실행테스트(SIPT)(Ayres, 1989)이다. SIPT의 목적은 4~8세 아동의 감각통합적이고 실행 기능과 관련 있는 진단과 기술적인 정보를 제공하기 위한 것이다. SIPT는 촉감, 전정, 그리고 고유수용감각 영역을 사정하는 17개의 테스트로 이루어져 있다; 모양과 공간 지각; 시각운동 조화; 연습 능력; 그리고 양측 통합 및 연속. 표 12-8은 SIPT 시험의 개요와 관련된 것을 평가하는 기능을 나타낸 것이다. 작업치료 전문가는 이 평가를 관리하고 해석하기 위

표 12-8

SIPT 관련기능 평가

SIPT 검사	*기능평가*
시지각 검사	
시공간	운동감소된 시지각: 심적 회전.
전경배경 지각	운동감소된 전경배경.
체성감각 검사	
손 지각에 대한 형태	손에 대한 재인식; 특별한 시지각.
운동감각	팔 자세와 관절움직임에 대한 체성지각.
손가락 인식	각각의 손가락에 대한 촉각지각.
잡기운동	촉각지각에 대한 심플한 디자인; 실행; 특별한 시지각.
촉각자극의 국소화	팔 또는 손이 접촉하는 곳에 대한 동일시.
실행검사	
말하기 실행	말로 명령한 것을 행동으로 표현하기.
자세실행	신체적인 움직임 계획과 실행.
구강실행	혀/입술/씹기 움직임 흉내.
순서실행	양측 통합 순서에 대한 움직임.
양측통합 협응 운동	신체 두 부분에 대한 통합기능.
시각운동/구성	
복사하기	시각적 실행; 두 부분 구별.
구성실행	시 공간에 대한 세 가지 부분 구별.
정확한 운동	눈-손 협응; 체성실행증.
전정/고유수용성 감각 검사	
서있고, 걸을 때 균형	근육, 관절, 중력 입력에 대한 중추신경계의 과정.
회전 후 안구진탕	전정감각 입력에 대한 중추신경계의 과정.

Adapted from Sensory Integration and Praxis Tests Report, WPS, 1989. Reprinted with permission.

하여 엄격한 자격과정을 마쳐야 한다.

SIPT(Ayres, 1989)가 학교에 의하여 나이 드는 아동을 위해 1차적으로 보통일 때, 2.8년과 5.10년 사이 취학 전 아동은 또한 취학 전의 아동(Miller, 1988)의 Miller의 Test를 사용하여 문제를 위한 감각통합적인 관심사를 위해 평가되고 또는 첫 걸음(Miller, 1993)을 사용하여 가려질지도 모른다.

그렇지 않으면, 평가는 유아의 표준 참고 사항을 붙인 시험으로 이루어져 있을지도 모른다. 성과는 설치된 표준과 비교된다. 감각통합 근거한 표준 참고 사항을 붙인 평가의 보기는 감각통합(Berk & DeGangi-Berk Test; DeGangi 1983)(8장 : 발달 평가의 개요 참고)이다. 자주 소아과 작업치료사 및 물리 치료사가 사용한 다른 평가는 직업적인 성과의 각종 수준에 감각 가공 그리고 실행 기술에 관찰적인 정보를 제공할지도 모른다. 표 12-9은 약간의 이 평가의 리스트를 제공한다.

감각통합의 임상 평가(Clinical Assessment of Sensory Integration)

감각통합의 임상 평가는 작업치료 개발자(Ayres, 1973)이 개시한 형식적인 임상 관찰로 이루어져 있을지도 모른다(Ayres, 1980; Dunn, 1981; Windsor, Roley & Szklut, 2001). 또는 SI 방 교실, 가정, 또는 운동장과 같은 자연주의 조정에서 하는 숙련된 약식 관찰. 형식적인 임상 관찰은 작용을 표준화한 평가를 위해 쉽게 가늠할 수 없다. 1차적으로 자세 통제, 시각운동 통제, 조화 그리고 감각 가공의 양상을 사정하는 것을 제공한다. 평가의 이 유형은 형식적인 방법에 있는 작업치료 개발자에 의해 관리되고 그러나 특징과 주관적

표 12-9

감각통합 기능의 다양한 수준과 표준화되고, 형식적인 평가의 예

평가	*감각통합 관련 기능*
취학 연령평가	
참여가능한 레벨: Coping Inventory(Zeitlen, 1986)	환경적 능력에 대한 정신적인 스트레스.
학교기능평가 (Coster, Deeney, Haltiwanger, & Haley, 1998)	일의 완전한 능력, 환경적인 조정, 설정을 통해 참여.
초등학교 학생들의 촉각목록 (Royeen & Fortune, 1990)	아동의 스스로 지각에 대한 감각기능 능력.
활동 레벨: 운동과 과정기술의 평가(AMPS) School Version(Fisher, A. G., Bryze, K., & Atchison, B. T., 2000)	원하는 일상생활활동 또는 수행과제에 대한 완전하게 요구되는 운동인지과정 능력.
Bruininks Oseretsky Test of Motor Proficiency(Bruininks, 1878)	대, 소운동 능력에 포함되는 균형, 양측통합 협응, 그리고 조작능력.
운동 ABC (Henderson & Sudgen, 1991)	대, 소운동 능력에 포함되는 균형, 조작능력 그리고 공 놀이.
손상 레벨: 운동과 자세기술의 임상관찰-2(Wilson, Pollack, Kaplan, & Law, 2000)	기초자세기술과 부드러운 신경학적 신호.
감각운동 수행분석(SPA)(Richer & Montgomery, 1989)	기초자세기술과 소,대운동 협응기술.
감각통합과 실행능력 검사(Ayers, 1989)	촉각, 시지각, 고유수용성감각 운동, 감각과정 실행 기술.
Sensory frofile(Dunn, 1994)	감각조절 문제가 있는 일차적 행동연합에 대한 부모/선생님의 보고서.
빠른 신경학적 선별-2(Mutti, Sterling Martin & Spalding, 1998)	부드러운 신경학적 신호.
취학전 연령평가	
참가가능레벨: 초기 대처 능력(Zeitlin, Williamson, & Szczepanski, 1988)	환경에 대한 스스로 규칙적인 반응, 대처 반응, 대처 패턴.
소아과 평가에 대한 장애표(PEDI)(Haley, Coster, Ludlow, Haltiwanger, & Andrellos, 1992)	아동의 수행에 대한 스스로 보살핌, 움직임, 그리고 사회적인 기능.
활동레벨: Peabody Developmental Motor Scales-2 (Folio & Fewell, 2000)	소, 대운동 능력.
손상레벨: Miller Assessment for Preschoolers(Miller, 1982)	촉각, 고유수용성감각, 감각과정운동, 실행능력, 자세, 소운동, 지각능력.
DeGangi-Berk Test of Sensory (Berk & DeGangi, 1983)	자세, 양측통합 협응, 반사 통합.
첫 걸음(Miller, 1993)	소, 대운동 기술에 대한 선별검사.

표 12-10

감각통합적 기능의 가장 일반적인 임상관찰

임상관찰	설명
근 긴장도	근섬유의 휴식상태. 손가락, 손목, 팔을 펴고 관절을 과신전시켜 고정하고 근복의 부드러움을 평가.
근위부 안정성	몸통(체간)뿐만 아니라, 어깨와 고관절 주변 근육의 협력수축과 안정화 능력은 원위관절에서의 좀 더 세밀한 움직임을 유발. 치료사가 아동을 움직이려고 시도할 때 아동의 어깨, 목, 팔, 체간의 안정성을 평가.
엎드린 자세 폄(복와위 신전)	엎드려 누운 동안 중력에 대항하여 체간과 목 머리를 신전시키거나 들어올리는 능력. 복와위 신전자세로 평가.
바로 누운 자세 굽힘(앙아위 굴곡)	등을 대고 누운 동안 머리, 목, 체간과 사지를 공처럼 말거나 구부리는 능력. 앙와위 굴곡자세로 평가.
평형/정위반응	균형이 도전되어질 때, 바른 자세로 회복하고 유지하는 능력. 아동은 큰 치료용 공에 앉고 치료사는 공을 양옆으로 움직여 평가.
중력 불안	발이 지면에서 떨어지거나 머리가 바른 자세에서 벗어났을 때의 비정상적 움직임의 두려움. 아동은 큰 치료용 공에 등을 대고 눕고 예상치 못하게 공을 뒤로 움직여 평가.
과제행동 연속성	시간과 공간에서의 움직임이 요구되는 다양한 활동을 완수하는 능력. 공을 던지고 받는 기술, 사방치기놀이 등으로 평가.
빠른 반복운동	고유수용처리를 반영하는 느리고 조절된 양측 움직임을 완수하는 능력. 아동은 어깨높이에서 두 팔을 펴고 팔을 구부려 어깨를 치는 것으로 평가.
길항운동반복	고유수용 처리와 운동계획이 반영되는 회내와 회외의 빠른 움직임을 완수하는 능력. 10초 이내에 팔 회전의 질과 횟수로 평가.
멀리뛰기/팔벌려뛰기	팔벌려뛰기나 멀리뛰기와 같은 동측성과 대측성의 양측 사지협응 움직임을 완수하는 능력.

인 표준을 사용하여 득점된다. 통용되는 임상 관찰의 예를 위한 표 12-10를 참고하라. 숙련된 약식 관찰은 표준화하는 형식 평가에 참가할 수 없는 아동을 위해 가장 바람직할지도 모른다. 중재 도중 진도의 진행하는 감시의 중요한 부분이다. 이 평가의 유형은 아동의 다양한 감각입력과정을 반영하기 위해 믿을 만한 관찰할 수 있는 행동들의 목록으로 이루어져 있다(Roley, Blanche, Schaaf 2002에 있는 감각 조절 또는 차별 평가를 참고하라). 자연주의 조정에서 한 관찰은 유아에, 정보를 제공할지도 모른다; 감각 가공 기술은 아동을 반영한다; OTA가 형식적인 평가의 부분을 지휘할 수 없을지 모르는 동안, 유아를 관찰하고 이해하기에 기능적인 성과일지도 모른다.

감각통합의 중재
(Sensory Integration Intervention)

감각통합의 중재는 예술과 과학이다. 과학으로서 그것은 행동에 감각기관 통합이론과 그것의 애플리케이션의 신경학상 기초의 이해를 포함한다. 예술로서, 그것은 아동과 치료 전문가 사이에 능숙한 상호작용을 포함한다. 감각통합중재는 치료 전문가(아동 상호작용, 그리고 적응 응답의 이끌어내는 것)인 전문화된 장비의 사용의 상호작용에 다른 감각 기관 운동 치료들로부터 유일하다. 정의에 의해 그것은 아동에게 의미심장한 활동의 사용이다, 감각 입력, 계획 설정을 이끌고 생산한다. 그리고 적응 반응을 제공하라. 가장 종종 이 활동은 중지된 준비의 사용을 포함한다. 이 부분은 감각 기관 통합을 사용하는 작업 치료 중재의 기본적인 원칙의 개요를 말할 것이다. 특정한 문제가 있는 지역들을 위해 중재들에 대한 더 상세한 정보는 Bundy, Lane과 Murray(2002)와 같은 자원에 이용할 수 있다(Kimball, 1999; Parham & Mailloux, 2001; & Roley, Blanche, & Schaaf, 2001).

중재의 원칙(Principles of Intervention)

감각통합-기초적인 중재는 6개의 원칙에 바탕을 둔다.

목표 세우기(Goal Settin)

감각통합 중재는 목표를 테스트하고 결정하는 것과 시작한다. 이들은 아동 및 가족 또는 돌봐주는 사람을 평가한 작업적인 성과 영역에 가치가 있는 감각통합 역기능의 특정한 양상의 동일함에 의해 결정된다(Spitzer & Roley, 2001). 종종 중재는 감각 구별 어려움 제시에 선행된 촉각과 청각방어와 같은 감각 조절 문제에서 시작될 것이다. 자세 조절의 발달과 안정과 신체 계획은 감각 구별의 기초에 이루어지는데, 후에 실행 기술을 향상시킴으로써가 이어진다(Lane, 2002).

아동의 지시된 치료 및 치료 관계(Child-Directed Therapy and the Therapeutic Relationship)

작업요법 개발자들은 중재 과정에 아동이 가진 것을 배워야 한다. OT 개발자의 역할은 아동의 행동을 돕는 것이다 환경 그리고 일, 그리고 가이드 상호작용을 올렸고 조절한다. 치료 관계는 아동이 탐구하고 모험하는 것을 안전하게 느끼는 것을 허용한다(Bundy & Koomar, 2002)(그림 12-20).

내적 동기 및 적절한 도전(Inner Drive and the Just-Right Challenge)

감각통합 대우는 환경을 가지고 상호작용하고 그것을 이용하기 위하여 아동의 내부 운전 또는 본질적인 자극을 이용한다. 아동은 활동의 그 조직 감각 입력들과 완수할 수 있는 도전인 제안에 끌린다(Ayres, 1973). 그 OT 개발자는 그 또는 그녀의 현재 능력이상으로 단지 아동의 기술을 뻗치는 도전을 제공하기 위하여 아동의 수행에 발판을 만든다. 아동의 능력과 일의 요구의 시합이 있을 때, 공정한 정당한 과제는 달성된다. 그 아동은 주인 티를 냄을 느끼고 활동이 있는 흐름의 상태, 또는 전체적으로 관련된다(Bundy & Koomar, 2002).

안전한 환경(Safe Environment)

감각통합중재는 위험을 감정적으로 그리고 육체적으로 안전한 환경을 가지고 가는 기회를 아동에게 제공한다. 개발자 체재는 아동에게 치료 과정에 있는 활동적인 참가자이기 위하여 그리고 상해를 방지하기 위하여, 그러나 충분히 멀리 아동을 안전한 환경에 있는 자발적이고 도전을 경험하도록 닫는다. 물리적으로 안전한 환경은 충분한 공간, 매달린 장비에 적합하게 설치하였고 보수한 서스펜션 장치, 지면 패딩 및 잘 건설한 장비를 제공한다(Koomar & Bundy 2002).

재미(Fun)

Ayres(1973)는, "감각통합 처리의 궁극적인 목표는 원하는 존재, 할 수 있고, 그리고 직접 스스로 의미심장하게 만족에 환경 요구에 응하여 (아프다)를 지시할 것이다"(p. 257). 그것의 최선인, 감각통합적 치료는 재미있는 놀이와 같이 보인다(그림 12-21). OT 개발자는 창조, 상상 놀이 및 쾌활한 경쟁을 통해서 재미, 즐거움 및 탐험을 촉진한다. 예를 들면, 치료 전문가가 덜 복잡한 역할을 할 때 아동은 권력을 받을 수 있거나 아동이 놀이에 성공적인 파트너인 것을 인정한다(Bundy & Koomar, 2002).

주의 집중(Artful Vigilance)

감각통합 중재에, 작업치료 개발자 실행들 교묘한 조심 또는 능력은 변함없이 활동을 탐험하고, 시작하고, 선택하기 위하여 구조와 자유에 대한 아동의 필요성을 비교한다. 개발자의 역할은 성과를 평가하고, 활동을 지원하고, 환경을 적응시키고 도전을 적당한 수준에 제공하기 위하여 가이드 필요를 끊임없이 이야기하고 있다(Ayres, 1973; Bundy & Murray, 2002).

장애의 특정한 양상을 위한 중재원리 (Intervention Principle for Specific Aspects of Dysfunction)

감각 입력은 통제 태도가 입력들의 빈도수, 지속, 리듬 또는 강렬의 관점에서 받아들이는 곳 감각 정보에 아동의 능력에 기초를 두었던 것을 제공하였다. 또한 지배된 감각 입력들과 체계적인 치료상 환경은 호메오스타시스의 유연한 윈도우를

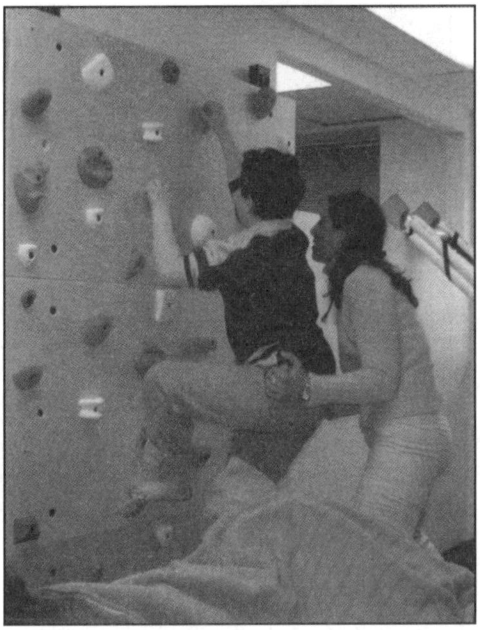

그림 12-20. 치료사의 아동의 자신감과 어려운 과제를 수행하는 능력을 촉진시키기 위해 지지와 격려를 제공한다.

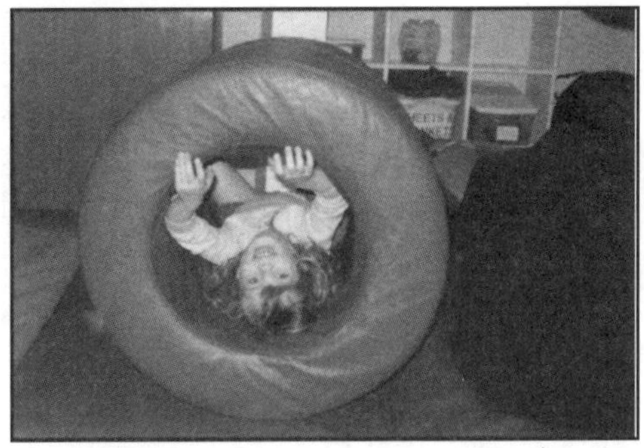

그림 12-21. 적당한 양의 감각 입력과 적절한 수준의 도전을 제공하는 활동을 할 때 아동은 즐겁고 활동의 반복을 원하게 된다.

달성하고 유지하는 아동의 능력의 관점에서 자기평형성을 쉽게 한다.

감각조절장애(Sensory Modulation Dysfunction)

감각조절문제는 방어인 주의산만(distractibility)으로서 행동이 가장 종종 보여지거나 또는 각성의 상황에, 그리고 가끔 결과로 생기는 다양한 감각 입력에 과잉반응은 폐쇄된다. 너무 강한 입력들 또한 자주 일어나거나 규칙적이지 않은 의지는 아동의 각성 수준을 증가시키고 엉터리 행동을 촉진한다. 낮은 강렬한 입력, 저주파, 그리고 율동적이다. 각성 수준을 줄이기 쉬울 것이고 부지런한 행동을 촉진하기 쉬울 것이다(Koomar & Bundy, 2002).

감각통합중재의 목표는 기능적인 것의 중추신경계 상태와 유연한 항상성을 달성하고 유지할 아동의 능력을 쉽게 하는 것이다. 이것은 모든 신체 굴곡을 촉진하기 위하여 환경 자극의 감소, 자궁 공간(작고, 동봉되고, 약광 환경)을 진정시키고 조직하는 것의 준비 그리고 느리고, 되풀이하고, 율동적인 감각 입력들을 조직하는 것의 준비를 통하여 달성되고, 신체의 중간선에 출석한다(Richter & Oetter, 1990; Oetter, Richter & Frick, 1993)(그림 12-22). 대부분의 아동은 자기 자극에 감응하고 강한 접촉 압력이 조직화하는 것을 발견한다. 그러나 느리고 긴 움직임과 입 입력들은 또한 조직화하고 있을지도 모른다.

감각방어(Sensory Defensiveness)

감각 방어는 개인 또는 시끄러운 소리, 도시의 환락가, 또는 가볍고 예기치 않은 접촉과 같은 복합 감각 입력들에게 비행, 공포, 그리고 싸움 반응에 의해 특성이 나타난다. 가장 종종 감각 방어를 줄이는 중재는 방어를 줄이기 위하여 강한 접촉 압력과 고유수용감각 입력들을 제공함으로써 유해한 환경 자극에 반응을 줄이는 것을 목표로 한다. 타이어 그네에 붙들기와 같은 적극적인 저항을 제공하는 고유수용성 활동일지라도 (그림 12-23), 팔 또는 다리 솔질과 같은 강한 압력 촉감 활동은 효과적이다(Wilbarger & Wilbarger, 1991). 아동이 스스로 선택하여 만들어진 조용하고, 닫힌 공간에서의 입력들이 가장 효과적이다.

반대 움직임(Intolerance to Movement)

움직임에 참을 수 없음은 움직임 입력들(멀미와 같이)에 과잉 민감함에 의해 특성이 나타내어지고 눈이 팽창되고, 발한, 창백해지는 것과 같은 현기증, 메스꺼움, 자율신경계 반응은 명백하게 나타난다. 중재의 목표는 자동차에 승마와 같은 일반적인 움직임 경험의 아동의 관용을 촉진하는 것이다. 치료는 관대히 다루어지는 것과 같이(수평과 수직) 선형 운동의 견디고 저항하는 고유수용성 활동을 포함한다(Kimball, 1999; Koomar & Bundy, 2002)(그림 12-24).

중력 불안정(Gravitational Insecurity)

중력 불안정은 땅에서 떨어져서 머리를 뒤쪽으로 높이 들어 올리는 것과 같은 움직임에 과격한 공포반응에 의해 특성이 나타내어진다. 움직임에 이 불안정은 가장 종종 그렇게 몇몇 감각 입력들을 통합하는 기능 부족 때문이다. 전정, 고유수용

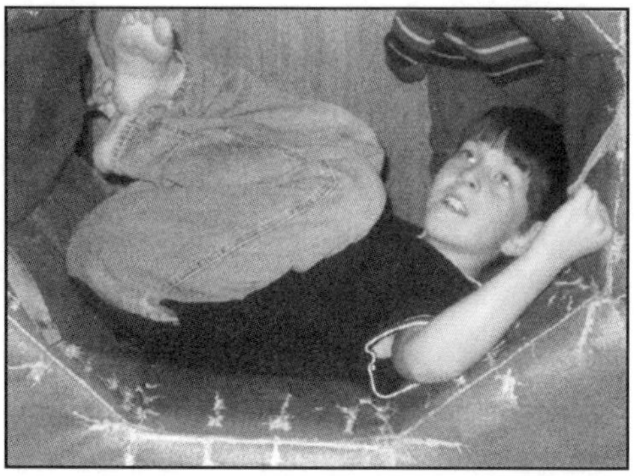

그림 12-22. 아동은 굽힘을 촉진하는 작게 둘러싼 약간 밝은 "자궁" 공간을 선호하고, 치료전문가와 가까이에 마주보고 상호영향을 준다. 이 공간은 스스로 행동을 통일시키며 진정하게 촉진한다.

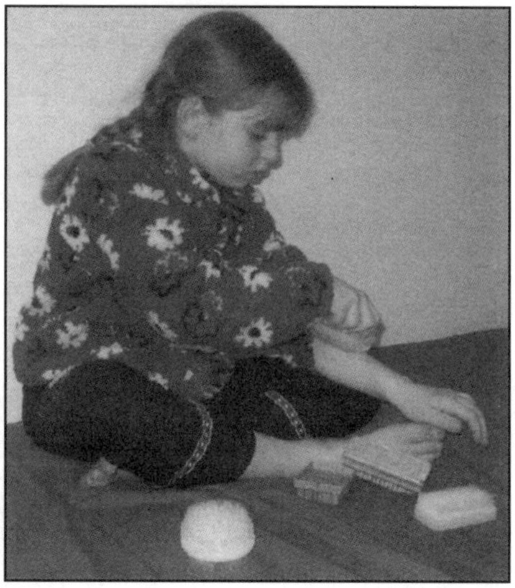

그림 12-23. 깊은 접촉 입력들이 촉각을 가진 구별을 촉진할 수 있고, 신체 인식이 문제되고 준 촉각 방어를 쉽게 한 것을 제공하기 위한 여러 가지 다른 브러쉬들의 사용한다.

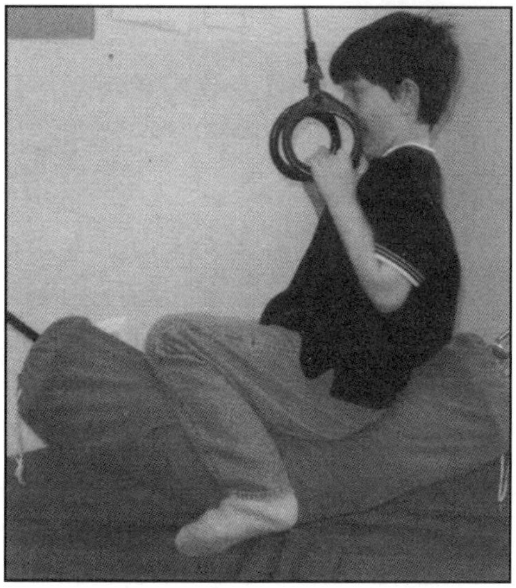

그림 12-24. 움직임에 민감한 아동은 그들이 그렇게 지배할 수 있는 긴 상하 운동이 고래 휘두름에 의해 제공되고, 격렬한 운동이 고리들을 잡아당기는 것과 같은 고유수용성 입력들인 채로 어떤 것이 결합된 것을 제공하는 활동과 가장 잘 할 수 있다.

성 감각 그리고/또는 시각 정보와 같은 몇몇 감각 입력을 통합하는 부족한 기능을 어떤 경우든지 중재는 맨 먼저 아동을 존중하는 것을 포함한다; 가장 이른 활동은 지원의 확고한 기초가 있고 지상에 낮게 저항하는 고유수용성 입력과 결합된 또한 흔들그네 또는 글라이더 그네 느린 선형 운동과 같은 통합하는 그네에는 처음에 제공되어야 한다(그림 12-25와 12-26). 나중에, 허용한계가 증가함에 따라 똑바른 자세에서 머리가 이동된 채로 그네 위에서 또는 내려서 엎드린 채로 수행할 수 있다(그림 12-25에서 12-27까지)(Kimball, 1999; Koomar & Bundy, 2002).

감각구별장애
(Sensory Discrimination Dysfunction)

감각구별문제는 특정한 감각 입력들(그렇게 부족한 촉각을 가진 구별은 준 신체 인식에 반영된다)을 처리하는 것에 어려움과 관련된 기술의 결손을 통하여 가장 종종 보여진다. 기술이 관련된 문제의 대우는 손상된 감지 시스템의 감각 기관 처리를 쉽게 하기 위하여 증진된 감각 입력들을 제공하는 것에 지도받는다. 그 기술에 도전을 제공하는 비활동의 발달. 예를 들면, 신체인식은 터널을 통하여 크롤링이 쉽게 된다(Ayres, 1973) ; Ayres, 1979) ; Kimball, 1999) ; Koomar & Bundy, 2002).

촉각구별(Tactile Discrimination)

촉각구별 문제는 신체 인식, 신체 도식, 손 기능, 소근육 운동 기술, 그리고 실 기술에 어려움에 관련된다. 촉각을 가진 구별 문제의 대우는 완전한 주요부 깊은 곳 접촉 압력 입력들(큰 베개들의 아래인 squashing에 의해 사람 샌드위치로 만들어지는 것과 같이)의 준비, 직물들(콩들의 양동이 또는 쌀에서 대상물을 발견하는 것과 같이), 대상물(접촉에 의한 어울린 대상물)의 사이즈와 모양에 대한 공간 정보, 그리고 진동(팔과 다리로부터 면도용 크림을 제거하기 위하여 핸드 헬드 진동하는 사람을 이용하는 것)의 형태에 일시적인 정보를 포함한다(Ayr, 1973; Ayr, 1979 ; Kimball, 1999); Koomar & Bundy, 2002)(그림 12-28).

고유수용 구별(Proprioceptive Discrimination)

고유수용 구별 문제는 신체 인식의 어려움, 움직임의 자연스러움과 근력의 저하, 감소된 구별력, 감소된 자세 안정성과 같은 자세 문제와 연관된다. 고유수용적 구별 문제를 위한 중재에는 항중력 활동을 통해 근육에 저항을 주거나, 관절 주위

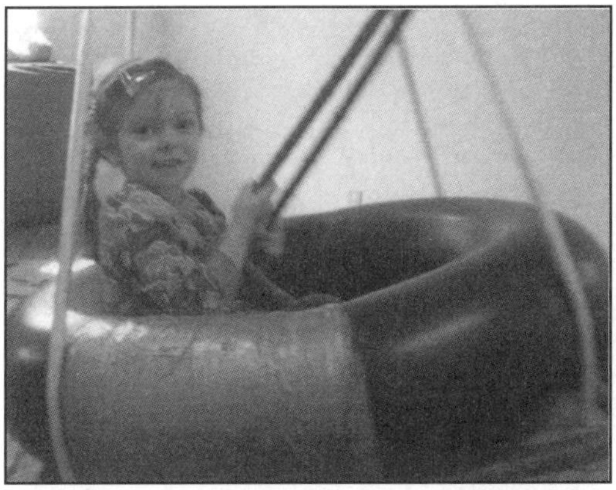

그림 12-25. 중력에 대해 불안한 아동은 적절하게 지원되는 즉, 흔들 그네에 타이어 추가한 것을 이용하면 잘 조절할 수 있다.

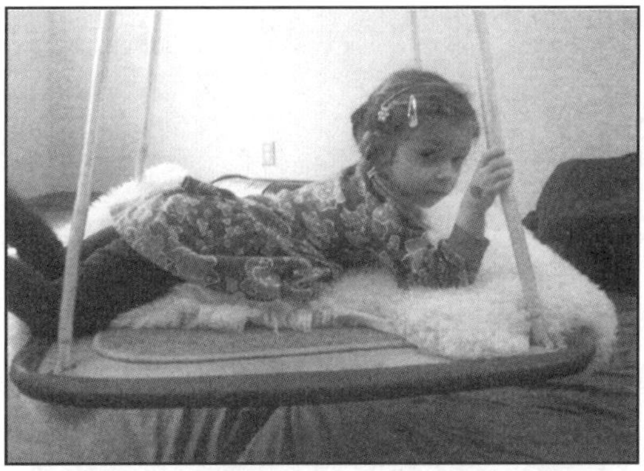

그림 12-26. 중력이 불안정을 가진 아동이 운동에 더 안락하게 느낄 때, 그녀는 수그리고 있는 몸 이동을 포함하여 다른 방법으로 기구를 이용하려고 탐구할 수도 있다.

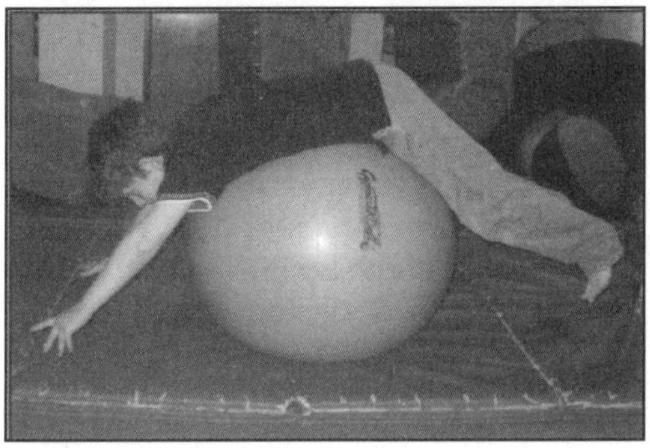

그림 12-27. 치료 공에 수그리게 하거나, 머리를 거꾸로 하는 다른 행동들은 중력으로 불안한 아동을 처음에 아주 무섭게 할지도 모른다. 치료의 후반부에서만 시행할 수도 있다.

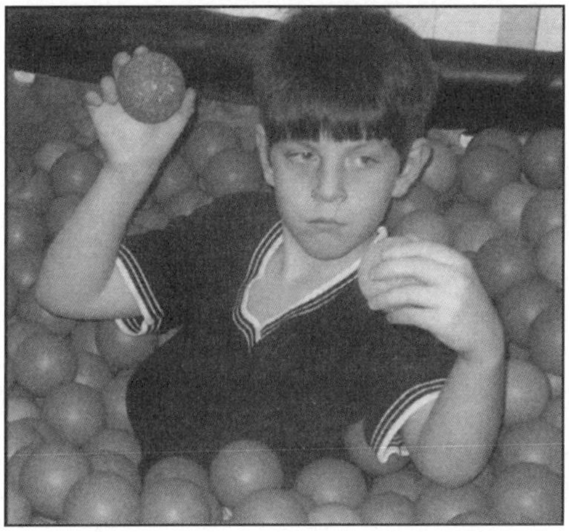

그림 12-28. 볼풀에서 소리나는 공들을 발견하는 것은 강한 접촉 압력을 제공하고, 입체감 구별 기술을 장려하는 좋은 활동이다.

근육의 동시수축을 제공한다. 다른 저항적인 활동들에는 유지하기, 밀기, 당기기, 옮기기, 뛰기, 돌진하기 등을 포함한다. 선호하는 고유수용성 활동들에는 작은 트램폴린 또는 튜브에서 점프하기, 무거운 콩 주머니 또는 무게 있는 공 옮기기, 그네 탈 때 스트레치 줄을 당기는 것들을 포함한다(그림 12-29). 매달릴 수 있는 장치에서의 번지 코드 사용은 고유수용성을 증가시킨다. 관절의 견인 또는 압박 역시 약간의 고유수용성을 제공한다(Ayres, 1973; Ayres, 1979; Blanche & Schaaf, 2001; Kimball, 1999; Koomar & Bundy, 2002).

전정 구별(Vestibular Discrimination)

전정 구별 문제는 전형적으로 움직임에 저 반응으로 나타내어지고 감소된 균형감, 저하된 정위 반응과 균형반응, 낮은 근 긴장도, 낮은 자세 조절력, 저하된 양측 협응력으로 특징지어진다. 저하된 전정 구별력을 위한 중재에는 회전과 각 운동 같은 강화된 전정 입력을 제공한다. 그물 그네, 사각 그네, 개구리 그네와 같이 한 점에 매는 그네는 많은 전정 구별력을 제공할 수 있다(그림 12-30). 움직임 감각의 강도는 움직임의 유형(회전 움직임 대 직선 움직임)과 움직임의 속도(빠른 움직임 대 느린 움직임)에 따라 증가시킬 수 있다. 감각입력의 속도를 바꾸는 것과 움직임의 모든 면과 방향에 감각입력이 최고로 제공되도록 자극하는 것을 시작과 멈춤의 반복 포함시켜야 할 것이다(Ayres, 1973; Ayres, 1979; Kimball, 1999; Koomar & Bundy, 2002).

자세조절의 결함 (Deficits in Postural Control)

자세조절 문제는 중력에 대항한 굴곡과 신전 등의 낮은 근 긴장도, 낮은 자세 안정성, 저하된 평형반응, 어려운 서기 자세 등에서 볼 수 있을 것이다. 일반적으로, 자세적 반응은 전정감각과 고유수용성감각 입력의 효과적인 구분에 의존한다. 자세적 반응을 개선하기 위한 중재는 균형반응과 눈 손 협응을 증진하기 위해 공을 튕기면서 공기 주머니를 던지거나 잡는 자세 조절적 기계 장치에 도전하여 전정감각을 강화시키

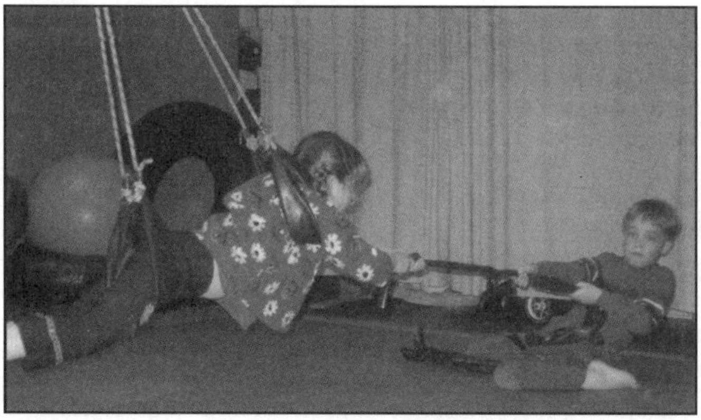

그림 12-29. 자전거 바퀴 안에 있는 튜브로 만든 스트레치 로프의 사용. 한 아동이 로프를 당기고 그네의 아동은 추진되는 고유수용과 무게 있는 활동이 결합되는 좋은 방법이다.

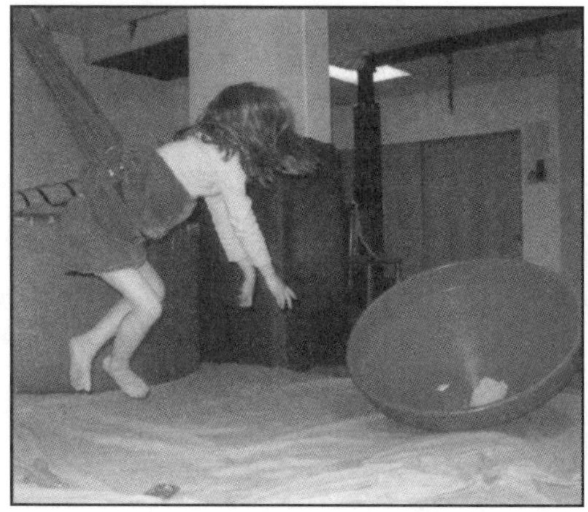

그림 12-30. 한 점에 걸리는 그네는 강력한 회전 움직임을 제공하고, 아동에 의해 쉽게 조절되며 향상된 기술을 위해 치료사에 의해 쉽게 적응할 수 있다.

고 고유수용성감각을 유지시키는 데에서 시작해야 한다.

자세적 신전은 미끄러운 그네에서 엎드려 누운 자세로 신체 전부를 신전 상태로 유지하는 것을 포함하여 자세를 직선의 움직임으로 활동의 수행을 다 마치는 것을 필요로 한다. 자세적 굴곡은 중력에 대항하여 저항적인 활동들이 반응하는 것이며, 특히 이러한 활동들은 볼스터 스윙에 매달리는 것과 같은 치료적 도구에 목을 신전시키고 온 몸을 도구에 감싸안은 것들을 요구한다(그림 12-31).

자세적 안정성과 근 긴장도는 항중력 반응이 발달되는데 유용하다. 평형반응과 자세적 운동성은 미끄러운 그네를 타면서 공기주머니를 집어올리는 것과 같은 불안정한 지지면과 신체의 지지면을 벗어난 체중지지와 잡기와 같은 활동을 통해서 전정감각 입력을 유용하게 한다(Ayres, 1973; Ayres, 1979; Kimball, 1999; Koomar & Bundy, 2002)(그림 12-32).

실행 장애(Dysfunction in Praxis)

실행문제는 다양하게 변할 수 있고 환경에 맞게 행동하기, 문제에 따라 행동 바꾸기, 연속적 작업, 신체 양측 협응, 동작계획, 문제해결 또는 행동 조직화처럼 개별화시킬 수 있을 것이다.

관념화 문제(Ideation Problems)

관념화 문제는 환경에 맞는 행동 또는 물건과 상호작용하는 행동들을 위한 생각을 구성하는 데 어려움을 가지고 있는 특성이 있다. 관념화 문제를 가진 아동은 자신의 행동을 어떻게 유용하게 사용하는지 또는 자신의 환경에서 물건을 어떻게 사용하는지 재인지하는 데 어려움을 가지고 있다. 관념화 문제를 위한 중재에는 보조작업치료사는 아동으로 하여금 행동 분류하기, 소유물 재인지하기, 현재의 행동과 이전의 경험을 연관시키기, 아동이 새로운 생각을 구상할 수 있도록 신호를 주거나 제공하는 등의 보조를 하는 것처럼 인지적으로 지향하는 경향을 보인다(Ayres, 1985, Koomar & Bundy, 2002; May-Benson, 2001).

운동계획 능력(Motor Planning Problems)

운동계획에서의 문제는 신체인지, 계획화, 순서화의 어려움, 의존적인 행동의 피드백 생산 문제 등의 특성을 가지고 있다. 운동계획 문제를 위한 중재에는 첫 번째로 신체인식의 발달을 위한 촉각, 전정수용감각 입력의 항목을 포함한다. 활동들은 아동이 잘할 수 있는 적응 반응의 낮은 수준이 요구되는 활동(통 안에서 기어가기 또는 흔들기)과 더 복잡하고 순서화와 타이밍이 요구되는 도전적인 활동(흔들 그네에서 흔들기와 매달린 공을 차기)들로 등급화해야 한다. 활동변경은 좌절이나 걱정 없이 알맞은 도전을 성취하여 활동을 완벽히 수행함이 요구되어진다. 환경 속에서 자신의 행동이나 신체의 피드백을 재인식하여 아동의 능력을 향상시켜 주는 것 또한 중재에 있어서 중요한 부분이다(Ayres, 1973; Ayres, 1979; Ayres, 1985; Kimball, 1999; Koomar & Bundy, 2002)(그림 12-33).

양측 협응능력(Bilateral Coordination Problem)

양측 협응 문제에는 양쪽 신체를 동시에 효과적으로 사용하

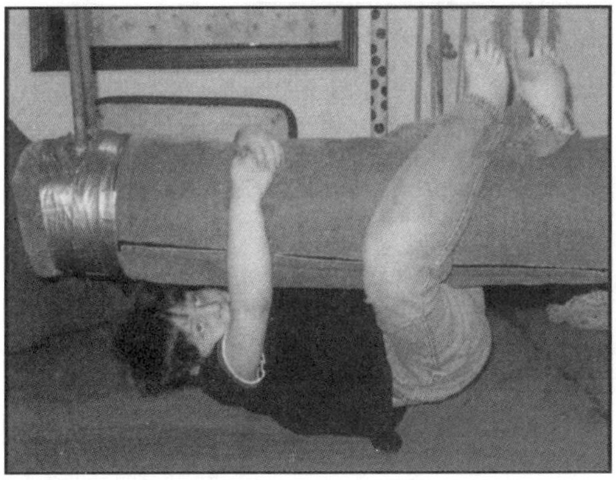

그림 12-31. 볼스터 스윙 아래에 사지를 매달리는 것과 치료사가 볼스터 스윙을 강하게 흔들어 "힘들게 매달리기"는 강한 고유수용성 감각입력과 몸 전체의 굴곡을 유연하게 해준다.

기, 정중선 가로지르기, 상지, 하지 협응하기, 체간 회전하기 등이 특징적이다. 양측 협응 문제를 위한 중재에는 줄을 잡아 당겨 흔들림을 촉진하는 것과 같은 양측 상하지 협응 반응을 요구하는 활동을 포함한 전정, 고유수용성 감각 활동의 항목을 포함시켜야 한다. 활동들은 간단함에서 복잡함, 피드백에서 피드포워드로의 의존적인 활동, 대칭적인 움직임에서 교차적인 움직임의 연속으로 일어나도록 활동을 만들어주어야 한다(Ayres, 1973; Ayres, 1979; Ayres, 1985; Kimball, 1999; Koomar & Bundy, 2002)(그림 12-34).

계획된 연속행동 문제(Projected Action Sequence Problems)

계획된 연속행동 문제에는 환경에 맞는 이후 행동의 예측과 감정에 맞는 적절한 행동을 하는 능력을 포함하고, 이를 효과적으로 활동을 수행함에 있어 어려움을 가지고 있다. 계획된 행동의 연속성 문제에는 축구장을 가로질러 적절한 위치에서 움직이는 공을 차는 것과 같은 강한 시간적, 공간적 질을 가지고 있음을 활동에서 첫 번째로 볼 수 있다. 중재에는 전정, 고유수용성 감각 입력의 항목과 시간적, 공간적 요구와 증가되는 등급화된 활동을 할 수 있도록 기회를 주는 것을 포함한다. 피드백과 피드포워드의 상대적인 기여는 피드백 활동을 가장 쉽게 하는 것(서 있는 것을 유지하면서 공기주머니를 목표물에 던지는 것)이고, 피드포워드 활동은 일반적으로 훨씬 어렵게 하는 것(공중그네에서 흔들기와 튜브 타이어 안에 착지하는 것)을 포함하여 활동의 어려움에 관여하는 것을 요구한다. 아동 움직임 속도와 범위 그리고 목표물의 움직임 역시 활동의 복잡성에 기여한다. 보다 쉬운 활동을 하는 아동은 목적물이 빠르게 움직인다. 공간적 활동은 예를 들면, 흔들리는

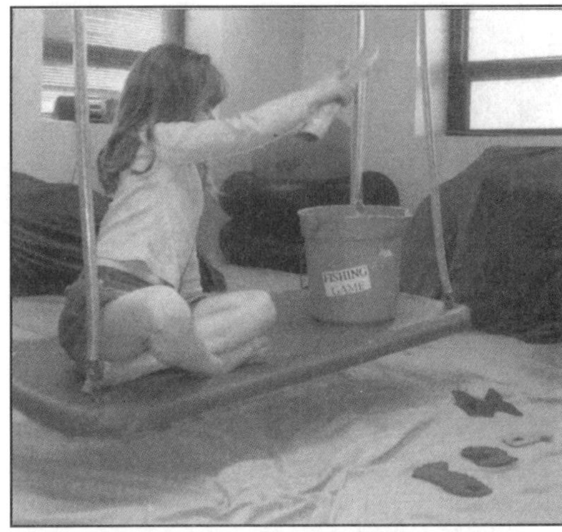

그림 12-32. 흔들 그네에서 좌석 낚시 막대기로 낚시 하는 것은 몸통(체간)회전과 평형반응을 증진시켜준다.

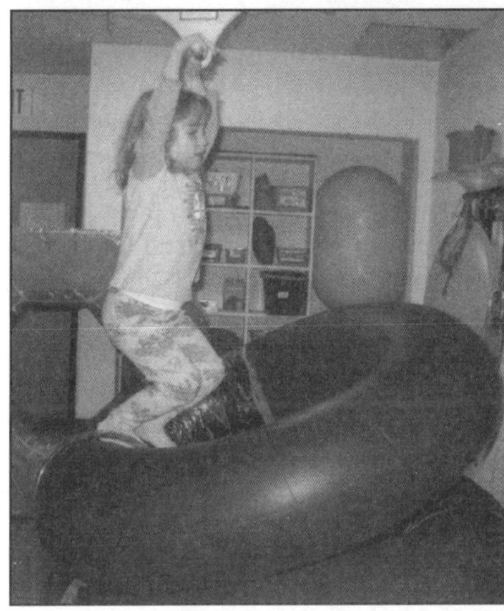

그림 12-33. 이너 튜브에 착지한 후, 활차에 타는 것은 운동계획 능력과 자세 조절을 요구한다.

사각형 모형에 앉기와 방을 가로질러 베개더미를 점프해서 뛰어넘는 것과 같은 아동의 움직임 속도와 범위가 감소하거나 증가되는 것이 등급화될 것이다. 시간적 요구는 목적물의 움직임을 바꾼다거나 아동이 빠르게 움직이는 것을 평가할 것이다(Koomar & Bundy, 2002)(그림 12-35).

치료에 대한 고찰
(Consideration in Provision of Sevices)

과거의 감각통합 기반 작업치료에서는 문제의 교정과 특화된 장비와 잘 감춰진 치료 공간, 충분한 매달리기 도구뿐만 아니라 작업치료 연습생과 아동의 치료적인 1:1 관계에 대한 기회를 주는 것을 강조하였다(그림 12-36). 중재는 치료적 준비 또는 학교 안에 특별화된 방을 만들어주는 것이다. 가벼운

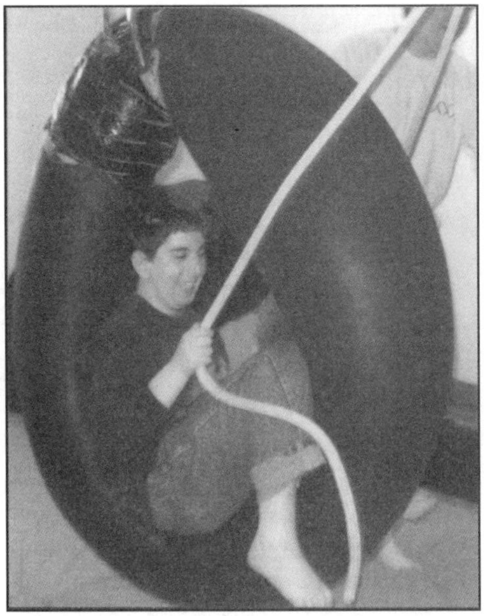

그림 12-34. 타이어 스윙에서 스스로 밧줄을 당겨 조종하는 것은 몸 전체를 굴곡시키고, 상지의 양측협응을 촉진한다.

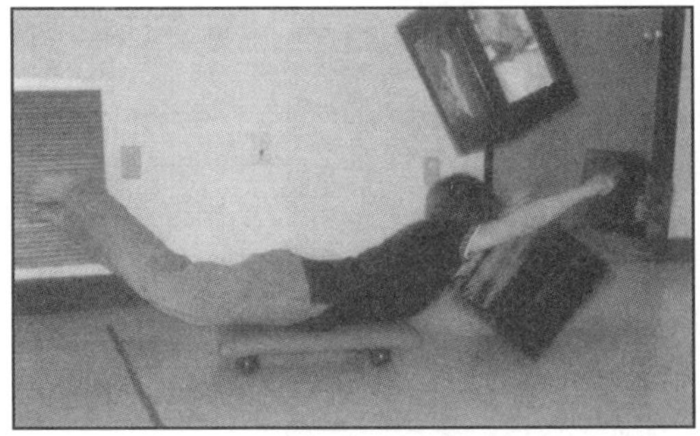

그림 12-35. 계획된 행동의 연속은 공간에서의 시간과 움직임을 포함한다. 스쿠터를 타고 블록에 부딪히는 중간단계의 계획된 행동은 몸 전체의 신전을 촉진하고, 강한 전정감각의 입력을 향상시킨다.

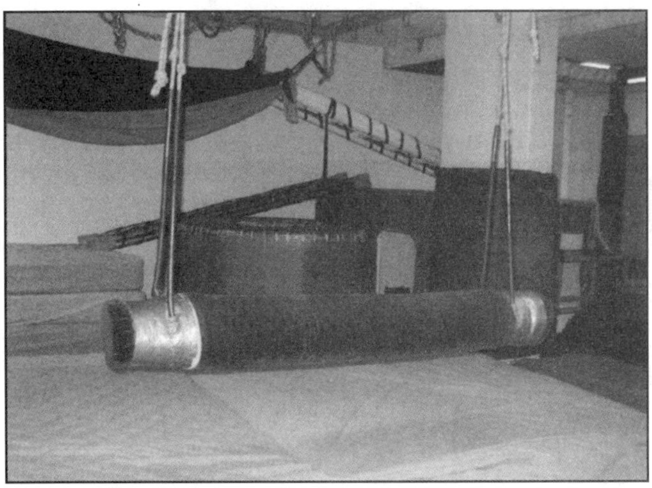

그림 12-36. 감각통합 클리닉은 유혹적이고, 충분한 바닥패딩으로 안전한 환경을 갖추며 매달아 놓은 장비들을 위한 다양한 걸이대, 기어오르고 계획을 세울 수 있는 기회, 다양한 걸이장비들과 침착하게 조직화하기 위한 아늑한 공간이 요구될 것이다.

문제를 가진 아동 또는 치료의 끝에 다가온 아동에는 2~4개의 작은 그룹을 만들어 감각적, 운동적 수행뿐만 아니라 사회적 상호작용 기술 발달을 위한 활동을 수행할 수 있다. 보조 작업치료에서는 논의된 경쟁심과 작업치료사의 감독 아래 치료가이드에 의존하는 것은 직접적인 감각통합 기반 중재 서비스를 제공할 것이고, 감각운동 프로그램 또는 그룹에서의 감각통합 기술을 사용할 것이고, 또는 감각식이요법의 감독과 상담, 그리고 적응 프로그램을 제공할 것이다. 학교에서의 준비는 감각통합 기반의 서비스 목표는 학교 환경에서의 재기능을 다할 것이고, 개인 치료실 또는 병원에서의 목표는 아동이 집에 와서도 제 기능을 할 수 있도록 개선해주는 것이다(Koomar, 1990, Koomar, 1997; Tryon, 1997). 중재의 목표들은 적용력을 발달하기 위한 감각통합 기반 원리를 사용하는 것과 감각식이요법 프로그램으로 자연적인 세팅에서의 기능을 증진시키는 것일 것이다.

감각식이요법 발달과 보상 프로그램 (Developing Sensory Diet and Accommodation Programs)

반면에 최근의 감각통합 중재는 감각식이요법 프로그램의 발달에는 감각통합적 중재 원리와 감각통합이론에 대한 이해 특히, 자극과 기술의 감각입력의 지속, 빈번함, 강력함의 효과에 대한 이해를 포함시킨다. 치료지향적, 교정이 기본이 되는 감각통합 프로그램이 주가 되는 고전적인 것에 반하여, 최근의 감각식이요법은 볼 튕기기 또는 껌 씹기를 자기규칙에 따라 사용하는 것과 같은 기능적인 자극의 수준을 자신의 능력에 맞게 유지, 성취하는 일시적인 변화를 주는 것과 같은 전략과 활동들은 개인에게 맞게 맞춰져 있다(Wilbarger & Wilbarger, 1991, Wilbarger & Wilbarger, 2002).

입력하기 위한 감각 조절 문제에는, 감각식이요법 프로그램은 아동의 환경에서 능력에 맞게 최대한 기능적으로 기인하고 적응력 있게 아동을 도울 수 있도록 설계했다(Wilbarger & Wilbarger, 1991, Wilbarger & Wilbarger, 2002). 감각식이요법 프로그램은 또한 공을 튕기는 것은 근 긴장도를 증가시키고 자세 안정성은 책상에서 글을 쓸 수 있도록 해주는 것과 같은 활동을 기술을 위한 신체에 비유하여 강력한 감각 입력을 꾸준한 시간에 입력하는 항목을 통해 입력하기 위한 감각 구분 문제가 수단적으로 사용될 것이다. OTA에 따르면 의존하는 경쟁 수준, 작업치료사 감독 아래 생활하는 것뿐만 아니라, 의존적 상태와 학교에서의 안내는 감각식이요법과 적응 프로그램을 교실 그리고 가능하면 집에서까지 개발하고 체크할 수 있을 것이다.

감각식이요법 프로그램은 자연적인 치료가 아니고 항상 치료적인 프로그램의 한 부분에 존재하는 상황을 보이는 경향이 있기 때문이다. 감각식이요법 프로그램은 직접적인 중재의 장소에서 명확하게 사용할 때 거의 대부분 효과적이다. 감각식이요법 프로그램은 가장 상위의 유지, 적응 프로그램이며, 전형적으로 감각 진행에 있어 길게 나타나는 변화의 결과가 아니다. 대신에, 학교와 집에서의 치료적 중재에서 유용할 수 있는 개인적 치료의 효과적인 부가물 정도로 생각할 수 있을 것이다. 감각식이요법들은 또한 자기신념을 개발되도록 함에 필요되고, 다음 단계는 아동치료 프로그램의 직접적인 치료가 감소하기에 논리적이라 할 수 없다.

전체의 감각 입력 프로그램은 전형적으로 적응과 감각식이요법 전략 두 가지를 포함한다. 작업치료사에 의해 개발된 보상은 일시적으로 결손에 대한 극복을 도움 받는 개인화된 전략이다. 한 아동을 위한 활동은 다른 아동을 위하는 것이 아니다. 보상들은 환경적 변경(소음을 줄이기 위한 살살 걷기 또는 바닥에 카펫 깔기를 포함한), 상호적인 형태의 변화(아동 앞에 항상 있거나 또는 상호작용 할 때 강한 접촉을 하는 것과 같은) 또는 특별화된 물질 또는 장비의 사용 또는 변경(연필 잡기의 사용 또는 부풀게 할 수 있는 의자 완충물같은)을 포함한다. 각각 아동의 감각식이요법 프로그램은 유일해야 하며, 자신들만의 감각적 필요와 행동들이 있기에 개인화되어야 한다. 좋은 감각식이요법 프로그램은 기능적인 자극의 수준을 유지할 수 있는 감각입력의 조화 "딱 알맞은"을 포함한다. 여기에는 감각식이요법 프로그램의 4가지 구성요소가 있다.

1. 계획된 정기적인 활동 그리고 일과
2. 환경적 보상과 지지
3. 필요로 하는 만큼의 기초적 간단한 감각 사용
4. 지지적인 여과 활동

선택적 활동들은 감각입력의 적합한 강도와 유지를 제공해야 한다. 감각식이요법은 변하기 쉽고 강력한 행동, 상호작용, 학습, 놀이, 의사소통과 같은 많이 다른 감각 입력들은 시야를 가린 채 의존한다. 그들이 만약 매일매일 요법을 바꾼다면 감각식이요법에는 항상 "조리법"만이 남을 것이다. 환경에 대한 일정한 인지, 즉각적 반응, 그리고 누적된 매일의 효과적인 감각식이요법은 관찰하고 활동을 바꾸거나, 부가적인 보상들을 만들어 준다(Wilbarger & Wilbarger, 1991).

감각식이요법에 비교할 때, 작업치료사는 필요한 감각 입력의 타이밍, 지속성, 장점을 알아내야 한다. 일반적으로, 학교 가기 전에 10분 동안 트렘폴린에서 점프하는 것과 같은 하나에서 네 가지 정도의 일정한 활동을 하루 중 특별한 시간에 활동할 수 있도록 계획해야 한다. 하루 중 힘든 시간에 개발되어야 하고(목욕 후의 무거운 타월을 사용하는 것은 강한 압박을 제공하는 것과 같은) 재조직("비좁은 모퉁이" 또는 작은 오락 건물의 교실 모퉁이를 제공하는 것을 포함한)을 위한 기회를 주는 것을 개인공간에서의 시간을 허락하고 기회를 줘야 한다. 간단한 감각은 공 튕기기, 종이 구부리기, 껌 씹기같은 작은 일과 같이 하루 동안에 특별한 어려움이나 예상하지 못했던 상황을 기민하게 대처하거나 대응할 수 있도록 필요한 만큼의 감각을 기본적으로 사용할 수 있다. 마지막으로, 선생님, 부모님, 보육자들은 아동과 상호작용을 하고, 환경에 대해서 적당한 자극 수준을 명확히 해야 하고, 아동의 부적합한 자극을 수정하여 아동이 재인지할 수 있도록 인도해 주는 것이 최고의 방법일 것이다(Wilbarger & Wilbarger, 1991)(감각식이요법의 상세한 예는 표 12-11 부분을 참고하라).

요약 (Summary)

결론적으로, 감각통합 이론의 이해는 평가와 중재가 아동 작업 치료 연습에서 중요한 부분이다. 가이드라인 유지, 경쟁심 유발, 작업치료사 감독 하에 보조작업치료사는 치료적, 자연적 아동의 관찰을 도와주고, 치료적 계획을 알아내고 적응 프로그램과 감각식이요법의 도구적, 감시적 역할을 수행할 것이다.

표 12-11

감각식이요법 프로그램의 예

아동 이름: 사라 나이: 7세 감각식이요법을 위한 계획된 변경: 집과 학교

1단계: 보상, 적응

집:
- 큰 달력은 사라의 작은 변화에 따라서 모든 가족들의 약속, 행사, 변화 등이 기록되어지며 쓰여진다.
- 사라 방에 있는 큰 침대 이불과 어두운 그늘은 사라가 편히 잠들 수 있도록 도와준다.
- 손바닥 만한 샤워기구는 머리감기를 더 쉽게 하기 위해 목욕통에 설치한다.

학교:
- 사라의 의자는 혼잡하지 않은 교실의 가장자리에 선생님과 좀 더 가까운 자리로 앉힌다.
- 그녀는 사라의 좌석을 위해 부피가 늘어나는 쿠션을 주었다.
- 사라는 학우들과 사물함에서 원하지 않는 감각 입력을 피하기 위해, 사라의 짝이 교실에 도착하기 전에 와야 하고 그녀의 코트를 걸어 두기 위해 쉬는 시간 5분 전에 학교에 들어간다.

2단계 : 규칙적인 감각 식사

사라는 하루중에 있어 어려운 시간이 두 번 있다.
- 아침에 목욕하기: 사라는 아침 목욕 시에 루파 스펀지를 통해 촉각 압력을 제공받고, 무겁고 두꺼운 타월은 제공받은 깊은 촉각 압력을 조직화하는 것을 돕는다.
- 점심 식사 후 재조직하기: 점심 후에, 사라는 조용한 시간에 5분 동안 교실의 조용한 부분에서 치료 공을 놓은 채 튕긴다.

3단계: 간단한 감각

사라는 하루종일 "피드겟"이라는 작은 박스를 사용해 제공받았다.
제공받은 것들은
- 스퀴지 볼.
- 치료 접합제.
- 구부리기 위한 종이집게.
- 씹기 위한 빨대.
- 마시기 위해 밖으로 내뿜어야 하는 물병.

4단계: 레저활동의 지지

- 지역 YMCA 주말 가라테와 수영 수업.
- 날씨가 허용될 때의 매일 자전거 타기.

사례연구(Case Study)

이름: 사라

나이: 7세 8개월

등급: 1

치료적 발달적 병력: 사라는 응급실 C구역에서 임신 25주 만에 1과 1/4 파운드인 조산아로 태어났으며, 3개월간 입원하였다. 이론 발달의 이정표는 총체적으로 정상범위 안이었다. 왼손이 지배적이고, 그녀는 학습 장애, 주의력 결핍 장애, 언어발달장애로 진단 받았다. 사라는 평가하는 동안 어떤 약물도 하지 않았다.

이송 정보: 사라의 부모는 자극의 과상태와 과감정과 잦은 이완에 의한 과감각화를 상기시켰다. 사라의 부모는 사라의 한계적 사회적 상호작용과 낮은 위생수준과 너절한 옷에 의한 동료들의 수용에 대해 두려워했다. 사라의 부모는 사라의 옷 입기, 혼자 있기, 위생 등의 부족을 표현했다. 사라의 부모는 사라의 미세운동 기술과 쓰기와 같은 문제가 사라가 학교생활을 마치는 데 영향을 미칠 것이라 믿었다. 그들은 가정

생활이 더 쉽고, 가족들에게 덜 스트레스 받기를 원했다. 게다가 사라의 부모는 학교에서 더 적은 좌절과 많은 성공을 경험하여 자존심이 더 강해지길 원했다.

평가 결과 : 학교와 집에서의 사회적 참여와 기능적 수행에 근거를 둔 이송적 어려움은 사라는 감각통합, 실행 검사, 유전적 개발, 감각 병력, 형식적 치료 관찰을 사용하여 평가되었다. 평가결과는 사라는 촉각 부족과 만지고 보고 듣는 감각입력의 미세하지 못한 감각을 가지고 있다고 가르켰다. 사라는 종종 자기 조직의 방법으로서 고유수용성 감각 입력을 보았다. 사라는 또한 자세조절과 실행에서 감각구분 기술, 고유수용성, 줄어든 촉각 등의 문제를 야기한 것으로 논의되었다. 실행영역에서는 좋은 관념화 기술을 가졌으나, 운동계획, 순서화기술, 양측협응에서 어려움이 논의되었다.

중재 계획 : 사라의 작업 치료 프로그램은 개인 작업치료 서비스 기반의 한 주에 한 번, 한 시간, 개인 치료 세팅된 직접적이고 개인적인 작업치료 프로그램을 포함한다. 학교 시스템에서의 미세기술과 쓰기 기술 발달을 위한 개인적 작업치료 서비스와 작업치료사에 의해 제공되는 한 달간의 부모, 학교 치료사, 교사 등과의 상담이 개인적 작업치료 서비스다. 감각식이요법 프로그램은 도구적이고 테이블 안에서 잡아준다.

감각통합 중재 서비스의 해방 : 사라는 직접적이고 개인적인 감각통합 기반 작업치료 서비스에서 2년 후에 벗어났다. 그녀의 부모는 사라가 덜 변덕스럽고, 집에서의 경직 상태가 나타났다고 필기했다. 그녀는 규칙적으로 샤워할 수 있고 그럼에도 불구하고, 사라는 물이 그녀의 얼굴을 흘러내릴 때 역겨움을 느끼지만, 그녀는 불평 없이 머리를 감는다. 사라는 면티 말고도 일자 바지, 티셔츠, 스웨터를 머리 위로 벗을 수 있고 느슨한 면바지를 입을 수 있다. 사라의 부모들은 사라가 처음하는 과제를 수행하지 못했을 때도 거의 좌절하지 않고, 그녀의 자존심이 많이 개선된 것 같다고 기술했다. 변화와 일정은 쉽게 바뀌었지만, 사라는 스케줄을 따라 쓰고, 변화의 긍정적 주의가 주어졌을 때 가장 성공적이었다. 처음부터 끝까지, 사라와 그녀의 부모는 그녀의 치료 서비스가 그들의 목표에 도달했다고 믿었다.

토론 문제(Discussion Questions)

1. 어떻게 사라의 감각식이요법을 주시하며 OTA 도구를 제공할 것인가?
2. 당신이 만약 사라의 부모라면, 친구와 친척에게 감각통합 기반치료를 어떻게 설명할 것인가?

적용활동 (Application Activities)

1. 자신이 더 좋아하는 감각을 시험하고 분석해라. 당신이 좋아하는 혹은 싫어하는 활동과 감각을 다음에 나오는 질문에 대답해라.
2. 당신이 일어나서 아침을 보내며 사용하는 일과 또는 활동은 무엇입니까?
3. 이 활동들이 어떤 감각 입력을 당신에게 제공하는가?
4. 그 활동, 경험들이 불쾌하고 강압적이기 때문에 피한 적이 있는가?
5. 당신이 스트레스 받고 화났을 때 어떤 활동이 당신을 진정시키는가?
6. 당신의 환경에서 당신을 진정시켜주는 것은 활동에서의 어떤 감각 입력인가?
7. 그 감각들은 감각적 필요를 서로 하기 때문에 당신이 즐겁거나 슬픈 활동을 하도록 규칙적으로 도와주는가?
8. 그 활동에서 어떤 감각 입력이 제공되는가? 감각들이 계속해서 당신을 진정시킨다면, 당신은 감각을 더 조직화하고 기능적으로 사용할 수 있는가?

표 12-12

사례연구 부록-감각식이요법

감각통합장애의 기능적 제한, 평가결과, 그리고 중재전략의 사례연구 예시

감각통합장애의 확인	가정과 학교에서의 사회참여 제한	학교활동의 제한	가정활동의 제한	평가와 임상관찰 결과	치료활동과 전략
감각조절문제	학교에서 사라는 일반적으로 매우 조용하고 부끄러움이 많아 주변에 몇몇 친구들만이 있다. 집에서 사라는 매우 감정적이다; 자주 발끈하고 그녀의 어린동생과 싸운다.	사라는 학교에서 매우 산만하고, 수업에 집중하기 어렵다.	사라는 혼자 자는 것, 잠들기, 밤에 잠자는 것이 어렵다. 사라는 종종 자기조직화의 의도하기 위해 그녀의 옷이나 다른 사물을 씹거나 침대에서 뛰는 것을 통해 고유수용성 자극을 추구한다.	사라는 평가 동안 매우 산만하고, 과도한 활동이 기록되었다.	치료실 조명을 줄인다. 큰 배개 아래 심부압박을 이용한다. 작은 시설물이나 배게 아래 "동굴"과 같은 작고 조용한 공간에서 과잉 자극활동에 따른 마음을 가다듬을 수 있는 기회를 제공한다.
감각방어	사라는 학교에서 줄서기가 어렵고, 종종 다른 사람에게 소리치고 밀어 문제를 일으킨다.	사라는 지저분한 미술 활동하기를 거부한다.	사라는 옷에 대해 매우 까다롭고, 양말과 셔츠의 상표, 옷의 질감에 확실히 예민하다. 그녀는 일반적으로 신축성이 있는 바지와 티셔츠를 단정하지 못하게 입는다. 사라는 머리빗기와 머리카락 자르기를 강하게 저항한다.	사라는 SIPT의 촉각평가 동안 예상치 못한 터치와 빛을 피하려는 것이 관찰되었다.	심부압박 프로그램은 감각식이요법 동안 시행되었다.
청각방어	사라는 체육시간에 체육관의 소음에 과민하고 불만스러워 언짢다.	사라는 학교 화장실의 물내려가는 소리를 견딜 수 없다.	사라는 자신이 있을 때 엄마가 청소기를 돌리는 것을 견딜 수 없다.	사라는 평가실 밖 복도에서의 소음에 산만해졌다.	견딜 수 없는 소음을 감소시키기 위한 준비가 되어 있는 공간과 헤드폰

표 12-12 *(계속)*

사례연구 부록-감각식이요법

감각통합장애의 확인	가정과 학교에서의 사회참여 제한	학교활동의 제한	가정활동의 제한	평가와 임상관찰 결과	치료활동과 전략
감각구별문제					
촉각구별	사라는 어설프고 놀이할 때, 종종 공을 떨어뜨려 다른 아동은 운동장에서 사라와 함께 놀기를 원하지 않는다.	사라는 손글씨쓰기, 자르기, 그리기, 풀칠하기와 같은 소근육 기술에 어려움을 가진다.	사라는 식사도구를 조작하기 어렵고, 종종 그릇을 두드리고, 쏟고 부수며 지저분하게 먹는다.	사라는 SIPT의 4가지 구별평가에서 평균보다 낮은 점수를 얻었다.	촉감직물로 감싼 그네와 같이 그녀의 자연스러운 환경에서 촉각입력을 위한 기회들을 제공하였다. 벨벳소재의 큰 배개 길을 기게 하였다. 콩이나 쌀이 든 커다란 양동이에서 작은 플라스틱 동물을 찾게 하였다. 벽에 종이를 걸어두고 색깔비누거품으로 글씨를 쓰고, 그림을 그리게 하였다. 부드러운 2인치의 페인트 붓을 사용하여 스스로 그림을 그리게 하였다.
고유수용 구별	사라는 자주 무심코 다른 학생들에게 거칠다.	사라는 연필을 매우 강하게 눌러 자주 연필을 부러뜨리고, 지우개로 지우는 동안 종이를 찢는다.	사라는 자주 "마지막 순간까지 기다렸다" 화장실을 사용하기를 표현한다.	SIPT의 운동감각평가에서 평균보다 낮은 점수를 얻었다.	볼스터 그네에 매달려타기와 같은 힘든 활동. 큰 베개 산을 건너고 무거운 치료용 공 밀기.
전정구별	사라는 운동장에서 친구들과 달리고 노는 대신 혼자 그네타고 놀기를 선호했다.	사라는 종종 교실에서 자기 의자에서 떨어지고 책상에 서서 작업하는 것을 선호했다.	사라는 자전거 타기를 배우기 어려운 낮은 균형 능력을 가졌다.	SIPT의 회전후 안구진탕 검사와 서기와 걷기균형 검사에서 평균보다 낮은 점수를 얻었다.	볼스터, 네모난 플랫폼, 개구리 그네와 같이 다양한 그네들을 탔다.

표 12-12 (계속)

사례연구 부록-감각식이요법

감각통합장애의 확인	가정과 학교에서의 사회참여 제한	학교활동의 제한	가정활동의 제한	평가와 임상관찰 결과	치료활동과 전략
자세조절의 어려움	사라는 엄마와 슈퍼마켓이나 상점에 쇼핑을 가면 금방 피로하고 지속하기 힘들어했다.	사라는 힘이 떨어지기 때문에 계단내려가기나 정글짐이나 경사 오르기 등을 두려워했다.	사라는 책상에 앉는 것 대신에 서있고, 의자의 모서리에 앉아 그녀는 의자에서 자주 떨어졌다.	근 긴장도의 저하로 어깨와 체간의 안정성과 힘이 떨어졌다. 쉽게 피곤해했다. 굴곡자세나 엎드려 누운 자세에서 중력에 대항한 자세 취하기와 유지하기가 어려웠다.	어깨힘을 증가시키기 위해 치료실을 기는 동안 거북이처럼 그녀의 등에 큰 배개를 올려 옮기게 하였다. 디스크그네나 튜브그네를 타는 동안 굴곡자세를 유지하게 하였다. 엎드려 스쿠터보드를 타면서 우편물을 배달하기 위해 방의 한쪽 끝에서 다른 쪽으로 바닥 위의 막대를 돌아 스스로 추진하게 하였다.
실행문제	사라는 운동장에서 다른 아동과 관계(놀이에 참여)하는 것에 주저하고, 망설인다. 집에서 사라는 방법을 바꾸는 것과 새로운 상황처리에 어려움을 가지고, 다른 것으로부터 많은 구조화를 요구하는 것에 어려움을 보인다.	사라는 학교주변에서 가끔 방향을 잃는다. 그녀는 선생님의 지시에 따라 과제를 수행하는 것에 어려움을 보인다.	사라는 혼자 옷 입기 어렵고, 잠그고 신발 끈을 묶기가 어렵다. 사라는 자전거타기를 배우는데 느렸다. 사라는 스스로 방을 청소하고 집안일을 수행하는 조직화에 문제를 가진다.	사라는 SIPT의 모든 실행평가에서 평균보다 낮은 점수를 얻었다.	적응반응 수준을 통한 점진적 활동의 제공. 플라스틱 버블 공구덩이에서 소리나는 공 찾기, 디스크 스윙 타는 동안 자세유지하기나, 팔과 다리로 볼스터 스윙을 타고 배개더미에 뛰어내린다. 배로 엎드려 개구리 그네를 타면서 그녀의 발로 볼링핀 쓰러뜨리기. 그녀가 성취할 수 있는 개별화된 활동을 2~3단계의 장애물 코스로 수행, 다음 번엔 5~6단계로 단계화한다. 그네흔들며 타기와 타게팅 게임을 포함하는 좀 더 복잡한 활동은 기술발달로 통합된다.

참고문헌(References)

Ayres, A. J. (1972). Types of sensory integrative dysfunction among disabled learners. *American Journal of Occupational Therapy, 26,* 13-18.

Ayres, A. J. (1972). *Southern California sensory integration tests manual.* Los Angeles: Western Psychological Services.

Ayres, A. (1973). *Sensory integration and learning disorders.* Los Angeles: Western Psychological Services.

Ayres, A. J. (1975). *Southern California postrotary nystagmus test.* Los Angeles: Western Psychological Services.

Ayres, A. J. (1976). *The effect of sensory integrative therapy on learning disabled children: The final report of a research project.* Los Angeles: University of Southern California.

Ayres, A.J. (1977). Cluster analyses of measures of sensory integration. *American Journal of Occupational Therapy, 31,* 362-366.

Ayres, A. J. (1979). *Sensory integration and the child.* Los Angeles: Western Psychological Services.

Ayres, A.J. (1980). *The adaptive response.* (videotape). Sensory Integration International.

Ayres, A.J. (1985). *Developmental dyspraxia and adult-onset apraxia.* Torrance, CA: Sensory Integration International.

Ayres, A.J. (1989). *Sensory integration and praxis tests manual.* Los Angeles: Western Psychological Services.

Baranek, G., Foster, L., & Berkson, G. (1997). Tactile defensiveness and stereotyped behaviors. *American Journal of Occupational Therapy, 51,* 91-95.

Berk, R. & DeGangi, G. (1983). *DeGangi-Berk test of sensory integration.* Los Angeles: Western Psychological Services.

Blanche, E. & Schaaf, R. (2001). Proprioception: A cornerstone of sensory integrative intervention. In S. Roley, E. Blanche, and R. Schaaf (Eds.). *Understanding the nature of sensory integration with diverse populations.* Tucson, AZ: Therapy Skill Builders.

Bruininks, R. (1978). *Bruininks-Oseretesky test of motor proficiency manual.* Circle Pines, MN: American Guidance Services.

Bundy, A. (1989). A comparison of the play skills of normal boys and boys with sensory integrative dysfunction. *Occupational Therapy Journal of Research, 9,* 84–100.

Bundy, A., & Koomar, J. (2002). Orchestrating intervention: The art of practice. In A. Bundy, S. Lane, & E. Murray (Eds.), *Sensory integration: Theory and practice* (2nd ed.). Philadelphia: F. A. Davis.

Bundy, A., Lane, S., & Murray, E. (2001). *Sensory integration: Theory and practice (*2nd ed). Philadelphia: F. A. Davis.

Bundy, A. & Murray, E. (2001). Sensory integration: A. Jean Ayres' theory revisited. In A. Bundy, S. Lane, & E. Murray (Eds.), *Sensory integration: Theory and practice* (2nd ed). Philadelphia: F. A. Davis.

Clifford, J. & Bundy, A. (1989). Play preference and play performance in normal boys and boys with sensory integrative dysfunction. *Occupational Therapy Journal of Research, 9,* 202-217.

Coster, W. J., Deeney, T., Haltiwanger, J., & Haley, S. (1998). *School function assessment.* San Antonio, TX: The Psychological Corporation/Therapy Skill Builders.

Dunn, W. (1988). Assessment of sensory integrative dysfunction: An educator's perspective. *Sensory Integration Special Interest Section Newsletter, 11*(4), 3-4.

Dunn, W. (1981). *A guide to testing clinical observations.* Rockville, MD: American Occupational Therapy Association.

Dunn, W. (1999). *Sensory profile user's manual.* San Antonio: Psychological Corporation.

Fanchiang, S., Snyder, C., Zobel-Lachiusa, J. (1990). Sensory integrative processing in delinquent-prone and non-delinquent-prone adolescents. *American Journal of Occupational Therapy, 44,* 630-639.

Fisher, A. G., Bryze, K., & Atchison, B. T. (2000). Naturalistic assessment of functional performance in school settings: Reliability and validity of the School AMPS scales. *Journal of Outcome Measurement 4,* 504-522.

Folio, M. R. & Fewell, R. (2000). *Peabody Developmental Motor Scales -2.* Austin, TX: Pro-Ed.

Frick, S. & Hacker, C. (2001). *Listening with the whole body.* Madison, WI: Vital Links.

Gilman, S. & Newman, S. (1992). *Manter and Gatz's essentials of clinical neuroanatomy and neurophysiology* (9th ed). Philadelphia: F. A. Davis.

Haley, S. M., Coster, W. J., Ludlow, L. H., Haltiwanger, J. T., & Andrellos, P. J. (1992). *Pediatric evaluation of disability inventory: Development, standardization, and administration manual,* Version 1.0. Boston, MA: New England Medical Center.

Henderson, A. (1992a). A functional typology of spatial abilities and disabilities. Part I. *Sensory Integration Quarterly, 20*(3), 1–6.

Henderson, A. (1992b). A functional typology of spatial abilities and disabilities. Part II. *Sensory Integration Quarterly, 20*(4), 1-5.

Henderson, S. & Sugden, D. (1992). *Movement assessment battery for children manual.* New York: Psychological Corporation.

Jacobs, E. & Schneider, M. (2001). Neuroplasticity and the environment: Implications for sensory integration. In S. Roley, E. Blanche, and R. Schaaf (Eds.). *Understanding the nature of sensory integration with diverse populations.* Tucson, AZ: Therapy Skill Builders.

Kandel, E., Swartz, J, & Jessel, T. (1991). Principles of neural science (3rd ed). Norwalk, CT: Appleton & Lange.

Kimball, J. (1999). Sensory integration frame of reference. In P. Kramer and J. Hinojosa (Eds.). *Frames of reference for pediatric occupational therapy* (2nd ed). Philadelphia: Lippincott, Williams & Wilkins.

Kinnealey, M., Oliver, B., & Wilbarger, P. (1995). A phenomenological study of sensory defensiveness in adults. *American Journal of Occupational Therapy, 49,* 444-451.

Koomar, J. (1990). Sensory integration treatment in the public schools. In S. Merrill, Ed. *Environment: Implications for occupational therapy.* Rockville, MD: American Occupational Therapy Association.

Koomar, J. (1997). Statement of services. *Sensory Integration Special Interest Section Quarterly, 20*(4), 3.

Koomar, J. & Bundy, A. (2002). Creating direct intervention from theory. In A. Bundy, S. Lane, & E. Murray (Eds.). *Sensory integration: Theory and practice* (2nd ed). Philadelphia: F. A. Davis.

Lane, S. (2001). Sensory modulation. In A. Bundy, S. Lane, & E. Murray (Eds.). *Sensory integration: Theory and practice* (2nd ed). Philadelphia: F. A. Davis.

May-Benson, T. (2001). A theoretical model of ideation in praxis. In S. Roley, E. Blanche, and R. Schaaf (Eds.). *Understanding the nature of sensory integration with diverse populations.* Tucson, AZ: Therapy Skill Builders.

May-Benson, T., Ingolia, P., & Koomar, J. (2001). Daily living skills and developmental coordination disorder. In S. Cermak & D. Larking (Eds.), *Developmental coordination disorder.* Albany, NY: Delmar.

McIntosh, D., Miller, L., Shyu, V., & Dunn, W. (1999). Development and validation of the Short Sensory Profile. In W. Dunn (Ed.), *The sensory profile: Examiner's manual.* San Antonio, TX: Psychological Corporation.

Miller, L. (1988). *Miller assessment of preschoolers.* San Antonio, TX: Psychological Corporation.

Miller, L. (1993). *First STEP.* San Antonio, TX: Psychological Corporation.

Miller, L. & Kinnealey, M. (1993). Researching the effectiveness of sensory integration. *Sensory Integration Quarterly, 21*(2), 1-5.

Miller, L., & Lane, S. (2000). Toward a concensus in terminology in sensory integration theory and practice: Part 1: Taxonomy of neurophysiological processes. *Sensory Integration Special Interest Section Quarterly,* 23:1.

Miller, L. & McIntosh, D. (1998). The diagnosis, treatment and etiology of sensory modulation disorder. *Sensory Integration Special Interest Section Quarterly,* 21: 1.

Miller, L., McIntosh, D., McGrath, J., Shyu, V., Lampe, M., Taylor, A., Tassone, F., Neitzel, K., Stackhouse, T., & Hagerman, R. (1999). Electrodermal responses to sensory stimuli in individuals with Fragile X syndrome: A preliminary report. *American Journal of Medical Genetics, 83*(4), 268-279.s

Miller, L. & Summers, C. (2001). Clinical applications in sensory modulation dysfunction: Assessment and intervention considerations. In S. Roley, E. Blanche, and R. Schaaf (Eds.). *Understanding the nature of sensory integration with diverse populations.* Tucson, AZ: Therapy Skill Builders.

Moore, J. (1997). Course notes from Moore, J. & Baker Nobles, L. *Evaluation and treatment of the child with visual impairment.* VisAbilities rehab Services and Boston University-Sargent College, Boston, MA. September 27 – 28, 1997.

Mutti, M., Sterling, H., Martin, N., & Spalding, N. (1998). *Quick neurological screening test* (QNST-II). East Aurora, NY: Slosson Educational Publications, Inc.

Mulligan, S. (1998). Patterns of sensory integrative dysfunction: A confirmatory factor analyses. *American Journal of Occupational Therapy, 52,* 819-828.

Mulligan, S. (2002). Advances in sensory integration research. In A. Bundy, S. Lane, & E. Murray (Eds.). *Sensory integration: Theory and practice* (2nd ed). Philadelphia: F. A. Davis.

Neill, L.P. (1999). Thinking about Jean Ayres. *Sensory Integration Quarterly, Spring/Summer, 1,* 10-11.

Oetter, P., Richter, E. & Frick, S. (1995). *MORE: Integrating the mouth with sensory and postural functions* (2nd ed.). Hugo, MN: PDP Press.

Parham, D. (1998). The relationship of sensory integrative development to achievement in elementary students: Four year longitudinal patterns. *Occupational Therapy Journal of Research, 18*(3), 105-127.

Parham, D. (2002). Sensory integration and occupation. In A. Bundy, S. Lane, & E. Murray (Eds.). *Sensory integration: Theory and practice* (2nd ed). Philadelphia: F. A. Davis.

Parham, L. & Mailloux, Z. (2001). Sensory Integration. In J. Case-Smith, A. Allen, & P. N. Pratt. (Eds.). *Occupational therapy for children* (4th ed.). St. Louis: Mosby.

Richter, E. & Montgomery, P. (1989). *Sensorimotor performance analysis.* Hugo, MN: PDP Press.

Richter, E. & Oetter, P. (1990). Environmental matrices for sensory integrative treatment. In S. Merrill (Ed.), *Environment: Implications for occupational therapy practice.* Rockville, MD: American Occupational Therapy Association.

Roley, S., Blanche, E., & Schaaf, R. (2001). *Understanding the nature of sensory integration with diverse populations.* Tucson, AZ: Therapy Skill Builders.

Royeen, C. & Fortune, J. (1990). TIE: Touch Inventory for School Aged Children. *American Journal of Occupational Therapy, 44,* 165-170.

Schaaf, R. (1990). Play behavior and occupational therapy. *American Journal of Occupational Therapy, 44,* 68-75.

Schaaf, R. (1994). Neuroplasticity and sensory integration: Part 1. *Sensory Integration Quarterly, 22*(1), 1–5.

Schaaf, R., Merrill, S. & Kinsella, N. (1987). Sensory integration and play behavior: A case study of the effectiveness of occupational therapy using sensory integrative techniques. *Occupational Therapy in Health Care, 4*(2), 61-75.

Spitzer, S. (1999). Dynamic systems theory: Relevance to the theory of sensory integration and the study of occupation. *Sensory Integration Special Interest Section Quarterly, 22*(2), 1-4.

Spitzer, S. & Roley, S. (2001). Sensory integration revisited: A philosophy of practice. In S. Roley, E. Blanche, & R. Schaaf (Eds.), *Understanding the nature of sensory integration with diverse populations.* Tucson, AZ: Therapy Skill Builders.

Tryon, P. (1997). Communication and collaboration with parents and between school- and clinic-based therapists. *Sensory Integration Special Interest Section Quarterly, 20*(4), 1 – 2.

Turkewitz, G. (1994). Sources of order for intersensory functioning. In D. J. Lewkowicz & R. Lickliter (Eds.), *The development of intersensory perception: Comparative perspectives* (pp. 3-17). Hillsdale, NJ: Lawrence Erlbaum and Associates, Publishers.

Wilbarger, P. (1995). The sensory diet: Activity programs based on sensory processing theory. *Sensory Integration Special Interest Section Newsletter, 18*: 2.

Wilbarger, P. & Wilbarger, J. (1991). *Sensory defensiveness in children aged 2–12: An intervention guide for parents and other caregivers.* Denver, CO: Avanti Educational Programs.

Wilbarger, J. & Wilbarger, P. (2002). The Wilbarger approach to treating sensory defensiveness. In A. Bundy, S. Lane, & E. Murray (Eds.). *Sensory integration: Theory and practice* (2nd ed). Philadelphia: F. A. Davis.

Williams, M. & Shellenberger, S. (1994). The alert program for self-regulation. *Sensory Integration Special Interest Section Newsletter, 17*:3.

Wilson, B., Pollock, N., Kaplan, B., Law, M., & Faris, P. (2000). *Clinical observations of motor and postural skills–2.* Framingham, MA: Therapro.

Windsor, M., Roley, S., & Szklut, S. (2001). Assessment of sensory integration and praxis. In S. Roley, E. Blanche, & R. Schaaf (Eds.), *Understanding the nature of sensory integration with diverse populations.* Tucson, AZ: Therapy Skill Builders.

Zeitlin, S. (1986). *Coping Inventory.* Bensenville, IL: Scholastic Testing Service.

Zeitlin, S., Williamson, G., & Szczepanski, M. (1988). *Early coping inventory.* Bensenville, IL: Scholastic Testing Service.

13장

구강운동기술과 음식섭취

Oral Motor Skills and Feeding

단원의 목표
(Chapter Objects)

- 구강운동조절과 구강운동반사의 발달을 이해한다.
- 유아와 아동의 음식섭취와 혼자 음식섭취 어려움을 인식하고 이해한다.
- 구강운동 프로그램의 적용과 발달에 있어 작업치료와 보조작업치료사의 역할을 재인식한다.
- 음식섭취 프로그램의 적용과 발달에 있어 작업치료와 보조작업치료사의 역할을 이해한다.

소개
(Introduction)

이 장에서는 정상적인 구강운동 발달과 음식섭취 기술, 음식섭취 문제의 증상, 음식섭취 기술 및 구강운동과 관련된 평가방법과 치료전략에 대해 알아보고자 한다. 중요한 것은 유아기와 학령기 아동의 음식섭취 기술은 생후 일 년 이내에 발달한다는 것이다.

이 장에서는 저자의 과거 치료적 경험을 바탕으로 한 기본적인 치료전략을 설명하고자 한다. 음식섭취(feeding skill) 기술과 관련된 유사한 테크닉과 이론에 관한 정보는 많은 문헌과 인터넷을 통해 쉽게 얻을 수 있다. 이 장에서 논의하는 내용에 관한 세부적인 정보는 Suzanne Morris와 Marsha Klein의 "Prefeeding Skills"와 Lynn Wolf와 Robin Glass의 *"Feeding and swallowing disorder in infancy"*를 참고하길 바란다.

음식섭취의 팀 구성
(The Feeding Team)

치료팀은 아동에게 필요한 치료 세팅에 기초하여 음식섭취 프로그램을 계획하고 적용한다. 음식섭취의 문제를 가지는 아동은 생리학적, 행동적 문제를 복합적으로 가지고 있다(Bruklow, Phelps, Schultz, McConnell, & Rudolph, 1998). 의학적으로 복합적인 문제와 음식섭취 기술의 어려움을 가지는 아동에게는 음식섭취 치료팀의 상호작용이 필수적이다(Miller, Burklow, Santoro, Kirby, Mason, & Rudolph, 2001; Vergara, 1993).

대체로 음식섭취팀은 소아청소년과 의사, 영양사, 언어치료사, 작업치료사, 아동행동치료사, 발달심리치료사, 치과의사, 간호사, 사회사업가, 선생님, 돌봐주는 사람/부모로 이루어진다. 일반적으로 아동의 소아청소년과 의사가 아동의 음식섭취 치료에 필요한 전문가를 결정한다. 모든 전문가는 새로운 치료전략을 적용하기에 앞서 소아청소년과 의사와 정보를 교환하고 의학적 정보를 확인해야 한다(Clark, 1993). 예를 들면, 작업치료사가 튜브로 먹는 아동에게 구강섭식의 치료를 적용하려한다면, 사전에 소아청소년과 의사와의 상의하여야 한다. 또한 소아청소년과 의사는 역류를 예방하고, 입맛을 돋구고, 소화를 촉진하며, 효과적인 음식섭취를 돕기 위해 약을 처방하고 모니터링 한다.

*영양사(nutritionist)*는 필요한 영양분의 섭취와 소비를 모니터링 한다. 영양사는 아동의 나이, 몸무게, 활동수준에 기초하여 영양섭취에 관한 정보를 팀에게 제공한다. 예를 들면, 아동에게 제공되는 칼로리를 높여야 한다면 음식에 버터, 기름, 크림을 더 추가한다. 또한 아동에게 제공되는 음식의 종류와 양, 제조법, 식단을 결정한다(Miller, Burklow, Santoro, Kirby, Mason, & Rudoloh, 2001).

*간호사(nurse)*는 의학적 처치를 모니터링 하고 치료 테크닉의 적용을 돕는다(Glass & Wolf, 1992).

*작업치료사(occupational therapy practitioners)*와 *언어치료사(speech and language pathologists)*는 평가와 구강운동 기술을 향상시키기 위한 치료계획을 발전시킨다. 작업치료사는 구강운동과 음식섭취 기술과 관련된 구강반사, 구강운동 기술, 감각처리기술에 관한 지식과 능력을 가지고 있다(Morris, & Klein, 2000). 언어치료사는 음식섭취와 삼키기의 평가, 구강구조와 삼킴장애의 평가, 사례 징후에 관한 지식과 능력을 가지고 있다. 흡인은 비디오 투시조영 연하검사를 통해 발견하므로 언어치료사는 비디오 투시조영 연하검사에 대한 지식도 가지고 있다(Miller, Burklow, Santoro, Kirby, Mason, & Rudoloh, 2001; Glass & Wolf, 1999). 흡인의 문제를 가지는 아동에게는 구강급식의 변화를 주고, 폐 손상과 폐렴을 예방하기 위해 먹는 동안 흡인(suction)한다(Morris, & Klein, 2000). 작업치료사와 언어치료사는 음식섭취 도구의 적용, 적절한 음식의 재질과 밀도, 적절한 음식섭취 자세를 평가하고 적용한다. 아동의 근 긴장도와 자세가 음식섭취 시 적절한 자세를 방해할 때, 작업치료사와 물리치료사는 정상적인 앉은 자세나 앉기 장비의 적용에 대해 논의한다(Wolf & Glass, 1992).

과민감각이나 약한 구강 근육을 가진 아동에게는 식사시간이 즐겁지 못하다. 이러한 문제를 지닌 아동은 식사시간 동안 음식 섭취에 방해가 되는 행동적 문제를 보인다. *아동행동치료사(child behaviorist)*, *발달심리치료사(developmental psychologist)*는 행동적 회피를 줄이기 위해 행동적 계획을 발전시킨다.

*사회사업가(social worker)*는 복합적인 의학적 문제와 음식섭취의 어려움을 가진 아동의 환경적, 정서적 문제를 해결하기 위해 부모와 돌봐주는 사람을 돕는다(Satter, 1992; Glass & Wolf, 1992).

*치과의사(dentist)*는 아동의 구강관리와 건강을 모니터링 한다. 구강운동과 음식섭취 문제를 가진 아동은 발작, 해부학적 이형, 구강 감각과민과 같은 의학적 합병증을 가지고 있다. 이러한 합병증을 가진 아동에게는 구강 청결 프로그램이 필요하다. 아동이 먹는 다양한 약에는 설탕성분이 포함되어 있으므로 충치예방을 위한 구강관리와 칫솔질에 특별히 신경을 써야 한다. 구강운동과 음식섭취 문제를 가진 아동은 이 닦기를 싫어할 수 있다. 구강건강을 향상시키고 충치를 예방하기 위해서 이러한 아동은 추가적인 구강 관리가 필요하다. 충치는 통증을 유발하고 효율적인 구강운동과 음식섭취 기술의 발달을 방해하므로 구강관리를 소홀히 해서는 안 된다(Kenny & Judd, 1988). 음식섭취 팀의 전문가들은 구강과 음식섭취 프로그램이 매일의 일상에서 연속적으로 이루어질 수 있도록 선생님, 베이비시터, 특히 부모/돌봐주는 사람과 협력하여야 한다. 팀 구성원들은 식사시간의 목표와 주제에 대해 이해하고 변화에 대해 의견을 나누며 효율적으로 의사소통해야 한다. 부모/돌봐주는 사람은 전문가의 중재에 따른 음식섭취 프로그램을 이행할 책임이 있다. 이러한 책임감은 음식섭취 계획을 발전시키며, 음식섭취 목표는 가족의 식사시간에도 반드시 반영되어야 한다.

음식섭취 목표를 위해 전문가들이 함께 일할 때 서로의 서비스 영역이 중복될 수 있다. 팀의 노력이 아동의 능력 향상에 초점을 맞추기 위해서, 팀 구성원은 전문적 기술에 근거하여 전문가적 역할과 관련된 목표를 분명하게 정의해야 한다(Miller, Burklow, Santoro, Kirby, Mason, & Rudoloh, 2001, p. 214). 또한 최선의 치료 서비스를 제공하기 위해 전문적 기술의 균형을 이루어야 한다.

식사 시간은 아동에게 사회적 시간이며 연결의 시간이다. 즉, 식사 시간은 부모와 아동의 첫 번째 사회적 접촉이다(Chamberlin, Henry, Roberts, Sapsford. & Courtney, 1991, p. 907). 이 시간이 부모와 아동을 위한 가장 긍정적인 감정의 시간일 것이다. 식사시간은 음식뿐만 아니라, 만족감을 제공한다. 음식을 줄 때 영아들은 편안함을 느끼고, 유아들은 사회적 상호작용을 경험한다. 하지만 음식섭취와 구강에 문제가 있는 경우는 다르다. 만약 아동에게 충분한 음식이 주어지지 않으면 스트레스를 받게 된다. 또한 부모 역시 아동에게 충분한 음식을 먹이지 못했다면, 그들은 자신이 부모의 역할을 제대로 수행하지 못하고 있다고 생각할 것이다. 이런 경우 팀 전문가는 식사시간을 즐거운 놀이시간처럼 진행하도록 부모에게 정보와 교육을 제공해야 한다(그림 13-1).

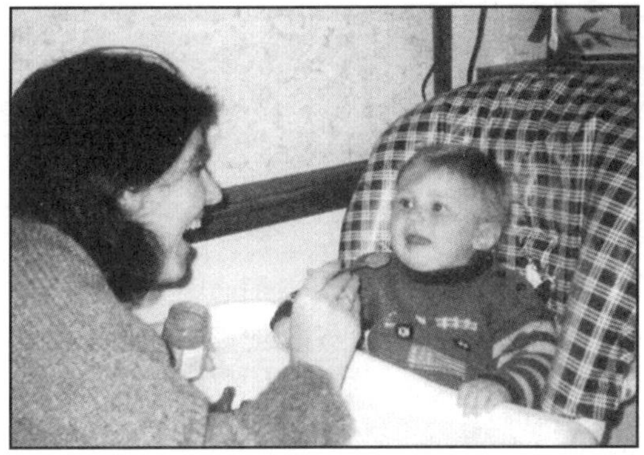

그림 13-1. 먹는 것을 통해 즐거운 경험을 한다.

구강 운동과 먹기 기술의 발달 (Development of Oral Motor and Feeding Skills)

반사 발달(Reflex Development)

반사는 생존을 위해 나타나며 엄마의 자궁 속에서부터 발달한다(Morris & Klein, 2000). 아기가 태어나면 생리적 굽힘(physiological flexion)이 우세하다. 이는 바로 누운 자세에서 사지와 목의 굽힘을 보인다. 아동의 몸을 뒤로 젖히게 되면 팔다리가 몸의 중심에서 펴진다. 엎드린 자세에서 유아는 머리를 옆으로 돌리게 되는데 이는 숨을 쉬기 위한 공간을 확보하기 위함이다. 바로 누운 자세에서 팔을 중력에 대항해서 당기면 몸의 폄근이 활성화되는 것을 볼 수 있다(Alexander, Boehme, & Cupps, 1993; Conner, Williamson, & Siepp, 1983; Morris & Klein, 2000).

능동적인 운동조절은 머리에서 발끝 방향으로 나타난다. 아동은 목의 폄근 조절부터 성취하며 목 폄근의 조절과 함께 목의 굽힘근도 발달한다. 이 패턴은 바로 누운 자세에서 아래로 내려가면서 엉덩관절과 다리, 발로 이어진다. 자발적인 조절은 처음에 머리와 목에서 시작되어 어깨, 몸통, 엉덩관절, 다리로 이어진다. 아동이 자발적인 운동기능의 조절을 획득함에 따라 반사적 움직임은 감소한다. 운동기술의 실행, 연습, 성공은 반사의 영향을 축소시키고 결과적으로 사라지게 한다(Alexander, Boehme, & Cupps, 1993; Conner, Williamson, & Siepp, 1978; Morris & Klein, 2000).

이 패턴은 구강운동의 발달에서도 유사하게 나타난다. 아동이 태어나면 입과 입주변의 운동조절에서도 반사가 우세하게 나타난다. 표 13-1의 반사들은 엄마의 자궁 속에서부터 발달되기 시작한다. 이러한 반사들은 잘 발달되었다가 출생 후 음식섭취를 위한 빨기로 나타난다. 입 주변 볼을 가볍게 터치하면 아기는 자동적으로 머리와 입을 우유병 쪽으로 돌린다. 이러한 먹이찾기반사(rooting reflex)는 유아가 시력과 운동조절이 발달되지 못한 시기에 젖을 음식섭취를 위해 젖꼭지를 찾을 수 있도록 도와준다(Morris & Klein, 2000).

유아기 섭식을 위한 기초는 3가지의 복잡한 연결 과정으로 이루어진다. 이는 *빨기(sucking)*, 삼키기(swallowing), 숨쉬기(breathing)이다. 이 과정은 기능적이고 자동적으로 연결되어있다. 음식섭취의 해부학적 구조는 숨쉬기의 해부학적 구조와 중첩되며 근접하게 위치한다. 이러한 근접성은 효율적인 음식섭취와 숨쉬기를 위해 해부학적 구조의 협응을 이루게 한다(Alexander, Boehme, & Cupps, 1993; Glass & Wolf, 1992).

빨기는 혀, 입술, 볼, 턱의 리듬적인 협응으로 도출된다(Alexander, Boehme, & Cupps, 1993; Wolf & Glass, 1992). 아동의 발달에 있어 빨기는 필수적이며, 젖꼭지나 물건을 입에 두면 자동적으로 빨게 된다. 이러한 빨기 반사는 영양분 섭취와 조절과 안정성을 위해 필요하다(Wolf & Glass, 1992).

유아는 빨기를 위해 혀와 턱의 위, 아래 움직임을 사용한다. 아기는 우유를 입안으로 넣기 위해 빨기(positive pressure)와 멈추기(negative pressure)를 사용한다. 혀는 입천장과 젖꼭지 아래쪽에 밀착시켜 우유를 밀어내고(positive pressure). 혀를 아래로 내리는 움직임으로 우유를 입안에서 인두쪽으로 보낸다. 또한 혀를 찻잔 모양으로 만들고 볼 안쪽은 구강 옆면을 가득 채워 우유가 옆으로 새어나가지 않도록 한다. 볼 안쪽은 입의 구조적 안정성을 제공하고, 혀의 움직임을 보조하며 젖꼭지를 빠는 동안 입을 꼭 다물 수 있도록 돕는다. 이를 통해 우유를 빨기 위한 효율적인 패턴이 이루어진다(Glass & Wolf, 1999; Morris & Klein, 2000; Wolf & Glass, 1992).

삼키기는 세 단계로 구성된다; 구강기(oral phase), 인두기

표 13-1

구강운동반사

움직임	*발달기*	*통합기*
삼키기(Swallow)	재태기 13-14주	2-5개월
빨기반사(Sucking reflex)	재태기 15-16주	4-6개월
구토반사(Gag reflex)	재태기 18주	6-7개월
먹이찾기반사(Rooting reflex)	출생직후	4-5개월
물기반사(Bite reflex)	출생직후	3-5개월

Compiled from lanniruberto & Tajani, 1981; Morris & Klein, 2000; Mueller, 1972; Oetter, Richter, & Frick, 1995.

(pharyngeal phase), 식도기(esophageal phase)(Lundy-Ekman, 1998; Wolf & Glass, 1992). 우리가 먹은 음식은 입에서 인두, 식도를 통해 위로 전달된다. 삼키기는 근육의 움직임을 필요로 하며 식도는 인두와 위를 연결한다(Wolf & Glass, 1992). 특히 공기와 음식물은 구강에서 인두로 옮겨진 후 폐와 위로 나누어 전달된다. 공기는 기관을 통해 폐로 전달되며, 음식물은 식도를 통해 위로 전달된다. 후두는 삼킴 동안 음식물이 폐로 들어오지 못하도록 한다(Glass & Wolf, 1999; Morris & Klein, 2000).

빨기, 삼킴, 숨쉬기의 반사적 협응은 음식섭취를 자연스럽고 효율적으로 이루어지게 한다. 유아는 빨기, 삼키기, 숨쉬기를 반복하고 쉬었다가 다시 시작하기를 반복한다. 유아의 입은 빨기, 삼키기, 숨쉬기의 패턴 동안 젖꼭지를 물고 유지하도록 한다. 빨기, 삼키기, 숨쉬기 리듬의 협응이 아동기나 성인에게도 가능한 것은 아니다. 4개월에서 12개월 사이에 후두개와 연구개의 해부학적 구조가 변하고, 이 시기 동안 유아는 더 이상 삼키기와 숨쉬기의 반사적 협응적 패턴을 사용하지 않는다(Glass & Wolf, 1999; Morris & Klein, 2000; Wolf & Glass, 1992). 아동이 성장할수록 구강 구조 사이의 거리가 멀어지고, 아동은 점차적으로 근육작용의 협응을 사용하기 시작한다(Morris & Klein, 2000).

*빨기(suck)와 삼킴반사(swallow reflex)*는 신생아의 생리적인 굽힘(physiological flexion)에 의지한다. 생리적인 굽힘이 없다면 빨기를 위해 입을 강하게 다물 수 있게 하는 구강의 구조적 안정성이 부족하게 되고 입술은 닫지 못하며 혀는 편평할 것이다(빨기와 삼키기 동안 아기의 혀는 오목한 컵 모양이 됨). 이는 젖을 빨 때 옆으로 흘리게 되는 원인이 된다. 아기에게 우유를 줄 때 아동을 안고 팔을 이용해 목을 굽혀주면 반사적 조절을 극대화해서 효과적인 음식섭취가 될 수 있다(Alexander, Boehme, & Cupps 1993; Morris & Klein, 2000).

보조작업치료사를 위한 설명

느껴보기:

1. 입을 편하게 이완한 상태에서 머리를 뒤로 젖혀보자. 당신의 입이 해부학적으로 자연스럽게 벌려지는 것을 알 수 있을 것이다.
2. 머리와 목을 과도하게 굽힌 자세와 편 자세에서 물을 삼켜보자. 입과 혀의 움직임이 더 많이 요구되는 것을 알 수 있다.

구강운동 보호반사 (Oral Motor Protective Reflexes)

출생 후 만삭아는 두 종류의 보호적 구강운동반사를 가진다; *구토반사(gag reflex)*, 기침반사(couch reflex). 구토반사는 고체 성분을 삼키지 못하도록 방지하는 보호 메커니즘이다. 이 시기에는 입의 뒤 1/3 부분에서 중간 부분까지도 예민하게 반응한다(Morris & Klein, 2000). 젖병이나 고체 물질이 아동의 혀 앞 1/3 지점 뒤에 닿게 되면, 구토반사가 자극되어 토하게 된다. 기침반사의 목적은 기도의 보호이다. 기도로 어떤 물질이 세어 들어갔을 때 기침 반사를 통해 뱉도록 한다. 기침반사는 안전한 음식섭취를 위해 필수적이나 항상 안전하도록 유지시키지는 못한다(Wolf & Glass, 1992). 구강운동과 음식섭취에 문제를 가진 아동은 충분하지 못한 기침반사를 가지고 있거나 너무 예민해서 자주 나타나기도 한다. 이런 아동은 눈에 보이는 증상이 없이 사래에 걸릴 수 있으므로 유의해야 한다(Morris & Klein, 2000).

구강 운동 반사의 통합
(Oral Motor Reflex Integration)

4개월에서 6개월의 유아는 목과 머리의 조절이 향상되고 머리를 받쳐주지 않아도 보조된 앉은 자세를 유지할 수 있다(Conner, Williamson, & Siepp, 1978). 또한 머리, 목, 척추 조절의 관계가 향상되어 자발적인 구강운동조절이 증가된다. 어깨와 팔의 움직임을 통해 생리학적 굽힘이 우세했던 손은 점차적으로 굽힘과 폄의 자발적인 조절이 가능하게 된다. *쥐기반사(grasp reflex)*가 우세했던 손은 자발적인 쥐기 패턴으로 전환된다. 이 시기에 유아는 장난감을 잡아 입으로 가져올 수 있다(Alexander, Boehme, & Cupps, 1993). 아동이 성장함에 따라 입으로 장난감을 가져가는 것을 반복하므로써 먹을 수 있는 것과 없는 것의 구별이 향상되고, 이는 생후 일 년간 나타난다. 입으로 장난감을 가져가는 것은 혀와 입술의 자발적이고 다양한 움직임을 제공한다. 장난감과 손을 입으로 가져가 빠는 활동을 통해 구토반사의 민감성은 약해지고, 입의 뒤 1/3 지점으로 이동된다(그림 13-2). 입으로 빨기를 통해 경험한 새로운 혀와 입술의 움직임은 음식섭취 시 자발적인 혀와 입술의 움직임으로 전환된다. 액체가 아닌 음식(non-pureed)의 제공은 물기와 씹기의 움직임을 요구하게 되며 더 나아가 구토반사의 민감성을 감소시킨다(Alexander, Boehme, & Cupps, 1993; Connor, Williamson, & Siepp, 1978: Morris & Klein, 2000; Vergara, 1993).

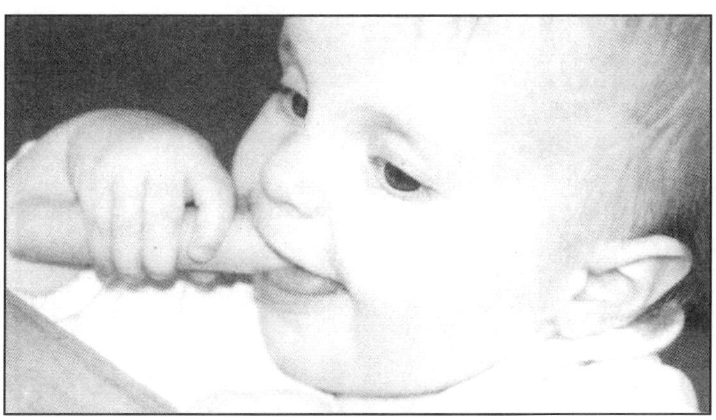

그림 13-2. 유아는 어떠한 물체든지 입으로 가져와 빤다.

자발적인 구강 운동 조절
(Voluntary Oral Motor Control)

씹기(Chewing)

씹기는 순차적인 순서를 가지며 작은 물건을 입 주변에 두었을 때 자동적이고 반사적으로 나타나는 위-아래 움직임을 통해 나타난다. 이를 원시적인 물기-놓기(bite-release)라 한다(Alexander, Boehme, & Cupps, 1993; Morris & Klein, 2000). 이러한 경험을 통해 물고 놓기(munching) 패턴은 자발적인 물기와 씹기 움직임으로 전환된다(Gisel, 1991). 음식섭취를 시작하게 되면, 아동의 씹기 패턴은 좀 더 다양해진다. 씹기는 3방향의 연합으로 나타난다; 수직방향, 대각선 방향, 회전과 갈기. 수직방향의 씹기는 부드러운 이유식을 먹는 시기인 생후 6개월경에 나타난다. 수직방향의 씹기는 턱의 위, 아래 움직임으로 구성된다. 대각선 씹기는 생후 9개월에서 15개월 동안 나타나며 혀의 좌우 움직임과 연합하여 턱의 위, 아래 움직임과 위, 대각선 움직임으로 구성된다. 혀는 음식물을 좌, 우로 움직이기 위해 사용된다. 회전 씹기는 24개월 때까지 발달되며 턱의 회전과 순환적 움직임으로 구성된다. 수직방향 씹기와 대각선 *씹기(chewing)*는 부드러운 음식을 먹을 때 사용되며, *회전방향*과 *갈기(grinding)*는 고기와 같은 음식을 먹을 때 사용된다(Morris & Klein, 2000; Oetter, Richter, & Frick, 1995). 딱딱한 음식은 좀 더 오랜 시간 동안 씹는다(Gisel, 1991).

혀 움직임(Tongue Movement)

혀의 움직임은 빨기, 삼키기, 씹기를 도와줄 뿐만 아니라 구강 메커니즘을 위한 구조적 지지를 제공한다. 유아의 혀는 구강 공간을 가득 채우고 있으며 턱과 함께 위, 아래 움직임으로 나타난다. 또한 혀를 오목하게 만들어 우유를 입의 뒤쪽으로 보내기 쉽게 한다(Alexander, Boehme, & Cupps, 1993). 생후 3개월에서 5개월 때 혀의 위, 아래 움직임은 좀 더 자발적인 움직임으로 발전하며, 음식을 입의 앞에서 뒤로 보내는 움직임과 연결되어 나타난다. 새롭거나 다른 질감의 음식을 주었을 때 입을 내밀거나 혀를 내미는 움직임은 정상적인 반응이다. 씹는 동안 혀의 측면 움직임을 이용하여 입의 옆쪽 음식물을 중앙으로 가져오며 삼키기 쉬운 형태로 침을 섞어 음식물을 모은다. 대각선 방향의 혀의 움직임은 9개월쯤 발달되며 대각선 방향의 씹기를 도와준다(Alexander, Boehme,

표 13-2

음식섭취 기술의 발달

1개월	서툰 머리조절. 서툰 입 다물기, 입의 양 옆으로 침이나 우유가 세어 나옴. 물기반사와 구토반사의 출현. 입 뒤쪽 3/2 부분의 구토반사 과민. 액체 형태를 먹기 위해 빨아 삼킴 패턴(혀의 앞, 뒤 움직임을 사용함). 먹이찾기반사의 출현. 빨기반사의 출현. 목의 굴곡과 턱을 밀어 넣는(chin tuck) 것이 능률적인 빨기/삼키기를 위해 필요함.
3개월	머리 조절의 시작. 목적성이 증가된 입으로 손 가져오기가 가능함. 전언어적 소리들이 나타남, 처음 아동의 소리는 움직임 시 나타나고 관찰됨. 삼킴 시 혀의 위, 아래 움직임이 증가됨. 손이나 장난감을 입에 넣고 있을 때 구토반사가 유발되기도 함.
4개월	목 근육의 발달로 머리 조절이 향상됨. 손과 장난감을 입에 가져오기가 점점 더 많아짐. 두 손으로 우유병을 쥐고 유지하며 입으로 가져옴[중심선에 대한 지남력(midline orientation)이 향상됨]. 입술의 움직임이 많아지고 입 다물기가 향상됨. 머리를 중립 자세로 유지하여 먹을 수 있고, 턱을 밀어 넣는 것의 도움이 감소됨. 미숙한 형태의 빨기(suckling)가 감소되고, 혀의 움직임이 향상됨. 혀의 모으기(cupping)와 편평하게 펴기(flattening)가 향상됨에 따라 빨기의 시작부위 패드가 축소됨. 체에 걸러진 이유식을 시작하나, 이것이 구토반사를 일으킬 수 있음.
5개월	입으로 가져가기(mouthing)와 구강탐색이 증가됨. 입 뒤쪽 3/1 부분의 구토반사가 나타남. 손에서 입의 활동이 증가됨. 이가 나기 시작하면서 침흘리기(drooling), 물기(biting), 입으로 가져가기(mouthing)가 증가됨. 부드러운 물체를 주면 깨물기가 나타남.
6개월	입술 조절이 완성됨. 자발적인 빨기(sucking), 음식을 넣고 혀를 입 밖과 안으로 움직임. 혀를 입 밖과 안으로 움직이는 것이 가능함에 따라 음식을 밀어내기도 함. 혀의 측면 이동이 시작됨. 자발적인 씹기(chewing) 움직임이 나타남. 음식섭취 시 구토반사의 출현이 감소됨에 따라 다양한 재질의 음식을 탐색할 수 있음. 지지되어 앉은 자세에서 숟가락으로 먹이기 가능함. 숟가락의 음식을 긁어내어 잇몸 쪽으로 가져감. 컵으로 마시기에 흥미를 보임.
7개월	윗입술을 내려 숟가락의 음식을 훑어내기 가능함. 아랫입술로 컵이나 우유병을 지지함.
8개월	사선으로 씹기(diagonal chewing) 가능함(체간의 회전과 중심선 넘어가기가 부합됨). 손가락으로 음식섭취가 시작됨. 숟가락을 잡고 유지하고 흔들고 치면서 놀기(bang). 이가 더 나기 시작하면서 장난감을 깨물고 씹기가 증가됨. 옹알거림(babbling)이 시작됨; 신체의 움직임은 더 이상 소리에 영향을 주지 않음. 입술 조절의 연속성이 발달됨에 따라 젖꼭지 주변에 흘림은 나타나지 않음.
10개월	부드러운 음식 물기. 숟가락으로 먹는 동안 입 다물기가 잘 조절됨.

표 13-2 *(계속)*

음식섭취 기술의 발달

12개월	혀의 편측 움직임이 좋아짐. 턱의 움직임과 조절이 좋아짐. 컵으로 마시기 위한 입술조절이 나타나며 컵을 물어 안정감을 가지는 모습도 보임. 입술로 숟가락의 음식을 옮김. 이로 씹기 시작함. 앉아서 액체를 마심. 뚜껑이 없는 컵으로 조금씩 마시기 가능함.
15-18개월	숟가락으로 음식을 떠서 입으로 가져옴. 숟가락으로 음식을 퍼서 옮길 때 흘리기도 함. 뚜껑이 없는 컵으로 마시기, 조금씩 흘림.
24개월	자동적인 돌려가며 씹기. 컵 주변의 입술 조절이 좋아지며 흘리지 않고 마심. 한 손으로 컵을 쥐고 유지하기. 혼자 음식섭취 시 도구를 손바닥 위로 잡아 유지하며 먹음. 음식을 가지고 놀기 즐김.
36개월	최소한의 도움으로 음식을 먹고 흘리기도 최소한으로 줄어듦. 주전자로 따르기. 포크를 사용하여 음식을 집기. 입을 다물고 씹기.

Complied from Alexander, Boehme & Cupps, 1993; Case-Smith, 2001; Glass & Wolf, 1992; and Morris & Klein, 2000.

& Cupps, 1993; Morris & Klein, 2000).

자발적인 운동 조절의 향상과 반사적인 구강 움직임의 감소는 효과적인 음식섭취를 가능하게 한다. 유아가 성장할수록 자발적인 구강운동 조절은 향상되고, 구강운동 반사는 보호를 위한 반응(구토반사, 기침반사)만이 존재하게 된다. 생후 2세가 되면 아동의 구강운동 기술은 좀 더 세밀해지고 도구사용 기술과 함께 다양한 음식을 먹기 위해 기술적으로 향상된다(Alexander, Boehme, & Cupps, 1993; Morris & Klein, 2000; Oetter, Richter, & Frick, 1995). 표 13-2에 음식섭취 기술의 발달과정을 요약하여 제시하였다.

음식섭취 문제의 징후 (Sings of Feeding Problem)

음식섭취(eating)와 식사(feeding)는 우리가 하루 동안 여러 번 참여하는 활동이며, 작업수행 영역의 일상생활활동에 포함된다. 또한 음식섭취는 생존을 위해 필수적인 활동이다. 성공적인 음식섭취는 부모와 아동의 상호작용을 수반한다(Stevenson, Roach, VanHoeve & Leavitt, 1990). 이러한 상호작용을 통해 식사의 관계가 성장한다(Satter, 1992). 예를 들면, 유아가 자신이 원하는 음식을 손으로 가리키면 부모는 요구를 들어준다. 자연스러운 식사 과정을 통해서 부모는 아동에게 반응하고, 아동의 단서를 해석하며 아동은 배고픔과 배부름에 대한 신호를 학습하게 된다(DeGangi, 2000). 아동의 식사가 어렵다면, 식사시간 동안 사회적 상호작용, 즐거움, 부모와의 관계를 형성하는 대신에 짜증과 화를 내는 시간이 될 것이다(DeGangi, 2000).

문화에 따라 식사시간 동안 다른 사회적 요구와 규범이 존재한다. 언제 어떤 음식을 먹느냐에 대한 기준도 다르고, 식사시간의 일과도 다르다(DeGangi, 2000). 예를 들면, 어떤 가정에서는 12개월 이후가 되면, 고체 음식을 먹이는 반면 그렇지 않은 경우도 있고, 아동이 혼자 먹는 시간이 많이 소요되더라도 크게 고려하지 않고 혼자 먹도록 유도하는 가정이 있는 반면에 아동이 흘리지 않고 혼자 먹을 수 있을 때까지 혼자 음식섭취를 유보하는 경우도 있다. 이러한 차이는 작업치료사에게는 문제점으로 인식될 수 있으나 부모에게는 문제점으로 인식되지 않을 수 있다. 중요한 것은 "아동의 성취를 위해서는 보모와 치료사가 함께 이해해야 한다"는 것이다(Humphry, & Thigpen-Beck, 1998, p. 841). 작업치료사는 음식섭취 문제에 대해 진단하기 전에 위와 같은 문화적 차이를 이해하고, 부모의 가치와 우리가 가지는 기대에 대해 검토하여야 한다.

다음에서는 일반적인 음식섭취 패턴, 수행, 행동, 특수한 음식섭취의 문제점에 대해 기술하고자 한다. Wolf와 Glass (1992)는 유아에게 일반적으로 기대되는 수행이 나타나지 않을 때 음식섭취의 문제가 나타난다고 하였다. 보조작업치료사는 작업치료사의 감독하에 아동의 음식섭취 능력을 해석하고 음식섭취 문제를 완화하고 정상적인 발달로 이끌도록 한다.

구강운동 조절(Oral Motor Control)

구강운동 조절은 근 긴장도, 반사의 통합, 해부학적 구조와 기형, 감각처리 능력에 영향을 받는다. 다음의 질환은 구강운동 조절의 어려움을 야기한다; 뇌성마비, 조산, 입천장갈림증(cleft palate)과 같은 안면기형, 다운증후군과 감각통합장애를 가진 아동은 낮은 근 긴장도를 보인다.

구강운동 조절과 음식섭취 문제를 평가할 때 구강운동 반사는 가장 먼저 평가해야 할 요소이며 구강구조와 감각에 대한 평가도 선행되어야 한다(Mueller, 1972). 치료에 관해서는 구강 감각 자극 부분에서 좀 더 자세히 다루겠다.

구강운동조절의 요소(Components of Oral Motor Control)

1. 빨기: 유아는 약한 빨기, 불규칙한 빨기, 빨기, 삼키기, 숨쉬기 패턴의 불협응, 빠는 동안 입술을 다물기 어려울 수 있다(Morris & Klein, 2000; Vergara, 1992). 영양을 제공하는 빨기는 *단순한 빨기(non-nutritive suck)*와 다르게 나타나며, 각 빨기의 리듬은 완전히 다르다(Wolff, 1968).
2. 삼키기: 삼키기가 약하거나 사례가 나타나는 등 비효율적일 수 있다(Morris & Klein, 2000; Vergara, 1993).
3. 물기 반사: 강하거나 약하게 나타날 수 있다. 과도한 물기반사는 스푼이나 음식을 놓지 못하고 강하게 깨물게 된다. 반대로 약한 물기반사는 혀로 음식을 가져가지 못하거나 씹기나 물기가 시작되지 못한다(Morris & Klein, 2000; Case-Smith, 2001).
4. 턱 조절: 턱 조절의 어려움은 볼, 입술, 혀 움직임에 영향을 준다. 턱 조절의 어려움은 턱 다물기의 약화, *턱 내밀기(jaw thrust)*, 긴장성 턱 다물기 등으로 나타난다(Morris & Klein, 2000). 저긴장과 같은 턱의 안정성 저하는 씹기와 컵으로 마시기의 어려움을 야기한다(Case-Smith, 1989). 과긴장성은 턱의 탈구와 같은 문제점을 야기한다(Case-Smith, 1989). 덧붙여서 윗니와 아랫니의 교합이 맞지 않으면 효율적인 물기와 씹기가 이루어질 수 없으며, 수저의 음식을 훑기 위한 입술의 정렬에도 영향을 미칠 것이다(Morris & Klein, 2000; Vergara, 1992).
5. 혀 조절: 혀 조절의 어려움은 혀 내밀기, 오그라들기(retract), 측면 움직임의 제한으로 나타난다. 혀 내밀기는 음식을 제공하면 입술 밖으로 혀를 내미는 반응이 나타나는 것을 말한다. 이는 강한 움직임일 수 있다(Case-Smith, 2001). 새로운 음식이 제공되었을 때 나타나는 혀 내밀기는 정상적인 반응이다. 하지만 이것이 지속적으로 나타난다면 문제가 되며, 음식뿐만 아니라 수저가 입으로 들어오는 것을 어렵게 하여 아동에게 필요한 영양분을 공급하는 데 문제가 될 수 있다. *혀 오그라들기(retract)*는 혀가 구강의 뒤쪽으로 수축된 것을 말한다. 이 때문에 음식물을 입안에서 옮기거나 안전하게 삼키는 데 어려움을 가질 수 있다. 혀의 측면 움직임은 혀의 수평적 움직임을 말한다(Morris & Klein, 2000; Vergara, 1993). 이 움직임은 음식물을 잘게 부수도록 도와준다. 혀와 턱 조절의 협응에 어려움을 가진 아동은 사례의 위험이 높다(Case-Smith, 1989).
6. 입술조절은 젖꼭지 주변을 강하게 다무는 것으로부터 시작된다. 약한 입술 다물기는 우유병의 우유를 입안으로 빨아내기를 어렵게 한다. 입술 다물기가 약한 아동은 수저로 음식을 먹거나 컵으로 마실 때 잘 흘리게 된다. 다른 입술 조절 패턴으로는 빨대로 마시기, 뚜껑 있는 컵으로 마시기, 뚜껑 없는 컵으로 마시기가 있다. 뚜껑 있는 컵과 빨대의 사용 시 입술을 다물어 빨기는 컵으로 마시

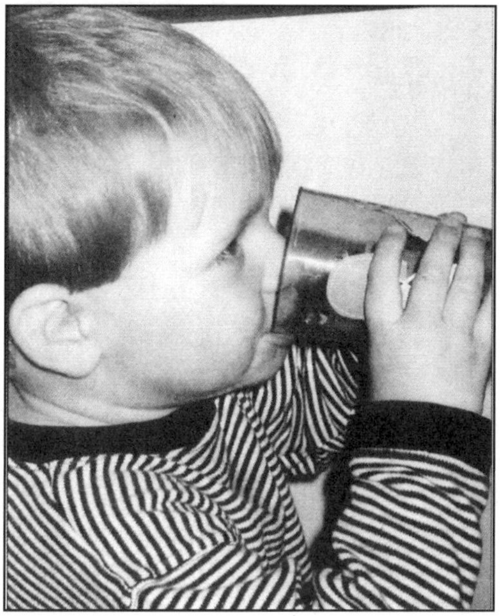

그림 13-3. 성공적으로 컵으로 마시기 위해 입술과 턱, 볼 근육이 사용된다.

기를 위해 선행되어야 한다(Morris & Klein, 2000; Vergara, 1993)(그림 13-3).

부족한 음식섭취 지구력 (Poor Feeding Endurance)

일반적으로 신생아는 3시간 마다 젖을 준다. 유아기는 하루 3번의 식사와 3번의 간식을 먹으며, 학령기 아동은 하루 3번의 식사와 한두 번의 간식을 먹는다. 한 번의 식사와 간식 시간이 30분에서 40분 이상 소요된다면 음식섭취의 문제를 의심해보아야 한다. 아동의 하루 시간 중 대부분이 음식섭취에 소요된다면, 다른 활동에 집중할 수 있는 시간은 줄어들게 된다. 신생아기에는 유아가 깨어 있는 대부분의 시간을 음식섭취에 소비하며 이 시간 동안 탐색이나 사회화를 위한 시간은 거의 없다. 부족한 지구력은 음식섭취의 주된 문제이며 30분 이상의 시간이 소요되는 것을 말한다.

부족한 음식섭취 지구력의 원인 *(Causes of Poor Feeding Endurance)*

1. *구강 근조직계의 약화는 느린 빨기, 비조직화된 빨기를 야기한다.* 빨기 위한 지구력과 근력이 부족하거나 효과적인 혀 움직임의 사용, 씹기 패턴이 어려울 수 있다. 구강의 고유수용성 감각 인식의 저하는 반사적인 구강 메커니즘의 도출을 어렵게 한다(Case-Smith, 1989). 이는 유아기까지 지속될 수 있다.
2. *특히, 조산 아동에게 문제가 나타난다.* 조산 아동에게는 충분한 수면과 영양공급이 필수적으로 필요하다. 조산아는 성장하기 위해 충분한 영양분이 필요하지만, 대부분 구강반사 협응의 어려움과 피로를 문제점으로 가지고 있다(Measel, & Anderson, 1979). 이러한 아동은 식사를 다 끝내기 전에 잠들게 된다. 이런 경우 돌봐주는 사람/부모는 아동이 깨어있도록 유지하고, 깨어 있는 동안 음식을 제공하며, 적은 양의 음식을 좀 더 자주 제공하도록 한다.

보조작업치료사를 위한 설명

캐시는 낮은 근 긴장도와 감각과민을 가지고 태어났다. 음식섭취의 지구력은 출생 시부터 부족했다. 캐시에게 젖을 주기 위해서는 너무 많은 시간과 에너지와 노력이 소요되므로, 엄마는 몇 개월 후 모유수유를 중단했다. 엄마는 젖꼭지의 구멍이 큰 우유병으로 바꾸었다. 음식섭취의 발달시기 동안에도 캐시는 여전히 음식을 다 음식섭취 전에 피곤해했다. 캐시는 조부모와 함께 살고 있었고, 이러한 문제점을 해결하기 위해 다른 가족들이 여러 번 나누어 식사를 제공했다. 캐시는 아침을 아빠와 함께 먹고, 아빠가 회사에 간 뒤는 할머니와 함께 먹었다. 점심은 학교에서 먹고, 두 번의 저녁식사는 삼촌, 부모님과 먹었다. 대가족인 경우에는 스케줄에 따라 식사를 여러 번으로 나누어 먹는 것이 가능하다.

음식의 편식(Refusal of Food)

유아기는 편식이 심한 시기이다. 제공되는 음식의 종류가 무언인가에 따라 먹는 양이 차이가 난다. 이러한 문제를 완화하기 위해 소아과 의사는 부모에게 올바른 식사지도 강연이나 코스에 참가하도록 권유한다. 아동에게 새로운 음식을 주기 전에 미리 그것을 가지고 놀게 한다면 도움이 된다(Birch, 1984). 아동의 편식을 해결하기 위해 불필요한 논쟁을 피하는 현실적인 방안을 고려하고, 아동이 스스로 새롭고 다양한 음식을 먹으려 시도하도록 격려한다(Roberts & Heyman, 2000).

보조작업치료사를 위한 설명

Mennella & Beauchamp(1993)은 유아의 미각에 관한 연구에서 맛과 냄새가 유아의 음식섭취 발달을 돕는다고 보고하였다; 하지만 반복적으로 한 음식만 제공하면, 유아/아동은 그 향과 음식을 거부하게 될 것이다.

표 13-3

구강운동기술의 치료

구강운동기술의 치료는 종종 음식섭취(feeding)와 식사 시간 외에서 시행되기도 한다. 이를 통하여 음식물을 먹어야 하는 강요 없이 새롭게 구강운동의 움직임을 학습하는 동안, 구강 운동의 자극을 참아낼 수 있는 시간을 제공할 수 있다. 아동이 새롭게 익힌 구강운동기술은 음식섭취와 식사 시간에도 보조를 맞추어 통합되며 아동을 편안하게 해줄 것이다.

문제의 일반적인 영역	*문제의 특수한 영역*	*치료전략*
입의 외부	자세취하기 (positioning)	• 아동의 바로 앞에 거울을 두고, 부모/돌봐주는 사람은 아동의 뒤에 앉아 보고 따라하는 활동을 하도록 한다. • 좀 더 어린 아동은 치료사나 부모의 무릎에 앉게 한다; 이 자세는 아동의 팔이 중심선으로 모이게 하고 좀 더 굴곡된 자세를 만들어준다. 또한 구강 활동을 하기에 편안한 자세를 만들어준다(그림 13-4).
	감각 놀이	• 구강의 과민감각을 가지는 아동: 깊은 압박, 일정한 리듬을 가지는 자극 사용 • 구강의 저감각을 가지는 아동: 가벼운 촉각, 불규칙적이고 간헐적인 자극 사용(Ayres, 1979; Case-Smith, 1989) • 생후 1세까지는 얼굴과 입 주변에 부드러운 장난감을 가지고 자극을 주며 놀게 할 수 있다. 아동의 손을 중심선에 모아 유지하여 자발적으로 장난감을 입으로 가져갈 수 있게 한다. • 아동의 얼굴 주변에 뽀뽀하거나 부~하고 진동을 느낄 수 있게 불어줌으로써 자극을 줄 수 있다(머리, 어깨, 무릎, 발 노래를 부르며 아동의 신체 부분을 터치한다). • 얼굴과 입 주변에 다양한 재질의 장난감을 가지고 놀 수 있게 한다. • 향기가 나는 장난감은 구강운동의 인식을 향상시키고 빨기와 삼키기를 촉진한다. • 입을 닦을 때 빠르고 가볍게 두드리며 닦는다. • 가능한 아동이 치료 동안 구강운동자극의 조절을 하도록 한다. 활동적인 근육 움직임은 자동적인 음식섭취 조절을 위한 신경로를 준비한다. *주의점:* 입술과 혀는 신체의 부분 중 가장 민감한 부분이다(Farber, 1982). 감각입력은 몸 전체의 반응이므로 신중히 모니터링 해야 한다.
	구강 구조의 강화: 입과 입술 다물기	• 윗입술에 깊은 압박을 사용한다. • 윗입술은 내려오고 아랫입술은 올라가도록 누른다. • 두 손가락을 코밑 인중 부위에 대고 윗입술이 양 옆으로 펴지도록 빠르게 외전한다. • 손가락 끝으로 입술 주변을 원을 그리며 문지르는 것은 빨기와 입다물기를 촉진시킨다.
	구강 구조의 강화: 턱 조절	• 치료사의 엄지는 아동의 시야를 벗어나 귀밑에 두고, 시지는 턱의 윗부분, 중지는 턱의 아래 부분에 두어 입술과 혀의 움직임을 위한 턱의 안정성을 제공한다.(그림 13-5)
	구강 구조의 강화: 빨기와 삼키기	• 턱 바로 밑의 목 부분을 너무 강하지 않게 문지른다. • 빨기 위해 입을 다물 수 있도록 얼음이나 아이스캔디를 입술에 댄다. • 아동이 젖이나 우유를 빨 때 엄지와 검지를 양 볼에 대어 빨기 패턴을 촉진시킨다.
	구강 구조의 강화: 활동적인 입술 움직임	• 뽀뽀하는 것처럼 입술을 오므린다; 거울을 보며 할 수 있다. • 빨대를 이용하여 불기. 천으로 만든 공을 테이블 끝으로 불어 떨어뜨리기 • 불면 길어지는 장난감 불기. • 뿔모양의 장난감이나 호루라기를 불기. • 우유병 꼭지나 다양한 크기와 형태의 컵을 이용하여 다양한 점도의 액체 마시기. 입술이 닿는 표면을 변화시키는 것은 성공적인 우유병 빨기와 컵으로 마시기를 위한 입 다물기와 흡입을 향상시킨다.

표 13-3 *(계속)*

구강운동기술의 치료

문제의 일반적인 영역	*문제의 특수한 영역*	*치료전략*
입의 내부		• 입안의 놀이를 할 때에는 아동의 감정 상태를 고려해야 한다. • 아동의 참여를 이끌어내기 위해 노래나 주고받는 대화를 사용하는 게임을 한다. • 아동이 장난감이나 물건을 입으로 가져가 물고 노는 것을 허용한다. 이것은 감각적 안정뿐만 아니라 조절을 제공한다. • Ayres(1979)는 다른 사람에 의해 제공되는 촉각보다는 자기 스스로 입력하는 촉각을 더 잘 견딘다고 말하였다. • 아동은 낯선 사람보다는 엄마를 더 편안하게 느낄 것이다. 아동이 작업치료사를 친숙하고 편안하게 느끼지 않는다면, 부모/돌봐주는 사람에게 시행하도록 한다. • 부모/돌봐주는 사람이 아동의 뒤에 앉고 앞에 거울을 제공하는 것은 아동이 보고 모방할 수 있게 한다. • 아동의 앞에 앉아 아동의 입으로 무언가를 가져가는 것은 좀 더 나은 방법이다. • 좀 더 어린 아동은 치료사나 부모의 무릎에 앉게 한다; 이 자세는 아동의 팔이 중심선으로 모이게 하고 좀 더 굴곡된 자세를 만들어준다(그림 13-4).
	감각 자극	• 구강의 과민감각을 가지는 아동: 깊은 압박, 일정한 리듬을 갖는 자극 사용 • 구강의 저감각을 가지는 아동: 가벼운 촉각, 불규칙적이고 간헐적인 자극 사용(Ayres, 1979; Case-Smith, 1989) • 잇몸을 문지르고, 혀의 뒷부분을 자극하고, 입술과 볼을 스트레칭하기 위해 시지를 손수건으로 감아 사용한다. • 입 주변의 감각인식을 향상시키고, 음식의 부스러기를 감소시키기 위해 식사시간 전에 이를 칫솔로 자극한다. 이것은 입 주변의 감각 인식을 향상시키고 효율적인 구강운동조절을 가능하게 한다. 음식맛을 느끼는 것이 줄어들 수 있으므로 치약까지 사용하지는 말아야 한다. • 칫솔이나 장난감을 주스에 담그어 이것을 아동이 맛을 느낄 수 있게 사용할 수 있다. 이것은 식사시간과 다른, 새롭게 음식을 맛을 느낄 기회를 제공한다. • 음식이 있든 없든 아동에게 숟가락을 가지고 놀게 한다. 아동은 완전히 조절할 수 있을 때까지 숟가락을 입으로 가져가 탐색하며 놀 수 있을 것이다. • 맛의 범위를 증가시키고 싶다면 피클, 레몬, 머스타드 등을 음식에 첨가하여 신맛의 강도를 증가시킨다. • 다양한 온도의 장난감과 음식을 제공한다. 얼음 조각이나 아이스캔디는 구강의 인식과 삼킴을 촉진시킨다. • 다양한 재질의 장난감을 입에 가져가서 빨거나 씹도록 한다. 이를 통해 다양한 촉각자극과 구강운동반응을 경험할 수 있다. • 부드럽고, 고무재질도 된 인형의 다리나 팔을 씹도록 하여 입의 촉각자극을 제공한다. • 장난감과 음식의 빨고 씹기는 아동에게 감각자극을 조직화하는 경험을 제공한다(Oetter, Richter, & Frick, 1995). 우리의 몸은 연결되어 있으므로 손, 발, 얼굴의 감각자극에 대한 허용한계는 입 주변의 감각자극에 대한 인내에도 영향을 준다(Ayres, 1979).

표 13-3 *(계속)*

구강운동기술의 치료

문제의 일반적인 영역	*문제의 특수한 영역*	*치료전략*
	구강 구조의 강화: 빨기 *많은 아동이 구강의 과민반응을 보임*	• 근력을 향상시키기 위해 유아가 젖병을 빨 때 부드럽게 앞으로 당긴다. • *비섭식 빨기(non-nutritive sucking)*-고무젖꼭지, 다양한 젖꼭지, 새끼손가락 등을 이용한다. • 비섭식 빨기는 빨기 근육의 강화와 지구력을 향상시킨다. 비섭식 빨기는 섭식 빨기의 강화를 지지하고 촉각 과민성을 줄여준다. • 먹는 동안 빨기의 리듬을 갖도록 도와준다. 부드럽게 젖꼭지를 앞으로 당겨주어 리듬을 만들 수 있다. 하지만 섭식 빨기와 비섭식 빨기의 리듬은 다르다는 것을 기억해야 한다(Wolff 1968). • 빨대로 걸쭉한 쉐이크나 푸딩을 빨도록 한다. • 물병으로 마시게 한다.
	구강 구조의 강화: 씹기	• 노는 동안 장난감을 입에 대고 씹고 빨 수 있도록 한다. • 이가 자란 아동에게는 바삭한 음식을 제공하여 씹기를 유도한다. 길고 가는 과자를 사용한다. • 스크럼블드 에그나 생선은 턱의 위-아래(munching) 움직임을 자극한다. • 길고 가는 치즈, 가늘고 길게 썬 당근, 롤온 과일 스낵을 이용해 씹어 으깨는 움직임을 유도할 수 있다. 말린 과일, 건포도, 과일 스낵 씹기는 씹는 움직임을 촉진시킨다.
	구강 구조의 강화: 혀 움직임	• 막대사탕을 핥아 먹도록 한다. • 과자, 치즈, 젤리 조각 등을 입의 구석에 놓고 아동에게 혀를 이용하여 찾게 한다. • 음식 조각을 잇몸과 볼 사이에 두고 음식을 찾도록 유도하여 혀의 측면 움직임을 촉진시킨다. • 혀의 움츠림(retraction)이 강하다면, 손가락, 작은 스푼, 칫솔을 이용하여 혀의 뒤에서 앞으로 움직이며 눌러준다. 이는 음식을 먹기 전에 시행하도록 한다. • 혀 내밀기가 나타난다면, 혀의 앞 1/3 지점의 중간에 숟가락의 움푹한 부분을 대고 앞에서 뒤로 부드럽게 눌러준다. • 건포도나 시리얼 조각을 아래 입술과 잇몸 사이에 두고 아동에게 입 밖으로 꺼내도록 한다. 땅콩버터와 같은 음식을 사용할 수도 있다. • 과자 조각을 아동의 입술에 두고 입술만을 사용하여 입 안으로 가져가도록 한다. • 치료사의 손을 이용해 아동 볼의 여러 부분을 가리키면, 아동은 혀를 이용해 손가락의 위치를 따라 움직이도록 한다.

새롭거나 다른 질감의 음식을 제공할 때 대부분의 아동은 음식을 거부한다. 편식의 원인과 이유가 무언인지 결정하기 위해 평가를 시행하고 적절한 치료 접근법을 선택한다. 치료적 접근은 아동이 좀 더 다양한 음식의 질감과 맛을 경험하기 위한 치료적 목적과 함께 필요한 영양분과 음식물 수용의 균형을 이루어야 한다. 아동이 수용할 수 있는 범위 이상의 맛과 질감을 제공한다면 오히려 편식이 심해질 수 있다. 편식을 줄이기 위해 영양섭취량을 줄일 수는 없다(Case-Smith, 1989). 이러한 문제는 음식섭취 프로그램을 세우기 전에 돌봐주는 사람/부모와 함께 신중히 고려해야 한다.

새롭거나 다른 음식 질감 거부의 이유
(Reason for Refusal of New and Different Textured Foods)

1. *구강운동조절의 부족과 협응 이상*: 다양한 재질의 음식

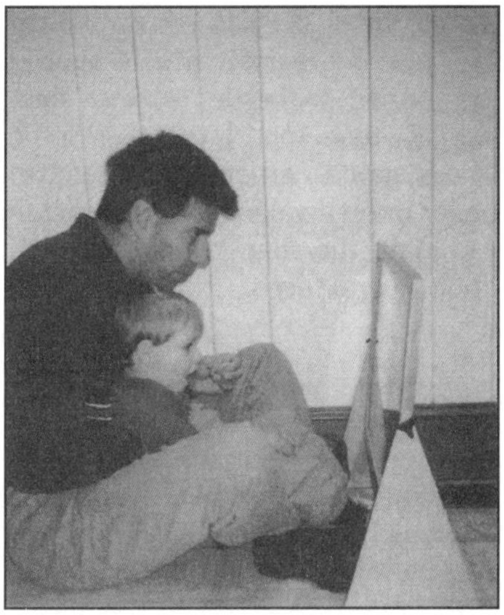

그림 13-4. 거울 앞에 앉는 것은 눈 맞춤과 구강운동 놀이를 위해 필요한 도움을 제공한다.

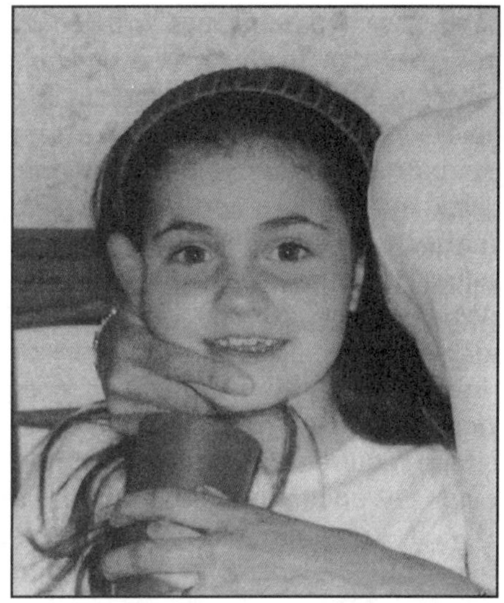

그림 13-5. 턱의 안정감 제공은 향상된 입의 조절을 할 수 있게 한다.

을 안전하게 씹고 삼키는 구강 매커니즘이 부족한 아동에게 나타난다(Morris & Klein, 2000). 안전하고 효율적인 씹기와 삼키기가 부족하다면, 편식은 사래 걸리지 않고 음식을 안전하게 섭취할 수 있도록 하는 방법이기 때문이다.

2. *음식 질감이나 맛의 과민감각*: 구강감각이 민감한 아동은 증가된 근 긴장도와 입술 수축(lip retraction, 입술 다물기와 벌리기를 어렵게 함), 물기반사, 혀내밀기반사와 같은 비정상적인 구강운동조절을 보인다(Case-Smith, 1989; Morris & Klein, 2000). 과민감각을 가진 아동은 새롭거나 강한 질감이나 맛의 음식을 제공했을 때, 구토반사가 나타날 수 있다. 구강감각 과민을 보이는 아동은 음식섭취(feeding)의 문제를 가진다(Mueller, 1972). 치료는 체계적이고 전체적인 관점으로 이루어져야 한다(12장 참고 : 감각통합의 소개).
3. *음식 질감이나 맛의 저감각*: 구강 저감각을 보이는 아동은 정확한 구강운동 조절이 어렵다. 입안에서 음식을 옮기기 위한 패턴을 효율적으로 사용하지 못하고, 감소된 근 긴장도와 허약함이 씹기와 삼키기를 어렵게 한다. 때문에 음식의 재질에 따라 사래의 위험이 높아진다. 구강의 저감각을 보이는 아동은 먹는 시간이 오래 걸리므로 영양부족의 위험이 높고, 적절하게 씹기 힘들기 때문에 재질에 따른 편식이 심하며 먹는 것에 특별한 관심이 없어 보일 수 있다(Case-Smith, 1989; Morris & Klein, 2000).
4. *제한된 요리 품목*: 자폐스팩트럼 장애를 가진 아동은 주로 먹는 음식의 종류가 제한적이다. Morris와 Klein(2000)는 이러한 아동이 구강에서 받아들이는 감각정보의 양을 조절하는 것이 어렵고 "감각입력의 제한(p. 673)"이 있다고 설명하였다. 이러한 문제를 가진 아동은 부드럽고 흰색의 음식을 즐긴다; 감자, 빵, 치즈, 요거트, 감자칩, 후렌치후라이(표 13-3), 몇몇의 크래커. 음식을 음식섭취 전에 입 주변의 민감성을 줄여주는 활동을 통해 촉각의 과민을 줄일 수 있고 새로운 음식섭취를 위한 시도를 증가시킬 수 있다(Quill, 1995).

음식섭취와 관련된 행동적 문제 (Behavior Problems Related to Feeding)

많은 아동이 발달과정에 있어 음식섭취와 관련된 식사활동에서 행동적인 문제를 보인다. 유아기는 음식을 가지고 놀거나 만지고 싶어한다. 유아기는 놀이에 빠져 식탁에 앉기를 거부하기도 한다. 아동이 음식 먹기를 원하지 않는다면, 돌봐주는 사람/부모가 아동을 따라다니며 음식을 주는 행동은 하지 말아야 한다. 비슷한 문제는 아동기까지 확대되어 나타날 수 있다. 이 시기에는 의사소통기술의 어려움, 구강운동기술의 저하, 감각처리의 문제가 원인이 된다.

음식섭취(feeding)에 어려움을 갖는 아동은 많은 감정적 문제를 보인다(Harris, 1986). 돌봐주는 사람/부모가 영양섭취의 문제를 가장 걱정해서 최후의 방안으로 튜브를 삽입하게 되었다면, 이 아동은 먹는 행위 자체를 흥미롭거나 즐겁게 느끼지 못한다. 또한 배고픔과 먹는 것을 연결하지 못해서 언제, 무엇을, 얼마나 자주 원하는지에 대한 단서를 주지 못한다. 즉, 이 아동은 음식섭취와 관련한 요구와 필요성의 적절한 의사소통을 사용하지 못하는 것이다. 식사시간은 음식섭취의 시간일 뿐만 아니라, 아동과 부모가 상호작용하는 즐거운 놀이시간으로 전환되어야 한다.

음식섭취 동안 저항적 행동을 보이는 아동은 아래의 문제를 보이기도 한다.

1. *의사소통(communication)*: 의사소통에 문제를 지닌 아동은 자신이 무엇을 원하는지에 대해 표현하는 것이 힘들다. 음식 그림으로 만들어진 의사소통판을 이용해서 자신이 먹고 싶은 음식을 가리키거나 자신이 먹고 싶은 음식을 쳐다보게 하여 표현하는 방법을 가르쳐준다.
2. *단서 이해(cue reading)*: 운동능력의 저하, 언어기술의 지연, 신체인식의 저하를 갖는 아동은 언어적, 비언어적 의사소통능력이 부족하다. 종종 언어적 단서는 이해할 수 없으나 비언어적 단서를 이해할 수 있는 경우가 있다. 이는 언어 발달이 이루어지지 않은 신생아나 말하기와 언어능력에 지연이 있는 아동에게 나타난다. 예를 들면, 아동이 입을 벌리지 않거나 머리를 돌리면 배가 부르다는 의미이고, 입을 벌리거나 스푼과 컵을 쳐다보면 더 먹고 싶다는 의미로 해석할 수 있다(Robert, & Heyman, 2000). 만약 아동의 비언어적 표현이 적절하게 받아들여지지 않는다면, 과장되게 표현하거나 기분이 나빠지거나 먹는 것을 거부하기도 한다(DeGangi, 2000). 이런 아동은 자신의 의견을 강하게 표현하고, 부모의 빠른 반응을 유도하기 위해 구토나 헛구역질을 의사소통의 한 방법으로 사용하기도 한다. 돌봐주는 사람/부모는 성공적인 식사를 위해 아동이 보내는 신호의 의미를 기술적으로 파악할 수 있어야 한다(DeGangi, 2000).
3. *변화(transition)*: 몇몇의 아동은 음식섭취와 식사시간의 변화를 받아들이기 어려워 한다. 우유병 사용에서 컵으로 마시기, 유동식에서 고체음식 음식섭취, 한 종류의 스푼 사용에서 다양한 재질의(플라스틱, 철재) 도구 사용하기 등은 아동에게 큰 변화로 다가온다. 이러한 변화의 어려움은 편안하지 않기 때문이다. 아동은 자신이 최근에 경험한 음식섭취 방식이 가장 편안하다고 생각한다. 감각처리의 어려움을 갖는 아동은 경미한 맛과 재질의 변화에도 민감한 반응을 보인다. 운동계획의 어려움을 갖는 아동은 달라진 컵의 형태에 따라 새롭게 운동계획을 세우는 것을 어려워한다. 운동조절의 어려움을 갖는 아동은 스푼을 사용하기 위해 새로운 방법이 필요할 수 있다. 식사시간 동안의 아동의 부정적 행동을 완화하기 위해서는 돌봐주는 사람/부모뿐만 아니라, 팀 접근을 통한 고안과 유연성이 필요하다.

되풀이 되는 구토반사와 딸꾹질 (Repeated Gagging and Hiccupping)

어린 아동은 종종 식사시간에 딸꾹질을 하며 이는 정상적인 반응이다. 하지만 나이가 많은 아동이 식사시간 동안 규칙적으로 딸꾹질을 한다면 고려해보아야 한다. 딸꾹질은 음식을 삼키는 동안 너무 많은 공기가 유입되었을 때 나타난다. 공기가 일시적으로 위에 유입되므로 음식섭취를 방해하고 구토를 유발하기도 한다.

8개월에서 10개월까지의 유아가 우유를 토하는 것은 정상적인 반응이다. 이는 액체 음식에서 고체음식으로 교체되면 자연스럽게 줄어들게 된다. 새로운 재질, 강하거나 선호하지 않는 음식을 제공하였을 때 나타나는 구토반사는 크게 염려할 필요가 없다. 하지만 아동기에 씹기의 문제로 음식을 작은 조각으로 나누지 못해 나타나는 구토반사, 구토반사의 과잉반응, 비언어적 의사소통 방법으로 사용하는 구토반사는 문제로 인식하여야 한다(Morris & Klein, 2000).

음식섭취 동안 혹은 먹은 후의 구토 (Vomiting After or During a Feeding)

아동이 음식을 먹은 직후, 음식을 먹는 동안 토한다면 폐색이나 신체적 문제가 없는지 의학적 진단을 받아야 한다. 위식도 역류(gastroesophageal reflux)는 보통 구토의 원인이 된다. 위식도 역류는 위의 내용물이 식도와 인두로 역류하는 것을 말한다. 위식도 역류는 보통 유아에게는 흔하게 나타난다. 하지만 아동에게는 체중감소, 식도 염증, 흡인의 위험이 나타나므로 중재가 필요하다(Morris & Klein, 2000). 위식도 역류와 호흡성 질환은 상관관계가 있으며, 음식을 먹은 직후 한 시간 동안은 눕지 말고 똑바로 앉은 자세를 유지하도록 한다(Wolf & Glass, 1992). 아기 침대 매트리스의 머리 부분을 올려주거나, 카시트에 앉아 낮잠을 재우는 것은 똑바른 자세를 유지할 수 있는 좋은 방법이다. 위식도 역류가 나타나는 아동에게는 약물의 처방도 필요하다(Morris & Klein, 2000; Wolf & Glass, 1992).

감각과민을 갖는 아동은 감각의 강도가 크게 느껴지기 때문에 식사동안 또는 식사 후에 토하거나 구토 반사가 나타날 수 있다. 토하거나 헛구역질 하는 것을 부모에게 의사소통하는 방법으로 사용할 수 있다(Morris & Klein, 2000). "배가 많이 불러요", "이 음식은 음식섭취 싫어요", "먹는 것이 불쾌해요", "나를 바라보고 이야기 해줘요" 등의 의미로 나타날 수 있다. 행동적으로 부모의 반응을 요구하거나, 배부름을 표현하는 비언어적 의사소통 방법의 한 형태로 구토하는 것을 사용한다.

음식섭취 튜브를 사용하는 아동 (Child on a Feeding Tube)

비구강 섭식은 아동이 입으로 음식을 먹지 못하거나 구강 섭식만으로는 필요한 영양섭취를 할 수 없을 때 적용된다. 임신 33주에서 36주 사이의 조산아는 안전한 구강섭식을 위한 구강 반사가 나타나지 않을 수 있다(Wolff, 1968). 이 경우 출생 시부터 튜브를 이용하여 섭식하며 이는 스스로 먹는 방법을 배울 수 있을 때까지 이어진다. 구강반사의 협응과 구강 근조직에 문제로 안전한 삼키기가 어려운 신경계통의 문제를 갖는 아동, 빨기와 삼키기의 힘이 부족한 호흡계통과 심장계통의 문제를 갖는 아동, 감각과민을 갖는 아동은 구강 섭식이 어려워 튜브 섭식이 필요할 수 있다(Morris & Klein, 2000; Wolf & Glass, 1992).

비위관 튜브(nasal-gastric tube, NG-tube)는 영양섭취량을 증가시키기 위한 일시적이고 단기적인 방법으로 사용된다. 이것은 코와 위를 연결한다. 비위관 튜브는 튜브를 고정하기 위해 얼굴에 테이프를 부착해야 하고, 코의 안쪽에 튜브가 지나가므로 매우 불편함을 느끼게 한다. 위관 튜브(gastric-tube, G-tube)는 장기적이고 영속적인 방법이다. 위관 튜브를 삽입하기 위해서는 최소한의 수술이 필요하다. 위관 튜브는 위에 삽입되며 위식도 역류가 문제 시 되는 아동에게 적용하기도 한다. 튜브의 끝은 버튼이 있어 음식을 줄 때는 열고 닫을 수 있다(Morris & Klein, 2000; Wolf & Glass, 1992).

Morris와 Klein(2000)은 과거에 튜브로 섭식을 했었던 많은 아동이 구강 섭식에 부정적인 경험을 갖게 된다고 기술했다. 입 주변의 반사는 과민 반응을 보이고 음식섭취 시 감각은 극도로 예민해져 있으므로 입으로 음식을 가져갈 때도 신중해야 한다. 의학적 문제를 가지고 출생한 아동은 입 주변에 무언가를 가져가면 회피반응과 부정적인 반응을 보이거나, 무언가가 닿는 것을 싫어할 수 있다(Wolf & Glass, 1992). 비위관 튜브를 사용하는 아동은 코 안에 튜브가 지나가고 있으며 시기마다 튜브를 교체해야 한다. 튜브가 코 안쪽을 지나 식도로 연결되는 느낌은 매우 불쾌할 것이며, 염증이 생길 수도 있다. 덧붙여 과거에 질식을 경험했었던 아동은 이를 아주 어린 시기에 경험했을지라도 기억에 남아있을 수 있다(Morris & Klein, 2000).

Morris와 Klein(2000)은 섭식의 평가 시 고려하여야 하는 내용으로 튜브로 섭식을 하는 아동의 잠재적인 문제점을 언급하였다. 튜브로 섭식을 하는 아동은 이미 섭식의 문제가 드러나 있다. 그러므로 작업치료의 목표는 튜브 섭식에서 구강섭식으로 변화되어야 한다. 반면에 튜브로 섭식을 하는 아동의 음식섭취 문제는 초기의 감각경험과 관련하여 나타나며, 구강운동조절의 감소, 음식섭취를 회피하려는 행동이 나타난다.

튜브 섭식에서 구강섭식으로 이행되는 과정에 있는 아동은 공복을 느끼게 될지도 모른다. 그러므로 하루 세 번 모두 구강섭식을 하지 않고 저녁은 튜브섭식을 한다. 배고픔이 없다면 아동의 자발적인 음식섭취의 동기가 줄어들게 된다. 튜브섭식에서 구강섭식으로 이행되는 시기에는 구강섭식과 튜브섭식을 함께 적용함으로써 일반적인 음식섭취 행동을 위한 패턴을 형성해간다. 실질적으로 조산아는 튜브 섭식을 하는 동안에 빨기가 어려워도 최대한 빨리 우유병을 빨도록 한다(Measel & Anderson, 1979). 어떤 아동에게는 구강섭식의 동기를 이끌어내기 위한 목적으로 아침에 공복감을 느낄 수 있도록 저녁에 일찍 식사를 하게 한다. 소아과 의사는 튜브섭식 방법의 변화와 튜브섭식에서 구강섭식으로 이행을 결정하는 역할을 담당한다.

흡인(Aspiration)

흡인의 신호는 음식섭취와 마시기 직후 또는 동안에 나타나는 구토반사와 질식, 젖은 목소리, 침 삼킴의 어려움, 종종 나타나는 호흡계통의 감염이다(Geyer & McGowan, 1995;

Wolf & Glass, 1992). 앞서 언급했던 바와 같이 흡인은 임상적 평가를 통해 항상 발견할 수 있는 것이 아니다. 드러나지 않은 흡인은 *비디오 투시조영 연하검사(video fluoroscopic swallow study)*를 시행하여 원인과 치료를 위한 정보를 알아낼 수 있다(Zerilli, Stefans, & Dipietro, 1990).

불분명한 조음(Decreased Articulation)

단어의 분명하고 정확한 발음은 혀와 입술 움직임의 협응, 순서, 타이밍이 필요하다. 적절한 호흡은 음조와 음량의 조절, 단어 발성의 적절한 길이를 가능하게 한다. 음식을 입안으로 넣기 위해 혀는 입 주변의 음식으로 이동하고, 삼킴을 위해 음식물을 뒤로 보낸다. 섭식을 위한 구강 움직임 패턴과 소리를 내기 위한 구강 움직임 패턴은 유사하다(Morris & Klein, 2000).

감독(Supervision)

미국작업치료협회에 작업치료사와 보조작업치료사의 기본적인 권한(능력)을 정의하였다(AOTA, 2000). 구강운동과 음식섭취의 문제를 가진 아동을 치료하기 위해서는 기초적인 권한을 포함하는 부가적인 트레이닝이 필요하다. 예를 들면, 의학적으로 약하거나, 의료적 기기에 의존하고 있는 아동의 치료를 위해서는 특별한 트레이닝이 요구된다. 모든 작업치료사는 자신의 능력의 단계를 인지하고 적절한 추가적인 트레이닝을 받아야 한다(AOTA, 1993). 섭식에 문제를 가진 아동의 치료적용 시 보조작업치료사는 개별적인 전문적 지식 단계, 아동에게 제공하는 서비스의 종류, 가이드라인의 유연성과 상태에 따라 감독이 필요하다.

효과적인 치료 프로그램을 적용하고 발전시키기 위해서는 작업치료사의 감독 하에 보조작업치료사와 함께 일한다. 구강운동과 음식섭취의 문제를 가진 아동을 위한 치료적 접근 시 보조작업치료사의 감독 모델을 다음에 소개하였다.

a) 보조작업치료사는 작업치료사가 섭식의 계획을 세우는 것을 관찰한다. 작업치료사는 치료계획을 수정하고 적용하며 보조작업치료사는 치료 프로그램이 적용되기 이전에 아동이 편안한 상태를 유지하도록 도와준다.
b) 작업치료사는 최소한 일주일에 한 번 아동의 음식섭취 계획을 점검하고 아동의 현재 상황에 대해 파악한다.
c) 보조작업치료사는 작업치료 세션을 촬영하고 촬영한 내용을 돌봐주는 사람/부모와 공유한다. 비디오 촬영 전에 돌봐주는 사람/부모에게 동의를 구한다.

구강운동과 음식섭취의 문제를 가진 아동의 치료를 위한 다양한 감독 모델을 발전시키기 위해서는 작업치료사와 보조작업치료사의 전문적 책임성과 서로간의 효율적인 의사소통이 필요하다(Clark, 1993, p. 54). 이를 통해 치료 서비스의 협력과 적합성, 안전한 적용이 이루어질 수 있다.

구강운동 음식섭취 기술의 평가
(Assessment of Oral Motor Feeding Skills)

영아의 음식섭취 평가는 영아가 어떻게 음식을 먹느냐에 기초하여 빨기에 초점을 맞추어야 한다(Wolf & Glass, 1992). 유아기는 구강운동 구조의 감각 인식과 조절, 혼자 음식섭취 기술의 협응 능력을 복합적으로 평가한다. 유아기 아동에게는 구강운동능력보다 혼자 음식섭취 기술이 더 중요하므로 혼자 음식섭취 기술에 집중하여야 한다. 5세 아동의 평가 시에는 고기를 씹는 능력보다는 도시락의 뚜껑을 열 수 있는지, 숟가락을 어떻게 사용하는지에 초점을 맞추어 평가한다.

보조작업치료사를 위한 설명

아동의 입 주변을 접촉할 경우에는 반드시 폴리글러브를 착용하여 감염을 예방한다.

구강운동과 음식섭취의 문제의 평가는 다음의 내용을 포함한다.

- *의학적 과거력*: 과거에 경험한 알레르기반응, 의학적 합병증을 알아본다.
- *부모/돌봐주는 사람 인터뷰*: 섭식에 대한 과거의 정보를 얻기 위함이다. 음식섭취와 관련된 체크리스트, 구조화된 형식의 설문지를 돌봐주는 사람/부모에게 작성하도록 한다. 체크리스트는 문제가 되는 영역, 시도하고 있는 음식섭취 전략, 아동이 싫어하거나 좋아하는 음식의 맛이나 질감, 어떻게 음식을 준비하고 조리하는지, 특수한 장비를 사용하는지, 유동식과 고체식의 평균적 섭취량에 대한 질문으로 구성한다.
- *관찰*: 돌봐주는 사람/부모가 아동에게 음식을 먹이는 과

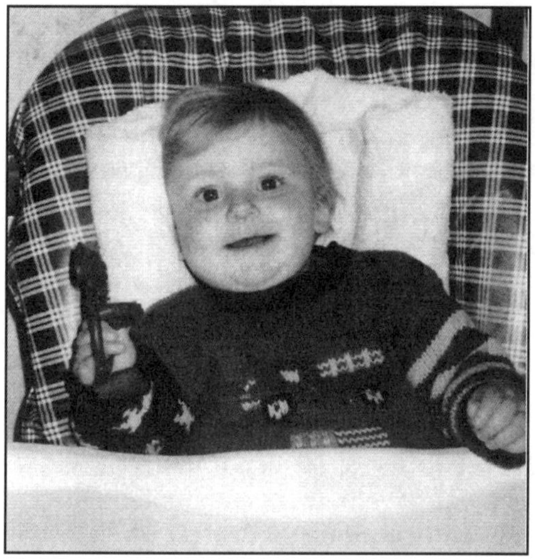

그림 13-6. 돌돌 말은 수건으로 아동의 앉은 자세에서 측면의 지지를 제공할 수 있다.

정을 관찰하는 것은 매우 중요하다. 아동/유아의 자세, 음식의 질감, 음식의 종류, 먹는 시간으로 아동의 가능성을 파악할 수 있다. 학령기 아동일 경우에는 식사시간 동안 선생님이나 부모의 도움을 받는 정도를 관찰한다. 음식섭취의 행동은 환경/상황에 의존하여 다르게 나타난다.

- *구강운동조절과 반사의 통합, 구조화된 평가와 정상적인 구강운동 발달의 이정표(milestones)*: 음식섭취에 영향을 주는 신경근육의 기능을 결정하기 위해 평가한다. 구강-운동/섭식 평가(Oral-Motor/Feeding Rating Scale)(Jelm, 1990)는 1세부터 어른까지 적용가능하다. 이 평가는 섭식 기능과 관련된 구강운동/섭식 패턴에 대해 평가한다.
- *감각운동 처리*: The Sensory Profile(Dunn, 1999)은 3~10세, the Infant/Toddler Sensory Profile(Dunn, 2002)는 출생 시부터 36개월 아동의 구강운동 민감성을 알아볼 수 있다. Likert scale checklist는 돌봐주는 사람/부모가 작성하는 감각처리의 평가이다.

돌봐주는 사람/부모는 아동/유아의 섭식 문제에 관해서 이야기하거나 인정하는 것을 달가워하지 않는다. 그러므로 돌봐주는 사람/부모와 첫 대면에서는 섭식과 관련된 질문지를 작성하게 하거나, 돌봐주는 사람/부모가 아동에게 음식을 먹이는 과정을 관찰하도록 한다. 이는 돌봐주는 사람/부모를 위한 감정적 배려이다. Wolf와 Glass(1992)는 양육에 대한 엄마의 자신감은 유아의 섭식과 직접적으로 연관된다고 설명하였다. 이는 감정적이고 개인적인 경험이고 민감한 사항이므로 작업치료사는 이러한 사항을 평가 시 고려해야 한다(표 13-3).

음식섭취를 위한 준비
(Getting Ready for Feeding)

자세취하기(Positioning)

아동은 가장 효과적인 빨기와 삼키기 패턴을 사용하기 위해서 똑바른 자세를 유지할 수 있어야 한다. 특히 턱 당기기(chin tuck), 목의 신장, 대칭적인 몸통의 위치가 중요하다(Case-Smith, 1989). 똑바른 자세는 팔의 움직임을 원활하게 해서 혼자 음식섭취에도 도움이 되며, 돌봐주는 사람/부모와 음식을 응시하는 능력도 향상시킨다.

혼자 음식섭취를 수행하기 위해서, 아동은 머리의 약한 굽힘, 엉덩관절 굽힘, 신체의 중심과 입으로 손을 가져가는 능력이 필요하다. 아동은 움직이는 동안 편안함을 느껴야 하고 무엇보다도 안전해야 한다. 나이가 든 아동은 앉을 때 바닥에 발이 닿게 하고, 엉덩관절은 90° 굽힘, 테이블이나 트레이의 높이는 팔꿈치보다 1~2 인치 높아야 한다. 아동에게 추가적인 지지가 필요하다면, 의자의 옆을 수건으로 채워주거나 팔걸이나 트레이를 사용하도록 한다. 머리조절이 어렵다면 의자의 등받이를 뒤로 기울여 약간 기댈 수 있도록 한다. 시중에 판매하는 의자 중에서도 기울기 조절이 가능한 것을 사용한다(11장 참고 : 아동의 자세).

보조작업치료사를 위한 설명

몸집이 작은 아동에게는 큰 목욕 수건을 말아서 의자의 옆에 대어준다. 측면에 지지를 적용할 때에는 상지의 움직임과 자발적인 머리 조절을 제한하지 않도록 한다(그림 13-6).

적절한 자세취하기는 유아와 아동의 자세 긴장도에 의존한다(Walker & Gorga, 1992). 자세 정렬의 유지는 호흡, 구강-인두 조절, 전체적인 운동 기능을 위해 필수적이다(Geyer & McGowan, 1995). 좋은 자세취하기는 몸통, 머리, 팔 움직임의 제한이 없이 보조하는 기술이 필요하다.

의식의 조절(State Regulation)

아동은 섭식과 구강운동 세션에 앞서 깨어있고, 각성되고,

편안한 상태를 유지할 수 있어야 한다. 음식섭취에 문제를 가진 아동은 종종 자기조절력(self-regulation)이 저하되거나, 음식섭취를 위한 준비 신호를 파악하지 못하거나, 새로운 재질과 질식의 공포를 가지고 있으며, 구강근의 성공적인 협응을 위해 너무 많은 에너지를 소비한다. 아동이 식사시간 동안 초조해하거나 스트레스를 받는다면, 성공적인 음식섭취를 수행할 수 없다. 이런 상황에서 음식섭취의 문제를 가진 아동이 음식을 먹는다는 것은 매우 힘든 일이며, 아동은 먹는 것을 거부할 수도 있다. 울고 있는 아동에게 음식을 먹이기 위해 유혹하는 것도 매우 힘든 일이다. 스푼 위의 음식을 입으로 넣기 위해 필요한 입의 위치를 생각해보자. 입술을 벌려 길게 내밀고, 혀는 앞으로 향해 오목하게 만든다. 반면에 아동이 울 때, 입술은 편평해지고 혀는 뒤로 향해 아치 모양을 만든다. 이 경우에 음식을 입안으로 가져갈 수는 있으나 성공적인 먹기/혼자 먹기를 성취하기 위한 입 뒤로 음식물 이동하기, 계획적이고 조절된 삼키기는 수행하기 어려울 것이다. 게다가 아동이 울 때 음식을 주면 질식의 위험이 높아진다.

보조작업치료사를 위한 설명

느껴보기:
머리를 뒤로 젖히고 입술을 당긴다.
음식이나 우유병을 빨기를 해보자.
삼키려 시도해보자.

음식섭취 고려할 사항
(Things to Keep in Mind When Feeding)

- 유아들은 우유를 먹을 때 종종 기침을 한다. 기침 시 공기의 압력과 근육의 힘은 삼킴과 관련된다.
- 어쩌다 한 번 사래에 걸리는 것은 괜찮다. 힘들어하는 신호가 보이면, 먹이는 것을 중단한다. 조산아는 음식섭취를 위해 과도한 에너지를 사용하므로 사래에 걸리는 경우가 많다(Wolf & Glass, 1992). 먹는 동안 최소한의 에너지를 소비하는 것도 중요하다. 감각처리에 문제를 갖는 아동은 새로운 질감과 맛에 신경을 쓰게 되고 호흡이 증가한다. 새로운 학습이 완성되지 않은 경우 공포는 증가하게 된다.
- 아동은 식사시간 전에 배고픔을 느껴야 한다. 섭식에 문제를 갖는 아동은 세 번의 식사를 하지 않거나 불규칙한 간격으로 식사를 하기 때문에 일반적으로 식사시간에 배고픔을 느끼지 못한다. 튜브섭식을 하거나 여러 번 나누어 식사를 하는 아동은 배고픔을 경험하지 못한다. 튜브섭식을 하는 아동에게는 시간을 지연시키거나 식사시간을 건너뛰어야 한다. 이 경우 돌봐주는 사람과 소아과 의사의 모니터링과 지원이 필요하다.
- 튜브섭식 시간 동안 제공하는 구강자극은 구강운동 활동과 함께 배고픔과 먹는 것의 연결을 돕는다(Satter, 1992).
- 유아와 어린 아동의 신호를 잘 살펴라(Satter, 1992). 아동의 신호와 단서는 아동기 초기의 의사소통이다. 자신이 원하는 것이 무엇이고 언제인지 정확히 표현하는 아동은 새로운 음식이나 섭취하기 힘든 음식과 질감을 쉽게 받아들이는 경향이 있다. 식사시간 동안 아동의 얼굴 표정을 통해 그들이 원하는 것과 요구를 파악할 수 있다.

식사 시간을 위한 음식 준비
(Preparation of Food for Meal Time)

혀의 움직임은 쌀로 만든 씨리얼과 같이 부드러운 고체 음식을 먹을 때 증가한다. 이러한 음식은 일반적으로 4개월에서 6개월 사이에 접하게 된다(Knight & Lumley, 1985). 걸쭉하고(thicker) 농도가 짙은 음식은 묽은(thinner) 음식보다 입안에서 조절이 더 쉽다. 고체 음식의 감각정보가 입 안에서의 위치를 더 잘 알 수 있게 한다. 걸쭉하고 농도가 짙은 음식은 묽은 음식에 비해 적은 운동조절력이 요구된다. 으깬 감자, 오트밀, 진한 주스, 요거트는 걸쭉한 음식의 대표적인 예이다. 이러한 음식은 뭉쳐져 있기 때문에 혀의 옆이나 아래로 이탈하는 경우가 적고, 삼킴을 위해 혀 뒤로 이동하기 쉽다. 차가운 음식과 실온의 음식은 뜨거운 음식에 비해 입안에서 잘 조절되고 뭉쳐지기 쉽다. 하지만 너무 점성이 강한 음식은 음식섭취를 위해 많은 에너지가 소비된다; 땅콩버터를 삼키기 위해 혀 뒤로 이동시켰다가 다시 뱉으려 하면, 많은 에너지가 요구됨을 알 수 있다.

쉽게 피로를 느끼는 아동에게 걸쭉한 음식을 줄 때에는 모니터링 해야 한다. 고체와 액체 상태의 음식을 함께 주는 것은 피한다. 야채 스프, 우유에 탄 시리얼, 과일 젤리가 대표적인 예이다. 고체와 액체상태의 음식을 함께 주면 아동은 액체에서 고체를 분리하고, 액체는 삼키고, 고체 음식은 씹어야 하는 등 고난이도의 구강운동조절이 요구된다.

근 긴장도가 증가된 아동은 몇몇 음식의 맛과 질감, 상태에 과민반응을 보일 수 있다. 특별한 맛과 질감에 구강반사가 과잉자극 되거나 원하지 않는 과도한 구강운동 매커니즘이 나타날 수 있다. 근 긴장도가 감소된 아동은 자극의 지연과 반사의 저반응으로 인해 좀더 다양한 맛의 음식을 제공할 수 있다는 이점이 있다.

식사시간(Meal Time)

아동이 식사시간에 자발적으로 참여하도록 하는 것은 매우 중요하다. 아동의 자발적이고, 자기-시작적(self-initiation) 움직임은 새로운 학습과 좀더 효율적인 운동조절과 감각처리를 가능하게 한다. 아동이 음식을 음식섭취 전에 음식섭취 환경에 대해 고려해보아야 한다. 소음이나 어지럽혀진 방은 아닌가? 친구 그룹과 함께 또는 텔레비전을 보거나 음악을 들으며 먹게 할 것인가? 접시에 제공할 것인지 손으로 잡고 입으로 베어 먹게 할 것인가(Morris & Klein 2000)? 즉, 환경변화의 목적은 아동이 먹는 것에 집중할 수 있도록 하기 위함이다(Case-Smith, 1989).

돌봐주는 사람/부모의 식사시간에 대한 가치를 존중한다. 각 가정은 식사시간의 예절, 규칙, 기대사항을 가지고 있다. 어떤 가정은 고체 음식을 더 선호하고 어떤 가정은 어른과 아동이 따로 음식을 먹는다(DeGangi, 2000). 즉, 가족/돌봐주는 사람은 소아과 의사와 영양사의 조언을 통해 부모가 원하는 음식과 아동이 먹을 수 있는 음식의 균형을 유지해야 한다. 작업치료사는 가족이 함께 모여 즐겁고 성공적인 식사시간을 갖도록 도와준다.

보조작업치료사를 위한 설명

느껴보기:
다른 사람이 음식을 먹여주거나 양치질을 해주도록 한다. 먹여주는 사람은 도구를 입 근처로 가져가기 전에 당신을 준비시키는가? 그는 입 주변 어디에 숟가락을 위치시켰는가? 그 위치는 당신이 원하는 위치가 맞는가에 집중해보자. 당신이 알지 못하거나 신뢰할 수 없는 사람이 음식을 먹여준다고 생각해보자. 이 방법을 통해 당신이 아동에게 제공하는 테크닉에 대한 피드백을 얻을 수 있을 것이다.

표 13-4에 올바른 식사시간 경험의 기회를 제공할 수 있는 방안을 제시하였다.

구강운동/음식섭취 치료 그룹 (Oral Motor / Feeding Therapy Groups)

그룹치료는 편식이 심한 아동에게는 효과적인 치료법이다. 아동은 옆 친구의 점심 도시락이나 간식을 보며 다양한 음식을 경험하게 될 것이다. 각 아동이 집에서 가져온 음식은 맛, 질감, 냄새에 관심을 가지도록 한다. 그룹 활동 시 새로운 음식을 먹게 강요하지 않는다. Robert와 Heyman(2000)는 건강한 식단을 위해 아동의 고집을 꺾는 것이 매우 중요하다고 주장한다. 하지만 그룹 활동은 아동에게 새로운 음식을 안전하고 자연스러운 세팅에서 접할 수 있게 한다.

치료 그룹은 음식을 음식섭취 보다는 음식을 자연스럽게 노출하는 것이다. 음식을 이용한 미술활동, 요리하기, 요리와 관련된 책 읽기, 음식 게임 등은 음식이 아닌 활동을 강조하고 자연스럽게 다양한 음식을 노출한다. 음식으로 장기말을 만들고, 게임을 하고, 활동이 끝난 후 아동은 거부감 없이 장기말을 먹으려 시도할 수 있게 된다.

많은 아동에게 구강운동훈련이 필요하지만, 반복적이며, 재미없기 때문에 잘 수행하지 않는다. 그룹 활동 시 게임을 통해 구강운동훈련을 적용한다면, 아동의 참여가 증진되고 좀더 빠르게 작업치료의 목표를 달성할 수 있을 것이다.

그룹 상황에서 몇몇 학생들과 선생들은 작업치료사의 치료지침 아래 함께 먹는다. 학생들과 선생들은 작업치료가 없는 날에 적용될 수 있는 기술을 배울 수 있는 기회를 갖게 될 것이다.

요약 (Summary)

이 장에서는 구강운동과 음식섭취의 관점에 대해 다루었다. 보조작업치료사는 작업치료사의 관리 감독하에 구강운동과 음식섭취 치료 계획을 적용하기 위해 위의 내용을 이해해야 한다

사례연구 (Case Study)

사라는 출생 시 산소결핍의 과거력을 가지고 있으며 나이는 3세 6개월이다. 사라는 혼자 앉기, 보드판을 이용하거나 언어를 사용하여 의사소통하기, 혼자 음식섭취의 능력을 할 수 없

표 13-4

최적의 식사시간의 구성요소

- 아동의 눈높이에서 음식을 제공한다. 음식이 너무 높이 제공된다면 아동은 목이 신전되고, 너무 낮게 제공된다면 음식을 보지 못할 것이다. 기억하라. 당신의 목이 신전된다면 굉장히 삼키기가 어렵다.
- 아동은 음식을 입에 넣기 위해 준비하고 예상하기 위해 음식을 먼저 보도록 한다.

경험적으로:

누군가가 당신이 컵으로 마실 수 있게 준비를 해주면, 입술이 컵에 닿기 전에 당신의 혀가 어떻게 되는지와 입술이 컵을 어떻게 오므리는지를 알 수 있다.

- 아동이 입으로 스푼과 컵을 가져가지 못하거나, 보지 못한다면 음식을 입술에 가볍게 터치하는 신체적 단서를 제공하여 입을 벌릴 수 있도록 준비시킨다. 입술의 터치를 반복하고 기다려주어도 입을 벌려 음식을 먹지 못하는 경우에는 입술에 약간의 음식을 묻혀주어 맛보게 한 후 자발적인 탐색을 유도한다.
- 아동에 입에 수저의 음식을 넣어줄 때 아동이 스스로 입을 오므릴 수 있도록 몇 초간 기다려 준다. 입다물기를 할 수 없거나 음식이나 물을 마실 때 잘 흘리는 아동은 턱 조절 방법을 이용한다.
- 컵이나 우유병은 치아가 아닌 입술로 물게 한다. 만약 컵이나 우유병을 치아로 무는 아동은 물기반사(bite reflex)가 아닌지 평가한다.
- 스푼의 음식을 훑기 위해 윗입술을 아래로 다물지 못한다면 스푼을 이용해 혀의 앞 1/3 부분을 아랫방향으로 눌러주고 아동이 윗입술을 내릴 수 있도록 몇 초간 기다려준다.
- 한 번에(한 스푼에) 너무 많은 음식을 주지 않는다.
- 언어적 단서를 함께 제공하여 아동 스스로 조절할 수 있도록 한다. 예를 들면, "입을 다물어 보자"라고 말하며 아동의 혀 앞부분을 스푼으로 눌러준다.
- 아동에게 음식을 입 주변으로 가져가고, 만지고 놀 수 있도록 한다. 이는 튜브를 이용하여 먹는 아동에게 굉장히 중요하다. 이를 통해 식사시간의 감각을 촉진시킬 수 있다.
- 음식섭취를 위한 보조도구는 많지 않다. 하지만 음식섭취를 위한 보조도구는 안전과, 혼자 음식섭취의 독립성 성취, 식사 시간의 편안함을 위해 필수적이다. 보조도구 적용 시 가격, 효율성, 돌봐주는 사람/부모의 스트레스에 대해 고려해야 한다.

다. 사라는 모든 자조활동에서 완전 의존하고 있다. 음식섭취의 문제를 해결하기 위해 가정방문 작업치료를 시작한 지 세 번째 시간이다. 작업치료사는 사라가 어떻게 먹는지 알기 위해 사라의 어머니에게 먹는 것을 보여 주기를 요청했다. 어머니는 사라를 발판과 손을 지지하기 위한 트레이가 있는 맞춤의자에 앉혔다. 의자는 허리와 머리를 지지할 수 있었다. 의자는 약 15° 정도 경사져서 기댈 수 있고 머리 조절은 가능하게 만들어졌다. 식사시간 동안 사라는 엄마가 음식을 주면 머리를 좌우로 움직이며 피했고, 엄마는 음식을 숟가락 한가득 퍼서 사라의 입 안으로 넣었다. 사라의 입은 음식으로 가득 차 있었고, 입을 다물고 음식을 혀 뒤로 이동하는 모습은 자주 관찰되었다. 그녀의 엄마는 한 손으로는 사라의 머리를 고정하고 그녀가 입을 벌리는 틈을 타 다른 한 손으로 잡은 수저에 가득한 음식물을 입에 넣어준다고 말했다. 이 때문에 식사시간 동안 사라가 울기도 한다고 보고하였다. 사라가 먹는 음식은 부드러운 음식물이었고 덩어리로 만들어 제공한다고 한다. 사라는 음식물이 제공되어도 조절하지 못했다. 첫 번째 세션은 사라의 엄마가 사라에게 음식을 주기 전 사라를 준비시키기 위해 언어적 단서를 제공하도록 하였다. 음식은 트레이의 중앙에 놓고 사라에게 음식을 주기 전에 음식을 보고 냄새를 맡을 수 있게 하도록 했다. 사라는 음식의 맛을 보기 위해 스푼의 음식을 혀와 입술로 훑기 시작했다. 사라는 무슨 음식이 언제, 어떻게 자신의 입으로 들어오는 지에 대해 인식하기 시작했다. 몇 주의 시간 지난 후 사라가 입을 다물고 음식을 밀어내는 행동은 극적으로 감소했다. 사라는 언제 음식섭취를 원하고, 무엇을 음식섭취 원하는지를 표현하는 의사소통을 하기 시작했다. 두 종류의 음식이 눈앞에 주면, 사라는 원하는 것을 쳐다보았다. 치료의 2개월 후, 사라는 다양한 음식 재질의 음식섭취를 시작했다. 이제 사라에게 식사시간은 즐겁고 자기 스스로 조절할 수 있게 되었으며, 다양한 씹기가 가능해지면서 음식섭취가 안전하고 편안해졌다.

토론 문제(Discussion Questions)

1. 사라의 엄마는 사라와 함께 하는 식사 시간을 작업치료의 중재 전과 후에 어떻게 다르게 느꼈을지 생각하고 토의라.
2. 식사시간 동안의 의사소통체계를 다른 기능적인 활동으로 확장시키기 위해 어떻게 할 수 있을까?
3. 사라를 위한 씹기 프로그램에서 당신이 더 포함하고 싶은 활동이 있다면 무엇인가?

적용활동(Application Activities)

1. 팀으로 나누어 다른 사람에게 음식을 먹여보자. 한 사람은 실습자가 되고, 또 다른 사람은 아동이 되어 실습하여 보자. 각각의 활동 후에 실습자와 아동으로서 서로의 관점에서의 경험을 의논하여 보자.
   준비물: 사과잼. 숟가락, 주스, 컵, 통밀 크래커, 막대모양의 과자, 위생장갑
   a. 말하지 않고 컵으로 물주기
   b. 눈을 감고 컵으로 물주기
   c. 아동이 컵이 다가오는 것을 준비하도록 돕기 위해 언어적 큐를 제공하며 컵으로 물주기
   d. 컵으로 마시는 동안 턱의 안정성을 제공하기(그림 13-5 참고)
   e. 말하지 않고 숟가락으로 먹이기
   f. 숟가락의 음식을 이로 긁어내려 음식섭취
   g. 입술을 다물어 숟가락의 음식을 긁어 음식섭취
   h. 혀의 1/3 지점을 부드럽게 압박을 주었을 때 입 다물기를 느껴보기
   i. 음식을 옮기기 위해 혀를 몇 번 움직이는지 세어가며 크래커 씹기
   j. 음식을 옮기기 위한 혀의 움직임 방향을 세어가며 크래커 씹기
   k. 막대 모양의 과자를 잇몸의 앞에 위치하여 연속적으로 깨물기
   l. 막대 모양의 과자를 입의 안과 밖에서 다른 장소로 이동하는 동안 혀의 움직임을 관찰하기
2. 파트너와 함께 이 장에서 논의된 구강 자극 테크닉을 실습해보자.
   a. 턱의 안정성
   b. 입 다물기
   c. 입술 움직임
   d. 삼키기
   e. 혀 움직임

참고문헌(References)

Alexander, R., Boehme, R., & Cupps, B. 1993. *Normal development of functional motor skills*. Tucson: Therapy Skill Builders.

Ayres, A. J. (1979). *Sensory integration and the child*. Los Angeles: CA: Western Psychological Services.

American Occupational Therapy Association (2000). Specialized knowledge and skills in eating and feeding for occupational therapy practice. *American Journal of Occupational Therapy, 54*(6), 629-640.

Birch, L.L., Marlin, D. W., & Rotter, J. (1984). Eating as the "means" activity in a contingency: Effects on a young child's food preference. *Child Development, 55*(2), 431-439.

Burklow, K. A., Phelps, A. N., Schultz, J., R., McConnell K., & Rudolph, C. (1998). Classifying complex pediatric feeding disorders. *Journal of Pediatric Gastroenterology and Nutrition, 27*, 143-147.

Case-Smith, J. (2001). *Occupational therapy for children*. St Louis, MO: Mosby.

Case-Smith, J. (1989). Intervention strategies for promoting feeding skills in infants with sensory deficits. *Physical and Occupational Therapy in Pediatrics*, 129-141.

Chamberlin, J., Henry, M., Roberts, J., Sapsford, A., & Courtney, S. 1991. An infant and toddler feeding group program. *American Journal of Occupational Therapy, 45*(10), 907-911.

Clark, G. F. (1993). *Oral-motor and feeding issues*. The American Occupational Therapy Association Self Study Series.

Conner, F. P., Williamson, G. G., & Siepp, J. M. (1983). *Program guide for infants and toddlers with neuromotor and other developmental disabilities*. New York: Teachers College Press.

DeGangi, G. (2000). *Pediatric disorders of regulation in affect and behavior*. London: Academic Press.

Dunn, W. (1999). The sensory profile. San Antonio, TX: The Psychological Corporation.

Dunn, W. (2000). The infant/toddler sensory profile. San Antonio, TX: The Psychological Corporation.

Farber, S. (1982). *Neurorehabilitation: A multisensory approach*. Philadelphia, PA: W. B. Saunders.

Geyer, L. A., & McGowan, J. S. (1995). Positioning infants and children for videofluoroscopic swallowing function studies. *Infants and Young Children, 8*(2) 58-64.

Gisel. E. (1991). Effect of food texture on the development of chewing of children between six months and two years of age. *Developmental Medicine and Child Neurology, 33*, 69-79.

Glass, R. P., & Wolf, L. S. (1999). Feeding management of infants with cleft lip and palate and micrognathia. *Infants and Young Children, 12*(1) 70-81.

Harris, M. (1986). Oral management of the high risk neonate. *Physical and Occupational Therapy in Pediatrics, 6*, 217-254.

Humphry, R., & Thigpen-Beck, B. (1998). Parenting values and attitudes: Views of therapists and parents. *American Journal of Occupational Therapy, 52*, 835-843.

Ianniruberto, A., & Tajani, E. (1981). Ultrasonographic study of fetal movements. *Seminars in Perinatology, 5*, 175-181

Jelm, J. (1990). *Oral motor/feeding rating scale*. Tucson, AZ: Therapy Skill Builders.

Kenny, D., & Judd, P. (1988). Oral care for developmentally disabled children: The primary dentition stage. *Infants and Young Children, 1*(2) 11-19.

Knight, K., & Lumley, J. (1985). *The baby cookbook*. New York: Quill.

Lundy-Ekman, L. (1998). *Neuroscience fundamentals for rehabilitation*. Philadelphia, PA: W. B. Saunders.

Measel, C. P., Anderson, G. C. (1979). Non-nutritive sucking during tube feeding: Effect on clinical course in premature infants. *JOGN, 8*(5):265-272.

Mennella, J. A., & Beauchamp, G. (1993). Early flavor experiences: When do they start? *Zero to Three, 14*(2) 1-7.

Miller, C. K., Burklow K. A., Santoro, K., Kirby, E., Mason, D., & Rudolph, C. D. (2001). An interdisciplinary team approach to the management of pediatric feeding and swallowing disorders. *Children's Health Care, 30*(3) 201-218.

Morris, S. E., & Klein M. D. (2000). *Pre-feeding skills*. Tucson, AZ: Therapy Skill Builders.

Mueller, H. (1972). Facilitating feeding and prespeech. In P. H. Pearson and C. E. Williams (Eds.), *Physical therapy services in the developmental disabilities*. Springfield: Charles C. Thomas.

Oetter, P., Richter, E. W., & Frick, S. M. (1995). *M.O.R.E. Integrating the mouth with sensory and postural functions* (2nd Ed.). Hugo MN: PDP Press.

Quill, K. A. (1995). *Teaching children with autism: Strategies to enhance communication and socialization*. New York: Delmar Publishers Inc.

Roberts, S. B. & Heyman, M. B. (2000). How to feed babies and toddlers in the 21st century. *Zero to Three, 21*(1)24-28.

Satter, E. 1992. The feeding relationship. *Zero to Three, 12*(5) 3-9.

Stevenson, M. B., Roach, M. A., Ver Hoeve, J. N., & Leavitt, L. A. (1990). Rhythms in the dialogue of infant feeding: Preterm and term infants. *Infant Behavior and Development, 13*, 51-70.

Vergara, E. 1993. *Foundations for practice in the neonatal intensive care unit and early intervention* Volume 2. Rockville MD: AOTA.

Walker, L., & Gorga, D. 1992. Clinical considerations in feeding the medically ill, hospitalized infant. *Occupational Therapy Practice, 3*(2) 35-50.

Wolf, L. S., & Glass, R. P. (1992). *Feeding and swallowing disorders in infancy: Assessment and management*. Tucson, AZ: Therapy Skill Builders.

Wolff, P. H. 1968. The serial organization of sucking in the young infant. *Pediatrics, 42*, 943-955.

Zerilli, K. S., Stefans, V. A., & DiPietro, M. A. (1990). Protocol for the use of videofluoroscopy in pediatric swallowing dysfunction. *American Journal of Occupational Therapy, 44*(5), 441-446.

14장

아동 작업

Childhood Occupations

단원의 목표
(Chapter Objects)

- 작업치료에서 작업의 중요성과 아동기의 작업에 대해 인식한다.
- 작업치료의 주요 이론을 통해 놀이와 놀이 발달을 정의한다.
- 놀이발달 지연의 원인에 대해 기술한다.
- 놀이기술과 놀이다움(playfulness)을 향상시키는 중재 전략과 놀이를 통한 수행기술과 클라이언트 요소의 발달 전략을 소개한다.

소개 : 작업이란?
(Introduction : The Nature of Occupations)

작업은 작업치료사에게 매우 중요하다. 작업은 작업치료사의 전문적 틀이며 작업치료사와 보조작업치료사를 정의한다. *작업치료실행체계(Occupational Therapy Practice Framework ; OTPF)*(2002)에서는 작업치료 영역과 과정을 기술하였다. 실행체계는 작업치료의 독창성과 전문적 영역이 무엇인가를 설명한다. 작업적 수행은 작업치료 전문성과 관련된 용어이다(Kramer & Hinojosa, 1993). 즉, 상황에서 작업의 참여를 지지하는 약속이며 작업치료 중재의 목적에 초점을 맞춘다. 이는 건강과 웰빙을 위한 의미 있는 활동의 이행과 신뢰를 바탕으로 한다(Roley, 2002).

*작업치료 실행 영역*에서 작업이란 한 개인과 문화에서 가치 있고 의미 있다고 여기는 활동이다. 모든 사람은 인생의 즐거움, 경제활동, 사회활동을 위해 작업에 참여하고 있다(AOTA, 2002; Law, et al. 1997, p. 32). 작업치료 실행영역(2002)에서는 작업의 영역을 정의하고 있다; 일상생활활동(ADL), 수단적 일상생활활동(IADL), 교육, 일, 놀이, 여가활동과 사회참여(표 14-1).

아동기 작업(Childhood Occupations)

아동기의 작업이 아동기에만 유일하게 나타나는 것은 아니다. 작업영역은 아동의 나이, 발달단계, 사회문화적 배경, 환경의 요소에 영향을 받는다. 작업영역은 아동이 가진 요소에 의존한다(Llorens, 1991; Kramer & Hinojosa, 1993). 대부분의 아동은 일상생활활동, 교육, 놀이, 사회참여의 작업영역을 수행한다. 하지만 아동에 따라 수행영역은 차이가 난다. 각 작업영역에서의 중요성과 관련성의 결정 시 아동이 가지는 중요성을 고려해야 한다. 모든 아동이 수단적 일상생활활동의 모든 영역을 수행하는 것은 아니다. 애완동물 기르기, 동생 돌보기, 컴퓨터와 전화기의 사용, 약속지키기, 방 청소하기, 응급 상황에 대해 인지하기는 아동기와 관련된 수단적 일상

표 14-1

작업의 영역

일상생활활동, 수단적 일상생활활동, 교육, 일, 놀이, 여가, 사회참여 등을 포함하여 집단, 조직들이 참여하는 다양한 종류의 삶의 활동.

일상생활활동(activities of daily linving : ADLs)

자신의 몸을 관리하기 위한 활동(adapted from Roger & Holm, 1994. pp. 181-202). 기본적 일상생활활동(basic ADL; BADL) 또는 개인적 일상생활활동(personal ADL; PADL)으로 불리기도 한다. 이 활동들은 "사회생활에 기초적"이고, 그것들은 기본적 생존과 안녕(well-being)을 가능하게 한다.

- 목욕, 샤워(bathing, showering)-필요한 물품을 준비하고 사용하기; 몸에 비누칠하고 헹구고 말리기; 목욕 자세 유지; 목욕 자세 바꾸기.
- 대소변관리(bowel and bladder management)-대장운동과 방광의 수의적 움직임 조절; 필요하다면 방광 조절을 위한 도구나 의약품을 사용(uniform date system for medical rehabilitation. UDSMR, 1996, pp III-20, III-24).
- 옷 입기(dressing)-시간, 날씨 예의에 맞는 적절한 옷과 액세서리를 선택; 옷장에서 옷을 고르고 꺼내기; 형식에 맞게 입고 벗기; 옷과 신발이 맞도록 조절(단추를 채우거나 끈 묶기; 개인 용품, 의지, 보조기 등을 착용하고 벗기.
- 먹기(eating)-음식/음료수를 입 안에서 유지하고 조작하면서 삼키는 능력; 먹기와 사키기는 종종 교환적으로 사용됨(O'Sullivan, 1995, p. 191; AOTA, 2000, p. 629).
- 식사하기(feeding)-음식을 차리고, 배치하고, 접시나 컵에서 입으로 가져가는 과정; 때때로 혼자-식사하기로 불림(O'Sullivan, 1995, p. 191; AOTA, 2000, p. 629).
- 기능적 이동(functional mobility)-(매일 일상생활의 수행 중)한 장소에서 다른 장소로 이동 혹은 한 자세에서 다른 자세로 몸의 위치를 움직이는 것; (휠체어, 침대, 자동차, 욕조, 변기, 샤워기, 의자. 바닥 등) 침상에서의 이동, 휠체어 이동, 옮겨 앉기(transfers). 같은 기능적인 보행과 물건의 운반 포함.
- 개인 용품 관리(Personal device care)-개인 용품(보청기, 렌즈, 안경, 보조기, 의지, 보조도구, 피임도구, 성인용품)을 사용하고, 세척, 관리하는 것.
- 개인위생 및 몸치장(personal hygiene and grooming)-물품을 구입 및 사용, 체모 제거(면도기, 핀셋, 로션 등을 사용); 화장하기. 지우기; 머리 감기. 말리기. 빗질하기. 모양내기. 손질하기; 손톱 및 발톱 손질; 피부, 눈, 귀, 코 관리; 향수 사용; 구강 청결; 칫솔질 · 치실 사용하기; 틀니 끼우기. 세척하기. 착용하기.
- 성 생활(sexual activity)-성적 만족을 제공하는 활동에 참여.
- 수면/휴식(sleep/rest)-의식이 있거나, 없는 상태의 휴식 기간.
- 화장실 위생(toilet hygiene)-물품 구입 및 사용; 의복 관리; 배변 자세 유지. 변기로 옮겨 앉기; 위생처리; 생리 및 실금 방지에 필요한 물품 관리(카테터, 인공항문형성, 좌약 관리 포함).

수단적 일상생활활동(instrumental activities of daily living : IADL)

일상생활활동 안에 사용되는 자조관리보다 더 복잡한 상호작용이 요구되는 가정과 지역사회 안에서 일상적 삶을 지지하는 활동.

- 타인 돌보기(care of others)-(돌봐주는 사람 선택 및 감독 포함), 관리, 감독, 또는 타인 돌봄을 제공(adapted from Rogers & Holm, 1994, pp. 181-202).
- 애완동물 돌보기(care of pets)-관리, 감독, 애완동물 돌봄과 동물 서비스 제공.
- 자녀 양육(child rearing)-아동의 발달적 욕구를 지지하기 위해 돌봄과 감독을 제공.
- 의사소통관리(communication management)-필기구, 전화, 타자기, 컴퓨터, 의사소통판, 유도등, 비상시스템, 점자판, 청각 장애용 원거리 통신장비, 보완대체 의사소통시스템, 개인적 디지털 보조장치 등을 포함하면서, 다양한 시스템과 도구를 사용하여 정보를 보내기, 받기, 해석하기.
- 지역사회 이동(community mobility)-지역사회 안에서의 이동과 자가용 같은 개인 운송수단을 사용하거나 버스. 택시. 지하철과 같은 대중교통을 이용하기.
- 재정 관리(financial management)-재정거래의 교차적 방법을 포함한 재원의 사용과 장단기 목표에 따라 재원을 계획하고 사용하는 것.
- 건강관리 및 유지(health management and maintenance)-건강 및 안녕의 촉진을 위해 휘트니스, 영양관리, 건강유해행동을 자제, 규칙적 약물복용 같은 일상을 발달, 관리, 유지.
- 가정 관리(home establishment and management)-개인과 가족 재산, 환경(집, 마당, 정원, 전기제품, 차량)을 구입하고 관리하는 것; 개인 소유품(옷, 가정용품) 관리 및 수리; 문제발생 시 누구를 만나고, 어떻게 도움을 요청해야 할지를 아는 것.
- 식사 준비 및 설거지(meal preparation and cleanup)-균형 잡힌, 영양이 풍부한 식단을 계획하기, 준비하기, 음식 나르기와 식사 후 음식과 식기를 치우기.
- 안전조치 및 응급상황 대처(safety and emergency maintenance)-갑작스런, 예기치 않은 위기상황 인식, 건강과 안전을 위협하는 요소를 감소시키기 위한 대처 행동 수행뿐 아니라 안전한 환경을 유지하기 위한 예방 과정을 인식하고 수행하는 것.
- 쇼핑(shopping)-쇼핑 목록을 준비하기(식료품 등); 품목을 선택하고 구매하기; 지불 방법 선택하기; 결제 완료하기.

표 14-1 *(계속)*

작업의 영역

교육(education)

환경에서 학습과 참여를 위해 필요한 활동들을 포함한다.

- 공교육 참여(formal educational participation)–학문적(수학, 읽기, 학년 수업), 비학문적(쉬는 시간, 구내식당, 복도), 정규과정 이외의 기타활동(스포츠 활동, 밴드활동, 응원단, 댄스), 직업참여(직업 전 교육, 직업)의 범주를 포함.
- 사교육 욕구 및 흥미의 탐색(informal personal educational needs or interests exploration)–공교육의 범위를 넘어서, 주제와 관련된 정보나 기술을 얻기 위한 주제들과 방법들의 인식.
- 사교육 참여(informal personal educational participation)–흥미 있는 분야의 교육이나 훈련을 제공하는 수업, 프로그램, 활동에 참여하는 것.

일(work)

보수가 있는 활동 또는 자원봉사 활동에 참여하는 것을 포함한다(Mosey, 1996, p. 341).

- 구직 관심 및 추구(employment interests and pursuits)–자신의 장점, 제한점, 일과 관련되어 좋아하는 것, 싫어하는 것을 기초로 하여 취업의 기회를 인지하고 선택하는 것(adapted from Mosey, 1996, p. 342).
- 구직 탐색 및 취업(employment seeking and acquisition)–취업 기회를 확인, 취업 서류 작성하여 접수, 면접 준비, 면접 참여, 추후 상담 및 직무 수행에 따른 급여 논의 및 협상에 참여하는 것.
- 직무 수행(job performance)–직무기술과 형태를 포함한 직무수행; 시간관리; 동료와의 관계, 관리자들, 소비자들과의 관계; 창조, 생산, 제품과 서비스의 분배; 개시, 유지, 일의 성취; 직장의 규범과 절차에 순응하는 것을 포함함.
- 퇴직 준비 및 적응(retirement preparation and adjustment)–적성확인, 흥미 및 기술 개발, 적절한 취미생활 탐색.
- 자원봉사활동 탐색(volunteer exploration)–지역사회 복지시설, 조직이나 개인적인 기술, 흥미, 위치 및 유용한 시간 관계에서 무보수의 "일"을 위한 기회를 확인하는 것.
- 자원봉사 활동 참여(volunteer participation)–선택한 기관이나 시설의 유익을 위해 무보수로 "일"을 수행.

놀이(play)

"즐거움, 오락, 재미 및 기분 전환을 제공하는 자연스러운 또는 조직화된 활동"(Parham & Fazio, 1997, p. 252).

- 놀이 탐색(play exploration)–탐험적, 관습적, 가상적 놀이 및 규칙이 있는 게임, 구성 놀이, 상징 놀이 등을 포함한 적절한 놀이 활동을 확인하는 것(adapted from Bergen, 1988, pp. 64–65).
- 놀이 참여(play participation)–놀이에 참여하기; 다른 영역의 작업과 놀이 사이의 균형을 유지하기; 장난감, 놀이도구 · 장비 등을 구입 · 사용 · 관리하는 것.

여가(leisure)

"내적 동기에 의해 의무감 없이 여유로운 시간에 참여하는 활동; 일, 자조 활동, 수면과 같이 의무적으로 실행해야 하는 작업수행 외의 자유로운 시간을 이용하여 즐기는 것"(Parham & Fazio, 1997, p. 250).

- 여가활동 탐색(leisure exploration)–흥미, 기술, 기회를 고려하여 적절한 여가 활동을 인식하는 것.
- 여가활동 참여(leisure participation)–적절한 여가 활동 계획 및 참여; 다른 영역의 작업과 여가 활동과의 균형유지; 적절한 장비 및 용품을 구입 · 사용 · 관리하는 것.

사회참여(social participation)

"사회적 체계 속에서 개인이나 주어진 위치에 특징적이고 기대되는 행동의 구조화된 형태"(Mosey, 1996, p. 340).

- 지역사회(community)–지역사회(이웃, 기관, 직장, 학교)에서 성공적인 상호작용이 일어나는 활동들에 수행.
- 가족(family)–가족으로서 기대하고 요구하는 역할에서 성공적인 상호작용이 일어나는 활동들 수행(Mosey, 1996, p. 340).
- 동료, 친구(peer, friend)–의도된 성적 활동에 수행도 포함된 친밀함의 다양한 수준에서의 활동들 수행.

생활활동이다.

일상생활활동과 수단적 일상생활활동 (ADL & IADL)

일상생활활동은 자기 자신의 관리와 관련된 활동이다. 목욕하기, 대소변 관리, 옷입기, 먹기(입안에서 씹고 삼키기), 식사하기(접시의 음식과 컵의 음료를 입으로 가져가기), 기능적 이동, 개인 용품 관리(보청기, 안경, 보조기와 적응보조도구의 사용과 관리), 개인위생 및 몸치장(머리 감기, 손톱 및 발톱 손질, 칫솔질), 성생활, 화장실 위생(변기로 옮겨 앉기, 위생처리)의 자조활동을 말한다(AOTA, 2002).

수단적 일상생활활동은 타인 돌보기, 애완동물 돌보기, 의사소통 장비 사용, 지역사회 이동, 재정 관리, 건강관리 및 유지, 가정 관리 및 유지, 식사 준비 및 설거지, 안전조치 및 응급상황 대처, 쇼핑이 포함된다(AOTA, 2002). 자세한 내용은 일상생활활동과 수단적 일상생활활동에서의 작업치료사와 보조작업치료사의 역할을 기술한 15장 자조활동을 참고하라.

교육(Education)

교육은 공교육과 사교육으로 나뉜다. 일반적으로 유치원에 입학하는 5~6세 이전에는 공교육에 참여하지 못한다. 발달센터, 탁아소, 무용, 미술, 태권도와 학원, 종교적 교육활동은 교육활동으로 분류된다(AOTA, 2002).

일(Work)

보수가 있는 활동 또는 자원봉사 활동에 참여하는 것을 작업치료 영역에서는 일이라 정의한다. 아동의 문화적 배경에 대한 고려는 일과의 관련성을 결정하는 데 중요하다. 미국의 경우, 어린 아동은 보수가 있는 활동에 참여할 수 없다. 아동이 나이 들면, 신문배달, 잔디깎기, 눈치우기와 같은 활동에 참여하고 용돈을 받기도 한다(Kramer & Hinojosa, 1993). 아동은 기부하기, 지역사회 청소의 날, 바자회와 같은 자선회 등의 봉사활동에 참가한다.

놀이(Play)

작업치료 실행체계에서는 놀이를 "즐거움, 오락, 재미 및 기분 전환을 제공하는 자연스러운 또는 조직화된 활동" (Parham & Fazio, 1997, p. 252)으로 정의한다. 작업 영역에서 놀이는 두 요소 나뉜다; 놀이탐색(play exploration), 놀이참여(play participation). 놀이 탐색은 탐험적, 관습적, 가상적 놀이 및 규칙이 있는 게임, 구성 놀이, 상징 놀이 등을 포함한 적절한 놀이 활동을 확인하는 것이다(adapted from Bergen, 1988). 놀이 참여는 놀이에 참여하기, 다른 영역의 작업과 놀이 사이의 균형을 유지하기, 장난감, 놀이도구 · 장비 등을 구입 · 사용 · 관리하는 것을 말한다(AOTA 2002). 놀이는 아동에게 기초적인 작업이며, 이 장에서 논의할 주제이다.

여가활동(Leisure)

여가활동은 "내적 동기에 의해 의무감 없이 여유로운 시간에 참여하는 활동; 일, 자조 활동, 수면과 같이 의무적으로 실행해야 하는 작업수행 외의 자유로운 시간을 이용하여 즐기는 것"이다(AOTA, 2002; Parham & Fazio, 1997, p. 250). 레저는 여가활동 탐색(leisure exploration)과 여가활동 참여(leisure participation)로 나뉜다. 여가활동 탐색은 흥미, 기술, 기회를 고려하여 적절한 여가활동을 인식하는 것이다. 여가활동 참여는 적절한 여가활동 계획 및 참여; 다른 영역의 작업과 여가활동과의 균형유지; 적절한 장비 및 용품을 구입 · 사용 · 관리하는 것이다(AOTA, 2002).

놀이와 여가활동은 같은 의미가 아니며 *작업치료 실행체계*에서도 각각의 정의를 기술하고 있다. 몇몇의 놀이는 여가활동으로 고려될 수 있으나, 역으로는 생각해서 안 된다. 놀이와 여가활동을 구별하기 위해서는 좀 더 정확한 분류가 필요하다(personal notes from conference lecture, Mary Jane Youngstrom, MS, OTR, FAOTA, 2002).

사회참여(Social Participation)

사회참여란 사회적 체계, 개인이나 주어진 위치 속에서 특징적이고 기대되는 행동의 구조화된 형태라 정의한다. 사회참여는 지역사회, 가족, 동료, 친구와의 성공적인 상호작용의 결과로 나타나는 활동이다.

작업이라는 단어는 작업치료의 전문성에 있어 핵심이다. 작업은 매일의 일과에서 참여하는 의미 있는 활동이다. 작업은 한 개인의 문화뿐만 아니라 가치를 내포한다. 작업은 활동보다 광범위하다. 작업의 이행(engaging)은 참여, 수행, 하는 것(doing)보다 상위 개념이다. 이행은 심리적/감정적이고 신체적 수행뿐만 아니라, 개인적 선택의 중요성과 개인적 의미를 재인식한다. 작업은 개인에 기초하며, 개인이 하는 일이 무엇인가에 초점을 둔다. 아동기 초기의 작업은 일상생활활동, 교육, 놀이와 사회참여이다.

작업치료의 기여도는 작업의 이행을 통한 활동과 참여와 연결로 판단된다. 무엇보다 중요한 것은, 아동 작업치료사의 목표는 아동의 참여를 지지하는 작업에 이행할 수 있도록 돕는 것이다. 작업치료사와 보조작업치료사는 아동의 실제 상황에서 적극적인 작업의 이행을 성취하기 위해 아동의 문화적, 신체적, 사회적, 개인적, 영적, 시간적, 가상적 배경에 대해 고려해야 한다.

놀이 과거력(Play History)

배경(Background)

놀이는 여러 방법으로 아동의 발달에 공헌한다. 놀이는 인지, 언어기술 발달시키며, 문제해결능력, 사회적 상호작용, 창조성과 자기표현능력을 증진시킨다. 아동은 놀이를 통해 다른 사람에 대한 이해, 물리적 환경의 지식, 또래와 어른과의 의사소통능력을 확장한다(Fernie, 1988). 놀이는 신체적 능력과 감각통합의 발달을 촉진하고 신체와 환경에서의 성숙을 안내한다. 놀이를 통해 어른을 모방하고 성인의 역할을 준비한다(Mack, Lindquist, & Parham, 1982; Anderson, 1997). 즉, 놀이를 통해 사회적 역할, 규범, 가치에 대해 학습한다(Reiber, et al., 1998)

놀이의 중요성과 발달에서의 역할을 이해함에도 불구하고 놀이의 개념을 정리하는 것은 어렵다. 사실, 놀이의 정의는 세계적으로 통용되는 것이 없다(Parham & Primeau, 1997). 발달심리, 사회학, 인류학, 생물학, 작업치료 분야 등 다양한 분야에서 놀이에 대해 연구하고 있다. 놀이 이론가들은 놀이를 정의하고 분류하며, 발달적 순서에 대한 견해를 갖고 있다.

작업치료의 타당성(Relevance to Occupational Therapy)

놀이는 아동기 초기 작업이며, 작업치료 분야에서 중요한 부분이다. 놀이는 작업치료사와 보조작업치료사가 사용하는 치료방법이다. 작업치료로써 놀이는 중재의 마지막 목표이다. 놀이는 치료를 위한 매개체이며 놀이다움의 형태는 중재와 아동 삶의 방식과 태도를 나타낸다.

작업치료에서는 작업으로써 놀이에 초점을 맞춘다. 아동의 놀이가 작업으로 문제를 가진다면, 놀이 기술의 발달은 중요한 중재목표로 사용된다(Missiuna & Pollock, 1991). 놀이를 작업 이행 능력을 향상시키기 위한 중재로 사용할 때, 치료의 결과는 자연적인 배경에서 놀이를 이행하는 능력이 나아졌는가 아닌가로 판단한다. 예를 들면, 아동의 장난감 탐색능력을 향상시키고자 할 때 아동이 다양한 방법으로, 다른 사람과 함께 장난감과 물체를 가지고 놀 수 있도록 한다. 또래와 함께 놀이활동에 참여하는 방법을 결정하거나 장난감이나 게임의 방법을 수정하거나 아동의 놀이 경험의 길이와 복잡성을 증가시키도록 한다.

작업치료사와 보조작업치료사는 일반적으로 놀이를 다른 영역의 목표를 성취할 수 있도록 아동을 격려하고, 동기를 부여하는 중재를 위한 매개체로 사용한다. 예를 들면, 아동의 눈-손 협응능력을 향상시키고자 한다면 고무공을 튕겨 잡는 놀이를 하거나, 균형반응을 향상시키기 위해 플랫폼 그네를 타고, 독립적인 옷입기의 발달을 위해 또래와 엄마놀이를 하며 인형의 옷을 입히고 벗기기를 경험하도록 한다(그림 14-1).

놀이는 삶의 접근 방식을 보여준다(Bundy, 1993; 2002). Bundy(1993)는 놀이다움에 대해 작업과 중재를 위한 매개체 모두와 관련되며, "놀이다움이 없는 모든 활동은 일이라 주장했다"(p. 217). 놀이의 즐거움이 줄어들거나 증가하는 것은 여러 변수와 요인에 의지하며, 이와 관련해서는 이 장의 뒷부분에서 논의하겠다.

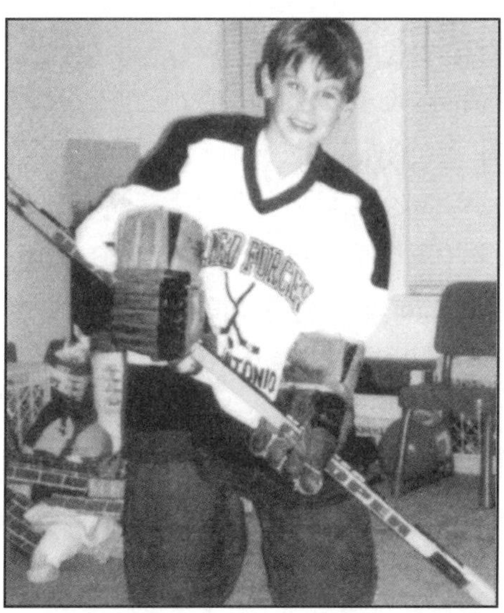

그림 14-1. 아빠의 하키복을 입고 하키하는 흉내를 내는 가상놀이를 통해 옷입기 기술이 강화된다.

놀이이론/이론가(Play Theories/Theorists)

놀이와 관련된 연구는 놀이의 분류와 정의, 설명에 관한 것이 대부분이다. 놀이의 조사, 연구, 이론화를 통해 연구자와 학자들은 놀이를 이해, 분석, 관찰하는 것이 쉬워졌다. 몇몇의 이론가(Piaget, Vygotsky, Parten)는 놀이의 발달적 순서, 놀이 형태를 기술하였다. 또 다른 이론가(Rubin, Neumann, Lieberman)들은 놀이의 특성과 규범을 정의하고자 했다. 끝으로 Csikszentmihalyi는 아동이 왜 놀이를 하는가, 놀이의 동기가 무엇인가에 대한 답을 얻고자 했다. 아동에게 중재를 제공할 때 작업치료사는 다양한 이론가 모델을 바탕으로 한다.

작업치료와 관련된 이론들은 이후에 논의하도록 한다.

발달적 순서(Developmental Sequences)

아마도 가장 친숙한 발달이론가는 놀이의 발달적 순서 기술을 설명한 발달 심리학자 Piaget이다. Piaget(1962)에 의하면 놀이가 아동 지능의 발달과 미래의 인지기능에 중요한 역할을 한다고 한다. 사실 Piaget는 활동을 통한 환경 인식과 목적 달성의 연관성에 대해 흥미를 가졌다(Rogoff, 1990, P. 34). Piaget는 두 과정의 지능발달을 설명하였다; 동화(assimilate), 조절(accommodation). 동화는 새로운 정보에 접하여 그것을 기존에 존재하는 인지 구조에 맞추는 것이다. 새로운 정보가 기존의 인지 구조에 적합하지 않거나 존재하지 않을 경우에 인지구조를 변화 또는 발전시켜 새로운 정보를 수용하는 것을 조절이라고 한다. 인지 구조와 환경사이에 조절과 동화가 무리 없이 수행될 때 이를 인지적 평행 상태라고 한다. Piaget는 아동의 인지기능을 반영한 세 단계의 놀이 발달 순서를 주장했다. 1) 감각과 움직임의 탐색을 기초로 한 연습놀이(practice play)(Parham & Primeau, 1997); 2) 상상, 게임에 참여하는 상징적 놀이(symbolic play) 혹은 가장놀이(pretend play); 3) 최소 두 팀으로 나누어 협력하고 사회적 규칙을 준수하는 규칙을 가진 게임(Piaget, 1962; Bundy, 1991; Miller, 1993). Piaget의 이론은 최근의 놀이발달에 관한 연구에도 많이 응용되고 있다(Bergen, 1988).

Lev Vygotsky는 놀이에 기초한 인지발달 이론을 발전시켰다. Vygotsky는 사회적 상호작용을 통한 아동의 인지발달을 이론화했다. 그는 아동이 자신보다 능력이 월등한 또래 아동과 협력하거나 어른들의 도움 하에 문제를 해결하는 잠재적인 발달 단계, 독립적으로 문제를 해결하여 얻게 되는 실질적인 발달 단계 사이의 거리를 근접발달영역(zone of proximal development; ZPD)이라 정의했다(Vygotsky, 1978, p. 86; Miller, 1993). 특히 아동은 다른 사람을 도와주는 것을 통해 발달하고 학습한다고 설명했다. Vygotsky는 특별한 발달단계를 제안하지 않았고, 발달단계를 설명하기 위해 다음의 용어를 사용했다. 외로움(affliction)(유아기), 놀이(play)(초기 아동기), 학습(learning)(중기 아동기), 또래와의 활동(peer activity)(청소년기), 일(work)(성인기), 이론화(theorizing)(노년기). 피아제의 이론과 다르게 Vygotsky는 문화-환경-아동의 발달에 대해 설명하였다(Miller, 1993). Vygotsky는 지능발달은 사회적 환경을 배제하고서 설명할 수 없다고 주장하였다(Rogoff, 1990).

Piaget, Vygotsky, 그 외의 많은 발달심리학자들은 놀이의 인지발달에 초점을 두었다. 이와는 다르게 Parten(1932)은 사회적 놀이의 단계를 이론화했다. 사회적 놀이는 6개의 순서적 단계로 구성된다.

1. 비관여 놀이(unoccupied play): 무질서한 활동
2. 혼자 놀이(solitary play): 다른 아동 근처에서 독립적으로 논다(일반적으로 2세).
3. 지켜보는 놀이(onlooker play): 다른 아동이 하는 것을 보지만 참여하지 않는다.
4. 평행 놀이(parallel play): 다른 아동의 근처 또는 속해서 독립적으로 논다. 다른 아동과 함께 하는 것을 인식하지만, 놀이는 분리되어 있다.
5. 연합놀이(associative play): 그룹놀이(보통 3~4세)-다른 아동과 활동을 공유하며 빌려주고, 되돌려 받기를 한다. 또래 친구의 활동에 참여하기도 하나 공동의 목표를 가지는 것은 아니다.
6. 협력놀이(cooperative-group play): 아동의 사회성과 인지적 성숙을 보여주는 높은 단계의 놀이 활동이다. 놀이와 활동은 협력적으로 조직화되고, 공동의 목표를 성취하기 위해 함께 노력한다(Bergen, 1988; Greene, 1997; Tobias & Goldkopf, 1995).

놀이의 특성과 요소 (Elements and Characteristics of Play)

놀이의 특성을 인식하게 하는 놀이 기준은 여러 문헌에서

논의되고 있다. Rubin, Neumann, Lieberman은 놀이의 기준에 대해 논의하였다. 문헌고찰에 의하면, Rubin et al.(1983)은 놀이와 놀이가 아닌 활동을 구별하기 위한 6가지 특성을 설명하였다.

1. 내적 동기
2. 놀이의 의미와 방법에 집중하기
3. 활동이나 자극보다는 아동이 선택한 활동에 초점을 맞춘다. 이 물건은 무엇을 하는 건가요? 보다는 이 물건을 가지고 내가 어떻게 해야 할까? 하는 생각을 함
4. 가상적 행동(비도구적 상징성을 가짐)
5. 외적 강제적 규칙으로부터 자유
6. 적극적 이행

Lieberman(1965)는 놀이다움이 무엇인가에 대해 논의하기 위해 5가지 원칙을 이야기하였다; 신체적 자발성, 사회적 자발성, 인지적 자발성, 현재의 즐거움, 유머감각.

놀이의 요소(elements of play)에 대해서는 Neumann(1971)이 놀이의 문헌에 대해 분석하고, 놀이의 특성을 단순화하기 위해 놀이의 3가지 기준을 제안하였다.

1. 내적 조절 대 외적 조절–내적 조절이 증가되면 놀이로서 활동이고, 외적 조절이 증가되면 놀이가 아닌 활동이다.
2. 내적 현실성 대 외적 현실성–놀이에는 현실적 제약이 있지만, "만약 ~라면," ~인 체하는 가상놀이가 놀이에 가깝다.
3. 내적 동기 대 외적 동기–활동의 내적 동기가 증가하면 놀이에 가깝고, 활동의 외적 동기가 증가되면 놀이가 아닌 활동이다. 놀이를 선택할 때 3가지 기준에 대해 평가하고 결정한다. 세 기준을 통해 놀이와 놀이 아님의 연속성을 결정하게 한다.

놀이의 동기: 왜 우리는 놀이를 하나? (Motivation for Play : Why do We Play?)

Csikszentmihalyi는 놀이의 동기에 대해 알고자 했고, "왜 놀이를 하는가?"에 대한 질문의 답을 구하기 위해 노력했다. Csikszentmihalyi(1990)는 즐거운 활동에 참여하려는 자연스러운 상황을 *원천(flow)*이라는 용어로 설명하였다. 원천은 문제가 없는 즐거운 활동에 참여하려는 인간의 상태라 정의했다; 인간은 즐거운 경험을 위해 많은 비용도 지불할 것이라 설명했다(Csikszentmihalyi, 1990, p. 4). Csikszentmihalyi는 경험의 원천을 위해 집중하는 능력이 필요하다고 했다. 원천은 다음과 같은 기준이 필요하다.

1. 활동은 최선의 도전을 제공한다.
2. 집중은 완전히 열중하는 것이다.
3. 활동은 분명한 목적이 있다.
4. 활동은 분명하고 모순 없는 피드백을 제공한다.
5. 활동은 개인에게 완전히 흡수된다.
6. 개인은 활동을 조절한다.
7. 자기-인식의 느낌은 사라진다.
8. 활동에 참여하는 동안 시간의 흐름에 대해 인식하지 못한다(Csikszentmihalyi, 1990).

최선의 개념, "딱 맞는(just right)" 도전은 중요한 개념이며, 작업치료사에게 유용하다. 만약 활동이 너무 쉽다면 지루해할 것이고, 활동이 너무 어렵다면 불안하게 된다(Ayres, 1972; Bundy, 2002; Csikszentmihalyi, 1990; Rieber, 1996).

각성-추구(arousal-seeking) 이론은 Berlyne(1960)와 Shultz(1979)에 의해 제안되었으며, 왜 인간이 놀이를 하는가를 설명하고자 했다. 이 이론에서 모든 인간은 최선의 각성 단계를 가지고 있으며 이를 유지하려 노력한다고 설명했다. 너무 많은 자극은 불편함을 야기하고, 너무 적은 자극은 박탈(shut down)을 일으킨다. 놀이는 최선의 각성 수준을 위해 자극의 양을 조절하는 하나의 방법이다(Bergen, 1988).

놀이연구와 이론에서 작업치료사의 기여도(Contributions of Occupational Therapy to Play Research and Theory)

놀이의 중요성은 아동의 감정적, 사회적, 신체적/운동, 성역할, 언어, 도덕적 발달, 인지 발달 등 많은 학문분야와 관련된다(Bergen, 1988). 놀이가 아닌 활동으로부터 놀이를 구별하고 논의하는 것은 쉬운 과업이 아니다. 작업치료사가 놀이를 적용하기 위해 놀이의 이론, 정의, 특성을 모두 이해해야 하는 것은 아니다. 모든 이론이 필요한 것은 아니며, 놀이의 정의는 작업치료사를 위해 유용하게 사용된다. 몇몇의 놀이 정의와 특성은 문제점을 가지고 있으며, 이러한 이론은 작업치료에서 놀이를 매개체로 사용하고 중재의 목적으로 활용할

때 제외시켜야 한다. 치료의 매개체로 놀이를 사용할 때 작업치료사는 개입의 정도를 조절해야 한다. 이는 아동의 내적 조절과 내적 동기를 위해 필요하다(Bundy, 2002).

오늘날 작업치료분야에서도 놀이와 관련된 연구들이 활발히 진행되고 있다. 작업치료사는 좀 더 확실한 놀이의 정의, 적용, 놀이 발달의 평가도구에 관한 연구를 하고 있다. 작업치료사는 놀이를 분석하고 치료계획을 세우기 위해 아동의 놀이와 그 능력을 평가한다(Knox, 1997). 임상에서 놀이 원리의 체계적 적용은 작업치료 전문성을 발달시킨다(Parham & Primeau, 1997). 최근에 작업으로써 놀이에 대한 생각과 놀이다움의 중요한 개념은 작업치료 분야에서 더 많이 수용되고 있다.

Mary Reilly는 아동 놀이의 중요성에 대해 주장한 첫 작업치료사이다(Pierce, 1997). Reilly(1974)는 탐색놀이 배우기(paly as exploratory learning) 대신에 놀이가 행동에 주는 효과와 놀이를 하는 동안 사람, 사물, 움직임의 규칙 학습의 중요성을 제안하였다.

Reilly는 놀이 발달의 수직계층학적 단계에 대해 제안했다; 탐색기, 적응기, 성취기, 탐색기는 초기 아동기에 나타나며 환경의 관심으로부터 시작된다. 이는 내적 동기에 의해 나타나며, 감각적인 경험에 초점을 맞춘다. 탐색기 행동은 안전한 환경에서 나타나며, 이는 기대감과 신뢰 하에 나타나는 것이다. 적응기에 아동은 만족감을 갖고자 한다(Bergen, 1988). 적응기에는 적극적인 환경과의 거래가 나타난다. 아동은 활동에 참여하는 동안 집중적이고 고집스러운 반응은 보이며 “나 혼자 다 하고 싶어요”라고 말한다. “나 혼자 다 하고 싶어요” 하는 반응은 자신감과 자기-신뢰감의 발달을 키운다. 성취기의 행동은 놀이 발달의 마지막 단계로 첫 번째 단계와 두 번째 단계를 통합한다. 성취기는 앞선 두 단계보다 경쟁적 요소를 가지고 있으며 이기는 것과 지는 것, 성공과 실패의 결과에 초점을 맞춘다. 성취기는 외재적 동기가 요구되며, 높은 단계의 자극, 위험요소가 포함되어 있다. 아동의 환경 조절과 성숙을 전략화하는 능력이 발달한다. 기대, 자아 성취감, 자기 신뢰감은 1, 2 단계에서 발달되며 다음 단계를 격려한다(Reilly, 1974).

Linda Florey(1971)는 놀이를 아동 매일의 학습과정으로써 설명했다. Florey의 이론에 의하면, 작업치료사는 놀이의 적용 시 치료 세션과 환경 모두를 인지해야 하며 자연스러운 상황에서 나타나는 놀이를 중요하게 생각해야 한다고 주장했다. Florey는 억제적 또는 자연스러운 놀이를 결정하는 데 환경과 상황이 중요한 영향을 미친다고 했다(Parham & Primeau, 1997; Tobias & Goldkopf, 1995). Florey는 인간적 대상과 비인간적 대상에 대해 분류하였고, 인간적 대상과 비인간적 대상이 놀이에 미치는 영향을 기술하였다. 인간적 대상은 부모님, 또래 아동, 형제자매, 아동의 신체이다. 비인간적 대상은 세 가지 하위분류로 나뉜다. 1형 물체는 창조적이고 비구조적인 개체이고, 아동에 의해 조작되며 형태와 형식을 변화시킬 수 있다(클레이, 모래, 페인트). 2형 물체는 다른 사물과 결합되어 변화하는 물체를 말한다(구슬+끈=목걸이). 3형 물체는 자신의 형태를 유지하는 물체이다(자전거, 인형, 공)(Morrison, et al, 1996; Tobias & Goldkopf, 1995).

Nancy Takata에 의하면, 놀이와 발달은 한 쌍이라고 주장했다(1974). 발달과 놀이는 예상 가능한 순서를 가지고 있고, 시간에 따라 복잡성이 증가한다. Takata(1974)는 문헌고찰에 의해 연령에 기초한 놀이 발달을 제한하였다. Takata의 놀이는 좀 더 관찰가능하고 분석가능하다; 감각운동기(0~2세), 상징기 및 단순 조작기(2~4세), 연극적 및 복잡한 조작기 및 전게임 단계(4~7세), 게임 및 레크리에이션(12~16세)(Takata, 1974; Tobias & Goldkopf, 1995). Takata(1974)는 놀이 과거력이라는 놀이 평가도구를 개발하였다. 이 도구는 아동의 놀이발달을 평가하기 위해 인터뷰와 관찰을 사용하며, 기능장애를 진단하고 치료하기 위해 사용된다. 놀이 과거력은 세 영역에서 과거 아동의 놀이와 완성도를 평가한다: 일반적 정보, 과거 놀이 경험, 실질적 놀이 기능(Morrison, et al, 1996; Parham & Primeau, 1997; Tobias & Goldkopf, 1995).

전학령기 놀이 평가(The Preschool Play Scale; PPS)는 Susan Knox(1974)에 의해 개발되었으며, 뒤에 Bledsoe와 Shepherd(1982)가 개정하였다. PPS는 놀이를 4영역으로 나누어 분석하였다: 공간운용, 도구운용, 모방, 참여(Knox, 1997; Tobias & Goldkopf, 1995). PPS는 놀이 영역의 기능적 차이점을 이해하거나 치료 전과 후의 평가로 사용된다(Knox, 1997). 임상적으로 PPS는 놀이의 발달 정도를 평가하기 위해 사용된다(Knox, 1997). PPS는 출생 시부터 6세까지 아동의 놀이 발달을 평가하기 위한 관찰적 평가이다.

Anita Bundy는 놀이 활동의 정도를 인식할 수 있는, 작업치료사에게 유용한 모델을 제시하였다. Bundy(1991; 1993;

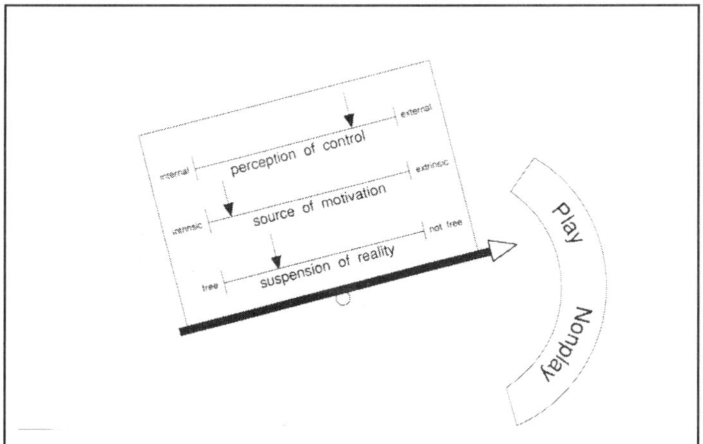

그림 14-2. 놀이-비놀이 연속성(Reprinted frm Bundy, A., Lane, S., & Murray, E.A.(2202). Sensory integration: Theory and practice(2nd ed). Philadelphia: F. A. Davis Co. Used with permission.

1997; 2002)는 Neumann(1971)이 처음 개발한 놀이-비놀이 연속체(play-nonplay continuum)의 의미를 확장했다. Bundy는 작업치료사와 보조작업치료사는 아동의 초기 놀이 능력에 집중해야 한다고 주장했다. 아동의 초기 작업으로써 놀이에 작업치료적 전문성을 키워야 한다고 주장했다. Bundy(1997)는 놀이의 정의에 대해 다음과 같이 정의하였다.

"놀이는 아동과 환경의 상호작용"이며 다음과 같다.

- 내적 동기
- 내적 조절
- 현실의 제약으로부터 자유(Bundy, 2002, p. 229)

이 기준에 따라 아동의 활동이 놀이에 가까운가 아닌가를 결정할 수 있다(그림 14-2). 이 놀이-비놀이 연속체는 작업치료사가 놀이와 비놀이의 활동을 결정짓는 데 유용하게 사용된다. 아동 지각의 조절, 내적 동기의 원천, 현실적 제약으로부터의 능력을 관찰하고 조작함으로써 작업치료사는 아동이 놀이에 이행하는 능력을 촉진시키는 활동을 제공할 수 있다. Bundy는 아동의 놀이발달 능력을 평가하는 도구가 필요함을 인지하고 The Test of Playfulness(ToP)를 개발하였다. ToP는 68개 항목으로 구성되어 있으며 놀이 수행을 관찰하고 세 가지 요소를 평가한다: 내적 동기, 내적 조절(internal control), 현실적 제약으로부터 자유로움.

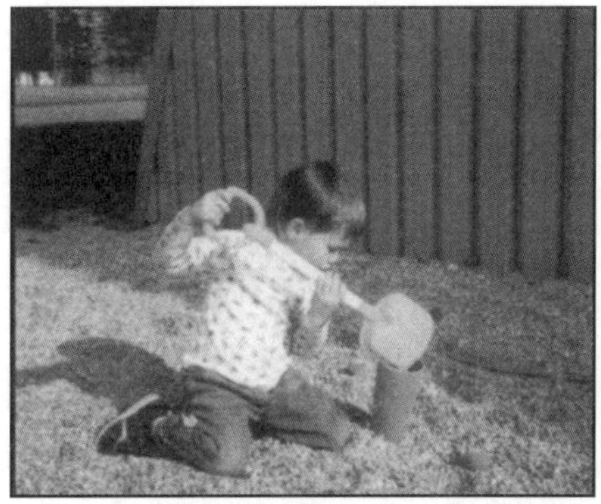

그림 14-3
탐색놀이를 하고 있는 아동: 퍼기와 담기.

일반적인 놀이의 발달
(Typical Development of Play)

앞서 소개한 바와 같이 놀이 발달의 순서에 관한 이론은 여러 가지가 있으며, 일반적으로 놀이기술은 발달의 순서를 따른다. 장난감이나 놀이활동은 아동의 연령과 발달 단계에 따라 다양하다. 작업치료사와 보조작업치료사는 효과적인 중재 계획과 목표달성을 위해 놀이발달에 대해 반드시 숙지해야 한다.

앞에서 설명한 바와 같이 놀이는 탐색과 참여가 필요하다. 많은 연구와 이론에 기초하여 Bergen(1988)은 유아기에서 중기 아동기의 놀이 발달, 참여, 탐색의 단계를 검토하였다. 그 내용은 다음과 같다.

A. 탐색(exploratory play)/감각운동(sensorimotor play) 놀이 : 영아기에 시작된다. 움직임의 반복(쾅 떨어뜨리기, 치기, 잡아당기기)과 물체를 파악하고 특성을 알기 위해 입으로 가져가기, 보기, 만지기와 같은 행동의 반복(그림 14-3)이 나타난다. 이는 영아기에 나타나는 초기 놀이 형태이며 신체의 감각, 움직임, 물체와 사물을 탐색하는 행동은 초기 유아기까지 계속된다(Fernie, 1988). 아동에게 새롭거나 좀 더 복잡한 장난감을 제공했을 때 탐색활동이 증가되고, 덜 복잡하거나 친숙한 장난감을 제공하면 감각운동놀이를 한다. 탐색과 감각운동놀이를 통해 새로운 인지적, 신체적 기술을 습득한다.

B. 가상놀이(pretend play)/상징놀이(symbolic play)/드라마 놀이(dramatic play) : 유아기인 생후 2세부터 주변 환경의 상징화가 나타난다. 이 시기에 아동은 드라마 놀이, 신뢰형성(make-believe) 놀이를 하면서 역할과 상호작용에 대해 이해한다(Fernie, 1988). 가장놀이는 유치

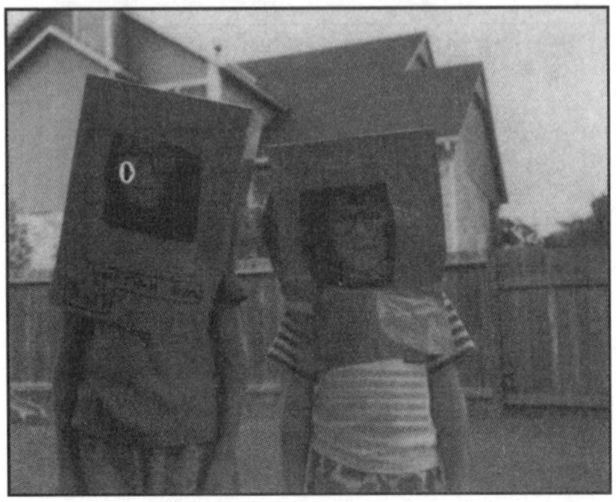

그림 14-4.
가상놀이: 우주인.

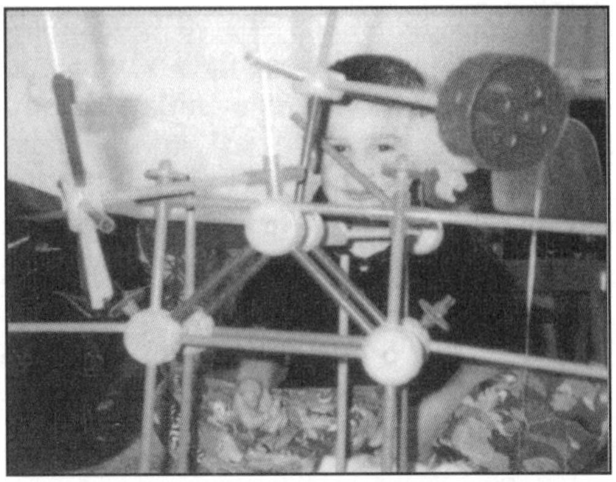

그림 14-5.
구성놀이.

원시기(4~5세)까지 계속되며, 초등학생이 되면 서서히 줄어든다. 가장놀이 시 아동은 블럭으로 트럭을 만드는 것과 같이 도구를 다른 도구처럼 사용하고, 아기 인형에게 우유를 주며 엄마 놀이를 하는 등 다른 사람인 척 한다(그림 14-4).

C. 구성놀이(constructive play) : 구성놀이는 신체적 활동과 상징적 표상(사물, 생각)을 혼합한다. 3세쯤 우세하게 나타나고 좀 더 복잡하고 추상적인 놀이 형태로 초등학교와 중학교 시기까지 계속된다. 블럭쌓기, 예술과 수공예활동, 클레이로 형태 만들기, 수집하기, 구슬 목걸이 만들기 등은 구성놀이에 속한다(그림 14-5).

D. 규칙을 가진 게임(game of rules) : 이미 만들어졌거나 동의하에 새롭게 만든 규칙을 가지고 게임을 한다. 5세쯤 숨바꼭질, 술래잡기, 땅따먹기와 같은 규칙을 가진 게임을 시작하며, 규칙의 양과 복잡성이 증가되어 초등학교 시기에도 지속되고, 중학교 시기에는 정점에 이른다. 어린 아동의 경우 게임에서 이기려는 목적보다 게임을 즐긴다. 나이가 많은 아동에게는 보드게임이나 스포츠와 같은 형식적 게임으로 발전하고 이기기 위해 협력하고 경쟁한다(표 14-2).

기능장애가 놀이에 미치는 영향
(Effects of Disability On Play)

놀이의 정의가 세계적으로 통용되고 있지 않는 것처럼 기능장애가 아동의 놀이발달, 놀이기술, 놀이다움에 미치는 영향을 정확하게 설명하기는 어렵다. 특별한 도움이 필요한 아동의 놀이에 관한 연구가 제한적이고, 이용 가능한 연구들도 방법론적 결함을 갖고 있다(Block & King, 1987). 인지, 언어, 사회적 감정, 운동기술의 발달과 관련된 문헌들과 비교해보아도 아동의 놀이와 관련된 연구들은 놀랄 만큼 적다. 그러므로 장애를 가진 아동의 놀이에 대한 연구와 문헌이 적은 것은 그리 놀랄 만한 일이 아니다(Hellendoorn, et al, 1994; Knox & Mailloux, 1997). 역사적으로 추측해보아도, 놀이는 인지나 언어발달에 비해 중요하게 고려되지 못했다. 기능장애를 가진 아동의 놀이에 관한 연구가 제한적인 또 다른 이유는 같은 진단군에서 기능장애의 정도가 같은 경우가 극히 드물기 때문이다(Hellendoorn, et al., 1994; Knox & Mailloux, 1997). 놀이는 일반적으로 다른 영역의 발달과 평행하므로 기능장애가 놀이발달에 미치는 영향을 설명할 수 있다. Knox & Mailloux(1997)는 장애를 가진 아동의 놀이 문제를 설명할 때 유의하여야 한다고 강조했다. 임상에서 아동은 개별적으로 고려되어야 한다. 아동에 대한 정보는 장애를 가진 아동의 일반적인 지식과 이용 가능한 연구가 기초되어야 한다. 그러나 방법론적으로 부족한 연구가 많고, 장애를 가진 아동은 개별적인 차이가 크기 때문에, 장애를 가진 아동의 중재를 계획하고 제공하는데 일반적인 정보를 사용하는 것에는 주의가 필요하다.

기능장애는 여러 방면으로 아동의 놀이 능력에 영향을 준다. 비정상적인 움직임 패턴, 인지와 언어능력의 감소, 감각결손은 아동의 놀이 발달, 놀이 참여, 놀이다움에 부정적 영향을 미친다. 특별한 도움이 필요한 아동은 환경의 탐색, 상호작용, 완수하는 능력에 어려움을 갖는다. 이로 인해 정상적인 아동 경험에 왜곡을 갖게 된다(Knox & Mailloux, 1997). 환경의 탐색, 상호작용, 완수하는 능력의 어려움은 부적절함, 조절의 어려움, 배우는 것의 불행을 느끼게 할지도 모른다. 기능장

표 14-2

놀이 발달 단계

영유아기: 출생시-2세

- 탐색(exploratory play)/감각운동(sensorimotor play) 놀이가 가장 먼저 나타남.
- 상징적 놀이(symbolic play)의 시작.
- 사회성 게임(social play)의 출현: 인사, 뽀뽀하기 .

유치원기: 3-5세

- 탐색/감각운동 놀이의 시간 줄어듦.
- 3-5세에서 나타나는 놀이유형의 대부분은 구성놀이(constructive play)이다.
- 가장놀이(pretend play)/상징적 놀이/드라마 놀이(dramatic play)는 4-5세 아동에게서 많이 나타남.
- 게임의 규칙을 이해하기 시작함.

학령기: 7-12세

- 규칙을 가진 게임을 가장 즐김.
- 구성놀이와 상징놀이 역시 나타남.

청소년/성인기

- 규칙을 가진 게임, 상징적 놀이, 구성놀이는 청소년기 이후 성인까지 계속된다.

애를 가진 아동은 놀이의 레파토리가 제한적이며, 반복적이고 상동적인 놀이 행동을 보인다. 행동적 문제는 아동의 인지, 운동, 의사소통 문제로 야기될 수 있다.

특별한 도움이 필요한 아동은 놀이시간과 사회적 상호작용의 기회가 적다. 매일의 시간을 아동 관리(care), 의학적 관리, 다양한 치료 서비스 일정에 소비하므로, 놀이를 위한 시간이 부족하다. 특별한 도움이 필요한 아동과 돌봐주는 사람 사이의 상호작용도 일반적인 발달을 하는 아동과 돌봐주는 사람 사이의 상호작용과 차이가 나며, 일반적인 아동과 돌봐주는 사람이 더 애착형성이 높다(Okimoto, et al., 2000). 예를 들면, 지적장애를 가진 아동의 부모는 아동에 대한 기대감이 낮고, 그 결과 아동의 놀이 경험이 제한될 수도 있다는 것이다.

보조작업치료사를 위한 설명

Okimoto, et al(2000)은 뇌성마비 아동과 발달지연 아동이 정상적인 발달상에 있는 또래의 아동보다 놀이에 도전하기가 힘들다고 한다. 그 원인은 신체적 제한뿐만 아니라, 놀이 대상이 돌봐주는 사람으로 제한되어 있기 때문인 것으로 파악된다.

사회적, 문화적 신념은 장애를 가진 아동의 놀이에 영향을 미치고, 놀이에 있어 아동의 생각을 제한한다. 가족, 사회적 신념과 장애를 보는 관점, 아동의 역할, 사회적 지지체계, 놀이의 가치와 놀이활동의 형태, 전문가적인 태도는 작업치료사가 고려해야 하는 요인들이다.

수행기술과 클라이언트 요인 (Performance Skills and Client Factors)

수행기술과 클라이언트 요인의 제한은 여러 방법으로 놀이시 아동의 능력에 영향을 미친다. 수행기술은 놀이 활동을 수행하는 동안 아동에게 나타나는 특징이다. 수행기술은 운동기술, 처리기술, 의사소통/상호작용 기술로 나뉜다. 운동기술은 과제, 사물, 환경과의 상호작용과 움직임을 의미한다. 처리기술은 매일의 과제를 수행하는 동안 움직임을 수정하고 관리하는 것을 말한다. 의사소통/상호작용 기술은 의견과 필요성을 전달하고, 다른 사람과 함께 하기 위한 사회적 행동을 말한다. 클라이언트 요인은 작업수행에 영향을 주는 아동의 요인이다. 클라이언트 요인은 신체기능(신체의 계통의 기능)

과 신체구조(기관, 팔다리와 같은 신체의 해부학적 부분)로 구성되어 있다(AOTA, 2002).

운동기술, 신경근육계통, 움직임 제한이 놀이에 미치는 영향

근골격계통, 움직임과 같은 운동 기술의 제한은 척추이분증, 뇌성마비, 류마토이드성 관절염과 같은 진단을 받은 아동에게 나타난다(10장 참고 : 아동기에 흔한 질환). 이 아동은 경험의 제한과 비정상적인 움직임 패턴으로 장난감을 탐색하고 판단하며 신체적으로 상호작용하는 능력이 제한되어 있다. 복합적인 문제를 가진 아동은 놀이의 능력이 극도로 제한되어 있거나 환경과의 상호작용이 거의 나타나지 않는다(Nakken et al., 1994). 게다가 소근육 운동 조절과 협응에 어려움이 있다면 장난감을 조작하는 능력이 제한된다. 신체적 장애를 가진 아동은 지구력이 낮고, 놀이에 참여하기 위해서 정상적인 발달에 있는 아동보다 더 많은 노력이 요구된다. 이러한 아동은 또래 아동보다 피곤해지기 쉽고, 빨리 피로감을 느낀다. 그러므로 놀이 활동에 참여하는 시간이 적다. 외적, 환경적 요인은 신체적 장애를 가진 아동의 놀이 경험을 억제한다. 신체적 제한을 가진 아동에게 스플린트나 부목이 필요할 수 있다. 이는 효율적인 장난감 조작과 놀이 자세를 만들어 주며, 놀이 경험에 참여하는 아동의 능력향상에 영향을 미칠 것이다.

처리기술, 감정, 인지, 지각기능 제한이 놀이에 미치는 영향

지적장애, 주의력결핍 과잉행동장애(Attention Deficit Hyperactivity Disorder; ADHD), 학습장애, 우울증과 다른 심리적 장애 아동은 처리기술, 인지, 놀이기능이 부족하다(22장 참고 : 아동의 심리사회적 중재). 지적장애 아동의 초기 놀이 발달은 정상적인 발달에 있는 아동과 거의 비슷한 것처럼 보이나 시간이 지날수록 차이는 심해진다(Nakken et al., 1994). 지적장애 아동은 인지적 문제를 가지고 있으며, 놀이 활동의 시작, 순서, 지속에 어려움을 갖는다. 비슷한 놀이 형태와 놀이능력은 비슷한 발달 연령에서 볼 수 있으나, 연령에 따른 변화는 크다(Nakken et al., 1994). 지적장애 아동은 또래의 아동과 비슷한 발달 순서를 따르나 한 단계 머무르는 기간이 길고, 연령에 비해 낮은 발달단계를 보인다. 장애의 정도에 따라 다르지만, 지적장애 아동은 놀이 발달의 최종적인 단계까지 수행할 수 없다. Nakken(1994)는 지적장애 아동의 놀이에 영향을 주는 원인은 타고난 기능장애와 자극, 기회, 훈련의 부족이라 추론했다.

ADHD 아동은 집중을 유지하고 활동에 참여하는 것에 어려움을 느낀다. 과제 수행의 어려움 역시 가지고 있다. 생각하지 않는 충동적인 행동으로 안전 의식의 부족하고, 큰 움직임을 갖는 대표적인 놀이 활동에만 참여하려 한다. 충동성은 ADHD 아동이 갖는 문제이며, 차례 기다리기와 재료 나눠쓰기가 어렵고, 파괴적 행동과 남을 방해하는 행동으로 놀이의 사회적 규칙을 경험하기 힘들다. 집중력의 저하로 과제 수행의 지속시간이 짧고, 이는 놀이 기술 발달에 영향을 미친다.

학습장애아동은 놀이 활동에 참여하기 위해 필수적인 대근육과 소근육 협응능력, 눈-손 협응능력이 부족하다. 이러한 아동은 나이가 들수록 위축되는 경향이 있고, 게임이나 놀이 활동 시 경쟁하기보다는 의지적인 성향이 강하게 나타난다.

우울증은 활동의 감소와 즐거운 경험에 무관심하게 만들고 놀이 활동 참여를 제한한다. 사회적 위축과 불규칙성은 아동의 사회적 놀이의 참여를 방해한다. 움직임 지연, 활력과 흥미 없음은 우울증의 증상이며, 놀이 활동의 시작과 놀이 활동의 완성을 어렵게 한다(DSM-IV, 1994).

의사소통/상호작용 기술, 감각기능의 제한과 통증이 놀이에 미치는 영향

자폐증(autism)/전반적 발달장애(pervasive developmental disorder; PDD), 시각장애, 청각장애, 감각통합장애, 병적 상태나 만성통증의 진단을 받은 아동은 상호작용기술과 감각기능의 제한으로 놀이 경험의 참여가 적다(10장 : 아동기의 흔한 진단, 12장 : 감각통합의 소개, 22장 : 아동의 심리사회적 중재를 참고하라).

자폐/전반적 발달장애 아동은 사회적 상호작용, 사회적 의사소통을 위한 언어능력, 상징적/상상놀이 등 여러 발달영역의 장애를 갖고 있다. 자폐증(autism)/전반적 발달장애 아동은 반복적 행동(stereotyped behavior)을 보이고, 일반적인 놀이 활동 참여와 다른 사람에 대한 관심이 유의하게 적다(DSM IV, 1994).

시각장애 아동의 놀이는 탐색을 위한 손의 사용 제한, 시각적 자극의 부족과 관련된 대근육 운동/움직임의 지연, 부족한 균형능력과 공포로 인한 대근육 활동의 회피, 환경탐색에 위축되고 수동적인 특성을 갖는다(Reed, 1991). 이러한 아동은 구성놀이에 참여하기 어렵고, 다른 사람과 함께 하는 복잡한 놀이 형태 발달이 지연되며, 상징놀이나 역할놀이가 어렵다(Knox & Mailloux, 1997). 청각장애 아동은 비상호작용적 구성 놀이에도 많은 시간을 소비하며, 상징적 놀이가 어렵고, 놀이를 구성하는 능력이 제한되며, 사회적 놀이보다는 혼자 노는 형태를 즐긴다(Knox & Mailloux, 1997).

감각통합적 어려움을 갖는 아동은 놀이에 어려움을 보인다. 아동은 협응의 부족으로 인한 운동계획/실행경험의 감소, 다단계의 과제 수행 시 어려움을 보이며, 이는 자아존중감을 떨어트린다. 실행장애 아동은 일상생활활동의 수행이 어렵고, 어른들과 함께 하는 활동에만 참여하려 한다. 이런 아동은 운동계획이 어렵기 때문에 친숙하고 간단한 게임만 하고 싶어 한다(Ayres, 1979). 중력불안의 증상을 보이는 아동은 바닥에서 발이 떨어지거나, 크게 움직일 때 공포감과 불안을 느낀다(Ayres, 1979). 그 결과 대근육 활동, 거친 활동, 운동장에서 하는 활동을 회피한다. 촉각 방어의 증상을 보이는 아동은 특정 놀이형태(모래, 물, 물감 등 몸을 더럽히는 재료를 사용하는 놀이)를 피하고, 다른 사람과 접촉하는 것이 싫기 때문에 다른 아동과 함께 노는 것을 피한다(Ayres, 1979)(12장을 참고).

만성 통증을 갖는 아동은 통증 때문에 놀이 활동에 참가하지 않으려 하고, 사회적 상황으로부터 위축되어 있다. 통증은 에너지와 집중력 감소를 야기하고, 놀이활동에 참여와 유지를 제한한다(Reed, 1991; Knox & Mailloux, 1997).

의학적 문제를 갖는 아동은 통증, 불편함, 허약함, 신체활동의 지구력 감소로 인해 놀이 활동 참여에 제약이 있다. 이런 아동은 대부분의 시간을 병원에서 보내거나 신체적인 제약으로 인해 또래 아동과 함께 하는 놀이, 즉, 사회적 놀이에 참여하는 시간과 기회가 적다. 의학적 문제를 갖는 아동은 사회적 경험의 감소로 인해 놀이기술과 사회적 기술의 발달이 늦다(Knox & Mailloux, 1997).

지금까지 아동의 놀이 참여와 놀이 발달에 양향을 주는 기능장애에 대해 설명했다. 보조작업치료사는 놀이에 영향을 주는 기능장애의 특징에 대해 이해하고, 아동의 놀이 기술과 능력을 발달시키기 위해서 위 사항들을 고려해야 한다.

환경/배경이 놀이에 미치는 영향(Effects of the Environment/Context on Play)

환경적 요소는 아동의 놀이 기술과 놀이 발달에 영향을 미친다. 부정적인 놀이 경험을 가진 아동의 놀이 특성은 환경적 요인의 영향이 크다. 이러한 특성은 자기자극(self-stimulation), 미성숙한 놀이 기술, 제한적인 놀이 레파토리, 상상의 증가와 감소, 제한된 모방의 형태로 나타난다(Knox & Mailloux, 1997). 게다가 병원에서 많은 시간을 보내는 아동의 놀이 행동은 집중력 감소, 지구력과 움직임 제한, 호기심과 창의력 저하의 문제를 가지며, 놀이다움이 적고, 감정적 동화가 어렵고 화를 내기 쉽다고 한다(Knox & Mailloux, 1997; Kielhofner et al., 1983). 병원에 머무르는 기간 동안은 사회적 놀이 경험의 기회가 적다. 기능장애를 가진 아동은 자신의 기능장애로 인한 제약뿐만 아니라, 물리적, 사회적 환경의 제약을 겪게 된다(Blanche, 1997). 환경의 물리적 제약은 장난감, 놀이 환경, 사회적 그룹의 접근성(accessibility) 감소를 말한다.

신체적 장애를 가진 아동은 활동의 수행 시 많은 시간을 소비하고, 무엇을 할지, 어디로 갈지, 어떻게 할지를 결정할 기회가 적다. Blanche(1997)는 환경을 탐색하고 놀이에 참여하는 아동의 자유를 침해하는 요인들을 지적했다. 장애를 가진 아동은 진단상의 제약뿐만 아니라, 사회문화적 제약을 경험한다. 사회적 장애물은 우리의 신념과 가치로부터 나타난다고 한다. 예를 들면, 장애를 가진 아동과 상호작용을 해본 경험이 적은 사람은 그 아동은 일반적인 놀이 경험에 참여하기 어려울 것이라 가정한다. 이러한 신념은 아동의 놀이 참여 기회를 제한할 수 있는 요인이다. Blanche(1997)는 아동 놀이의 촉진과 감소에 있어 어른들의 책임감을 인식시키는 데 작업치료사가 중요한 역할을 해야 한다고 강조했다.

놀이 평가(Play Assessment)

많은 요인들이 아동의 놀이 발달과 놀이의 능력에 영향을 미친다. 발달의 지연은 미성숙한 놀이 기술의 원인이 된다. 이런 경우 아동이 수행하고자 하는 활동과 실질적인 수행 능력 사이에는 차이가 있으며(Morrison et al., 1997), 놀이다움은 축소된다. 아동의 능력을 최대화하기 위해 놀이의 평가와 중재 시 다음의 요소가 고려되어야 한다. 아동의 놀이 평가 시 아동의 기능장애의 영향, 아동의 놀이 발달, 놀이 경험의 참여

표 14-3

실행의 영역

작업영역의 수행(performance in areas of occupation)은 일상생활활동, 수단적 일상생활활동, 휴식과 수면, 교육, 일, 놀이, 여가, 사회참여 등을 포함하여 집단, 조직들이 참여하는 다양한 종류의 삶의 활동이다.

수행기술(performance skill)은 운동기술(motor skill; 자세, 움직임, 협응, 근력과 작용, 에너지)과 처리기술(process skill; 에너지, 지식, 시간적 조직화, 공간 조직화와 도구 조작, 적응), 의사소통과 상호작용 기술(communication/interaction skill; 신체적 요소, 정보교환, 관계형성)으로 구성된다. 수행기술의 효과적인 수행은 클라이언트 요소, 활동 요건, 배경에 의지한다.

수행패턴(performance patterns)은 습관, 일과적인 일, 역할을 말한다. 수행패턴은 시간이 지남에 따라 발달하고 환경에 영향을 받는다.

환자의 요소(client factor)는 활동을 수행에 영향을 미치는 신체기능(집중력, 기억력, 지각, 시각, 청각, 근육 움직임과 힘, 호흡 등)과 신체구조(신경계통, 심장계통 등)를 말한다.

활동요건(activity demands)은 활동을 수행하기 위한 사물과 그들의 속성들, 공간, 사회적 요구, 순서 및 타이밍, 요구되는 행동과 기술,

배경(context)은 인간과 관련된 문화적, 개인적, 시간적, 가상적, 물리적, 사회적, 개인적인 배경으로 작업수행에 영향을 미친다.

Adapted from the Occupational therapy practice framework: Domain and process(2002). *American Jounal of Occupational Therapy, 56*, 611. Adapted with permission from the American Occupational Therapy Association, Inc.

와 기회, 선호하는 놀이, 아동이 수행하는 놀이다움의 정도를 고려해야 한다. 아동의 발달단계, 연령, 흥미와 동기-흥미도, 클라이언트 요소, 수행기술, 환경(사회적, 문화적, 신체적, 시간적)-역시 평가 시 중요한 요소이다. 아동의 능력의 최대화하기 위해 평가와 중재 시 이 요소들을 모두 고려해야 한다.

놀이 평가도구는 Takata's(1974)의 놀이 과거력(Play History); The Preschool Play Scale(Knox, 1974; Bledsoe & Shepherd, 1982); Bundy's(1997)의 Test of Playfulness (TOP)가 있다. 놀이의 평가 시에는 표준화된 평가도구, 놀이 관찰, 돌봐주는 사람 인터뷰, 아동 인터뷰, 클라이언트 요인과 수행기술의 평가를 결합하여 사용한다.

중재(Intervention)

놀이기술을 촉진시키기 위한 작업치료의 독창적 관점(Unique Perspective that OT Brings to the Facilitation of Play Skills)

놀이라는 작업의 이행은 아동 작업치료사가 기대하는 결과이자 유일한 관점이다. 궁극적으로 아동에게 제공하는 활동의 의미는 작업에 기초한 활동이다. 이러한 관점은 작업치료의 핵심이다. 놀이는 아동기의 다른 작업과 다르며, 아동이 해야 할 필요성이 없음에도 하기를 원한다는 특성을 가지고 있다. 질적인 놀이는 내적인 동기와 아동 중심으로 이루어져야 하며, 의미 있는 작업의 이행은 놀이에 결함을 가진 아동에게 필요하다.

작업치료사는 놀이에 참여하기 위한 능력과 관련하여 아동의 장점, 약점, 도움이 필요한 영역을 검토한다. 또한 작업치료사는 작업수행에 영향을 미치는 요인이 무엇인지 알기 위해, 아동의 수행기술, 수행패턴, 클라이언트 요인뿐만 아니라 환경, 활동의 요구를 고려해야 한다. 보조작업치료사는 아동과 아동기술을 관찰함으로써 환경에 대해 항상 고려해야 한다. 작업치료의 목표는 자연스러운 환경에서 나타나는 아동 기능의 향상이다. 중재는 치료환경뿐만 아니라 집, 학교, 운동장, 이웃과의 활동에서도 참여할 수 있도록 디자인되어야 한다. 작업치료는 중재에 전체적인 관점을 사용하며, 활동 수행의 주관적(감정, 심리), 객관적(신체적, 관찰적) 양상을 모두 고려해야 한다.

놀이중재에 있어 작업치료/임상의 영역(Domain of OT/Practice in Play Intervention)

중재는 작업치료의 영역이다. 무엇보다 중요한 것은 환경에서의 참여를 지지하는 작업의 이행이다(AOTA, 2002). 작업

치료사와 보조작업치료사가 중재 시 적용하는 다양한 영역을 표 14-3에 요약하였다. 수행기술과 수행패턴은 아동이 작업을 이행할 때 그 수행을 관찰함으로써 알 수 있고, 놀이, 환경, 활동 요건, 클라이언트 요인은 수행기술과 수행패턴에 영향을 준다(AOTA, 2002).

중재 접근법의 선택 (Selecting Appropriate Intervention)

작업치료 실행체계(occupational therapy practice framework ; OTPF)(2002)에서는 5가지 형태의 중재를 설명했다: 증진/창조, 확립/회복, 유지, 수정, 예방. 중재 형태에 따른 예시는 표 14-4에 설명하였다.

아동의 중재에 있어서는 회복과 수정방법을 가장 많이 사용한다. 작업치료사는 아동에게 필요한 도움, 아동의 그룹, 사회성에 대해 확인한다.

중재에 있어 놀이의 사용 (Use of Play in Intervention)

중재에서 놀이 사용(결과/목표/작업/종결)

"놀이를 초기 아동에게 적용할 때 놀이기술의 발달은 중재의 중요한 목표이다"(Missiuna & Pollock, 1991, p. 882). 놀이를 중재의 결과로 설계하기 위해서, 작업치료사는 아동의 기술과 환경적 측면을 고려하고, 자연스러운 환경에서 놀이에 참여하는 것이 가능하도록 결합한다(Pierce, 1997). 놀이의 일반적인 발달 패턴 습득은 중요한 목표이자 목표에 도달하기 위한 강한 의지이다(Pierce, 1997).

놀이의 결함을 가진 아동에게는 놀이기술을 향상시키는 것에 초점을 둔다(Morrison et al., 1997). 중재의 첫 단계는 다른 사람과 같이 놀이에 참여하거나, 환경에서 다른 물체나 장난감을 탐색하는 것부터 시작하고 단계적으로 놀이 경험의 길이와 복잡성을 증가시킨다. 예를 들면, 미성숙한 발달단계에 있는 아동에게는 놀이 발달을 촉진시키기 위한 중재에 초점을 맞춘다. 아동의 발달에 따라 아동의 중재도 전환된다. 즉 탐색놀이에서 가상놀이와 구성놀이로, 혼자 노는 활동에서 또래와 함께 상호작용하는 놀이로 확장시키는 것이다(그림 14-6).

감각과 운동의 결함이 있을 때 치료는 아동의 운동과 감각의 문제로 인해 나타나는 놀이 활동 범위의 경계에 초점을 맞춘다. 예를 들면, 촉각에 기초한 놀이 활동에 대한 참을성을 향상시키는 것과 같은 방법으로 접근한다. 기능장애와 환경적 제약은 놀이 참여의 기회를 제한하므로, 작업치료사는 놀이를 통해 아동이 주변 환경과 상호작용하는 능력을 확장하는 방법을 모색한다. 중재의 초점은 안전하고 수용가능하며 적합한 환경과 기회를 제공하여 놀이를 자극하고 상호작용을 증가시키는 것이다.

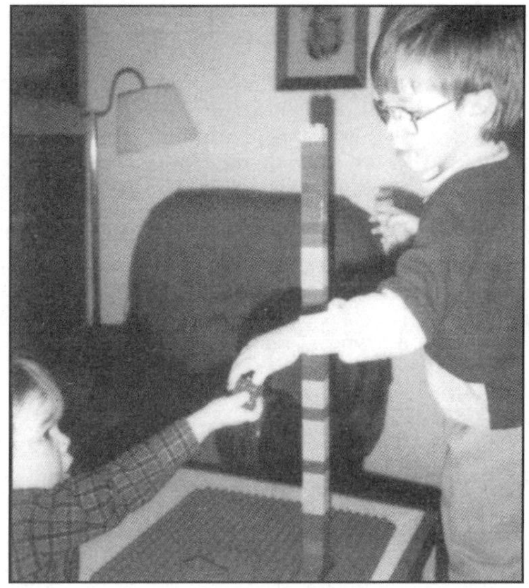

그림 14-6. 아동이 동생과 함께 블럭으로 탑을 쌓는 놀이를 하고 있다.

중재에서 놀이를 사용하는 또 다른 접근법은 아동이 선호하는 놀이와 놀이기술이 적절하지 못한 경우이다(Clifford & Bundy, 1989). 아동이 하고 싶어하는 놀이는 돌치기(hop-scotch)이지만 아동의 균형능력에 제한이 있거나, 아동이 하고 싶어하는 놀이는 컴퓨터 게임이나 소근육 기술이 부족할 수 있다. 이러한 형태의 놀이 결함 시 중재는 균형, 소근육 운동기술과 같은 하위요소 결함의 치료; 놀이를 다른 형태로 변화해서 성공적으로 수행하도록 함; 참여를 위해 놀이활동, 재료, 환경의 수정을 포함한다(돌치기 시 두 발로 점프하게 함; 컴퓨터 게임의 속도를 조절하거나 마우스를 조이스틱으로 바꾸어 줌)(Parham & Primeau, 1997).

매개체로서의 놀이(Play as Medium/Means)

기능장애를 가진 어떠한 아동은 놀이를 위해 교육이 필요하고, 또 다른 아동은 수정을 통한 놀이의 참여가 필요하다. 작업치료사는 중재 시 기술 발달을 증진시키고 목표를 달성하기 위해 거의 매일 놀이활동을 사용한다. 놀이는 대근육 운동, 소근육 운동, 사회성, 인지, 의사소통 기술의 발달을 촉진

표 14-4

작업치료 중재 접근법

중재 접근법	중재의 초점	예시
1. 창조(create), 증진(promote): 건강 증진(health promotion) • 장애나 수행을 방해하는 어떤 요소도 없다고 가정한 중재접근 • 풍부한 배경을 제공하고, 삶의 자연스런 배경에서 모든 사람들을 위한 수행을 강화할 수 있는 활동 경험을 제공하도록 설계됨 • 유니버셜 디자인을 예로 들 수 있음	수행기술 수행패턴 배경 활동 요건 클라이언트 요소	초보 부모들이 발달적으로 적절한 놀이로 그들의 아동과 수행을 돕도록 부모교실을 만든다. 부모에게 아동의 일반적인 발달과 발달을 촉진시키는 활동에 대한 정보를 제공하기 위해 뉴스레터를 디자인한다. 아동 발달에 적절한 장난감과 활동을 제공하여 가정 놀이 환경을 향상시킨다. 인지, 사회성, 운동기술 발달을 촉진하는 적절한 놀이 활동을 제공하기 위해 다양한 재료, 도구, 장비, 활동을 사용한다. 감각놀이 경험을 향상시키기 위해 놀이터에 다양한 장비를 제공한다. 초등학생의 근력과 지구력을 증진하기 위해 운동장에서 놀 수 있는 시간을 더 많이 제공한다.
2. 확립(establish), 회복(restore), 재활(remediation), • 클라이언트를 변하게 함 • 클라이언트로 하여금 새로운 기술이나 능력을 익히거나 아직 발달하지 않았거나 손상에서 능력을 회복하도록 함	수행기술 수행패턴 클라이언트 요소	아동이 수공예 활동에 참여할 수 있도록 소근육 조작능력을 향상시킨다. 아동이 또래 아동과 함께 스포츠 활동에 참여할 수 있도록 대운동 기술과 협응을 향상시킨다. 또래 아동과의 사회적 관계 형성을 돕기 위해 촉각 입력의 참을성을 향사시킨다. 아동이 또래와 같이 놀 수 있도록 일과 동안 감각운동 활동에 참여시켜 고집스러움을 감소시킨다. 놀이 활동에 필요한 움직임을 회복시킨다.
3. 유지(maintain) • 작업요구에 지속적으로 대처하거나 회복된 수행능력을 보존하도록 지원을 제공하도록 설계된 중재접근.	수행기술 수행패턴 배경 활동 요건 클라이언트 요소	혼란스러운 영역에서 어느 정도 놀이를 유지하기 위해 각각의 아이템이 있게 디자인된 그림들을 제공한다. 진행성 질환 아동의 쥐기 능력을 유지하기 위해 그림을 그릴 때 쥐기 보조도구를 적용한다. 높은 근 긴장도를 갖는 아동을 위해 부모에게 ROM 운동을 가르쳐준다.
4. 수정(modify): 보상(compensation), 적응(adaptation) • "자연스런 환경 안에서 수행을 지원하도록 현재 배경이나 활동 요건에 적합한 방식을 찾는 것, 보상기술을 포함하여 도움을 제공하여 기능을 강화하거나 주의산만을 감소시키기 위해 다른 기능을 감소시키는 것"을 제시하는 중재접근 (Dunn et al., 1998, p. 533).	수행패턴 배경 활동 요건	걷지 못하는 아동이 이용할 수 있도록 운동장의 장비를 수정한다. 또래 아동과 함께 컴퓨터 게임을 할 수 있도록 마우스나 의자를 개조한다. 아동의 수행을 지지하기 위해 일관성, 예언성을 바탕으로 하루 일과를 수정한다. 아동이 너무 피로하지 않도록 하루 일과를 수정한다. 쥐기 능력이 어려운 아동에게는 아동이 잡을 수 있도록 장난감, 게임 도구를 수정한다. 청각장애 아동에게 소음을 최소화하기 위해 바닥에 카펫을 깔도록 한다.
5. 예방(prevent): 장애예방(disability prevention) • 작업수행 문제에 위험이 있는 장애가 있거나 장애가 없는 클라이언트들에 적용되도록 고안됨 • 작업수행할 때 장애물의 발생을 예방하기 위하여 설계됨 • 중재는 클라이언트, 배경 또는 활동 변수들을 관리하는 것일 수도 있다.	수행기술 수행패턴 배경 활동 요건 클라이언트 요소	사회적 고립을 예방하기 위해 방과 후 레크레이션 프로그램에 참여하도록 한다. 보드 게임을 하는 동안 앉은 자세가 나빠지는 것을 예방하기 위해 의자의 측면지지를 제공하도록 한다. 실외 활동으로 인해 나타날 수 있는 과로나 손상을 예방하기 위해 안전과 에너지 보존을 위한 적절한 테크닉을 가르친다.

Occupational therapy practice framework: Domain and process(2002), *Amercan Journal of Occupational Therapy, 56, 627*. Adapted with permission from the American Occupational Therapy Association, Inc.

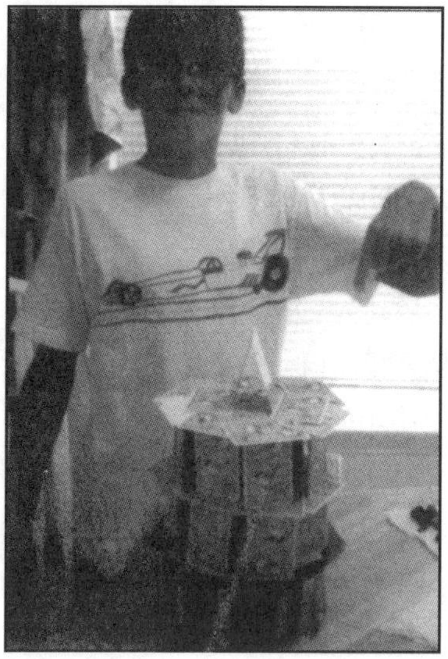

그림 14-7.
성취감은 딱 맞는 도전(just right challenge)을 통해 이루어진다.

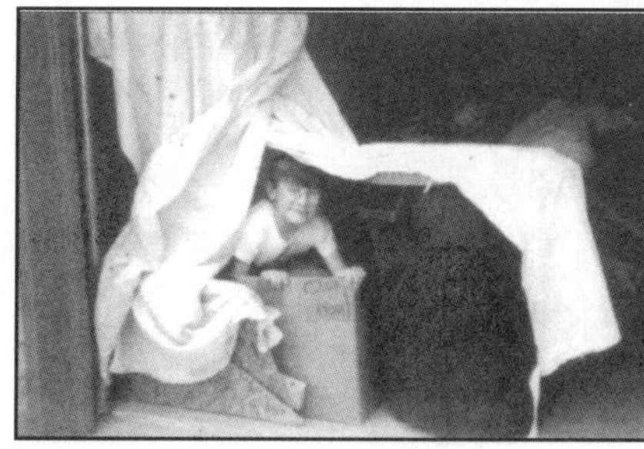

그림 14-8.
놀이는 현실에서의 자유로움을 가진다.

하기 위해 치료적으로 수정되어 사용된다. 놀이는 아동이 놀이에 참여하려는 노력과 열정을 향상시키기 위해 놀이는 치료의 동기유발제로 사용하기도 한다. 아동이 놀이 활동에 이행할 때, 외적 영향은 최소화하고, 실질적인 상황에서의 즐거움을 경험할 수 있도록 해야 한다. 놀이는 치료의 강화제(reinforcer)로 사용되기도 한다.

놀이다움의 촉진(Facilitating Playfulness)

아동의 놀이기술 촉진과 놀이를 통한 수행기술의 발달을 위해서 보조작업치료사는 놀이의 참여 시 놀이다움과 동기를 유발해야 한다. 놀이다움은 놀이의 유연성과 자발성의 질이며 특별한 놀이 활동을 수행하는 아동의 기술을 보다 간결하게 한다(Morrison et al, 1997; Parham & Primeau, 1997).

Knox(1996)는 전학령기 아동의 놀이다움을 측정하고 놀이다움의 특징을 잘 나타내는 행위(action)와 행동(behavior)을 확인하였다: 호기심, 상상, 즐거움, 신체적 활동, 사회적 언어적 유연성. 놀이다움이 부족한 아동은 자발성과 유연성이 부족하며, 부정적 감정/언어, 참여 시 위축되거나 거부, 상황 조절의 부족, 어른이나 자신보다 어린 아동과의 놀이를 더 선호함, 감정적 미성숙함을 가지고 있다(Knox, 1996). 놀이다움을 촉진시키는 전략으로는 안전한 환경 세팅, 조절 감각 촉진, 신뢰감 형성, 딱 맞는 도전 제공이 있다(그림 14-7).

중재전략(Strategies for Intervention)

놀이는 내적동기, 내적 조절, 현실적 상황으로부터 자유로움이 전제되어야 한다(그림 14-8). 작업치료사는 중재 시 놀이를 사용하며 위의 3가지 요소를 고려해야 한다. 보조작업치료사는 중재의 놀이 경험을 제공할 때 3요소를 인식하고 최대한 지지해야 한다(Musselwhite, 1986).

놀이에 있어 보조작업치료사의 역할
(The OTAs Role in Play)

활동의 준비는 보조작업치료사가 놀이를 촉진하기 위해 사용하는 가장 영향력 있는 전략이다. 활동의 준비는 생산력 있는 놀이를 위해 공간, 도구와 같은 물리적 환경을 준비하는 것이다(Bergen, 1988). 보조작업치료사는 아동의 놀이 경험을 최대화하기 위해 적절한 장난감, 장비, 재료를 사용하여 놀이를 촉진시킬 수 있는 환경을 조직하고, 빛, 시각적 혼란, 소음과 같은 환경적 요소를 고려해야 한다. 또한 놀이의 내적동기, 내적인 조절, 현실적 상황으로부터 자유로움을 어떻게 하면 최대한으로 이끌어낼 수 있을지에 대해 고민해야 한다. 놀이 활동은 "딱 맞는 도전"으로 제공되어야 한다: 이는 너무 쉽거나 너무 어렵지도 않게 아동이 도달할 수 있는 도전이다.

중재동안 보조작업치료사의 역할은 다음과 같다:

1. 아동의 집중을 유지하라.
   - 아동을 격려한다.
   - 아동의 능력과 필요성에 기초하여 아이템을 추가하거나 제거한다.
2. 교육하거나 특별한 기술을 가르친다.
   - 놀이 시작 전에 아동에게 필요한 도움이 무엇인지에 대해 결정하고, 계획을 세운다(Bergen, 1988).
   - 도구의 목적, 사용법, 제한점에 대해 이해한다.
   - 특별한 기술은 시범을 보여준다.
3. 놀이 동안 나타난 아동의 행동과 반응에 대해 기록한다.
4. 아동이 자신의 차례를 기다릴 수 있게 격려한다. 놀이의 중재 시 아동이 놀이 활동에 참여하도록 격려하기 위해서

제안, 지지적인 설명, 추가적인 격려가 필요하다(Bergen, 1988).

- 참여를 바탕으로 한 놀이를 제공한다; 상호작용, 아동이 하고 싶어하는 활동에 대해 질문하거나, 도구를 제공하고 시범을 보여주거나(가장놀이 시) 새로운 역할을 제안한다.

너무 많은 안내와 지지를 제공하는 것은 현실적으로 어렵다. 치료의 중요한 열쇠는 필수적인 제공을 통해 아동의 놀이 발달을 향상시키는 것이다(Bergen, 1988).

놀이기술을 촉진시키는 전략 (Strategies to Facilitate Play Skills)

Bergen(1988)은 놀이의 교육적 생산성을 향상시키는 전략을 몇 가지 소개했다. 다음은 아동의 놀이기술을 촉진시키기 위해 작업치료사가 주로 사용하는 전략이다.

- 교수법(instruction): 아동이 혼자서도 놀이에 참여할 수 있도록 사실이나 개념을 가르친다.
- 칭찬(praise): 놀이행동을 격려하고 칭찬한다.
- 지지(maintenance): 어지러운 공간, 불충분한 재료나 도구, 공간적 불일치 등의 문제점을 해결하는 환경적 지지를 제공한다.
- 대화(conversation): 아동이 하고 싶어하는 활동과 흥미에 대해 이야기를 하도록 격려한다.
- 시범(demonstration): 아동에게 하는 방법을 직접 보여준다.
- 조정(redirection): 대체할 수 있는 활동을 제안한다.
- 참여(participation): 놀이 활동에 참여할 수 있게 한다.

위의 전략을 조합해서 사용함으로써 보조작업치료사는 아동 놀이의 생산성을 향상시킬 수 있다.

"딱 맞는 도전"("The Just Right Challenge")

치료에서 놀이를 사용할 때 작업치료사는 다음의 내용을 고려해야 한다.

1. 환경, 사물, 도구의 탐색을 촉진하려면 아동이 안전감을 느낄 수 있고, 놀이 활동을 촉진할 수 있는 환경을 구성하라.
2. 아동이 주도적이고 주체적으로 놀이 상황을 조절할 수 있도록 한다. 이는 신뢰감이 형성에 도움을 준다.
3. 신뢰감을 바탕으로, 작업치료사는 아동의 장점을 이끌어 내고, 딱 맞는 도전을 제공하여 놀이 행동의 레파토리를 확장시킬 수 있다(Ayres, 1979). "딱 맞는 도전"은 도전을 통해 아동의 다음 단계 기술을 이끌어내도록 하는 놀이 경험의 조직이다. 놀이 활동이 너무 어렵다면 아동은 쉽게 포기하거나 불안해할 것이며, 반면에 활동이 너무 쉽다면 아동은 지루해할 것이다. 놀이 활동의 도전은 아동의 기술발달과 확장을 위해 딱 맞는 도전이어야 한다. 딱 맞는 도전은 아동이 안전하게 수행할 수 있도록 한다(Morrison et al., 1991).

작업치료사는 아동의 놀이 행동을 언제, 얼마나 자주 중재해야 하는가에 대해 결정한다. 중재의 형태, 시간, 양을 결정할 때, 치료목표, 아동에게 어려운 능력과 도움이 요구되는 영역(수행기술, 수행패턴, 클라이언트 요인), 요구되는 활동과 배경을 고려해야 한다. 주의해야 할 점은 너무 많은 개입을 제공하지 않아야 한다는 것이다. 이는 외적인 조절과 외적 동기를 제공하게 되고, 아동의 놀이는 비놀이의 형태로 제공되기 때문이다. 하지만 중재의 부재는 놀이의 잠재력을 이끌어 낼 수 없으므로, 치료사는 항상 균형을 유지하려 노력해야 한다. 작업치료사가 제공하는 도전은 아동의 놀이 기술과 놀이 행동의 발달을 최선의 방향으로 이끌 수 있어야 한다(Bergen, 1988).

긍정적 치료 환경 수립(Establishing a Positive Therapeutice Environment)

Cronin(1996)은 긍정적인 치료 환경을 조성할 수 있는 세 가지 방법에 대해 설명하였다.

1. 긍정적인 피드백과 강화를 사용한다: "잘했어", "멋지다"와 같은 일반적인 칭찬보다는 "두 손으로 공을 잡는 방법이 너무 멋지다", "색깔 분류를 너무 잘했구나." 등으로 구체적이고 정확하게 이야기한다. 언어적 칭찬과 긍정적인 피드백은 조절된 행동을 향상시키고 아동이 기대감을 인지할 수 있게 한다.
2. 아동은 반복적으로 말하며, 부연설명하는 경향이 있다: 아동이 이러한 형태로 이야기한다면 치료사는 주의 깊게 들어주고, 아동의 생각에 반응을 보여준다.

3. 보조작업치료사는 아동과 보내는 시간을 즐겨야 한다. 밝게 웃고 즐거워하는 것은 아동의 치료 경험에 긍정적인 느낌을 줄 수 있다.

발달수준에 적합한 놀이 선택(Selecting Developmentally Appropriate Play)

발달적으로 적합한 놀이 패턴을 설립하기 위해서 작업치료사는 정상적인 발달과정을 이해해야 한다. 하지만 놀이 패턴을 설명하는 연구가 부족하기 때문에, 치료를 통해 놀이 순서의 정상적인 패턴을 촉진시킨다는 것은 매우 어려운 일이다(Pierce, 1997). 아동의 발달은 아동에 따라 차이가 있으나 규칙적이고, 예측 가능하며 순서를 가지고 있다. 우리는 자연스럽게 나타날 수 있는 발달의 차이에 대해 이해하고 발달이 정상인지 느린지에 대해 결정해야 한다. 이는 놀이의 발달에서도 마찬가지이다. 중재는 발달단계에 적합하고 발달단계를 지지하는 활동을 포함한다. 발달적으로 적절한 놀이 제공은 임상가가 제안하는 놀이 과정을 통해 성취된다. 아동이 놀이에 참여하지 않는다면, 흥미 있는 장난감을 제공하여 격려한다. 아동이 놀이의 동기가 부족하다면, 재미있는 활동을 제공하도록 한다(Pierce, 1997). 발달적으로 적절한 놀이를 완성하기 위한 목표는 아동이 놀이에 참여하는 시간의 양과 빈도, 놀이의 복잡성과 유형을 통해 설명할 수 있다. 보조작업치료사는 아동의 발달 연령과 능력에 적합한 활동, 장난감, 게임을 선택한다. 중재를 위한 놀이 활동을 선택할 때 아동의 흥미도를 고려하는 것 역시 중요하다.

가정과 치료센터에서의 훈련(Managing Discipline Issues at Home and in the Clinic)

장애를 가진 아동은 부적절한 행동을 보이기도 한다. 관심을 끌기 위한(attention-seeking) 행동, 의사소통적 문제, 감각-추구, 어떠한 것을 회피하는 등 많은 영역에서 나타난다. 적절한 사회적 상호작용과 일반적인 사회적 규범을 경험하지 못한 아동은 충동을 조절하고 집중을 유지하는 것에 문제를 가진다. 부적절한 행동은 아동의 능력과 치료 목표의 달성을 제한한다.

행동조절의 어려움을 보이는 아동을 치료할 때 다음의 내용을 고려하라.

1. 놀이 중재를 결정할 때, 특수한 아동을 다루기 위한 구조를 고려한다.
2. 치료에 있어 분명한 규칙, 안내, 기대를 설립한다. 규칙과 안내는 안전, 예의와 관련된다. 아동이 위의 내용을 실행하는지 정기적으로 검토한다.
3. 아동의 한계를 아는 것도 중요하다. 아동에게 기대하는 것을 결정할 때 필요하다.
4. 파괴적이고 부적절한 행동의 중재 시 그 행동의 원인이 무엇인가를 파악해야 한다.
   - 만약 아동이 다른 방법(너무 어려운 활동이 제공되면 장난감을 던져버림)으로 의사소통한다면, 보조작업치료사는 아동이 말하고자 하는 바가 무엇인지 파악하고 아동이 좀 더 적절한 방법으로 의사소통할 수 있도록 도와줘야 한다.
   - 자신의 신체적 감각에만 집중하는 아동이 있다. 예를 들면, 전정감각입력의 추구로 인해 행동의 문제가 야기된다면, 규칙적으로 전정감각 입력의 기회를 제공한다.
   - 관심을 끌려하거나 과제를 회피하는 행동은 그 행동을 무시하는 것이 가장 최선의 방법이다. 이 방법은 다른 사람이나 아동의 안전이 보장된 범위 내에서 이루어져야 한다. 무시에 대해서 논란의 여지가 있지만 보조작업치료사의 반응(화를 내거나, 좌절하는 것)은 아동의 행동을 강화할 수 없다.
5. 중재 동안 덜 선호하는 활동을 좋아하는 활동으로 변화시킨다.
6. 아동이 좋아하고 선호하는 치료활동에 참여하도록 한다.
7. 덜 선호하는 활동의 수행을 완성했을 때 선호하는 활동에 참여하는 것으로 보상한다.
8. 보조작업치료사는 치료 세션을 조절한다. 아동이 더이상 물건을 던지는 문제 행동이 나타나지 않는다면, 이를 예절로 인식하게 하여 아동이 조절에 대해 학습할 수 있도록 한다.
9. 일관성은 행동의 계획 시 중요한 요인이다. 아동의 문제 행동을 줄이기 위한 특수한 계획을 세웠다면, 치료 동안 사용되는 전략은 어느 장소(집, 학교)에서나 일반적으로 동일하게 적용해야 한다. 행동적 전략은 일관성 있게 적용해야 효과적이다.

놀이의 적응방법(Adapting Play Experiences)

장애를 가진 아동은 필요성에 따라 놀이를 적응(수정)하여 제공한다. 놀이 참여 시 제약이 되는 아동의 능력은 환경, 자세취하기, 재료의 적응으로 성취될 수 있다. 예를 들면, 운동기능의 어려움을 갖는 아동에게 보조작업치료사는 적응적 자세보조도구와 활동을 위해 필요한 장비와 보조도구를 제공한다. 또한 독립적인 탐색, 조작, 참여를 향상시키기 위해 감각운동의 경험과 탐색을 촉진하는 환경으로 수정한다. 예를 들면, 앉은 자세를 보조하는 자세보조도구를 적용하거나 장난감의 조작능력을 향상시키기 위해 장난감을 견고하고 안전한 것을 제공한다. 쥐기와 조작을 향상시키기 위해 수정된 놀이감(쥐는 부분을 두껍게 함)을 사용한다. 게임이나 스포츠는 또래 아동과 함께 할 수 있도록 수정해야 하며, 운동장에서의 활동 시에는 보조가 필요하다.

활동요건: 개조된 장난감과 게임의 선택

Webster 사전(1979)에는 장난감을 "아동이 가지고 노는 무언가"라 정의한다(p. 874). Dubois(1997)는 놀이의 수단으로 장난감을 설명했다. 작업치료사는 발달단계를 지지하고 기능을 증진시키며, 동기를 불러일으키고 환경과의 질적 상호작용을 향상시키기 위해 장난감/놀이감을 사용한다(Dubois, 1997). 놀이 시 장난감을 선택할 때에는 아동의 발달단계, 기술, 흥미를 고려해야 한다. 작업치료사는 아동의 신체적 제한을 보완하기 위해 장난감이나 게임을 개조하기도 한다.

게임과 놀이 활동은 기능장애를 가진 아동의 발달적 기술을 위한 기회를 제공한다. 또한 즐거움과 동기를 불러일으킨다. 인내, 영리함, 고집과 같은 개인적 기술과 차례 기다리기, 협력, 좌절에 대한 인내와 같은 사회적 기술은 사회적 예절의 성공과 실패를 경험하게 하고, 질문에 묻고 답하기, 협상, 의사소통, 게임 전 기술, 사회적 상호작용, 청각 집중력과 구별, 시각적 구별, 시각 집중력, 학습능력과 인지기능을 게임을 통해 적용할 수 있다(Satterfield & Shockley, 2002). 이러한 장점으로 장애를 가진 아동을 위해 게임이나 놀이 활동을 개조할 수 있다.

게임, 장난감, 활동을 위한 조언

1. 게임, 장난감/활동 단계의 어려움을 증가(감소)시킨다.
   - 재료의 크기를 변화한다(목표물 맞추기를 할 때, 아동의 능력을 고려해서 콩 주머니의 크기를 크거나 작게 만든다).
   - 과제의 단계를 최소화한다(여러 단계의 수공예를 단순화한다).
2. 활동의 어려움을 높이거나 낮추기 위해 도움의 정도를 변화한다.
   - 아동이 놀이 활동에 쉽게 참여할 수 있도록 자세취하기(positioning) 시 추가적인 지지를 제공한다(팔걸이와 발받침이 있는 의자, 지지면이 견고한 의자).
   - 놀이 활동의 도전 또는 요구도를 증가시키기 위해 난이도를 증가시킨다(균형판에 선자세 유지하기에서 공잡기로 난이도 증가).
   - 게임, 규칙, 순서를 변화하거나 과정을 단순화한다.
3. 활동의 변화를 사용하지 않고 활동의 재료를 다양하게 한다. 발달적으로 적절한 재료로 대체한다.
   - 발리볼 대신에 풍선이나 비치볼을 사용한다.
4. 활동의 수행방법을 대체한다.
   - 게임보드판이나 활동을 책상 위에 두면 손기능의 발달을 촉진시킨다.
   - 게임보드판이나 활동을 경사지게 두면 근 긴장도가 낮은 아동이나 머리 조절이 부족한 아동에게 머리 조절의 요구도를 감소시킬 수 있다.
   - 아동이 공을 던지기 전에 목표물을 바른 자세로 볼 수 있도록 한다.
5. 아동의 놀이 참여를 최대화하기 위해 게임을 수정한다.
   - 게임 조각이 큰 것을 사용하거나 확대한다.
   - 분필을 사용할 수 있는 게임 보드는 크게 만들어 휠체어를 사용하는 아동이 스스로 보드 주변을 움직일 수 있게 한다(Satterfield & Shockley, 2002).
   - 조작 스위치를 아동에 맞게 제작하여 사용한다.
   - 시간적 제약을 제거하거나 게임의 수행 시간을 줄인다.
   - 시각의 손상이 있거나 시각적 집중이 어려운 경우 시각적 대조를 증가시키고 촉각적 단서를 제공한다.
   - Twister Board Game Spinner(화살표를 돌려 화살이 멈춘 구역의 규칙을 수행하는 게임, 규칙은 움직임으로 표현함)나 musical chair 게임(음악에 맞추어 춤을 추다가 음악이 멈추면 의자에 앉는 게임)을 할 때, 신체

적 어려움을 가진 아동을 위해 게임을 수정할 수 없다면, 다른 규칙을 적용한다.

치료에 사용하기 위해 놀이활동이나 게임을 선택할 때에는 보조작업치료사는 활동분석을 실시한다. 보조작업치료사는 아동의 능력, 흥미, 도움, 목표를 기초로 해서 놀이 활동이나 게임을 선택한다. 아동의 나이와 발달단계에 적합한 게임을 적용하기 위해 다음과 같은 사항을 고려해야 한다. 아동과 함께 게임을 할 수 있는 일반적인 또래 아동이 있는가? 비슷하거나 다른 장애를 가진 아동이 있는가?에 대한 질문을 한다. 성공적인 성취를 위해 "딱 맞는 도전"을 제공한다.

환경수정과 상황적응 시 고려사항

지금까지는 아동 개인(수행기술과 클라이언트 요인)과 활동 요건에 대해 초점을 맞추어 중재를 논의하였다. 하지만 수행 패턴과 배경도 역시 고려해야 한다. Rubin, et al (1983)은 놀이를 도출하는 환경적 요소에 대해 확인하였다. 그 특징은 다음과 같다.

1. 친숙한 또래와 물건을 함께 적용한다.
2. 아동이 원하는 활동을 선택할 수 있는 자유를 제공한다.
3. 강압성과 어른의 지시와 감독을 최소화한다.
4. 친숙하고 편안하며 안전한 환경을 만든다.
5. 신체적 스트레스를 최소화한다(배고픔, 피곤함, 아픔) (Rubin, et al., 1983; Bundy, 1991).

Bundy(1991)는 간결하게 환경적 요소를 요약했다. "아동이 안전한 환경 내에 있을 때 장난감과 활동에 관심을 가지게 되고 놀이의 기회가 증가되며, 아동은 내적 동기와 외적 규율에서의 자유를 가질 수 있다. 이는 놀이의 기회를 최대로 제공한다"(p. 233).

Morrison et al.(1991)은 치료를 위한 환경을 준비할 때 치료사는 다음의 내용을 고려해야 한다고 제안했다.

1. 놀이를 촉진시키는 치료환경을 준비하고, 아동이 환경을 탐색할 때 안전함을 느낄 수 있도록 한다.
2. 실패를 경험할 수 있는 요인을 제거하고 놀이 기술의 실행을 촉진시키는 치료환경을 만든다.
3. 아동의 놀이를 강요하는 환경인지 촉진하는 환경인지를 관찰하고 수정한다.
4. 치료환경의 효과적인 면을 일반화해서 아동의 주변 환경을 자연스럽게 만든다.

Blanche (1997)는 놀이 활동을 격려하기 위한 치료세팅의 고려사항에 대해 다음과 같이 설명하였다.

놀이 재료

- 장난감의 형태
- 장난감의 다양성(구성적, 가상적)
- 적응적(adaptive) 장난감의 필요성

놀이공간

- 주의산만함에 대한 고려
- 앉은 자세와 자세유지하기
- 개조된 놀이터

놀이시간

- 집에서 개인적 놀이
- 집에서 다른 사람과의 놀이
- 놀이시간
- 지역사회의 다른 사람과 놀이

놀이친구

- 일반적인 발달과정에 있는 아동(이웃, 형제자매, 학급 친구)
- 비슷한 장애를 가진 아동

작업치료사는 작업적 수행에서의 아동의 능력을 변화시키기 위해서 치료적 세팅을 항상 고려해야 한다(Pierce, 1997).

가족적 접근-가족과 함께 적용함
(Family Involvement-Working with Families)

놀이는 가족, 학교, 그리고 지역사회 내에서 이루어져야 한다. Burton White(1979)는 하버드의 전학령기 프로젝트를 통해 아동의 발달과 교육에 가족적 특성이 미치는 영향의 중요성에 대해 논의했다. 부모의 교육관이 공교육보다 아동의 전반적인 발달에 미치는 영향이 큰 것으로 나타났다(McConkey, 1994). 치료사는 장애를 가진 아동의 부모와 협력하는 일을 과소평가하지 말아야 한다. 장애를 가진 아동은 반응이 거의 없거나 명백한 반응이 적고 놀이 활동의 시작이 거의 나타나지 않을 수 있다. 부모와 대부분의 사람들은 장애를 가진 아동과 상호작용하기 보다는 직접적인 도움을 제공하고자 한다. 신중하게 계획을 세우지 못한다면, 아동에게 놀이가 아닌 활동(외적인 조절과 외적동기)을 경험하게 하는 결과를 낳게 한다. 그러므로 보조작업치료사는 아동의 놀이에 대한 가족의 태도를 파악하는 것이 중요하다.

McConkey(1994)는 작업치료사를 위한 놀이 발달의 가족 중심접근법(family-orientation approach)의 이점을 설명하였다.

1. 부모나 친숙한 다른 가족 구성원과 함께 게임을 즐길 수 있게 하고, 아동에게 제공하는 도움은 줄인다. 몇몇 부모들은 홈 프로그램이 적용하기 어렵다고 생각할 수 있다. 그러므로 중재는 친숙한 것이어야 하고 가족들의 협력을 통해 가정에서도 이어질 수 있도록 한다(McConkey, 1994; Baker, 1989).
2. 가족중심접근법은 일상생활의 변화를 요구하기보다는 가족의 일상적인 환경 내에서 강화되고 확장되도록 한다(McConkey, 1994; McConachie, 1986).
3. 활동은 지역사회의 문화를 반영하도록 구성한다. 아동이 인지하고 있는 문화적 요소는 치료의 적용 시 장점이 될 수 있다(McConkey, 1994; Ivic, 1986).

놀이에 기초한 중재는 기능장애를 가진 아동에게 성공적인 가족 통합, 지역사회 참여의 기회를 제공한다(McConkey, 1994; Richardson & Ritchie, 1989). Hinojosa와 Kramer(1997)는 가족의 가치가 아동의 놀이 형태에 많은 영향을 미친다고 했다. 가족이 책을 읽고 지식을 얻는 것에 가치를 둔다면, 아동은 앉아서 하는 활동을 좀 더 즐기고 반면에 스포츠나 큰 활동에 가치를 둔다면, 아동은 신체의 활동적인 놀이를 즐기게 된다. 놀이는 각 가족 구성원에 의존하므로 가족구성원에서 특정 놀이형태를 강요할 수는 없다. 가족의 가치에 적절한 놀이가 아니라면, 그 활동은 놀이가 아니다(Hinojosa & Kramer, 1997). 보조작업치료사는 반드시 가족구성원과 아동을 고려해서 놀이 활동을 결정하고, 아동이 참여하는 놀이 전략을 세워야 한다. 아동에게 작업 참여의 기회를 증가시키기 위해서는 기술 수행과 학습을 가정 환경에서도 이루어지도록 한다. 이는 참여와 수행의 긍정적인 효과를 제공한다(Kellegrew, 1998). 보조작업치료사는 놀이의 목표를 달성하기 위해 가족과 함께 협력해야 한다(Hinojosa & Kramer, 1997). Okimoto, et al.(2000)은 부모와 치료사가 목적을 공유했을 때, 아동의 놀이다움이 더 많이 표출된다고 했다. 또한 아동의 발달기술을 향상시키기 위해 직접적인 중재만을 제공한 것보다 부모와 아동의 상호작용을 함께 적용한 중재가 더 효과적이었다고 보고했다. 놀이 기술을 증진시키기 위해서 자연스러운 상호작용과 아동의 가족과 지역사회의 경험을 제공하는 것이 중요하다. 이는 작업치료의 중요한 목표이다.

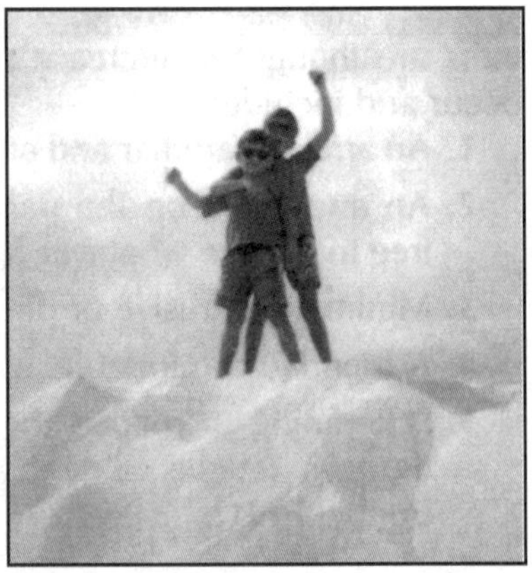

그림 14-9. 모래성 위에 올라가 환호성을 지르는 과정 동안 내적 동기와 내적 조절을 경험한다.

요약(Summary)

놀이에 관해 많은 연구가 있었지만, 아동발달 영역과 관련된 적용 가능한 연구는 적다. 놀이 이론과 정의의 핵심은 작업치료 분야에서 나타나고 있다. 놀이는 아동기에 가장 먼저 나타나는 작업이며, 중재의 영역으로 중요하게 사용된다. 중재로써 놀이는 3가지 방법으로 응용한다; 놀이 기술 발달을 위한 놀이, 다른 영역의 수행의 어려움을 해결하기 위한 동기, 놀이다움의 놀이이다. 놀이는 아동과 환경을 상호작용하게 하며, 내적 조절과 내적동기, 현실성으로부터 자유로움을 가져야 한다(그림 14-9).

작업치료사는 기능장애를 가진 아동의 놀이 발달을 위해 적절한 놀이 활동의 적응, 수행을 촉진시키는 놀이 환경을 디자인, 기술발달과 참여, 아동의 놀이에 협력하지 않는 가족을 위한 교육 등의 방법으로 접근한다. 작업치료사는 기능장애를 가진 아동의 놀이발달, 놀이경험, 기술발달, 놀이다움에 초점을 맞춘다.

사례연구(Case Study)

Zachary는 오른쪽의 반신마비를 가진 7세 남자아이이다. 이 아동은 학교에서뿐만 아니라, 병원에서 작업치료 서비스를 받고 있다. Zachary는 균형능력에 어려움을 갖고 있다. 학교, 집이나 다른 환경에서 장애물을 피하는 데 어려움이 있었고 자주 넘어졌다. 이는 자세조절이 어려움이 원인이며, Zachary는 바닥과 의자에 앉은 자세를 10분 정도 간신히 유지했고, 이로 인해 학교활동과 놀이 활동에 참여하는 것이 어려웠다. 오른손의 사용은 근 긴장도의 증가, 능동적 가동범위의 감소, 운동조절 어려움으로 제약이 있었다. 이로 인해 음식을 먹거나 옷을 입고 학급에서 도구(컴퓨터, 가위)를 사용하는 활동 시 필요한 양손 사용, 공을 던지고, 그네를 타고, 정글짐에 오르는 등의 운동장 활동에 참여하고 놀이 재료를 사용하는 데 어려움이 있었다. 치료의 목적은 학교와 집에서의 독립적인 일상생활활동을 향상시키고, 소근육 활동의 참여를 증가시키며, 또래의 놀이 활동에 참여하는 능력을 향상시키는 것이었다. 치료전략(표 14-4)은 균형, 자세조절, 오른손 사용의 향상, 오른손의 능동적 가동범위 유지, 한 손 사용의 어려움을 최소화할 수 있도록 도구, 활동, 환경의 수정, 작업에 성공적인 참여를 촉진하는 것이다.

Zachary는 많은 작업치료사에게 치료를 받았으므로 치료의 동기가 낮았다. 최근에는 치료에 참여하기를 거부하기도 했다. Zachary의 작업치료사들은 Zachary가 치료에 성공적으로 참여하고 동기를 불러일으키기 위한 전략을 서로 협력하였다. 치료시간에 효과적으로 참여시키기 위한 전략과 활동은 아래에 설명하였다. 친숙한 활동을 사용하여 Zachary의 동기와 참여를 향상시키고, 궁극적인 목적을 달성하고자 했다.

- Zachary는 양손을 사용해야 하는 활동에 흥미가 없었으므로 게임을 활용하여 필요한 양손 사용의 기능을 경험하도록 했다.
- Zachary는 컴퓨터 활동을 무척 좋아했고 그의 형과 컴퓨터 게임을 하고 싶어했다. 하지만 마우스와 키보드를 조작하는 것이 어려웠다. 컴퓨터 게임을 치료 시간 동안 활용하여 컴퓨터 사용 기술을 향상시키고 참여할 수 있도록 했다.
- 스티커 사용은 Zachary의 동기를 불러일으켰다. Zachary가 긍정적으로 참여했을 때 스티커를 보상으로 제공했고, 스티커를 모으면 컴퓨터를 사용할 수 있는 시간을 제공했다. 또한 스티커를 숨겨두어 보물찾기를 하도록 했다. 보물찾기를 하는 동안 균형과 자세조절이 가능하도록 했고, 찾은 스티커는 스티커 책에 붙여 모으도록 했다. 모든 스티커를 다 찾게 되면 또래 친구와 놀 수 있도록 했고, 이는 Zachary에게 강한 동기를 불러일으켰다.

토론 문제(Discussion Questions)

1. 놀이가 아동의 동기 유발제로 위해 어떻게 사용되는지에 대해 토의해보자.
2. Zachary의 활동 참여를 촉진하기 위해 작업치료사가 사용한 3가지 전략은 무엇인가?
3. 작업치료사는 놀이의 경험을 제공하기 위해 어떠한 방법을 사용하였는가?
4. Zachary를 위한 목표 중 한 가지는 또래와의 활동에 참여하는 것이었다. 작업치료사는 이러한 목표가 치료 시간 이외에도 성취되기 위해서 놀이와 놀이기회를 어떻게 제공해야 할까?
5. Zachary가 가지고 놀거나, 참여하기 어려운 활동은 어떠한 것이 있을까? 만약 그 활동이나 장난감을 Zachary가 참여할 수 있도록 하기 위해서는 어떻게 수정하거나 적응하면 좋을까?

적용활동 (Application Activities)

1. 움직임, 감각처리, 인지, 환경의 제약이 놀이기술 발달에 미치는 영향을 생각해보자. 작업치료사라면 이러한 영역의 제한을 어떻게 다룰 것인가?
2. 놀이기술을 발달시키기 위해, 놀이가 어떻게 동기 유발제로 사용될 수 있는지 설명해보자. 아래의 세 아동에게는 어떠한 영역의 어려움이 있을지 생각해보자.
   a. 경직형 사지마비 진단을 받은 3세 남아
   b. 자폐성/PDD 진단을 받은 7세 여아
   c. ADHD 진단을 받은 9세 남아
3. 장난감 가게에 가서 위 세 아동이 가지고 놀 수 있을 법한 장난감 3~5개를 고른다. 그 중 한 가지 장난감이나 활

동을 선택하고, 어떻게 수정하면 세 아동에게 적용할 수 있을지에 대해 논의해보자.

4. 놀이를 촉진시키거나 억제시키는 환경에 대해 고려해보자.
5. 아동의 놀이 기술 발달을 위한 가족의 역할에 대해 생각해보자.
6. 아동이 노는 것을 관찰하자. Bergan의 놀이 발달단계(탐색 & 감각운동기, 가상놀이, 구성놀이, 규칙을 가진 게임)를 사용하여 그 아동의 놀이 단계를 분류해보자.
7. 발달단계에 따라 적용가능한 활동, 장난감, 게임은 어떠한 것이 있는지 생각해보자.
8. 치료 세션, 교실, 어른들과의 놀이 상황에서의 아동의 놀이를 관찰해보자. Bundy의 놀이다움의 모델을 사용하여 아동이 하고 있는 활동이 놀이인지 놀이가 아닌지 판단해보자.

참고문헌(References)

American Occupational Therapy Association (2002). Occupational therapy practice framework: Domain and process. *American Journal of Occupational Therapy, 56*, 609-639.

Ayres, A. J. (1979). *Sensory integration and the child*. Los Angeles: Western Psychological Services.

Baker, B. (1989). *Parent training and developmental disabilities*. Washington: American Association on Mental Retardation.

Bergen, D. (1988). *Play as a medium for learning and development*. Portsmouth, NH: Heinemann.

Berlyn, D. E. (1960). *Conflict, arousal and curiosity*. New York: McGraw-Hill.

Blanche, E. I. (1997). Doing with – not doing to: Play and the child with cerebral palsy. In Parham, L. D. & Fazio, L. S. (Eds.). *Play in occupational therapy for children* (pp. 202-218). St. Louis, MO: Mosby.

Block, J. H., & King, N. R. (1987). *School play: A source book*. New York: Teachers College Press.

Bundy, A. C. (1991). Play theory and sensory integration. In Fisher, A. G., Murray, E. A., & Bundy, A. C. (Eds.), *Sensory integration theory and practice* (pp. 46-68). Philadelphia: F. A. Davis Company.

Bundy, A. C. (1993). Assessment of play and leisure: Delineation of the problem. *The American Journal of Occupational Therapy, 47*(3), 217-222.

Bundy, A. C. (1997). Play and playfulness: what to look for. In Parham, L. D. & Fazio, L. S. (Eds.). *Play in occupational therapy for children* (pp. 52-66). St. Louis: Mosby.

Bundy, A. C. (2002). Play theory and sensory integration. In Bundy, A. C., Lane, S. J., & Murray, E. A. (Eds.). *Sensory integration theory and practice* (2nd ed.). (pp. 228-241). Philadelphia: F. A. Davis Company.

Clifford, J. M. & Bundy, A. C. (1989). Play preference and performance in normal boys and boys with sensory integrative dysfunction. *Occupational Therapy Journal of Research, 9*, 202-217.

Cronin, A. F. (1996). Psychosocial and emotional domains of behavior. In Case-Smith, J., Allen, A. S. & Pratt, P. N. (Eds.), *Occupational therapy for children* (3rd ed.). (pp. 387-429). St. Louis, MO: Mosby.

Cohen, D. (1993). *The development of play* (2nd ed.). London: Routledge.

Csikszentmihalyi, M. (1990). *Flow: The psychology of optimal experience*. New York: Harper & Row.

Diagnostic and Statistical Manual of Mental Disorders (4th ed.). (1994). Washington D. C.: American Psychiatric Association.

DuBois, S. A. (1997). Playthings: Toy use, accessibility, and adaptation. In B. E. Chandler (Ed.), *The essence of play: A child's occupation*, p. 107-130, American Occupational Therapy Association.

Dunn, W., McClain, L. H., Brown, C., & Youngstrom, M. J. (1998). The ecology of human performance. In M. E. Neistadt & E. B. Crepeau (Eds.), *Willard & Spackman's Occupational Therapy* (9th ed., pp. 525-535). Philadelphia: Lippincott Williams & Wilkins.

Fernie, D. (1988). *The nature of children's play*. Urbana, IL: ERIC Clearinghouse on Elementary and Early Childhood Education.

Florey, L. (1971). An approach to play and development. *American Journal of Occupational Therapy, 25*(6), 275-280.

Greene, S. (1997). Playmates: Social interaction in early and middle childhood. In B. E. Chandler (Ed.), *The essence of play: A child's occupation*, p. 131-157), American Occupational Therapy Association.

Hellendoorn, J., van der Kooij, R., & Sutton-Smith, B. (1994). Play and intervention. In A. D. Pelligrini (Ed.), *Children's play in society*. Albany, NY: State University of New York Press.

Hinojosa, J., & Kramer, P. (1997). Integrating children with disabilities into family play. In Parham, L. D. & Fazio, L. S. (Eds.), *Play in occupational therapy for children* (pp. 159-170). St. Louis, MO: Mosby.

Ivic, I. (1986). The play activities of children in different cultures: The universal aspects and the cultural peculiarities. In I. Ivic, & A. Marjanovic, (Eds.), *Traditional games and children of today*. Belgrade: OMEP (World Organization for Early Childhood Education).

Kielhofner, G. (1983). Comparison of play behavior in non hospitalized and hospitalized children. *The American Journal of Occupational Therapy, 37*, 305-312.

Knox, S. (1974). A play scale. In M. Reilly (Ed.), *Play as exploratory learning* (pp. 247-266). Beverly Hills: Sage Publications.

Knox, S. (1996). Play and playfulness in preschool children. In R. Zemke & F. Clark (Eds.), *Occupational science: The evolving discipline*. Philadelphia: F. A. Davis.

Knox, S. (1997). Development and current use of the Knox preschool play scale. In Parham, L. D. & Fazio, L. S. (Eds.), *Play in occupational therapy for children* (pp. 35-51). St. Louis, MO: Mosby.

Knox S., & Mailloux, Z. (1997). Play as treatment and treatment through play. In B. E. Chandler (Ed.), *The essence of play: A child's occupation* (pp. 175-204). American Occupational Therapy Association.

Kramer, P. & Hinojosa, J. (1993). *Frames of reference for pediatric occupational therapy*. Baltimore: Williams & Wilkins.

Law, M., Polatajko, H., Baptiste, W., & Townsend, E. (1997). Core concepts of occupational therapy. In E. Townsend (Ed.), *Enabling occupation: An occupational therapy perspective* (pp. 29-56). Ottawa, ON: Canadian Association of Occupational Therapists.

Levitt, S. (1975). A study of the cross-motor skills of cerebral palsied children in an adventure playground for handicapped children. *Child Care, Health, and Development, 1*, p. 29.

Lieberman, J. N. (1965). Playfulness and divergent thinking: An investigation of their relationship at the kindergarten level. *Journal of Genetic Psychology, 107*(2), 219-224.

Llorens, L. A. (1991). Performance tasks and roles throughout the life span. In C. Christiansen & C. Baum (Eds.), *Occupational therapy: Overcoming human performance deficits*. (pp. 45-66). Thorofare, NJ: SLACK Incorporated.

Mack, W., Lindquist, J. E., & Parham, L. D. (1982). A synthesis of occupational behavior and sensory integrative concepts in theory and practice, Part 1. Theoretical Foundations. *American Journal of Occupational Therapy, 36*, 365-374.

McConachie, H. (1986). *Parents and young mentally handicapped children: A review of research issues*. London: Croom Helm.

McConkey, R. (1994). Interventions for children with developmental handicaps. In Hellendoorn, J., van der Kooij, R., & Sutton-Smith, B. Eds. Play and intervention. In A. D. Pelligrini (Ed.), *Children's play in society*. Albany, NY: State University of New York Press.

Miller, P. H. (1993). *Theories of developmental psychology*, 3rd ed. New York: W. H. Freeman and Company.

Missiuna, C. & Pollock, N. (1991). Play deprivation in children with physical disabilities: The role of the occupational therapist in preventing secondary disability. *The American Journal of Occupational Therapy, 45*(10), 882-888.

Morrison, C. D., Bundy, A. C., & Fisher, A. G. (1991). The contribution of motor skills and playfulness to the play performance of preschoolers. *The American Journal of Occupational Therapy, 45*(8), 687-694.

Morrison, C. D., Metzger, P., & Pratt, P. N. (1996). Play. In Case-Smith, J., Allen, A. S. & Pratt, P. N. (Eds.), *Occupational therapy for children* (3rd ed.). (pp. 504-523). St. Louis, MO: Mosby.

Musselwhite, C. R., (1986). *Adaptive play for special needs children: Strategies to enhance communication and learning.* San Diego: College-Hill Press.

Nakken, H., Vlaskamp, C., & van Wijck, R. (1994). Play within an intervention for multiply handicapped children. In Hellendoorn, J., van der Kooij, R., & Sutton-Smith, B. Eds. (1994). Play and intervention. In A. D. Pelligrini (Ed.), *Children's play in society*. Albany, NY: State University of New York Press.

Neumann, E. (1971). *The elements of play*. New York: MSS Information.

Okimoto, A. M., Bundy, A., & Hanzlik, J. (2000). Playfulness in children with and without disability: Measurement and intervention. *The American Journal of Occupational Therapy, 54*(1), 73-82.

Parham, L. D. & Fazio, L. S. (Eds.). (1997). *Play in occupational therapy for children*. St. Louis, MO: Mosby.

Parham, L. D. & Primeau, L. (1997). Play and occupational therapy. In Parham, L. D. & Fazio, L. S. (Eds.), *Play in occupational therapy for children* (pp. 2-21). St. Louis, MO: Mosby.

Parten, M. (1932). Social play among school children. *Journal of Abnormal Psychology, 28*, 136-147.

Piaget, J. (1962). *Play, dreams and imitation in childhood*. New York: W. W. Norton & Co.

Pierce, D. (1997). The power of object play for infants and toddlers at risk for developmental delays. In Parham, L. D. & Fazio, L. S. (Eds.), *Play in occupational therapy for children* (pp. 86-111). St. Louis, MO: Mosby.

Reed, K. L. (1991). Quick reference to occupational therapy. In R. R. Zukas (series ed.), *Aspen series in occupational therapy*. Gaithersburg, MD: Aspen Publishers, Inc.

Reilly, M. Ed. (1974). *Play as exploratory learning*. Beverly Hills: Sage Publications.

Richardson, A., & Ritchie, J. (1989). *Developing friendships: Enabling people with learning difficulties to make and maintain friendships*. London: Policy Studies Institute.

Rieber, L. P. (1996). Seriously considering play: Designing interactive learning environments based on the blending of microworlds, simulations, and games. *Educational Technology Research & Development, 44*(2), 43-58.

Rogoff, B. (1990). *Apprenticeship in thinking: Cognitive development in social context.* New York: Oxford University Press.

Roley, S. S. (2002). *Application of sensory integration using the occupational therapy practice framework.* Sensory Integration Special Interest Section Quarterly, 25(4), 1-3. American Occupational Therapy Association.

Rubin, K. H., Fein, G. G., & Vandenberg, B. (1983). Play. In P. H. Mussen (series ed.) Handbook of child psychology (vol. 4) E. M. Hetherington (vol. ed.) *Socialization, personality and social development* (p. 693-774). (4th ed.) New York: John Wiley.

Satterfield, P. & Shockley, C. (2002). Games: Engaging environments for developing skills. *Closing the Gap: Computer Technology in Special Education and Rehabilitation, 21*(3), p. 1.

Shultz, T. R. (1979). Play as arousal. In B. Sutton-Smith (Ed.), *Play and learning* (pp. 7-22). New York: Gardner Press.

Takata, N. (1974). Play as a prescription. In M. Reilly (Ed.), *Play as exploratory learning* (pp. 209-246). Beverly Hills: Sage Publications.

Tobias, M. V., & Goldkopf, I. M. (1995). Toys and games: Their role in hand development. In Henderson, A., & Pehoski, C. (Eds.), *Hand function in the child: Foundations for remediation,* (pp. 223-254). St. Louis, MO: Mosby.

Vygotsky, L. S. (1978). *Mind in society: The development of higher psychological processes.* Cambridge, MA: Harvard University Press.

Webster's New Collegiate Dictionary (1979). Springfield, Massachusetts: G. & C. Merriam Company.

White, B. (1979). *The first three years of life.* London: W. H. Allen.

15 장

자기 관리
Self-Care

단원의 목표
(Chapter Objects)

- 일상생활활동 그리고 수단적 일상생활을 비교하고 차이 점을 고려하여 아동에게 도움을 제공한다.
- 일상생활활동 그리고 수단적 일상생활활동에서 문화적 그리고 윤리적 차이점의 영향을 인식하고 아동에게 적용한다.
- 다양한 범위(그리고 작은 그룹)에서 일상생활활동 그리고 수단적 일상생활활동을 아동에게 어떻게 지원할 것인지를 이해한다.

소개(Introduction)

모든 아동에게 있어서 자기 관리는 건강 활동을 유지하기 위해 매우 중요하다. 건강을 위협하는 심각한 요소인 박테리아 감염, 통증이 있는 쇠약들은 삶을 단축시키고 결과적으로 아동이 적절한 관리를 할 수 없게 한다. 도움이 반드시 필요한 아동에게 불충분한 일상 관리는 위험요소가 될 수 있는데 이것은 부모/돌봐주는 사람이 어떻게 정확하게 아동을 돌보아야 하는지 모르기 때문이다. 보조작업치료사(OTA)는 작업치료사(OT)의 감독 하에 놀이의 중요한 규칙을 가르치고, 아동은 반드시 부모/돌봐주는 사람의 적응을 촉진하여 자기 관리 과제에 최대한 참여할 수 있도록 한다. 예를 들면, 옷 갈아입기 또는 단장하기에서 독립성을 촉진시키기 위해 더 쉽게 부모/돌봐주는 사람이 바꿀 수 있고, 이는 더 많은 시간과 에너지를 관리의 다른 영역에 쓸 수 있게 한다.

단순한 자기 관리 과제 또는 일상생활활동은 삶에서 필수적인 부분이다. 매일 반복해서 아동은 에너지를 샤워, 화장실 위생, 개인위생 그리고 단장하기, 옷입기, 삼키기와 먹기, 기능적 이동에 사용한다(AOTA, 2002). 일상생활활동은 개인적 일상생활활동(PADL) 또는 기본적 일상생활활동(BADL)과 연관지어야 한다(AOTA, 2002). 더 자세한 자기 관리 과제는 수단적 일상생활은 수단적 일상생활활동(IADLs)이라고 부른다(AOTA, 2002). 이러한 일상생활, 또는 자기 관리는 독립적인 활동의 가능성을 집, 학교, 또는 일에서 측정해야 한다. 수단적 일상생활활동은 의사소통 도구의 사용, 지역 사회의 이동, 금전 관리, 건강의 관리 그리고 유지, 가족 관리, 식사 준비 그리고 식사 후 청소, 그리고 안전 절차, 응급 반응을 포함한다(AOTA, 2002). 일상생활활동은 아동의 기능 수준은 문화적 배경에 영향을 받는데, 수단적 일상생활활동에서 종종 의욕은 아동이 활동을 수행하게 한다(AOTA, 2002). 몇몇 사례에서 부모 또는 돌봐주는 사람이 일상생활활동 중 식사 준비 또는 금전 관리를 책임지고 있을 수 있다(AOTA, 2002).

이 장에서는 일상생활활동 그리고 수단적 일상생활활동이 집 또는 학교에서 아동의 참여에 관해 논의할 것이고, 보상 기술 그리고 적응 시 아동에게 필요한 도움의 제공은 성공적인 자기 관리 기술이 된다. 가족/돌봐주는 사람 영향이 발달 그리고 과정의 기술은 이 장에서 논의된다. 먼저 일상생활활동을 논의하자.

일상생활활동 기술들에서 가족의 영향(Family Influence on ADL Skills)

치료를 할 때에 도움이 필요한 아동에게 반드시 부모들/돌봐주는 사람이 아동에게 기대하는 것, 부분, 문화적인 영향, 그리고/또는 믿음을 잘 생각하는 것이 중요하다. 이러한 문화, 요소, 그리고 믿음은 특별한 과제에 의미를 부여하기 때문에 누군가에게는 의미 있는 것이 다른 이에게는 의미가 없을 수 있다. 모든 의료진은 이러한 효과를 염두하고 중요하게 생각해야 한다. 치료를 시작하기 전에, 중재를 부모/돌봐주는 사람을 인터뷰하고 일상생활활동과 수단적 일상생활활동의 가치를 확인하고, 그들의 일상생활활동 또는 수단적 일상생활활동 과제 또는 목표에서 중요하게 고려하여 치료해야 한다. 부모의 문화적 배경은 다른 요소와 자기 관리 그리고 수단적 일상생활활동을 결정한다. 이러한 요소를 포함해야 하고 아동의 제한적인 옷의 종류, 어떻게 또는 무엇을 먹는지, 다른 건강관리의 필요에 대해서도 대처해야 한다. 더욱이 이러한 부모의 사회경제적 상태는 어떻게 일상생활활동 또는 수단적 일상생활활동을 어떻게 수행할지 특성을 결정하기도 한다(Shapard. 2001). 가족/돌봐주는 사람이 금전적 자원의 제한을 가지고 있다면, 이용할 수 있는 자기 관리가 가능한 항목과, 변환, 제한된 점을 고려해야 한다.

개인적인 정보인 가치, 믿음 그리고 사회경제적 상태에 대해서 부모/돌봐주는 사람이 기분이 나쁘지 않게 이야기하는 것은 쉽지 않다. 보조작업치료사는 아동과 함께 일하는데 이것은 적당한 시간동안 설명하고, 부모/돌봐주는 사람이 함께 이해할 수 있도록 정보를 제공하는 것이 중요하고 계획을 세우거나 아동의 치료 종결에 큰 도움을 준다.

일상생활활동(Activities of Daily Living)

옷입기(Dressing)

옷입기는 아동의 일상생활 기술에서 중요한 부분을 차지한다. Orelove 그리고 Sobey에 따르면(1996), 일반적으로 아동은 옷입기에 참여하는 것부터 시작하여 12개월 동안 발달한다. 첫 번째 옷입기 과제는 아동에게 소매로 팔을 넣거나, 발을 양말이나 신발을 신을 때 필요하다. 4세가 되면, 보통 일반적으로 아동은 옷을 입거나 벗을 수 있게 발달되고, 최소한의 도움을 받게 된다. 아동이 5세가 되어서야 비로소 완벽하게 독립적으로 옷입기를 할 수 있다.

그러나, 장애가 있는 아동은 중요한 단계에서 지연 혹은 실패하게 된다. 아동의 기능적 수준은 의존적이고, 의복의 선택과 옷에서 엄청난 어려움에 부딪치게 된다. 보조작업치료사에 따르면, 작업치료사의 감독 하에 하게 되며 활동의 참여를 촉진하기 위해 권장하고 적응도구/아동이 옷입기에 필요한 기술을 최대로 돕는 기술을 제공을 시행한다. 장애가 있는 아동에게 옷입기를 가르칠 때, 아동의 장점과 단점을 파악하는 것은 매우 중요하다. 이것은 작업치료사가 일을 하면서 아동의 상지와 하지의 능동적, 수동적 관절가동범위를 이해하고 충분한 협응 그리고 인내, 시각, 지각, 인지 또는 다음 감각 결손을 평가해야 한다. 옷을 추천할 때 보조작업치료사는 작업치료사의 감독 하에 일을 하게 되고, 아동이 헐렁한 옷을 입거나 부드럽게 늘어나는 옷, 또는 벨크로로 잠그는 도구를 제안할 수 있다(Velcro USA, Manchester, NH)(Jones & Machover, 2000).

보조작업치료사를 위한 설명

옷 벗기는 옷을 입기 전에 이루어진다. 옷 벗기는 일반적으로 쉬운 과제이지만, 중요하다(Shepherd, Procter, & Coley, 1996).

옷입기 기술을 가르칠 때, 옷 입는 순서를 마지막 단계에서부터 가르치는 것은 유용하다, 서서히 일을 각 단계의 순서로 가르치면, 아동이 독립적으로 옷입기를 하는 것이 가능하다. 단계를 첨가하거나 제거하는 것은 가능하다. 그림으로 옷입기의 순서를 표현하는 것도 도움이 된다. 최고의 옷입기 단계를 가르치기 위해서는 마지막 단계부터 수행하게 할 수 있고

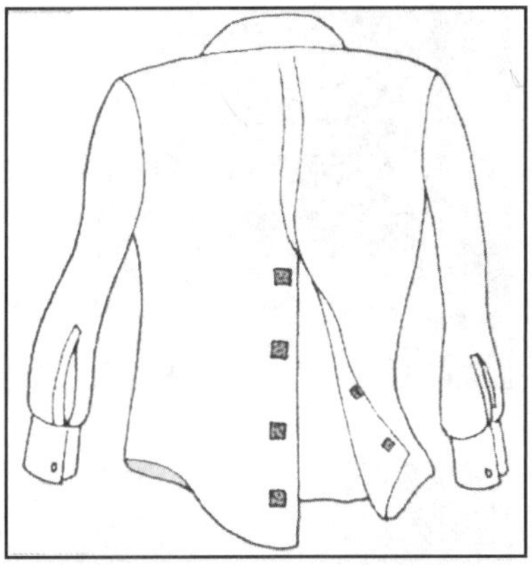

그림 15-1. Velcro®로 채우는 셔츠.

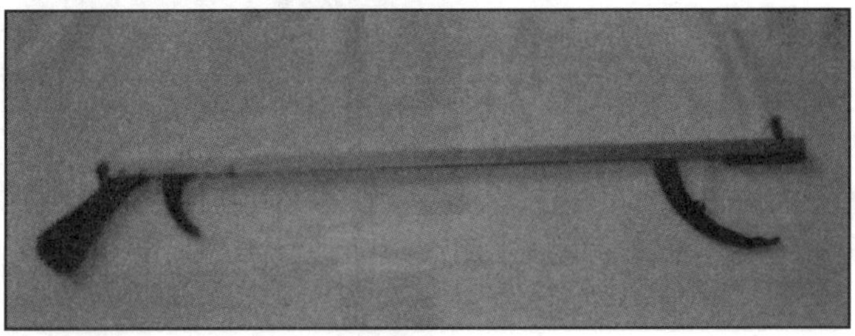

그림 15-3. 리처.

(작업치료사가 전문가로서 아동의 모든 단계를 가르치고 아동이 마지막 단계, 마지막 두 단계, 마지막 세 단계 등의 순서로 독립적으로 수행하게 할 수도 있다), 그리고 앞 단계부터 수행하게(작업치료사가 전문가로서 아동이 첫 단계를 독립적으로 수행하게 하고, 전문가와 함께 하도록 하고, 완성을 마지막 단계에 하여, 앞의 두 단계, 세 단계 등의 순서로 실행할 수도 있다)(Pedretti & Wade, 1998; Shepard, 2001). 옷입기에 도움을 주는 적응 도구 그리고 적응 전략은 아래에서 논의하자.

입기와 벗기 : 팬티, 바지, 반바지, 스커트(옷입기)

옷입기 과제는 특별한 도구 그리고 전략의 장점과 약점을 개인에게 적절하게 연결시키는 것이 중요하다. 옷입기를 가르치는 기술에서는 아동이 편안하고, 기능적이고, 그리고 부모/돌봐주는 사람의 희망이 중요하다.

적응 도구의 제안

- 부드러운 허리끈, 헐렁하게 맞는 옷
- 바지걸이, 바지고리
- 옷입기 막대, 리처

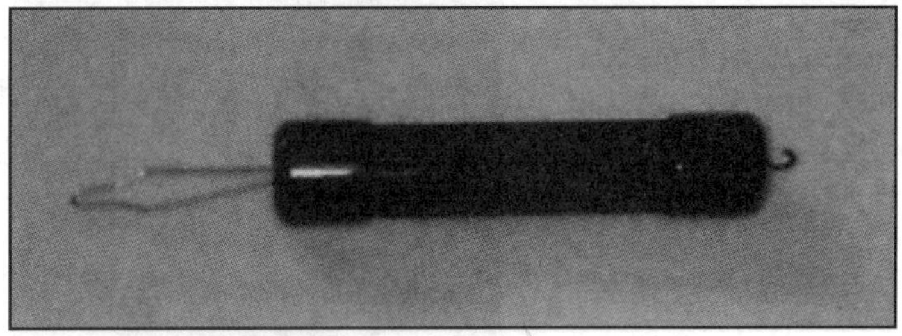

그림 15-2. 지퍼 채우기.

- 벨크로(Velcro®) 옷
- 지퍼 채우기

적응 단계 제안

- 굴러서 좌우로 흔들기
- 몸통 조절이 의존적이면, 의자에 앉거나 등받이를 제거
- 앉았다가 일어서고 다시 앉기
- 쥐기 바 또는 견고한 가구를 스스로 고정하여 사용
- 약한 쪽의 옷을 먼저 입고, 강한 쪽의 옷을 먼저 벗기 (그림 15-1~15-3)

보조작업치료사를 위한 설명

옷입기 기술을 가르칠 때는 아동이 긴장성이 있다면, 자세의 변화를 통해서 톤을 감소시키는 것이 중요하다. 엉덩이 그리고 무릎을 굴곡시키거나 아동을 옆으로 누운 자세를 취하, 톤이 감소된다.

연구 사례 실례

Ryan은 7세이고 T-8의 척수손상이다. 그는 그의 팔과 손을 조절할 수 있지만, 약한 몸통 조절의 힘을 가지고 있다. 보조작업치료사는 하지의 옷입기를 가르치는 동안 Ryan이 침대에서 바르게 누워 있도록 했다. 보조작업치료사는 Ryan이 그의 바지를 좌우로 흔들어 올리고(사이드 레일을 사용하여) 바지에 바지걸이를 사용하여 그가 바지를 올리는 것을 도왔다. 이러한 걸이는 큰 줄로 이루어져 있고 부드러운 허리끈을 끼우고 그가 바지를 입을 수 있게 돕는다. 바지걸이는 팬티, 스커트, 또는 반바지를 입을 때에도 도움을 준다. 옷입기 막대는 아동의 제한된 관절가동범위가 있는 하지 또는 몸통 조절이 약할 때에도 도움을 준다.

또 다른 전문가적인 기술로는 바지 입기 또는 하지 입기에서 앉았다가 서고 다시 앉는 방법이 있다. 이 방법은 아동이

그림 15-4A. 앉았다 서고 다시 앉는 방법의 순서.

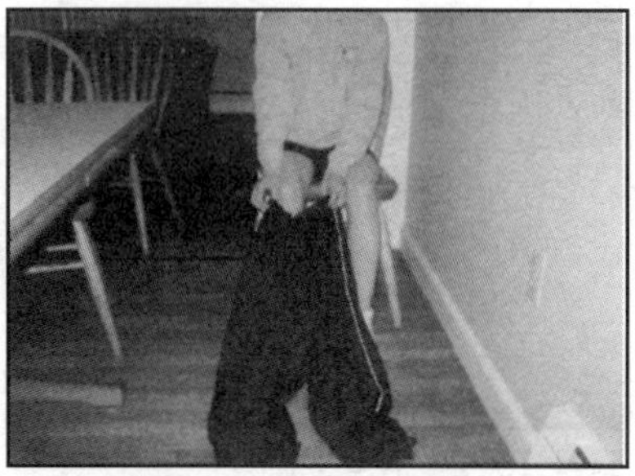

그림 15-4B.

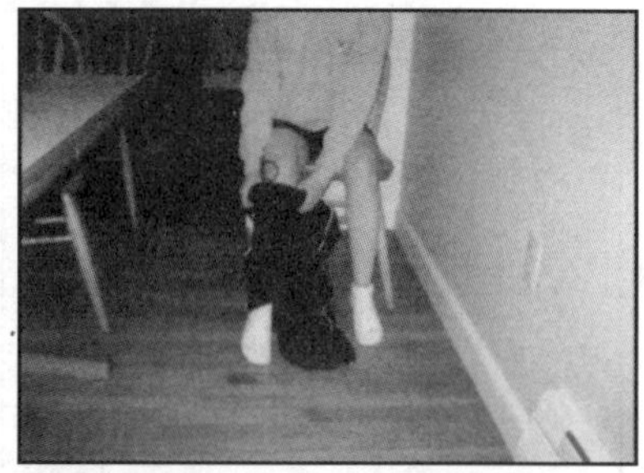

그림 15-4C.

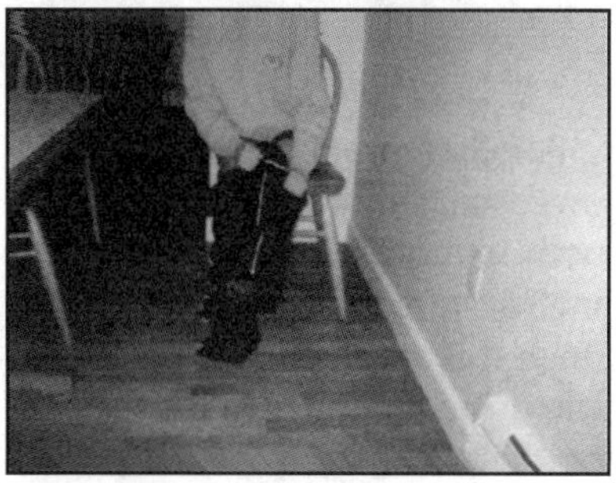

그림 15-4D.

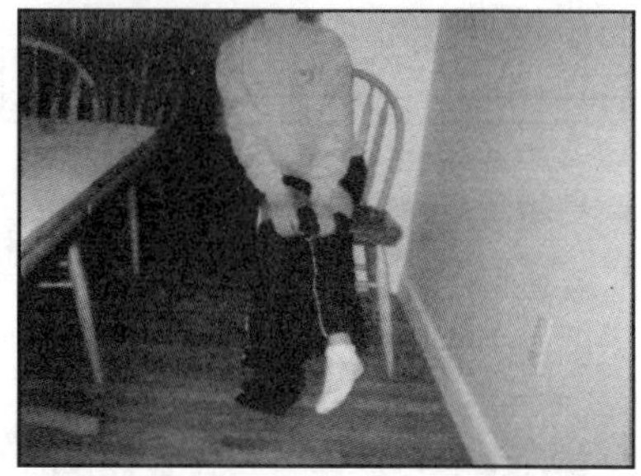

그림 15-4E.

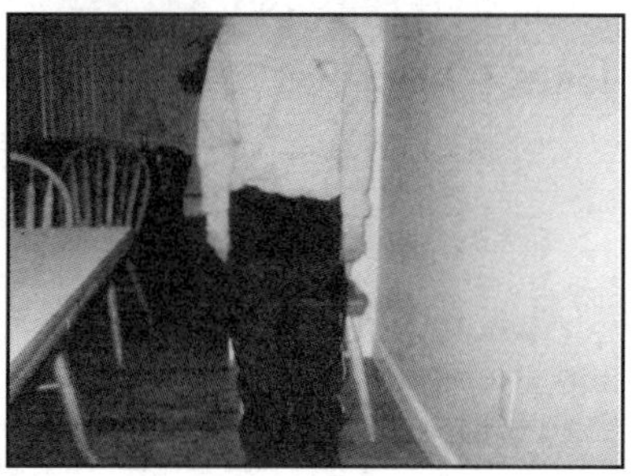

그림 15-4F.

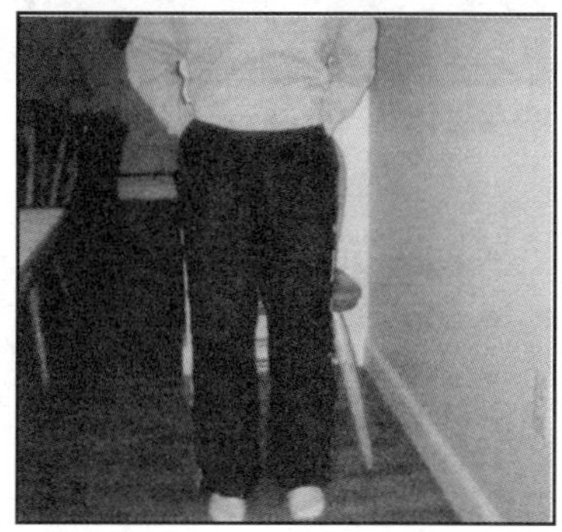

의자에 앉을 때 다리로 바지의 양쪽, 반바지, 또는 속옷을 입을 때 사용한다. 옷입기의 한 방법으로 팔로 지지하면서 옷을 흔들어 무릎 위로 올려 입을 수 있다. 아동이 일어서서 바지를 다 입고 난 후 다시 앉아서 바지, 반바지 또는 스커트의 버튼 또는 지퍼를 잠글 수도 있다(Jones & Machover, 2000)(그림 15-4).

스커트, 스웨터, 케이프, 쟈켓

옷입기를 할 때, 특별한 도구 그리고 전략은 아동의 개인적인 장점과 약점에 맞게 연결하는 것이 중요하다.

적응 도구의 제안

- 머리 부위와 소매가 큰 옷
- 한 사이즈 크면 옷입기가 더 쉬움
- 편안하고, 늘어나고, 헐렁한 옷

적응 단계 제안

- 옷을 얼굴 아래로 내리고 평평한 바닥에 두고, 팔을 입고, 깍지를 끼우듯이 그리고 손목을 당겨 소매에 넣고 머리 위로 올려 입음
- 약한 쪽의 옷을 먼저 입고, 강한 쪽의 옷을 먼저 벗기
- 옷을 머리 위로 올리고 손을 소매로 밀기

연구 사례 실례

Kelly는 감염으로 인한 뇌졸중이다. Kelly는 오른쪽 약화 그리고 약한 앉기 균형을 가졌다. 적응 기술로 작업치료사는 Kelly에게 셔츠 또는 스웨터를 얼굴 아래의 탁자에 놓아두게 했다. Kelly는 팔을 사용하여(그녀의 오른팔) 그리고 옷을 소매까지 당기도록 왼팔로 돕도록 했다. Kelly는 그녀의 왼팔을 반복하여 사용해서 옷을 입었다. 그 다음, 그녀의 왼팔을 사용해서(손상 받지 않은 쪽), Kelly는 옷을 머리에 끼운다. 이 방

그림 15-5A.
머리 위로 옷입기 방법의 순서.

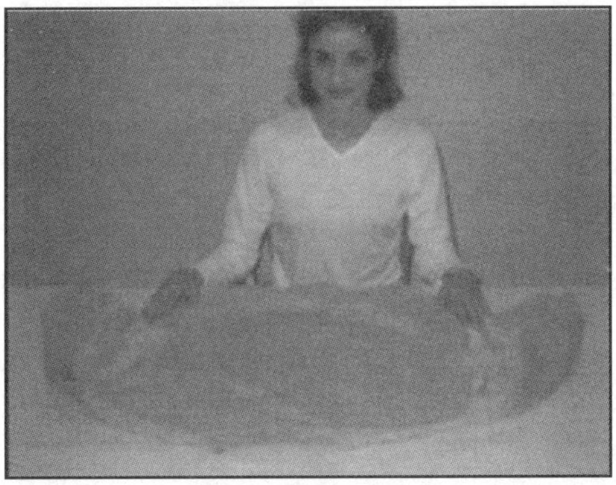

그림 15-5B.

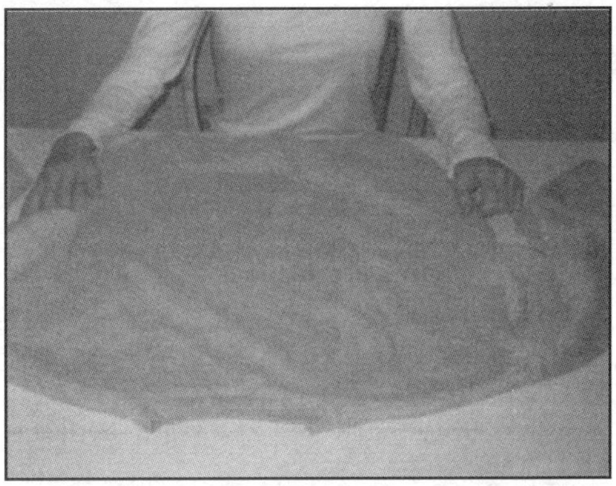

그림 15-5C.

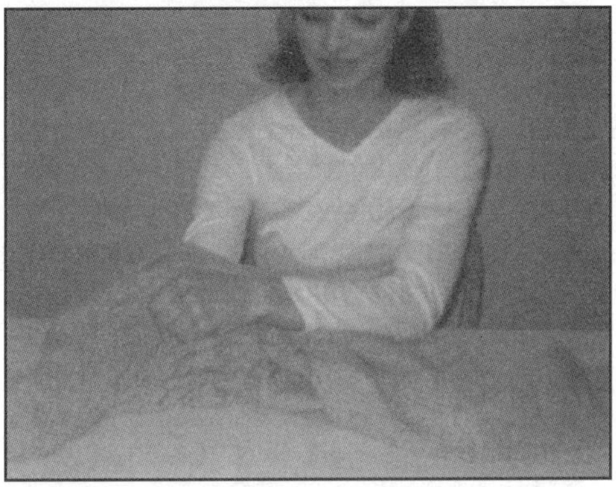

그림 15-5D.

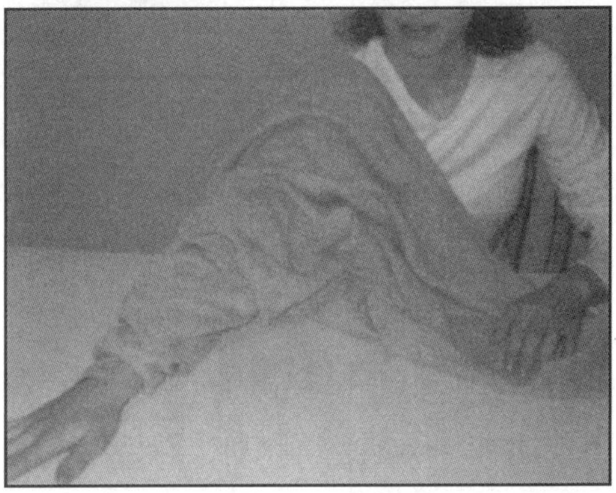

그림 15-5E.

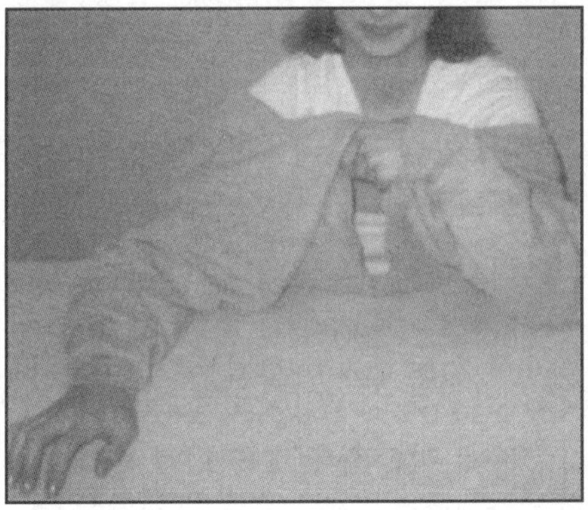

그림 15-5F.

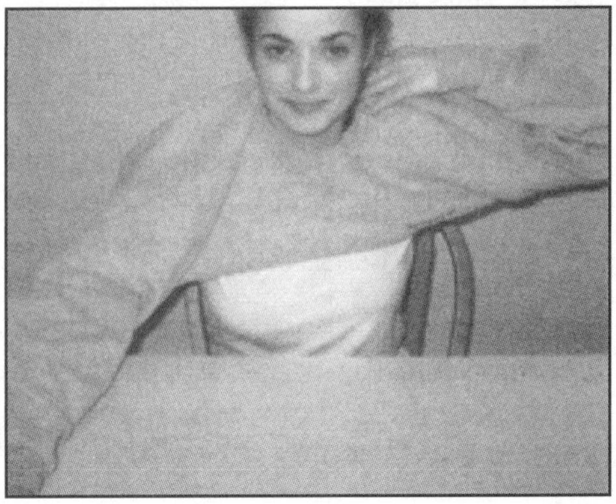

법은 머리 위로 입는 방법이다. Kelly의 약한 앉기 능력을 보조작업치료사는 그녀가 완벽하게 과제를 수행하는 동안 앉아 있을 수 있도록 돕고, 그리고 도움을 늘려서 제공하였고, 의자의 등받이에서 쉴 수 있게 하였다.

다른 기술로 아동이 반대로 하도록 하는 방법이 있다. 이 방법은 첫 번째로 머리에 옷을 입고 팔을 소매에 끼우는 것이다. 이 기술은 몸통 조절이 좋은 아동이 충분히 능동적인 양쪽 상지의 관절가동범위를 가지고 있어야 효과적인 사용이 가능하다. 이러한 두 가지 방법은 쟈켓 또는 케이프를 입을 때 사용할 수 있다(Shepherd, Procter, & Coley, 1996).

단추가 있는 셔츠 또는 쟈켓

치료의 계획 그리고 실행에서, "적당하게 맞는" 옷을 선택하는 방법을 알려주고 그리고 치료를 간략하게 한다. 성공이 중요하다는 것을 기억해라. 버튼이 있는 셔츠 또는 쟈켓은 일반적으로 처음부터 아동에게 가르치지는 않는다. 그러나 우선적으로 아동의 의견을 적절히 다루는 것은 중요하다.

적응 도구의 제안

- 큰 옷, 편안한 재질
- 버튼후크

- 벨크로(Velcro®) 옷
- 셔츠는 짧은 소매가 긴 소매보다 입기 쉬움

적응 단계 제안

- 약한 팔을 셔츠의 소매에 넣기 위해서는 가능하면 소매 쪽으로 팔을 위로 올리고, 셔츠를 뒤로 그리고 강한 쪽으로 돌려서 입음
- 양쪽 팔을 소매에 넣기 위해서 머리부터 옷을 입을 수 있다; 이 기술은 아동이 좋은 몸통 조절능력과 충분한 양쪽 상지의 능동적 관절가동범위가 있을 때 효과적이다(그림 15-5A-F).

옷입기에서 버튼이 있는 셔츠를 스스로 입는 것은 가장 어려운 일이다. 아동이 불충분한 운동 기능, 반쪽 약화, 또는 시각 결손을 가지고 있다면(다른 파트에서의 아이디어), 버튼은 매우 큰 도전이다. 그러나 적응 도구 그리고 적응 기술을 사용은 큰 도움을 줄 것이다.

연구 사례 실례

John은 10세이고 제한된 쥐기 기능을 가졌다. 보조작업치료사는 John이 버튼후크(그림 15-6)를 소개하였다. 보조작업치료사는 버튼후크를 빌트 업 핸들(built up handle)에 사용했다. 보조작업치료사는 John에게 손으로 버튼후크를 사용하여 쥐고, 그리고 버튼을 잠글 수 있게 알려주었다. John은 버튼후크를 사용하여 버튼을 통과하고 당겨서 버튼을 잠글 수 있도록 가르쳐주었다(Pedretti & Umphred, 1998).

신발(Shoes)

안전을 위해서 발에는 잘 맞고, 미끄러지지 않는 바닥을 가진 좋은 신발을 신어야 한다. 아동은 보조기 또는 의지를 입어야 한다면 신발을 선택할 때 브레이스 형식이 좋다. 적응은 스니커즈나 신발로 가능하고, 독립적으로 신고 신발 끈을 매듭짓게 권하는데 이 내용은 다음과 같다:

적응 도구의 제안

- 탄성 있는 신발 끈
- 대조적인 색상의 신발 끈
- 벨크로(Velcro®) 옷
- 신발 벗기
- 긴 손잡이 구두주걱

적응 단계 제안

- 앉아서 신발 신기
- 발을 위한 도구의 사용

연구 사례 실례

Katie는 7세이고 뇌성마비인데, 신발 끈을 관리하는 것에 어려움과 불안감을 느꼈다. 작업치료사와 보조작업치료사는 Katie의 기능적 제한과 불안에 대해서 가족에게 묻고 잠재적인 기능에 대해서 의논하고 Katie가 번갈아가면서 신발 끈을 맬 수 있게 하였다. 보조작업치료사는 Katie에게 탄성 있는 신발 끈(그림 15-7)으로 바꾸어 주었다. 탄성 있는 신발 끈을 Katie는 사용했다. 계속 노력하면서 그들은 일시적으로 넓은 신발로 쉽게 신을 수 있게 하였다. 보조작업치료사는 또한 긴 손잡이 구두주걱을 제공하였고(그림 15-8), 이 방법으로 Katie는 더 쉽게 발을 신발에 넣을 수 있게 되었다.

신발을 신거나 스니커즈를 신을 때 아동이 앉아 있으면, 안전하게 수행할 수 있다. 더 도움을 주는 과정 그리고 신발이나 스니커즈를 신는 더 쉬운 방법으로는 쉬면서 하거나 도구를 사용하는 것이다. 아동이 다리를 굴곡하고 발가락이 신발이나 스니커즈에 넣을 때 격려해주는 것은 간단하지만, 중요하다(Shepherd, 2001).

보조작업치료사는 아동의 신체적, 인지적, 그리고 지각적으로 다양하게 신발을 신도록 가르칠 수 있다. 예시적으로 아동을 가르치거나 함께 창의적인 리듬이나 노래로 아동이 신발 신기 단계를 기억하도록 도움을 줄 수 있다. 하얀 끈 대신에 대조되는 색상의 신발끈 또는 번갈아 나오는 색상의 끈은 시각적으로 신발과 신발끈 또는 각 끈의 차이를 크게 표현한다. 재미있는 신발신기 방법은 카드로 신발끈을 매는 것이다. 카드로 신발끈을 매는 것을 구입하거나 약간의 조각 12"x 12"(거의)의 튼튼한 카드보드 그리고 실, 줄, 또는 실제 신발 끈으로 제작할 수 있다. 신발끈 매기를 배우는 것은 아동에게 어려운 과제이다. 매는 방법을 순서적으로 기억하고, 각 단계를 정확히 실행했을 때 칭찬을 해라(Jones & Machover, 2000)(표 15-1).

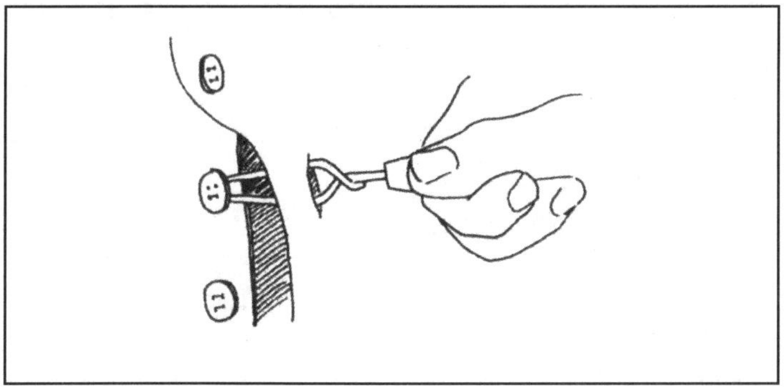

그림 15-6. 버튼 후크.

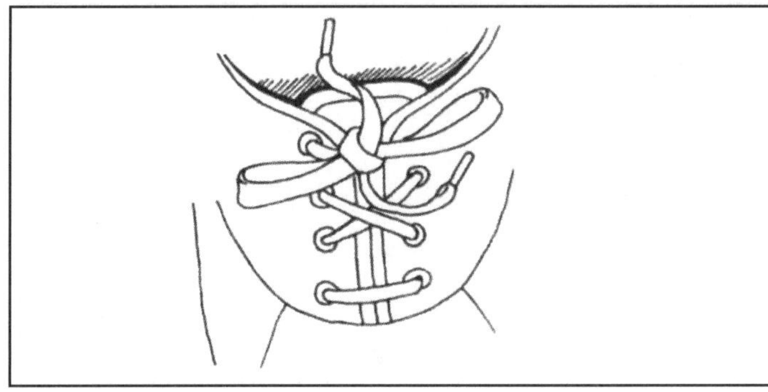

그림 15-7. 탄성 운동화 끈

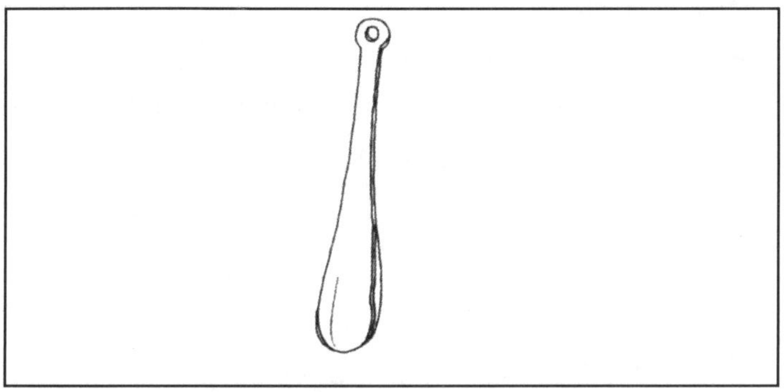

그림 15-8. 구두 주걱.

양말(Socks)

하지 입기, 양말 신기를 가르치기 위해서는 조합된 균형, 그리고 운동기능이 필요하고, 창조적으로 작업치료사가 전문가로서 자기 관리를 성공적 과제로 만들 수 있다.

적응 도구의 제안

- 큰 느낌, 발목보다는 튜브 소켓
- 부드럽고, 늘어나는 재질
- 삭스 에이드
- 동기를 부여하고, 재미있고, 색채가 화려한 양말(그들의 기준에 맞는)

적응 단계 제안

- 앉아서 양말신기

연구 사례 실례

Christopher는 9세이고, 척수이분증이다. 그의 목표는 가능한 한 독립적으로 그가 양말을 신는 것이다. 보조작업치료사는 삭스 에이드를 제공하여(그림 15-9) 그의 과제를 도왔다. 삭스 에이드는 양말을 벌려서 끼우는 것으로 Christopher는 처

표 15-1

신발 매는 방법

방법 1

- 손으로 끈을 잡는다.
- 끈을 X자로 만든다.
- 우세 손을 X자의 아래에 두고, 다시 우세 손으로 잡는다.
- 비우세 손으로 다른 끈을 쥐고 양손으로 타이트하게 한다.
- 우세 손으로 고리 만든다.
- 고리를 잡고 엄지 그리고 검지 손가락으로 신발 가까이에 묶는다.
- 비우세 손쪽 끈으로 고리를 만든다.
- 고리를 잡아 비우세 손 구멍에 엄지로 넣는다.
- 끈을 잡고 비우세 손이 잡고 있는 동안 다른 끈을 우세 손으로 타이트하게 한다.

방법 2(토끼 귀 방법)

- 방법 1과 같이 시작한다.
- 우세손으로 X자를 만들고, 우세 손으로 잡았던 X자 밑에 두고 다시 우세 손으로 끈을 잡아놓는다. 타이트하게 한다.
- 두 개의 고리를 만든다.
- 하나의 끈을 다른 쪽으로 교차시키고 비우세 손의 중지 손가락 그리고 새끼손가락 손가락으로 고정시킨다.
- 우세 손으로 고리의 아래를 잡는다.
- 끈을 잡고 타이트하게 한다(Egan, 1992; Borel, 1994).

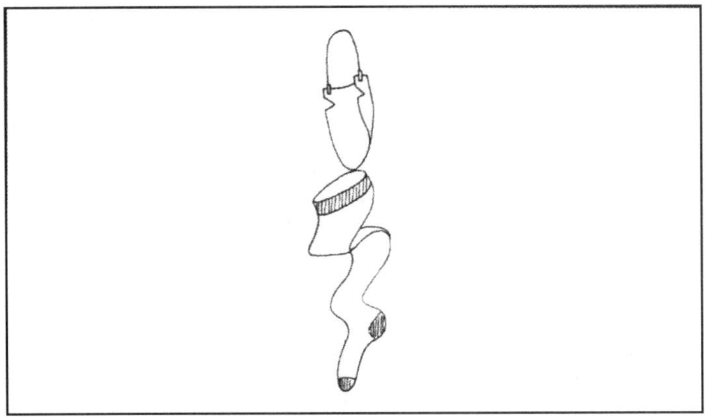

그림 15-9. 스타킹 에이드.

음 발을 양말을 벌려 둔 것에 넣고 끈을 이용하여 스타킹 에이드를 발목까지 끼웠다. Christopher는 의자에 앉아서, 등받이로 지지하고, 가능한 최고의 방법으로 그의 양말을 신었는데 이것은 균형의 상실과 낙상으로 인한 위험 요소를 줄이기 때문이다(Jones & Machover, 2000).

잠금 장치(Fasteners)

성공적으로 잠금 장치인 지퍼, 똑딱이, 버튼, 그리고 벨크로 옷을 조작하기 위해서는 감각, 인지, 그리고 지각 기술을 사용해야 한다. 이러한 기술 이외에도, 잠그기를 위해서 다양한 적응 도구를 통해 촉진할 수 있다. 옷의 잠금 장치의 시간과 환자에 대해서 배우고, 드레싱 보드를 사용하는 것을 가르쳐야 한다(표 15-2).

적응 도구의 제안

- 큰, 감촉, 대조적인 색깔의 버튼
- 버튼후크
- 지퍼 잠금
- 링 또는 고리

적응 단계 제안

- 앉거나 누워서 최대한 잠금, 만약 해당된다면
- 적응 도구를 반드시 욕구에 기초하여 사용. 예를 들면, 아동이 시각 손상이면, 잠금 장치가 매우 대조적이거나 감각 자극이 촉각으로 입력되는 것이 필요함
- 드레싱 보드의 연습

옷입기에서 사용되는 용품은 아동에게 노력이 필요하다. 아동에게 적절한 설명 그리고 실행을 하고, 가족/돌봐주는 사람은 시간과 환자에 대해서 창의적으로 보조작업치료사의 도움이 필요하다. 요즘은 많은 인터넷 웹 사이트 그리고 카탈로그가 적응되는 의복에 관해서 안내하고 있고, 작업치료사는 그 출처를 다양하게 제공하는 것이 중요하다.

표 15-2

드레싱 보드 만들기

준비물:
그림 틀
버튼
똑딱이
지퍼
끈
바느질 도구
스테이플러 또는 망치 그리고 겉천
못
천(튼튼한)

여러 층의 천을 틀의 가장자리에 스테이플러로 찍거나 못으로 고정하여 붙임. 가운데에 버튼, 똑딱이, 지퍼들을 붙임.

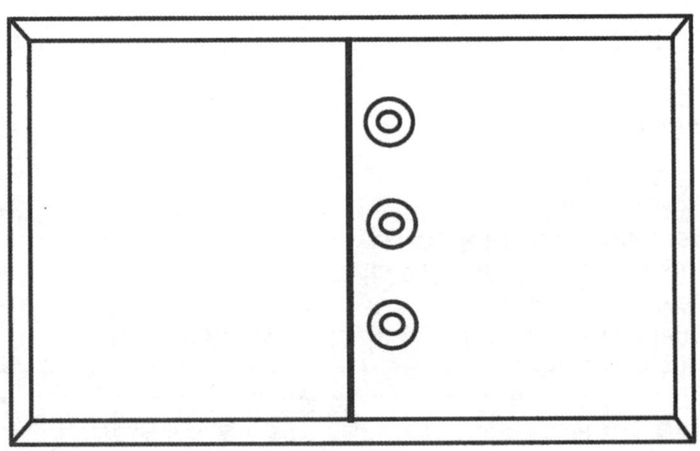

개인위생과 단장
(Personal Hyginene and Grooming)

개인위생 그리고 단장은 발달 과제에서 건강유지를 위해 매우 중요한 부분이다. 아동에게 위생 그리고 단장이 일반적인 과제이고, 청소년기에는 헤어 관리(씻고, 말리기, 빗질, 그리고 헤어 스타일링), 구강 위생(칫솔질 그리고 치실로 치아관리), 피부 관리(손과 얼굴 닦기, 몸에 로션 바르기), 코 관리, 눈 관리(안경 닦기 또는 콘택트 렌즈 관리), 데오도런트 사용, 손톱과 손 그리고 발의 관리가 포함된다(AOTA, 2002). 성공적인 개인위생 그리고 단장은 아동에게 종종 개인적인 만족감과 그리고 자존감을 제공한다.

헤어 관리(Hair Care)

헤어 관리는 간단하지 않아 보인다. 아동이 감각방어를 가지고 있다면 힘든 과제가 된다. 이러한 아동에게 기술의 사용은 헤어 관리를 부모/돌봐주는 사람이 더 쉽게 할 수 있게 하는데, 심부 압박을 샴푸하기 전에 머리에 하는 것이다. 침착하게 그리고 조직적으로(주의점: 이 기술은 부모/돌봐주는 사람이 감각통합의 지식에 능통한 작업치료사에게 배울 수 있다)(이 부분은 12장: 감각통합의 소개 서론에 있다)

머리 감기를 돕기 위해서 샤워꼭지를 한 손으로 잡고, 고정시키고 분무하면, 아동의 눈에 물이 들어가는 것을 막을 수 있다. 게다가, 부모/돌봐주는 사람은 10을 세면서 그 동안 수건으로 눈을 가리고 머리를 씻길 수 있다. 아동은 물을 준비하는 동안 그 또는 그녀가 수건을 준비할 수 있다. 뇌졸중이 있는 아동이 머리에 빗질할 때에는, 어깨뼈부터 머리끝까지의 움직임을 조직적이고 침착하게 해야 한다(Jones & Machover, 2000). 머리 말리기는 아동에게 도전이 될 수도 있는데, 드라이기를 준비하는 것, 또는 날씨 그리고 건강이 허락한다면, 머리를 공기로 말릴 수 있다. 이것은 아동에게 어떻게 해야 하는지 그리고 다음 단계로 머리 관리에 성공할 수 있도록 단계적으로 준비하는 것은 매우 중요하다는 점을 기억해야 한다.

적용 용품 그리고 기술

- 머리 빗질을 하는 동안, 테이블을 양손으로 잡아서 안정성에 도움을 줌(Shepherd, Procter, & Coley, 1996).
- 적절한 높이의 장소에 거울을 두어서 아동이 하는 것을 봄(Shepherd, Procter, & Coley, 1996).
- 큰 손잡이를 걸이/칫솔에 끼워서 쥘 수 있게 함(Shepherd, Procter, & Coley, 1996).
- 아동의 제한된 관절가동범위가 있을 때는 S자 모양의 긴 손잡이 머리빗이나 헤어드라이기를 사용한다(Shepherd, Procter, & Coley, 1996).

구강 위생(Oral Hygiene)

칫솔 그리고 치실로 치아를 관리하는 것은 자기 관리 항목에서 좋은 건강과 위생을 유지하기 위해 필요하다. 불편한 호흡, 구강, 잇몸 질환, 치아의 결손, 통증, 또는 먹기에 도움이 필요하면 구강 위생을 유지하는 것을 실패한다. 아동에게 필요한 올바른 칫솔을 선택해야 한다. 전기로 작동되는 칫솔, 그리고 짧은 헤드, 큰 헤드 사이즈도 있다. 전동 칫솔은 입 또는 구강을 더욱 적절하게 관리하기 어렵다. 구강 위생의 첫 단계는, 작업치료사가 누크(Nuk®) 브러쉬(Gerber Products Co., Fremont, MI), 구부러지고 부드러운 털로 구강과 치아를 닦는 것이다. 아동의 구강 위생을 관찰하고 그들이 독립적으로 과제를 하도록 설명해야 한다. 아동은 반드시 치약을 너무 많이 사용하지 않게 감독해야 하고(너무 많은 불소는 건강에 좋지 않다), 사고가 나지 않도록 구강 또는 입천장에 칫솔을 사용하고, 그리고 조심해서 사용해야 한다(Jones & Machover, 2000).

적용 용품 그리고 기술

- 큰 칫솔보다 작고, 부드럽고, 털이 많은 칫솔의 사용. 작은 칫솔은 아동의 입에서 조작하기 쉬움(Shepherd, Procter, & Coley, 1996).
- 칫솔은 손잡이를 잡기 쉽게 함(Shepherd, Procter, & Coley, 1996).
- 치약을 누르는 것을 통으로 눌러 도울 수 있음(Shepherd, Procter, & Coley, 1996).

피부 관리와 로션 바르기(Skin Care and applying Lotion)

피부 관리는 매우 중요한데 이는, 아동의 부모/돌봐주는 사람이 손 씻기의 준비 단계이다. 모든 아동은 자기 관리 과제로 손 씻기는 중요하다. 매일의 일상에서 손 씻기를 하도록 개별적인 교육을 하는 것은 중요하다. 아동이 손 씻기를 재채기 또는 기침을 하고 난 후, 화장실에 다녀 온 후, 밥 먹기 전,

놀이를 한 후에 하는 것이 중요한 이유를 이해해야 한다. 아동이 춥거나 기후가 건조한 곳에 산다면, 어떻게 그리고 언제 로션을 바르는지를 가르쳐야 한다(Jones & Machover, 2000).

그들은 다양한 방법으로 아동이 재미있게 손을 씻고, 비누 또는 비누통을 노래를 통해 형태를 가르칠 수 있다. 기록할 주의점: 피부 관리를 할 때 알레르기 또는 예민성이 있는지를 확인해야 한다. 아동이 보조기 또는 의지를 어떻게 입어야 하는지 가르치고, 만약 가능하다면, 도구의 관리 그리고 손 씻기 로션을 사용한다.

제한된 능력의 가능성이 있다면 자세를 바꾸거나 보조도구를 사용한다(브레이스, 손 보조기, 등). 아동이 장애는 피부 발달의 위험 요소가 된다. 욕창, 물집, 또는 불안정한 붉은 부분이 있다면 아동을 재빨리 장소를 바꾸어 주거나, 보조기를 사용한다면 피부의 접힌 부분을 장시간 신장시켜주어야 한다. 부모/돌봐주는 사람을 교육시킬 때 가능하면 아동의 손상을 예방하고, 어떻게 아동의 장소를 바꾸어줄 것인지 논의하고, 적절하게 용품을 사용하고, 피부의 면화를 관찰하고, 아주 많은 설명을 능숙하게 하고 순서와 제안을 적절하게 작업치료사가 해야 한다. 그 예로(적절한 것을), 거울의 적용은 아동이 독립적으로 피부 상태를 확인하도록 돕는다.

코 관리(Nose Blowing)

도움이 필요한 아동은 반드시, 코 관리가 어려운 도전이다. 이 과제는 전문가인 작업치료사가 코 관리의 어려움을 들어보고, 본 후에 실행해야 한다. Jones 그리고 Machover(2000)는 다양한 방법으로 아동의 코 관리를 사용할 수 있다고 하였다:

- 만약 과도하게 감각적이라면, 부드러운 휴지로 코를 닦음
- 얼굴 부위의 감각이 저하된 아동은 반드시 거울을 사용하여 코 관리를 하고 콧구멍을 깨끗하게 할 수 있음
- 전문가인 작업치료사가 아동의 코를 관리할 때 공기를 들이쉬고 내쉴 수 있도록 해야 함
- 휴지를 사용하여 공기 불기를 연습할 수 있음
- 어두운 종이에 파우더를 뿌리고 콧구멍으로 바람을 보내 아동이 시각적으로 확인할 수 있게 함(p. 242-243).

눈 관리(Eye Care)

아동의 시각적 측면에서 안경은 배우고 관리하는 데 중요하다. 안경은 비싸고 아동 가족의 경제적 수준에 의존적이며, 부러진 안경은 고치기 어렵기 때문에 빨리 대체해야 한다. 보조작업치료사는 아동이 최고의 방법으로 안경을 깨끗하게 하고 매일 간단하면서도 안전한 장소에 두도록 해야 한다.

아동은 안경을 쓰는 것을 좋아하지 않는다. 그들은 코가 눌리고, 빨간 자국이 남고, 또는 안경을 쓰는 것이 간단하지 않기 때문에 좋아하지 않는다. 보조작업치료사는 아동이 어떻게 최고의 방법으로 보고 입고 코를 잡을 때(일반적으로 안경 키트를 사용하여) 필요한 도움이 무엇인지를 파악하고 안경끈을 안경에 부착하여 아동이 사용하게 할 수 있다.

다른 눈 관리 과제로 콘택트렌즈 그리고 안약 넣기도 포함된다. 시력검사를 위해 콘택트렌즈를 빼는 것을 가르치기 어려운 과제이지만, 콘택트렌즈의 관리 그리고 유지는 매우 중요하다. 아동에게 콘택트렌즈의 위생, 관리, 그리고 유지는 중요하다. 아동이 눈의 염증 또는 건조한 눈이라면 검안사 또는 안과의사에게 눈을 보여주어야 한다. 작업치료사는 안약을 관리하는 방법, 그리고 안약의 사용, 또는 적응 도구를 아동 부모/돌봐주는 사람에게 가르친다. 아동이 저시력을 가지고 있다면 특별한 도구로 시각 과제에 도움을 줄 수 있고, 관리 그리고 관리의 준비에 대한 교육도 필요하다. 이러한 도구는 16장: 시지각 기능 그리고 저시력의 재활에서 논의한다.

화장하기(Applying Cosmetics)

화장하기는 손이 비정상이고, 약한 팔의 근력과 쥐기, 또는 인지 결손이 있는 청소년기 여아에게 어려운 도전이다. 보조작업치료사는 청소년기에 적합한 쥐기 빗 또는 다른 화장품 도구를 사용하여 더욱 잘 쥘 수 있도록 해야 한다. 순서적으로 그리고 과정대로 하는 것을 돕기 위해서 그림으로 단계를 제공하거나, 각 화장품을 치료도구로 사용할 수 있다. 다양한 화장 방법을 제공하고, 청소년기 나이에 알맞고 의학적으로 적합한(알레르기, 피부 타입, 등) 화장품을 선택해야 한다.

데오도런트 사용(Applying Deodorant)

데오도런트 사용은 개인 위생적인 부분에서 중요하고 적절하게 사용해야 한다. 청소년기에는 데오도런트를 겨드랑이에 하루 중 적게 쓰거나, 더 좋은 방법으로 겨드랑이에 닿는 속옷에 사용하는 것이다. 아동의 손과 손목의 힘에 의존하여 상지 관절가동범위, 그리고 협응, 다른 롤 형으로 발한 억제제

또는 에어로졸을 사용할 수도 있다.

적용 용품 그리고 기술

- 아동이 에어로졸 캔을 사용한다면, 뿌리기 위해서 긴 손잡이를 달아서 뿌리는 것을 도울 수 있음
- 지렛대 모양의 에어로졸 캔 데오도런트를 사용함(Shepherd, Procter, & Coley, 1996).
- 용품을 사용하거나 가구에 상지의 자세를 고정하여, 상지의 적절한 자세로 실행하도록 가르침

면도(Shaving)

면도는 청소년기에 전형적인 개인적 위생 과제이고, 안전성과 매우 밀접한 관련이 있다. 전기면도기는 종종 청소년기에 더욱 필요하고, 더욱 적절하게 안전하고 일직선으로 끝부분까지 더욱 적적하고 날을 조심해서 사용해야 한다(Shepard, Procter, & Coley, 1996).

보조작업치료사를 위한 설명

청소년기에 면도를 하면서 발생할 수 있는 혈액순환 문제 또는 전염 질환과 관련된 필요한 예방정보를 알아야 한다.

적용 용품 그리고 기술

- 면도기를 세우도록 조절 또는 긴 손잡이로 더욱 쉽게 사용함
- 전기면도기 그리고 일회용 면도기는 날 교체가 필요하지 않은 것을 선택하고, 더욱 안전한 것은 표준형 일직선 면도기임(Shepherd, Procter, & Coley, 1996).

손톱 관리(Nail Care)

손톱 관리는 단장 과제에서 중요하다. 자르지 않고, 큰 손톱은 스스로 안전상의 문제 또는 다른 사람에게 문제를 줄 수 있다. 긴 손톱은 먼지와 세균이 있고, 질병을 옮긴다. 손톱 그리고 발가락 관리는 장애가 있는 아동에게 어려운 과제이다. 예로, 감각 결손을 가진 아동은 손톱을 손질하거나 다듬는 것. 손으로 만지는 것을 좋아하지 않는다.

적용 용품 그리고 기술

- 한 손을 사용하여, 양쪽 손톱을 손질하고 깎기 위해서 높은 테이블을 사용함(Shepherd, Procter, & Coley, 1996).
- 한 손을 사용해야 한다면, 손톱깎이에 손톱을 모을 수 있는 통이 있는 것을 사용함(Jones & Machover, 2000).
- 연마제 보드를 벨트에 착용하여 손톱 손질에 사용할 수 있음(Jones & Machover, 2000).

보조작업치료사를 위한 설명

손톱 깎기 그리고 정리하기를 감독하는 것은 아동의 안전에 중요하다는 것을 기억해야 한다.

구축 그리고 손톱관리

- 아동이 손이 구축되면, 근육 또는 관절을 움직이는 것이 쉽지 않거나 모두를 움직일 수 없다. 손 보조기를 제작하여 구축을 감소시키거나 예방하고, 손톱을 관리해야 한다. 추가적으로, 작업치료사는 아동 손가락 관절가동범위의 증가를 위한 치료를 실시한다. 아동의 부모/돌봐주는 사람은 아동의 손톱깎는 것을 책임지고 있고, 이를 치료 프로그램으로 포함시켜 아동의 일상활동에서 실행해야 한다.

목욕과 샤워(Bathing and Showering)

아동은 물을 좋아한다. 샤워하는 시간은 놀이의 연장이다. 그러나 반드시 도움이 필요한 아동은, 목욕/샤워는 참여자뿐만 아니라, 돌봐주는 사람도 쉽게 할 수 없고 겁나는 부분이다. 목욕/샤워는 다양한 방법이 있는데 이 시간이 아동 그리고 돌보는 사람 양쪽에게 즐거운 시간이어야 한다. 목욕은 청결 그리고 위생에 도움을 준다. 따뜻한 물은 심하게 긴장된 아동의 근육을 이완시킨다. 부드러운 목욕 장난감은 아동의 촉각 자극 경험을 준다. 보조작업치료사는 작업치료사의 감독 하에 일을 하고, 아동에게 그리고 돌봐주는 사람이 적응하고 안전하게 도구를 사용하여 목욕/샤워를 할 수 있도록 양쪽 모두에게 긍정적인 경험을 주어야 한다.

자세(Positioning)

아동이 목욕을 하는 동안 자세를 유지하는 것은 중요하다. 부적절한 자세는 목욕하기에서 문제와 불편함을 만들 뿐 아니라, 다른 여러 가지 면에서 아동에게 해롭다. 보조작업치료사는 부모/돌봐주는 사람에게 신체 역학, 이동하면서 손상을

일으킬 수 있다는 것을 교육한다.

앉기 도구의 용품은 매우 다양하게 있다. 결정하기 전에 용품 중에서 아동에게 가장 좋은 것을 선택하기 위해 톤(tone), 앉기 균형, 인내, 몸통 그리고 머리 조절, 팔 그리고 다리의 움직임을 고려하는 것은 중요하고, 안전하게 할 수 있는 것이어야 한다(Shepherd, Procter, & Coley, 1996). 예를 들면, 아동이 몸통 조절을 유지할 수 없다면 목욕 의자를 사용할 수 있다. 뒤로 넘어가는 의자는 안전하게 띠가 있어서 아동에게 적용 가능하다. 다른 적응 의자를 추가적으로 말하자면, 바퀴달린 샤워 의자가 있다(그림 15-10). 이 의자는 크거나 무거운 아동이 의자에 앉아서 쉽게 돌리거나 욕조에 들어가거나 나오는 것을 조작한다. 그물 의자(그림 15-11)는 또한 뒤로 넘기거나 뒤를 세울 수 있어서 낮은 톤을 가진 아동에게 적합하다. 그러나 작거나 가벼운 아동은 욕조에 들어가거나 나오도록 이동시키기에 쉽기 때문에, 샤워 의자로도 안전하게 사용할 수 있다. 예로, 코너 의자의 바닥은 흡입 부분이 있어 자세의 준비를 돕고 핸드레일로 조작하여 안전하게 할 수 있다. 작은 아동에게 더 큰 움직임을 주기 위해서, 욕조에 앉아 있는 동안 안정성을 제공해야 하고, 감싸주는 도움을 주어야 한다. 이러한 의자는 넓은 바닥 그리고 쿠션이 있는 등받이에 벨트로 안전하게 한다. 아동에게 자유로운 움직임으로 인한 다리에 두려움을 없애주고 목욕을 돕는다. 목욕 의자는 욕실 변형의 한 예이다. 목욕 의자는 이동을 돕고 그리고 휠체어에서 처리할 수 있도록 한다. 목욕을 할 때 앉는 것은 항상 변화하여 적용하고, 목욕을 할 때 선택적으로 보조작업치료사가 현재의 트렌드를 유지하도록 충고하고 적용할 수 있다.

안전 기술(Safely Adaptations)

다양한 적용은 욕실에 더욱 손쉽게 접근하도록 돕는다. 문턱을 제거하는 것은 방으로의 이동을 쉽게 한다. 큰 아동은 욕조 대신 샤워 롤을 이용하고, 부모/돌봐주는 사람이 쉽게 조작하여 바퀴달린 의자로 들어가고 나오는 것이 쉽다. 다른 적용 용품은 샤워 꼭지를 고정하고 비누 그리고 샴푸용기가 있다(Jones & Machover, 2000). 욕실 변형의 정보는 다른 일상생활활동을 포함하는 정보를 참고해라.

욕실에는 많은 위험이 잠재되어 있다. 일상생활에서 욕실에서 하는 활동은 안전을 늘 생각해야 한다. 모든 부모/돌봐주는 사람에게 이것을 알려주어야 한다. 화상을 예방하려면, 물의 온도는 110° 이하로 해야 한다. 모든 면도날과 청소도구는 아동이 잡을 수 없는 곳에 두어야 한다. 미끄럼 방지 매트를 욕조 또는 샤워실의 들어가고 나오는 곳에 두어 넘어지는 것을 방지한다. 또한 부모/돌봐주는 사람이 쥐기 바를 샤워/튜브 지역에 설치하여 안전성을 높일 수 있다. 이동을 안전하고 쉽게 하기 위해서, 보조작업치료사는 반드시 부모/돌봐주는

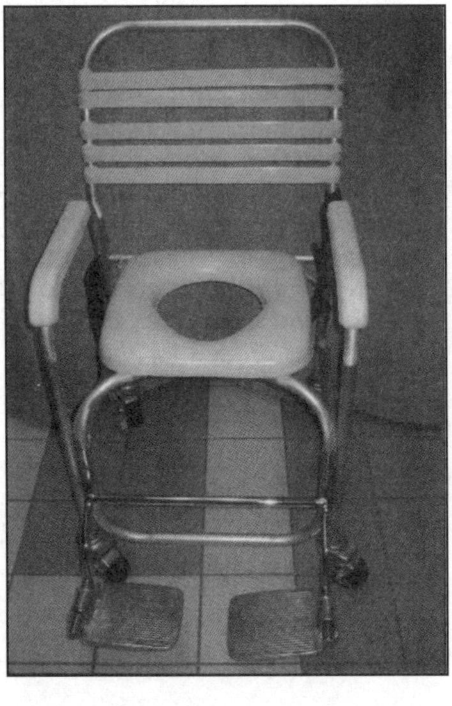

그림 15-10. 바퀴달린 샤워 의자.

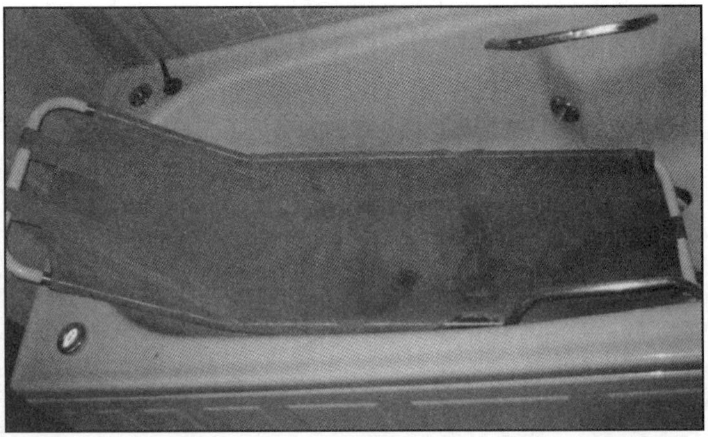

그림 15-11. 뒤로 넘어가는 그물 샤워 의자.

사람에게 신체 역학을 나르고 이동할 때 사용하도록 교육하고, 무릎을 구부리고, 허리를 세우고, 바르고, 이동하는 것을 강조한다. 무거운 아동을 이동할 때에는 일반적인 방법과는 다른 방법으로 부모/돌봐주는 사람이 유압식 리프트를 사용하는 방법도 있다(Shepard, Procter, & Coley, 1996).

화장실 위생/대변과 소변 관리(Toilet Hygiene/Bowel and Bladder Managements)

독립적으로 화장실을 사용하는 것은 아동의 발달과정에서 중요하다. 그러나 자기관리 과제를 스스로 마무리하는 것은 쉽지 않다. 모든 자기관리 과제에서 아동은 도움이 필요하기 때문에 화장실 훈련은 아동과 부모/돌봐주는 사람 양쪽 모두에게 불안하다. 화장실 훈련은 부모/돌봐주는 사람의 시간과 환자, 아동이 안락한 도움으로 느낄 때 종료된다. 아동은 독립적으로 할 수 있기 위해 반드시 도움이 필요하다. 많은 아동의 화장실 활동은 적용기술을 통해서 상위 기능을 성취할 수 있다.

화장실의 발달 단계(Development Progression of Toileting)

화장실 프로그램을 소개하기 전에, 전문가인 작업치료사에게 팀 안에서 생리적인 부분을 이해하고 아동의 프로그램을 진행해야 한다. Shephard에 따르면(2001),

> *아동이 태어나는 공간은 반사적이고 무의식적이다. 자세를 바꾸면, 만지는 것에 의해서, 그리고 다른 자극은 성숙의 계기가 된다. 아동의 성숙은 척수로의 밀집된 부분이 대변 그리고 소변을 조절하는데 이는 요추 그리고 천골 부분이며, 괄약을 조절은 아동이 의지적으로 소변과 대변을 참을 수 있게 한다. 아동의 생리적으로 화장실에서 대변과 소변을 배출하는 패턴을 아는 것이 도움이 된다(Shepard, 2001, p. 508).*

다른 발달영역에서, 일반적인 아동의 발달과정은 정열된 연속적인 단계로 소변조절을 성공하게 된다. 표 15-3에는 대변 그리고 소변 조절을 위한 발달의 개요를 나타낸다.

적응 용품(Adapted Equipment)

다양한 적응 용품은 화장실의 단계를 돕는다. 예를 들면, 약한 앉기 균형을 가진 아동이 화장실을 사용할 때 화장실 의자를 사용하여 화장실에 앉거나 안전하게(그림 15-12) 한다. 또한 다양한 화장실 활동 지지를 위해서 윤곽을 만든 받침과 안전 끈을 화장실 안전을 위해 사용한다. 화장실에서 팔받침과 발받침의 사용은 안정성을 높인다. 안전한 화장실을 고안하고 아동이 화장실에 있는 동안 안전하게 하는 것이 가능하다.

아동에게 밤에 화장실에 가는 것은 어렵기 때문에, 추가적으로 변기의자를 사용할 수도 있다. 변기의자는 적당한 높이의 휴대가 쉬운 것이어야 어느 장소에서든 사용할 수 있다. 다른 추가적인 화장실로 소변기를 제공하기도 한다. 소변기는 남성용 그리고 여성용으로 다양하다. 아동이 이동할 수 없는, 주로 휠체어나 침상에 있는 경우에 가장 적절한 대변 조절 능력 훈련을 해야 한다. 더욱이 화장실 용품의 적용은 부분적으로 위생의 부분으로 적용해야 한다. 또한 목욕을 할 때 추가적으로 도움을 주면 욕실에서 자유롭게 사용이 가능하다.

연구 사례 실례

Tim은 7세의 경직성 사지마비 남아이다. Tim의 부모는 그의 화장실 과정을 책임지고 있다. Tim은 약한 앉기 균형과 최소한의 도움으로 바로 앉은 자세를 유지는 것이 필요하다. Tim은 작아서 일반적 크기 변기는 그의 발이 바닥에 닿지 않는다. 적응 용품으로 Tim에게 작업치료사/보조작업치료사는 무엇을 고려해야 할까?

화장실 프로그램(Toileting Programs)

화장실 프로그램은 아동의 가족이 도움이 필요하고 소변과 대변 조절과 연결되어 있다. 화장실 프로그램은 집 또는 학교 안의 장소에서, 그리고 발달상의 기간 중 아동에게 전문적으로 훈련해야 한다. 작업치료사는 발달의 과정을 화장실 프로

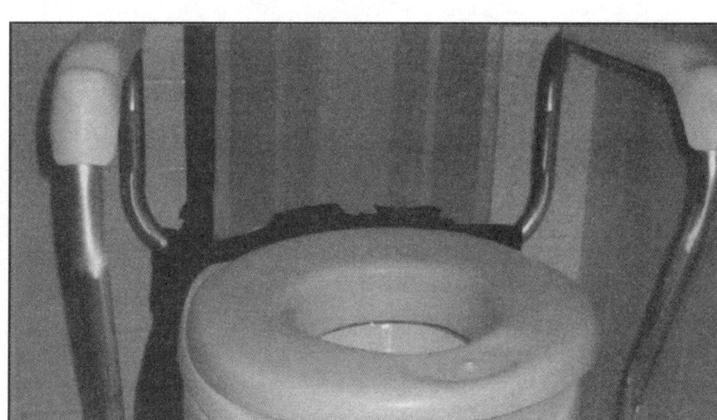

그림 15-12. 뒤로 넘어가는 그물 샤워 의자.

표 15-3

화장실 단계

연령	단계
1세	아동은 더러울 때 고통의 감정을 보인다.
2세	유아용 변기 훈련에 흥미를 가지기 시작한다.
30개월	아동을 부모/돌봐주는 사람이 화장실 사용에 도움을 준다. 그녀가 소변 또는 대변을 볼 때 도움이 필요할 수 있다. 부모/돌봐주는 사람의 도움은 옷을 입을 때 그리고 닦을 때 필요하다.
3세	종종 화장실을 혼자 간다.
4세	종종 사고가 있다.
4세 반	아동은 화장실의 독립적 옷을 입거나 조절한다.
5세	화장실 사용 후에 손을 닦는다.

Adapted From: Kurtz, L. (1996). Developmental Milestones. In L. Kurtz, P. Dowrick, S. Levy, M. Batshaw. In Handbook of Developmental Disabilities Resources for Interdisciplinary Care. (pp. 30-52) Gaithersburg, MD: Aspen Publication.

Parks, S. (1997). Inside HELP Hawai Early Learning Profile Administration and Reference Manual. Palo Alto, CA: VORT Corporation.

Potty training study offers answers (4/22/03). www. ynhh.org/healthink/pediatrics Retrieved May 23, 2003.

그램에서 가르치고, 관찰하고, 성인처럼 적응 용품을 사용할 수 있도록 하기 위해서, 자세에 대한 조언을 해서 발달과정에 도움을 줄 수 있다. 아동이 집에 있을 때, 부모 또는 돌봐주는 사람은 화장실 프로그램을 수행하고, 학교에서 아동을 가르치거나 돕는 것을 화장실 프로그램에 포함해야 한다. 작업치료사는 교사, 그리고 부모/돌봐주는 사람 등과 의사소통을 지속하여, 화장실 프로그램이 반드시 성공하도록 해야 한다.

화장실 프로그램의 발달은, 화장실의 이용을 단계적으로 사용하면, 화장실 이용의 각 단계에서 아동이 서서히 독립적으로 할 수 있다. 각 단계는 필요하면 첨가하거나, 제거하는 것이 가능하다. 화장실 프로그램은 화장실 이용에는 특별한 정보인 아동의 화장실 사용 시간, 아동의 화장실 장소, 어떠한 자세로 화장실에 있는지, 필요한 모든 용품은 있는지, 그리고 다른 설명 또는 가이드라인이 화장실을 이용하는 동안 도움에 대한 정보를 포함한다. 가이드라인은 미리 프로그램을 실행하는 동안 필요한 도움, 또는 다른 시스템의 사용이 아동에게 동기를 부여하는지를 포함한다. 화장실 프로그램의 부분에서 필요한 과정 또는 도전에 관한 다른 중요한 부분을 기록한다. 프로그램은 다양한 의사소통 도구를 아동이 화장실 프로그램을 이용할 때 사용된다. 예시적인 화장실 프로그램은 표 15-4에 있다.

화장실 위생 (Toileting Hygiene)

화장실 위생 실행은 많은 참여가 필요하다. 화장실 위생 과정을 시작하기 전에, 그들이 성공하기 위해서는 기본적으로 "시각 그리고/또는 더러움에 대한 감각 인식, 균형능력, 몸통의 돌림, 어깨의 신전 그리고 돌림(잡기 위해서), 그리고 충분한 근력, 닦는 것에 대한 압력을 구별하여 제공하는 것"이 필요하다(Jones, & Machover, 2000 p. 204). 화장실 이용에 있어서의 제한된 기술을 독창적으로 사용하도록 작업치료사가 적응 단계의 실행, 기술, 그리고 용품을 최대한 기능적이게 설명할 수 있다. 보조작업치료사는 작업치료사의 감독 하에 일을 하고, 놀이를 통해서 과정을 촉진시키는 것이 매우 중요하다.

화장실 위생은 화장실에서 보조를 받고, 옷과 잠금 장치를 관리하고, 화장실 또는 이동식 변기를 사용하거나 사용하지 않는 것을 연습하고, 신체를 스스로 깨끗하게 하고, 그리고

표 15-4

화장실 프로그램

이름:
연령:
상태에 대한 짧은 요약:

날짜:
필요한 용품(특별히):

자세 설명:
(아동의 현재 상태의 자세에 대한 사진을 포함)

예방:

아동의 화장실이 어디에 있는지:
교실 _______ 간호 클리닉 _______
현관 화장실 _______ 집 _______

화장실 스케줄
시간 성공? Y=Yes/N=No, 장 움직임 Y=Yes/N=No, 소변 Y=Yes/N=No

8:00 오전	10:30 오후
8:30	11:00
9:00	11:30
9:30	12:00 자정
10:00	12:30
10:30	1:00
11:00	1:30
11:30	2:00
12 정오	2:30
12:30	3:00
1:00	3:30
1:30	4:00
2:00	3:30
2:30	5:00
3:00	5:30
3:30	6:00
4:00	6:30
4:30	7:00
5:00	7:30
5:30	
6:00	
6:30	
7:00	
7:30	
8:00	
8:30	
9:00	
9:30	
10:00	

아동:

하의 내리기	도움의 수준
스스로 닦기	도움의 수준
하의 올리기	도움의 수준
손 씻기/말리기	도움의 수준

보상제도(리스트로 작성)
코멘트:

월경에 대한 관리를 포함한다(AOTA, 2002). 화장실 도움은 화장지의 사용, 촉촉하게 닦기, 잠시/실금 패드(보조물을 사용한다면), 또는 다른 아동의 화장실 이용에 필요한 것을 제공해야 한다. 화장실에서 의복을 관리하는 것은 아동이 특별히 관절가동범위에 제한이 있거나 관절가동범위의 제한을 넘었을 때 그리고/또는 균형 때문에 어렵다. 가장 먼저, 아동이 화장실에 앉고 하의를 입고 벋기 위해 필요한 도움(필요한)의 양을 알아야 한다. 아동이 드레싱 스틱 또는 리처를 사용하는 것은(옷입기 파트를 보면) 하의를 화장실에서 관리하는 것을 도와주기 위해서 작업치료사는 항상 고민해야 한다.

논의하기에 앞서, 다양한 적용 도구는 아동이 자세를 화장실에서 유지하도록 돕는다. 예를 들면, 화장실 팔 받침대와 다리받침은 아동이 균형을 잃지 않도록 안전하게 한다.

보조작업치료사를 위한 설명

아동이 볼일을 보는 동안 또는 대변을 볼 때, 사생활을 존중하고 오직 필요한 도움만을 주어야 한다.

여성의 청소년기에는, 그녀의 기능적 수준에 따라서, 월경 관리를 가르치는 것을 치료 프로그램에 포함한다. 이것은 위생 패드의 사용, 어떻게 그리고 언제 패드를 바꾸어야 하는지, 미리 준비되지 않았을 때 어떻게 할지를 설명해야 한다.

화장실 위생은 건강에 있어 중요하다. 아동이 화장실에 다녀와서는 손을 닦아야 하는지를 이해하는 것은 건강에 중요한 부분이다. 충분한 이해가 되지 않으면; 아동은 화장실을 다녀 온 후에 손을 씻는 연습을 해야 한다. 또한, 감염될 수 있고, 만약 일어나서 적절히 씻지 않으면 뾰루지가 날 수도 있다. 아동이 독립적으로 과제를 수행할 때까지는 감독 그리고 도움을 제공해야 한다.

연구 사례 실례

Tim은 7세된 남자 아이이고, 소변을 볼 때 도움이 필요하며 화장실 그리고 위생 과정에서 활동적인 참여가 불가능하다. Tim은 증가된 톤으로 인해서 제한된 상지의 관절가동범위를 가지고 있다. Tim의 부모님은 화장실 그리고 위생에 제한적인 교육을 한다. Tim의 연령에 맞는 적절한 목표는 무엇인가? 작업치료사/보조작업치료사가 극대화할 수 있는 Tim의 독립적인 위생 과제는 무엇인가?

삼키기와 먹기(Eating and Feeding)

영양 공급은 건강하게 살기 위해서 필수적으로 제공되어야 한다. 구강 운동에 장애가 있는 아동은 다른 간단한 영역의 일상생활보다 아동의 부모/돌봐주는 사람에게는 복잡한 문제이다. 보조작업치료사는 작업치료사의 감독 하에 일을 하며, 놀이의 과정에서 발달 단계 기술을 적용하고, 적응 용품, 음식을 먹는 동안의 자세를 최상으로 만든다. 구강 운동 기술, 방법, 그리고 용품은 13장: 구강 운동 기술과 삼키기에서 자세하게 다룬다.

기능적 이동(Function Mobility)

기능적인 이동이라는 용어는 이동을 위해 자세를 변화하여 이동, 그리고 휠체어 이동을 통한 휠체어 이동을 모두를 포함하는 것을 의미한다. 기능적인 이동은 일상활동에서 침상에의 이동, 샤워를 위한 이동, 화장실로의 이동을 말한다(AOTA, 2002). 특별한 이동을 가르치기 위해서는 각 아동의 장점과 도움의 양을 파악하는데, 아동의 도움 능력을 기초로 한다.

이동(Transfers)

이동의 단계는 아동에 따라 다양하다. 아동의 크기, 무게, 그리고 기능적 능력, 한 사람, 두 사람, 또는 유압식 리프트로 안전하게 이동하는 것을 고려해야 한다. 보조작업치료사는 아동에게 가르치고 부모/돌봐주는 사람에게 이동을 위한 최고의 방법을 가르친다. 이 때 돌봐주는 사람/부모는 이동을 하면서 상체를 예방하고, 신체 역학적이고 안전한 과정을 알려준다.

Adler, Tipton-Burton 그리고 Lehman(1998)는 아동의 이동에 대해서 8단계로 기본 신체역학을 제안했다:

1. 가능하다면 아동을 가깝게 하여 움직이거나 당신과 가깝게 해라.
2. 아동 머리와 얼굴을 보아라.
3. 무릎을 구부리고, 다리를 사용하고, 허리를 사용하지 말아라.
4. 허리를 바르게 펴라.
5. 지지면을 넓게 유지해라.
6. 발꿈치를 들지 말고; 바닥에 유지해라.
7. 아동이 스스로 할 수 없는지, 도움이 필요한지 물어봐라.

8. 이동을 할 때 몸이 꼬이는 것을 피해라.

이동을 하기 전에, 아동에게 어떤 일이 일어날 것인지, 그리고 휠체어로, 튜브로, 침대 등 어디로 가는지를 알려줘야 한다. 휠체어로 이동하는 동안 부모/돌봐주는 사람이 있다면 잠금 장치를 잠그도록 하고, 이동 시에 고려해야 하는 다른 제한점이나 의학적 사항이 있는지 점검해라.

장애가 있는 아동의 부모/돌봐주는 사람은, 스트레스나 안전에 관한 문제를 항상 고려해야 한다. 아동 그리고 부모/돌봐주는 사람이 휠체어의 잠금 장치를 잠그지 않고 이동하면 사고로 이어질 수 있다.

사고예방을 돕는 아이디어

- 아동을 휠체어로 이동할 때에는 브레이크를 잠그는 것을 기억해라.
- 이동을 하는 동안 완벽하게 잠그고, 묶거나, 끈으로 싸서 떨어지는 것을 예방하고, 아동이 완전한 상태에서 휠체어 이동을 하도록 만들어라.
- 아동이 휠체어를 켜거나 조작할 수 있는, 좁은 공간 때문에 다른 방법으로 걸어야 한다면 관찰해야 한다.
- 아동이 휴식을 취하기 위해서 휠체어에서 발은 발받침에 올려 둘 수 있고, 팔은 팔받침을 사용하며 이를 의자의 부분에 매달 수도 있다.
- 아동이 워커 또는 휠체어를 사용할 경우. 차이가 있는 재질의 카펫과 같은 바닥, 미끈한 나무와 타일이 안전하게 하다.
- 문턱과 계단의 차이를 밝은 페인트 또는 테이프로 표시하여 명확하게 나타낸다(Jones, & Machover, 2000).

일상생활활동 요약
(Activities of Daily Living Summary)

아동의 삶에서 일상생활활동은 중요한 부분을 차지한다. 보조를 위한 최고의 방법(Dunn, 2000) 모델은 아동이 그리고 그들의 부모/돌봐주는 사람이 자기 관리 기술을 실행할 때 치료하는 것이고, 아동의 실행 기술을 돕는 것이 필요하다. 반드시 책에서 발달 과정의 장을 읽어라.

수단적 일상생활활동
(Instrumental Activities of Daily Living)

아동이 자라고 성장할 때, 작업의 규칙이 사용된다. 일상생활활동에서 아동의 활동적인 참여는 수단적 일상생활활동이다. 아동의 수단적 일상생활활동은 특별한 참여를 포함한다: 형제자매를 돌보거나, 동물을 돌보거나, 걷고, 먹고 그리고 동물을 단장하고, 핸드폰 또는 전기 의사소통 도구를 사용하고, 지역사회로의 이동, 금전관리, 건강관리 그리고 유지, 건강을 위한 먹기, 운동, 약물과 술을 피하고, 충분한 수면, 집안 유지(집안 일), 음식 준비와 청소, 안전 관리를 위한 벨트착용, 자전거 헬멧, 그리고 안전하지 않은 상황에 대한 대처, 그리고 쇼핑(AOTA, 2002). 그러나 양과 질이 참여에 따라 다른 과제이지만, 상대가 성인일 때, 아동의 수단적 일상생활활동의 참여는 놀이 활동, 인지적인 도움, 사회적 감정, 그리고 신체적 성장 그리고 발달에 영향을 받는다. 수단적 일상생활활동에 성공적인 참여를 위해서 아동의 감정과 자존심에 기초를 두고 독립적으로(포함하여) 해야 한다. 주의점: 일상생활활동 그리고 수단적 일상생활활동은 문화적 기초를 두고 있다. 아동은 문화의 배경에 따라서 충분히 상위단계를 수행하거나 독립적일 수도 있고, 그렇지 않을 수도 있다. 실행을 하기 전에 프로그램을 수단적 일상생활활동 기술을 향상시키고, 작업치료사가 지역사회의 부모/돌봐주는 사람을 비판적으로 보는 것이 주요하며, 도움의 제공할 때에는 그들의 믿음과 종교를 존중해야 한다.

다른 것 돌보기와 동물 돌보기
(Care of Others and Care of Pets)

몇몇 청소년기의 아동은 어린 형제자매를 돌보거나 가족의 동물을 기르는 것을 가족 내에서 맡는 경우도 있다. 게다가 아동을 돌보는 것은 청소년기에 직업이 되기도 하는데 다양한 수단적 일상생활활동을 위해 필요한 기술에 대해서는 다음 장에서 논의하자.

의사소통 도구의 사용
(Communication Device Use)

의사소통 도구를 사용하는 것은 보내거나 받는 정보를 알기 위해서이다(AOTA, 2002). 도구는 컴퓨터, 의사소통 도구의 증가, 전화기, 그리고 청각 그리고 시각 장애 도구(23장: 보도 도구의 개요 참고)를 포함한다. 대부분의 학교 지역사회 그리고 다른 미국의 의료 세팅에서 컴퓨터는 배움을 위한 유용한 도구로 사용하지만, 몇몇 아동은 불규칙한 방법으로 교실에서 의사소통을 한다. 게다가, 증가하는 의사소통 도구인 고기술 그리고 저기술의 의사소통 보드는 폭넓은 영역에서 장애를 가진 아동의 상태를 향상시키고, 의사소통 기술을 촉진하는 데 사용된다. 작업치료사는 말 언어 병리학을 공부하고 최선의 의사소통 도구를 결정해야 한다. 작업치료사는 도움을 시행할 때 의사소통 보조도구를 아동의 신체적 그리고 인지적 능력, 그리고 휠체어를 사용하는지, 작업치료사는 또한 첨가하거나 자세를 위한 도구를 고려해야 한다.

작업치료사는 아동의 전화 기술을 그리고 전화사용을 최대한 독립적으로 향상시킨다. 그들은 다양한 종류의 전화기들을 사용할 수 있는데, 프로그래밍 되어 있거나, 음성으로 조절하는 것은 인지 손상에도 사용할 수 있고, 시각 손상에는 큰 숫자 또는 점자를, 신체적 손상에는 무선을 사용하는 것이 그 예가 되겠다.

지역사회 이동(Community Mobility)

지역사회의 이동은 지역사회 내에서 안전하게 이동하는 능력을 말하고, 공적이거나 개인적인 이동을 포함한다. 다양한 활동인 아동은 학교에 가거나, 스포츠를 하거나, 방과 후 활동, 사회활동에 참여하기 위해서 아동은 이동을 하기 위한 능력이 필요하다. 작업치료사는 아동의 기능적 이동기술과 목표 달성을 위해 규칙을 정하는 것은 중요하다. 지역사회 이동에 특별한 문제를 가진다면, 아동이 지도, 버스나 택시 또는 지하철 일정을 포함시켜 생각해야 한다. 이러한 경우, 그들은 버스나 택시 또는 지하철에서 토큰이나 돈을 사용할 수 있겠는가? 지역사회 이동은 다음의 내용을 포함한다; 아동이 조절 가능한 나가고 들어올 수 있는 지역사회의 변화, 지역사회로 이동할 때 그의 발 또는 휠체어를 사용하는가? 아동이 시각장애가 있는 경우 지역사회 이동훈련에서 환경적 조정을 통해서, 시각 도구의 사용, 그리고 지남력 그리고 이동훈련을 통해 향상시킬 수 있다.

금전관리(Financial Management)

아동 또는 청소년기에는 금전관리가 학교에서 밥을 먹을 때 은행계좌를 사용한다. 작업치료사는 반드시 아동 또는 청소년기에게 최고로 성공적인 금전관리를 확인, 처리해야 한다.

건강관리와 유지 (Health Management and Maintenance)

AOTA(2002)에서 건강관리 그리고 유지 활동은 건강의 촉진과 건강상태의 유지로 보며, 약물의 관리 형식, 규칙적인 운동 프로그램, 영양의 공급, 그리고 건강한 신체 이미지의 유지를 미리 결정하는 것도 연관된다. 십대라면 감각이형증, 또는 거식증도 고려해야 한다. 치료의 목표는 자신감의 향상, 건강한 먹기 습관의 발달, 긍정적인 자기상의 발달 그리고 건강한 삶을 관리하고 유지하는 것이다.

건강 그리고 교육팀은 이루어 공동 작업으로 하고 의학적인 관리를 계획한다. 팀의 멤버들은 아동이 사용하는 약물의 부작용과 모든 영역의 효과를 아는 것은 중요하다. 건강관리 그리고/또는 교육팀은 신체적인 것에 기초와 약물의 효과의 배경 지식관계를 알아야 한다.

가정의 설립과 관리 (Home Establishment and Management)

우리의 과거를 생각해보면, 가족에서 아동이 성장하는 동안 규칙과 책임이 있었고, 아마도 집안 일을 했을 것이다. 이러한 집안 일은 가족구성원으로서 책임감은 발달에 있어서 중요한 부분이다. 집안 일은 아동기의 정상적인 부분이고, 우리의 침대, 접시 씻기, 또는 세탁실 정리를 포함한다.

식사 준비와 청소 (Meal Preparation and Cleanup)

아동에게 식사 준비 그리고 청소는 다양한 참여로 이루어진다: 문화적 또는 가족의 가치에 따라서 아동의 식사 준비 그리고 청소의 수준이 결정된다. 많은 아동은 양부모 또는 편부모, 책임지는 일의 증가에 따라서(9장: 가족의 관계를 참고) 일의 참여가 달라진다. 아동의 식사 준비 책임은 그들 또는 형제자매에게 있다.

작업치료사가 아동의 수단적 작업치료의 식사 준비 그리고 청소 과제에 관하여 고려해야 하는 질문은 다음의 내용을 포함한다:

1. 이러한 활동은 아동은 완벽하게 안전한가?

2. 아동이 음식을 선택하여 고르는 것이 가능한가?
3. 음식이 건강과 균형적으로 되어 있는 음식인가?
4. 아동이 요리 기구와 도움의 사용이 안전한가?
5. 아동이 학교에서 밥을 제공받는다면, 그릇 열기 또는 샌드위치나 샐러드 같은 음식의 준비가 가능한지에 대한 고려하였는가?

사실 가장 중요한 것은, 아동이 식사 준비 그리고 청소의 참여를 동의하는 것이며, 작업치료사는 반드시 가족의 가치 그리고 문화적 경험을 고려해야 한다. 몇몇 문화에서는, 독립적인 음식 준비와 청소가 가치 없는 기술일 수도 있다.

안전 절차와 응급 반응(Safety Procedures and Emergency Response)

안전 절차 그리고 응급 반응의 활동은 아동이 응급상황에서 응답하여 적절한 방식 또는 환경에서 안전하게 유지하는 능력을 의미한다(AOTA, 2002). 작업치료사는 반드시 아동이 *환경조절공간(environmental control units, ECU's)* 또는 지역사회 시스템 사용하는 능력을 살펴보는 것이 중요하다. 아동은 응급 상황에서 반응과 예방이 가능한가? 아동이 의사소통을 할 때 쓰거나, 듣거나 또는 다른 의미로 사용하는 것이 필요한가? 아동이 독립적으로 학교 응급 훈련이 가능한가? 이러한 장소가 아니라면, 아동은 가상 또는 실제 응급 상황의 둘 중에서 훈련해야 한다.

쇼핑(Shopping)

아동 또는 청소년 시기에 쇼핑은 성인과는 다른 중요한 활동의 참여이다. 그러나 상황과 돈의 관리 능력뿐만 아니라, 참여활동도 중요하다. 작업치료사는 반드시 아동의 능력을 고려하여 확인, 처리 그리고 돈의 안전한 관리, 적절한 태도를 가르쳐야 한다. 예를 들면, 청소년기 여아의 인지에 장애가 있으면 그녀의 동료와 쇼핑몰을 갈 수 없다. 이러한 상황이라면, 작업치료사는 다음과 같은 문제를 고려해야 한다; 그녀가 그녀의 돈을 관리하는 것은 가능한가? 이것이 가능하다면 그녀의 돈을 적절하게 선택할 수 있는가? 이것이 그녀에게 안전하고 적절한 활동인가? 그리고 작업치료사/보조작업치료사는 그녀가 독립적이고 안전하게 활동을 하도록 할 수 있는가?

요약(Summary)

이 장에서는 일상생활활동 그리고 수단적 작업치료 과제를 아동기와 연관지어 설명하였다. 아동을 도와주기 위해서 보상 기술, 적응 용품, 그리고 환경의 적응의 사용, 특별한 도움을 사용하여 자기관리 과제가 독립적으로 가능하도록 했다. 아동의 가족, 문화, 사회 경제 상태, 인지 수준, 그리고 기능적인 수준 모두의 요소는 결국 일상생활활동 그리고 수단적 일상생활활동에 영향을 미치고, 아동이 참여는 각 아동이 특별하게 대우해 주어야 한다는 것을 항상 기억해야 한다.

사례연구(Case Study)

Joey는 10된 다운증후군 남자아이이다. 그의 이동은 바퀴달린 워커로 독립적으로 가능하다. 그러나, Joey는 도움 없이 서있을 때 약간 불안정하다. Joey는 그의 다른 형제와 거의 같기를 원한다. Joey는 욕조의 사용 대신 샤워를, 그리고 그의 엄마 또는 아빠의 도움 없이 사용하기를 원한다는 것을 의미한다. Joey의 엄마는 Joey의 안전을 가장 걱정하고 있다. 그녀는 Joey가 독립적으로 샤워하기를 바라지만, 그가 그의 몸을 씻고 머리를 감고/헹구기 위해서 균형을 유지하고 최소한의 도움이 필요하다는 것을 알고 있기 때문에 그녀는 Joey가 샤워할 때 옆에 앉아 있다.

이러한 정보를 바탕으로 할 때, 어떻게 다음의 질문에 대답할 것인가?

- 어떠한 조정이 샤워를 가능하게 할 것인가?
- 어떤 적응 용품이 Joey가 샤워를 독립적으로 할 수 있게 도울 수 있는가?
- Joey가 적응 용품을 어떻게 사용할 것인가에 대해 어떤 방법으로 가르칠 것인가?
- 높이, 그리고 수온조절, 매트의 미끄러짐과 같은 것의 안전상의 문제는 어떻게 해결할 것인가?

적용활동 (Application Activities)

1. "장애가 있을 때"의 계획을 세워라. 당신이 장애가 있다면, 자기 관리를 완벽하게 할 수 있겠는가? 그룹 토의를

통해서 당신이 과제에 대해서 어떻게 느끼는지 어떻게 하면 더 쉽게 활동을 할 수 있을지 논의해라.

2. 예를 들면, 삭스 에이드, 드레싱 스틱, 리처 그리고 버튼 후크와 같은 적응 용품을 함께 사용한다.
3. 사례 연구에서 아동이 자기 관리에 도움이 필요한 것이 거짓이라고 생각할 수도 있다. 각 사례 연구를 통해서도 학생들은 충분히 느끼는 것이 가능하다. 그룹에서도 의견은 나뉘는데, 각 케이스와 토의내용에 따라서 현재 치료실행의 아이디어 목록은 달라진다.
4. 일상생활활동 또는 수단적 일상생활활동을 도와주기 위해서, 드레싱 보드와 같은 적응 도구/용품을 제작한다.

참고문헌(References)

American Occupational Therapy Association. (2002). Occupational therapy practice framework: Domain and process. *American Journal of Occupational Therapy, 56*, 609-639.

Adler, C., Tipton-Burton, M., & Lehman, R., (1998). Wheelchairs and wheelchair mobility, functional mobility and transfer training, and ambulation aids. In M. Early (Ed.), *Physical dysfunction practice skills for the occupational therapy assistant*. St. Louis: Mosby, 276- 296.

Borel, R. (1994). Shoetying made easy. *OT Week*, January, 19.

Dunn, W. (2000). *Best practice occupational therapy: In community service with children and families*. Thorofare, NJ: SLACK Incorporated.

Egan, M. (1992). Steps to shoe tying success. *OT Week*, September, 20-21.

Jones, L., & Machover, P. (2000). Occupational performance areas: daily living and work and productive activities. In J. Solomon (Ed.). *Pediatric skills for occupational therapy assistants*. St. Louis: Mosby, 211-283.

Orelove, F., & Sobsey, D. (1996). *Educating children with multiple disabilities: A transdisciplinary approach* (3rd ed). Baltimore, MD: Paul H. Brookes.

Pedretti, L., & Umphred, D. (1998) Teaching and learning in occupational therapy. In M. Early (Ed.). *Physical dysfunction practice skills for the occupational therapy assistant*. St. Louis, MO: Mosby, 225-236.

Shepherd J. (2001). Self-care and adaptations for independent living. In J. Case-Smith (Ed.). *Occupational therapy for children* (4th ed.) (pp. 461-503). St. Louis, MO: Mosby.

Shepherd, J., Procter, S., & Coley, I., (1996). Self-care and adaptations for independent living. In J. Case-Smith, A. Allen, & P. Pratt, (Eds). *Occupational therapy for children* (3rd ed). 461-503. St. Louis, MO: Mosby.

16 장

시지각 장애와 저시력의 재활

Visual Perceptual Dysfunction And Low Vision Rehabilitation

단원의 목표(Chapter Objects)

- 시각 시스템에 대한 소개를 제공한다.
- 아동의 시각 그리고 시지각 기술을 설명한다.
- 일반적인 시각과 시지각 장애를 가진 아동을 확인한다.
- 아동을 평가하기 위해서 작업치료사가 사용하는 일반적인 평가 도구를 확인한다.
- 명확한 시각 결손에 대한 작업치료사의 중재를 설명한다.

소개(Introduction)

시각은 복잡한 감각 시스템이다. 이것은 우리의 세상 그리고 개인적인 적응과 변화에 대한 정보를 제공한다. 시각은 단지 보는 것이 아니다; 시각은 자세조절, 운동조절, 의사소통, 인지, 그리고 감정에 영향을 준다(Hyvarien, 1995; Warren, 1994). 아동에게 비정상 시각 경험은 일상생활활동을 포함하는 다양한 활동인 읽고, 쓰고, 놀이 활동에서 어려움을 준다. 시각은 아동의 기능 그리고 발달에 영향을 끼치므로, 작업치료사의 평가와 시각 장애 치료가 중요하다. 이 장에서는 작업치료사에게 시각 시스템을 간단하게 설명하고, 일반적인 시각 그리고 아동의 시지각 장애, 그리고 평가와 치료방법에 대해서 안내한다.

눈의 구조 그리고 시각 시스템 (Anatomy of the Eye and Visual System)

장애 그리고 중재 기술의 접근의 이해는, 눈 그리고 시각 시스템(그림 16-1)의 기본 구조와 기능을 아는 것이 중요하다. 눈의 기능은 망막에 이미지를 형상화하는 것이다. 빛은 각막과 수정체를 통해서 망막에 맞추어지고 전송된다. 각막은 우리가 바라보는 사물에 집중하게 한다. 빛의 굴절과 집중은 놀이에서 매우 중요하다. 수정체는 홍채의 뒤에 위치하고 빛의 양을 조절을 도와주는 역할을 한다. 각막의 뒤에는 홍채가 위치하며, 눈의 색상을 결정한다. 이 근육은 빛의 양을 받아들이는 동공의 크기를 크거나 작게 한다. 유리처럼 빛으로부터 들어온 이미지는 망막에 맺히게 된다. 유리처럼 젤은 눈의 하방의 대부분을 채우고 있다. 이러한 방식으로 망막은 빛을 굴절시키고, 결과적으로 아래쪽에 이미지를 만든다(American Academy of Ophthalmology[AAO], 2001)(그림 16-2). 망막은 눈의 전면으로부터 들어오는 빛을 받고, 이러한 과정 그리고 전환은 전기적 자극이 된다. 자극은 시신경으로부터 뇌로 전달되는데, 이를 통해서 수직적인 환경 해석이 가능하게

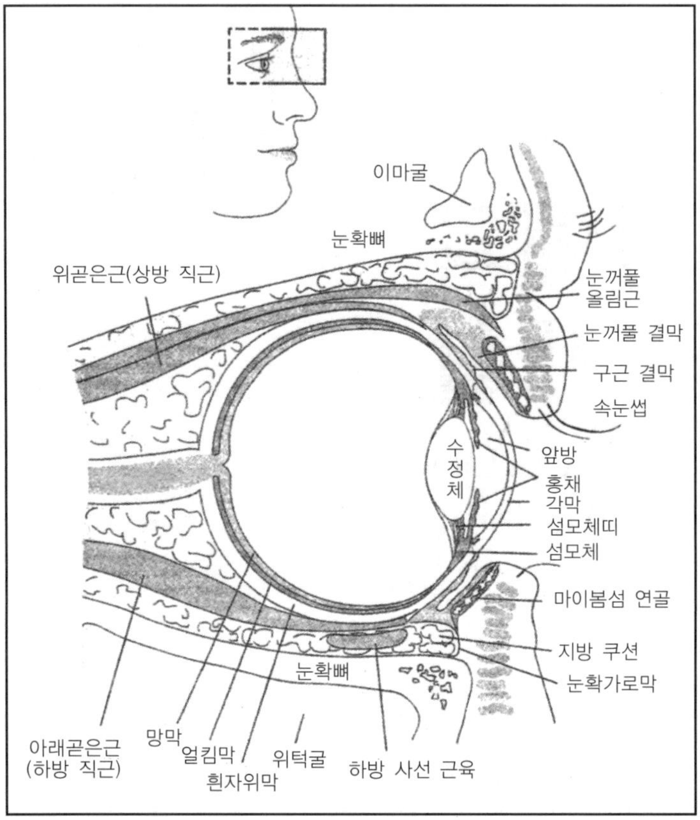

그림 16-1. 눈의 구조.

된다(AAO, 2001; The Association for Retinopathy of Prematurity and Related Diseases[ROPARD], 2000).

눈은 세 가지 막으로 되어 있다: 공막, 맥락막, 그리고 망막이다. 공막은 흰색이고, 유연적인 층으로 안구의 안정화를 돕는다. 맥락막은 혈관층으로 공막과 망막 사이에 위치하고, 망막보다 바깥부분에 있다. 망막은 눈을 연결하는 얇은 층이다. 망막은 추상체와 간상체 두 종류로 이루어진 수용체로 되어 있다. 간상체는 약한 빛을 감수하고, 추상체는 색을 볼 수 있게 한다. 망막은 이러한 특별한 기능을 하는 부분이다. 망막은 시력의 중심부분이며, 중심와는 최고 시력의 역할을 한다.

우리는 두 가지의 시각 방법을 가지고 있다. 말초체계는 환경에 대한 일반적인 정보를 제공한다. 두 번째는 체계는 중심체계이며, 세부적인 것과 색을 포함한다. 우리가 태어날 때, 6개월이 되기 전에, 중심체계는 발달된다. 삶의 과제를 효율적으로 할 수 있는 기능을 가지고 있고, 아동의 발달에서 모든 체계의 통합이 되어야 한다(Dickson, 2001; Warren, 1994).

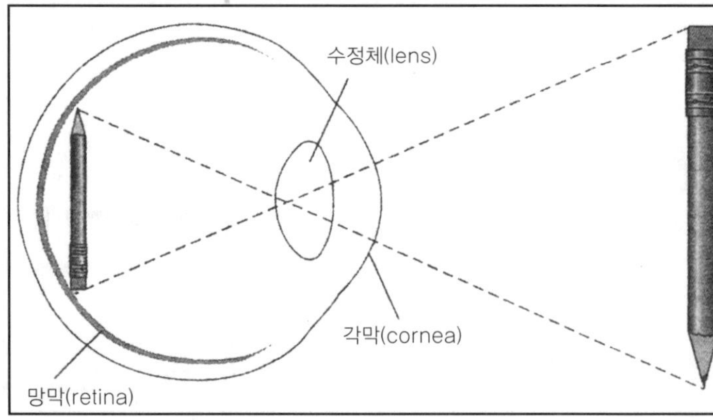

그림 16-2. 우리가 물체를 보는 요령.

발달 *(Development)*

태어날 때, 시각 시스템은 미완성이다. 시각 방법 그리고 큰 눈의 구조의 발달은 기본적으로 임신 24주에 일어나지만, 6개월의 연령까지 계속된다(Glass, 1993). 태어나면, 아동은 초기 시각 고정 그리고 훑어보기 기술을 엄마의 가슴과 얼굴의 거리를 통해서 거의 볼 수 있다(Glass, 1993). 발달은, 시력이 갑작스럽게 증가되는 시기는 인생의 첫 4개월이고, 2세부터 5세 사이에 안정화된다. 구체적으로:

- 4주, 시력은 20/2000
- 17주, 20/200
- 1년, 20/60
- 2년, 20/30(Todd & Tsurumi, 1993, p. 23)

시력의 기능은 18세에 최적의 상태이며, 그 이후에는 감소된다(Schneck, 2001).

연구에 따르면, 2개월의 아동은 합의되고 수렴되며(근처의 물건에 집중하여 두 눈으로 볼 수 있는 능력), 동안신경 체계가 완성된다(Bouska, Kauffman, & Marcus, 1990). 5세가 되면, 최대의 합의에 도달하고, 그래서 정상적인 발달의 아동은 떨어진 거리에서도 물체를 고정시킬 수 있는 시기이다. 따라보기 기술의 발달은 가로에서 세로, 대각선, 원형으로 이루어진다. 시각 발달의 중요한 단계의 습득은, 유아연령이고, 정상적인 발달의 아동은 일반적으로 칠판에 집중할 수 있고 환경을 보는 것의 능력이 가능하게 된다(Schneck, 2001).

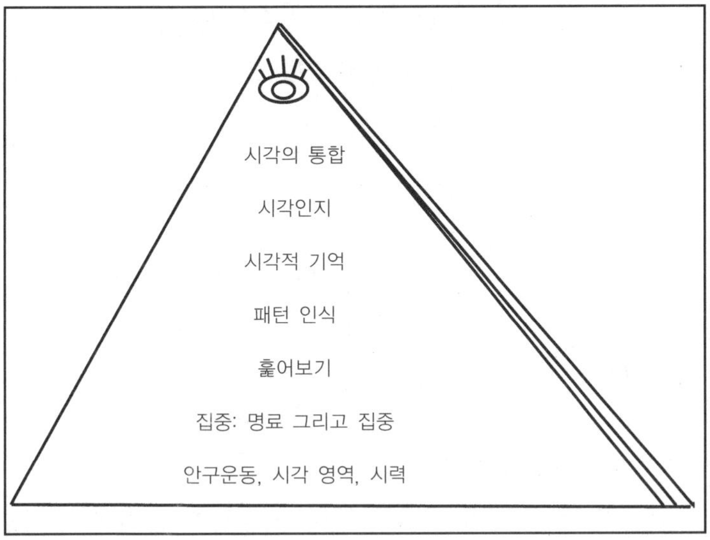

그림 16-3a. 시지각 기술 발달의 체계. Mary Warren의 승인을 받아 재발행.

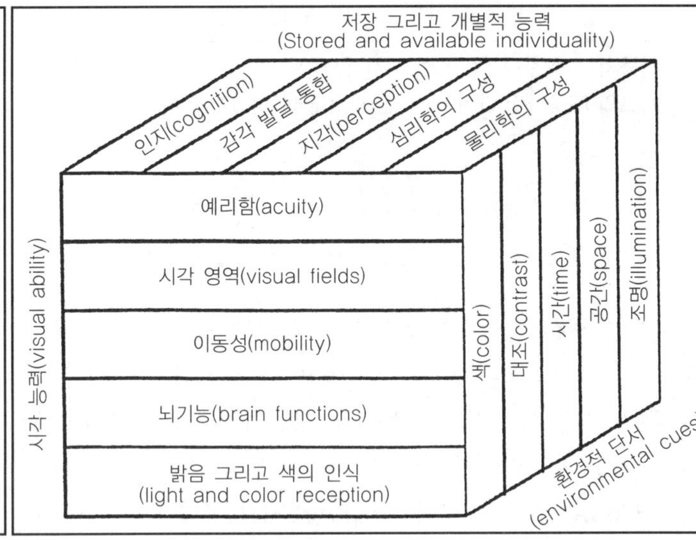

그림 16-3b. 시각 기능의 모습. Corn. A.의 승인을 받아 재발행. Using technology to enhance cues for children with low vision. *Teaching Exceptional Children*, 35(2), 36-42..

시각 기능의 이론
(Theories of Visual Function)

이론에 따르면 아동과 성인은 어떻게 시각 기능을 사용하거나 적용할 것인가를 습득하는 데 경험이 기초가 된다고 한다. 이러한 이론에 따라서 작업치료사는 가장 유용하고 적절한 환경, 치료를 각 개인의 필요에 맞게 제공이 매우 중요하다.

워렌(Warren)의 시지각 기술발달의 체계

Warren은 시지각의 발달을 나선으로 표현하였고, 시각 기술은 서로 상호작용하고, 각 시기에 세워진다고 하였다(그림 16-3a). Warren의 체계에 따르면, 각 발달은 다음 단계로 가기 위해서 선행되는 기술에 의존적이라고 하였다. 나선 발달 기본은, 만약 하위 기능에 장애가 있다면, 상위기술의 장애를 가진다는 것이다. 가장 일반적으로 받아들여지는 중요한 것은 시지각 결핍의 기초가 안구운동 조절, 시각 영역, 시력을 포함한다는 것이다. 이러한 기술은 시각 이미지를 필요로 한다. 안구운동 조절은 눈의 움직이는 기능이다. 시각 영역은 앞을 바라볼 때 인지하게 하며(Hyvarinen, 1995), 반면에 시력은 우리가 물체를 볼 때 명확하게 하는 것이다. 이러한 기술은 나선의 다음 단계로 가기 위해서는 반드시 통합되어야 하며 시각적 집중은 이러한 반응이 되었을 때 이루어진다.

다음 기술은 시각적 훑어보기이며, 눈을 물체 그리고 다른 것으로 움직일 수 있는 능력이다. 시각적 훑어보기는 다른 용어로 교체하여 사용이 가능한데 실룩거리는 눈의 움직임, 시각 추적이 바로 그 것이다. 시각적 훑어보기는 물체에서 다른 것으로 응시하고 분리할 수 있는 능력이다. 훑어보기 방식은 왼쪽에서 오른쪽으로, 위에서 아래로 발달한다.

보조작업치료사를 위한 설명

개인차가 있어 첫 단어를 읽거나, 왼쪽에서 오른쪽으로 쓰거나, 위에서 아래로 내려오는 것에서 어려움을 나타낼 수 있고, 비정상으로 해석되지 않기도 한다.

패턴 인식은 훑어보기를 기초로 한다. 패턴 인식은 물체의 특성을 확인하고 정의하는 능력이다. 패턴 인식은 물체의 인식, 매치(match), 그리고 분류를 도와준다. 이 기술은 아동의 훑어보기 능력에 의존한다. 시각적 기억은 그 다음 단계이며 인지를 위한 시각 이미지를 만드는 것이다.

최고 단계 또는 최상위 시각 기술은 시각 인지이다, "시각 정보를 조작하고 통합하여 문제해결, 식의 계획, 그리고 의견을 결정을 가능하게 한다"(Warren, 1994, p. 2). 시각 인지는 학급 학습의 기초가 되며 이전의 기술을 기초로 한다. 시각 인지는, 형태 항상성, 시각 폐쇄, 전경 배경, 그리고 공간관계를 포함한다(Warren & Powel, 1998; Warren, 1994). 이러한 치료에 대해서는 이 장에서 논의하자.

보조작업치료사를 위한 설명

아동의 감소된 시력 또는 시각 영역의 제한은 보상 전략이나 치료의 제공이 없다면, 시각 인지 기술을 어렵게 한다.

Corn의 저시력 이론 (Corn's Theory of Low Vision)

Corn은 저시력 이론을 만들었다. 그녀는 아동의 시각 영역을 세 영역으로 정의했다(그림 16-3b). 이 세 영역은 시각 능력, 환경적 단서, 그리고 저장과 개별적 능력이다(Corn & Koenig, 1996). 아동은 모든 영역에서 부족한 기능을 가지고 있다. Corn은 시각 영역에는 예리함, 시각 영역, 이동성(안구운동), 뇌기능, 밝음 그리고 색의 인식이 포함되는 것이 이 이론의 기초라고 하였다. 환경적 단서는 색, 대조, 시간, 공간, 조명이다. 마지막 영역인 저장과 개별적 능력은; 인지, 감각 발달 통합, 지각, 심리학의 구성, 물리학의 구성으로 이루어진다. 만약 아동이 시각 능력이 감소되었다면 감소된 시각 능력과 환경적 단서의 증가를 통해서 아동의 시각적 기능을 향상시킬 수 있다.

보조작업치료사를 위한 설명

예를 들면, 시력이 20/100인 아동이 교실에서 무엇을 읽을 때, 조명을 밝게 하거나, 인쇄물의 대조성의 증가를 통해 기능을 향상시킬 수 있다. 부가적 영역 그리고 보상의 사용은 아동의 시각 기능을 향상시킬 수 있다.

시각적 결핍이 있는 많은 아동은 작업치료 서비스를 의뢰지만, 다른 실수 또는 늦은 진단; 교육 체계에서 경험하기도 한다. 이러한 다양한 징후 또는 신호를 통해서 선생님과 부모가 아동의 시각 결핍을 빨리 알아차리기도 한다(Schemiman, 2001; Todd & Tsurumi, 1993). 이러한 신호들은(표 16-1) 조기에 아동의 시각 그리고 시지각의 장애는 조기에 찾는 데 도움이 된다. 이러한 신호의 관찰은 아동의 시각팀인 시각적 평가, 검안사, 안과의사, 저시력을 가르치는 교사, 지남력과 이동성의 전문가, 건강관리 전문가, 교사, 작업치료사, 그리고 다른 전문가의 평가에 의해 가능하다. 이러한 평가는 반드시 아동을 전반적으로 보고, 아동 인생의 측면에서 이루어져야 한다. 팀의 각 멤버는 발달하기 위해서 아동의 욕구에 맞는 최선의 치료 계획 방법을 제공하는 것이 중요하다.

작업치료 중재의 목표 (Goals of Occupational Therapy Intervention)

1. 아동의 단계적 기능 평가는(보조작업치료사를 감독하며 함께), 시지각 기술, 시각 운동, 시각체계, 그리고 집이나 교실에서 기능적 단계를 포함한다.
2. 시각 손상은 학습, 놀이, 일상생활활동에서 장애가 있다.
3. 저시력 그리고/또는 시지각에 중재는 발달적으로 적절하게 제공하여 아동의 시각 기능을 향상시켜야 한다.
4. 아동, 부모의 교육 그리고 시각팀에게는 치료가 지속적으로 제공해야 한다.
5. 감독하는 작업치료보조사와의 협조시에는, 적절한 보냄/권고를 제공해야 한다.

시각 그리고 기 지각 장애, 평가, 그리고 치료 방법들 (Visual and Visual Perceptual Disorders Evaluation, and Treatment Methods)

이 장에서는 일반적인 시각 그리고 시지각 장애/기능이상 그리고 기능손상에 대해서 논의하고자 한다. 또한 일반 평가 도구 그리고 치료 방법정보를 제공한다. 이것은 시각 그리고 시지각 장애의 모든 가이드와 평가를 의미하는 것은 아니지만, 다음 장(표 16-2)의 내용들은 흥미 있을 것이다.

미숙아 망막증(Retinopathy of Prematurity)

미숙아 망막증(ROP)은 아동의 가장 일반적인 시각 장애이다. 눈의 발달에서 망막 그리고 시각 체계는 40주까지 완벽하지 않고 생후 6개월 연령까지 발달이 계속 이루어진다. 미숙아 망막증은 많은 미숙아 그리고 조산으로 인해 맹인의 원인이 되기도 한다. 많은 사례에서, 미숙아 망막증은 중추신경계(CNS) 손상으로 인한 백질연화증이 있다(Schneck, 2001; ROPARD, 2000). 미숙아 망막증은, 눈의 중앙에서 망막으로 보내는 기전의 이상이다. 많은 아동들이 레이저 수술 그리고 다른 방법으로 망막에 혈관이 형성되지 못하게 한다. 미숙아 망막증은 시각 영역 결핍, 감소된 시력, 쌍안(양쪽을) 시력, 시지각 장애, 그리고 맹인과 같은 다양한 시각 손상을 야기한다.

표 16-1

증상 질문: 아동

환자 전체 이름:

DOB __/__/__ 날짜 __/__/__ 연령 _____

아동에게 발생하는 문제를 다음에서 골라 체크하시오.

눈 전반적 문제의 징후
읽을 때 눈이 덮이거나 잠기는가?
눈 비비기.
눈 피로를 호소하는 아동.
두통을 호소하는 아동.
복시를 호소하는 아동.
페이지에서 단어가 떠있음을 호소하는 아동.
주의력 결핍.
낮은 읽기 이해력.
위치의 상실.

초점 문제의 징후
흐릿한 시력을 호소하는 아동.
책상의 보드를 볼 때 흐릿한 시력을 호소하는 아동.
눈의 피로를 호소하는 아동.
두통을 호소하는 아동.
눈 비비기.
주의력 결핍.
낮은 읽기 이해력.
하루의 마지막에 눈의 피로를 느낌.
자주 눈을 감음.

추적 문제의 징후
종종 위치의 상실.
장소 기억을 위해 반드시 손가락 또는 가이드를 사용.
줄 또는 단어를 종종 건너뜀.
낮은 읽기 이해력.
짧은 집중력 시간.

시각 과정 장애의 징후
왼쪽부터 오른쪽으로 읽는 것의 어려움.
글 그리고 숫자의 뒤바뀜.
유사하게 시작되는 단어의 실수.
판 페이지에서 같은 단어를 알아보지 못함.
기본적인 크기, 중요도의 습득의 어려움.
낮은 읽기 능력.
시각 회상 기능의 재생이 낮음.
스펠링 그리고 어휘보기의 어려움.
엉성한 쓰기 기술.
보드내용을 책에 옮겨 적기 어려움.
과도하게 지워짐.
말할 수는 있지만 쓰지는 못함.
내용은 알고 있지만 쓰기 검사에서 낮은 결과를 보임.

From Scheiman, M.(2002). *Understanding and managing vision deficits: A guide for occupational therapists*.(2nd ed.). Thorafare, NJ: SLACK Incoporated. Reprinted with permission.

기능적인 영향(Functional Impact)

미숙아 망막증 아동은 장애의 정도, 기능적 장애가 없는 범위, 완벽한 맹인 등으로 다양한 종류가 있다. 많은 아동은 저하된 시력, 정확한 확대가 가능하다. 미숙아 망막증은 자기 관리, 놀이 그리고 놀이와 같은 기술의 영역에서 제한된 기능을 가진다. 다른 미숙아 망막증은 다양한 정도의 시각 영역 장애, 시지각 문제 또는 완벽한 맹인으로 인한 영향을 경험한다.

평가(Evaluation)

시각 평가는 포괄적으로 시력, 시각 영역, 시지각, 그리고 아동의 환경과 기능 기술의 관찰을 포함한다.

치료 방법들(Treatment Methods)

유사한 문제에 대해서 직접적인 방법으로 치료를 한다. 이것은 치료 부분에서 논의하자.

백색증(Albinism)

백색증은 유전적 질환으로 감소되거나 결핍된 멜라닌 색소가 피부, 머리, 눈 그리고 망막에 나타난다. 시각 징후는 감소된 시력, 광선 공포, 안구진탕 그리고 사시증을 포함한다(또한 쌍안시 그리고 사시를 포함)(Amous, 1987, Alexaander, 1995).

표 16-2

평가 도구

평가 도구	연도	시각 또는 시지각 기술의 평가
Motor Free Visual Perceptual Test(MVPT), (Colarusso & Hamill, 1996)	1996	공간 관계, 시각적 구별, 전경 배경, 시각 폐쇄, 시각적 기억.
Bruininks Oseretsky Test of Motor Proficiency, Bruininks, R. H.(Bruininks, 1978)	1978	시각 운동 조절.
Jordan Left Right Reversal Test(Jordan, 1990)	1990	오른쪽 왼쪽 지남력, 공간에서의 위치, 시각적 반전.
Visual Skills Appraisal(VSA), Richard, R., et al. (Richards, Oppenheim, & Getman, 1990)	1984	추적, 훑어보기, 정렬, 위치, 눈 손 협응, 고정.
Test of Visual Perceptual Skills Non Motor (TVPS), (Gardner, 1997)		시각적 구별, 시각적 기억, 시각적 공간 관계, 형태 항상성, 시각적 기억, 전경 배경, 시각 폐쇄.
Developmental Test of Visual Perception 2nd Edition(DTVP-2), (Hammill, Pearson, and Voress, 1993)	1993	눈 손 협응, 공간에서의 위치, 카피, 전경 배경, 공간 관계, 시각 폐쇄, 시각 운동 속도, 형태 항상성.
The Developmental Test of Visual Motor Integration(VMI), Beery, K. E. & Buktenica, N.A.(Beery & Buktenica, 1997)	1997	시각 운동 통합.
Test of Visual Motor Skills(TVMS) Gardner, M. F.(Gardner, 1986)	1986	시각 운동 통합.
Southern California Sensory Integration Test, (Ayres, 1972)	1972	시지각 소 검사를 포함: 전경 배경, 공간에서의 위치, 공간 관계, 오른쪽 왼쪽 구별.

기능적인 영향(Functional Impact)

백색증이 있는 아동은 저시력부터 완전 맹인까지, 20/60부터 20/400까지 시력을 포함하는 다양한 종류의 이상을 보인다. 백색증이 있는 아동은 일상생활활동, 놀이 그리고 교육과 관련된 기술에서 어려움을 겪는다.

평가(Evaluation)

시각 평가는 포괄적으로 시력, 대조 민감도, 쌍안시, 시지각, 그리고 아동의 환경과 기능 기술의 관찰을 포함한다.

치료 방법들(Treatment Methods)

유사한 문제에 대해서 직접적인 방법으로 치료를 한다. 이것은 치료 부분에서 논의하자.

안구운동 조절(Oculomotor Control)

안구 운동 조절은 눈의 움직임을 조절하는 능력이다. 일반적인 안구 운동 조절의 손상은 안구진탕이다. 종종 중추신경계 손상으로, 불수의적인 안구진탕, 눈 또는 눈들의 갑작스러운 움직임이 나타난다(Schneck, 2001). 안구진탕은 시각적 응시 과제를 어렵게 한다.

기능적인 영향(Functional Impact)

아동의 늦은 또는 부정확한 눈의 움직임은 머리 대신 눈의 움직임 때문일 수 있고, 읽기에 영향을 미친다. 아동의 안구진탕은 읽고, 쓰고 과제를 따라할 때 빈번하게 장소를 놓치게 하고, 낮은 눈의 연결을 갖게 한다. 안구진탕은 시각 이미지가 흐릿하다.

평가(Evaluation)

평가는 관찰, 시력 검사, 시각 우세 검사, 대조 민감도 검사, 시지각 검사와 같은 시각 기술 평가(VSA) 그리고 자세 요소를 통해 가능하다.

치료 방법들(Treatment Methods)

장애의 중요도에 따라서, 치료를 다르게 한다. 치료는 수술 또는 수정체에 처방된 투여를 포함한다; 검안 또는 안과의사를 통해서 이루어진다. 다른 치료는 감각통합 치료, 시각자극을 따라가는 목표활동의 참여, 적절한 자세교정(Diamant. 2000), 매칭, 그리고 점선연결하기 활동이 있다.

쌍안시 장애 (Disorders of Bincocular Vision)

쌍안시(내사시, 외사시)는, 수렴의 부족(눈을 가까운 과제로 수렴하는 데 어려움), 그리고 입체시의 결핍(3차원 보기)을 포함한다(Scheiman, 1997). 사시증은 가장 일반적인 시각 장애 아동의 증상이다; 특별히, 내사시, 눈이 안쪽에서 외사시로 되는 경향이 있고, 눈이 밖으로 되는 경향이 있다(Cotter & Franz, 1997).

기능적인 영향(Functional Impact)

아동은 두 개로 보이는 것, 두통, 피로, 과제 집중의 어려움, 눈 손 협응 과제의 어려움, 그리고 읽고 쓰기 과제의 어려움을 보인다. 아동은 읽기, 쓰고 과제를 따라할 때 빈번하게 장소를 놓치게 하고, 낮은 눈의 연결을 갖게 한다. 사시증이 있는 아동은 아마도 눈의 미용적 외모와 싸우게 될 것이다.

평가(Evaluation)

평가는 관찰, 시력 검사, 시각 우세 검사, 입체 검사, 시지각 검사를 통해 가능하다.

치료 방법들(Treatment Methods)

장애의 중요도에 따라서, 치료를 다르게 한다. 치료는 수술 또는 수정체에 처방된 투여, 프리즘 또는 폐색, 검안 또는 안과 의사를 통해서 이루어진다. 다른 치료는 환경 평가, 시각 치료, 감각통합 치료, 대 그리고 소 근육 눈 손 협응 활동, 그리고 읽고 쓰기 과제의 보상전 전략을 포함한다.

시각 영역(Visual Field)

시각 영역은 우리가 고개를 바로 하고 바라볼 때 보이는 영역을 말한다(Hyvarinen, 1995). 정상 시각 범위는 상방 60°, 내측 60°, 하방 70~75°, 외측 100~110° 이다(Scheiman, 2001; Warren, 1994).

기능적인 영향(Functional Impact)

시각 영역 장애를 가진 아동은 감소되거나 늦은 훑어보기와 초점 능력을 가지고 있고, 시각적으로 자세한 부분을 놓치고, 손으로 쓰는 것을 어려워 할 수 있다. 그들은 부족한 이동성(놀이 공간 또는 집안에서의 이동), 그리고 환경적 단서를 놓친다(지면, 벽 등의 변화를).

평가(Evaluation)

평가는 관찰, 비표준화된 평가 H-훑어보기 그리고 선 나누기 검사, 자동 시야검사, 시각 영역 검사를 포함한다. 검안은 일반적으로 자동 시야검사로 한다. 연령 제한선이 있어 집중 그리고 보상능력과 관련된, 자동 시야검사를 어린 아동에게 사용하기에는 어렵다.

치료 방법들(Treatment Methods)

치료 방법은 보상 전략 교육, 환경 적응, 특별한 도구(프리즘 또는 거울)의 사용과 연습, 읽기 연습, 단어 찾기와 같은 기능적 활동, 퍼즐, 보드 게임, 공 활동, 컴퓨터 활동, 그리고 카드를 포함한다.

시력(Visual Acuity)

시력은 시각의 선명 그리고 명료에 대해 정상시력(20/20)을 기본으로 한다. 아동이 수술 또는 저시력으로 인한 안경착용에도 한 쪽 또는 양쪽을 완벽하게 볼 수 없을 때이다. 저시력은 약한 손상부터 완벽한 맹인까지 분류된다(표 16-3).

기능적인 영향(Functional Impact)

시력에 대한 장애는 일반적으로 근시, 원시, 약시 세 가지로 나눈다. 근시는 가까운 것은 잘 보지만 먼 것은 잘 보지 못하는 것이다. 교실에서의 칠판, 또는 TV를 보는 것을 관찰할 수 있다. 원시는 멀리 있는 것은 잘 보지만 가까운 것은 잘 보지 못하는 것이다. 원시는 읽기 또는 연필 그리고 볼펜 과제에서

표 16-3
시력

	시력	시각영역	분류	기능
정상 시력	20/15-20/60			의미 있는 제한없음. 신문을 읽을 때 필요한 20/50에 가까운 시력. 끝 부분까지 제한없이 가능.
중도 장애	〈20/60-20/160		저시력 특별한 교육 보조를 위한 자격	특수교육 도움의 특성. 적응 그리고 지원을 하면 더 기능적. 끝 부분에서 지남력 그리고 운동성(O&M) 설명이 필요.
심도 장애	〈20/160-20/400	20°에 가까운 또는 그 이하의 시각영역	저시력-"법률상" 맹인이라 해도 무방함	지원을 해도 기능적인 장애. O&M 설명이 필요.
극심한 장애	20/500-20/1000	10°에 가까운 또는 그 이하의 시각영역	법률상 맹인	지원을 해도 더 큰 기능적인 장애. 제한된 읽기 능력. O&M 설명.
완전에 가까운 장애	〈20/1000	5°에 가까운 또는 그 이하의 시각영역	법률상 맹인	지원을 해도 더 큰 기능적인 장애. 점자, 테이프로 된 책. O&M 설명.
완전한 장애	빛의 지각이 없음		맹인	손상 점자, 테이프로 된 책. O&M 설명.

Reprinted with permission from Colenbrander, 2002, ICD-9-CM, 2003.

어려움이 있다. 원시는 망막에 흐릿하거나 부분적인 이미지만을 보여주고, 읽기의 모든 거리에서 흐릿한 보기를 호소한다(Scheiman, 2001).

평가(Evaluation)

시력의 평가는 검안 또는 안과의사에 의해서 검사된다. 가장 일반적으로 Snell 차트를 사용한다. 저시력 아동에게, Feinbloom 차트를 사용하여 거리 시력을 검사한다. 평가는 검안을 통해 그 또는 그녀의 아동의 시력을 최대화하는 데 도움을 주기 위해 투약한다. 대조 민감도 검사는 아동이 얼마나 상위 또는 하위 시력 형태를 가지고 있는지를 검사한다. 시각 대조 영향을 교사, 부모에게 설명하고 작업치료가사 아동의 감소된 대조 민감도에 최선의 정보를 제공하는 것은 중요하다. 예를 들면, 검정과 흰색의 유인물의 사용, 또는 칠판에 얼룩과 반짝임의 감소시키는 것은 아동의 교실활동 능력을 향상시킨다.

치료 방법들(Treatment Methods)

시력 손상에 대한 치료 방법은 작업치료사에게 많이 의뢰된다. 작업치료사는 처방을 내리지는 않지만, 최대의 독립성을 위해 가르치고 추가적인 도구의 사용을 권장하고, 환경을 적응할 수 있다. 확대경은 렌즈, 현미경, 손 확대경, 스탠드 확대경 그리고 전기 도구 등을 포함한다. 확대경은 망원경부터 전기 도구까지 포함한다(Fraser, et al, 1997; Nelms, 2000; Riddering, 2001; Scheiman, 2001). 추가적 도구의 사용은, 작업치료사가 필요를 이해하고, 사회적지지, 금전 관리, 그리고 그들에게 최고의 것을 고려하여야 한다. 환경적 적응은 빛, 형태, 색, 거리, 크기, 그리고 물체의 위치 또는 아동이 포함된다. 비광학

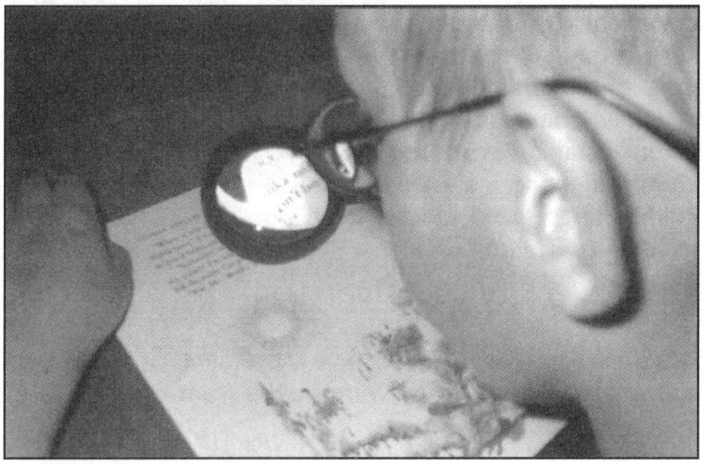

그림 16-4. 아동의 확대경 사용.

도구의 사용은 쓰는 기술, 큰 시계, 크게 프린트 된 책, 또는 마킹하는 기술이다(그림 16-4).

시각 훑어보기(Visual Scanning)

시각 훑어보기는, 눈을 물체에서 다른 곳으로 움직이는 갑작스러운 눈의 움직임, 또는 시각 추적을 하는 능력이다.

기능적인 영향(Functional Impact)

시각 훑어보기 장애 아동은 놓치거나 빼먹는 부분이 환경이나 학업 장소에서 나타난다. 이는 아동의 자기 관리, 그리고 일 기술에 영향을 미친다. 시각 훑어보기 장애는 자세하게 보지 못하고, 저하된 집중력, 그리고 감소된 환경으로부터의 정보를 받아들이는 능력을 가지고 있다.

평가(Evaluation)

평가는 검안 평가, 관찰, 편지 훑어보기 등의 구조화된 훑어보기, 이동성 평가, 그리고 VSA 같은 시지각 검사를 포함한다.

치료 방법들(Treatment Methods)

치료 방법은 방식의 조직화, 정확하게 읽는 것을 강조하며 증가된 속도로 훑어보게 하는 것이다. 패턴은 왼쪽에서 오른쪽으로의 큰 움직임으로부터 작은 움직임까지이다. 사전에 쌍안의 일을 소개하고, 한쪽 눈으로 경험하게 하는 것이다. 분리된 눈의 움직임은 머리와 목의 움직임을 훑어보기 과제를 하는 동안 피하게 한다. 기능적 활동은 매칭, 컴퓨터 게임, 편지 쓰기, 지역사회 이동, 안전 교육, 보상 전략의 교육(색의 부호화 또는 수 세기, 효과적인 훑어보기를 하기 위해 그 또는 그녀의 머리를 움직이는 것), 카드 활동, 분류, 환경 적응 또는 변환으로 교실의 의자 위치의 조정, 시작과 마지막에 아동이 의식하게 대조를 증가하는 것이 있다.

시각적 집중(Visual Attention)

시각적 집중은 물체 또는 세부적인 것을 인지하는 능력이다.

기능적인 영향(Functional Impact)

시각적 비집중이 있는 아동은 과제에 집중하는 것이 어렵고 그들의 환경을 산만하게 느낀다. 세부적인 것, 그리고 이야기나 과제의 중요한 정보를 확인하는 것이 어려운 도전이다. 한 과제에서 다른 과제로 집중을 옮기는 것이 이러한 아동에게는 어렵다.

평가(Evaluation)

평가는 일반적으로 기능적인 과제를 관찰을 통해서 한다.

치료 방법들(Treatment Methods)

치료방법은 환경의 변형 또는 적응의 각성수준을 증가시키거나 감소시키는 것을 포함한다. 이것은 증가하거나 감소시키는 자극의 양 또는 과제의 양을 말한다. 활동은 눈 손 협응 과제, 따라하는 과제, 컴퓨터 게임, 시각 훑어보기(인식하는 방식), 단어 찾기, 매칭 과제, 보상 전략의 교육 예를 들면, 손가락으로 표시하기, 과제의 시작과 끝에 표시하기, 그리고 시각 비집중을 보상하기 위해 다감각 입력을 사용하는 것을 포함한다.

패턴 인식(Pattern Recognition)

패턴의 인식은 사물의 특징을 확인하고 구별하는 능력이다. 예를 들면:

```
LLLLLL    LLLLLL
L    L    L
LLLLLL    LLLL
L    L    L
LLLLLL    LLLLLL
```

패턴 인식은, 우리가 B E를 읽을 때, 특징과 세부적인 것을 파악하게 하고, L로 구성되어 있음을 파악하게 한다(adapted from Warren, 1994). 패턴 인식은 물체를 인식하고, 매치, 분류하는 능력이다. 매칭은 비슷한 물체를 연결하는 능력이고, 분류는 비슷하며 차이를 기준으로 나누는 것이다.

기능적인 영향(Functional Impact)

아동은 물체나 정보의 인지, 매칭, 그리고 분류에 어려움이 있다. 일반적으로, 아동의 패턴인식의 어려움은 모든 학업의 과제와 연결된다. 패턴 인식은 시각적 기억을 위해 꼭 필요하다.

평가(Evaluation)

평가는 관찰, 형태 민감도 검사, 운동 시지각 검사(MVPT), 시지각 발달 검사(DTVP-2), 그리고 시각 운동기술 검사(TVPS)를 포함한다.

치료 방법들(Treatment Methods)

치료방법으로 퍼즐, 그리기, 공예 또는 예술적 과제, 블록, 분류하고 매칭하는 과제, 카피, 컴퓨터 활동, 쓰기, 그리고 읽기과제와 같은 기능적 활동을 포함된다.

시각적 기억(Visual Memory)

시각적 기억은 무엇을 인지하여 시각적 이미지로 저장하는 능력이다. 성공적인 학교 활동은 학업을 위해 시각 이미지를 저장하고, 기억하는 능력을 반드시 필요로 한다.

기능적인 영향(Functional Impact)

이것이 불가능한 아동은, 물체의 정보를 부정확하게 기억 또는 저장한다. 시각적 기억 장애 아동은 학업의 과제 그리고 놀이 활동에서 어려움이 있다.

평가(Evaluation)

평가는 TVPS, Kaufman Assessment Battery for children(KABC), MVPT, DTVP-2를 포함한다.

치료 방법들(Treatment Methods)

치료 방법은 보상전략 교육인 연상기호, 리허설, 그리고 형상화(Todd & Tsurumi, 1993), 과제의 계획 그리고 순서, 예를 들면, game Connect Four™(Hasbro, East longmeadow, MA) 카드 활동, 그리고 카피를 포함한다. 교육 과제는 변형, 기억해야 하는 정보의 양의 변경, 시간 요소, 연속적인 과제를 정보로 제공하는 능력이 필요하다.

시각 인지(Visuo-Cognition)

시각 인지는 문제해결, 계획, 그리고 의사결정을 위한 시각적 정보의 사용 능력이다(Warren, 1994). 시각 인지는 모든 교실 학습, 모든 시지각 기술을 성취하기 위한 기초가 된다. 시각 인지 기술은 형태 항상성, 시각 폐쇄, 전경 배경, 그리고 공간 지각(공간에서의 위치 그리고 깊이 지각)을 포함한다.

형태 항상성(Form Constancy)

형태 항상성은 형태의 기초가 되는 물체의 특징, 다양한 크기 또는 위치를 아는 능력이다.

기능적인 영향(Functional Impact)

형태 항상성이 부족한 아동은 필기체를 읽거나 구별하기 어려워한다. 형태 항상성에 문제가 있는 아동은 미묘한 변화의 형태나 비슷한 물체를 혼란스러워 한다. 형태 항상성에 문제가 있는 아동은 쓰기와 같은 과제를 어려워하는 특징이 있다.

평가 (Evaluation)

평가는 MVPT, DTVP-2, 그리고 TVPS(그림 16-5)를 통해서 한다.

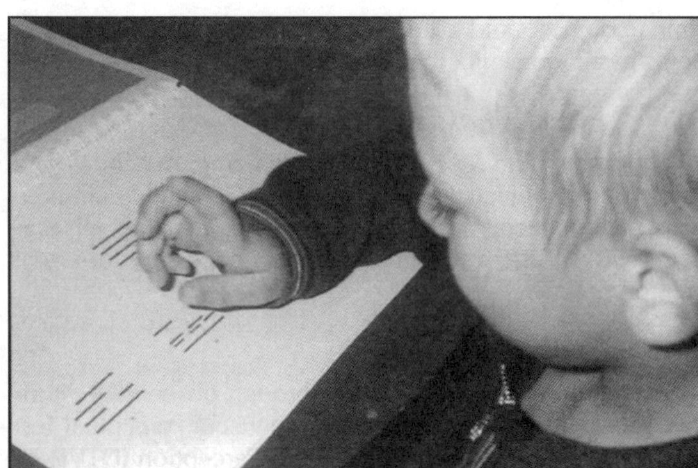

그림 16-5. MVPT 시행중인 아동.

치료 방법들(Treatment Methods)

치료 방법은 쓰기 연습, 칠판 활동, 세공 활동, 컴퓨터 게임, 연필 볼펜 과제, 매칭 활동, 그리고 훑어보기 활동, 아동에게 비슷한 형태 또는 글을 구별하도록 제공하는 것을 포함한다.

시각 폐쇄(Visual Closure)

시각 폐쇄는 불완전한 형태의 물체를 인지하는 능력이다.

기능적인 영향(Functional Impact)

시각 형태 또는 단어를 예상하기 어렵고, 시각적 폐쇄의 장애가 있다면 시각적 정보과정이 느리다. 아동은 물체의 특징, 징후, 또는 불환전한 형태로 정보를 제공받는 실수를 범한다.

평가(Evaluation)

평가는 MVPT, DTP-2, TVPS, 그리고 형태 민감도 검사의 사용으로 가능하다.

치료 방법들(Treatment Methods)

치료 방법은 퍼즐, 단어 찾기, 세공, 블록 디자인, 또는 다른 계획이나 거리의 시각 운동 과제를 포함한다.

전경 배경(Figure Ground)

전경 배경은 전경과 배경을 구별하는 능력이다.

기능적인 영향(Functional Impact)

장애가 있는 아동은 그림 그리고 글씨를 카피하는 것이 어렵다. 전경 배경 장애는 수리적 방정식의 완성에 개입한다. 전경 배경 장애가 있는 아동은 구분하기, 그리고 비슷하거나 다른 물체가 있는 장소에서 물체의 특성을 분별하는 것의 어려움을 경험한다.

평가(Evaluation)

평가는 DTVP-2, MVPT, 그리고 Ayres Ground Subtest of the Southern California Sensory Integration Test(SIPT)의 사용으로 가능하다.

치료 방법들(Treatment Methods)

치료 방법은 증가한 대조(최상의 검정 그리고 흰색), 핵심이 되는 정보를 훑어보는 기술의 가르치는 것, 목적적인 콩 주머니 활동, 아동이 쉽게 알아차릴 수 있는 전경 배경 색 부호, 그리고 세공, 매칭활동을 포함한다.

공간에서의 위치(Position in Space)

공간에서의 위치는 자기 자신(편측성) 그리고 다른 물체(방향)의 위치 관계를 아는 것이다.

기능적인 영향(Functional Impact)

공간에서의 위치는 읽기 그리고 쓰기 기술을 위해 필수적이다. 공간에서의 위치 장애를 가진 아동은 종종 과제에 어려움을 느낀다. 공간에서의 위치 장애를 가진 아동은 안전성이 부족하거나 개인 위치 감각의 감소를 보인다. 방향성의 개념은 안, 밖, 또는 위의 방향에서 감소를 말한다.

평가(Evaluation)

평가는 Ayres Position in Space Sub-Test of Southern California Sensory Integration Test, DTVP-2, TVPS, Jordan Left Right reversal Test를 통해 가능하다.

치료 방법들(Treatment Methods)

치료 방법은 칠판 활동, 글쓰기 연습, 환경의 적응 또는 변환(아동이 있는 계단에 선으로 표시하기), 글의 시작과 끝 부분에 색 구분을 하는 것, Simon Says(편측성) 같은 게임, 보물찾기, 지도 활동을 포함한다.

깊이 지각(Depth Percption)

깊이 지각은 나와 물체로부터의 거리를 구별하는 능력이다.

기능적인 영향(Functional Impact)

깊이 지각 장애가 있는 아동은 이동성, 그리고 안전하게 변화하여 지면이나 계단에서 걸을 때 어려움을 보인다. 깊이 지각 장애는 아동의 물리적 교육의 영역인 공 잡기, 또는 균형 평균대에 영향을 끼친다. 수학적 개념, 기하학에서 깊이 지각 장애가 있는 아동은 어려움을 경험한다. 깊이 지각 장애가 있는 아동은 자기 관리 그리고 놀이의 모든 영역에서 어려움이 있다.

평가(Evaluation)

평가는 관찰, DTVP-2 TVPS, 그리고 기능적 이동 평가를 통해서 가능하다.

치료 방법들(Treatment Methods)

치료 방법은 대조의 증가, 상위 그리고 하위 단계에서 높은 색 대조를 통해서 인식력을 향상시키는 환경의 적응 또는 변경, 자르기 과제, 공을 주고받는 활동, 눈 손 협응 과제, 보상 전략, 그리고 지역 사회 이동 과제를 포함한다.

요약(Summary)

시력은 의사소통, 자세 조절, 이동성에 영향을 미친다(Warren, 1994). 대다수는 비구두로 의사소통하고, 아동은 시각적 세부사항을 놓치고, 대화에서 중요한 정보를 놓친다. 작업치료사는, 이러한 단절 상태 그리고 아동에게 증가하는 구두 정보는 시각적 도전이 된다는 것을 알아야 한다. 게다가, 시각은 개별적 예상 그리고 환경의 변화를 통한 적응 능력을 제공한다. 시각 중재는, 아동의 불안한 자세와 부족한 이동성과 연관이 있음을 보여준다(Warren, 1994). 아동의 움직임은 늦거나 부딪친다. 아동은 머리를 물체를 보기 위해 조정하고, 아동은 균형을 포함한 자제 조절을 한다. 아동이 깊이 지각, 시력, 또는 쌍안시라면 아동에게 환경은 매우 어렵고, 불안정하고 정확한 경험과 감각 입력을 받을 수 없게 된다(Corn & Koenig, 1996). 아동에게 시력이 미치는 영향을 알고, 적절한 보상을 제공하고 아동, 그의 부모, 팀 구성원에게 비판적으로 가르치는 것은 중요하다.

치료 방법의 기초는, 작업치료사가 아동의 욕구와 흥미에 맞는 치료를 통해 목표를 달성하는 것이다. 작업치료사는 반드시 환경의 적응 또는 변화를 통해 아동의 기능을 최대화해야 한다. 잠재적인 적응으로 빛의 경험, 책상에서의 아동의 자세, 칠판 그리고 빛의 자원으로부터의 거리, 그리고 아동의 환경을 평가해야 한다. 예를 들면, 아동이 있는 장소에서 직접 최적의 빛을 주는 것이다. 아동은 빛의 증가와 연관이 있으므로 창문의 접촉은 피해야 한다. 아동의 환경은 장애나 위험으로부터 자유롭게 해주어야 한다. 더욱이 아동의 장소가 교실이라면 시각 결핍 또는 시지각 장애가 자연스러울 수 있다. 예를 들면, 아동의 영역에서 아동의 시력 문제가 있다면 앞자리에 있게 하는 것이 좋다. 시지각 장애를 가진 모든 아동은 개별적인 도전, 예를 들면, 개별적으로 집중의 발달이 가능한 최상의 기능이 가능한 환경이어야 한다는 것이다.

아동의 최대한의 수행을 위해서는 작업치료사가 치료적 효과를 예상하는 것이 중요하다. 교육을 통해서 아동이 능력과 제한을 알고, 수행의 어려움을 해결할 것인지를 교육하는 것을 포함해야 한다. 더욱이, 가족 그리고 재활 또는 교육팀이 아동의 결핍에 대해서 인식하고 수행을 돕는 것이 필요하다.

이 장에서는 작업치료사에게 시각 체계, 일반적 시각 개요 그리고 시지각 장애를 가진 아동, 평가의 안내 그리고 시지각 장애를 가진 아동의 치료에 대해서 간단하게 설명하였다. 시각이 아동의 기능 그리고 발달에 영향을 미치는 것을 논의하였다. 작업치료사는 시각장애를 위한 환경 그리고 치료의 역할을 한다. 지속적인 형태로 연구와 기술이 진행되어야 하고, 작업치료의 역할이 계속되어야 한다.

사례연구(Case Study)

Tyler는 6세 1학년이다. 그는 임신 26주에 태어났고, 그는 미숙아 망막증이 있다. 그의 빛에 대한 지각은 오른쪽 눈은 교정되지 않는 20/200, 왼쪽 눈의 시력은 20/80이다. Tyler는 현재 읽기 그리고 쓰기 과제에서 어려움을 보인다.

토론 문제(Discussion Question)

1. 시각 그리고 시지각 기술의 장애는 무엇인가?
2. Tyler에게 이러한 기술의 도움을 주려면 어떻게 해야 하는가?
3. Tyler가 최대의 수행을 하기 위해 어떻게 환경을 변형 또는 적응할 것인가 ?

적용활동(Application Activities)

1. 각 시각 기술의 발달은 돕기 위해 생산 또는 제작은 각 장에서 의논해라.
2. 팀 구성원들과 함께 아동의 시각 기술 결핍을 위한 추가적 서비스의 제공을 위한 준비를 해라.

참고문헌 (References)

Alexander, K. L. (1995). *The Lippincott manual of primary eye care*. Philadelphia, PA: J. B. Lippincott Company, pp. 453-454.

American Academy of Ophthalmology (AAO). (2001). [On-line] Available: www.eyenet.org

Amos, J. F. (1987). *Diagnosis and management in vision care*. Boston, MA: Butterworth-Heinemann, pp. 276-272.

Ayres, A. J. (1972). *The Southern California sensory integration test*. Los Angeles, CA: Western Psychological Services.

Beery, K. E., & Buktenica, N. A. (1997). *The developmental test of visual motor integration, examiner's manual*. Cleveland, OH: Modern Curriculum Press.

Bouska, M. J., Kauffman, N. A., & Marcus, S. E. (1990). Disorders of the visual perception system. In D. Umphred (Ed.), *Neurological rehabilitation* (2nd ed.). pp. 522-585. St. Louis, MO: Mosby.

Bruininks, R. H. (1978). *Bruininks-Oseretsky test of motor proficiency, examiner's manual*. Circle Pines, MN: American Guidance Service.

Cassel, G. H., Billig, M. D., & Randall, H. G. (1998). *The eye book: Complete guide to eye disorders and health*. Baltimore: The Johns Hopkins University Press.

Colarusso, R., & Hammill, D. (1996). *Motor free visual perceptual test, examiner's manual*. Novato, CA: Academic Therapy Publications, Inc.

Colenbrander, A. (2002). *Visual standards-aspects and ranges of vision loss*. Sydney: International Council of Ophthalmology.

Corn, A. L., & Koenig, A. J. (1996) Perspectives on low vision. In A.L Corn & A. J Koenig (Eds.), *Foundations of low vision clinical and functional perspectives* (pp. 3-25). New York, NY: AFB Press.

Cotter, S. A. & Frantz, K. A. (1997). Strabismus: Detection, diagnosis & classification. In B. D. Moore (Ed.), *Eye care for infants and young children*. Boston, MA: Butterworth-Heinemann, 123-154.

Diamant, R. (2000). Partnering with parents: Guidelines for positioning and play. *OT Practice*, 15-18.

Dickson, P. (2001). Paul Dickson's family vision care center, Hamilton, New Zealand. [On-line] Available: www.vision-care.co.nz/who.html/

Downing-Baum, S. (1995). Exercises in pediatric vision therapy. *OT Week*, 20-23.

Fraser, K. E., et al. (1997). *Optometric clinical practice guidelines: Care of the patient with low vision*. St. Louis, MO: American Optometric Association.

Gardner, M. F. (1997). *The developmental test of visual perceptual skills (non-motor), examiner's manual*. Burlington, CA: Psychological and Educational Publications.

Gardner, M. F. (1986). *Test of visual motor skills, examiner's manual*. San Francisco, CA: Children's Hospital of San Francisco.

Glass, P. (1993). Development of visual function in preterm infants: Implication for early intervention. *Infants and Young Children, 6*(1), 11-20.

Hammill, D. D., Pearson, N. A., & Voress, J. K. (1993). *Developmental test of visual perception, examiner's manual* (2nd ed.). Austin, TX: Pro-ed.

Hyvarinen, L. (1995). Considerations in evaluation and treatment of the child with low vision. *American Journal of Occupational Therapy, 49*(9), 891-897.

International Classification of Diseases, 9th Revision-Clinical Modification (ICD-9-CM). (2003). Los Angeles, Practice Management Information Corporation, 256-258.

Jordan, B. T. (1990). *Jordan left right reversal test, examiner's manual* (3rd ed.). Novato, CA: Academic Therapy Publications, Inc.

Moore, B. D. (1987). *Eye care for infants and young children*. Boston, MA: Butterworth-Heineman.

Nelms, A. C. (2000). New vision. *OT Practice*, 14-18.

Richards, R., Oppenheim, G., & Getman, G. N. (1984). *Visual skills appraisal, examiner's manual*. Novato, CA: Academic Therapy Publications, Inc.

Riddering, A. (2001). Geriatric low-vision rehab: An introduction. *OT Practice*, 17-22.

Scheiman, M. (2002). *Understanding and managing vision deficits: A guide for occupational therapists* (2nd ed.). Thorofare, NJ: SLACK Incorporated.

Schneck, C. M. (2001). Visual perception. In J. Case-Smith (Ed.), *Occupational therapy for children* (pp. 382-412). St. Louis, MO: Mosby.

St. Luke's Cataract & Laser Institute. (2000). [On-line] Available: www.stlukeseye.com.

The Association for Retinopathy of Prematurity and Related Diseases. (2000). [On-line] Available: www.ropard.org.

Todd, V., & Tsurumi, K. (1993). *A second look: "Visual perceptual disorders" in children*. Conference conducted at Woodbridge, NJ.

Warren, M., & Powel, S. (1998). Treatment of visual deficits. In M. B. Early (Ed.), *Physical dysfunction practice skills for the occupational therapy assistant* (pp. 397-409). St. Louis, MO: Mosby.

Warren, M. (1994). *Evaluation and treatment of visual perceptual dysfunction*. Rocky Mount, NC: Advanced Rehabilitation Institutes. Presentation conducted in Boston.

Warren, M. (1993). A hierarchical model for evaluation and treatment of visual perceptual dysfunction in adult acquired brain injury. Part 1. *American Journal of Occupational Therapy, 47*, 42-54.

17장

손 발달
Hand Development

단원의 목표
(Chapter Objects)

- 인지, 언어 발달, 체간 조절, 시각 운동 협응성, 감각 기능과 관련된 손 기술의 개관 제공
- 잡기에 영향을 주는 손 반사의 전형적인 발달 과정과 뻗기, 잡기, 놓기, 양손 기술, 손 조작 기술, 우세 손의 발달 설명
- 손 기술의 치료를 위한 임상 적용 활동 설명하기

소개 (Introduction)

작업치료사에게 손 기술 발달에 관한 연구는 아동의 이해와 효율적 치료에 중요한 역할을 한다. 아동의 놀이, 수행, 자아관리 작업은 전적으로 적절한 손 기술에 달려 있다. 환경의 경험과 학습은 손을 통해 일어나기 때문에 인지, 언어, 의사소통, 체간 근력, 운동 기술, 시각 운동, 감각 기능의 발달에서 손 기술은 매우 중요하다. 예를 들면, 새로운 장난감이나 물건의 경험을 통해, 손은 아동이 인지 기술을 발달시키는 것을 돕고, 몸짓(gesture)을 통해 타인과 의사소통을 하고 접촉하는 것을 돕는다. 또한 뻗기, 잡기, 지적(pointing), 조작의 학습 기회는 아동의 정확한 손 기술의 발달과 숙련에 기여를 한다. 또한 아동은 무게, 형태, 질감과 같은 다양한 감각을 경험하는 데 손을 사용하기도 한다. 그리고 보드 게임을 하거나 블록 쌓기 게임을 통해 친구와의 관계를 발달시키는 데도 사용한다. 이 장에는 아동의 손 기술 발달 과정과 환경과 상호작용을 돕는 방법들을 제공할 것이다.

손 기술과 인지(Hand Skills and Cognition)

물체의 특성을 파악하는 데 사용되는 손을 통해 얻을 수 있는 다양한 정보는 인지발달에 도움을 준다. 물체를 경험하는 데 제한이 있는 아동은 물체의 특성을 배우는 기회가 줄어들고 인지발달에 부정적인 영향을 미칠 수도 있다(Ruff, McCarton, Kurtzberg, & Vaughan, 1984).

손기술과 언어 발달 (Hand Skill and Language Development)

손 기술과 언어 발달은 여러 가지 방법으로 상호영향을 주고 있다. 유아는 간단한 단어를 말하기 전까지 몸짓이나 손을 통해서 의사소통을 하게 된다. 이는 말하는 데 필요한 혀의 소근육들보다 손 기술이 먼저 발달하기 때문이다. 또한 손은 마주치는 물체의 정보를 습득하고 주위 환경의 경험을 통해

언어 발달을 돕게 된다. Ruff(1984)는 유아와 아동이 경험한 물체들을 일정한 기준으로 분류하고 이것은 초기 언어 발달에 영향을 준다고 추측하였다.

손 기술과 상체 조절과 운동 발달 (Hand Skills and Trunk Control and Motor Development)

자세 조절 또는 상체 조절은 손과 팔의 사용을 위한 안정적인 기반을 만드는 데 중요한 역할을 한다. 운동 기술은 상지와 하지의 적절한 협응성과 대근육 또는 소근육의 움직임이 필요하다. 큰 근육의 움직임을 대단위 운동기술(gross motor skill)이라 부르고 기기와 걷기와 같은 동작이 포함된다. 섬세한 움직임은 소단위 운동기술(fine motor skill)이라 부르고 빵을 집거나 글을 쓰는 것과 같은 동작이 포함된다. 어깨의 큰 움직임이 발달한 후에 섬세한 손의 움직임이 발달하게 된다. 예를 들면, 6개월된 아동은 손 전체를 사용해서 스스로 음식을 먹고, 2세된 아동은 전완의 회전을 통해 숟가락을 사용하는 조절 기능이 가능하게 된다. 작업치료사는 신체와 손을 사용하는 최대한의 기회를 제공하고 조작 기술의 발달을 보조하는 역할을 하게 된다.

손 기술과 시각 운동 발달 (Hand Skills and Visual Motor Development)

시각은 공간 안에서 손의 위치를 유도하는 중요한 동기자(motivator)이고 잡기와 조작의 촉진을 보조한다(Pehoski, 1995, p. 140). 뻗기와 눈-손 협응성의 첫 단계는 2~3개월 전후에서 시작되고 주로 유아가 자신의 손을 관찰하기 시작할 때 발생하기 시작한다. 4개월 된 유아는 손과 입보다는 시각을 주로 사용하여 물체를 경험한다. 그리고 5개월 된 유아는 물체를 만지는 손의 사용은 시각에 주로 의존하기 때문에 시야가 가려지거나 방해를 받으면, 물체를 만지는 움직임은 급격히 사라진다(Rochat, 1989). 눈-손 협응성은 먹기, 쓰기, 착의, 컴퓨터 사용, 스포츠 활동과 같은 아동의 대부분 작업을 수행하는 데 필수적이다.

손 기술과 감각 기능 (Hand Skills and Sensory Functions)

유아는 장난감으로 가지고 노는 다양한 기술을 가지고 있고 손으로 장난감을 입으로 가져간다. 4개월이 되면, 유아의 손은 물체를 경험하는 데 중요한 역할을 하기 시작한다. 이 시기에 유아는 손가락으로 물체를 접하기 시작하고, 이러한 사건은 물체 특성에 관한 정보를 손을 통해 얻게 되는 최초의 방법이다. 이 사건은 손의 두 가지 기본 기능인 잡기(grasping)와 탐색(exploration)의 최초의 분리된 역할을 의미한다(Rochat, 1989). 이러한 분리가 일어나기 전까지 손은 단지 잡기 기능만 가지고 있다. 유아가 발달하면서 경험하는 물체는 질감, 형태, 특성에 따라 변화한다(Ruff, 1984). 이러한 감각 정보는 안전하게 물체를 잡는 데 필요한 힘, 무게, 차원(dimension), 위치와 같은 정보를 제공하면서 손을 정확하게 인도하는 역할을 한다(Edwards, Buckland, & McCoy-Powlen, 2002).

손 기술의 전형적인 발달 과정 (Typical Progression of Hand Skills)

모든 유아와 아동은 각자의 발달 정도를 가지고 있기 때문에 주어진 정보는 일반적인 지도를 위한 기초 자료로만 사용되어야만 한다. 이러한 정보는 유아의 새로운 기술 발달 여부를 확인하는 데 도움을 주고 적절한 치료를 계획하는 데 중요한 역할을 할 것이다. 또한 *동적 이론(dynamic theory)*에 따르면, 유아와 아동은 기술 발달이 전형적인 패턴으로 일어나지 않는다고 한다. 예를 들면, 유아가 기술을 배우는 기회가 없었다면 예상되는 시기에 병과 같은 물체를 잡을 수 없는 경우가 발생할 것이다. 그러므로 효율적 치료 계획을 위한 다양한 요인들을 고려해야 한다.

잡기와 놓기 발달은 성장하면서 관찰되는 자연스러운 과정이다. 사실 잡기 발달은 유아가 장난감을 만지기 위한 뻗기 동작을 하기 훨씬 이전에 시작된다. 출생 시 유아는 신체 전반에 걸쳐 수의적 조절이 부족하다. 따라서 반사(reflexes)는 신생아의 움직임을 조절하고 특정한 상태의 움직임이 일어날 때 자동적으로 일어난다. 점차 발달하면서 유아는 반사 행동의 변화가 일어나고, 이러한 변화는 유아의 목적 있는 손의 사용을 위한 발달학적 여행(developmental journey)을 시작

표 17-1

반사

반사	출현 시기	통합	유도 방법과 관찰 사항	손 발달에 주는 영향
비대칭성 긴장성 목 반사(ATNR)	출생 시	4-6개월	유아의 머리를 왼쪽이나 오른쪽으로 돌리면, 머리/얼굴쪽으로 동측 팔과 다리의 신전이 일어나고, 반대쪽 팔과 다리는 굴곡이 일어난다.	ATNR 현상은 신전이 일어나는 쪽의 손의 움직임을 촉진한다. 이들 신전은 유아가 물체를 만지는 것을 가능하게 한다.
견인 반응	출생 시	2-5개월	어깨의 굴곡이 일어나도록 유아의 팔을 당기면 어깨, 팔꿈치, 손목, 손가락을 포함하는 모든 관절의 굴곡이 일어난다.	통합된 견인 반응은 잡기 위해서 손가락을 편 상태로 뻗기 동작을 할 때 필수적이다. 반사가 지속되면 뻗기, 잡기, 물건 경험을 억제할 것이다.
회피 반응	출생 후 즉시	6개월	손등의 가벼운 접촉 자극은 손과 팔의 회피를 유도한다.	회피 반응은 물건의 놓기를 보조함으로써 잡기 반사를 상쇄하는 데 도움을 준다.
잡기 반사	견인 반응이 사라지면서 시작	6-9개월	손바닥에 압력을 가하면 손가락 굴곡과 내전이 일어난다.	유아는 물체를 잡을 수 있고, 시간이 지나면서 반사적인 면이 사라지면서 목적있는 활동을 하게 된다. 잡기 반사가 발달하면서, 손가락 하나를 자극하면 자극은 준 손가락의 굴곡이 관찰되고, 이는 손가락의 독자적 운동의 전조 증상이다.
본능적 잡기 반응	잡기 반사가 시작된 후	10개월	손의 가벼운 자극은 잡기를 유도한다.	잡고자 하는 물건의 위치에 따른 손의 위치를 판단하는 것을 돕는다.

하게 한다. 좀 더 많은 정보를 원한다면 책의 말미에 있는 발달 이정표(Developmental Milestones Chart)를 참고하기 바란다.

반사(Reflexes)

출생 시, 유아는 주먹을 꽉 쥐고 있고, 주관절은 굴곡, 어깨는 내전되어 있다. 유아의 초기 움직임은 대부분 반사 행동을 통해 조절되고 있다. 수의적 잡기의 발달은 자동 잡기 반사(견인반응, 잡기반사, 본능적 잡기반응), 회피반응을 동반한 평형반응과 관련이 있다. 비대칭성 긴장성 목반사(ATNR)는 이 과정에서 중요한 역할을 한다. 환경과 상호작용 속에서 이들 반사 출현과 통합 과정은 손 기술의 획득 과정에서 필수적인 역할을 한다(Edwards et al., 2002). 표 17-1은 이들 반사와 손 기술의 발달에 미치는 영향에 대한 세부적인 사항을 보여주고 있다. 또한, 별첨부분의 아동의 주요 반사 목록(Major Infant Reflexes Chart)을 참고하기 바란다.

뻗기(Reaching)

이전에 언급된 것처럼 유아의 최초 자세는 굴곡 패턴이 우세하게 나타나고, 움직임 패턴에서 우세한 반사 패턴이 된다. 팔은 주먹을 꽉 쥔 자세로 몸 가까이에 놓여 있고, 엄지는 손바닥 부근에 붙어 있다. 유아의 팔은 처음에 비대칭적 패턴으로 움직이고, 시간이 지나면서 손 근처에 있는 물체쪽으로 팔을 움직일 것이다. 표 17-2는 뻗기 기술의 전형적인 발달 과정을 설명하고 있다.

잡기(Grasp)

잡기기술의 발달은 수의적 잡기반사와 함께 시작하고 시간이 지나면서 손가락의 섬세한 수의적 움직임으로 발달하게 된다. 표 17-3은 잡기기술의 전형적 발달과정을 설명하고 있다.

표 17-2

뻗기 기술의 발달

연령	패턴
출생-3개월	유아의 최초의 뻗기 시도는 바로 누운 자세에서 일어난다. 이러한 최초의 시도는 치기 동작(swiping motion)으로 설명되고, 유아는 물체를 바라본 후에 주먹을 꽉 쥐고 팔 전체를 움직여서 물체와 접촉을 시도한다(Gilfoyle, Grady, & Moore, 1990). 유아의 엎드려 누운 자세는 뻗기에 필요한 상체 근력의 발달에 도움을 준다. 처음 유아는 엎드려 누운 자세에서 머리, 팔, 어깨의 처음 자세를 유지하고 있지만, 근력이 증가하면 눈으로 주위 환경을 경험하기 위해 머리를 들어올리기 시작한다.
3개월	유아는 바로 누운 자세에서 좌우로, 그 후에 중앙쪽으로 팔을 움직이기 시작한다. 유아는 반사적으로 주먹을 쥐기 때문에 물체 잡기는 아직 불가능하다. 유아는 전완으로 상체를 받치면서 체간을 들어올리기 시작한다.
5개월	물체를 가져와서 몸 근처에서 중앙선쪽으로 물체를 가져오거나, 툭툭 치기(tapping)가 발달한다. 유아는 물체를 확보하기 위해서 양손을 사용하지만 몸 근처에 물건이 있기 때문에 실제적인 잡기로 볼 수 없다. 팔과 손은 몸에서 더 멀리 움직이기 시작하고 팔을 뻗어서 물체를 잡기도 하지만, 뻗기의 접근은 아직 직접적으로 일어나지 않는다. 원하는 물체를 잡기 위한 뻗기 각도의 수정이 필요하다. 연습과 증가된 근력을 통해 유아는 한쪽으로 체중을 이동시킬 수 있고 원하는 장난감을 향해 팔을 뻗을 수 있다(예, 오른쪽으로 체중을 이동하는 동안 왼쪽 팔로 원하는 물체를 향해 뻗는다). 아직 손은 주먹을 쥐고 있기 때문에 실제로 물체를 몸쪽으로 가져올 수 있지만 아직 잡을 수는 없다. 여러 번 실패 후에 잡기가 가능하다.
6개월	바로 누운 자세에서 폭 넓은 회전 접근을 사용으로 뻗어서 물체를 잡을 수 있다; 아직 방향 조정이 필요하다. 조만간에 유아는 직접적 접근을 통해 물체를 향해 팔을 뻗어서 잡을 수 있을 것이다. 엎드려 누운 자세에서 뻗기 동작이 시작되고, 성공적으로 한쪽으로 체중을 이동하면서 원하는 물체를 향해 팔을 뻗어서 잡을 수 있다.
7개월	곧 유아는 손-무릎 자세를 취하고 유지할 것이다. 연습과 증가된 근력을 통해, 이러한 자세에서 무릎과 반대쪽 손으로 체중을 지지하면서 팔을 뻗어서 원하는 물체를 잡을 수 있다.

놓기(Release)

이전에 놓기 발달은 순차적인 과정이라고 언급하였다. 잡기 발달과는 다르게 놓기 발달은 각 단계에서 주어진 특정한 명칭(naming)을 가지고 있지 않다. 그러나 발달학적 진행 과정은 명확한 특징들을 가지고 있다. 잡기 발달과 유사하게, 새로운 놓기 기술을 배울 때 외부 지지가 필요하지만, 손이 점차 안정되면서 외부 지지가 필요 없어지게 된다. 외부 지지의 필요는 부수적이고 유아가 새로운 잡기 패턴이나 놓기 패턴을 연습하기 시작할 때만 필요하다. 표 17-4는 놓기 기술의 획득의 전형적인 패턴을 설명하고 있다.

양측 조작(Bilateral Manipulation)

약 3개월 된 유아의 양손 사용의 처음 단계는 몸 중앙으로 손을 가져오면서 시작된다(Case-Smith, 1995). 예를 들면, 한쪽 손에서 반대쪽 손으로 옮겨지는 장난감을 들 수 있다. 처음 이동은 우발적으로 일어나지만, 양측 기술이 나타나면서 한쪽 손에서 반대쪽으로의 물체 이동은 좀 더 목적 있는 활동이 된다(Gilfoyle et al., 1990). 손에서 손으로의 이동(hand-to hand transfer)이 발달하면, 유아는 수동적으로 한 손으로 물체를 잡고 있으면서 반대 손으로 물체의 외형을 경험할 수 있게 된다.

7개월 된 유아는 물체를 조작하기 위해서 양손을 사용한다. 양손을 동시에 움직일 수 있게 되면서, 물체를 한 손으로는 고정을 하고, 다른 손은 만지는 기능을 할 수 있게 된다. 7개월된 유아는 두 개의 블록을 쌓는 동작과 같은 각각의 손으로 물체를 고정하면서 조작이 가능하다. 8~9개월된 유아는 두 개의 장난감을 가지고 놀 수 있게 되고 양손을 마주쳐서 소리를 내는 동작을 할 수 있다(Folio & Fewell, 1983).

12개월~1년 사이에는 유아는 양손 기술에 필요한 조절측면에서 큰 발달학적 변화를 맞이하게 된다(Bruner, in Pehoski, 1995). 양손 사용은 양손이 동시에 보상적 동작을 수행할 때

표 17-3

잡기 기술의 발달

	연령	팔 자세	관찰 가능한 형태와 기능
쥐기 반사	4개월	유아의 손은 원하는 물체를 지나쳐서 신전되고(Halverson, 1931) 윗부분을 잡아서 몸쪽으로 끌고 온다(Gilfoyle et al., 1990).	유아는 물체를 조작할 수는 없지만, 신체 근처에 물체를 둘 수는 있다. 불수의적으로 물체를 자주 떨어뜨린다. 이 단계에서 잡기는 반사적 형태로 남아있고, 손바닥으로 물체를 더듬거리거나 움직임으로써 시작하게 된다(Case-Smith, 1995).
불완전한 손바닥 잡기	4-5개월	유아는 물체를 향해 팔을 뻗어서 윗부분에 닿는 동시에 손가락 전체를 굴곡해서 물체를 확실히 누른다. 엄지는 손바닥 안으로 물체를 누르는 역할을 하지 못한다(Case-Smith, 1995).	유아의 전완은 물체를 잡는 동안 지지되어야만 한다. 그러나 물체를 잡았다면, 물체를 경험을 위해 중앙선으로 가져올 수 있다. 이러한 잡기는 서툴고 자주 실패한다(Case-Smith & Bigsby, 2000). 이러한 잡기는 손가락이 물체의 표면에 접촉했을 때, 신전과 굴곡 사이의 대체 패턴인 scratching를 통해 적용되어진다. 이러한 scratching은 유아가 팔꿈치로 받치는 엎드려 누운 자세(prone on elbow)에서 주로 볼 수 있다.
손바닥 잡기	5-6개월	"이러한 접근은 아동이 회내된 손을 물체 아래로 넣어서 손바닥 중앙 부분에 물체를 확보하기 위해서 물체 주위에서 손가락을 굴곡시키는 특징이 있다(Edward et al., 2002, p. 48).	모든 물체는 크기에 상관없이 손바닥에 놓이게 되고, 작은 것은 손에서 빠진다(Gilfoyle et al., 1990).
요골쪽 손바닥 잡기 (그림 17-1)	6-7개월	엄지가 물체를 손바닥 안으로 누르는 것을 보조하고 검지와 중지가 물체 주위에서 굴곡 한다. 잡기 활동이 성숙하면서 엄지의 움직임이 좀 더 활동적이 된다(Case-Smith, 1995). 손의 요골쪽 안정성을 위해 4, 5번째 손가락(척골)을 손바닥 안으로 굽힘(굴곡)한다.	이러한 분리는 일생동안 잡기 동작에서 손의 안정성과 강도를 제공하기 때문에 유아 발달 과정에서 매우 중요한 사건이다.

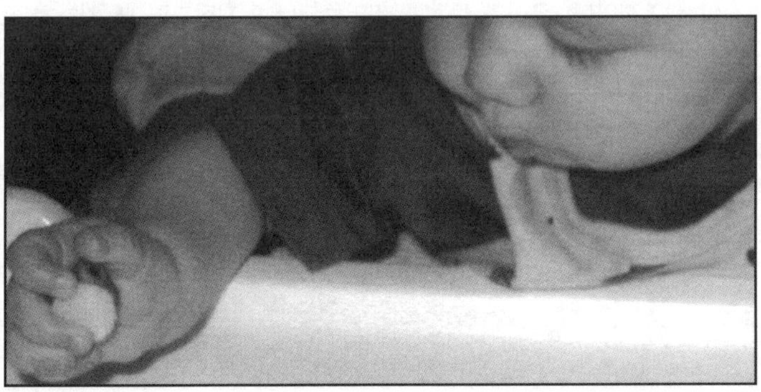

그림 17-1. Edwards, S., Buckland, D., & McCoy-Powlen, J. (2002). Developmental & functional hand grasp. Thorofare, NJ: SLACK Incorporated. 허가되어 사용함.

	연령	팔 자세	관찰 가능한 형태와 기능
갈퀴 잡기	7-8개월	손은 IP 관절을 굴곡해서 갈퀴 모양으로 손을 만든다. 팔은 갈퀴 모양의 손가락으로 물체를 손바닥 안으로 모으기 위해서 한 단위로 움직인다(Bruni, 1998).	이러한 잡기가 항상 성공하는 것은 아니다. 또한 실제로 잡기를 위해서 팔의 안정성이 필수적이다. 전형적으로 유아는 작은 조각의 음식물을 손바닥으로 모으기 위해서 이러한 잡기를 사용한다.

표 17-3 (계속)
잡기 기술의 발달

	연령	팔 자세	관찰 가능한 형태와 기능
요골쪽 손가락 잡기 (그림 17-2)	8-9개월	아래팔(전완)이 중립 자세가 유지될 때, 유아는 손바닥 안으로 물체를 가두는 것보다 오히려 손가락으로 물체를 잡을 수 있다. 물체는 요골 손가락 끝의 근위부에 있지만 이러한 물체를 유지하는데 필요한 안정성과 조절이 부족하다. 척골쪽 손가락들은 손바닥 안으로 굴곡되어 안정성을 제공하고 있다.	물체와 손바닥 사이에 간격이 존재하고 이러한 잡기는 요골 손바닥 잡기와 차이가 있다(Edwards et al., 2002) 이제, 물체는 손바닥 밖에 있고, 유아는 물체를 조작하기 시작한다. 엄지는 요골쪽 손가락과 대립하기 시작한다. 대립 또는 손가락쪽으로 엄지의 회전은 아동의 발달에서 중요한 부분이고, 좀 더 섬세한 잡기를 가능하게 한다. 손의 분리는 동시에 작은 물체 두 개를 잡을 수 있게 한다.

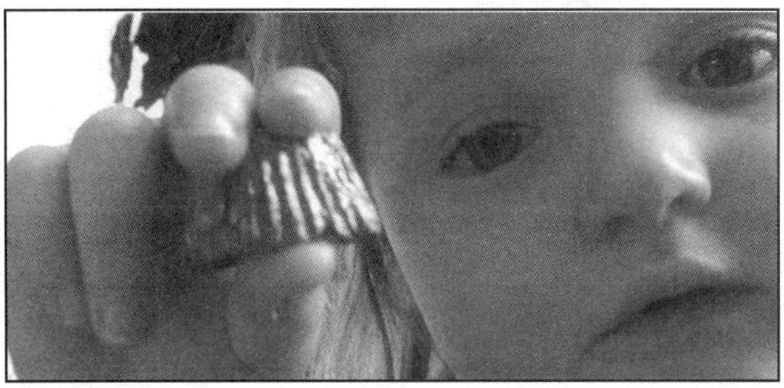

그림 17-2. Edwards, S., Buckland, D., & McCoy-Powlen, J. (2002). Developmental & functional hand grasp. Thorofare, NJ: SLACK Incorporated. 허가되어 사용함.

	연령	팔 자세	관찰 가능한 형태와 기능
발달학적 가위 잡기	8-9개월	내전된 엄지와 굴곡된 검지의 요골 사이로 물체를 잡는 것이 특징이다(Edward et al., 2002). 엄지는 대립되지는 않지만, 내전을 통해 검지 사이에 물체를 집게 된다. 하지만 이러한 잡기는 물체의 조작을 방해한다.	이러한 잡기는 검지에 대한 엄지의 움직임이 마치 가위를 열고 닫는 동작과 유사하기 때문에 Castner에 의해 가위 닫힘(scissors closure)이라고 이름 붙여졌다.
하부 핀셋 잡기 (그림 17-3)	8-9개월	"물체를 잡기 위해서 신전된 검지에 대해 엄지를 내전시키고 대립하는 것이 특징이다"(Edwards et al. 2002, P. 53). 물체는 아직 손가락 끝으로 잡을 수는 없다. 이는 손가락 끝으로 잡는데 필요한 정확성은 아직 발달되지 않았기 때문이다. 척골쪽 세 개의 손가락은 안정성과 지지를 위해 손바닥 안으로 굴곡되어 있다.	잡기의 정밀한 패턴을 위해 검지의 독자적 움직임은 필수적이다. 유아가 물체를 찔러보거나 만지작거릴 때 사용하는 검지는 이러한 잡기의 선행 요소이다(Gilfoyle et al., 1990). 검지의 독립적 움직임은 좀 더 정밀한 잡기 패턴이 필요하다.

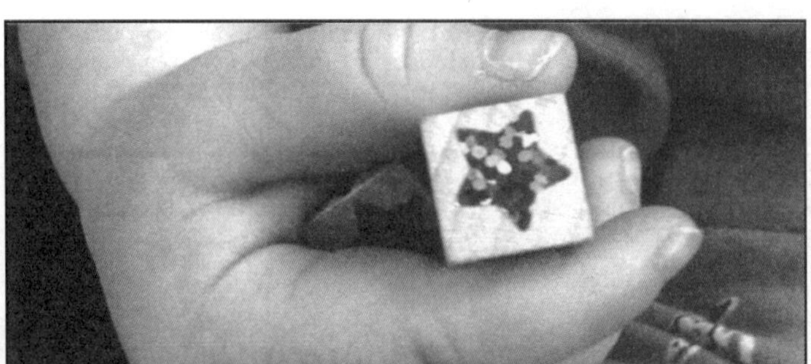

그림 17-3. Edwards, S., Buckland, D., & McCoy-Powlen, J. (2002). Developmental & functional hand grasp. Thorofare, NJ: SLACK Incorporated. 허가되어 사용함.

표 17-3 (계속)

잡기 기술의 발달

	연령	팔 자세	관찰 가능한 형태와 기능
three jaw chuck (그림 17-4)	10-11개월	검지 및 중지가 엄지와 대립되는 특징을 가지고 있다. 손가락 끝과 엄지 끝 사이로 물체를 잡고 손가락 끝은 대립되어 있다.	척골쪽 두 개의 손가락은 물체를 잡는 데 참여하지는 않지만, 요골쪽 안정성을 제공한다. 이러한 잡기는 세 개의 손가락을 사용하는 최초의 잡기로써 주로 숟가락이나 연필을 잡을 때 사용한다.

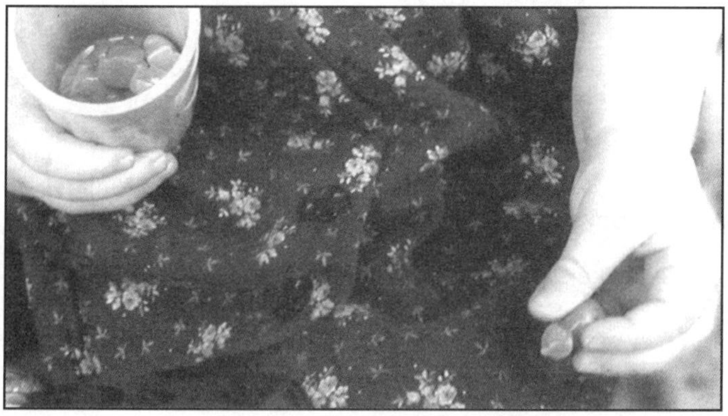

그림 17-4. Edwards, S., Buckland, D., & McCoy-Powlen, J. (2002). Developmental & functional hand grasp. Thorofare, NJ: SLACK Incorporated. 허가되어 사용함.

핀셋 잡기	10-12개월	엄지는 대립되고 물체는 손가락 끝으로 유지된다. 척골쪽 손가락들은 손바닥으로 굴곡된다.	엄지와 검지 또는 중지 사이의 물체를 유지하는 것이 잡기의 특징이다. 또한 아동이 물체를 집어올릴 때 최소의 팔 지지가 필요하다.
능숙한 핀셋 잡기 (그림 17-5)	10-12개월	엄지와 검지 또는 중지의 손가락 끝의 대립 사이에 물체를 잡는다. 엄지와 검지가 대립될 때 마치 O자처럼 보인다.	손가락과 엄지의 원하는 굴곡이나 신전 각도를 유지하는 능력은 좀 더 세밀한 손가락 끝의 움직임을 가능하게 한다. 이러한 발달 관점에서 유아는 잡기를 성공하기 위해서 외부 지지가 필요 없다. 시야를 확보하기 위해서 전완은 중립 자세를 취한다.

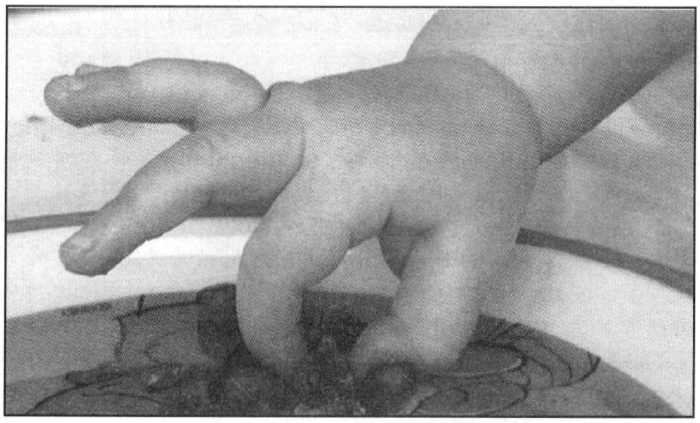

그림 17-5. Edwards, S., Buckland, D., & McCoy-Powlen, J. (2002). Developmental & functional hand grasp. Thorofare, NJ: SLACK Incorporated. 허가되어 사용함.

표 17-4

놓기 기술의 발달

연령	관찰 가능한 패턴
출생-4개월	잡기와 놓기는 반사적으로 일어나고 손가락의 최대 굴곡이나 신전으로 조절된다. 유아는 손에 있는 물체를 잠시 쥐고 있을 수 있다. 이러한 반사는 굴곡을 촉진하고 회피 반응은 손가락 신전을 촉진한다(Gilfoyle et al, 1990). 잡기 반사가 자극되면, 손이 물체 표면에 도달할 때까지 손가락은 강하게 굴곡되고, 회피 반응이 유도되면 물체를 놓거나 떨어뜨린다.
~4개월	유아는 손을 중앙선과 입으로 가져오기 시작한다. 물체를 입으로 물어서(안정화 역할) 초기 놓기를 보조한다. 또한 쥐고 있는 손에서 반대쪽 손으로 물체를 당겨서 받기 때문에 아직 이러한 동작이 부드럽게 일어나지 않는다. 하지만 이를 통해 옮겨지는 물체의 안정성을 제공한다.
~7개월	유아는 손 사이의 작은 블록을 부드럽게 이동시킬 수 있다. 이 시기의 유아들은 팔과 손가락 신전으로 유아용 탁자와 같은 지지하는 표면 위에 물체를 던지기 시작한다. 유아가 점차 발달하면서 던지는 동작은 필요 없지만 손가락 최대 신전으로 인해 놓기의 정확성에는 아직 제한이 있다.
~9개월	놓기는 좀 더 숙련되어지고, 유아는 큰 상자 안에 블록을 넣을 수 있고, 손 사이의 콩 크기 정도의 작은 물체를 이동할 수 있다(Erhardt, 1994). 이 시기 이전의 아동은 아직 양손 사이로 작은 물체를 옮길 수 없다.
~12개월	유아는 작은 상자 안에 블록을 좀 더 정밀하게 놓을 수 있다(Erhard, 1994). 유아의 손가락 신전 조절 능력이 증가하고, 놓기 동작 동안 손가락 신전 조절 증가가 일어난다. 점차 증가하는 손가락 신전을 위해 외부 보조에 의존을 지속하거나 놓기를 보조하기 위해서 물체를 누른다.
~15개월	유아는 작은 상자 안에 작은 물체 놓기의 정확도가 증가한다(Erhardt. 1994). 지속적으로 증가된 신전과 정밀한 놓기에서 볼 수 있는 물체 놓기의 증가된 조절은 계속적으로 발달할 것이다.

볼 수 있다. 이러한 기술을 통해 손의 속도, 정확성, 기민함이 향상된다. 또한 운동 패턴의 복합성도 증가된다. 15개월된 유아는 한 팔로 물체를 고정시키고 반대쪽으로 조작하기 시작한다. 예를 들면, 유아는 숟가락으로 음식을 먹을 때 접시를 고정하거나, 크레파스로 그림을 그릴 때 종이를 고정하는 동작을 들 수 있다(Case-Smith, 1995).

18개월~2세 사이에 상보적 동작(complementary action)에서 양손을 함께 사용하는 능력이 발달한다(Gilfoyle et al., 1990). 이러한 활동은 동시에 적극적으로 양손을 조작하고 있을 때 발생한다. 예를 들면, 구슬을 꿰는 동작을 들 수 있다. 아동이 이러한 활동을 수행할 때 한 손은 구슬을 잡고, 다른 손은 줄을 잡고 연결하는 활동이 필요하다. 이러한 활동은 상보적 손 움직임을 필요로 한다. 이 기술은 2세 이전에 일어나지 않고, 양말과 바지를 입는 것과 같은 일생생활활동에 필수적이다(Pehoski, 1995). 위와 같은 동작을 수행하기 위해서 유아는 양손 각각은 서로 다른 행동이지만, 보상적인 활동을 계획하고 실행할 수 있어야 하기 때문에 발달학적으로 중요한 의미를 지니는 사건이다. 아동 발달 과정을 통해 좀 더 복잡해지고, 숙련되고 자연스러워질 때까지 보상적 활동에서 양손을 사용하는 능력은 확장되고 더욱 정교해질 것이다.

손안에서의 조작(In- Hand Manipulation)

손안에서의 조작(in-hand manipulation)은 장난감과 같은 물체를 움직이거나 사용하기 위해서 한 손으로 조절하는 것을 의미한다. 이러한 과정은 탁자와 접촉 없이 손에서 발생하고 전환(translation), 이동(shift), 회전(rotation) 패턴으로 구분되어진다(Exner, 1992). 손안에서의 조작에 관한 기본 패턴은 기민함이 필요하고 옷 입기, 도구 사용, 동전 집기, 학교 도구 사용, 게임하기 등과 같은 아동 작업의 성공적 수행을 위한 중요 구성요소이다.

잡기 동작에서 회전된 엄지와 다른 손가락과의 대립과 같은 독립적 손가락 움직임을 사용해서 첫 12개월 동안 엄지와 손가락 및 손의 조절을 습득한다(Edwards et al., 2002). 그러나 정확한 물체 조작을 위해서는 몇 년 동안 지속적으로 기술들을 숙련해야 한다. 2~6세 사이에는 이러한 기술 발달은 연습을 통해 기능적 움직임으로 습득된다. 최초 양손 움직임과 동측 외재적 근육들은 아동에게 물체 조작을 시작하게 한다. 예를 들면, 손안에 두 개의 구슬을 가지고 있기 위해서, 왼손에서 오른손으로 구슬을 옮길 수 있다. 그리고 외재적 근육과 양손 조작이 발달한 후에, 내재적 근육이 발달하기 시작한다. 실에 구슬을 꿰기 위해서 쥐고 있는 구슬의 위치를 조작하기 위해서 손을 사용하는 것이 여기에 포함된다.

여러 연구자들이 정의한 손안에서의 조작 가운데, Exner (1990)는 작업치료 실전에서 가장 중요한 임상적 타당성을 가지고 있다.

이러한 정의는 다음과 같다.

1. *손가락에서 손바닥 이동(finger-to palm translation)*: 손가락 끝에서 손바닥으로 물체를 옮기는 것. 손가락에서 손바닥 이동의 예는 손가락 끝으로 사탕을 잡아서 손바닥 안에 감추는 동작을 들 수 있다.
2. *손바닥에서 손가락으로 이동(palm-to finger translation)*: 손바닥에서 손가락 끝으로 물체를 움직이는 것. 손바닥에서 손가락 이동은 손바닥 안에 작은 물체를 쥐고 있다가 손바닥에서 요골쪽 손가락의 원위면으로 움직일 때 일어난다.
3. *이동(shift)*: 물체의 짧은 직선 운동 조절을 위해 손가락 끝을 사용하는 것. 아동이 크레파스의 중간을 잡고 있다가 쓰기에 적당하도록 크레파스를 잡은 손가락을 아래로 내릴 때 이동이 일어난다(그림 17-6a, b, c).
4. *단순회전(simple rotation)*: 손가락과 대립한 엄지를 사용하여 물체를 회전시키는 것. 손가락은 보통 한 단위로 움직이고 물체는 180° 미만으로 회전한다. 단순 회전은 아동이 병뚜껑을 열거나 장난감을 감는 동작과 같은 손가락 모두를 사용할 때 일어난다(그림 17-7).
5. *복합회전(complex rotation)*: 손가락 움직임과 능동 엄지 움직임 분리를 사용해서 물체를 180~360° 사이를 회전하는 것. 복합 회전은 아동이 글을 쓰다가 뚜껑의 지우개

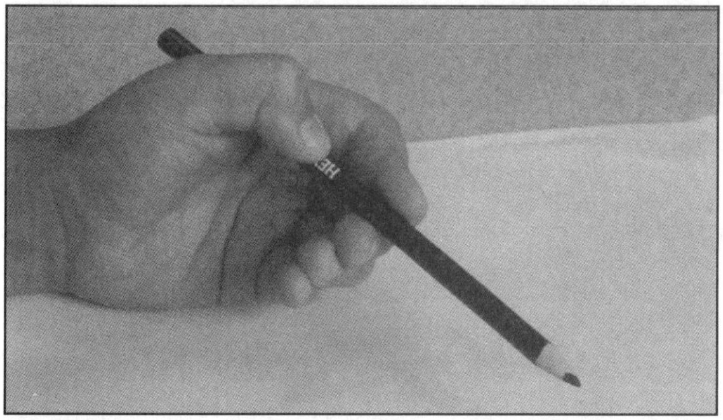

그림 17-6a. 위 그림에서 연필을 잡은 손가락이 이동하는 경로를 주의해서 보라.

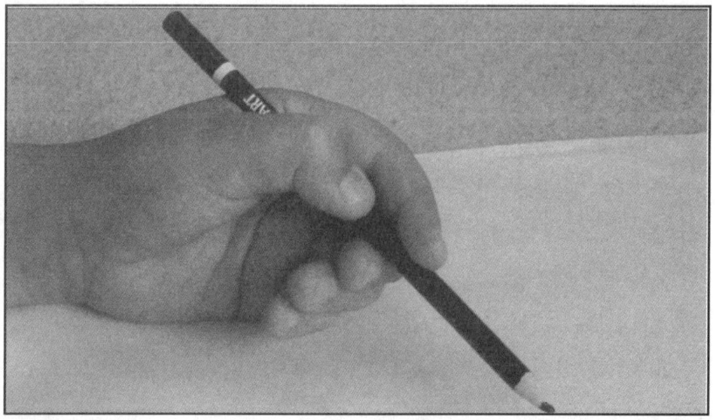

그림 17-6b.

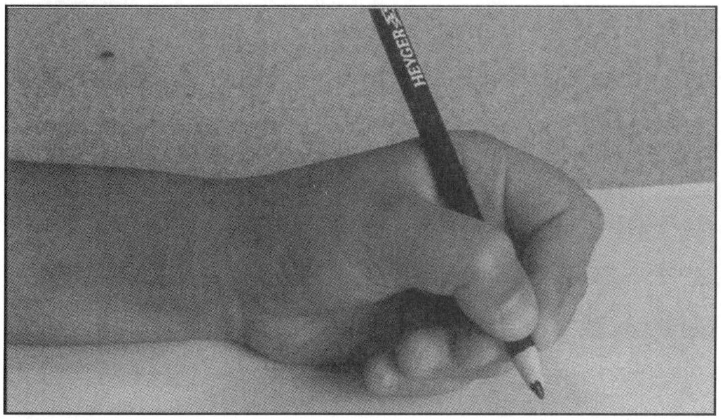

그림 17-6c.

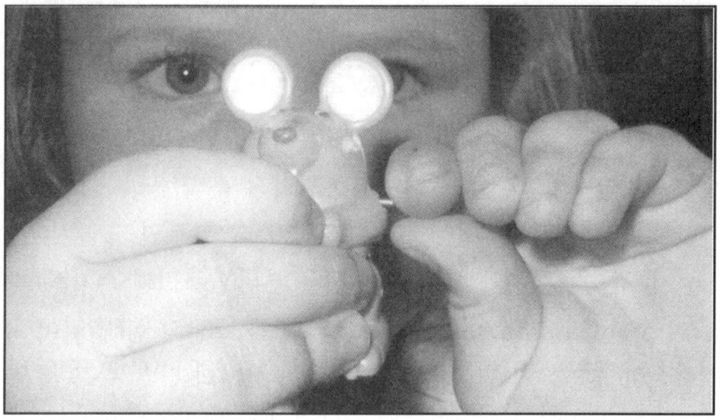

그림 17-7. 위 그림은 장난감을 감는 데 단순 회전을 어떻게 사용하는지를 보여준다(180°보다 작게 회전함).

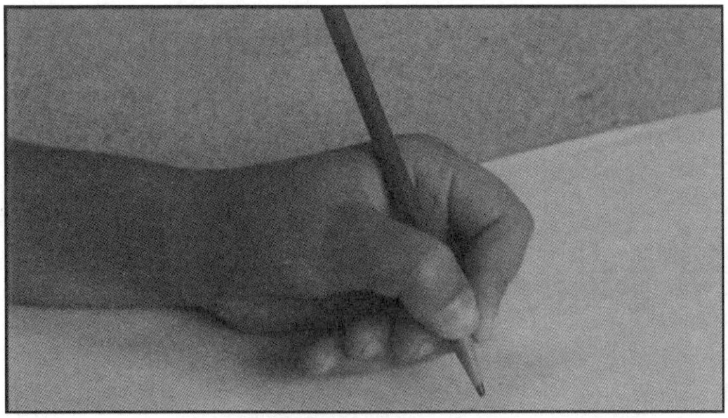

그림 17-8a. 연필 끝의 지우개를 사용하기 위해서 *복합회전(complex rotation)*을 어떻게 사용되는지를 보여준다(180~360° 사이에서 회전함).

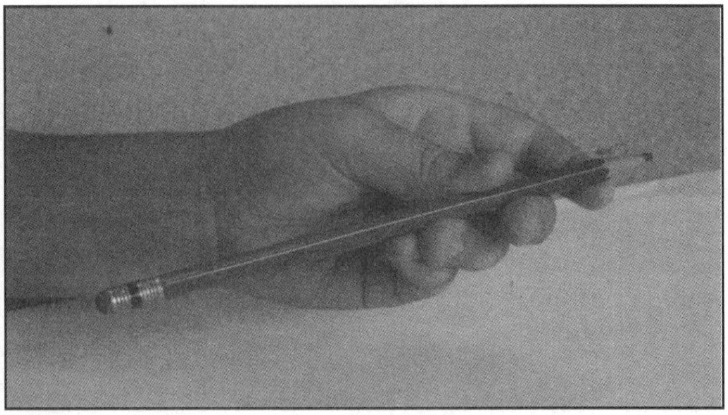

그림 17-8b.

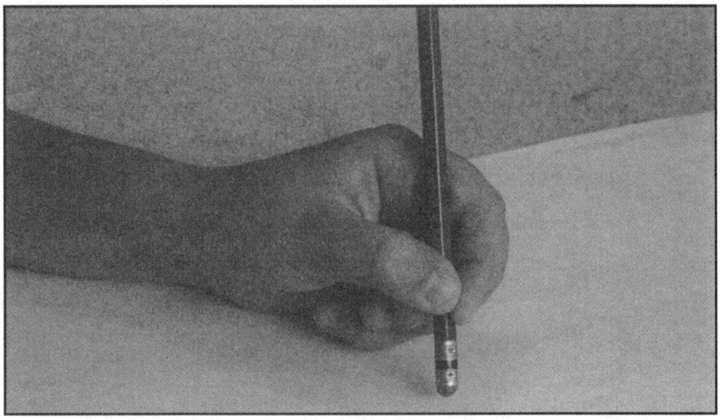

그림 17-8c.

를 사용하여 돌릴 때(연필은 180° 회전) 일어난다(그림 17-8 a, b, c).

이전에 언급한 것처럼 손 기술의 원위 움직임이 가능하기 위해서는 근위부의 안정성이 필요하다. 이러한 사실은 손안에서의 조작과 같은 숙련된 손 기술을 하는 동안 근위 안정성의 관찰을 통해 증명할 수 있다. 숙련된 손가락 움직임을 위해서는 손목과 전완의 적절한 자세를 통한 근위 안정성이 필요하다. 전완은 회내, 회외, 중립 자세로 위치할 수 있다. 손의 위치와 안정성을 위해 손목의 안정성이 필요하고, 이러한 안정성은 물체의 조작을 위한 손가락 자세를 제공하는 데 도움을 준다. 숙련된 움직임의 증가는 물체 잡기를 위한 손가락 끝과 엄지 대립에 필요한 섬세한 잡기 사용을 가능하게 한다(표 17-3 참고).

기술(요골)과 안정성(척골)으로 손의 역할의 분리(separation)와 손 만곡은 손안에서의 조작에서 중요한 역할을 한다. 이러한 만곡은 손안에서의 조작 동안 손가락의 안정성(가로 중수궁: 근위)과 운동성(가로 중수궁: 원위)을 제공한다(24장 정형 부분 참고). 이러한 손의 분리는 숙련된 손으로 쥐는 조작에서 필수적이다. 보통 손과 손가락의 분리는 6~7개월 사이에 관찰된다. 이러한 분리는 손의 기술 부분인 요골 부위(엄지, 검지, 중지)와 힘 부분인 척골 부위(4, 5번째 손가락)를 의미한다(Case-Smith, 1995). 손의 만곡 발달과 함께 일어나는 손의 분리는 연필을 사용한 효율적 쓰기와 같은 도구 사용을 가능하게 한다. 표 17-5는 손안에서의 조작과 관련된 문제의 전형적인 점검 목록을 보여주고 있고 표 17-6은 연령에 따른 손안에서의 조작 기술 습득 수준 정도를 설명하고 있다.

우세 손(*Hand Dominance*)

우세 손은 최대한으로 효율성 있게 하기 위해 한 손(비우세 손)이 안정성을 가지고 물체를 적당한 위치에 놓는 동안 다른 한 손의 섬세하고 조작적인 기술을 지속적으로 사용하는 것이라고 정의된다(Levine, 1991). Murray(1995)는 3세에 대부분의 아동은 우세 손이 확립되고, 그것은 사고나 손상이 없다면 삶을 통하여 끊임없이 지속될 것이라고 설명했다. 2세 이하의 유아가 지속적으로 한 손만 사용한다면, 그것은 반대쪽 손의 악화를 가리키므로 추후 평가가 필요하다. 자르기, 쓰기와 같은 확실한 활동들은 우세 손의 사용이 요구되지만 운반, 잡기, 뻗기와 같은 다른 활동들은 우세 손 사용의 명확한 지표가 아니다(Heinlein, in Erhardt, 1994).

표 17-5

손안에서의 조작 문제와 관련한 점검 사항

___ 1. 전완이 중립 각도를 유지하고 있는가?
___ 2. 손목 안정성이 좋은가?
___ 3. 양손이 서로 협응하고 있는가?
___ 4. 잡기에서 손가락 굴곡의 균형을 유지하는가?
___ 5. 다양한 크기의 물체를 잡기 위해서 손의 만곡을 사용하여 컵 모양의 손을 만드는가?
___ 6. 손가락을 인식하고 독립적으로 움직이는가?
___ 7. 손으로 물체의 크기와 무게를 인식하는가?
___ 8. 정밀한 잡기가 발달하고 있고 치료에 사용되고 있는가?
a. 엄지 대립과 회전
b. 손가락의 촉감과 고유인지기능
c. 신전근과 굴곡근의 균형
___ 9. 내재근이 잘 발달되고 정밀한 잡기에 사용되고 있는가?

표 17-6

손안에서 조작 기술을 습득하는 연령 수준

전환(translation)	
손가락에서 손바닥	1.5-2.0세
손바닥에서 손가락	2.0-2.5세
이동(shift)	
큰 물체	2.0-2.5세
책 넘기기	3.0-3.5세
글 쓰는 도구의 이동	4.0-5.0세
회전(rotation)	
병뚜껑의 단순 회전	2.0-2.5세
장난감 감기의 단순 회전	3.5-4.0세
글 쓰는 도구의 복합 회전	5.0-5.5세

Modified from Pehoski, C.(1995). Object manipulation in infants and children. In *Hand function in the child*(p. 144). St. Louis, MO: Mosby Year-Book; and Exner, C. E. (1990). In hand manipulation skills in normal children: A pilot study. *OT Practice, 4,* 68.

손 기술과 놀이(Hand Skills and Play)

Bundy(2002)는 놀이란 아동과 환경 사이에 일어나는 활동으로 내재적 동기, 내부 조절, 상상력의 자유를 포함하는 활동으로 정의하였다. 놀이는 아동의 중요한 작업이다. 놀이를 통해 아동은 세상을 이해하고 소통하는 방법을 배우게 된다(Knox, 1997). 아동은 놀이를 통해 친구들과 사회성을 형성하는 중요한 매개체의 역할을 한다. 또한 다양한 상황을 경험하고 주의 환경을 배우게 된다. 아동은 물체조작 활동으로 알려진 손의 사용을 통해 세상의 일부를 배우게 된다.

손 기술의 촉진 (Facilitation of Hand Skills)

숙련과 정확한 물체조작 능력이 숙달되기 위해서는 몇 년의 기간이 필요하고, 유아가 장난감을 만지기 위해서 뻗는 동작

표 17-7

손 기술 촉진하기: 치료 전략에 관한 작업 치료사 실습생 가이드

기술	목적	치료 전략
엎드려 누운 자세	자세(목, 어깨, 체간) 근력을 강화하는 활동은 후기 손사용에서 중요하다.	• 이 자세는 가끔 유아가 견디기 힘든 자세가 될 수도 있다. 이것은 유아의 경우 골곡근이 우세하고, 바로 누운 자세는 중력을 이기고 머리와 목을 들어올리기 위해서 비교적 약한 신전근 사용이 필요하기 때문이다. 첫 달에는, 처음에 견딜 수 있는 만큼 돌봐주는 사람의 다리 위에 몇 분 동안 유아를 올려놓는 것을 반복해서 점차 시간을 늘려나간다. • 유아가 가까운 신체접촉을 찾기 시작할 때, 바닥이나 침대가 아니라 부모/돌봐주는 사람의 가슴에 엎드려 누운 자세로 유아를 올려놓는 것은 유아가 이러한 자세에 대한 견디는 능력이 향상되는 하나의 방법이다. • 보조작업치료사 또는 부모/돌봐주는 사람은 이러한 "배를 마주하는 시간"("tummy time") 동안 유아와 얼굴을 마주보거나 거울을 보여주거나 시각적 흥미를 유발하는 장난감을 보여준다. • 엉덩이를 누르는 압력은 머리와 체간의 신전의 촉진을 돕는 안정성을 제공하기 때문에 주기적으로 강하게 유아의 엉덩이를 누르는 것은 중력을 이기고 머리를 들어올리는 동작을 유도한다(Parks, 1986). • 점차 근력이 증가하면서 바닥에 바로 누운 자세를 유지할 수 있다. 이러한 자세를 유지하도록 돕기 , 유아의 가슴 아래에 작은 수건을 말아서 넣어주는 것은 효율적이다. • 바로 누운 자세에 있는 아동에게 전완으로 상체 무게를 지지하면서 가슴을 들어올리고 좌우로 머리를 돌리기 시작한다. 근력과 강도가 증가하면서 팔꿈치로 지지한 자세에서 OTA는 눈높이보다 더 높은 위치에서 장난감을 보여줌으로써 가슴을 들어올리는 것을 지속하고 손으로 체중을 견디는 자세의 시작을 촉진할 수 있다(Parks, 1986).
바로 누운 자세/ 옆으로 누운 자세	이러한 자세에서 뻗기와 경험 촉진. 옆으로 눕기는 손을 중앙선으로 가져오는 것을 촉진하고 유아에게 중력 없이 뻗기와 잡기를 가능하게 한다.	• 바로 누운 자세에서 유아의 어깨 뒤에 작은 수건을 말아서 놓는 것은 내전된 어깨 안정성을 제공하고 뻗기를 장려한다. • 유아에게 장난감을 눈 앞에서 보여주거나, OTA 또는 돌봐주는 사람의 얼굴을 만지도록 하는 것은 뻗기 패턴을 장려한다. • 옆으로 누운 자세에서 유아의 등에 작은 수건을 말아서 놓고 만질 수 있는 거리보다 먼 곳에 장난감을 놓는다.
기기 준비와 기기	기기는 체간과 상지의 근력을 강화에 도움을 주고, 손의 굴곡근 긴장을 정상적으로 만들고, 손에 촉감을 제공한다. 또한 손의 만곡 형성 발달에 역할을 한다. 기기는 또한 유아에게 독립적으로 환경을 경험하는 기회를 제공한다. 엎드려 누운 자세에서 소비하는 시간은 기기에 중요한 상지 근위부 근육을 강화시키고, 이러한 자세에서 많은 시간을 보낸 아동은 기기를 좀 더 효율적으로 준비할 수 있다.	• 근위부 근력과 안정성이 형성되면 엎드려 누운 자세에서 유아는 물체를 향해 뻗기 시작한다. 이것은 또한 상지 무게를 좌우로 이동시키는 것은 commando crawling과 기기를 준비하는 데 도움을 준다. • 팔을 자유롭게 움직이기 위해 좌우로 무게를 이동시키는 것을 포함하는 엎드려 누운 자세에서 뻗기를 촉진하기 위해 아동의 몸 옆이나 앞에 장난감을 두는 것은 모든 방향의 뻗기를 시도하는 기회를 제공한다.
앉기	기립 자세의 세계를 경험하는 최초의 기회를 제공	• 유아가 독립적으로 앉아서 장난감을 경험하기 전에, 유아를 부드러운 반달 모양의 베개에 앉히는 것은 앉기를 촉진할 수 있다. 이러한 베개는 하부 체간을 지지해주기 때문에 상부 체간과 팔을 주변 물체로 뻗는 동작을 자유롭게 한다. • 짧은 시간 동안 높은 의자에 앉는 것은 앉는 자세를 지지하는 또 다른 방법이 될 수 있다. 높은 의자에서 적절한 좌우 지지가 없다면, 의자의 양쪽에 수건을 말아서 받쳐주는 것도 도움이 될 수 있다.

표 17-7 (계속)

손 기술 촉진하기: 치료 전략에 관한 작업 치료사 실습생 가이드

기술	목적	치료 전략
물체조작	만지는 것을 통해 물체의 특성 학습을 위해	• 다양한 질감의 장난감을 제공하는 것은 손가락 행동을 장려하고 다양한 형태의 장난감은 입으로 물기와 이동을 유도한다(Ruff, 1984). 큰 물체는 손 전체로 잡는 것이 필요하지만, 과자나 포도와 같은 작은 물체는 손가락을 사용한 잡기를 촉진한다.
손 인지 (hand regard)	손의 인지는 목적 있는 손 활동을 위해 필수적이다.	• 문자, 손가락과 손 이름 붙이기, 노래 부르기, 게임하기, 다양한 질감을 사용한 만지기 게임, 손목 부위에 리본으로 매듭짓기와 같은 다양한 감각 활동을 통해 촉진할 수 있다.
중앙선 기술	손을 중앙선으로 가져오거나 중앙선을 가로지르는 능력은 물체의 이동을 촉진하고, 신경학적 정상을 의미하는 좋은 징후이다.	• pat-a-cake 놀이, 또는 다른 손/손가락 놀이 게임, 먹는 동안 병을 손으로 잡기, 놀이 동안 중앙선에 손이 있거나 목욕할 때 손을 두드리거나 문지르기 • 얼굴을 유아의 뻗기 범위 안에서 보여주고 양 손으로 얼굴을 만지도록 한다. 이것은 중앙선 기술의 발달의 촉진을 돕는다. • 놀이에서 손과 장난감/물체를 가져오기 위한 준비를 위해, 첫 단계는 유아가 한 손에 하나씩 물체를 잡는 것을 장려하는 것이다. 한 손에 하나씩 장난감을 제공하는 것은 이 기술을 촉진할 수 있다. 유아가 한 손에 하나씩 장난감을 가지고 있을 수 있을 때 장난감을 서로 부딪치는 방법을 보여주어라. 이러한 동작은 처음에 큰 물체로 시작하고, 점차 작은 것으로 바꾸어주는 것이 효율적이다(Park, 1986).
뻗기	유아가 그들의 환경 안에서 물체를 얻고 경험하는 것을 돕기 위해서	• 유아의 손에 장난감을 주지 않고 손에서 좀 떨어진 곳에 장난감을 둔다. • 장난감으로 유아의 손을 툭 쳐서 부드럽게 팔을 뻗어서 장난감을 잡도록 유도한다(parks, 1986). • 움직이는 장난감은 좀 더 자극할 수 있고 동시 뻗기를 장려한다. 3차원으로 빙글빙글 움직이는 장난감(줄에 매달린 구슬이 움직이는 모빌)은 어깨 발달과 함께 뻗기를 촉진한다.
놓기 기술	유아가 이동, 방향 바꾸기, 물체 놓기와 같은 물체 조작의 필수적인 부분	• 유아의 손등이나 손가락 끝을 건드려 놓기를 자극한다. • 유아에게 앞뒤로 물체를 다루는 게임을 하거나 상자 안에 물체를 넣으면 소리가 나는 장난감을 이용한다.
손의 두 가지 부분 분리	분리는 기술 역할을 하는 손의 요골 부위(엄지, 검지, 중지)와 힘을 생산하는 척골 부위(4, 5번째 손가락)로 나누어진다(Case-Smith, 1995). 대부분 정밀한 물체 조작이 일어나는 곳과 안정성이 일어나는 곳은 요골 부분이기 때문이고, 이는 발달 과정에서 매우 중요한 점이다.	• 손가락으로 먹기와 모형 머핀 판이나 빈 계란 상자 안에 작은 음식물을 넣기(Parks, 1986) • 버튼을 누르거나 다이얼을 돌리는 장난감을 가지고 놀게 한다. • 한 번에 많은 동전이나 빙고/포커칩을 들어올리도록 하고, 그 후에 돼지 저금통이나 상자에 한 번에 넣도록 한다
검지 손가락	검지 손가락의 독립은 잡기 성숙 패턴의 기초 구성요소이다(Gilfoyle et al., 1990).	• 검지로 피아노 건반 누르기, 구멍 난 도화지에 손가락 넣기, 구멍 뚫린 상자에 손가락을 넣었다 빼기, 움직이는 버튼과 다이얼이 있는 장난감 가지고 놀기 등과 같은 활동을 소개한다. • 모래, 소금, 가루가 담긴 접시에 손가락으로 그림 그리기, 요구르트에 손가락 그림 그리기, 신체 부분이 그려진 그림을 지적하기(Parks, 1986).

표 17-7 (계속)

손 기술 촉진하기: 치료 전략에 관한 작업 치료사 실습생 가이드

기술	목적	치료 전략
손가락으로 잡기	아동은 운동 조절 가능 거리와 정확성이 발달하면서, 물체를 확보하기 위해서 손바닥보다는 요골쪽 손가락을 사용하기 시작한다.	• 물체를 줄 때 작은 부분만 노출시켜서 아동이 요골쪽 손가락과 엄지를 사용해서 잡도록 한다. • 높은 의자 또는 받침판이 있는 의자에 앉을 때, 음식의 크기를 작게 해서 음식을 잡는 데 전체 손을 사용하는 것보다 요골쪽 손가락을 사용하도록 한다. • 작은 빵, 종이, 딱딱한 젤리, 작은 공을 들어올릴 때 사용하는 잡기에서 손가락과 대립되는 엄지의 사용을 촉진하는 물체를 제공하는 것은 정밀한 잡기 기술의 발달에 도움을 준다. • 좀 더 성숙한 아동의 경우, 우표 붙이기와 안약에서 물감을 짜내는 같은 놀이는 요골쪽 손가락의 사용을 촉진한다. • Lite Brite®, Battleship, Kerplunk®, Mastermind for Kids®, Don't spill the bean®과 같은 게임은 요골쪽 손가락과 엄지의 사용을 촉진한다. • 손바닥이나 손 전체로 글 쓰는 도구를 잡는 아동의 경우에 요골 부위 손가락 잡기 기술을 촉진하는 것을 돕기 위해서 1인치 크기의 크레파스나 연필을 준다.
양손 기술	환경을 경험하는 아동의 역량을 확장시켜서 인지와 지각 발달을 향상시키는 기초 형성	• 쉽게 한 손에서 다른 손으로 옮길 수 있는 테디곰, 장난감 열쇠, 딸랑이와 같은 동시에 양손에 유지할 수 있는 장난감을 준다. • 양손 기술을 향상시키기 위해서 한 손에는 요구르트, 푸딩과 같은 점성이 있는 물체를 올려놓고 반대쪽 손은 촉감을 경험하도록 해서 흥미와 재미를 느끼도록 한다. • 구슬을 실에 꿰기, 실 풀기, 둥근 모양의 과자를 실로 연결하기와 같은 놀이는 양 손 사용을 촉진한다. 한 손은 구슬을 조작하고 반대쪽 손은 털실, 실, 구슬을 안정화시킨다. 큰 구슬의 사용은 손 전체를 사용하게 하고, 차츰 크기를 줄여서 요골쪽 손의 사용을 촉진하고, 기술과 정확성을 향상시키도록 한다. • 더 성숙한 아동의 경우, Mr. Potato Head® 장난감을 가지고 노는 것은 한쪽 손은 고정역할을 하고 반대쪽 손은 공간안에서 조각을 가져오는 역할을 하게 되므로 양손 사용의 흥미를 유발한다.
손안의 조작	손안에서의 조작 수행은 손의 섬세한 움직임 패턴이 필요하다. 손안에서 조작은 옷을 입거나 벗기, 도구 사용, 학교 도구 사용, 동전집기, 게임하기 등과 같은 작업을 수행하기 위해서 중요한 손가락에서 손바닥 이동, 손바닥에서 손가락 이동, 이동, 단순 회전, 복합 회전, 이동과 같은 요소들을 포함한다.	• 포도와 과자 같은 작업 물체가 주어지는 다람쥐 게임(squirrel game)은 아동이 번갈아가면서 한 손으로 들어올리고, 들어올린 손안에 쥐고 있는 놀이이다. 이러한 기술이 향상되면서, 손바닥안에 쥐고 있는 물체를 차례로 상자안에 넣도록 해서 손바닥에서 손가락 이동을 소개한다. • 아동이 성숙한 경우, Mancala® 게임은 게임 조각을 놀이판으로 옮기는 동작을 통해 손바닥에서 손가락 이동과 손가락에서 손바닥 이동을 촉진한다. • 복합 회전을 촉진하기 위해서 단순 회전 기술은 병뚜껑을 열거나 닫기, 나사 형태의 병을 사용하는 단순 회전 기술을 통해 강조할 수 있다. • Play-Doh®, 점토, 치료 퍼티를 사용하는 활동은 단순 회전, 복합 회전, 이동의 촉진을 위해 적용할 수 있다. 테이블 끝에 팔꿈치를 90° 각도로 유지하고 한 손의 손가락을 사용하여 공을 만들어보도록 한다. 도전을 증가시키기 위해서 아동에게 동시에 양손의 손가락을 사용해서 공을 만들도록 할 수 있다. • Memory® 또는 Go Fish와 같은 방향 전환이 필요한 카드 게임은 이동 기술을 촉진한다.

Lite Brite®, Battleship®, Mr. Potato Head®, Play Doh®, Don' t Spill the Beans®, and Memory® are registered tradmarks of Hasbro(East Longmeadow, MA). Kerplunk® is a registered trademark of Mattel (El Segundo, CA). Mastermind for Kids® and Mancala for Kieds® are registered trademarks of Pressman Toy(New Brunswick, NJ).

을 하기 훨씬 이전에 발달학적 과정은 시작되었다. 이는 뻗기와 잡기는 팔과 손의 다양한 측면을 포함하고 있기 때문이다. 또한 사지의 수의적 조절과 함께 자세 안정성의 통합도 포함된다. 유아의 경우 자세 안정성과 협응된 뻗기 및 잡기는 상보적 패턴으로 발달하고 소단위 운동활동과 대단위 운동활동을 통해 촉진될 수 있다. 표 17-7은 시설 가이드라인을 기반으로 보조작업치료사가 손 기술 발달 촉진을 위한 치료과정 가운데 협조할 수 있는 치료활동을 개괄적으로 보여주고 있다.

요약(Summary)

기본적인 뻗기, 잡기, 조작의 전형적인 발달 순서는 일정한 단계를 거치게 된다. 이러한 손 기술은 아동의 모든 작업에서 성공적인 수행(engagement)의 도구적 부분도 포함된다. OTA는 아동의 손 기술 발달을 촉진하는 데 중요한 역할을 한다.

사례연구(Case Study)

3세인 톰은 다운증후군을 가지고 있지만 잘 웃고 친구들과 잘 어울린다. 작업치료사의 보고서에 따르면, 톰의 소운동 기술은 2세 정도의 수준을 가지고 있다. 놓기 동작을 할 때 과도한 손가락 신전이 나타나고, 1인치 블록을 들어올릴 때 핀셋잡기(pincer grasp)를 사용한다. 또한 물체의 위치를 옮기기 위해 양손 조작을 사용한다. 엄지손가락 회전이 약간 일어나지만, 엄지의 내전이 과도하게 일어난다. 또한 엄지와 검지 사이 물체를 잡아서 이동할 때 엄지가 중지쪽으로 너무 많이 이동한다.

토론 문제(Discussion Question)

1. 뻗기, 잡기, 놓기, 조작 가운데 치료에서 어느 부분을 강조해야 하는가?
2. 초기 활동을 세 부분으로 설계해보고 아동에게 적용하는 방법을 설명해보아라.

적용활동(Application Activities)

1. 완구점에서 볼 수 있는 각 장난감의 특징들을 분석해보아라.
2. 아동의 손 기술 발달 과정에 적합한 생일 선물로 장난감의 목록을 작성해보아라. 장난감을 선택한 이유에 대해 토론해본다.

참고문헌(References)

Ammon, J. E., & Etzel, M. E. (1977). Sensorimotor organization in reach and prehension a developmental model. *Physical Therapy, 57*, 7-14.

Bruni, M. (1998). *Fine motor skills in children with Down syndrome: A guide for parents and professionals*. Bethesda MD: Woodbine House.

Bundy, A. C. (2002). Play theory and sensory integration. In C. Bundy, C. Lane, & E Murray (Eds.), *Sensory integration theory and practice* (pp. 227-239). Philadelphia, PA: F.A. Davis Company

Case-Smith, J., & Bigsby, R. (2000). *Posture and fine motor assessment in fine infants*. Tucson, AZ: Therapy Skill Builders.

Case-Smith, J. (1995). Grasp, release, and bimanual skills in the first two years of life. In A. Henderson & C. Pehoski (Eds.), *Hand function in the child* (pp. 113-135). St. Louis, MO: Mosby.

Castner, B. M. (1932). The development of fine prehension in infancy. *Genetic Psychology Monographs, 12*, 105-193.

Edwards, S. J., Buckland, D. B., & McCoy-Powlen, J. D. (2002). *Developmental and functional hand grasps*. Thorofare, NJ: SLACK Incorporated.

Erhardt, R. P. (1994). *Developmental hand dysfunction: Theory, assessment and treatment*. Tucson, AZ: Therapy Skill Builders.

Exner, C. E. (1992). In-hand manipulation skills. In J. Case-Smith & C. Pehoski (Eds.), *Development of hand skills in the child* (pp. 35-46). Bethesda, MD: American Occupational Therapy Association.

Exner, C. E. (1990). In-hand manipulation skills in normal young children: A pilot study. *Occupational Therapy Practice, 1*, 63-72.

Folio, M. R., & Fewell, R. R. (1983). *Peabody developmental motor scales and activity cards*. Chicago: Riverside Publishing Company.

Gilfoyle, E. M., Grady, A. P., & Moore, J. C. (1990). *Children adapt* (2nd ed.). Thorofare, NJ: SLACK Incorporated.

Halverson, H. M. (1931). An experimental study of prehension in infants by means of systematic cinema records. *Genetic Psychology Monographs, 10*, 107-286.

Knox, S. (1997). Development and current use of the knox preschool play scale. In D. Parnjam & L. Fazio (Eds). *Play in occupational therapy for children* (pp. 35-66). St Louis, MO: Mosby.

Levine, K. J. (1991). *Fine motor dysfunction therapeutic strategies in the classroom*. San Antonio TX: Therapy Skill Builders.

Murray, E. A. (1995). Hand preference and its development. In A. Henderson & C. Pehoski (Eds.), *Hand function in the child* (pp. 154-163). St. Louis, MO: Mosby, Inc.

Parks, S. (1986). *Make every step count: Birth to one year*. Palo Alto, CA: Vort Corporation.

Pehoski, C. (1995). Object manipulation in infants and children. In A. Henderson & C. Pehoski (Eds.), *Hand function in the child* (pp. 136-153). St. Louis, MO: Mosby, Inc.

Rochat, P. (1989). Object manipulation and exploration in 2 to 5 month old infants. *Developmental Psychology, 25*, 871-884.

Ruff, H. A. (1984). Infant's manipulative exploration of objects: Effects of age and object characteristics. *Developmental Psychology, 20*, 9-20.

Ruff, H., McCarton, C., Kurtzberg, D., & Vaughan, H. G. (1984). Preterm infants' manipulative exploration of objects. *Child Development, 55*, 1166-1173.

18 장

손으로 쓰기
Handwriting

단원의 목표(Chapter Objects)

- 예비 쓰기(prewriting)와 쓰기 기술의 발달 과정 이해
- 자세 잡기, 잡기 변화, 쓰는 종이의 대체 사용 등과 같은 중요한 쓰기 기술을 향상시키는 치료 전략을 점검
- 아동 치료에 적용되는 연령에 맞는 쓰기와 쓰기 동작을 경험하기

소개(Introduction)

취학 아동의 가장 중요한 작업 가운데 하나는 문자를 통해 의사소통과 쓰기를 배우는 것이다. 이 장에는 손으로 쓰는 작업을 경험하고, 작업치료사의 감독 아래 보조작업치료사(OTA)가 손으로 쓰기 중재 프로그램 수행을 통해 아동 치료를 도울 것이다.

손으로 쓰기의 기초
(Foundations of Handwriting)

우세 손(Hand Dominance)

양손을 독립적이면서 함께 사용하기 위해 전형적인 발달을 하고 있는 아동은 한 손 사용과 양손 사용 둘 다를 경험한다(Gesell & Amatruda, 1969). 자유로운 손의 움직임과 함께 사용하는 기술은 아동에게 다양한 손의 활동을 조절하는 많은 방법을 습득하게 한다. 이와 같은 경험은 우세한 손을 가지는 결과로 나타나고, 4~6세 사이에 통합되는 성숙한 동적 삼각 연필 잡기(pencil grasp) 패턴(Tripod pencil grasp pattern)의 발달과 관련된다(Amundson & Weil, 2001; Erhardt, 1994).

우세 손을 촉진하는 활동
(Activities to Encourage Dominance)

1. *두드리는 활동(hammering activities)*: 빈 계란 상자를 거꾸로 뒤집어서 아동이 번갈아가면서 손에 든 계란컵으로 두드리게 한다. 또는 스티로폼이나 천으로 싼 테이블을 두드리도록 한다. 아동은 작은 망치로 스티로폼을 향해 골프 티(golf tees)를 치도록 한다.
2. *구슬 꿰기 활동(*Bead string activities*)*: 구슬 꿰기는 한 손은 고정, 한 손은 조작을 하도록 장려한다. 팁: 중앙선을 가로지르는 것을 촉진하기 위해서, 아동이 오른 손을 사용한다면, 왼쪽에다 구슬을 놓는 방법을 사용할 수도 있다.
3. *물건을 집기 위해 핀셋, 집게, 옷핀을 사용하는 것*은 소운동 기술을 향상시키고 우세 손의 발달에 도움을 준다. 딸기 헐러(strawberry hullers)는 작은 손을 가진 아동에

게 적합한 크기이다. 다양한 옷핀은 어린 아동들이 선호하는 물건이다. 주사위를 굴려서 나온 숫자만큼 물건을 컵 안에 넣는 게임도 또한 효율적이다. 신체 중앙선을 가로지르는 것을 촉진하기 위해서, 손의 반대쪽에 컵을 놓는 것도 좋은 방법이다.

손으로 쓰는 데 문제를 가진 아동은 보통 주로 쓰는 손이 없고, 양손을 자주 번갈아가면서 사용한다. 이와 같이 번갈아 사용하는 손의 평가를 위해 작업치료사는 다음과 같은 질문을 할 수 있다. 피로로 인해 손을 바꾸는 것일까? 아동이 신체 중앙선을 가로지르는 것을 피하기 위해서 손을 바꾸는 것일까? 쓰는 손의 반대편에 있는 종이를 잡기 위해 중앙선을 가로지르는 것을 싫어해서 손을 바꾸는 것일까? 바닥에 떨어진 물건을 줍기 위해 손목을 회전해서 중앙선을 지날 수 있는가? 보조작업치료사(OTA)는 다양한 활동을 하는 아동의 손을 관찰하면서, 작업치료사를 보조하는 여러 가지 질문을 해야 한다.

예비 쓰기(Prewriting)

아동의 예비 쓰기 기술 활동은 약 18개월 정도에 시작하고, 약 6세까지 지속적으로 발달한다(Klein, 1982; 1990). 아동이 연필 사용을 하기 전까지 충분한 예비 쓰기 기술 발달이 필요하다. Klein(1989)은 예비 쓰기 발달 순서를 다음과 같이 정의하였다.

- 아동은 크레파스를 입에 물거나 종이를 만지작거린다.
- 종이에 크레파스로 낙서를 한다.
- 무작위로 휘갈겨 쓴다.
- 자연스럽게 수평 방향으로 휘갈겨 쓴다.
- 자연스럽게 수직 방향으로 휘갈겨 쓴다.
- 자연스럽게 원 방향으로 휘갈겨 쓴다.
- 수평 낙서를 흉내낸다.
- 수직 방향을 흉내낸다.
- 원 낙서를 흉내낸다.
- 수평선을 흉내낸다.
- 수직선을 흉내낸다.
- 원을 흉내낸다.
- 수평선을 모방한다.
- 수직선을 모방한다.
- 원을 모방한다.
- 대각선을 흉내낸다(pp. 11-17).

쓰기 준비를 위해 아동은 숫자와 글자의 상징적 의미를 인지하고 의미 부여를 하는 과정이 필요하다. 대부분의 미국 공립학교는 글자인지 전에 숫자인지부터 가르치고 있다.

쓰기 준비를 위해 숫자와 글자인지와 함께 손 기술의 숙달이 필요하다. 팀원으로 치료에 참가하는 보조작업치료사는 손 기술의 숙달과 글자/숫자 인지 모두를 촉진하는 데 도움을 줄 수 있다. 쓰기 학습의 다감각 접근(multi-sensory approach)은 어린 아동이 인지/숫자 인지 및 손과 같은 중요한 기술을 통합하고 숙달시키는 효율적 수단이 된다(Amundson & Weil, 1996; p. 535). 다감각 접근은 손으로 쓰는 기술과 학습을 향상시키기 위해서 촉감, 고유수용, 운동, 시각, 청각, 후각, 미각, 도구적 물건과 같은 다양한 감각 경험을 사용한다. 다음의 몇 가지 예를 살펴보자.

- 찢기, 구기기, 작은 종이를 미리 준비한 글자와 숫자로 채우기
- 모래나 면도 크림을 담은 접시에 검지로 글씨나 숫자를 그리게 한다. 생크림과 초코 푸딩은 알레르기가 없는 아동에게만 사용한다.
- 엉덩이 책(fanny book). 아동용 얇은 책을 나눈다(숫자와 글씨가 있는 책이라면 더욱 좋다). 각 페이지를 찢어서 각 페이지 사이에 나누는 기준이 되는 표지를 넣는다. 책을 교실이나 복도에 두고 각 페이지 사이의 나누어진 표지의 깨끗한 부분 위에 엉덩이를 깔고 앉는다. 그리고 각 페이지를 읽기 위해 나누어진 표지를 살짝 밀기 위해 엉덩이를 뒤로 밀도록(sit-pull-through) 한다.

보조작업치료사를 위한 설명

Sit-Pull-Through에 대해 어떻게 생각하는가:
아동이 몸 옆에 두 손을 바닥에 놓고, 긴 다리를 하고 앉아 있도록 한다. 이 자세에서 손가락은 내전되어서 몸에서 멀어지는 방향을 가리키고 있다. 엄지와 손가락들은 내전되어서 마치 "L"자 모양을 하고 있다. 이러한 자세는 아동의 체중을 손의 둔덕 부위(heel of hand)로 지지하고 있다. 아동이 뒤쪽으로 미끄러지면 물갈퀴 공간(web space)은 넓어지고, 손으로 쓰기에 필요한 엄지 근육들을 발달하는 데 도움을 줄 수 있을 것이다(Benbow, 2002).

일부 아동은 4~5세 무렵에 쓰기에 대한 흥미를 보이면서 지속적인 기술 발달이 시작되지만 일부 아동은 6세까지 이러한 흥미가 없어서 쓰기 준비가 부족할 수도 있다. Lamme(1979)는 정상적인 손으로 쓰기를 시작하기 전에 필요한 6가지 예비 습득 사항을 정의하였다. 1) 소근육 발달, 2) 눈-손 협응성, 3) 도구 조작(플라스틱 칼로 밀가루 반죽을 자를 수 있는가? 숟가락이나 포크로 먹을 수 있는가? 4) 원이나 선과 같은 기본 선을 그리기 형성, 5) 알파벳 글씨와 숫자 인지, 6) 쓰여진 언어의 정위(orientation)(pp. 20-27). Benbow, Hanft, Marsh(1992)는 정상적 손으로 쓰기 교육에 필요한 예비 쓰기 능력으로 다음과 같은 항목들을 언급하였다; 우세한 손사용, 우세 손으로 중앙선 가로지르기, 적절한 자세와 연필 잡기, VMI의 처음 9개 형태를 따라 그리기(Beery & Bukenica, 1989); 수직선, 수평선, 원, 십자가 모양, 오른쪽 대각선, 사각형, 왼쪽 대각선, X자, 삼각형. Beery(1989)는 연필과 종이 쓰기는 아동이 VMI에서 X자를 쉽게 따라 그릴 수 있을 때까지 연기되어야 한다고 주장한 반면에, Weil와 Amundson(1994), Marr와 Windsor(2001)는 유치원 전체 기간의 반이 지나면, 대부분의 유치원생들 글쓰기 교육에 대한 준비가 완료되었다고 주장하였다.

보조작업치료사를 위한 설명

손으로 글쓰기 종료 시점:

흉내(imitation) : 선, 외형, 형태, 문자, 단어를 그리는 모습을 본 후에, 아동은 본 모습을 따라하는 시도를 한다. 처음 이러한 기술은 그림 학습에서 시작하고, 이러한 기술이 숙달되면서 모방을 시작할 준비를 한다.

모방(copying) : 책을 복사하는 것처럼 본 것을 다시 그린다.

자동 쓰기(automatic writing): 정자와 필기체가 숙달되면 글씨 형태가 유사해진다. 그리고 기억 속의 글자 형성 방법을 회상할 수 있다.

방향성(directionality) : 공간에서 오른쪽과 왼쪽 방향을 이해하는 능력. 아동의 왼쪽과 오른쪽의 식별, 공간에서 물체와 몸이 이동하는 것에 대한 이해는 중요하다. 이것은 손으로 쓰기를 형성하는 기초가 되기 때문이다. 대부분 서구 문화에서 아동은 책을 왼쪽에서 오른쪽으로 넘기는 것을 배워야 한다. 또한 글씨의 형성이 위에서 아래, 시계 방향으로 된다는 사실도 알아야 한다. 정확하게 글자를 형성하는 능력은 방향성 기술과 함께 이루어진다.

연필 잡기(Holding the Pencil)

손 발달(Hand Development)

17장 손 발달을 기억해보라. 손은 척골(소지, 약지 또는 힘 부분)과 요골(엄지 또는 기술 부분) 부분으로 분리된다. Benbow(2002)는 유아가 기기 시작하면서 척골 부분으로 체중을 지지하고, 요골 부분으로 장난감을 옮기는 것과 같은 초기 운동 발달 분리를 설명하였다. 아동이 발달하면서 작은 물건을 집어올리거나 물건을 당기거나, 종이를 찢기 위해서 검지와 중지를 엄지와 대립하기 시작한다. 약지와 소지는 엄지, 검지, 중지가 물건을 조작하는 동안 지지를 제공한다. 이와 같은 손 기술의 분리는 학습에 필요한 운동 근육의 기초를 형성하는 데 도움을 준다(책 뒷부분의 Development Milestone Chart를 참고하기 바란다).

연필 잡기의 발달(Development of Pencil Grasp)

연필 잡기의 발달 과정은 근위에서 원위, 전체에서 부분, 축에서 말미와 같은 신체 발달 규칙과 동일하게 일어난다(Erhardt, 1994). Erhardt(1994)는 1세 때 미성숙한 패턴에서 약 6세 정도에 숙련된 패턴으로 성숙하기까지 정상적인 잡기 과정을 설명하였다(그림 18-1). 15개월 때 크레파스나 연필에

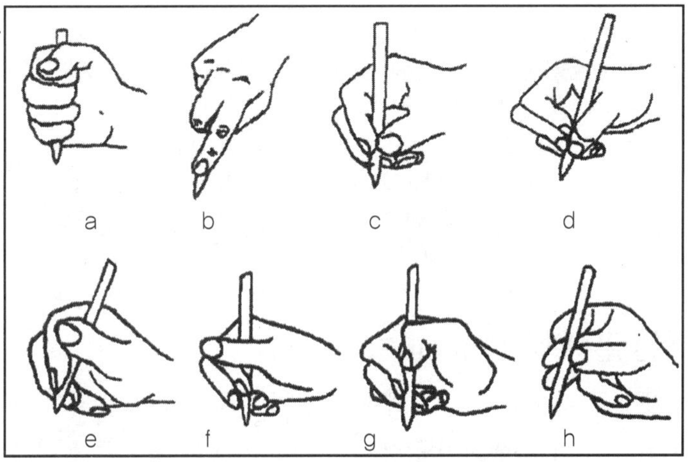

그림 18-1. 연필 잡기의 전형적인 발달: (a) 손바닥 회외 잡기, (b) 손가락 회내 잡기, (c) 정적 또는 동적 세 손가락 잡기, (d) 세 손가락 잡기, (e) 외측 세 손가락 잡기, (f) 외측 네 손가락 잡기, (g) 물갈퀴 공간(web space) 없이 세 손가락 잡기, (h) 네 손가락 끝으로만 잡기.

대한 아동의 최초 잡기는 손바닥-뒤침(회외, palmar-supinate) 자세와 "손바닥 위(palm up)" 자세로 연필을 꽉 쥔 손과 어깨의 움직임으로 형성된다(그림 18-1a). 어깨의 안정성과 팔꿈치 운동성이 증가하는 2~3세가 되면 손가락 엎침(회내, pronation)을 통해 잡기를 시작한다(그림 18-1b). 3세가 되면서 아동은 정적 세 손가락 잡기(static tripod grasp)를 사용한다(그림 18-1c). 아동은 어깨와 팔꿈치에서 움직임이 주로 일어난다. 제한적인 손목 움직임이 이러한 패턴에 관여하지만 팔은 여전히 하나의 단위로 움직인다. 손의 숙련된 사용은 엄지의 내전, 내측 회전, 안정성과 검지와 중지와의 대립 등이 필요하다; 모든 움직임 패턴은 성숙된 방법으로 연필 잡기를 위해서 이와 같은 모든 패턴이 필요하다. 약 4세 정도에 손가락 원위부의 소운동 기술이 향상되면서 동적 세 손가락 잡기가 나타난다(그림 18-1c). 동적 세 손가락 잡기는 4~6세 사이에 숙련되어진다. 또한 동적 세 손가락 잡기의 숙련은 어깨, 팔꿈치, 손목 안정성의 향상과 동시에 일어난다. 안정성이 증가하면서 손의 내재적 근육들은 글쓰기 도구를 효율적으로 조작하는 데 필요한 숙련되고 개별화된 움직임을 수행할 준비를 하게 된다. 내재적 손 근육의 발달과 함께 분리와 부수적 조절이 일어난다. 이 단계에서는 손으로 쓰기 발달 가운데 책상 위에 손을 유지하면서 쓰는 손의 안정성을 확보하는 방법을 배우게 된다.

보조작업치료사를 위한 설명

손목을 굴곡한 채 연필을 잡아보아라. 잡고 있기가 어려운가? 이제 손을 들어서 공중에서 글을 쓰는 자세를 취해보라. 중력은 손목을 신전, 엄지 내전 자세를 취하도록 당길 것이다. 반대로 해보아라. 모든 자세는 적절한 연필 잡기에 필수적이다. 아동이 경사진 면 또는 수직면에서 예비 쓰기, 쓰기, 소 운동 기술 수행을 하는 것은 적절한 연필 잡기에 필요한 손목 신전 근육 강화에 도움을 줄 것이다.

연필 위치(Pencil Position)

세 손가락으로 작업을 하면서, 잡기, 엄지, 검지, 중지의 숙련된 움직임 수행은 아동에게 섬세하고 높은 협조된 동작을 가능하게 한다. 세 손가락 잡기를 할 때, 약지와 소지가 손바닥을 지지하고, 연필 아래를 중지로 받치고, 검지와 엄지가 양쪽에서 자주 보고 있을 때 쓰기 도구를 안전하게 잡을 수 있다. 방향 변화가 빨리 일어나기 위해서는 엄지 약간 앞에 검지가 위치해야 한다. 이러한 잡기 패턴을 동적 세 손가락 잡기라 불리고 전형적으로 4~6세에 나타난다. 또한 물갈퀴 공간(web space)이 개방되어서 엄지, 검지, 중지 사이의 최대 움직임이 일어난다.

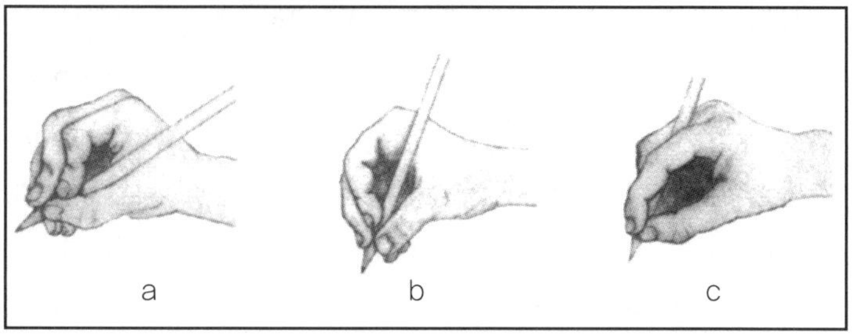

그림 18-2. 성숙한 효율적 잡기 a. 성숙한 세 손가락 잡기, b. 동적 네 손가락 잡기, c. 대체적 연필 잡기(sassoon) 또는 D'Nealian (Thurber), Monk's hold(Admundson), arthritic pen hold(Illustration by Jessica Cammaroto).

보조작업치료사를 위한 설명

엄지로 감싼 잡기(thumb wrap grasp)에서 엄지가 다른 손가락보다 앞에 있을 때 아동은 연필에 대한 조절 능력이 감소한다. 엄지에 가해지는 힘은 DIP 관절을 위로 올라오게 만들고, 연필이 중지를 아래로 누르는 Lump가 발생할 수도 있다 (Sassoon, 1986)(그림 18-3 참고).

왼손잡이 아동은 검지와 중지 및 엄지로 연필을 잡고, 연필 방향은 왼쪽 팔꿈치를 향한다. 반대로 오른손잡이 아동은 요골 부위 세 손가락으로 연필을 잡고, 연필은 오른쪽 어깨를 향한다.

연필의 원위부 조절을 위해, 개방된 물갈퀴 공간(open web space)의 동적 세 손가락 잡기는 손으로 쓰기 수행동안 적절한 기능적 잡기로 여러 OT 실습생과 교사들에게 고려되고 있다 (Amundson & Weil, 2001; Amundson & Weill, 1996; Bonney, 1992; Tseng & Cermak, 1993). 하지만 Dennis & Swinth(1999)은 동적 세 손가락 잡기는 명백한 쓰기 어려움이 없는 유일한 기능적 잡기가 아니라고 지적하였다. Bergmann (1990)은 내재적 손 근육 구조, 동적 손목 조절, 쓰기 도구의 원위 손가락 조절로 특징되어지는 기능적 잡기 패턴을 설명하였다.

이 정보는 아동은 속력, 식별, 편안함, 그리고 관절의 해로움을 유발하지 않는 연필 잡기가 필요하기 때문에 중요하다.

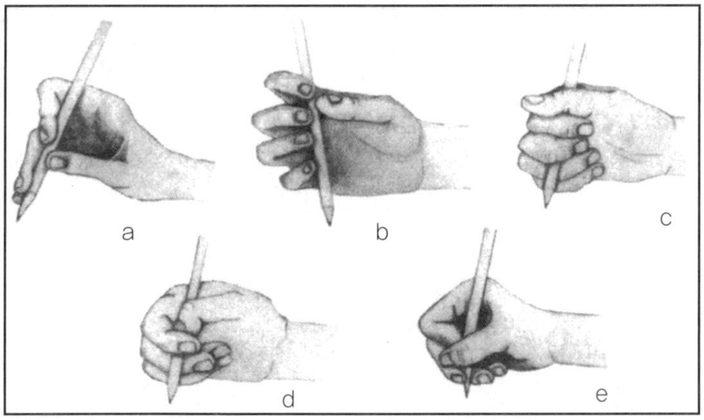

그림 18-3. 비전형적이고 비효율적 연필 잡기 a. 검지 잡기: 아동은 세 손가락 잡기와 비슷하게 하지만, 엄지는 최대 외전을 하지 않고 검지의 원위부 손가락 끝과 대립되기 위해서 내측 회전되어 있다. b. 손가락 끝 잡기: 엄지와 나머지 손가락 끝만 사용. 이것은 불안정하고 비효율적인 잡기이다. c. 손가락 사이 보조기(inter-digital brace): 이것은 연필의 손가락 움직임을 제한하기 때문에 비효율적인 연필 잡기이다. d. 엄지 턱(thumb tuck)(일상 교실에서 매우 흔하게 볼 수 있다): 손가락이 자유롭지 못하고 손가락끼리 부딪친다. e. 엄지 싸기(일상 교실에서 자주 볼 수 있다): 학생들은 상부 엄지 조절이 감소하고 중지 압박과 손 부딪힘이 일어나고 손으로 쓰기 동작이 서툴다.

이러한 것들을 만족시키는 연필 잡기를 가지고 있다면 굳이 변화시킬 필요는 없다(Benbow, 2002). 예를 들면, Sassoon (1993)은 D' Nealian grip, adapted grip, Monk' s grip, arthritis grip과 같은 변형된 손잡기를 설명하였다. 이와 같은 연필 잡기를 연구한 벨기에 신경학자인 Gallewaert는 글을 쓰는 사람의 경련을 경감시킨다고 결론을 내렸다(Sassoon, 1999). 또한 이러한 잡기 패턴은 비전형적인 자리에 무리한 힘을 가하면서 연필을 잡고 있는 아동에게 매우 좋은 선택될 수도 있다. 손가락끝 잡기를 사용하는 잡기 패턴은 팔을 전체적으로 사용하기 때문에, 대체적인 연필 방법 중에 매우 안정적이고 효율적 잡기 패턴이라고 결론을 내렸다(그림 18-2).

그림 18-2의 연필 잡기는 성숙되고 효율적인 연필 잡기로 아동에게 적합하다. 그러나 그림 18-3의 비전형적이고 비효율적인 연필 잡기는 장기간 사용 시 아동에게 해로운 영향을 줄 것이다. 비효율적 연필 잡기는 패턴은 갑자기 변화하기도 하지만 대부분 2학년 이후에 이러한 잡기를 바꾸는 것은 매우 힘들다. 이는 잡기 패턴은 습관으로 굳어지고, 특히 동기부여가 없다면 바꾸기 매우 힘들다. 따라서 2학년이 되기 전에 효율적이고 성숙한 연필 잡기 패턴을 가르치는 것이 필요하다

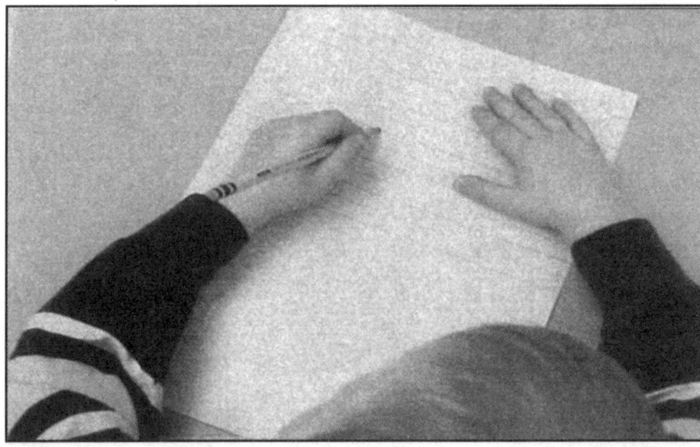

그림 18-4. 왼손잡이 종이 위치.

(Amundson & Weil, 1996).

쓰기의 발전(Moving On To writing)

학습 형태(Learning Styles)

Olsen(1997)은 손으로 쓰기 측면에서 학습을 시각, 청각, 촉각의 세 가지 형태로 구분하였다. 시각 학습자는 시각적 자료, 모델, 그림을 포함하는 도구에서 이득을 볼 수 있다. 청각 학습자는 구두 지시, 암기 이야기, 구두 지시 등으로 최상의 학습을 이끌어낸다. 촉각과 운동 학습자는 손가락 밀기, 공중에 글씨 쓰기와 같은 촉각과 움직임 활동이 포함된 지도로 이득을 볼 수 있다. 손으로 쓰기 학습에서 다감각 접근은 시각, 청각, 운동 자극을 사용해서 학습자의 쓰기 능력의 성공을 보조한다.

다음 다감각 활동은 무의적인 숫자와 글씨를 형성을 통해 아동학습에 도움을 준다.

1. 공중에 쓰기: 글씨와 숫자를 칠판에 쓰는 방법을 본 후에 아동은 스스로 과정을 생각한다. 그리고 검지와 팔을 움직여서 공중에 글씨를 써본다.
2. 무지개 쓰기: 아동은 다양한 분필을 사용해서 글씨, 숫자, 단어를 따라 써본다. 이러한 활동은 글씨를 형성하는 운동 기억의 강화에 도움을 준다.
3. 촉감 쓰기: 약지와 소지는 손바닥 안으로 굴곡하고, 검지와 중지 밑에 엄지를 모아서 카펫 위에 글씨나 숫자를 쓰는 활동은 촉각 입력과, 손의 힘과 기술 부위의 분리를 강화시킨다. 또한 이러한 촉각 입력은 글씨와 숫자 쓰기

의 운동 기억을 강화시킨다. Wikki Stix®(Omnicor, Inc., Phoenix, AZ), chenille stick으로 글씨나 숫자를 형성하는 것은 적절한 촉각 입력을 주고 글씨와 숫자의 운동 기억을 강화시킨다.

왼손잡이 아동의 치료(Working with left-handed children)

정자(manuscript) 쓰기의 경우에는 몸 중앙선을 기준으로 종이 하단 오른쪽이 왼쪽을 향한다. 필기체를 쓸 때는 종이 하단 오른쪽이 몸 중앙선을 향한다(그림 18-4). 주의 사항: 만약 종이가 비스듬하다면, 오른손잡이 아동의 경우 후크 잡기(hook grasp)를 사용할 수도 있다. 이러한 후크 잡기는 아동이 쓰는 방향으로 연필 끝을 향하면서 종이를 손으로 누르고 있는 자세에서 주로 일어난다. 이 자세는 매우 불안정하고 습관이 될 수도 있다. 또한 이 자세는 쓰고 있는 글자를 볼 수 있다. 후크 잡기를 예방하기 위해서 아동은 몸 가까이 왼팔을 놓고 글을 쓰고 있는 선 아래에 왼손을 두어서 쓰고 있는 글씨를 볼 수 있도록 한다.

어린 아동의 경우에는 변화를 위한 동기 부여를 하고, 교사와 돌봐주는 사람의 지지가 필요하다. OT 감독 아래 보조작업치료사가 손 기술 발달에 주의하면서 좀 더 편안한 잡기를 위해 "후크" 잡기를 바꾸기 위한 노력이 필요하다.

일부 왼손 잡기 아동은 종이를 기울여서 쓰고 있는 면에 옆으로 오도록 한다. 이와 같은 동작은 손목에 가해지는 부담을 줄여주고 아동이 쓰고 있는 것을 볼 수 있게 한다. 아동이 쓰기 편한 종이 기울기를 선택하도록 하는 것도 중요하다.

왼손잡이 아동은 몸 밖에서 중앙선으로 연필을 당긴다는 사실을 주의해야 한다. 반면에 오른손잡이 아동은 연필을 중앙선에서 신체에서 멀어지는 방향으로 당긴다. 왼손잡이들은 오른쪽에서 왼쪽으로 당겨서 T, A, H라는 글자의 교차점을 쓴다(반대로 오른손잡이들은 왼쪽에서 오른쪽으로 쓴다). 왼손잡이 아동이 펜을 위로 쓰는 것이 어렵다면, 손을 더 올리거나 위치 변화를 해주는 것이 더 효율적일 수도 있다. 작업치료사와 보조작업치료사는 아동 옆에서 실제로 쓰는 모습을 보여주거나 같이 해보는 것도 중요하다.

보조작업치료사를 위한 설명

Felt tipped pens는 연필보다 사용이 더 쉬울 것이다. 또한 felt tipped pens 사용은 유연한 글쓰기를 향상시킬 것이다.

보조장치와 적응된 쓰기 장치 (Prosthetic and Adapted Devices Writing Devices)

앞에 언급한 것처럼 연필 잡는 자세의 변화는 힘들고, 아동에게 스트레스를 줄 수 있다. 따라서 아동의 연필 잡는 자세 변화 시도는 팀원간의 조율을 통한 결정이 필요하다. 또한 이러한 변화는 서서히 일어나야 하고, 작업치료사의 감독이 필요하다. 취학 전 아동의 경우에는 손의 만곡이 발달하기 전까지 연필 잡기를 굳이 지도할 필요는 없다(24장 보조기 참고). 아동이 장차 손 문제를 유발할 가능성이 있는 연필 잡기를 사용하고 있을 때 보조작업치료사는 보조 쓰기 장치를 권유할 수도 있다. 쓰기에 제한이 있는 아동에게 적용 가능한 looping three small ponytail elastics는 기능적 연필 홀더(holder)를 제공한다. 중앙 고무는 손목에 찬다. 위부분의 고무는 물갈퀴 공간(web space)에 있는 연필 면을 미끄러지면서 움직인다. 고무 아랫부분은 세 손가락 잡기에서 연필을 잡는 적절한 위치를 알려주기 위해서 연필 아래에서 미끄러지면서 움직인다(그림 18-5). 고무밴드는 연필의 적절한 잡기를 유지하는데 도움을 주고, 여러 방면에 이용가능하고 또한 가격도 저렴하다. 아동이 연필을 잡으면 고무 밴드는 연필 표면을 미끄러져 내려가고 자동적으로 물갈퀴 공간으로 연필을 당긴다. 약지와 소지 아래 손바닥에 지우개와 같은 작은 물체를 넣어서 척골 쪽을 닫힌 상태로 만들어서 손의 분리를 촉진한다. 작은 분필이나 크레파스는 비효율적이고 미성숙한 잡기가 불가능하기 때문에, 구두 또는 시각 실마리 없이 세 손가락 잡기가 가능하다(그림 18-6). Handiwriter®(Handi Tgings, New Melle, MO)는 위에서 설명한 고무 밴드와 지우개의 역할과 유사한 기능을 가진 보조장치이다. 일부 다른 보조장치로 이용하는 연필 잡기(pencil grips)(그림 18-7)는 Start Right® Pencil Grip®(Start Right Co., Middlesex, NJ)(그림 18-7d), The Pencil Grip®(The Pencil Grip Inc., LosAngeles, CA)(그림 18-7c), and triangular grips 등이 있다.

읽기 쉬운 손으로 쓰기의 구성요소 (Components of Legible Handwriting)

손으로 쓴 글씨 식별에 영향을 주는 요소로 기울기, 특징, 공간, 크기, 선 위에 쓰는 능력들을 들 수 있다. 글자의 기울기는 종이 위치, 아래로 내리는 방향, 쓰는 동안 종이 이동 등

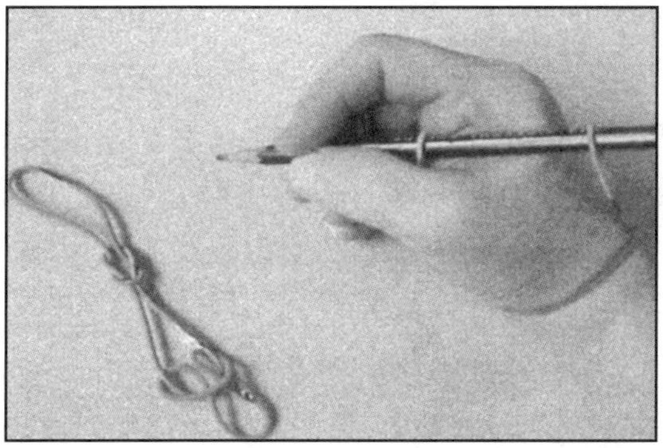

그림 18-5. 탄성 연필 홀더(elastic pencil holder).

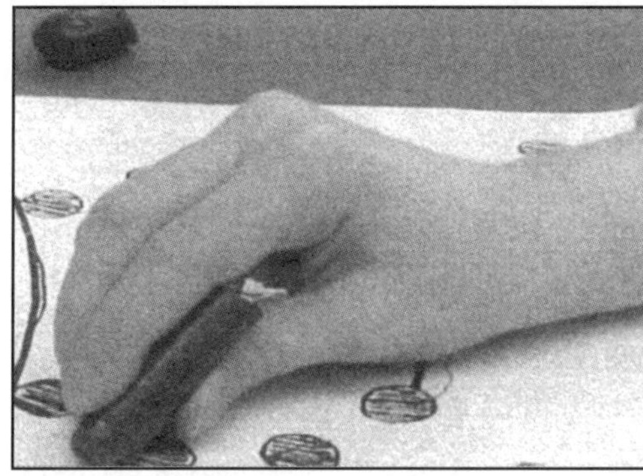

그림 18-6. 작은 크레파스는 세 손가락 잡기를 향상시킨다.

으로 결정된다. 글자의 기울기가 일정하면 좀 더 읽기 쉬울 것이다.

보조작업치료사를 위한 설명

일반적으로 수직 정자와 수직 필기체 프로그램은 아동이 배우기 쉽고, Olsen(1997)은 인지와 모방 측면에서 경사진 문자보다 수직의 문자가 더 쉽다고 주장하였다.

또한 글자와 단어 사이의 명확한 공간은 손으로 쓴 글씨를 읽기 쉽게 만드는 한 부분이다. 또한 쓰는 선 위의 크기도 아동의 작업 외형에 영향을 줄 것이다. 일부 아동은 줄을 따라 쓰기나 작게 쓰는 동작이 어려울 수도 있다.

보조작업치료사를 위한 설명

쓰기 과정의 구조

1. 긍정적인 면을 강조하고 칭찬을 자주 한다. 부정적인 인식은 아동의 손으로 쓰기 발달 목적을 저하시키는 원인이다.
2. 종이에 붉은 표시를 통해 지도의 효과를 높인다. 아동이 연습중에 쓰는 연필이나 펜의 색깔을 빨간색으로 하지 않도록 주의한다.
3. 학교 안에서 치료할 때, 손으로 쓰기 프로그램을 확실히 하기 위해서 교사와 함께 접근하고, 단기간이라도 정기적으로 연습하게 한다.
4. 실패에 대한 두려움을 줄이기 위해 아동이 가능한 부분부터 시작한다.

작업 면(Working Surfaces)

몇 년 전의 학교 책상은 20°의 경사가 있어서 이상적인 쓰기를 가능하게 했다. 사실 이전에 아동과 함께 치료할 때, 수직 작업면 사용을 여러 번 강조하였다. 눈과 얼굴은 작업 면

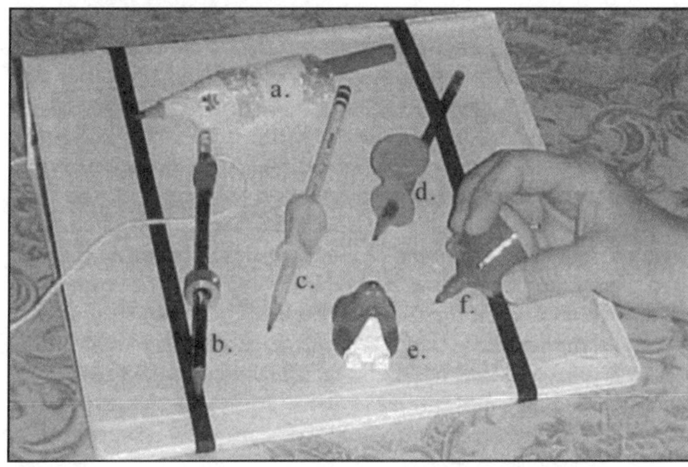

그림 18-7. Three-ring binder slant-board와 함께 종이를 잡는 탄성 끈 : a. built-up pencil; b. weighted pencil; c. The pencil Grip®(Los Angels, CA); d. The Start Right® pencil Grip®(Start Right Co., Milddlesec, NJ); e. animal bulb marker.

과 수평이기 때문에, 경사진 책상 또는 이를 대체한 편평한 책상 위의 이젤(easel)은 읽거나 쓰는 데 적절한 시각 관찰을 촉진한다. 수직면에서 하는 작업은 팔과 어깨 근육의 발달을 돕는다(Myers, 1992). 수직면에서 예비쓰기, 쓰기, 소운동 기술을 아동에게 장려하는 것은 약한 손목 신전근을 가진 아동에게 큰 이점을 주기 때문에 경사진 면에서 작업할 때 최선의 쓰기와 소운동 기술 활동을 가능하게 한다.

좀 더 신중한 계획을 통해 다양한 예비 쓰기, 쓰기, 소운동 기술을 수직면에서 할 수 있다. 예를 들면, 칠판에 쓰기, 이젤에 그리기, 벽에 있는 차트에 스티커 붙이기, 벽걸이 자석 판에 자석을 사용하기와 같은 형태는 손으로 쓰기에 필요한 손과 손목 자세의 발달을 도움을 줌으로써 예비 쓰기 발달을 보조하는 좋은 방법들이다(Myers, 1992).

종이 종류(Type of Paper)

일부 보조작업치료사는 선호하는 종이 종류를 가지고 있다. Handwriting Without Tears paper©(Handwriting without Tears, Inc., Potomac, MD)는 기본선과 중앙선 두 가지의 선이 그어져 있다. Primary Ready Write© paper(Pocket Full of Therapy, Morganville, NJ)는 적절한 연필 위치를 보조하는 색깔선이 그어져 있다. 짙은 녹색 상단선과 옅은 녹색 중앙선은 글자의 시작 위치를 알려주고, 적색 하단선은 주의가 필요한 부분을 알려준다. Smart Start Writing Paper™(Frog Street Press, Crandall, TX)는 녹색(태양/구름) 상단선, 적색 중앙선, 녹색(꽃/풀) 하단선으로 이루어져 있다. 이 종이는 아동이 쓰기를 하늘에서 출발하도록 작은 기호를 사용하고 땅으로 내려오도록 한다. 오름선 종이(raised line paper)는 위로 올라가는 녹색선을 가지고 있다. 이 녹색선은 아동에게 멈추어야 할 곳을 "느끼는 것"을 돕기 위해서 물리적 충돌을 주어서 아동을 보조한다. 부푼 그림 제품(puffy paint products)은 또한 오름선 종이를 만드는 데 사용된다.

종이 위치(Paper Position)

오른손잡이는 종이 하단 왼쪽이 몸 오른쪽 부분에 오도록 종이를 기울인다. 종이는 몸의 오른쪽에 위치해 있어야 한다. 오른손잡이는 위에서 아래로 당겨서 글씨를 쓴다. 왼손잡이는 종이 하단 오른쪽 부분이 몸의 중앙선 부위에 오도록 기울인다. 이를 통해 자유롭게 쓰면서 글씨를 볼 수 있다. 또한 왼손잡이는 글자를 왼쪽 팔꿈치 방향으로 당기면서 쓴다. 주의사항: 이전에 종이의 기울어진 각도를 설명하였다. 아동은 자신의 쓰기 방식에 맞는 편안한 각도를 결정해야 한다. 종이가 기울어진 각도를 기억하는 것이 힘든 아동은 종이 모퉁이 부분에 테이프를 사용해서 기준점을 만들어두는 것은 종이 기울기를 판단하는 데 도움이 된다.

손으로 글쓰기 문자 형성 프로그램 (Handwriting Letterform Programs)

학교, 병원, 기타 작업 환경 안에서 사용하는 문자 형성 프로그램을 아는 것은 중요하다. 일부 상업적으로 이용 가능한 문자 형성 프로그램은 별첨 18-2에서 발견할 수 있다. 비록 모든 문자 형성 프로그램은 글자와 숫자 쓰기 학습에서 제공되는 교육적 커리큘럼과 공통되는 목적을 가진다. 또한 중요한 철학과 다양성을 교육하는 접근을 통해, 일부 작업치료사들은 쓰기와 문자 정보의 절충된 관점을 가지고 아동 필요에 따른 다양한 전략과 요소를 사용한다. 아동을 치료하는 작업치료사들은 다양한 문자 형성 프로그램을 교육할 때 항상 최선의 적용을 하도록 노력해야 한다. 다양한 문자 형성 프로그램에 관한 정보와 샘플들은 온라인을 통해 저렴하게 이용 가능하다.

손으로 쓰기의 중재 (Handwritng Intervention)

자세와 앉기(Posture and Seating)

효율적 쓰기를 위해서는 좋은 자세가 선행되어야 한다. 초기 쓰기 중재에는 적합한 크기의 의자를 선택하는 것을 포함한다. 이상적인 의자는 엉덩이, 무릎, 발목은 모두 90° 굴곡이 되어야 한다. 마찰이 높은 테이프를 붙인 전화책이나 미끄러짐 방지 방석은 아동의 발이 미끄러졌을 때 넘어지는 위험을 예방하고 안정감을 준다(그림 18-8). 팔걸이 의자 또는 각도 조절 의자 바닥은 아동에게 적절한 지지를 제공하고, 바른 자세 정렬을 통해 손으로 쓰기와 같은 숙련된 손 움직임에 도움을 준다. 푹신한 의자나 메밀가루로 채워진 의자 쿠션은 아동의 전방 경사를 형성시켜 기립 앉기 자세를 유도한다. 이 같은 쿠션들은 활발한 움직임을 가진 아동에게 움직임의 제한과 적절한 감각 자극을 주기 때문에 앉은 자세에서 전체적인 주의 집중력을 향상시켜서 바람직한 앉은 자세를 지지하는 데 도움을 준다. T 도구(T stools)와 볼 의자(ball chair)의 사용은 곧은 자세를 촉진하고, 자세를 향상시킨다. 일부 아동은 낙상으로 인한 손상 예방을 위해 의자 벨트가 필요한 경우도 있다. 의자 벨트와 관련된 문서는 학교 지시사항이나 시설 가이드라인을 참고하고 이에 따라서 적용해야 한다.

책상높이는 아동이 바로 앉기를 했을 때 팔꿈치 보다 약 2인치 정도 높아야 한다. 아동이 전방으로 기울어진다면, 책상의 높이는 너무 낮은 경우이다. 또한 아동이 후방으로 기울어진다면 책상이 너무 높은 경우이다. 작업치료사는 아동이 팔을 의자 팔걸이 놓고 바닥은 발에 붙이고 허리는 의자에 기댄 자세인 곧은 앉기(tall sit up)를 촉진하도록 한다(11장 소아의

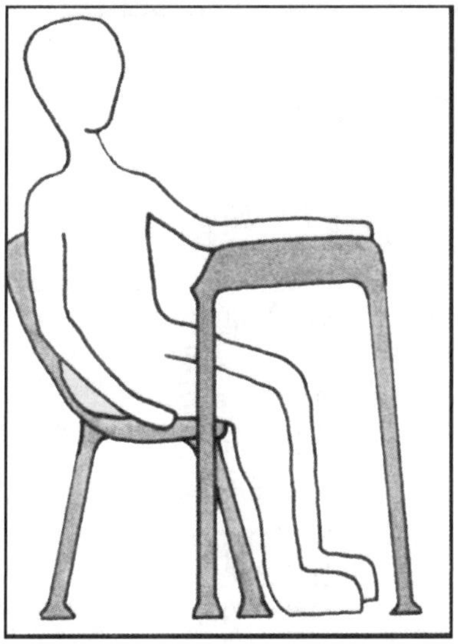

그림 18-8. 책상에 바르게 앉은 자세 (Illustration by Jessica Cammaroto).

자세 조절: 바른 자세를 위한 선택을 참고하기 바란다).

예비쓰기(Prewriting)

이전에 손으로 쓰기 최선의 중재는 예방이라고 언급하였다. 충분한 준비가 이루어지기 전에 연필을 잡는 것은 비효율적이고 미성숙한 잡기로 이어지고, 비전형적인 연필 잡기의 결과로 나타난다. 요즘 초등학생들에게 이러한 비전형적인 잡기를 흔히 볼 수 있다. 따라서 3세된 아동은 사전 준비 동작인 손의 만곡과 비틀기, 쥐기, 집기, 당기기, 꿰기, 흔들기와 같은 소운동 기술을 발달시키는 활동을 준비해야 한다. 4~5세 아동은 기존의 연필이나 크레파스보다는 오히려 동물 형태 마커, 긴 분필, 두툼한 크레파스 등과 같은 나이에 적합한 쓰기 도구를 선택해서 쓰기 도구를 잡는 동안 손바닥 만곡의 형성을 촉진한다(그림 18-7e).

취학 전 아동의 쓰기 학습 준비를 위해 기본적으로 상체 안정성과 근육 긴장, 근력, 지구력의 발달이 필요하다. 높이뛰기, 기어가기, 동물 걸음, 큰 블럭 쌓기, 모래 쌓기, 진흙 놀이, 손가락 놀이와 같은 방향 기술은 상체, 어깨, 팔, 손목의 발달을 촉진하는 적합한 활동으로 쓰기 학습을 위한 운동 발달의 기초를 형성한다. 방향성은 오른쪽과 왼쪽의 이해와 구분을 포함한다. 큰 신체 움직임을 통해 방향성 학습은 왼쪽에서 오른쪽으로 책장을 넘기는 것과 글자를 형성을 위한 왼쪽에서 오른쪽, 위에서 아래에 대한 움직임의 이해로 전환된다.

보조작업치료사를 위한 설명

반대로 글자 쓰기: 글자와 숫자를 반대로 쓰는 방법은 초등학교 1, 2학년들에게 주로 사용하고, 심지어 3학년에게도 사용한다. 학년이 올라갈수록 이러한 사용 빈도는 줄어든다.

수정하기(Making Modifications)

손으로 쓰기에 어려움이 있는 아동은 특수한 수정을 통해 이득을 볼 수 있다. 보조작업치료사는 아동의 필요에 적합한 수정을 해야 한다.

수정은 다음과 같은 내용이 포함된다.

- 편안한 눈의 위치를 위해 종이나 노트의 경사를 기능적 각도가 되도록 조정하기
- 아동에게 식별 가능한 쓰기를 촉진하면서도 이전에 쓴 내용의 글자의 형태를 걱정하지 않도록 한다.
- 손으로 쓰기 기전에 정해진 시간을 소비할 때, 교정을 통해 잘못된 글씨 여부를 점검한 후에 지우개로 완벽히 지우도록 한다.
- 글자를 통한 표현이 더디고, 서툰 형태로 나타난다면 부여된 부담감을 줄이기 위해 간단한 글자를 완벽하게 써보도록 한다.
- 사전 결정된 스케줄을 따라서 할당된 기회를 제공해라. 문자 형성을 위한 회상에 필요한 우회로로써 아동이 문자 내용, 구두점의 다양한 특징에 대한 관심 집중을 유도한다.

표 18-1은 아동과 치료하는 작업치료사들에게 흔히 접하는 몇 가지 글쓰기 문제에 관한 요약을 보여주고 있다.

손으로 쓰기 평가
(Handwriting Evaluations)

정형화된 실험 도구는 객관적인 평가와 점수를 제공하고, 작업치료사가 이러한 점수를 바탕으로 아동 진전 과정의 평가를 가능하게 한다(Campbell, 1989). 손으로 쓰기를 평가하는 표준화된 다양한 도구들이 실제로 사용되고 있다. 이러한 평가는 속도, 식별, 특수한 시각 인지 기술과 같은 손으로 글쓰기의 다양한 구성요소들을 검사함으로써 손으로 글쓰기의 판독을 하게 된다. 손으로 글쓰기 평가 목적은 쓰기 능력의 "전체 사진"을 결정하는 것이다. 표 18-2는 일부 표준화된 손

표 18-1

흔한 손으로 쓰기 문제 목록

문제	관련 증상	치료 전략
강한 연필 누르기	쉽게 피로 손의 경련 쓸 때 종이의 찢어짐 서툰 글쓰기 잠재적인 감각 문제	데워진 퍼티 치료(Therapy putty warm up) 종이, 미끄럼 방지 매트, 종이 아래 마우스 패드 사용 #3 연필 사용 패드된 3공(padded three ring) 바인더의 사용 고스트 쓰기 방법(가볍게 종이에 쓴 후에 다시 지우기)
약한 연필 누르기	손 근육 구조의 약화 낮은 손가락 민첩성 낮은 감각 증가 손가락 끝 잡기 가벼운 손가락 유지	쓰기 동안 연필을 좀 더 강하게 누르도록 실마리 제공 먹지(carbon paper) 사용 높은 압력 입력을 제공 짧은 연필이나 크레파스 사용 종이 아래에 모래 종이(sandpaper) 사용 연필이나 크레파스 대신에 선이 좀 더 두꺼운 마커를 사용 #1 연필 사용 적절한 손가락 위치를 유도하기 위해 연필에 1인치 주위에 고무 밴드로 싸기
진전	감각 인지의 요구 증가	무거운 연필 사용 붓(wax pencil) 사용 무거운 연필 사용 유도(예, #1)

으로 쓰기 평가의 특징을 설명하고 있다(8장 참고 : 발달 평가의 개관).

일부 작업치료사들은 표준화된 손으로 쓰기 평가를 사용하지 않고 대신에 임상적 관찰 기술과 쓰기 문제를 가진 아동을 치료한 광범위한 배경 지식을 사용한다. 아동의 쓰기 동안 관찰된 치료 결과물은 아동의 손으로 쓰기의 기능적 평가에 사용된다.

관찰은 작업치료사에 의해 시행되고 증명된 개인 역량, 시설 가이드라인, 보조작업치료사에 기초를 둔다. 작업 치료 서비스에 기반을 둔 손으로 쓰기의 설정은 아주 중요하다. 교실 밖에서는 부담감이 줄어들어서 조용한 교실 안에서 하던 수행과 다를 수도 있기 때문에 교실 환경 안에서 관찰하는 것은 중요하다. 보조작업치료사는 교실 내 의자배열, 주의 집중력, 머리와 책상간 거리, 연필 잡기, 자세와 위치 잡기 등과 같은 기능적 요소들을 관찰한다. 아동이 칠판과 교사를 바라보는가? 칠판과 교사를 보기 위해 머리를 드는가? 아동이 교사의 지시를 기억하고 수행하는가? 아동이 집중하지 못하고 산만한가? 시각적으로 또는 청각적으로 거리감이 있는가?

요약
(Summary)

손으로 쓰기는 균형, 체간과 상지 근력, 지구력, 양측 협응성, 운동 계획, 시각 인지, 우세 손, 눈-손 협응력, 기억, 촉각과 운동 감각, 집중력 등과 같은 많은 기술들이 포함되는 복합적 결과물이다. 이 장에서는 중요한 의사소통 도구의 발달을 지지하기 위해서 예비쓰기와 쓰기 기술에 영향을 주는 구성요소와 쓰기의 기초적인 구성들을 전반적으로 언급하였다. 작업치료사와 보조작업치료사는 단지 글쓰기 교사의 역할이 아니라, 건강한 손 기술 발달 목적을 위한 기반을 다져주는 역할을 해야 한다.

사례연구
(Case Study)

David는 4세 때 시각 주의산만, 시각 방어, 집중 어려움, 손-시각 불협응성을 보였고, 전체적으로 2~3세 수준의 기능을 가지고 있었다. David는 운동 계획 수준이 낮았고, 교실에

표 18-2

표준화된 손으로 쓰기 평가

ETCH: 아동의 손으로 쓰기 평가 도구

Susan Amundson, MS, OTR/L.
정자와 필기체를 위한 질적인 평가와 손으로 쓰기 기술 문서화를 보조하도록 설계. 1~6점으로 나누어진다.

Minnesota Handwriting Assessment

Judith Reisman, Ph. D., OTR, FAOTA.
정자와 D' Nealian 인쇄를 강조하는 손으로 쓰기 평가 도구. 1~2점으로 나누어진다.

Wold Sentence Copying Test

Wold, Robert, OD.
평가지에 미리 인쇄된 문장들을 얼마나 빨리 정확하게 모방하는지를 평가하는 데 사용된다. 2~8점으로 나누어진다.

서 동작에 대한 지시를 실행하기 힘들었다. 또한 가위질, 그리기, 색깔 칠하기, 옷입기(지퍼, 버튼)과 같은 동작을 하기 힘들어했다. 작업치료 서비스의 시작 단계에서 David는 요골 cross-palmar 연필 잡기를 사용하였다(1학년 수준). 작업 치료 첫 해는 예비 쓰기 기술 발달에 중점을 두었다. David는 시각적으로 손동작을 촉진하는 쓰기의 전조 단계인 휘갈기는 단계(scribbling stage)에 있었다. 흙놀이, 모래상자 놀이, 큰 따개 사용, 단추나 작은 물건을 집게로 집기, 종이를 찢거나 구기기, 손가락 그림, 손등에 스티커 붙이기, 손목에 부하를 주는 보조기 등과 같은 활동은 손인지, 양측 운동 협응성, 신체 인지에서 소개되었다. 성숙한 연필 잡기를 촉진하기 위해서 작은 크레파스 또는 분필을 수직면에서 사용하도록 하였다(그림 18-3a와 18-9). 학기말에는 여러 가지 연필 잡기를 시도했지만 그 전에는 손가락의 재배열을 위해 항상 검지 잡기를 사용하였다. 또한 성숙하고 연령에 맞는 잡기 사용을 위해 연필 하단에 고무밴드를 착용해서 손가락 위치를 잡는 데 도움을 주었다. 손목에도 고무밴드를 착용해서 연필을 미끄러지게 움직이도록 해서 물갈퀴 공간 안에 들어오도록 당기는 역할을 하도록 했다. 하지만 이와 같은 중재는 David의 연필 잡기가 결국 세 손가락 잡기로 향상시키는 것이 성공하지 못했다는 것을 의미한다.

David가 한 학년이 올라간 후에 오전에는 취학 전 그룹에, 오후에는 유치원 과정에 참가하였다. 보조작업치료사는 연필에 스펀지를 싸서 연필을 보정하였다(그림 18-7a). 정확한 손가락 위치에 알려주기 위해서 두 개의 스티커를 연필에 붙였다. 하지만 처음에 도움이 되는 것처럼 보였지만, 결국 다시

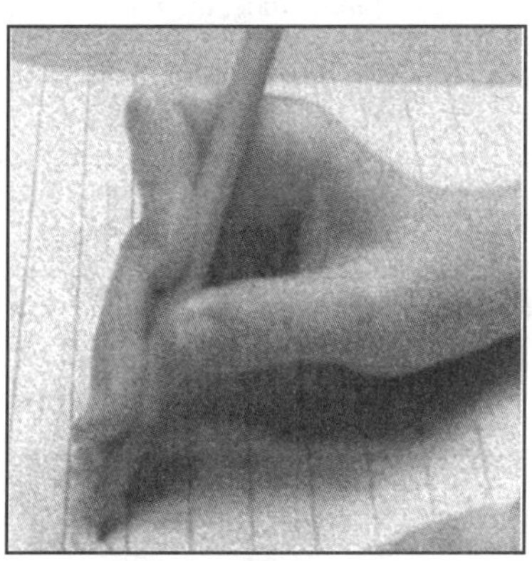

그림 18-9.
검지 연필 잡기.

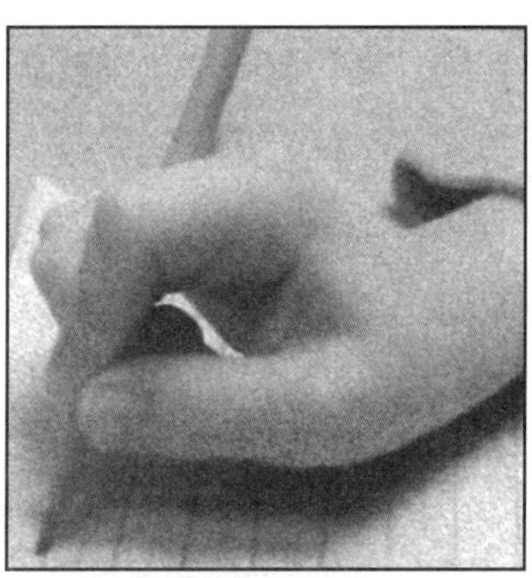

그림 18-10.
대체적인 연필 잡기.

검지 잡기로 되돌아갔다. 쓰기 속도의 제한으로 인해 이러한 잡기는 기능적 잡기 패턴이라고 볼 수 없다. 그러므로 이 패턴이 David에게 습관이 되기 전에 효율적 잡기를 찾는 것이 매우 중요했다. 작업치료사와 보조작업치료사는 대체 방법으로 연필 홀더(pencil holder)를 사용하기로 결정했다(그림 18-2c, 18-10). David는 유치원에 다니는 동안 이 도구를 사용하였다. 학기를 마칠 무렵에 이러한 대체 잡기 패턴에 익숙해졌고, 연필 조절을 위해 어깨와 팔꿈치 움직임을 사용하지 않고, 손가락을 사용하게 되었다(그림 18-10).

토론 문제(Discussion Question)

1. 작업치료사와 보조작업치료사는 David의 연필 잡기 향상을 위해 다감각 접근을 사용하였는가?
2. 작업 치료사와 보조작업치료사는 교실과 가정 두 군데의 활동을 어떻게 보장했는가?
3. David의 초기 작업치료 과정을 계획한다고 가정하면, 어떠한 측면을 강조해야 하는가? 이러한 치료를 적용하기 위해 필요한 특수한 활동은 무엇인가? 또한 앉기와 자세 잡기와 환경 문제들을 어떻게 다룰 것인가?

적용활동 (Application Activities)

1. 친구의 연필 잡기와 다양한 형태를 조사해보라. 친구들 중에 손으로 쓰는 사례를 선택해서 개인적 특징과 문자 형태를 기록해본다.
2. 여러 종류의 잡기로 인해 나타나는 관절 변형, 못, 럼프(lump) 여부를 친구들의 손을 보면서 검사해보아라.
3. 글쓰기 어려움을 경험하는 아동에게 적용 가능한 일부 장치들을 준비해보아라.
4. 적절한 종이 위치, 연필 잡기, 앉은 자세 등을 실제로 경험한 후에 비교해보아라.

참고문헌(References)

Amundson, S. J., & Weil, M. (1996). Prewriting and handwriting skills. In J. Case-Smith, A. Allen, & P. N. Pratt (Eds), *Occupational therapy for children* (3rd ed., pp. 524-541). St. Louis: Mosby.

Amundson, S. J. (1998). TRICS For Written Communication, Pocket Full of Therapy. Homer, AK: OT Kids, Inc.

Benbow, M. (2002a). *Loops and other groups*. Tucson: Therapy Skill Builders.

Benbow, M. (2002b). Understanding the hand from the inside out. Handout distributed at a workshop, Sept. 2002.

Benbow, M. (1995). Principles and practices of teaching handwriting. In A. Henderson & C. Pehoski (Eds). *Hand function in the child: foundations for remediation* (pp. 255-281). St. Louis: Mosby.

Benbow, M., Hanft, B., & Marsh, D. (1992). Handwriting in the classroom: improving written communication. In C. B. Royeen (Ed.). *AOTA self-study series: Classroom applications for school-based practice* (pp. 1-60). Rockville, MD: American Occupational Therapy Association.

Beery, K. (1997). *The Beery-Buktenica developmental test of visual-motor integration* (3th ed.). Cleveland, OH: Modern Curriculum Press.

Bergmann, K. P. (1990). Incidence of atypical pencil grasps among nondysfunctional adults. *American Journal of Occupational Therapy, 44*, 736-740.

Erhardt, R. P. (1994), *Developmental hand dysfunction: Theory, Assessment, and treatment*. Tucson, AZ: Therapy Skill Builders.

Gesell, A., & Amatruda, C. S. (1969). *Developmental diagnosis* (2nd ed.). New York: Harper and Row.

Klein, M. D. (1982, 1990). *Pre-writing skills,* revised, *skill starters for motor development. A success learning program for teaching sequential pre-writing skills to preschool and developmentally delayed children*. Tucson, AZ: Communication Skill Builders, Inc.

Lamme, L. L. (1979). Handwriting in an early childhood curriculum. *Young Children, 35*(1), 20-27.

Lyle, J. (1976). Development of lateral consistency and its relation to reading and reversals. *Perceptual and Motor Skills, 43*,695-698.

Marr, D., & Windsor, M. M. (2001). Handwriting readiness: Locatives and visuomotor skills in the kindergarten year. *Early Childhood Research & Practice, 3*(1).

Marsh, D. (1992). *AOTA presents: Getting a grip on handwriting*. Rockville, MD: American Occupational Therapy Association.

Marsh, D. & Hanft, B. (1992). *Getting a grip on handwriting*. 30 minute videotape. American Occupational Therapy Association, Products Division.

Myers, C. A. (1992). Therapeutic fine-motor activities for preschoolers. In J. Case-Smith, C. Pehoski (Eds.), *Development of hand skills in the child*. Bethesda, MD: AOTA.

Olsen, J. Z. (1997). *Cursive teacher's guide*. Potomac, MD: Handwriting Without Tears, Inc.

Sassoon, R., Nimmo-Smith,I., & Wing, A. M. (1986). *An analysis of children's penholds, graphonomics: Contemporary research in handwriting*, Elsevier Science Publishers B.V. (North-Holland).

Sassoon, R. (1993). *The art and science of handwriting*. Bristol, England: *Intellect Books*.

Sassoon, R. (1999). *Handwriting of the twentieth century*. London: Routledge.

Schneck, C. (1991). Comparison of pencil grip patterns in first graders with good and poor writing skills. *American Journal of Occupational Therapy, 45*, 701-711.

School System Taskforce. (1989) *Guidelines for occupational therapy services in school systems*. Rockville, MD: AOTA.

별첨 18-1

보조작업치료사를 위한 자원 샘플

A Sense of Direction, Activities to Build Functional Directional Skills, Laura Sena. 방향 혼란 아동의 왼쪽/오른쪽, 전방/후방, 위/아래 등과 같은 개념 형성을 언급하고 있다.

*Action Alphabet: Sensorimotor Activities for Groups*은 모래 상자 안에 감추어진 물체 찾기와 같은 알파벳 문자를 사용하는 활동을 포함하고 있다.

Alphabatics, Catherine Rainey. 문자 형성 학습, 지각 정위 증진, 손 기술 연습을 하기 위한 촉각, 운동, 시각 활동을 포함한다.

Callirobics, Liora Laufer. 취학 전 아동의 정자와 필기체 준비를 위한 callirobics 프로그램을 이용가능하다. 또한 이 프로그램에는 음악을 통한 손으로 쓰기 운동이 포함되어 있다.

Chalk-Board Fun, Laura Sena. 손으로 쓰기의 강력한 기초 발달에 도움을 주도록 설계되어 있다.

Correcting Reversals, Penny Froves. 아동이 흔히 쓰는 잘못된 문자와 숫자를 줄이는데 도움을 주는 40여 가지의 운동이 포함되어 있다.

Development of Pre-Writing and Scissor Skills: A Visual Analysis, Kristen Johnson Levine. 예비 쓰기와 가위 기술 발달과 관련한 정보를 포함한 비디오 첨부.

Dysgraphia: Why Johnny Can't Write, 3rd ed., Diane Walton Cavey. 쓰기 장애 아동에 대한 재인지를 위한 가이드라인을 제공하고, 이들에게 필요한 특수한 쓰기 기법들을 설명하고 있다.

Fingerplay Fun! by Rosemary Hfallum. 아동이 즐겁게 놀 수 있는 다양한 손가락놀이 방법을 소개하고 있다.

Getting a Frip on Handwriting Barbara. Hanft와 Dottie Marshc가 직접 촬영한 30분 분량의 비디오가 제공된다.

Getting to know Myself, Hap Palmar. 테이프 또는 CD로 이용 가능한 음악 제공.

Hands at Work and Play, Developing Fine Motor Skills at School and Home, Janice Miller Knight and Mary Jo Gilpin Decker. 예비 쓰기 발달과 손으로 쓰기에서 좋은 습관 발달을 위한 정보들과 더불어 감각 운동 활동, 가정에서 부모 문자의 샘플을 포함하는 프로그램을 제공하고 있다.

Handwriting, Not Just in the Hands, Eileen Vreeland. 교실에서 공식적 평가, 의학적이고 보상적인 전략, 손으로 쓰기의 경제적 측면, 손으로 쓰기 지도와 기술에 관한 최근 연구와 조사 리뷰.

Learning in Motion, Patricia Angermeier, Joan Krzyanowski, and Kristina Keller Moir. 아동이 손으로 쓰기 후기 기술을 위한 사전습득을 배우는 주요 움직임 활동을 포함하고 있다(방향성, 신체 인지). 또한 알파벳 문자 순서와 발달 순서에 따른 색인을 포함하고 있다.

Let's Do it-Writing Readiness, Gail Kushnir. 눈-손 협응성과 운동, 감각, 인지 기술, 자세, 자르는 기술, 연필 잡기, 시간 정위, 문제 해결의 발달에 중점을 둔 예비 쓰기 활동과 운동에 관한 책.

Pre-writing Skills Revised, Marsha Dunn klein. 신입 작업치료사를 위한 자원: 예비 쓰기 프로그램이 어떻게 개별화되는지에 대한 정보와 점검목록, 예비 쓰기 활동, 발달 목록과 점검목록, 도식 등을 포함하고 있다.

Tool Chest: For Teachers, Parents & Student. A Handbook to Facilitate Self-Regulation, Diana Henry. 이 책은 4~13세 사이의 아동이 학교와 가정에서 사용하는 활동을 포함하고 있다.

Tricks For Written Communication, Techniques for Rebuilding and Improving Children's School Skills, Susan J. Amundson.

Write From the Start, Ion Teodorescu and Lois M. Addy. 위의 두 권의 책은 효율적 손으로 쓰기에 필요한 지각 기술과 소운동 기술을 발달하는 데 필요한 프로그램을 제공. 이러한 프로그램은 손의 내재적 근육 발달 운동과 다양한 문자 형태를 형성하는 데 필요한 조절 습득을 포함하고 있다. 또한 문제 정위에 필요한 지각 기술 발달 활동과 쓰고 있는 페이지를 조직화하는 활동도 포함하고 있다.

별첨 18-2

손으로 쓰기 프로그램 지도 샘플

Handwriting Without Tears, Jan Olsen. 정자와 필기체 프로그램과 예비 쓰기 준비 프로그램.

Loops And Other Groups, Mary Benbow. Zaner Bloser Kinesthetic Cursive 쓰기 프로그램.

D'Nealian Handwriting Program, Donald Thurber. 지속적인 정자와 필기체 프로그램.

Zaner-Bloser Handwriting With a Simplified Alphabet, Clinton S. Hackney. 지속적 일획 정자와 필기체 쓰기 프로그램.

Getting it Write, LouAnne Audette and Anne Karson. 수직 알파벳과 단순화된 필기체 문자 형성과 함께 지속적 일획 정자.

Let's Do It-Write: Writing Readiness WorkBook, Gail Kushnir. 4~6세 사이의 4~10명들로 구성된 그룹의 6주 과정 코스.

Big Strokes for Little Folks, Bonnie Levine Rubell. 5~9세 사이 아동을 위한 발달학적 손으로 쓰기 프로그램. 대부분의 문자를 인지했지만, 이러한 문자를 형성하기 위한 능력에 제한이 있는 아동을 위해 설계.

Hands at Work and Play, Developing Fine Motor Skill at School and Home, Janice Miller Knight and Masha Jo Gilpin Decker. 5~7세 사이의 쓰기 활동을 하는 아동을 위해 설계.

Helping Yours Handwriting, Rosemary Sassoon. 이탤릭체 쓰기 프로그램: 이 책은 개별 손으로 쓰기 문제를 파악하고, 이해하고, 수정하는 방법을 학생들에게 보여주고 있다.

Fluent Handwriting, Nan JAy Barchowsky. 이탤릭체 쓰기 프로그램.

별첨 18-3

유치원 교실에서 예비 쓰기와 초기 쓰기 기술을 지지하는 게임들

(Courtesy of Jackie Carey, OTA)

다음 모든 게임들은 플라스틱 그릇 안에 배치되었고, 다음 교사에 대한 지침은 소동작 센터에 있는 유치원 교실에 남겨졌다.

종이 클립 경주

준비물: 주사위, 큰 종이 클립 박스, 12″×4″ oaktag로 만들어진 놀이 카드. 세로 선 두 개를 그리고 이 선과 교차하는 15개의 가로 선을 그린다. 아래에서 위로 각 선마다 1~15의 숫자를 적는다. 이 카드를 나누어준다.
방법: 주사위를 굴려서 나온 숫자만큼 종이 클립을 가지고 게임판에 붙인다. 가장 먼저 꼭대기에 도달한 사람이 승자가 된다.

꺽여진 파이프와 파이프 글자

준비물: Accordian Pipe®, 얇은 주사위, 정확한 문자 정보 가이드를 위한 숫자와 화살표가 그려진 문자 카드(보통 8″×11″ 복사 종이를 사용)
꺽인 파이프 놀이 방법: 주사위를 굴린다. 나온 숫자만큼 파이프를 연결한다. 파이프를 연결해서 끝이 연결한 사람이 승자가 된다.
파이프 문자 놀이 방법: Accordian Pipe® 문자로 같은 가방에 위와 같은 과정을 포함한다. 같은 준비물을 사용한다.

얼마의 돈을 가지고 있는지 아나요?

준비물: 동전 은행, 플라스틱 동전, 각각 동전의 그림이 그려진 카드.
방법: 책상에 동전을 올려놓고 은행에 넣어둔다. 동전을 적절한 카드로 바꾸어준다. 은행에 넣어둔 것과 현재 가지고 있는 것을 세어본다.

당신을 얼마의 돈을 가지고 있을 수 있나요?

준비물: 플라스틱 동전, 동전 은행, 주사위
방법: 책상에 동전을 펼쳐 놓는다. 캔에 다시 동전을 넣는다. 한 손은 등에 둔다. 주사위를 굴린다. 다시 한 손으로 나온 숫자만큼 캔에서 동전을 꺼낸다. 한 손은 여전히 등 뒤로 한 채 다시 동전을 넣는다.

지우개 경주

준비물: 아주 작은 지우개, 주사위, 집게, 바닥에 구멍이 난 버리는 플라스틱 컵.
방법: 작은 지우개를 책상에 펼쳐 놓는다. 컵을 반대로 엎어 놓고 주사위를 굴린다. 한 손은 등 뒤로 한다. 집게를 사용해서 지우개를 집어서 구멍에 넣는다. 손을 번갈아가면서 한다.

악어를 먹여라(Feed the Alligator)

준비물: 커튼 볼(cotton balls) Alligator Snatcher®, 구멍이 난 버리는 컵, 종이판.
방법: 바닥의 종이판에 커튼 볼을 올려놓는다. 주사위를 굴린다. 악어를 사용해서, 커튼 볼을 들어올리거나 색깔이 있는 pom-pom을 잡아서 컵에 놓는다.

개구리를 먹여라! Feed the Frog(Crazy Clickers®를 사용하는 '악어를 먹여라'에서 변형된 방법)

쓰기 마술(Magic Writing)

준비물: 지울 수 있는 하이라이트 펜.
방법: 노란 마커로 몇 가지 그림을 그린다. 마커의 흰 부분으로 선 위를 따라 그린다. 마술! 마커 부분을 바꾸는 것을 몰래 한다.

테니스 공을 먹여라!

준비물: 테니스공을 얇게 자르고 두 개의 눈을 마커로 그리거나 작은 단추를 붙인다.
방법: 입을 열어서 얇은 조각의 음식을 넣을 수 있을 정도로 테니스공을 꽉 준다.

별첨 18-3 (계속)

유치원 교실에서 예비 쓰기와 초기 쓰기 기술을 지지하는 게임들

Mini-Etch a Sketch®

준비물: Ohio Art Pocket Etch a Sketch®(Bryan, OH), oaktag를 수평선, 수직선, 가로선, 계단, T 모양, 사각형, 삼각형, 원과 같은 것을 모방하기 위해서 설계된 작은 카드를 준비한다.
방법: 아동은 그림판에 있는 모양을 모방한다.

무엇을 잃어버렸나요?

준비물: Plastic Stringing Discs®
방법: 21개의 일정한 주기를 가지는 카드를 21장 준비한다. 아동은 일정한 주기를 기억해야만 한다. 일정한 주기의 마지막에 오는 색깔이 무엇인지 맞추는 놀이이다.

단추 목걸이

물질: 부드럽고 얇은 스펀지와 실. 스펀지를 사각형으로 자르고 구멍을 낸다. 실을 잘라서 양쪽 끝에 단추를 달아둔다. 일정한 주기를 가지는 카드를 만든다.
방법: 사각형 스펀지의 구멍으로 버튼을 넣는다. 아동은 일정한 주기를 가지는 색깔을 기억해야 한다. 일정한 주기의 마지막에 오는 색깔이 무엇인지 맞추는 놀이이다.

Martian Popping Thing

준비물: Martian Popping® 장난감(Gag Works, Los Alamitos, CA), 주사위
방법: 주사위를 굴린다. 한 손을 사용해서 굴린 숫자만큼의 Martian을 잡는다. 손을 번갈아가면서 한다.

종이클립 게임

준비물: 크고 작은 종이클립, 8″×12″ 크기의 놀이 카드를 나누어준다. 카드 가운데 세로선을 그리고 이 선과 만나는 12개의 가로선을 그린다. 그리고 각 선마다 1~12의 숫자를 적는다.
방법: 주사위를 굴린다. 나온 숫자만큼 종이클립을 들어서 카드에 종이 클립을 올려놓는다. 차례로 굴린다. 가장 먼저 카드를 채운 사람이 승리한다.

글자 Wheel

준비물: 4″×6″ 크기로 자른 흰 종이와 카본 종이
방법: 두 종이 사이에 얇은 먹지를 끼워넣는다. 글자를 따라서 Wheel을 사용한다. 검지로 분필을 잡는 것처럼 Wheel을 잡는다.

큰 스텐실(Giant Stencils)

준비물: 큰 크기의 스텐실과 큰 크기의 도화지
방법: 바닥에 엎드려서 한 손은 그림을 그리고 다른 손은 스텐실을 잡도록 한다.

지우개 경주

준비물: Zoo Stick®(Therapro, Framingham, MA), 작은 지우개, 집게, 바닥에 구멍이 난 작은 컵, 작은 주사위
방법: 책상에 작은 지우개를 펼쳐 놓는다. 컵을 뒤집어 놓는다. 주사위를 굴린다. 손을 등 뒤로 한다. 구멍에 지우개를 넣기 위해서 집게를 사용한다. 손을 번갈아가면서 한다.

Wikki Stix®

준비물: Wikki Stix®(Omnicor, Phoenix, AZ), 이번에 연습할 글자가 있는 종이 한 장

물건 안에 무엇이 있을까요?

한 가방에는 누구나 알 수 있는 물건을 넣어둔다. 크레파스, 감는 장난감, 자석 추적 미궁 게임, 줄을 당길 때 흔들리는 장난감. 번쩍거리는 바퀴, 춤추는 동물, Tornado Spinner®, Buzz Saws®, Reptile "Buddies"® 등의 물건을 넣어둔다.

19장

초기 중재

Early Intervention

단원의 목표 (Chapter Objects)

- 초기중재의 의미, 근거, 목표를 설명한다.
- 장애를 가진 유아와 아동을 위한 분만 서비스를 관리하는 현재 법률을 이해한다.
- 초기중재에서 가족 중심 실습을 위한 근거를 이해하고 토론한다.
- 초기중재에 개별적 가족 서비스 계획과 자연환경과 같은 적절한 분만 서비스의 다양한 면을 묘사한다.
- 초기중재에서 작업치료사의 역할을 설명한다.

소개 (Introduction)

Susie, *Jack*과 Jeff는 부모님들의 처음 임신 29주에 3주 일찍 태어난 예쁜 세 쌍둥이다. 아기들 중 두 명은 신생아 집중치료병동(NICU)에서 매우 험난한 과정의 사건을 겪었다. Susie와 Jeff는 1단계 출혈, 폐의 과긴장증, 그리고 많은 다른 합병증들을 가졌다. 유아들은 지금 가정에 있고, 그들을 가졌을 때 부모들이 기뻐했을지라도, 그들 중 두 명은 여전히 매우 허약한, 세 아이를 돌보는 매일의 일상에 얽매였다. 그들은 역시 그들의 식사와 끊임없는 울음, 잠재적인 발달지연, 운동의 이정표의 획득과 그들의 가족이 가지는 미래가 무엇인지에 관하여 염려한다.

*Pierre*는 세 아이 중 가장 22개월된 어린 아이이다. 태어났을 때는 그는 다운증후군과 선천적 심장질환으로 진단되었다. 그는 형제들과 부모님과 살고 있다; 가족은 최근 미국으로 이민을 갔다. Pierre는 아직 걷지도 말하지도 못한다. 그는 먹을 때 매우 쉽게 피로를 느끼는 까다로운 아이이다. 그의 부모와 두 누나는 그의 관리에 매우 연루되어 있다. 그들은 그의 발달에서 그를 도울 가장 좋은 방법을 찾고 있다.

*Sophia*는 동유럽으로부터 최근에 입양된 19개월 된 소녀다. 그녀의 양모는 중산층, 독신의 전문인이고 그녀는 직장을 떠난 지 6개월이 되었다. 그녀는 아이가 그녀의 어린 삶을 보낸 고아원이 꽤 어둡고 혼잡하다고 보고했다. 비록 Sophia의 엄마는 아이를 가진 경험이 없었을지라도, 그녀는 그녀의 딸이 그녀 나이의 다른 아이와 같은 속도로 발달하지 않고 있다는 것을 완전히 깨달았다. Sophia는 역시 그녀 엄마의 애정으로 매우 천천히 성장했다. 그녀는 장난감을 가지고 놀거나 스스로 움직임에 참여하지 않고 밤 동안 자주 깨는, 식욕이 없는 까다로운 아이이다. 그녀의 엄마는 사랑스럽지만 어려운 아동을 돌보는 것을 매일 관리하는 데 자신감을 잃어가고 있다.

*Joey*는 고등학교 최고 학년 때 학교에서 떨어졌고 GED시험을 준비하기 위해 노력하고 있었던 17세 어린 여성인 Gloria에게서 태어난 3개월 된 남자 아이이다. 그녀는 엄마와 두 여동생과 함께 작은 아파트에서 살고 있다. Joey는 예상하

지 않고 계획되지 않은 임신의 결과다. 그녀가 임신된 8주까지, Gloria는 코카인, Valium, 알코올, 담배를 적극적으로 사용하고 있었다. 그녀가 임신을 했다는 것을 발견하고 그녀는 약의 사용을 그만두려고 노력했지만 완전히 성공적이지 않았다. Joey는 거의 산달이 임박해서 태어났지만 임신기간에 비해 작았다. 그는 NICU에서 며칠을 보냈지만 곧 이후에 그의 엄마와 집으로 갔다. 그는 격하게 울고, 스스로 조절 능력이 매우 어려운 신생아였다. 그는 불안해했고 무릎과 팔꿈치는 흥분한 움직임 때문에 껍질이 벗겨졌다. 게다가 그의 작은 다리의 근육은 매우 굳어서 그를 기저귀를 채울 때 다리를 바로 잡는 데 어려웠다. 3개월 후인 지금, Joey는 더 좋아졌지만 그는 여전히 관리하기에 매우 어려운 아이이다. 그는 쉽게 자극 받게 되고 먹는 데 까다롭다. 소아과 의사는 그의 발달과 아동의 발달에 지지적인 환경을 제공할 Gloria의 능력에 대해 염려하고 있다.

이 이야기들은 초기 중재 프로그램에 참여하는 아동들과 그들의 가족의 예다. 그들은 작업치료사들이 협력하여 다양한 학문적 배경을 가진 수많은 전문가들로부터 서비스를 받는다. 이 가족들은 다양한 문화적, 그리고 사회경제적 배경으로부터 필요와 발생의 넓은 범위를 나타낸다.

초기중재의 정의 (Defining Early Intervention)

초기중재(EI)는 0~3세의 장애 또는 발달지연이 있는 아동을 위한 발달과 지역사회 기반 연합 서비스로 이루어진다. 서비스들은 여러 분야로 이루어져있고 아동의 발달을 높이기 위해 설계되고, 잠재적인 지연을 최소화하고 존재하는 문제들을 치료하며 추가적으로 나타날 장애를 제한하고 가족 기능의 적응을 촉진한다.

연합정책과 초기중재 서비스(Federal Policy and Early Intervention Services)

1975년부터 연합법률은 장애와 발달에서 벗어난 아동을 위한 교육적, 건강, 그리고 사회적 서비스의 교부는 변형되어왔다. 이 국제법(PL), 장애가 있는 활동의 교육(EHA, PL94-142)의 처음은 5~21세의 "장애"(그때 쓰여진 전문용어)를 가진 모든 아동을 위해 최소의 제한적 환경에서 자유로운 적절한 교육이 주어지는 것을 명령했다.

초기 유년기 경험과 아동의 발달에서 가족의 중요성, 그리고 학교수행의 영향에 대한 보도는 1986년에 통과된 다음의 법 EHA 개정안, PL 99-457에 강하게 영향을 주었다. 그 법의 H part는 장애와 발달적 편위(deviation)를 가진 0~3세의 아동에게 필요한 계획, 발달을 위한 가족 중심의 초기 중재도구에 재정적인 동기를 주었다. 그것은 발달적인 지연을 정의하고 평가하는 방법을 결정하는 것뿐만 아니라, 지연의 경향이 있는 아동을 위해 혜택을 줄지 아닐지를 결정하는 것이 각 주(state)에 남겨졌다. 이 법은 도움을 받는 광범위의 아동과 작업치료사를 포함한 다양한 전문적인 서비스 제공자들의 참여를 위해 시행되었다(Hanson & Bruder, 2001). 그것은 역시 서비스의 수단이 주(state)에서 주(state)로의 큰 변화가 되었다.

이 두 선구적인 법률의 변화 이래로 그후의 재허가는 법률로 만들어져왔다(Baloueff & Cohn, 2003). 1997년에 통과된 장애를 가진 개인의 교육활동(IDEA)개정안, PL 105-17은 0~21세에 대한 서비스의 연속체를 설명한다(Reinson, 2000). 그 법의 C part는 0~3세 소아와 아동에 대한 서비스의 지침을 제공한다. 그것은 또한 EI를 "제공된 발달적 서비스: a) 사회의 감독 아래; b) 연방정부나 주에서 예상하는 비용없이 법은 변동되는 금액을 가족에 의해 납부되는 체계로 제공한다; c) 장애를 가진 소아나 아동에게 발달에 필요한 것으로 설계된" 으로 정의한다(PL 105-17, sec. 632.4).

EI 도구를 위한 주의 필요조건은 표 19-1 목록에 기입된 PL 105-17에 의해 요구된다.

초기 중재 목표 (Early Intervention Goals)

EI 목표는 1997년의 IDEA개정안의 C part, PL 105-17에서 언급됨으로써 표 19-2 목록에 기입된다.

EI 목표와 접하기 위해, Simeonsson(2002)은 이 접근법을 추천한다:

- 비장애인과 장애의 사이에서 아동의 개인적 차이점들을 인정한다.
- 평가와 중재에서 아동의 건강, 발달 그리고 안녕을 포함

표 19-1

초기중재 서비스에 적용되는 광범위한 필요조건

각각의 단계를 평가해야 한다

1. 발달지연을 평가하라.
2. 장애를 가진 모든 신생아와 영유아를 비롯한 그들의 가족들에게 적용될 EI 서비스의 적절성을 알아보라.
3. 가족이 필요로 하는 것을 가족 중심에서 알아보고, 장애를 가진 신생아와 영유아의 기능적인 평가를 시간적으로, 광범위하고 다방면에서 평가를 시행하라.
4. 협응하여 적용될 수 있는 서비스를 포함하여 개인적인 가족 서비스 계획(IFSP) 적용의 방법을 수립하라.
5. 아동에게 적용할 수 있는 보상(comprehensive) 시스템을 찾아라.
6. 장애를 가진 신생아와 아동의 초기중재를 위한 프로그램에 대한 일반 대중의 인식을 높일 수 있는 방법을 찾아라.
7. EI 서비스에서 중요한 정보의 발견과 자원, 주 단위에서 적용되는 시범 사업과 연구를 포함해 주에서 적용되는 외적 요소들을 찾아라.
8. 초기 자원요소, 전문 보조원의 훈련을 포함해 개인적인 보상 시스템의 발전을 디자인하라.
9. 개인적인 표준화 수립을 위한 과정과 정책의 유지를 수립하라.
10. 연방, 주, 시, 군 단위에서부터 주를 포함하여 가능한 모든 자료들을 통합하고, 분석하여 전문기관에 위임하여 개인적인 자료를 정리하고 디자인하라.
11. 주에서 EI 서비스를 적용받는 개개인의 통합된 서비스와 적용방법을 국가적으로 확립하라.
12. 필요한 자금과 서비스가 적절한 시기에 적용되도록 수립하라.
13. 안전요원을 배치하라.
14. EI 서비스의 자료를 편집하는 시스템을 적용하고 디자인하라.
15. 부모, 서비스제공자, 정부관계자, EI 기관의 관계자, 초등학교 관계자, Head Start, 아동관리 관계자와 건강보험 관계자들이 포함된 주 단위 통합협응기관(ICC)을 만들어라.
16. 신생아와 영유아에게 적용되는 a) 자연적인 환경 그리고 b) 안정적인 자연환경에서 EI 서비스가 제공되지 않을 때 자연적인 환경을 비슷한 다른 환경을 적용하여 EI 서비스를 안정적인 정책으로 발전시켜라.

(PL 105-17, Part C, sec. 635)

표 19-2

1997년 PL 105-17, part C의 IDEA 개정안의 초기중재 목적

다음과 같은 국회에서의 정의는 긴박하고 실제적인 필요에 의해 적용될 것이다;

1. 장애를 가진 영유아나 신생아의 발달을 돕고 발달지연의 잠재요소를 감소시키는 데 있다.
2. 공립학교를 포함한 사회적 교육비의 감소와 특수교육의 필요성 감소, 학년기에 다다르는 장애를 가진 영유아와 신생아에게 연관된 서비스의 제공을 위해서이다.
3. 장애를 가진 아동의 사회적 고립화를 감소시키고 지역사회에서의 독립성의 잠재력을 최대화시키기 위해서이다.
4. 장애를 가진 신생아와 영유아에게 특별한 요구가 필요한 가족에게 도움을 주기 위해서이다.
5. 극소수의 가족력을 보이는 시민, 특별히 소외된 시민, 저임금을 포함한 시 전체의 시민을 대상으로 주나 지역사회와 서비스 제공자가 판별, 평가를 통해 기능을 향상시켜라(PL 105-17, Part C, sec. 635).

(sec. 631a)

하는 광범위한 초점을 가진다.

- 하나의 단일체로써 아동과 가족을 개인화하는 중재를 설계한다.
- 사회적 그리고 문화적 배경에서 가족을 포함하는 중재 도구
- 가족의 관리하는 역할을 지지하고 보충한다.

- 영향력 있는 중재목표와 결과요소로 아동과 가족 발달을 설명한다.
- 아동과 가족에게 서비스에서 질 좋은 혜택을 제공한다 (p. 6).

초기중재를 위한 이론적 근거 (Rationale for Early Intervention)

생후 첫 3년은 큰 성장과 발달의 시간이다. 사회적, 그리고 환경적 상황 때문에 발달적 편위(deviation)의 높은 위험에 있는 아동의 발달적 이론과 연구 그리고 실제적 적용, 모든 구체적 제안, 목표의 중재는 성공의 좋은 기회를 일찍 가지도록 중재했다(Guralnick, 1997). 초기 몇 년은 적응을 위한 기초, 초기 경험뿐 아니라 아동의 삶의 궤도를 바꾸기 위한 기회를 제공하기 때문이다(Farran, 2000; Ramey, Campbell & Blair, 1998; Wolery, 2000).

신경생물학적, 행동적 그리고 사회과학적인 연구는 "... 뇌의 발달에서 유전과 환경과 인간 행동의 설명과 분리할 수 없고 높게 상호작용하는 영향뿐 아니라, 초기 경험의 중요성"으로 강조되어왔다(Shonkoff & Phillips, 2000, p. 283). 삶의 첫 3년은 "기회의 창"이라 할 수 있는 뇌는 삶의 첫 몇 년을 통해 뚜렷한 속도로 발달한다는 개념으로 언급될 수 있다(Blackman, 2002). 많은 구성의 정교함, 증가된 수초화 그리고 시냅스 연접의 빠른 확산의 복잡함에 의해 특징화된다(Nelson, 2000). 동시에 발달의 태아단계에서 성장이 빠른 기간은 상처받기 쉬운 소아의 뇌의 경우 손상이 일어날 수 있다.

자연과 성장은 전체적으로 얽혀 있고 환경적 영향은 긍정적, 부정적인 요소 둘 다 뇌 발달에 영향을 미친다(Hawley & Gunner, 2000; Nelson, 2000; Shonkoff & Phillips, 2000). 어린 시절에 뇌 발달과 기능은 환경적 경험과 돌봐주는 사람과의 관계에 매우 의존한다(Fenichel, 2002; Shonkoff & Phillips, 2000). 뇌는 출생 후 뇌의 구조와 기능을 연결하기 위해 도움을 주는 시기에도 사회적 경험을 계속 발달시킨다(Blackman, 2002). 소아의 빠른 관리와 성장은 신경로의 형성에 영향을 받고 어떻게 소아가 발달하고 배우고 감정을 조절하는지에 대해 영향을 가진다. 건강한 초기발달은 의존적인 관계와 애정어린 양육에 영향을 받는다(Shonkoff & Phillips, 2000). 그러나, 외상의 경험은 정상적인 뇌 발달을 억제하고 심각한 감정적, 발달적 문제를 야기할 수 있다(Shonkoff & Phillips, 2000). 아동에게 생물학적 문제가 있는 가족과 빈곤과 같은 사회경제적 불이익들의 결합은 아동의 발달에 부정적 영향을 가지는 것으로 보여진다(Fenichel, 2002). 이것은 "이중위험"으로 언급된다. 부모의 심각한 정신건강문제, 물질남용과 가정폭력은 아동에게 발달에 큰 장애 요소가 될 수 있다(Shonkoff & Phillips, 2000)(9장 참고: 부모와 교감하기).

서비스에 대한 자격: EI를 통한 서비스 (Eligibility for Services; Population Served Through EI)

EI 프로그램은 장애를 가진 소아 또는 아동에게 적용되는 서비스이다. 장애법(PL 105-17, Part C, sec 632)에 따르면 "... 다음 영역의 하나 또는 그 이상에서 발달지연을 경험하는 3세 이하의 아동을 의미한다: 인지, 신체, 의사소통, 사회 또는 감정, 그리고 적응성" 그것은 역시 신체적 또는 정신적 상태가 발달지연이 될 가능성이 높다고 진단된 아동을 포함한다. 각 주에서 이 서비스들에 해당되는 대상자는 EI를 받지 않았다면 상당한 발달지연을 경험할 수 있을 혹은 그 이상의 위험에 있는 소아나 아동에게 제공될 것이다.

각 주는 그 주에 거주하고 있는 소아, 아동 그리고 가족들을 위해 서비스에서 발달 위험에 대한 자격을 결정하기 위한 구체적인 정의 기준이 있어야 한다(Widerstrom, 1997). 그들은 역시 이 자격을 결정하기 위한 적절한 진단적 도구와 절차를 설립해야 한다. 이와 같이, 발달지연뿐만 아니라 EI에 의해 서비스 받는 아동과 가족에 대해서도 위험 범위들에 관해서 주마다 다른 큰 변화요소가 있을 수 있다.

일반적으로, 발달적 지연의 위험의 범주는 3가지가 있다: a) 정착된 위험, b) 생물학적 위험, c) 환경적 위험(Reinson, 2000; Widerstrom, 1997). 장애의 위험을 가진 아동은 발달지연의 가능성이 높은 상태에서, 신체적 또는 정신적 상태로 진단되었기 때문에 비전형적 발달이 분명히 초기에 나타나는 듯하다. 이 상황들은 다운증후군과 다른 유전적 비정상, 대사작용장애, 그리고 감각 손상을 포함할 것이다. 생물학적인 문제는 정상 아동보다 발달지연의 영향을 더 많이 받게 된다(Widerstron, 1997). 아동은 조산으로 태어났거나 출생 전에 위험 약물에 노출되었다. 마지막으로, 구체적으로 정의되지 않은 환경적 위험은 신체적, 정신적으로는 건강할지라도 완전하지 못한 보호와 가족상황과 같은 경우, 정상적으로 성장할 경험을 빼앗기 때문에 발달적 문제를 얻을 수도 있는 아동으로 언급된다. 가난, 폭력 또는 물질남용의 경험이 있는 부모와 살고 있는 아동은 위험의 범주속으로 더 떨어질 수 있다.

위험의 이 세 가지 범주는 서로 배타적이지 않고 많은 아동은 위험에 영향을 끼치게 된다. 예를 들면, 아동이 안정적으로 양육되는 가정에서 조산으로 태어난 것보다 그녀의 아동이 발달에 대한 큰 위험이 있는 약물 중독과 무질서한 생활방식을 가진 10대 엄마에게서 태어난 경우, 능력의 제한적인 요소를 더 많이 가지게 된다.

초기중재에서 서비스 양도 (Service Delivery in Early Intervention)

PL 105-17의 C part는 EI 서비스 양도를 위해 지침을 제공한다. 이 서비스의 핵심 성분은: a) 가족 중심적이고 부모의 참여, b) 여러 전문 분야가 협력한 평가, c) 개별화된 가족 서비스 계획, d) 자연적 환경에서 서비스 조건

가족 중심적인 서비스와 부모의 참여 (Family-Centered Services and Parental Participation)

가족은 아동이 살고 관리와 양육을 받는 1차 사회적 배경이다(Baloueff & Cohn, 2003). 아동을 포함한 모든 가족은 약간 확장된 하나의 결합체이다. 가족들은 신념, 취미, 가치, 역할, 인종과 민족적 배경, 사회경제적 상태와 지리적 위치와 교육을 포함하는 것에 많은 방법론적 차이가 난다. 가족구성, 대처방식 그리고 장애를 가진 아동을 기르는 데 수반되는 효과는 가족 능력에 크게 영향을 준다. EI 서비스는 다른 서비스와는 차이가 있도록 가족 중심적이고 오직 아동에게 필요한 것뿐 아니라 가족 단위 전체에 초점을 맞추고 있다. 그들이 받은 서비스의 모든 면에서 가족의 참여는 "초기중재 프로그램의 중요한 부분"이다(Simeonsson, 2000, p. 7). 이 서비스는 가족들의 문화적 차이점에 대한 수용, 존경, 감수성을 반영해야 한다.

부모/돌봐주는 사람은 건강, 안녕을 포함해 아동과의 관계, 아동발달에서 중요성을 갖는다. 이렇게, 전문가와 부모 사이의 협력은 아동을 위한 계획과 제공되는 서비스에서 아주 중요하다. 파트너십에서 서비스 제공자들은 기술적 전문가로서, 아동의 상태와 중재 전략에서 그들의 지식과 아동 상태에 대한 예상을, 부모는 그들의 아이, 가족 그리고 장점, 필요성과 가치에서 주된 역할을 하는 전문가다(Rosenbaum, King, Law, King, & Evans, 1998). Filer& Mahoney(1996)는 그런 파트너십의 핵심은 다음과 같다:

1. 부모든 그들의 초기 중재에서 그들의 염려와 우선할 것에 대해 표현할 기회를 가진다.
2. 제공자들은 부모가 무엇을 요구하는지 듣고 그들의 요구에 기꺼이 응답한다.
3. 제공자들은 그들이 제공할 그리고 어떻게 또는 왜 이런 서비스가 부모들에게 우선적으로 제공되어야 하는지에 대한 설명과 서비스의 유형에 대해 부모님과 효과적으로 의사소통할 수 있다.

그들의 아이들의 관리에서 서비스 제공자들의 역할은 가족의 예상을 설명하며, 부모는: "우리 가족에게, 서비스 제공자들은 우리 아이의 장점을 강화시켜줄 수 있도록 능력을 결정하는 데 있어, 가족의 능력을 존중해야 하며 모든 적절한 정보를 주는 가장 중요한 사람이다"(Viscardis, 1998, p. 43)라고 썼다.

이처럼, EI에서 서비스 제공자들을 위한 도전은 가족 중심의 관리원칙뿐 아니라 가족의 협력과 참여에서의 촉진기술을 발달시키는 것을 이해해야 한다(Bolouef & Cohn, 2003; Rosenbaum et al., 1998). 그들이 받은 서비스의 높은 만족정도를 보고한 부모들은 "그들 가족의 선택과 결정은 존중받고 그 서비스는 가족의 필요에 의해 계획된다"라는 것을 보여준다(Viscardis, 1998, p. 49). 전문가들은 또한 "그들은 가족의 삶에서 우선권이 있는 경우 가족에게 특정한 부분에서 서비스되어 제공될 것이다"라고 설명할 것이다(Viscardis, 1998, p. 49).

각 전문분야 협력의 평가 (Multidisciplinary Assessment)

아동에게서 발달의 모든 영역은 상호의존적이다. 예를

들면, 장난감 전화기를 받고, 바꾸는 것 또는 책에서 그림을 지적하는 것은 인지, 운동, 그리고 언어기술의 지표다. "이것의 모든 기본적인 것은 아동이 다른 것에 대해 이야기하고 그들의 세계를 조직화할 수 있는 감정적 포용력이다"(Meisels & Atkins-Burnett, 2000, p. 232). 몇몇 영역에서 발달적 능력 또는 격차는 다른 영역의 발달에 영향을 준다. 소아들과 아동에게 필요한 복잡성과 상호작용은 가족배경의 단일 규율 또는 외적인 요소에 의해 충분히 설명될 수 없다. 아동은 그들의 가족의 배경에서, 그리고 그들이 사는 지역사회의 배경 안에서 가족으로 보여진다(Brown & Barrera, 1999).

초기중재에서, 평가는 부모와 각 전문 분야 팀 사이에서 이루어지는 협력적인 과정이다(Greenspan & Meisels, 1996, Mulligan, 2003). 발달적 평가는 "아동의 능력과 원천, 그리고 그들의 발달적 잠재성을 완전히 사용하여 아동에게 도움이 될 수 있도록 하며, 배우는 환경에 대한 이해를 높게 하기 위해 설계된 절차"이다(Greenspan & Meisels, 1996, p. 11). 평가는 전반에 걸쳐서 부모의 염려, 우선권 그리고 자원은 아동이 요구하는 것에 대한 지지와 서비스 필요성 사이에서 찾게 된다. 돌봐주는 사람과 아동의 관계에 대한 상호작용은 평가 절차의 기본을 형성한다(Greenspan & Meisels, 1996; Meisels & Atkins-Burnett, 2000). 아동의 발달지연을 오직 말해주는 법으로써, 주에서 주로의 발달적 평가의 다양성의 선택은 "발달적 평가도구는 적절하고, 표준화되게 조절"되어야 한다(Mulligan, 2003, p. 10).

Miller & Hanft(1998)는 그들의 아동의 평가를 하는 동안 부모와 협력을 제공하는 것에 대한 다음의 지침을 제공한다:

1. 가족 구성원들과 관계를 만들어라(p. 50).
2. 더 표준화된 하나의 평가를 하라(p. 51).
3. 부모의 지식을 존중하고 신뢰하라(p. 52).
4. 문화적 배경 내에서 둘러싸인 능력의 틀을 형성하는 아동을 보아라(p. 53).
5. 당신의 지식이 아닌 부모의 질문에 초점을 맞추어라 (p. 53).

개별화된 가족 서비스 계획 (The Individualized Service Plan)

주요 요건 그리고 PL 105-17, C part에서 윤곽이 그려짐으로써 가족 중심적인 서비스의 주된 점이 개별화된 가족 서비스 계획(IFSP)이다. 아동 평가의 결과와 완성에 따라, IFSP는 각 전문분야 협력팀과 아동의 가족구성원에 의해 협력적으로 발달되었다. 서비스를 사용할 때 기초를 잡는 계획은 아동의 발달적 요구와 아동의 요구에 당면한 가족/돌봐주는 사람을 위한 지지를 설명하기 위한 것이다(Sandall, 1997).

IFSP는 EI 프로그램에 아동의 소개가 45일 이내에 완전해지고 승인되어야 하며 아동의 발달적 재평가에 따라 1년간의 유지되며 적어도 매 6개월마다 갱신된다. IFSP에 포함된 구체적인 8가지 요소들은 법에 의해 지시받는다(표 19-3). 그것은 부모가 이해할 수 있는 언어로 쓰여진 구체적 목적과 목표를 가진 결과중심발달 관리계획이다. IFSP는 심지어 그들의 염려와 아동의 장점과 요구하는 것의 지각과 원하는 결과에 대해 관련된 부분에서 부모가 요구하는 단어들을 포함한다. IFSP를 통해, 중재계획은 아동을 위한 부모들의 소원과 열망, 그리고 가족의 장점과 요구로 세워진다. 이 문서를 발전시키는 전문가들은 가족의 믿음, 보호하는 방식, 매일의 활동에 대한 역할의 중요성과 민감성을 보여주어야 한다.

이 문서는 서비스 양의 빈도, 강도, 서비스 제공방법 사이에 아동과 가족의 요구를 설명하기 위해 설계된 구체적인 EI 서비스(예, OT, PT, speech, others)를 나타낸다. IFSP 역시 이 서비스들이 자연적 환경에서 적용되어야 하며 적용되지 않는다면, 명확한 이유가 제시되어야 한다.

PL 105-17, C part에의 다른 대행기관과 다른 유일한 점은 서비스의 도구와 IFSP 도구를 위한 책임이 있는 확인과 역할의 확인이다. 서비스 협응은 EI 서비스를 받는 사람과의 전체적, 지속성을 통한 활동적이며 진행중인 과정이다. 서비스 책임자는 아동과 가족/돌봐주는 사람의 요구에 매우 직접적으로 관련된 전문 기술자로 선택된다. 작업치료사는 EI 전문가들로서 서비스 책임자로 지명될 수 있다(Case-Smith, 1998).

IFSP의 마지막 부분은 취학 전 또는 다른 적절한 서비스로 장애를 가진 아동의 이동을 지지하게 되는 단계를 가진다. IFSP의 요구된 요소는 표 19-3에 목록화되어 있다.

자연환경에서 서비스 조항(Service Provision In Natural Environments)

C part의 주요 요소는 자연환경에서 적용된 서비스를 위해 필요한 사항들이다(Hanson & Bruder, 2001). 법에 따르면, 자연환경은 장애가 없는 또래 아동을 위한 자연적 또는 정상

표 19-3

개별 가족서비스 계획(IFSP)의 필요요소

IFSP 는 다음 쓰여진 내용들을 포함해야 한다(PL 105-17, Part C, sec. 636):

1. 신생아와 유아의 현재의 신체적 발달단계, 인지발달, 의사소통단계, 사회적 혹은 심리적인 발달, 목적적인 단계에서 필요한 적응 단계를 기록하라.
2. 장애를 가진 신생아와 유아의 가족이 발달과 연관해서 염려하는 가족 자원, 우선되는 요소, 근심거리를 기록하라.
3. 가족과 유아, 신생아가 도달할 수 있는 주된 기대 목표를 명시하고, 기준, 과정, 시간을 결정하며, 결과에 도달하기 위해 적용되는 정도와 단계는 어떻게 만들어지는지 혹은 결과에 어떤 영향을 끼치는지 혹은 서비스의 필요도 정도를 기록하라.
4. 가족들과 신생아, 영유아에게 필요에 의해 적용되는 초기 특별한 서비스 중재를 명시하는데, 빈도, 강도, 제공되는 서비스의 종류를 포함하여 기록한다.
5. 초기 중재 서비스가 제공될 때 자연적인 환경을 적용하는데, 만일 자연적인 환경을 제공하지 못했을 때는 외부적인 적합함을 포함하여 기록하여야 한다.
6. 초기 서비스의 필요 자료와 서비스의 예상기간을 기록하라.
7. 부모의 요구 혹은 신생아와 유아에게 연관된 전문가(특정부분을 책임질 자격있는 전문가)의 즉각적인 적용으로부터 서비스 협응자와의 관계의 정의는 계획의 제공과 다른 기관과 사람과의 협응을 증가하도록 할 것이다.
8. 다른 적합한 서비스가 필요하거나 특수초등학교에 유아가 이전될 때까지 모든 단계의 지원은 제공된다.

적인 환경을 의미한다. 이 환경들은 아동이 살고, 놀고, 배우는 장소이다. 소아와 아동을 위한 가장 자연적인 환경은 물론 그들의 집이지만, 주간 관리센터, 공원, 도서관과 이웃, 놀이 집단이 그들의 지역사회에서 아동이 가는 몇몇 장소도 포함이 된다. EI 서비스의 모든 것은 같은 지역에서 제공되고 환경이 변할 때 아동과 가족의 요구가 변해서는 안 된다(Hanson & Bruder, 2001). 각 개별적 가족을 위한 자연적 환경을 구성하는 것은 그들의 EI서비스 책임자들과 연합된 가족에 의해 결정되고 IFSP에서 문서화된다. 이렇게, 자연적 환경에서 EI는 아동과 가족이 선택한 어디서든 이루어진다(Hanft & Pilkington, 2000).

자연 환경에서 주어지는 서비스에는 많은 이점들이 있다(Bruder & Hanson, 2001; Hanft & Pilkington, 2000; Pilkington & Malinowski, 2002). 아동과 가족은 그들의 지역사회 안에서 관계를 만들고 그들이 세 번째 생일이 됐을 때 취학에 필요한 서비스로의 전환에 적합한 지지를 발전시킨다. 또한 장애를 가진 아동은 장애가 없는 아동과의 활동에 참여함으로써 사회적, 인지적, 그리고 감정적으로 도움을 받는다(Hanson & Bruder, 2001). Hanft & Pilkington(2002)에 따르면, 자연적 환경에서 일하는 전문가들에게 다음과 같은 몇 가지 이점들이 있다:

1. 가족구성원들 사이와 치료사와 부모들과의 사이에서 강화된 관계;
2. 아동의 수행을 증진시키기 위한 그들의 노력에서 돌봐주는 사람을 돕기 위한 지지와 모델링; 그리고
3. 아동의 장점을 평가하고 의미 있는 결과들을 선택하기 위해 증가된 수용능력(p. 4).

자연 환경에서 서비스를 적용함으로써 전문가들은 장애를 가진 아동을 보호하고 양육하는 것과 관련된 가족의 일상, 믿음, 가치, 역할 그리고 책임의 기회를 가진다(Case-Smith, 1998; Hanft & Pilkington, 2000; Hanson & Bruder, 2001). 중재는 만약 그것들이 일상의 부분이거나 자연적으로 일어나는 활동들이라면 적용될 수 있을 것이다. 예를 들면, 손 기능과 체간 균형을 증진하는 활동은 목욕 시간동안, 기저귀를 갈고 부모의 무릎에 앉을 수 있게 한다. 욕조나 아동용 수영장에서 노는 동안 아동은 물에서 나올 때, 즉시 다양한 감촉을 더 많이 탐색하고 수건으로 깊은 촉각을 받을 수 있다.

작업치료사의 역할(Role of the Occupational Therapy Practitioner)

PL 105-17, C part에 따르면 작업치료(OT)는 초기중재에서 제공된 발달적 서비스 사이에 포함된다(Mulligan, 2003).

Case-Smith(1998)는 OT중재를 위한 4가지의 가장 중요한 목표를 확인해왔다:

1. 아동의 기능적 수행에서 변화를 촉진하라.
2. 아동의 행동을 재구성하거나 재조정하라.
3. 가족과 아동을 능력에 적응하고 보상하도록 도와라.
4. 가족구성원을 지지하라(p. 39).

작업치료사는 아동과 가족을 평가하거나 IFSP를 발달시키는 동안 다른 전문가들과 함께 팀에서 일할 것이다. 작업치료는 또한 IFSP 도구를 위한 서비스로서 독립적일 수 있다(Mellard, 2000). 주와 시설기준에서는 초기중재 서비스에서 보조작업치료사의 구체적 역할을 지시할 것이다.

팀 접근법은 초기중재에서 널리 사용되어왔다; 이 분야와 통합된 분야에서의 기준이 가장 일반적이다(Sandall, 1997; Stephens & Tauber, 1998). 여러 분야와 상호작용하는 관계에서, 다양하게 훈련된 전문가는 서비스 제공에서 가족 그리고 서로 협력하는 아동과 밀접한 관계에 있다. 이 접근법은 각 전문가들의 전문적인 기술들로 이루어진다. 아동의 평가, 목표단계, 그리고 IFSP도구의 이해와 관련된 결정은 팀에게 일치된 의견으로 공유되고 반영된다. 다양한 학문적 접근법에서, 전문가들은 그들 자신의 전통적 규율을 포함한 다방면의 지식을 가진 사람이 될 것이다. 팀의 구성원은 상담가로서 다른 사람들에게 중재를 제공하는 것을 나타낸다. 이 접근법은 부모와 아동의 관계에 필요한 전문가의 수를 제한하고, 그들과 같이 일하는 모든 사람을 포함한다. "이 기준의 도구는 역할의 이완 또는 치료사의 역할의 일부 또는 전체의 종결을 포함한다"(Stephens & Tauber, 2001, p. 714)(4장 참고 : 치료의 협력모델).

서비스 종결의 단계와 모델이 무엇이든지 작업치료팀의 많은 구성원들은 아동의 부모와의 동반자적인 입장에서 적용된다. 그러나, 그들은 평가와 중재를 "아동의 기능적이고 발달적인 기술과 감각지각, 행동 그리고 신경발달적 절차 사이에서의 상호의존성에 관한 이해"의 상태로 설명한다(Stephens & Tauber, 2001, p. 719).

EI에서 OT 전문가에 의해 사용된 평가의 선택이 다양할지라도, 개인적 선호와 지역적인 특성에 따라 적용된다. 아동(태어난 지 3년된)의 감각처리능력을 평가하기 위해 소아/아동 sensory profile(Dunn, 2002)은 그들의 돌봐주는 사람에게 질문지로 주어진다. 그것은 돌봐주는 사람으로부터 아동의 일반적이고, 청각적, 시각적, 전정기능처리를 평가한다. Peabody Developmental Motor Scales-II(Folio & Fewell, 2000)는 아동(1~84개월)의 대운동과 소운동 기능을 측정한다. Pediatric Evaluation of Disability Inventory(PEDI)는 아동(6개월~7세)의 사회적 기능, 자기관리와 이동성을 평가하는 데 사용되어진다(Haley, Coster, Ludlow, Haltiwanger & Andrellos, 1992). 이 평가들 중 3개 모두는 표준화되었다.

게다가, 비표준화된 절차는 그들의 자연환경, 돌봐주는 사람의 면담, 체크리스트와 질문지 같은 다른 활동과 놀이에서 아동을 관찰하여 광범위하게 평가된다. 부모들에게 그들의 아동의 수면과 식사 유형과 매일의 역할에 대해 질문하는 것은 평가 절차의 한 부분이다(8장 참고: 발달사정의 개요).

요약(Summary)

장애와 발달적 문제를 가진 소아와 아동을 위한 서비스는 PL 105-17, C part에 의해 적용된다. EI 서비스는 자연적 환경에서 개별적이고, 협응적으로, 가족 중심적이고 적용되었다. 작업치료사는 EI에서 부모들과 다른 전문가와 협력하여 일하는 데 필요한 역할을 가진다.

사례연구(Case Study)

배경 정보(Background Information)

Brenda는 9달된(정확하게 6.5개월) 1.5파운드의 무게로, 임신 기간의 26.5주에 조산하여 태어난 매우 작은 소녀다. 그녀는 NICU에서 2.5개월을 보냈고, 꽤 오랫동안 인공호흡장치를 포함한 매우 어려운 주산기 과정을 앓았다. Brenda는 그녀의 가족에서 세 번째 아이이고 두 언니가 있다(10세와 8세). 1년 전, 그녀가 태어나기 바로 전에, 그녀의 아빠의 직장 때문에 새로운 곳으로 이사했다. 이것은 그들이 이 부근에 정착하는 시간을 가지지도 않았고, 이 지역에 가까운 친척도 없기 때문에 가족들에게 특히 어려웠다. 가족이 이사하기 전에 엄마는 은행에서 시간제로 일하고 있었지만 지금은 가정주부이다.

Brenda는 최근에 집에서 EI 서비스를 받고 있다. 각 전문가로 구성된 협력팀은 그녀의 부모가 있는 데서 Brenda를 평가했다. 그녀는 밤동안 자고, 지지를 해주면 앉고, 그녀의 환경에서 흥미를 가지는 사랑스러운 작은 소녀라는 것을 알았다. 그녀는 그녀의 체간에 약한 근 긴장을 가지고 아직 구르는 동작을 못하며 그녀의 손으로 딸랑이를 잡지도 않는다. 그녀는 젖병으로 먹지만 입술 조절이 약하고, 그녀의 입 주변은 과민한 듯하다. 그녀는 담요로 싸여 있을 때 잡는 것을 좋아하지만, 그녀의 부모와 언니들이 무릎 위에서 그녀를 뛰어오르게 하거나, 그녀를 살짝 간지럽힐 때 울기 시작한다.

FSP에서 작업치료사는 그녀와 그녀의 가족을 돕기 위해 집에서 주 1회 Brenda를 방문하기로 결정했다. 활동들은 가족, 특히 엄마를 위한 지지를 제공하는 것뿐만 아니라, 그녀의 운동과 먹기 기술을 향상시키고 그녀의 감각반응을 정상화시키도록 설계되었다. 이 활동들은 가족의 매일의 일상내에서 통합되어 적용되었다.

토론 문제(Discussion Questions)

1. 이 가족에게 EI 서비스가 제공되는 이유가 무엇인가? 이 아동에게 적용되는 위험의 범주는 무엇인가?
2. 삶의 첫 해에서 소아가 발달하는 기술과 능력은 무엇인가?
3. 조산으로 태어난 아동에서 연대적이고 올바른 나이 사이의 차이점은 무엇인가?
4. 어떤 치료적 활동이 작업치료사가 Brenda의 운동, 먹기와 감각 필요를 설명하는 데 사용될 수 있는가?

적용활동 (Application Activities)

1. 당신의 지역사회에서 EI 프로그램을 방문하고 급우와의 경험을 비교하라.
2. EI 지시자나 EI 서비스 제공자를 면담하고 그들에게 그들의 역할과 경험에 대해 물어라.
3. 아동의 태생 경험과 그들의 소아나 아동과의 전형적인 하루에 대해 부모들(친구, 이웃 등)과 면접하라.
4. 수면 환경, 먹기, 규칙, 몸단장, 놀이와 관련된 다양한 문화적 실습을 탐색하라.

참고문헌(References)

Baloueff, O. & Cohn, E. S (2003). Introduction to the infant, child and adolescent population. In E. B. Crepeau, E. S. Cohn & B. A. Boyt Schell (Eds.). *Willard & Spackman's occupational therapy* (10th ed., pp. 691-698). Philadelphia: Lippincott Williams & Wilkins.

Blackman, J. A. (2002). Early intervention: A global perspective. *Infants & Young Children, 15*(2), 11-19.

Brown, W. & Barrera, I. (1999). Enduring problems in assessment: The persistent challenges of cultural dynamics and family issues. *Infants & Young Children, 12*(1), 34-42.

Case-Smith, J. (1998). Defining the early intervention process. In J. Case-Smith (Ed.), *Pediatric occupational therapy and early intervention* (pp. 27-48). Boston: Butterworth-Heinemann.

Dunn, W. (2002). *Infant/toddler sensory profile*. San Antonio, TX: Psychological Corporation.

Farran, D. C. (2000). Another decade of intervention for children who are low income or disabled: What do we know now? In J. P. Shonkoff & S. J. Meisels (Eds.), *Handbook of early childhood intervention* (2nd ed., pp. 510-548). New York: Cambridge University Press.

Fenichel, E. (2002). Have you read N to N yet? *Infants & Young Children, 14*(3), v-viii.

Filer, J. D. & Mahoney, G. J. (1996). Collaboration between families and early intervention service providers. *Infants & Young Children, 9*(2), 22-30.

Folio, M. R. & Fewell, R. R. (2000). *Peabody developmental motor scales* (2nd ed.). San Antonio, TX: Psychological Corporation.

Greenspan, S. I. & Meisels, S. J. (1996). Toward a new vision for the developmental assessment of infants and young children. In S. J. Meisels & Fenichel (Eds.). *New visions for the developmental assessment of infants and young children* (pp. 11-26). Washington, DC: Zero to Three.

Guralnick, M. J. (1997). *The effectiveness of early intervention*. Baltimore, MD: Paul H. Brookes.

Haley, S. M., Coster, W. J., Haltiwanger, J. T. & Andrellos, P. J. (1992). *Pediatric evaluation of disability inventory*. San Antonio, TX: Psychological Corporation.

Hanft, B. E. & Pilkington, K. D. (2000). Therapy in natural environments: The means or end goal for early intervention? *Infants & Young Children, 12*(4), 1-13.

Hanson, M. J. & Bruder, M. B. (2001). Early intervention: Promises to keep. *Infants & Young Children, 13*(3), 47-58.

Hawley, T. & Gunner, M. (2000). *Starting smart*. Washington, DC: Zero to Three, The Ounce of Prevention Fund.

Individuals with Disabilities Education Act (IDEA) Amendments of 1997 (Public Law 105-17), USC 1400. http://www.ideapractices.org 1997.

Meisels, S. J. & Atkins-Burnett, S. (2000). The elements of early childhood assessment. In J. P. Shonkhoff & S. J. Meisels (Eds.). *Handbook of early childhood intervention* (2nd ed., pp. 231-257). New York: Cambridge University Press.

Mellard, E. (2000). Impact of federal policy on services for children and families in early intervention programs and public schools. In W. Dunn (Ed.). *Best practice occupational therapy: In community service with children and families* (pp. 147-156). Thorofare, NJ: SLACK Incorporated.

Miller, L. J. & Hanft, B. E. (1998). Building positive alliances: Partnerships with families as the cornerstone of developmental assessment. *Infants & Young Children, 11*(1), 49-60.

Mulligan, S. (2003). *Occupational therapy evaluation for children*. Philadelphia, PA: Lippincott Williams & Wilkins.

Nelson, C. A. (2000). The neurological bases of early intervention. In J. P. Shonkoff & S. J. Meisels (Eds.), *Handbook of early childhood intervention* (2nd ed., pp. 204-227. New York: Cambridge University Press.

Nelson, C. A. (2000). The neurological bases of early intervention. In J. P. Shonkoff & S. J. Meisels (Eds.), *Handbook of early childhood intervention* (2nd ed., pp. 204-227. New York: Cambridge University Press.

Pilkington, K. O. & Malinowski, M. (2002). The natural environment II: Uncovering deeper responsibilities within relationship-based services. *Infants & Young Children, 15*(2), 78-84.

Ramey, C., Campbell, F., & Blair, C. (1998). Enhancing the life course for high-risk children. In J. Crane (Ed.). *Social programs that work* (pp. 184-199). New York: Russell Sage Foundation.

Reinson, C. (2000). A framework for the identification and evaluation of developmentally vulnerable children and their family members: Part II. *Developmental Disabilities Special Interest Section Quarterly, 23*(3), 1-3.

Rosenbaum, P., King, S., Law, M., King, G., & Evans, J. (1998). Family-centered service: A conceptual framework and research review. *Physical & Occupational Therapy in Pediatrics, 18*(1), 1-20.

Sandall, S. R. (1997). The individualized family service plan. In A. H. Widerstrom, B. A. Mowder, & S. R. Sandall (Eds.). *Infant development and risk: An introduction* (2nd ed., pp. 237-257). Baltimore: Paul H. Brookes.

Shonkoff, J. P. & Phillips, D. A. (Eds.) (2000). *From neurons to neighborhoods: The science of early childhood development.* Washington, DC: National Academy Press.

Simeonsson, R. J. (2000). Early childhood intervention: Toward a universal manifesto. *Infants & Young Children, 12*(3), 4-9.

Stephens, L. C. & Tauber, S. K. (2001). Early intervention. In J. Case-Smith (Ed.). *Occupational therapy for children* (4th ed., pp. 708-729). St. Louis, MO: Mosby.

Viscardis, L. (1998). The family-centered approach to providing services: A parent perspective. *Physical & Occupational Therapy in Pediatrics, 18*(1), 41-53.

Widerstrom, A. H. (1997). Newborns and infants at risk for or with disabilities. In A. H. Widerstrom, B. A. Mowder & S. R. Sandall (Eds.) *Infant development and risk: An introduction* (2nd ed., pp. 3-21). Baltimore: Paul H. Brookes.

Wolery, M. (2000). Behavioral and educational approaches to early intervention. In J. P. Shonkoff & S. J. Meisels (Eds.). *Handbook of early childhood intervention* (2nd ed., pp. 179-203). New York: Cambridge University Press.

20장

유치원과 학교에 근거를 둔 치료

Preschool And School-Based Therapy

단원의 목표 (Chapter Objects)

- 특별한 요구사항을 가지고 있는 아동을 위한 관련 서비스와 특수교육에 영향을 주는 법률을 나열한다.
- 학교에 근거를 둔 임상과 관련된 서비스와 법률에서 사용된 중요한 용어와 약어를 설명한다.
- 학교에 근거를 둔 임상에서 서비스 제공, 개별적인 교육계획 개발, 그리고 평가에서 작업치료사의 역할을 설명한다.
- 개별화된 교육 계획의 법제화된 요소를 확인한다.
- 학교에 근거를 둔 임상에서 서비스 제공의 모델을 토론한다.
- 전환계획(transition planning)에서 작업치료사의 역할을 확인한다.
- 교육적 목표와 목적의 획득을 촉진하는 작업적 활동과 선행되는 기술들을 확인한다.

학교에서 작업치료 서비스의 근원 (Origins of Occupational Therapy Services in Schools)

역사(History)

1970년대 초, 부모의 돈이나 state-funded institution으로 특수 학교에 등록된 특별한 요구 사항을 가지고 있는 아동은 가족의 집과 아주 가까이 있거나 그렇지 않을 수도 있다. 또는 특수 학교에 등록이 간단하지는 않을 것이다. 1973년 Rehabilitation Act의 Section 504의 한 부분은 의미 있게 변화된 정신장애와 신체장애를 가진 사람을 위한, 직업과 교육을 위한 적응(accommodation)에 대해 접근한다(Martin, 1997). 그리고 이 법률은 오늘날 Individuals with Disabilities Education Act(IDEA)(1997)(Pub. L. 105-117)과 Americans with Disabilities Act(ADA)(1990)(Pub. L. 101-336)에 계속해서 영향을 미치고 있다. 결과적으로, 표 20-1과 같이 장애를 가진 아동은 살아가는 동안 이 3개의 법률로부터 수동적이거나 능동적으로 도움을 많이 받을 것이다.

이 시나리오 안에서, 6주 조산으로 태어나 뇌성마비 진단을 받은 Jason은 처음으로 IDEA Part C service를 경험했다; 초기중재 프로그램에서 평가와 서비스의 부분. Jason과 그의 가족은 작업치료, 물리치료 그리고 언어치료로부터 직접적인 서비스와 상담을 받았을 뿐만 아니라, 사회복지사로부터 관리 서비스를 받았다. Jason이 정형외과적 손상을 가진 학생으로 IDEA Part B를 받을 수 있는 3세가 되었을 때, 재평가를 하였다(2세에 뇌성마비 좌측 편마비 타입으로 진단을 받음). 그리고 지역 학교 안에 장애를 가진 학생을 위해 특별히 디자인된 학령기 전 프로그램에 참여하였다. 이런 Jason의 교실에는 특수교사와 보조교사가 있다. Jason는 동료와 학교에서 놀

표 20-1

Jason' Lifespan of Services

Jason' Lifespan	*적극적인 서비스*	*수동적인 서비스*
신생아-2세	IDEA '97 Part C	Americans with Disabilities Act(ADA)(1990)
3세-중학교	IDEA '97 Part B	
중학교-고등학교	Section 504	
대학	ADA	
직장	ADA	

고, 동료 중에서 어떤 아동은 장애를 가지고 있다. 그리고 Jason은 학업 전 기술(pre-academic skills)을 배우고, 스스로 옷을 입고 걷는 것을 배운다. 이런 환경에서 Jason은 작업치료, 물리치료, 언어치료를 직접적으로 받거나 상담을 받는다. Jason이 유치원에 들어갈 시기가 되면, Jason은 독립적으로 걸을 수 있지만, 약간의 소동작 기술과 언어 표현 지연을 가지고 있다. 유치원에 들어갈 때 Jason은 inclusion과 pull-out basis를 지원하는 특수 교육을 포함하는 일반 교육에 참여한다. Jason은 그의 교실에서 신체적 장애를 가진 유일한 학생이지만, 그의 교실과 학교에서 학습 장애를 가진 아동도 있다. 특수 교사는 어떤 교실 활동을 하는 동안 Jason과 함께 자주 작업하고, 아직 다른 시간에 Jason은 특수 교사의 개별화된 교실에서 수업을 듣지는 않는다. 그는 글쓰기 지연으로 인해 계속적으로 직접적인 작업치료와 상담을 받고, 언어 표현 기술을 위해 직접적인 언어치료와 상담을 받고 있다. 이런 학교생활 단계에서 Jason은 물리치료는 단지 상담만 받는다; 이런 상담은 체육 교사와 자주 했고, 물리치료사와 체육 교사는 Jason이 체육 활동에 적응하여 동료들과 함께 모든 활동을 참여할 수 있는 방향으로 토론하였다. Jason이 성장하여 교실에서 좋은 경과를 만들어, 모든 학습 과제를 완수하기 위해 적응 전략을 사용하거나 좀 더 독립적인 전략을 사용하게 될 것이다. Jason은 일반 교육과 특수 교육 목표를 좀 더 독립적으로 완수하여, 작업치료사와 언어치료사의 도움의 양이 감소하게 될 것이다. 그래서 결국에는 Jason은 관련된 서비스를 받지 않아도 될 것이다. Jason이 중학교에 들어갈 때까지 그는 모든 특수교육 목표를 완수하여 장기간의 특수 교육 서비스가 필요하지 않고, 학급에서 좋은 성적을 받을 것이다. 결국 Jason은 특수교육을 받지 않을 것이다. Jason의 학교에 있는 Section 504 학생 지원팀은 Jason이 일반 교육환경에 계속적으로 참여하기 위해 필요한 적응을 토론하기 위해 만났다. Jason의 교사, 부모, Jason은 Jason이 교실에 걸어가기 위해 추가적으로 시간이 필요하고, Jason이 학습에 계속 집중할 수 없어 수업 내용을 필기하는 데 보조가 필요하다는 것을 토론하였다. 또한 Jason은 다음 학기 수업에 따라가기 위해 keyboarding class의 요구사항에 대해 물었다. 학생을 지원하는 팀은 이런 이슈들을 토론하는 것에 따라 Jason이 Section 504 아래에서 필기하는 데 보조받고, 학교에서 이동하는 데 추가적인 시간을 가지도록 결정하였다. 게다가 팀은 Jason이 졸업하기 위해 필요한 keyboarding class를 완성하기 위해 Jason에게 필요한 적응이 무엇인지 결정하기 위해 작업치료사에게 평가를 요청하였다. 작업치료사의 추천사항에 근거해 완성한 평가에 따라, 학생 지원팀을 다시 만났고, Jason이 one-handed typing program을 사용하여 학습할 수 있도록 또 다른 적응을 제공하기로 결정했다. Jason은 계속해서 좋은 경과를 보여 동료들과 함께 졸업하여 대학에 진학하려는 계획을 세웠다.

Jason의 어린 시절과 청소년기 시절 내내, Jason과 그의 가족은 지역사회에서 제공하는 소극적으로 community access의 형태인 ADA 서비스를 받았다. 그러나 대학에 들어가서 ADA는 적극적인 서비스가 되었다. 대학을 들어가는 기간에, Jason과 어머니는 적응을 토론하기 위해 대학의 특별감사 책임자(compliance officer)를 만났다. Jason의 어머니는 Jason과 관련된 기록을 제공했다. 특별 감사 책임자는 Jason이 접근하기 쉽게 1층에서 수업을 받도록 하고, 많은 수업을 받을 수 있도록 수업 스케줄을 개발하고, 캠퍼스에 장애인 주차 공간을 마련하여 특별한 주차 허가증을 적용하도록 하였다. 수 년간, Jason은 정보 시스템 전공을 결정했다. 특별 감사 책임자는 Jason의 전공을 위해 필요한 기술 요구사항을 평가하기 위해 주 재활위원회와 접촉했다. Jason은 결국 이런 정보 시스템에서 학위를 취득했고, 다양한 회사에 지원했다. 한 회사에 취업한 후, ADA 법률 아래에서 Jason에게 주차공간과 컴퓨터 단말기에 변형된 장비를 제공했다.

당신이 보는 것처럼, 한 명의 장애인이 교육에서부터 직장까지 현재의 법률이 한 개인에게 어떻게 접근하는지를 보여준다. 미국 역사상 장애인에게 지금보다 학습, 참여, 직장, 그리고 자급자족할 수 있는 많은 기회는 어디에도 없었다.

이 장은 주로 IDEA Part B, IDEA의 기본적인 시작 그리고 교육 법률에서 진행되는 경향 아래에서 제공되는 작업치료 서비스에 대해 연구했지만, 이런 토론을 위해 중요한 토대를 제공했다.

IDEA의 발전(The Evolution Idea)

IDEA 전에는 Congress에 의해 제정된 EHA(Education of the Handicapped Act)(1975)가 특히 공립학교에서 장애아동을 위해 관련된 서비스와 특수 교육에 세부적으로 존재하였다. 이 법률의 중요성은 장애 수준이나 심각성과 관계없이 3~21세의 모든 장애아동이 무료로 적절한 공립 교육(free and appropriate public education)을 받도록 해준다(Mehfound, 1998; American Occupational Therapy Association[AOTA], 1999a). IDEA는 후속 승인을 통해 1978년에 첫 변화를 경험했고, 나중에 1986년, 1990년과 1997년에 변화하였고, 1990년과 1997년에는 중요한 변화가 있었다. Individuals with Disabilities Education Improvement Act of 2003은 2004년 12월 IDEA 후속 승인 과정에서 시작되었고, 부시 대통령은 H.R. 1350, Individuals with Disabilities Education Improvement Act of 2004를 승인하였다. 이 법률은 2005년 7월에 발효된다. 이 책은 H.R. 1350 법령과 정책의 발표 기간에 만들어지기 시작했기 때문에, 이 책에서는 IDEA의 기본적인 변화에 대해서만 토론하였다. 그것은 주와 지역 교육 단체의 최근 정보와 변화이다. 몇 년 동안 EHA/IDEA의 변화, 접근 경향, 평가, 책임, 그리고 작업치료사의 역할에 대해 간단히 요약하였다.

접근 이슈는 특별한 요구사항이 있는 아동이 EHA 아래에서 공립학교에 다니는 것, IDEA 아래에서 특별한 요구사항이 있는 아동이 정상 아동 친구와 교실에서 함께 참여하는 것, IDEA '97 아래에서 주와 지역 사정을 포함하여 특별한 요구사항이 있는 아동이 모든 일반 교과과정을 참여하는 것을 포함한다(National Information Center for Children and Youth with Disabilities, [NICHCY], 1998). 접근 이슈의 확장에 의해 No Child Left Behind Act of 2001(NCLB)를 따른 Individuals with Disabilities Education Improvement Act of 2003은 심각한 장애가 있는 아동뿐만 아니라, 모든 아동의 사정을 통해 학교의 책임을 포함하는 것을 시도했다. 이것은 분명한 인지 장애를 가진 아동이 글을 쓰고 읽는 단계에서 주 사정(state assessment)을 한다는 것을 의미하는가? 아마 아닐 것이다. 그러나 주와 지역 교육단체는 적절한 사정을 개발하고 제공할 의무가 있고, 주와 지역은 NCLB에 의해 규정된 것처럼 정상 아동에 대한 이런 사정의 결과를 기록하는 것이 필요한 것처럼 부모나 돌봐주는 사람을 위해 이런 사정의 결과를 기록할 의무가 있다. 접근과 관련된 중요한 초점은 FAPE는 특별한 요구사항이 있는 아동뿐 아니라 사정, 참여, 학습의 영역에서 모든 초등 교육을 포함한다는 것이다.

적격 결정, 평가 그리고 재평가를 가이드하는 중요한 경향은 부모(또는 후견인/돌봐주는 사람)의 참여가 계속해서 증가하고 있다는 것이다(NICHY, 1998; President's Commission on Excellence in Special Education[PCESE], 2002). 평가와 재평가는 IDEA의 모든 승인 안에서 관련된 서비스 및 모든 특수교육에서 이루어져, 특별한 요구가 있는 아동과 함께 일하는 박식한 전문가와 좋은 교육을 위해 지원되어야 한다.

또한 책임(accountability)은 분명히 IEP(Individual Education Plan)와 관련 있는 이슈다. IEP는 점차적으로 IDEA '97에서 세분화되고 H.R. 1350의 중요한 구성 요소이다. IDEA '97의 조항 아래에서 IEP는 반드시 측정 가능한 목표와 목적, 결과물을 측정할 수 있는 평가 방법, 보조장비와 서비스, 교과과정의 변형, 서비스의 빈도/기간/장소, 교육적 경과와 의사소통 조절에 영향을 주는 행동(시각이나 청각 장애를 가지거나, 영어 능력이 떨어지는 학생/부모)을 포함해야 한다. 게다가 IDEA '97은 최소한 정상 아동의 보고서처럼 특정 기간마다(예, 매 6주 또는 9주, 학기마다 또는 분기마다)(NICHY, 1998) 부모/돌봐주는 사람에게 일반 교육과 특수 교육에서 아동의 경과에 대해 규칙적으로 보고할 권한을 가지고 있다. 일반 교육과 특수 교육에서 아동의 규칙적인 보고의 개념이 이상적으로 적용되는 동안, 보고서는 실제로 서비스 제공자와 관련 있고, 특수 교육에 대한 서류작업과 기록의 양이 분명히 증가되었다. 부가적인 서류작업의 업무를 감소시키기는 노력 안에서, H.R. 1350은 아동("...who take the alternate assessment aligned to the alternate achievement standard") 외 다른 단기 목표나 기준점을 없애려는 시도를 하였다(Council for Exceptional Children, 2004). 그러므로 약간의 서류작업 감소는 기대되었다; 그러나 미국 주 해석과 규정(regulation)뿐 아니라 최종 규정(final regulation)은 아마 여전히 grading period 보고보다는 분기 보고와 같이 전보다는 적은 빈도의 경과보고서와 함께 단기 목표와 기준점이 필요하다.

앞으로의 추세는 IDEA 아래에서 서비스와 관련된 역할을 포함하는 것이다. IDEA '97 아래에서 전환계획(transition planning)과 교육적 서비스 계획을 위한 회의의 기여자로서 작업치료사는 특수 교육 목표와 목적을 지원하고 평가하는 서비스와 관련되어 항상 EHA/IDEA에서 중요한 역할을 하는 동안, 그 역할은 보조기술에서 좀 더 튼튼해지고 좀 더 세분화된다(NICHCY, 1998; NICHCY, 2001). 다른 관련된 서비스뿐 아니라 작업치료사 역할은 계속해서 H.R. 1350을 발전시킨다. 그리고 특히 관련 서비스는 단지 아동의 실패라는 경험이 좋은 경과를 만든다는 것보다는 초기 중재 서비스 또는 예방 평가(preventative measure)를 제공한다(AOTA, 2004). 이것은 학교에서 작업치료사의 중요한 역할을 변화시켜, 작업치료사(OTs)와 보조작업치료사(OTAs)가 미국 주와 시설지침, 권한 입증, 그리고 작업치료 감독하에서 작업을 허락하도록 한다. 또한 특수교육 서비스의 자격에 앞서 위험 요소가 아동에 대한 프로그램을 제안하는 것을 포함해야 한다.

IDEA '97

수년 동안 EHA/IDEA의 중요한 구성요소는 대략 IDEA의 9개 파트에 의해 세부적으로 정의된 다음에, IDEA '97의 4개 파트로 통합되었다. 4개 파트는 아래와 같다.

PART A-일반적인 조항(General Provisions)

IDEA 97의 세션 안에는 IDEA '97이 어떻게 적립되었는지; 모든 장애 아동에게 제공되는 서비스, 평가, 그리고 미국 주에 대한 권한; 13가지 질병에 대한 분류; 그리고 IDEA '97의 다양한 파트에 대한 효과적인 데이터에 대한 이슈를 포함하고 있다(AOTA, 1999a; Council for Exceptional Children, 1997).

PART B-모든 장애 아동의 교육을 위한 보조(Assistance for Education of All Children with Disability)

이 세션은 3~21세 장애 아동을 위해 미국 주, 평가, 그리고 제공되는 서비스에 대한 지시한다; 모든 장애 아동은 특수 교육과 개별화된 교육 필요와 관련된 서비스를 포함하는 무료 또는 적절한 공립교육(FAPE)을 보장한다; 아동과 부모의 권리를 보호한다; 그리고 장애 아동을 가르치기 위해 효과적인 활동을 보장한다(AOTA, 1999a; 34 C.F.R. § 300.1).

PART C-장애를 가진 신생아와 토들러(Infants and Toddlers with Disability)

파트 C는 0~2세의 신생아와 토들러, 그들의 가족을 위해 미국 주, 평가, 그리고 제공되는 서비스에 대해 지시한다. IDEA '97의 이 부분의 초점은 "만약 아동이 초기 중재를 받지 못했다면, 잠재적인 발달 장애가 있을 수 있는 3세 미만 아동에게 넓은 기회를 주는 것이다"(Exceptional Children, 1997; 34 C.F.R., § 303)(19장 참고 : 초기 중재)".

PART D-장애를 가진 아동을 위한 국가의 활동(National Activities to Improve Education of Children with Disabilites)

IDEA '97의 이 세션은 장애 아동의 교육을 증진시키기 위한 국가적 노력이나 자유재량에 의한 프로그램의 개발을 허락한다. 그랜트 펀드(Grant fund)는 장애 아동을 위한 서비스의 효과나 증진, 전문가의 발달, 개인적 준비, 보조장비, 지원 그리고 정보의 보급을 조사하기에 유용하다(Council for Exceptional Children, 1997).

위에서 지적한 바와 같이, IDEA '97의 파트 A는 장애의

표 20-2

IDEA '97에 의해 정의된 장애

장애 & 약어	*정의*
자폐(AU)	발달 장애는 교육적 수행에 불리하도록 분명히 언어와 비언어적 의사소통 그리고 사회적 상호작용에 영향을 준다.
시각 청각 장애(DB)	동시에 청각과 시각 손상은 귀가 안들리고 눈이 안보이는 아동이 혼자 특수 교육 프로그램에 참여할 수 없기 때문에 심각한 의사소통과 다른 발달적 그리고 교육적 필요를 야기한다.
감정 장애(ED)	일생을 살아가면서 하나 또는 더 많은 아래와 같은 특징을 보일 것이다. • 지능적, 감각, 또는 신체 요소에 의해 설명할 수 없기 때문에 학습 장애. • 교사나 동료와 만족스러운 인간관계를 형성하거나 유지할 수 없음. • 정상적인 상황에서 행동이나 감정이 부적절한 타입. • 일반적으로 불행이나 우울이 만연하는 분위기. • 개인이나 학교 문제와 관련해 두렵거나 신체적 증상이 나타나는 경향.
청각 손상 (청각 장애 포함)(D)	청각 손상은 귀를 통해 듣는 언어적 정보 처리가 심각하게 손상되어 아동의 교육적 수행에 불리하도록 영향을 준다.
지적 장애(MR)	일반적인 지적기능 평균보다 분명히 낮은 상태로 적응행동의 결핍이 관찰된다(일반적으로 평균 아래 2SD).
중복 장애(MD)	동시에 손상(예, 지적 장애-청각 장애, 지적 장애-정형외과적 손상 등). 여러 손상 중 하나로 인해 아동이 혼자 특수교육 프로그램에 참여할 수 없기 때문에 심각한 의사소통과 다른 발달적 · 교육적 필요를 야기한다; 시각청각 장애(DB)는 예외.
정형외과적 손상(OI)	심각한 정형외과적 손상은 아동의 교육적 수행에 불리하도록 영향을 준다. 이 용어는 선천성 기형, 질병에 의한 손상, 그리고 다른 원인으로 인한 손상을 포함한다(예, 뇌성마비, 절단).
다른 건강 손상(OHI)	제한된 근력, 활력, 또는 각성을 가진다. 높은 각성은 교육 환경에서 집중하는 데 방해한다. 이 분류에 들어가는 진단은 천식과 ADHD, 당뇨, 간질, 심장 문제, 혈우병, 납 중독, 백혈병, 류마티스, 그리고 겸상적혈구빈혈과 같은 만성이나 급성 건강 문제를 포함한다.
특별한 학습 장애(LD)	언어 사용 · 이해, 말하기 · 글쓰기가 포함된 기본적 정식적 처리 과정의 하나 또는 여러 장애는 듣기, 생각하기, 말하기, 읽기, 글쓰기, 수학적 계산하기 영역을 불완전하게 수행할 것이다. 이 용어는 지각장애, 뇌손상, 미세 뇌기능 장애, 난독증, 발달적 실어증과 같은 것을 포함한다.
언어 장애(SI)	말더듬, 표현 손상, 언어 손상, 목소리 손상과 같은 의사소통 장애는 아동의 교육적 수행에 불리한 영향을 준다.
외상성 뇌 손상(TBI)	외부적 충격에 의해 생기는 후천적 뇌손상은 모든 또는 부분적인 기능적 손상, 정신적 손상을 야기하여 아동의 교육적 수행에 불리한 영향을 준다.
시각 손상(시각 장애 포함)	시야 손상은 아동의 교육적 수행에 불리한 영향을 준다. 이 용어는 partial sight와 시각 장애 모두를 포함한다.

Adapted from Council for Exceptional Children (1997) Summary of the individuals with Disabilities Education Act (IDEA) amendments of 1997.

13개로 분류하고, 그 리스트는 표 20-2에 설명되어져 있다.

H.R. 1350은 학습 장애에 대한 현재 자격 분류와 예외적인 정의를 유지할 것으로 기대된다. 기본적인 읽기, 읽고 이해하기, 글로 표현하기, 언어로 표현하기, 듣고 이해하기, 수학 계산, 그리고 수학 추론에서 지적인 능력과 실제적인 성취(achievement) 사이에 심각한 차이가 있는 학습 장애에 대한

현재의 자격(eligibility)을 인정한다. 심각한 차이 모델(severe discrepancy model)은 아마 이런 영역에서 발달 지연을 가진 어린 아동을 세심히 확인할 수 없거나 학습 장애가 없지만 학술적 발전이 없는 아동을 세심히 확인할 수 없다. 이 목적을 달성하기 위해 학교 지역은 학습 장애 자격을 결정하기 위해 교육과정이나 alternative research-based intervention을 사용하여 아동의 경과를 기록하는 경과기록을 만드는 것과 같이 alternate evaluation procedure를 사용할 것이다(Council for Exceptional Children, 2004). 또한 당신이 교육을 위해 미국 지역이나 주의 교육 에이전시와 함께 당신의 지역에서 어떻게 자격을 얻는지에 대해 체크해야 한다.

Part B: 모든 장애 아동의 교육을 위한 보조(Assistance for Education of All Children With Disabilities)

IDEA '97 파트 B를 살펴보면, 공통 용어와 약어는 법률을 이해하는 데 대단히 중요한 기준이 된다. 이 세션은 공통적으로 사용되는 용어를 먼저 살펴본 다음에 IDEA '97과 Section 504의 구조에 대해 토론할 것이다.

부가적으로 아래와 같이 자격 분류를 위해 사용된 약어는 IDEA와 관련된 문헌에서 자주 사용된다.

- 1990년 EHA의 후속 승인
- IDEA '97: Individuals with Disabilities Education Act의 최근 후속 승인
- Section 504: 1973년 Section 504의 the Rehabilitation Act 아래에서 제공되는 서비스.
- LRE: Least restrictive environment
- LEA: Local education agency－보통 local school district를 언급하는 것
- SEA: State education agency
- 자격(eligibility): 어느 학생에게 특별화된 서비스 제공 전에, 특별한 서비스를 위한 자격은 반드시 IDEA 파트 A의 자격 분류 안에서 평가와 기준을 통해 세워져 있어야 한다.
- 변형/조절(modifications/accommodations): 지원이나 보조장비는 교육적 과정에서 학생을 보조한다. 분명히 변형과 조절은 교육과정을 변화시킬 수는 없다; 변형과 조절 특별한 요구사항이 있는 학생을 위해 다른 교육과정을 내세운다면, 또다른 교육 과정은 반드시 IEP의 부분을 고려해야 한다.
- IEP(individual education plan): 사정(assessment) 결과의 근거로 작성된 계획은 회의를 통해 개발되고, 검토되고, 개정된다. 이 계획은 특별한 요구사항이 있는 학생에게 시행되고, 다른 것들 가운데서 목표와 목적을 포함한다.
- IEP Meeting: 평가나 재평가의 결과를 검토하고, 자격을 결정하고, IEP를 개발하고, 특수 교육이나 관련 서비스로부터 학생을 통제하기 위해 매년 최소한으로 미팅이 열린다.
- IEP 위원회: IEP 미팅에 참가하는 사람은 자주 IEP 위원회로써 참가한다. 그리고 반드시 이 위원회는 최소한 부모/돌봐주는 사람, 실행자, 일반 교육 교사, 특수 교육 교사, 그리고 초대된 다른 전문가를 포함한다(예, 서비스 인원과 관련된 것).
- 적법한 절차(due process): 법 조항은 부모/돌봐주는 사람이 이용할 수 있고, 공정한 청문회 전에 관리상의 청문회에 대해 LEA를 찬성하거나 LEA를 반대하는 부모들을 지지한다(Dunn, 2000)
- 중재(mediation): 아동의 IEP에 대한 의견 충돌이 있을 때, 부모나 LEA를 위해 적법한 절차를 대체하는 것(National Information Center for Children and Youth with Disabilities[NICHCY], 1998).
- 특수 교육(special education): 아동을 좀 더 좋게 만들기 위해 필요한 특수 교육은 부가적인 교육이나 특별한 교육이다. 이 교육은 조건에 맞는 아동에게 교육 서비스를 제공한다.
- 관련 서비스(related service): 조건에 맞는 아동은 “특수 교육으로부터 성과를 얻기 위해 발달, 수정, 그리고 다른 지원 서비스와 같은 것이 필요하다”(NICHCY, 2001; 34 C.F.R. § 300.24[a]). 관련 서비스는 작업치료, 물리치료, 언어치료, 음악치료, 심리적 서비스, orientation and mobility specialist, 레크리에이션, 치료적인 레크리에이션, 상담 서비스, 재활 상담 서비스, orientation and mobility service, 진단적 목표 또는 평가 목표를 위한 의료 서비스, 학교 보건 서비스, 학교에서 사회복지 서비스, 부모 상담과 훈련, 그리고 이동 수단을 포함한다(NICHCY, 2001).

IDEA '97 파트 B의 구조
(The Structure of Idea '97 Part B)

그림 20-1은 IDEA '97 파트 B의 기본적인 구조를 설명하고, 서비스 제공의 순서도 설명하고 있다. 장애 아동을 위한 모든 서비스는 피라미드의 가장 아랫부분처럼 평가를 시작하고 이를 기록한다. 다음 단계는 IEP 개발 이후에 자격(eligibility)을 얻은 뒤, 배치하는 것이다. 이런 구조적 요소는 분석된다. H.R. 1350안에서 파트 B의 구조는 근본적으로 변화가 없을 것으로 기대된다.

평가에 근거를 둔 서비스
(Evaluation-Based Services)

모든 특수교육과 관련 서비스에 대한 자격과 IEP의 준비는 항상 평가에 근거를 두고 시행한다. 한 번 아동을 특수교육에 의뢰하면, 부모/돌봐주는 사람은 앞으로 진행에 대해 동의할 것이다. LEA는 합리적인 시간동안 아동을 평가하는 것이 필요하고(IDEA '97이 제안하는 합리적인 시간은 30일이다), 또 다른 30일 안에 이런 결과를 검토하기 위해 미팅을 가질 것이다(34 C.F.R. §300). H.R. 1350은 최종적으로 60일을 평가를 위한 시간으로 만들었고, SEA는 이미 일정표(timeline)를 만들었다. 게다가 IDEA '97의 파트 B 아래에서 학생은 최소한 3년마다 한 번씩 자격을 위해 재평가를 해야 한다. H.R. 1350 아래에서, LEA와 부모가 동의한다면, 3년마다 하는 재평가는 필요하지 않다. 재평가는 학생에 대해 이미 존재하는 평가 데이터를 검토하는 것으로 시작하고, 추천(recommendation), 부가적 검사 또는 다른 평가 절차를 만들기 위해 이미 충분한 정보가 있다면, 재평가는 필요하지 않을 것이다. 부가적 검사를 실시하지 않도록 하는 결정은 아동이 정신지체, 정형외과적 장애 또는 시야 장애, 교육적 수행에 영향을 일으키는 장애가 분명한 변화가 없을 때 특히 허용될 수 있다. 그러나 만약 부모가 부가적 검사를 요청한다면 LEA는 반드시 검사를 시행해야 한다(NICHCY, 1998).

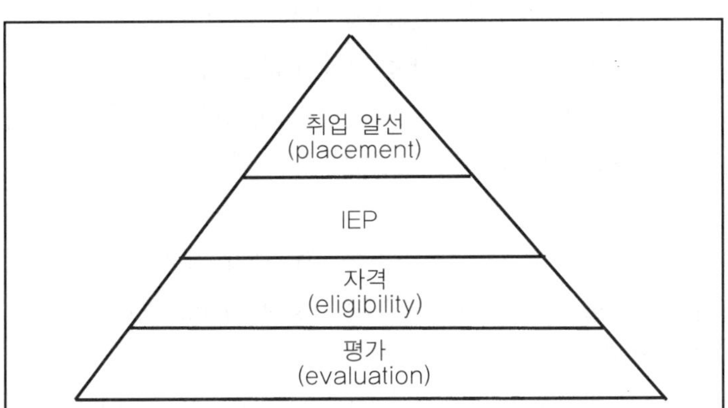

그림 20-1. IDEA 파트 B의 구조.

IDEA '97은 LEA가 다양한 기술적 소리, 차별 대우가 없는 사정 지시 그리고 전략을 사용하여 잠재적인 장애의 모든 영역에서 아동을 평가하기를 요구한다. 부모/돌봐주는 사람들로부터 정보는 교육적 필요와 자격을 결정을 돕는 데 필요하다(Council for Exceptional Children, 1997; NICHCY, 2002). 이런 요구는 사정을 위해 다양한 자원이 선호된다는 것을 제안하는 것이다. 이해할 수 있는 평가는 최소한 아래와 같은 사항을 포함해야 한다: 표준화된 도구, 기준-참조 도구, 관찰, 인터뷰, 인벤토리, 스케일, 그리고 서류 재검토.

평가 과정에서 작업치료사의 역할은 주로 진단학적이고, 작업치료 사정(assessment) 결과는 교육 환경 안에서 아동의 능력과 어려움의 전반적인 그림에 영향을 미친다. 작업치료 사정은 "관련 서비스에 대한 자격 조건"의 목적을 위해 단독적으로 시행되지 않는다는 것은 중요하다; 모든 특수 교육에 대한 자격 조건을 가진 아동은 작업치료와 같은 관련 서비스에도 자격 조건을 가지고 있다. 그러나 교육적 목표를 성취하기 위해 관련서비스에 대한 요구사항은 관련 서비스 제공자로부터 추천에 근거를 해서 IEP 팀이 결정할 일이다. 이해 가능한 평가의 한 부분으로써, 학생의 인지적, 심리사회적, 그리고 감각 운동 수행 영역을 평가해야 한다. 잠재적인 장애를 밝히기 위해, 많은 학교 심리학자와 진단학자는 인지, 심리사회적 기술 또는 감각운동기술이 강조된 세 가지 영역 모두 포함되어 있는 디자인을 검사한다. 아동의 교육적 수행에 대한 추가적으로 면밀한 정보는 아마 확실히 다른 영역에 전문지식이 있는 전문가에 의해 요청될 것이다. 예를 들면, 자폐아동의 잠재적인 장애를 위해 부모/돌봐주는 사람은 분명한 감각 이슈를 보고하고, 감각통합 평가라는 부가적인 전문지식을 가지고 있는 작업치료사가 포함될 것이다. 학교 캠퍼스 이동이 어려운 아동을 위해 충분히 물리치료 평가를 요청할 수 있을 것이다. 또한 자조 활동 기술에 어려움이 있는 중등도의 정신 지체를 가진 아동의 평가는 작업치료사에 의해 추가적인 사정(assessment)을 요구할 것이다. 이런 모든 예시들 안에서 관련 서비스 인원은 아동의 전반적인 평가에 기여하고, 적절한

IEP의 개발을 촉진시킬 수 있다.

IEP 위원회 구성원들이 학생의 목적과 목표를 인식할 때, 작업치료사(또는 다른 서비스 제공자)의 부가적인 전문지식이 필요할 것이다. IEP 위원회는 추가적인 사정을 요청하는 것에 동의한 다음에, 평가 결과를 검토하기 위해 다시 만날 것이다. 두 번째 만남에서 관련 서비스 제공자는 IEP 위원회가 고려할 수 있는 추가적인 목적과 목표를 제안할 뿐 아니라, 이런 목적과 목표 실행을 도울 수 있는 관련 서비스를 추천할 것이다.

교육적 수행과 사정 결과의 연결
(Linking Assessment Results to Educational Performance)

우리 대부분은 사정 도구의 통계적 데이터 또는 표준화되고 등급화된 점수, 퍼센트 랭크, 그리고 연령 등급에 관한 결과를 알고 있다. 그러나 이 점수 중에서 교실 수행이 들어있는 것은 무엇인가? 2001년 10월에 President's Commission on Excellence in Special Education이 만들어졌다. 이 위원회는 미국 지역에 있는 부모, 교사, 시행자, 공공단체로부터 특수교육에 대한 개념을 수렴하여, 회의하고 청취하는 역할을 한다. 이런 청취 결과로써 위원회는 "사정(assessment)과 중재 사이의 연결을 증진시키는 것이 필요하다"는 것을 발견하였다(PCESE, 2002). 이런 발견은 두 가지 문제를 암시한다.

1. 특수교육 직원은 교육적 수행 결과와 관련 있는 검사에 참여하지 않는다.
2. 특수교육 직원은 개별화된 특수 교육 프로그램 계획안에서 사용하는 사정 정보에 참여하지 않는다.

기능적이고 교육적 기간 안에서 사정 결과를 이해하는 작업치료사의 능력은 효과적인 중재 계획 또는 교육 환경에서 효과적인 IEPs를 위해 최고로 중요한 요소이다. 그러므로 아동의 능력과 단점을 결정하기 위해 비판적인 생각 과정은 필수적이다. 예를 들면, 표 20-3에서 설명하는 것처럼, MVPT-R(Gardner, 1996)과 같은 표준화된 검사는 아마 해석되어 나중에는 서비스 제공 근거로 변환될 것이다. 표 20-3에는 아스퍼거증후군(Asperger's syndrome)으로 진단된 8세된 2학년 Mark에 대한 평가 보고서가 들어있다; Mark는 읽고, 글로 하는 의사소통 기술에 어려움을 가지고 있다.

기능적 영향은 발췌한 부분에서 현재 정보, 목적 그리고 목표에 근거를 두어 분명히 규정된다. 그리고 IEP를 위한 가능한 변형(modification)은 쉽게 표현되다.

자격(Eligibility)

한 번 평가가 완성되면, 특수교육과 관련 서비스에 대한 자격을 결정하기 위해 정보는 IEP 위원회 사이에서 토론된다. 정의된 기간 안에서 IDEA '97은 일반교육과 특수교육, 언어치료(만약 특별한 지시가 고려된다면), 변형된 체육 교육, 그리고 직업 교육을 고려한다(NICHCY, 2000). 관련 서비스는 아래와 같은 것을 포함한다:

- 작업치료
- 물리치료
- 언어치료
- 음악 치료(만약 특별한 지시가 없다면)
- 심리 서비스
- Orientation and mobility specialist
- 치료적 레크레이션을 포함한 레크레이션
- 재활 상담을 포함한 상담 서비스
- Orientation and mobility services
- 진단적 목표 또는 평가 목표를 위한 의료 서비스
- 학교 보건 서비스
- 학교에서 사회 복지 서비스
- 부모 상담과 훈련
- 이동수단(NICHCY, 2001)

IDEA '97은 교육적인 서비스를 지원하기 위해 관련 서비스를 대상으로 한다. 그러므로 IDEA '97 아래에서 서비스는 아래와 같은 두 방법 중 하나가 제공될 것이다.

1. 아동은 특수 교육 서비스를 받을 것이다(그리고 관련 서비스에 대한 요구가 존재하지 않는다); 또는
2. 아동은 IEP를 지원하는 관련 서비스와 함께 특수 교육 서비스를 받을 것이다.

이것은 아동은 관련 서비스를 고려하기 전에 특수 교육에 대한 자격을 가져야 한다(AOTA, 1999a; Dun, 2000; NICHCY, 2000).

앞에서 언급한 것과 같이, IDEA '97과 H.R. 1350 사이 분명한 차이점 하나는 특수교육과 관련 서비스의 유용성이다.

표 20-3

Mark의 평가 보고서 발췌

Test of Visual Perceptual Skill-Revised(Gardner, 1996)의 하위 항목 결과는 표준 점수(85~115는 평균), 점수 스케일(8~12는 평균), 그리고 지각 연령(점수는 age equivalence로 변환됨)으로 보고된다. Mark의 점수는:

항목	*표준 점수*	*점수 스케일*	*지각 나이*
시각적 구별	87	7	6세 7개월
시각적 기억력	59	2	4세 7개월
시각적 공간 관계	104	11	8세 7개월
시각적 형태 항상성	79	6	4세 10개월
시각적 순서적 기억력	85	7	6세 6개월
시각적 전경 배경	77	5	5세 1개월
시각적 폐쇄	80	6	5세 11개월

장점

이런 결과에 따라, Mark의 장점은 시각적 공간 관계이다. 교실에서 이 장점은 아래와 같은 사항을 Mark가 할 수 있다는 것을 가리킨다.

- 유사한 모양, 글자, 단어, 그림의 차이점을 기록하기.
- 단어에서 글자와 숫자가 거꾸로 되어 있는 것을 인식하기.

차이점

Mark의 시각적 기억력은 분명이 평균보다 낮고, 그의 시각적 구별, 형태 항상성, 순서적 기억, 전경 배경, 시각 폐쇄는 약간 평균보다 낮다. 교실에서 Mark의는 아래와 같은 어려움이 있을 것이다.

- 그림, 모양, 글자 형태 기억하기.
- 다른 물건에 가려져 있는 물건의 위치를 찾거나(예, Where's Waldo™ or Highlights™ puzzles), 복잡한 선반이나 어지럽게 널려 있는 판에서 물건의 위치를 찾는 것.
- 같은 글자/단어의 다른 글꼴을 인식하기. 예, "A"는 "a", "*a*" 또는 "WORD"는 "word", "*word*".
- P.E는 점심시간 전이고, 과학은 점심시간 후라는 것을 회상하기(시각적 구조 없이).
- 문장에서 특징적인 글자의 위치를 찾는 것(예, 단어 찾기 퍼즐이나 어휘 정의).
- 빨리 읽기-대부분 적은 수의 글자를 읽을 때에는 우리 마음속으로 '글자가 비어 있는 곳을 채우는' 행동을 만든다. Mark의 시각, 폐쇄 점수는 아마 Mark가 글씨를 읽기 전에 각 단어를 각각 주의 깊게 읽어야 된다는 것을 의미할 것이다. 특히 새로운 자료/책을 읽을 때, Mark는 아마 내용을 한 번 읽은 다음에 내용이나 이해한 것을 다시 읽을 것이다.
- 완전한 모델과 step-by-step 시각적 지시 없이 미술/과학/사회적 수업을 완수한다.

Where's Waldo is registered trademark of Candlewick Press, Cambridge, MA. Highlights is a registered trademark of highlights, Columbus, OH.

H.R. 1350은 LEA가 특수교육과 관련 서비스를 위한 자격 전에 아동을 위해 조사에 근거를 둔 중재를 제공하기 위해 IDEA 기금의 15%를 소비하도록 명시했다(NICHY, 2004). 이런 의뢰 전 서비스에 대한 세부사항은 H.R. 1350에서 규정에 맞게 기술되었다.

Section 504 서비스에 대한 자격 (Eligibility for Section 504 Services)

IDEA '97과 대조적으로, Section 504 자격은 좀 더 폭넓고 좀 더 자유롭게 정의된다. Section 504는 장애를 가진 아동이 신체적이나 정신적 장애가 일상생활활동에 상당한 제한이 있는지 밝힌다(29 U.S.C., Section 706[8]). 신체적 또는 정신적 손상은 청각, 시각, 학습 또는 당뇨병, AIDS와 같은 질병; 정신질환이 포함된다. 중요한 일상생활활동은 다음을 포함한다: 목욕, 자조활동, 듣기, 학습, 매뉴얼 과제 수행, 보기, 말하기, 걷기, 또는 일하기(29 U.S.C., Section 706[8]). 학교에서 Section 504에 대한 자격은 일반적으로 평가에 근거로 일과표나 개별화된 계획을 위한 코드가 세부적으로 주어지지 않는다. 많은 LEA는 IDEA '97을 따라 추천 계획을 만들고 매년 만난다(AOTA, 1999a). 이런 미팅에 지정된 구성원은 규정되어 있지는 않지만, 가장 좋은 조건은 최소한 부모/돌봐주는 사람, 일반 교사, Section 504 미팅에 참여하는 실행자가 있어야 된다고 제한한다.

IDEA '97 아래에서 관련 서비스와 작업치료에 대한 필요 (Need for Occupational Therapy and Related Services Under IDEA '97)

한 번 평가가 완성되면, 질문의 순서는 아동이 교육적 목표를 성취하기 위해 아동을 도와주는 관련 서비스에 대한 필요를 결정하기 위해 물어볼 것이다. 이 장 앞에서 언급한 것과 같이, 아동은 반드시 처음에는 아동의 기능 향상을 만들기 위해 필수적인 특수 교육 서비스와 관련 서비스에 대한 자격을 얻어야 한다(NICHCY, 2000). Mark의 검사 결과와 교육적 영향에 대한 표 20-4는 Mark의 평가 보고서에 나타난 자격 질문이 들어있다:

이 질문에 대한 대답은 Mark의 IEP를 위한 작업치료 서비스에 대한 요구사항이 확실히 들어있다. 이 정보와 함께 IEP 위원회는 관련 서비스의 제공에 대한 좋은 정보화된 결정을 만들 수 있다.

Section 504 아래에서 작업 치료 서비스(Occupational Therapy Services Under Section 504)

Section 504 자격에 대한 현재의 기준은 반드시 학생이 중요한 삶의 영역에 상당한 영향을 주는 신체적이거나 정신적 장애가 있어야 한다. 이 장 앞에서 언급한 것과 같이, 장애 분류는 Section 504에서 세부적으로 정의되지 않았다. 그러므로 작업치료사의 역할은 Section 504 계획 실행에 필요한 요구사항을 결정하는 영역에서 대단히 중요할 것이다. 어느 평가에서처럼, 가장 좋은 것은 학습에 영향을 주는 아동의 장애를 매우 유용하게 결정하는 다양한 사정 도구를 사용하는 것이다. 적절한 추천 계획을 만드는 과정에서 부모, 교사, 실행자를 보조하기 위해 이전 세션에서 토론한 가이드 할 수 있는 질문들이 유용할 것이다.

실독증을 가지고 있는 Zach는 글로 하는 의사소통의 필요를 위해 작업치료사에 의해 평가되었다. Zach의 교육적 프로그램을 촉진시킬 수 있는 작업치료 서비스에 대한 교육적 필요를 결정하기 위해, 질문들은 표 20-5에 논의하였다.

검사 결과처럼 Zach는 실독증을 가지고 있고, 이는 그가 학습하는 데 영향을 주는 것으로 나타났다. 또한 작업치료 평가 결과에서 시각 운동과 글쓰기 기술이 Zach의 학습을 경험하는 데 제한을 주는 것으로 나타났다. 이런 평가에 근거로 작업치료사는 Zach가 교육적 목표를 성취하는 데 돕기 위해 부모, 실행자, 교사를 위한 추천사항을 만들었다.

IEP의 발달(Developing the IEP)

IEP: IEP(그림 20-1 두 번째 레벨에 기록됨)는 특수교육과 관련 서비스에 대한 자격이 수립되어, 아동의 요구사항을 발견하기 위해 개발된 교육적 계획이다. IEP는 다음을 포함한다.

- 부모의 관심사
- 시각 결핍, 청각 결핍, 또는 영어 능력의 제한이 있는 아동의 구체적인 의사소통 요구사항의 내용
- 평가나 재평가의 결과
- 아동의 장점과 숙련도
- 아동의 교육적 수행의 현재 단계에 관한 내용
- 기준점이나 단기 목표를 포함하는 매년 목표. 그리고 목적과 목표를 측정하는 방법
- 특수 교육과 관련 서비스, 그리고 아동을 돕는 데 제공되는 서비스와 보조기구(변형도 포함)
- 제공된 서비스의 위치와 예상된 빈도
- 예상되는 서비스 기간과 예상되는 초기 데이터
- 아동이 일반 교육 프로그램에 참여할 수 있도록 확대
- 행동 이슈의 고려
- 특수 교육 목적과 목표 쪽으로 경과의 보고(이 보고서는 정상 아동이 보고서를 보고할 때마다 같이 보고한다. 예를 들면, 지역의 등급 기간에 따라)
- 14세 이상 아동을 위한 이동수단

앞에서 언급한 것 같이, 미팅은 IEP 개발과 평가나 재평가의 결과를 검토하기 위해서 반드시 만나야 한다. 보통 이런 미팅은 IEP 미팅이다.

표 20-4

Mark의 요구사항과 관련된 서비스 질문들

질문	응답	표시
Mark는 특수교육을 받을 자격이 있는가? 자격: 자폐; 말하기 손상	예	☒
	아니오	☐
특수교육 프로그램에 영향을 주는 Mark의 운동 계획 정도는?	거의 없음	☐
	가끔	☐
	중간 정도	☒
	분명히	☐
특수교육 프로그램에 영향을 주는 Mark의 *감각 조절 기술* 정도는?	거의 없음	☐
	가끔	☐
	중간 정도	☐
	분명히	☒
특수교육 프로그램에 영향을 주는 Mark의 시지각 기술 정도는?	거의 없음	☐
	가끔	☒
	중간 정도	☐
	분명히	☐
특수교육 프로그램에 영향을 주는 Mark의 *글쓰기 기술* 평가 결과 정도는?	거의 없음	☐
	가끔	☒
	중간 정도	☐
	분명히	☐
평가 데이터는 이 학생이 교육적 목표/목적을 획득하기 위해 *작업치료*가 필요하다는 것을 가리킨다.	예	☒
	아니오	☐

표 20-5

Zach의 Section 504 적격 질문들

질문	응답	표시
Zach는 정식적 또는 신체적 손상을 가지고 있다: 난독증은 학습 활동에 중요한 영향을 주고 있다.	예	☒
	아니오	☐
일반 교육 목적을 완수하기 위해 Zach는 프로그램을 만들었는가? (캠퍼스 학생 지원팀에 의해 대답) Zach는 계속해서 읽기가 어렵고, 글쓰기는 쉬운가?	예	☐
	아니오	☒
교육적 프로그램에 영향을 주는 Zach의 시각적 운동/글쓰기 기술 정도는?	거의 없음	☐
	가끔	☐
	중간 정도	☐
	아주 많이	☒
교육적 프로그램에 영향을 주는 Zach의 시지각 기술 정도는?	거의 없음	☐
	가끔	☐
	중간 정도	☒
	아주 많이	☐

IEP 미팅 과정(IEP Meeting Process): IEP 미팅에 참여하는 사람은 IEP 위원회이고, 반드시 최소한 부모, 시행자, 일반 교사와 특수 교사 그리고 초대된 다른 전문가를 포함해야 한다. 이 장 앞에서 언급한 것 같이, 미팅하는 동안 사정 결과는 검토되고 IEP 위원회는 자격을 결정한다. 자격에 대해 의견일치가 한 번 되면 위원회는 목적과 목표를 설정한다. 목적과 목표를 초안하는 동안, 또한 IEP 위원회는 반드시 누가 시행할 것인지에 대해 결정해야 한다. 마지막으로 위원회는 장소를 결정한다. 이 마지막 과정은 특히 중요하다. NIHCY (1999)에 따라,

> *아동의 요구사항과 이런 요구사항을 성취하기 위해 제공되는 정부단체의 서비스에 대한 결정이 나기 전에 장애 아동을 위한 적절한 장소를 결정해야 한다. 이러한 결정은 반드시 IEP 미팅에서 결정되어져야 하고, 아동은 처음에 IEP 미팅에 참여시키지 않고 IEP를 개발해야 한다. 그러므로 IEP는 반드시 실제 배치되기 전에 만들어져야 한다 (p. 15).*

작업치료는 IEP가 개발하는 모든 요소에 포함될 것이다. 다음 세션에서는 학교에 근거를 둔 환경에서 목적과 목표 개발, 특수 교육 목적과 목표의 경과 보고, 변형/조절, 행동 이슈의 고려사항, 14세 이상 아동을 위한 이동수단을 뚜렷이 설명한다. 이런 이슈 대부분은 공통적으로 학교에 근거를 둔 작업치료 임상가에 의해 다뤄진다.

IEP에 대한 목적과 목표 개발(Developing Goals and Objectives for The IEP)

6장에서 토론한 것 같이 측정 가능한 목적과 목표 개발의 이론은 같다. 기록은 학교에 근거를 둔 환경에서 적용될 수 있지만, IDEA '97 아래에서 이런 목적과 목표는 주로 학생의 교육적 요구사항에 초점을 맞춰야 한다. 예를 들면, Mary는 글쓰기 어려움 때문에 작업치료사에 의해 추가적 사정에 의뢰되었다. 또한 다른 단점은 근위부위가 불안정하다는 것이다. 근위부위 안정성을 증진시키기 위해 글쓰기보다는 Mary의 교육적 요구사항이 존재하는 IDEA '97 안의 환경이 더 좋다. 이런 시나리오에서 교육 환경을 위한 효과적인 목표는: "Mary는 2 문장을 적절하게 쓸 것이다. 서류 검토에 의해 측정된 것처럼 철자는 5개 중 4개가 맞다."

이 목표를 시행하는 동안 근위부위 불안정성이 직접적으로 들어가 있지 않다. 치료 계획은 근위부위 불안정성과 같은 개인의 수행 기술이 들어가 있는 활동을 포함해야 한다. 근위부위 안정성을 증진시키기 위해 이런 활동의 성공(발전)은 Mary가 눈에 확실히 띄이게 또렷하게 글씨를 쓸 수 있고, 이는 교육적 목표에 의해 측정된다.

IEP 위원회가 구성된 이래 모든 목적과 목표는 개발되고, 목적과 목표는 구체적으로 규제되지 않는다. 다른 한편으로는 모든 위원회 구성원은 목적과 목표를 개발한다. 그러나 IEP 미팅 기간 동안 목적과 목표를 개발하기 위해 다양한 구성원들이 들어오기 때문에 "주인의식"이나 목적과 목표를 확실히 얻기 위해 "소유의식"이 있는 교사, 작업치료사 또는 상담사가 참여할 것이다. 기억해라! 모든 목적과 목표는 전체 IEP의 한 부분이고, 그림 20-1에 있는 피라미드의 다음 단계이다. 그런 다음에 IEP 위원회는 목적과 목표를 시행하기 위해 가장 좋은 자격을 가진 전문가를 결정할 것이다. 자주 *resource teacher*와 작업치료사, 또는 체육교사와 물리치료사와 같은 다양한 멤버가 세부적인 목적과 목표를 실행하기 위해 지정된다.

특수교육 목적과 목표에 대한 경과보고(Report of Progress Toward Special Education Goals and Objectives)

IDEA '97의 규정에 따라 경과를 토론하기 위해 매년 모임을 가질 뿐 아니라, 아동의 매년 목적과 목표의 경과보고는 각 학년 끝에 부모에게 보내야 한다(예, 매 6주나 9주 또는 각 학기마다). 이 장 앞에서 언급한 것 같이, H.R. 1350은 서류를 감소하려는 노력에서 자주 보고하지 않도록 권장하고 있다. 만약 작업치료가 목적과 목표의 시행 중 하나라면, 이 과정 안에서 보조작업치료사의 역할은 치료 중재 세션의 정확한 기록과 아동의 경과의 언어적 보고를 제공하는 것이다.

변형/조절(Modifications/Accommodations)

평가 결과를 검토한 뒤, 두 가지의 시나리오가 있을 것이다. 아동은 작업치료 중재의 몇 가지 형태에 대해 요구를 하는 것으로 보이지만, 목적이 필수적으로 확대하면 안 된다. 그 대신 작업치료 서비스에 대한 요구가 분명하지만, 작업치료의 세부적인 목적은 존재하지 않는다는 것이다. 예를 들면, 특별한 요구가 있는 아동은 오랜 기간과 집중 교육을 받는다. 글

씨를 쉽게 알아볼 수 있게 하기 위해 치료 서비스를 받지만, 이 치료 서비스가 제한된 경과만을 만들지는 않는다. 이런 수행기술을 위해 계속해서 목적과 목표를 설정하기보다는 글쓰기 작업 감소와 같은 변형, 또는 컴퓨터로 글을 쓰는 것과 같은 조절이 있다.

행동 이슈의 고려 사항 (Consideration of Behavior Issues)

IDEA '97의 분명한 변화는 아동의 교육적 과정에 분명히 영향을 주는 행동은 IEP(Warger, 1999)를 준비할 때 아동의 행동을 반드시 고려해야 한다는 개념이다. 심리사회적 이론과 함께 작업치료는 IEP 위원이 적절한 IEP를 계획하기 위해 매우 유용한 보조를 제공한다. 결정하기 위해 만약 아동의 행동이 교육적 수행에 불리하게 영향을 준다면, IEP 위원회와 작업치료사는 아래와 같은 질문을 고려해야 한다.

- 아동은 새로운 행동, 기술 또는 전략을 배우거나 사용하는 데 도움이 필요한가?
- 아동은 불안전하고 학습 환경에서 분명히 간섭하는 행동을 보이는가?
- 아동의 현재 존재하는 행동은 행동 중재 계획을 요구하는가?
- 아동은 부적절한 행동 때문에 일반 교육에서 계속 나가려 하나?
- 아동이 행동은 장애와 관련 있고, 장애의 징후인가?

만약 어느 질문에서라도 예라고 대답한다면 위원회는 현재 아동의 교육적 수행 레벨을 결정한 다음에, 매년 목적과 단기 목표 또는 세부적인 행동 개념이 들어있는 기준을 만들어야 한다. 이런 행동 계획은 IEP 안에서 4가지로 구성되는데 분명히 확인된 규칙, 기대, 절차, 분명히 정의된 강화(reinforcement)와 결과(consequence)이다. 이것은 학생이 가지고 있는 행동을 관리하는 데 학습하도록 도와준다(Council for Exceptional Children, 1997).

장애 학생에 대한 요구사항의 변화 (Transition Needs for Students with Disabilities)

비록 특별한 요구사항이 있는 아동이 교육 기간 동안 많은 변화를 경험하지만, IDEA '97의 파트 B에서 설명한 서비스 부분에서 두 개의 변화가 존재한다. 처음 변화의 기간은 아동이 파트 C(장애를 가진 신생아와 돌배기) 서비스에서 파트 B 서비스로 이동할 때 일어난다. 이 변화는 가족 중심 모델에서 교육 모델로 이동하는데 초점이 맞춰져 있다. 가족의 개념과 목적이 계속해서 존재하는 데 반하여, 교육 모델의 초점은 아동의 학업 전 기술과 학업 기술에 초점을 맞추는 것 뿐 아니라, 중학교 과정 후 교육, 직업, 그리고 지역사회 참여에 초점을 맞추고 있다(34 C.F.R. s300.29). H.R. 1350에서 분명한 변화 한 가지는 LEA 안에서 아동이 유치원에 들어가거나 유치원에 들어갈 자격이 있을 때까지 특별한 요구가 있는 아동의 가족을 위해 파트 C 서비스 확대를 제공하여 파트 C와 함께 연결된 SEA의 옵션이다. 이 옵션을 통해 가족은 계속해서 IFSP와 가족 중심의 서비스 기회를 받을 것이다. 변화된 모델은 3세까지인데 반해 이 이슈는 0~6세까지 받을 수 있다.

게다가 파트 B 서비스에 들어가는 변화된 요구를 고려하고, 또한 IEP 위원회는 반드시 14세 이상 되고 관련 서비스와 특수 교육에 자격을 가지고 있는 아동을 위해 변화된 요구를 고려해야 한다. H.R. 1350은 16세 연령에 대한 변화된 요구와 계획을 고려하여 바뀌었다(NICHCY, 2004). 이런 변화된 요구는 아동의 필요에 근거를 두고, "지시, 지역사회 경험, 고용의 개발과 중학교 후 성인 생활, 그리고 일상생활 기술 습득과 기능적 직업 사정"을 포함하는 개인적 선호와 흥미를 고려한다(NICHCY, 1999, p. 13).

변화 서비스의 부분에서 IEP 위원회는 졸업(추가적 교육, 직업, 그리고 지역사회를 포함)에 따라 학생의 옵션을 협력적으로 토론하기 위해 지역사회 에이전시 대표를 초대할 것이다. 지역사회 대표는 주 직업 가이드/상담 서비스, 생활 촉진을 도와주는 것, 지역기술 대학이나 대학/대학교, 정신 보건/지체 단체, 그리고 사회적 안전 행정부와 같은 중학교 후 단체를 포함한다. 협력적인 미팅 후, 아동은 현재 능력을 결정하기 위해 평가되고, 부분적으로는 그 다음에 이 평가 결과가 상호간에 결정된 결과를 성취하는 계획을 개발하기 위해 사용된다.

작업치료 임상가는 아동의 필요와 서비스에 대한 평과 과정의 한 부분으로써 계획 변화(transition planning)에 포함될 것이다. 작업치료사가 내재하고 있는 일, 놀이, 자조 활동의 작업 역할에 관련하여, 작업치료사는 효과적인 계획 변화를 개발하는 IEP 구성원에게 매우 유용한 도움을 제공할 것이다. 그리고 만약 IEP 위원회에 의해 계획 변화가 결정된다면, 작업치료사는 변화 과정에서 아동을 돕기 위해 서비스를 제공할 것이다.

서비스 결정(Determining Services)

그림 20-1의 가장 꼭대기 층에 있는 것은 취업알선(placement)을 결정하는 것이다. 그리고 취업알선의 부분은 서비스 결정을 포함한다. IEP의 합의에 따라 반드시 위원회의 구성원은 다양한 평가자와 서비스 제공자의 추천을 검토하는 것은 IEP를 시행(implement)하기 위해 필수적이다. 사정 결과에 따라, 작업치료사는 직접적인 서비스나 상담 서비스를 추천할 것이다. 그럼 작업치료사는 어떻게 서비스의 빈도, 기간, 강도, 방법을 결정할 것인가? 서비스 제공의 모든 가능한 옵션을 고려하는 것은 아동의 요구사항을 발견하는 데 필수적이다. 그리고 모든 서비스는 개별화되고, 현재 인원, 현재 담당 건수 크기, 스케줄 또는 개인적 선호와 같은 관련 없는 고려사항은 이런 결정 과정에서 고려하지 않아도 된다. 이것은 많은 작업치료 임상가가 받아들이기에는 어려운 개념이다; 그러나 IEP를 시행하는 데 필요한 인원을 제공하는 관련 서비스 업체를 고려하기보다는 LEA를 고려해야 한다. 작업치료사는 반드시 아동의 경과를 만들기 위해 필수적인 서비스가 무엇인지 고려해야만 한다. 많은 예시에서 단지 상담 서비스만 요구된다; 다른 예시에서는 직접적인 서비스 또는 훨씬 협력적인 모델이 좀 더 적합하다. 그럼 학교에 근거를 둔 작업치료사는 어떻게 서비스의 빈도, 기간, 강도, 방법을 결정할 것인가? 질문 시리즈를 물어보는 것이 있을 수 있다.

1. IEP 목표를 성취하기 위해 필요한 시간은 얼마인가 (1년보다 적거나 1년보다 많거나)?
2. 좀 더 집중적인 중재(follow up 과 함께 2~3주 동안 매일) 보다 규칙적인 중재(매주)가 필요한가?
3. 치료 세션은 얼마나 걸리는가(각각의 짧은 세션이나 조금 긴 세션)?
4. 치료 세션은 얼마나 강한가(1~2가지 활동이나 몇 가지 활동)?

이런 결정을 만드는 과정을 보조하는 전략은 표 20-6에서와 같이 연속적인 질문에 들어있다.

아동의 IEP 목적과 목표를 고려한 다음에 아래와 같은 순서를 연속적으로 완성할 것이다.

다운증후군을 가진 3학년 학생(중등도의 정신 지체와 순서화에 어려움이 있음)에 대한 IEP는 세밀한 미술 시간에 참여하고 교실에서 자립을 갖는 것이다. 아래에 있는 것은 완성된 질문의 연속체에서 파생된 추천사항이다.

- 서비스 기간-(5) 모든 IEP 매년 목적과 목적은 1년만에 성취되는 것은 아니다라는 것을 제안한다.
- 빈도-(4) 최소한 일주일마다 중재 스케줄을 제안한다.
- 기간-(2) 짧은 치료 세션은 아마 20분으로 제안한다.
- 강도-(2) 치료세션마다 2~4가지 활동을 제안한다 (학생이 짧은 집중 시간을 가지고 있기 때문에).
- 상담/직접-(3) 학생에게 제공하는 직접적인 서비스와 교사/전문가에 의해 제공되는 상담 세션은 대부분 균형을 맞추도록 제안한다(직접적인 세션의 성공을 증진시키기 위해).

그러므로 이 예시에서, 추천사항은 학생에게 3주 동안 20분씩 교사와 함께 상담 세션을 받고, 3주 동안 20분씩 직접적인 서비스를 받는 것으로 구성된다. 각 치료 세션은 최소한 2~4개의 순서화된 활동을 포함할 것이다.

서비스 제공에서 고려사항은 환경이다. 학생이 많은 시간 동안 일반교육에 참여하고, 교실에서 독립적으로 생활하는가? 특별한 요구가 있는 학생이 일반 교육에 참여하도록 강조한 IDEA '97처럼, 또 다른 고려해야 할 요소는 학생과 직원의 비율이다. 소규모 교실에 있는 교사는 좀 더 개별화된 서비스를 제공할 수 있는 것처럼, 적은 학생과 직원의 비율을 가진 소규모 교실에 있는 학생은 높은 학생과 직원의 비율을 가진 대규모 교실에 있는 학생만큼 요구사항이 크지는 않을 것이다. 일반 교육에서 학생은 경과를 만들기 위해 추가적으로 개별화된 서비스를 요구하는 것같이, 좀 더 직접적인 서비스를 요구할 것이다.

이런 포인트, 평가, 자격, IEP의 개발, 학교에 근거를 둔 서비스의 배치까지 토론하였다. 학교에 근거를 둔 임상과 관련된 특별한 주제는 학교에서 작업치료사와 보조작업치료사 사이의 역할 묘사와 같은 것이다. 그리고 치료계획 전략은 조금 있다 다룬다.

표 20-6

연속적인 질문

			서비스의 기간 (Length of Service)			
1년 미만	1	2	3	4	5	1년 이상
			빈도(Frequency)			
가끔	1	2	3	4	5	자주
			기간(Duration)			
적은 시간	1	2	3	4	5	많은 시간
			강도(Intensity)			
낮음(1-2 활동)	1	2	3	4	5	높음(다양한 활동)
			상담/직접(Consult/Direct)			
상담	1	2	3	4	5	직접

학교에서 역할 묘사 (Role Delineations in Schools)

직업 설명(Job Description)

작업치료사나 보조작업치료사가 LEA 안의 작업치료사의 역할 결정을 살펴보면 직업 설명에 대해 기록되어 있다. 이상적으로 말하면 이런 직업 설명은 현 미국의 주 규정과 학교 지역의 교육적 모델 초점을 참고한다. 또한 *Guide for Supervision of Occupational Therapy Personnel*(AOTA, 1999)에 주목하기 바란다. 표 20-7에 있는 리스트는 미국 텍사스에 있는 라박의 Lubbock Independent School District에 대해 설명하였다(표 20-8).

작업치료사와 보조작업치료사의 의무 중 많은 것은 매우 비슷하다. 이제 이들의 역할 차이를 분명하게 해석하는 것이 필요하다. 초기 평가, IEP 위원회의 고려사항에 대한 글쓰기 목적과 목표, 목적과 목표에 대한 향상되는 경과, 3년마다 하는 재평가 영역은 작업치료사에 의해 제공되고, 보조작업치료사는 표준화된 사정, 교실 관찰, 설정된 능력과 가이드라인에 의한 지시, 중재 세션의 기록, 학생의 기술과 수행의 관찰을 언어적 또는 서면적으로 기록과 같이 평가와 선별 업무를 도와 보조한다.

부가적인 역할(Additional Roles)

서비스 제공자의 역할 안에서 작업치료사와 보조작업치료사는 직접적인 서비스와 상담/모니터링 서비스를 제공할 것이다. 결론적으로 작업치료사와 보조작업치료사는 아래와 같은 영역을 다룰 것이다:

1. 학생에 중심을 둔 상담(SC)
2. 교실에 중심을 둔 상담(CC)
3. 상담 설계(BC)
4. 학교/프로그램에 중심을 둔 상담(서비스, 부모, 교사, 전문가와 실행자를 위한 훈련을 포함)(PC)

학생에 중심을 둔 상담에서 작업치료 임상가는 학생을 확인하기 위해 부모와 학교 직원과 함께 문제를 해결한다. 그리고 이 문제 해결 세션은 전형적으로 IEP로부터 이슈를 다룬다. 교실에 중심을 둔 상담에서는 작업치료 임상가는 전형적으로 교실에 있는 문제 해결 이슈를 위해 교사와 전문가가 함께 일한다. 상담 설계는 이슈에 접근하는 것과 같은 변형 설계를 다루거나 문제 해결 세션 설계에서 다른 직원을 유용하게 한다. 상담의 마지막 형태인 학교/프로그램에 중심을 둔 상담에서 작업치료 임상가는 스텝/실행에 대한 서비스를 이끌거나

표 20-7

작업치료사를 위한 직업 설명

Lubbock Independent School District
Job Description

이름:

Soc. Sec. No:
계약 기간:
스케줄:

직업란:	작업치료사
부서/학교:	특수 교육부
보고서 받는 사람:	특수 교사 책임자
감독하는 것:	보조작업치료사

자격:
- 반드시 National Board for Certification in Occupational Therapy(NBCOT)에 의해 만들어진 가이드라인에 따라 처음에 자격을 부여받아야 한다.
- 텍사스 주에서 작업치료사는 valid, regular, or provisional license를 가져야 한다.

직업 목표: 작업치료사의 역할은 소동작, 구강동작, 환경적 적응, 감각-운동 처리, 그리고 기능적 교실 과제 영역에서 특수 교육 학생을 확인하기 위해 사정(assessment), 상담, 그리고 서비스를 제공하는 것이다.

중요한 의무들:
작업치료사가 해야 할 의무들은:
- 작업치료 평가를 의뢰한 아동을 스캐닝하고 평가하는 것.
- Admission, dismissal and review(ARD) committee[name of IEP committee]의 구성원 역할을 하는 것.
- 학제간의 Individualized education plans(IEPs)을 기록하는 것.
- 치료 서비스 계획을 개발하는 것.

서비스 제공 모델(Service delivery model)은 아래의 영역에서 직접적인 치료, 상담, 그리고 협력을 포함한다.
1. 이동에서 글쓰기 위해 물건을 조작하는 범위까지, 환경과 상호작용하기 위해 필요한 운동 기술을 증진시키는 것.
2. 좀 더 많은 환경적 상호작용을 위해 학생의 감각 정보(시지각 기술 포함) 수용, 처리, 사용하는 능력의 증진시키는 것.
3. 운동 기술의 발달 향상. 기능을 제한하는 운동 장애를 감소시키고, 변형을 예방하는 것.
4. 장애에 대한 보상으로 변형된 장비와 전략을 통해 자조 활동 기술(식사, 옷입기, 개인위생, 그리고 화장실)을 향상시키는 것.
5. 활동하거나 휴식하기 좋은 자세를 잡기 위해 모든 관절의 움직임을 증진시킬 뿐 아니라, 교육적 과제/활동을 위해 팔, 다리, 머리를 좀 더 기능적으로 사용할 수 있도록 모든 관절의 움직임을 증진시키는 것.
6. 아동의 기능이 좀 더 효과적이고 효율적일 수 있도록 교실 안에서 학생의 능력을 지원하거나 증진시키고 교실에서 필요한 적응을 만드는 것.

작업치료사는 아래와 같은 보조작업치료사의 책임을 감독한다.
1. OTR은 OTA의 훈련과 숙련도의 범위 내에서 OTA에게 책임을 위임할 것이다.
2. 풀타임 OTA를 위해 매달 8시간 감독을 하고 Texas Occupational Therapy Board of Examiners(TBOTE)에 의해 가이드라인되어 있는 것에 따라 OTA의 감독 사항을 기록할 것이다.
3. 물리치료사가 작업치료 평가 또는 중재를 위해 의뢰한다면, 작업치료사는 이런 결정을 책임질 것이다.
4. OTA는 스크리닝 과정을 시작하고, 평가를 준비하여 작업치료사의 관찰에 대한 정보를 수집할 것이다.
5. 작업치료사는 학생의 평가를 완성하기 위해 책임을 가지고 있다. 감독하는 작업치료사는 아마 OTA와 OT가 동의하에서, OTA의 능력에 맞는 평가 과제를 위임할 것이다.

표 20-7 *(계속)*

작업치료사를 위한 직업 설명

6. 작업치료사는 학생의 IEP와 치료 서비스 계획의 개발과 변형의 책임이 있다. 치료 서비스 계획은 반드시 아래와 같은 요소를 포함해야 한다:
a. 목표와 목적 또는 기준
b. 중재/기구
c. 빈도와 기간
d. OTA는 반드시 IEP와 치료 서비스 계획을 따라야 하고, 감독하는 작업치료사의 승인(언어적이든지 서면적이든지) 없이는 어떠한 변경도 하면 안 된다.
7. 감독하는 작업치료사는 OTA에 의해 서비스를 받는 학생의 보건과 복지를 보호하기 위해 전반적인 모든 사항을 감독하여야 하는 책임이 있다.
8. 감독하는 작업치료사는 학생의 초기평가, IEP 업데이트, 그리고 3년마다 하는 재평가를 기록하는 책임이 있다. 이런 기록들은 작업치료사에 의해서만 기록되므로 해석하는 것이 필요하다.
9. 해석상의 요소로 인해 학생의 경과는 6주마다 평가하는 것이 필요하다. 작업치료사는 3년마다 하는 재평가로부터 정보, 관찰, 기록을 업데이트할 책임이 있다.
10. OTA 사이에서 감독하는 작업치료사는 OTA가 학생의 영구적인 기록을 만들기 때문에 모든 기록에는 공동 서명해야 하는 책임이 있다.

Reprinted with permission from the Lubbock Independent School District, Lubbock, TX.

표 20-8

보조작업치료사를 위한 직업 설명

Lubbock Independent School District
Job Description

이름:

Soc. Sec. No:
계약 기간:
스케줄:

직업란:	보조작업치료사
부서/학교:	특수 교육부
보고서 받는 사람:	특수 교사 책임자, 작업치료사
감독하는 것:	해당되는 사항 없음

자격:
- 반드시 National Board for Certification in Occupational Therapy(NBCOT)에 의해 만들어진 가이드라인에 따라 처음에 자격을 부여받아야만 한다.
- 텍사스 주에서 작업치료사는 valid, regular, or provisional license를 가져야 한다. 그리고 일반적으로 작업치료사의 감독이 필요하다.

직업 목표: 보조작업치료사의 역할은 소동작, 구강동작, 환경적 적응, 감각-운동 처리, 그리고 기능적 교실 과제 영역에서 특수 교육 학생을 확인하기 위해 사정, 상담, 그리고 서비스를 제공하는 것이다.

보조작업치료사가 해야 할 의무들은:
1. 현재의 IEP 목표와 평가에 의해 IEP 위원회에서 감독하는 작업치료사를 대변한다; 그러나 감독하는 작업치료사의 서면이나 언어적인 승인 없이는 아무것도 변경할 수 없다.
2. 이동에서 글쓰기 위해 물건을 조작하는 범위까지, 환경과 상호작용하기 위해 필요한 운동기술을 증진시키는 것.
3. 좀 더 많은 환경적 상호작용을 위해 학생의 감각 정보(시지각 기술 포함) 수용, 처리, 사용하는 능력의 증진시키는 것.

표 20-8 *(계속)*

보조작업치료사를 위한 직업 설명

4. 운동 기술의 발달 향상. 기능을 제한하는 운동 장애를 감소시키고, 변형을 예방하는 것.
5. 장애에 대한 보상으로 변형된 장비와 전략을 통해 자조 활동 기술(식사, 옷입기, 개인위생, 그리고 화장실)을 향상시키는 것.
6. 활동하거나 휴식하기 좋은 자세를 잡기 위해 모든 관절의 움직임을 증진뿐 아니라, 교육적 과제/활동을 위해 팔, 다리, 머리를 좀 더 기능적으로 사용할 수 있도록 모든 관절의 움직임을 증진시키는 것.
7. 아동의 기능이 좀 더 효과적이고 효율적일 수 있도록 교실 안에서 학생의 능력을 지원하거나 증진시키고, 교실에서 필요한 적응을 만드는 것.

보조작업치료사의 감독:
보조작업치료사는 작업치료사의 감독 하에서만 작업치료 서비스를 제공할 것이다. 보조작업치료사는 아래와 같은 책임이 있을 것이다.
1. 보조작업치료사의 감독 일지 유지–1년에 한 번 Texas Occupational Therapy Board of Examiners(TBOTE)에 감독하는 작업치료사와 시설(LISD)의 복사본을 제공한다.
2. OTA에 의해 준비된 모든 기록들은 학생의 영구적인 기록이 되기 때문에 감독하는 작업치료사의 공동서명이 반드시 들어가 있어야 한다.
3. 학교에서 대면하거나, 전화를 하거나, 보고서나 컨퍼런스 중 하나를 통해 감독하는 작업치료사와 규칙적으로 만나, 일관성을 유지해야 한다.
4. 규칙적인 경과 기록 작성(예, 일상 생활 기록)과 다른 기록은 감독하는 작업치료사에 의해 배정받아야 한다.

Reprinted with permission from the Lubbock Independent School District, Lubbock, TX.

표 20-9

학교에 근거를 둔 임상에서 보조작업치료사의 하루 일과

시간	*서비스들*	*부가적 기록*
전날 밤	Amy(감독하는 작업치료사)와 전화통화를 통해 아동과 다음에 만날 날짜와 목표가 무엇인지에 대해 이야기 했다.	
8:00 am	워싱턴 유치원에 도착, 차에서 치료 도구를 모음, 사무실에서 사인함, 작업치료사가 시킨 복사물을 복사함.	Secretary가 모든 교실이 차있지만, 부학장 사무실을 사용할 수 있다고 함(예전에 창고로 사용됨).
8:15 am	Tony와 Kensey를 만나 데려옴.	간호사로서의 Kensey; 만일 그녀가 좋다고 느낀다면, 우리와 함께 할 것이다.
8:18 am	Tony에게 직접 서비스 제공함.	글쓰기 활동을 시행.
8:50 am	Tony를 교실에 데려다 주고, Lacy와 Isaiah를 만나 데려옴.	
8:55 am	Lacy와 Isaiah에게 직접 서비스 제공함.	
9:20 am	Kensey가 치료 중간에 나타나 활동을 시작함.	
9:22 am	걸어서 Lacy와 Isaiah를 교실에 데려다 줌; Kanisha를 데리러 갔지만 없음.	Kanisha의 교사가 나에게 질문이 있다고 점심시간에 와달라고 함.
9:25 am	Kensey에게 계속 직접 서비스 제공함.	
9:50 am	Kensey를 교실에 보내고, jot down notes, 청소함. 사인하고 난 뒤 떠남.	

표 20-9 *(계속)*

학교에 근거를 둔 임상에서 보조작업치료사의 하루 일과

9:55 am	링컨 유치원에 10시 그룹치료를 위해 운전해서 감.	
10:05 am	도착하여, 사무실에 가서 사인함.	
10:07 am	Amy(OT)를 지원하기 위해 요리 활동(CC) 그룹을 하고 있는 교실에 들어감.	모두 9명의 학생이 있음; 5 are "officially" on the OT caseload.
10:30 am	청소함. 부모님이 있는 교실에 가서 다음 학생을 치료하기 위해 준비함.	
10:35 am	Chantal이 도착함; 활동을 시작함.	
11:05 am	Chantal의 치료를 마치고 교실로 보냄, 그런 다음에 Chantal과 Supported Ed. group kids에 대한 보고서 작성.	
11:30 am	사인 뒤 퇴근, 점심은 차에서 먹고 워싱턴 초등학교에 다시 들어감.	
11:45 am	Kanisha의 교사와 상담함. 교사는 Kanisha가 읽기에 어려움이 있다고 걱정함; 교실에서 Kanisha를 돕기 위해 그녀에게 필요한 것이 무엇인지 물어봄(SC).	Kanisha의 교사에게 색깔이 있는 투명스라이트(감독하는 작업치료사에게 말한 뒤 다음 주에 가져올 예정)를 시도하고, "window" 카드를 시도해보라고 제안함.
11:50 am	Kanisha 교사와 대화하는 중, 다른 1학년 교사가 문장 '끝부분'을 쓰는 데 어려움이 있는 아동을 위해 어디에 줄을 그어야 하는지 물었다.	캠퍼스 메일을 통해 다른 1학년 교사에게 몇 가지의 줄이 그어져 있는 종이를 보낼 것이다.
11:55 am	교사 작업실에서 작은 window 카드를 만든 뒤, Kanisha의 교사에게 전해줌.	작은 window 카드와 함께 지시카드를 문장에 있는 단어별로 자름. 작업치료 교실에서 일함.
12:00 pm	그랜트 유치원에 운전해서 감; 잠깐 차에서 잠, Raised line paper를 모음, 다음 주 스케줄을 위해 Philip(Lead OT)과 상담함, Raised line paper를 캠퍼스 메일로 워싱턴 유치원 교사에게 주기 위해 사무실로 감.	
12:30 pm	케네디 유치원을 떠남.	
12:40 pm	언어치료 사무실로 가서 도착 사인함, 학생에게 필요한 것과 목표가 무엇인지에 대해 Jesse(감독하는 작업치료사)와 대화를 나눔.	
12:55 pm	Brandy와 Laura를 데려옴.	
1:00 pm	Brandy와 Laura에게 직접 서비스 제공함.	
1:30 pm	Brandy와 Laura를 교실로 보내고, Chris를 데려옴.	
1:35 pm	Chris에게 직접 서비스를 제공함.	
2:05 pm	Chris를 교실로 보내고, Jonathan과 Jordan을 데려옴.	
2:10 pm	Chris를 직접 서비스를 제공함; Jesse가 그룹치료를 마치고 돌아옴.	
2:20 pm	Jesse이 Chris에게 치료를 시작함; 답변 페이지를 작성하기 위해 사무실로 걸어감.	Laura의 부모가 가정에서 할 수 있는 글쓰기 활동에 대해 소개해달라고 질문함.
2:30 pm	Jesse이 Laura의 부모(PC)에게 보낼 가정에서 할 수 있는 in-hand manipulation 운동과 손의 근력운동에 대한 자료를 체크함.	부모에게 줄 핸드아웃과 운동의 복사본을 만듦.
2:50 pm	청소함, 오늘 본 아동에 대해 기록을 남김.	

표 20-9 (계속)

학교에 근거를 둔 임상에서 보조작업치료사의 하루 일과

시간	서비스들	부가적 기록
3:10 pm	사인하고 퇴근함, 그랜트 유치원으로 다시 감.	
3:20 pm	2개월마다 열리는 작업치료 스텝 미팅에 도착함.	Philip을 위해 핸드아웃을 만듦.
3:30 pm	미팅 시작함.	한 명의 작업치료사가 출산 휴가를 가게 되어 스케줄에 대해 협의함.
4:45 pm	미팅 마침; 내일 있을 아동과 아동의 대한 목표에 대해 이야기하기 위해 Amy와 만남.	
5:00 pm	오늘 있었던 일과에 대해 보고서 작성함.	
5:30 pm	보고서 작성 마침, 탁아소에서 나의 아동을 찾음.	
7:30 pm	Amy에게 전화와서, 내일 계획에서 약간의 변화를 주었으면 한다고 함.	
7:35 pm	전화를 마침.	

Adapted from schedules of Sheila Joy, COTA and Teresa Alford, COTA. Names of children served were changed as were school names for confidentiality purposes.

특별한 주제에 관련해서 부모에게 훈련을 제공한다.

표 20-9는 이런 역할의 예시를 보여주고 있다. 이 예시에는 앞선 상담의 약어를 넣어 보조작업치료사가 수행하는 다양한 역할을 보여주고 있다.

보조작업치료사의 분명한 하루 일과는 다른 예기치 않은 업무뿐 아니라, 상담 서비스와 직접적인 서비스가 들어간다.

치료 계획과 활동 (Therapy Planning And Activities)

학생은 일주일에 37시간 학교에 있다(약 하루에 7시간). 많은 관련된 서비스는 일주일에 30~60분 정도 제공되고, 이것은 학교 시간의 3% 정도가 서비스와 관련 있다는 의미이다. 작업치료사가 일주일에 볼 수 있는 담당건수는 학생 30~60명까지이다. 즉, 한 학생은 작업치료 임상가의 담당 건수의 1.5~3%에 해당된다. 작업치료 임상가는 "어떻게 단지 3%만이 학생의 큰 변화를 일으키는지?"에 관해 궁금해 할 것이다. 이 세션에서는 학교에 근거를 둔 임상에서 작업치료사와 보조작업치료사가 실제로 학생의 요구사항을 결합하는 전략을 보여준다.

교육적 기술과 같은 치료 (Therapy as an Educational Technique)

시나리오: 글쓰기 목표를 가진 많은 학생들은 작업치료사에 의해 직접적인 서비스를 받는다. 일반교육 교실에 있는 3학년인 Tom은 학습장애를 가진 학생으로서 특수 교육도 받고 있다. 또한 IEP 위원회는 Tom이 글씨로 하는 의사소통에 어려움이 있다고 보고했고, 평가 완성을 위해 작업치료사에게 질문하였다. 보조작업치료사는 MVPT(감독하는 작업치료사에 의해 해석됨)를 시행했고, Tom이 MVPT를 하는 동안 작업치료사는 Tom의 교사와 함께 글쓰기 샘플, Evaluation of Children's Handwriting(ETCH)를 살펴보았다(Admundson, 1995). Tom의 평가 결과에서 아래와 같은 문제점이 발견되었다.

- 시각 형태 항상성
- 손 근력
- 글씨 형태
- 글씨 방향성

표 20-10

준비 기술과 작업적 활동

선행 기술	*작업 활동*
기술에 근거를 둔 활동은 작업 활동에 대해 아동을 준비하는 것이다. 준비를 위해 기술, 소개 또는 보조장비를 포함한다. 기술에 근거를 둔 이론은 교실 스태프에 의해 시행되고 감독할 수 있다: • 감각통합 • 생체역학 이론 • 신경발달 이론 • 시지각 • 협력 지시: • 학생의 교육과 관련된 특별한 주제를 서비스에 넣어 훈련한다. • 교사/전문직 보조원/부모와 개별적으로 상담한다. 보조장비: • 보조기술 • 환경 변형과 조절	교육 환경에서 학생의 작업적 역할과 관련된 과제 또는 활동. 활동은 적응 과정을 촉진시키기 위해 작업치료사의 지사와 전문 지식이 필요하다. 작업 활동은: • 활동적임 • 의미 있음 • 생산물이나 결과가 있는 과정 • 내적 적응 과정을 촉진함 우리가 아동과 함께 할 수 있는 가장 좋은 활동은 무엇인가? • 수공예 활동 • 놀이 활동 • 교육에 근거를 둔 활동 • 개별화된 중재 • 자신을 치료적으로 사용

IEP 위원회는 평가 결과를 검토했고, 매주 직접적인 서비스를 추천하고 글쓰기 결핍과 관련된 제안된 목표를 수용하였다. 그런 다음에 작업치료와 보조작업치사는 Tom의 프로그램에서 새로운 글쓰기 과정을 사용하도록 추가할 뿐 아니라, 손 근력과 관련된 찰흙 운동을 포함한 치료 서비스 계획을 개발하였다. 시간의 경과에 따라, 작업치료사와 보조작업치료사는 작업치료 서비스를 제공하는 동안 일주일에 한 번씩 손 근력 운동 효율적으로 적용하기 위해 토론하였다. 이 토론 동안 작업치료사와 보조작업치료사는 어떻게 하면 손 근력 운동이 좀 더 규칙적으로 시행될 수 있을지에 대한 문제해결을 시작하였다. 보조작업치사가 교사에 의해 검토된 하루 스케줄과 목표를 살펴본 뒤, 교실 프로그램에서 10분 간 Tom이 하루 동안 한 운동에 대해 발표하는 것이 어떻겠냐고 제안하였다. 보조작업치료사가 Tom이 하루마다 수행할 수 있는 운동이 그림으로 설명된 1장짜리 핸드 아웃을 준비하기로 결정했다. 그리고 이런 활동을 시행하기 위해 필요한 지원을 받았다. 작업치료사는 교사와 함께 이 계획을 토론했고, 교사는 좋은 계획이라고 받아들였다. 학년 중간에 작업치료사와 보조작업치료사는 Tom이 글씨로 하는 의사소통과 관련된 모든 목적과 목표를 성취했다고 토론했다. 또한 보조작업치료사는 작업치료사 위원회에서 Tom이 더 이상 글씨를 읽는데 어려움이 없고 좀 더 글씨를 알아 볼 수 있도록 쓴다는 사실을 보고하였다. 작업치료사는 IEP 미팅을 요청했고, 위원회에서 Tom의 작업치료 서비스를 종료한다는 중요한 결정을 하였다.

이 시나리오에서 선행 기술과 작업 활동은 결국 Tom의 좋은 경과를 이끌도록 사용되었다. 결국에 이것은 더 이상 Tom이 작업치료 서비스를 받지 않아도 된다. 선행 기술과 작업 활동의 사용은 작업 적용(occupational adaptation)의 이론에 근거로 해서 만들어진다(Schkade & Schultz, 1992; Schkade & McClung, 2001; Schultz & Schkade, 1992).

표 20-10은 교육 환경에서 선행 기술과 작업 활동 사이의 차이를 보여준다.

치료 서비스 계획을 개발하기 위해 준비 기술과 작업 활동을 포함하고, 반드시 처음에는 평가 결과와 목적과 목표가 고려되어야 한다. 평가 결과와 목적과 목표가 검토되었을 때, 선행 기술과 작업 활동의 분석은 목적과 목표를 준비하기 위해 필요하다. 표 20-11은 분석을 돕도록 만든 형식이다.

표 20-11

평가 요약

이름/나이:	John Smith	8세
학교/교사:	워싱턴 유치원	Davenport
교실/학년:	일반 학급	3학년
자격/서비스	학습장애	
(작업적 환경)	resource classroom에 매주 90분씩 참석한다.	
잔존하는 문제점들	읽기 어려운 필체	
(의뢰 이유)	읽기에 어려움이 있음	
평가 도구:	ETCH	TVPS-R
	교사 보고서	학급에서 작성한 보고서 검토
	관찰	
장점:	읽을 수 있는 필기체를 쓰기 시작함 시각적 구별, 공간 관계, 순서적 기억, 시각적 폐쇄가 평균이거나 평균보다 약간 낮음 철자를 틀리지 않음	
차이점:	부족한 손 근력(글쓰는 지구력에 영향을 줌) 부족한 손 안의 조작능력 (글씨를 알아보도록 쓰는 데 영향을 줌) 부족한 방향성 부족한 형태항상성(읽기와 글쓰기에 영향을 줌) 부족한 전경 배경(익기와 기술을 따라하는 데 영향을 줌)	
추천사항:	치료사가 직접하는 작업치료는 6주마다 4회 제공; 1회기 당 30분 제공, 선행 기술(readiness skill))을 위해 6주마다 1번 상담. 작업 준비 활동(occupational readiness activity)은 매일 15분: (캠퍼스 스탭에 의해 감독되고; 작업치료사는 작업 활동을 6주마다 개발.	
IEP 목표(goal)와 목적(objective):	목표: Objective Scoring Procedure for Student's Handwriting 평가에 의해 글씨를 알아보도록 쓰는 것이 71%에서 85%로 증가되거나 좋아지는 것. 목적: 4개의 예시 문장(예, 책의 구절을 책상이나 머리 위에 놓고 베끼도록 함)을 보고 써서, 최소한 85%가 알아볼 수 있도록 하는 것(portfolio review에 의해 측정). 목적: 스펠링 단어를 쓰고 85%의 글자 선명도를 가지는 것(매주 스펠링 검사를 통해 측정).	

목적과 목표의 이런 세팅은 글쓰기 이슈를 다룬다. 이 정보에 근거로, 작업치료 활동이 교실에서 수행되는 동안, 선행 프로그램은 손 근력과 글씨를 쓰는 기술을 증진시키는 것이다. 표 20-12는 6주의 기간 동안 치료 서비스 계획의 예시를 말한다.

손 근력 운동과 일상에서 글씨쓰기 연습은 resource classroom에서 시행되고 resource 교사에 의해 감독되어진다. 작업치료 세션 동안 작업치료사와 보조작업치료사는 아동에게 의미 있고 재미있는 다양한 형태의 활동을 사용한다.

요약(Summary)

이 장에서 중요한 것은 특별한 요구가 있는 아동을 위해 특수교육과 관련 서비스가 논의된 법률, IDEA '97 그리고 Section 504이다. IDEA '97 파트 C는 장애를 가진 신생아와 돌배기 아동에게 서비스를 제공하고, 파트 B는 3~21세 아동에게 제공된다. 파트 B 서비스에서 작업치료의 관련 서비스는 서비스의 평가 측면에서 두 가지 역할을 제공하는데 하나는 진단적인 것이고, 또 다른 하나는 자격을 결정하는 것이다. 서비스의 다음 단계에서, 작업치료는 개별화된 교육 계획

표 20-12

치료 서비스 계획의 샘플

준비 기술	실행자	작업적 활동들	실행자
1. 손 근력 준비 프로그램 (hand strengthening readiness program)은 매일 15분 주어진다.	Resource teacher	새로운 handwriting curriculum을 소개한다. Valentine's Day 카드를 쓴다(짧은 시를 베낌). 스펠링/단어를 숙제로 함.	OT OTA OT
2. 매일 훈련 세션은 handwriting curriculum booklet을 사용한다.		빙고 게임을 함. resource teacher와 교실에서 상담함.	OTA OT와 OTA

의 기초를 형성하는 목적과 목표를 새롭게 만들고 전환 계획을 제공하는 것이다. 학교에 근거를 둔 임상에서 서비스 제공은 직접적인 모델과 상담적인 모델 모두를 포함하고, 이 서비스는 학생의 교육 요구를 충족시키기 위해 개별화된다.

사례연구(Case Study)

표 20-13에는 사례에 대해 설명했다. Cassie의 평가 요약을 읽은 뒤, 아래와 같은 질문을 할 수 있다.

토론 문제(Discussion Question)

1. 최소한 하나의 준비 프로그램과 몇 개의 작업 활동 목록을 만드는 것은 Cassie의 교육 목표에서 경과를 촉진시키는 데 사용되어진다.
2. IEP 목표 안에서 학교 직원들은 Cassie의 경과를 측정하기 위해 관찰 체크리스트를 개발하도록 허락할 것이다.
3. Cassie가 IEP 목표를 성취했다면, 다음은 어떤 단계인가? 또는 작업 서비스와 교육 서비스의 다음 방향은 무엇인가?

적용활동(Application Activities)

1. 아동은 오늘 학교에서 무엇을 배웠는가? 유치원, 3학년과 8학년에서 아동은 무슨 기술을 배울 것이라고 예상되는가? 학생이 언제 알파벳, 구구단, 지도에서 프랑스 수도를 찾을 것이라고 예상되는가? 각 SEA(State Education Agency)는 현재 교육 교과과정에 열거되어 있다. 이는 웹사이트에서 찾아볼 수 있다. 이 활동을 위해:
   - 아동이 당신의 가정에서 기술을 습득하기 원할 때, 인터넷 웹서핑으로 교육 기술을 발견하고 그 중 하나를 선택해라.
   - 매일 일상과 일상 용어에서 이런 특별한 기술의 중요성을 토론해라.
   - 이런 기술을 학습하는 중 작업치료가 어떻게 학생을 도와주는지 토론해라.

교육 기술 (Educational Skills)

a. 알파벳 쓰기.
b. 그룹 활동에서 다른 사람과 함께 협력하고 의견 나누기를 시작.
c. 자조 활동 기술 연습을 시작(예, zipping, buttoning).
d. 언어로 출력된 것과 자신의 사인이나 이름 같은 의미를 전달하는 것을 알아보기(예, Exit and Danger).
e. 유전형질을 나타내는 구조인 세포를 확인하기.
f. 작가가 집필한 스토리와 삽화가가 그린 그림과 같이, 작가와 삽화가의 역할의 차이를 구별함으로써 문학적 용어를 이해하기.
g. 정보를 찾을 수 있는 알파벳 순서를 사용하기.
h. 주제, 그림 특징 그리고 목차를 포함하고, 정보를 찾고 조직할 수 있는 text organizer를 사용하기.
i. 지도, 차트, 그림, 비디오 사진 또는 기술 프리젠테이션으로부터 얻은 중요한 사건과 아이디어를 이해하기.

표 20-13

Cassie에 대한 평가 요약

이름/나이:	Cassie Phillips	9세
학교/교사:	제퍼슨 유치	Jamieson
교실/학년:	self-contained life skills classroom	유치원
자격/서비스(작업적 환경)	정형 외과적 손상(뇌성마비)	
잔존하는 문제점들 (의뢰 이유)	스스로 식사하는 데 어려움. 컵으로 음료를 마시는 데 어려움.	
평가 도구:	Oral/Motor Feeding Scales 교사 보고서 관찰	비형식적 도수근력 평가 관절가동범위 측정
장점:	손을 혼자 식사 가능; 스푼을 사용하기 시작함. 기능적 제한이 있지만, 손/손목에서 수동적 관절가동범위(PROM)가 나옴.	빨대로 음료를 마실 때 좋은 삼킴을 보임.
차이점:	ATNR이 아직 존재함–입으로 식기를 가져가고, 정중선에서 식사할 때 영향을 미침. 컵으로 음료를 마실 때 혀내밀기. (tongue thrust)가 존재함. 부족한 방향성.	손에서 굴곡 시너지와 신전 시너지 변동이 있음– 손으로 식기를 쥘 때 영향을 줌. 손목에서 중등도의 제한된 기능적 관절가동범위가 있음.
추천사항:	치료사가 직접하는 작업치료는 6주마다 4회 제공; 1회기 당 30분 제공, 준비 기술 (readiness skill)을 위해 6주마다 1번 상담. 작업 준비 활동(occupational readiness activity)은 매일 15분: (캠퍼스 스탭에 의해 감독되고; 작업치료사는 작업 활동을 6주마다 개발.	
IEP 목적과 목표:	목적: 교실 관찰 체크리스트의 기록에 따라, 식사할 때 set-up 후(쟁반, 식기, 그리고 음료 컵) 약간의 보조 하에서 독립적으로 식사할 수 있도록 향상시킴. 목표: 학생은 식사의 70%를 스푼으로 더 먹을 것이다(교실 기록에 의해 평가됨). 목표: 학생은 음료를 쏟지 않고 변형된 컵을 사용해 독립적으로 음료를 마실 것이다(교사 보고서에 의해 평가됨).	

j. 증거, 상세한 설명 그리고 예시와 함께 자신의 아이디어를 분명하게 설명하기.

k. 자신이 쓴 글을 교정하기.

l. 학교 과제물, 과학 리포트, 연설 그리고 각서에서 다양한 글씨 형태의 특징을 구별하여 사용하기.

m. 볼, 박스, 캔, 콘의 형태를 묘사하고, 정사각형, 동그라미, 삼각형, 직사각형을 확인하기.

n. 기본적으로 추가된 사실을 기억하기 위해 전략을 만드는 패턴을 사용하기.

o. 과학적 생각, 사회, 환경 연구의 영향을 평가하기.

p. 곱셈과 나눗셈과 관련된 패턴을 확인할 수 있다. 예, 2 3 = 6, 3 2 = 6, 6/2 = 3, 6/3 = 2.

q. 십 단위, 백 단위, 천 단위와 같이 소수와 관련된 모델을 사용한다.

r. 선 그래프를 만들기 위해 숫자 짝짓기와 관련된 표를 사용하기.
s. 표면 넓이 포함하는 적용 문제를 해결하기 위해 대답을 예상하고 공식을 사용하기.
t. 다음 삼각형 중 (45-45-90과 30-60-90) 어느 것이 피타고라스의 법칙인지 알기 위해 삼각형의 패턴을 적용하고, 1차(y = x), 2차(y =x2), 제곱근(y = Ox), 반비례(y = 1/x), 지수(y = x2), 그리고 로그($\log_a x$) 도표를 제시하거나 확인하기.
u. 개인과 그룹 사이에서 생기는 역할 갈등과 해결 방법을 평가하기.
v. 모델의 움직임을 위해 원뿔 곡선을 사용하기. 예, 속도 도표 대 추의 위치와 행성의 움직임.
w. 동전과 지폐 수집하는 이유 알기.
x. 운송 수단의 구입과 임대를 비교하고, 자동차 대출을 살펴보기 위해 할부 모델을 사용하기.
y. 확대경, 시계, 컴퓨터, 온도계, 그리고 저울과 같은 도구를 사용하기 위해 정보를 수집하기.
z. 물건을 버리거나 재활용하고, 재료를 사용하고 관리할 때 폭넓은 선택을 하기.
aa. 원자의 부분과 구조를 설명하기.
bb. 분자에서 원자, 이온 결정, 고분자, 금속 및 물질의 배열을 비교하기.
cc. 온도, 바람, 그리고 강수량에 관한 다른 기후 분포와 해발고도, 위도, 난류와 한류에 인접한 지역, 대륙, 산맥과 같이 기후 지역에 영향을 주는 요소를 설명하기.
dd. 태양의 대략적인 질량, 크기, 움직임, 온도, 구조와 구성을 확인하기.
ee. 가족의 다양한 신념, 관습 그리고 전통을 설명하고 그들이 중요하게 여기는 것을 설명하기.
ff. 어떻게 지역적인 요소가 경제 활동에 영향을 미치는지 설명하기.
gg. 사회적으로 연구되는 이슈나 사건의 관점에 대해 주장하기.
hh. 다양한 민족 그룹, 인종 그룹, 종교 그룹의 기여를 분석하기.

2. 당신은 유치원에서 6학년 동안 학생에게 일반 교육과 특별한 요구사항이 있는 아동을 위한 특수교육에서 학생의 자립을 증진시키기 위해 보조작업치료사가 유치원에 있는 유아원에서 일하는 것을 보았다. John과 Cassie에 대한 IEP 목적과 목표 검토는 표 20-11과 13에 있다. John과 Cassie의 교육적 요구사항을 성취하기 위해 적절한 작업치료 활동을 계획했다. 이 사례에서, 여러분은 무슨 작업 활동 계획을 제공하겠는가? 계획에는 각 목적에는 최소한 3가지 작업 활동이 있어야 하고, 이런 활동이 학생의 교육적 요구사항과 어떻게 관련 있는지 토론해야 한다.

참고문헌(References)

Admundson, S. J. (1995). *Evaluation tool of children's handwriting*. Homer, AK: O.T. KIDS, Inc.

American Occupational Therapy Association. (1999a). *Occupational therapy services for children and youth under the Individuals with Disabilities Education Act*. (2nd ed.). Bethesda, MD: Author.

American Occupational Therapy Association. (1999b). Guide for Supervision of Occupational Therapy Personnel in the Delivery of Occupational Therapy Services. *American Journal of Occupational Therapy, 53*, 592-594.

Individuals With Disabilities Education Improvement Act Of 2003. Retrieved June 27, 2004 from http://www.aota.org/members/area1/links/link70.asp?PLACE=/members/area1/links/link70.asp

Brigance, A. (1999). *Brigance diagnostic inventory of early development* (2nd ed.). North Billerica, MA; Curriculum Associates, Inc.

Council for exceptional children. (2004). *The new IDEA: CEC's summary of significant issues*. Retrieved December 23, 2004 from http://www.cec.sped.org/pp/IDEA 120204.pdf

Council for exceptional children. (1997). *Summary of the Individuals with Disabilities Education Act (IDEA) amendments of 1997(H.R. 5) (S. 717)*. Retrieved February 3, 2003 from http://www.cec.sped.org/pp/idea-a.htm#1a

Dunn, W. (2000). *Best practice occupational therapy: In community service with children and families*. Thorofare, NJ; SLACK Incorporated.

Individuals with Disabilities Education Act, 20 U.S.C. Chapter 33 (EDLAW, 1997).

Gardner, M. (1996). *Test of Visual Perceptual Skills (n-m)* - Revised. Hydesville, CA; Psychological and Educational Publications, Inc.

Martin, J.L. (1997). *Brief overview of main 1997 IDEA amendments* (1997). Retrieved February 1, 2003, from http://www.504idea.org/Reauth_.pdf

Mehfound, K. S. (1998). *The new IDEA: IEP development. School law in review 1998*. Alexandria, VA: National School Board Association Council of School Attorneys.

National Information Center for Children and Youth with Disabilities. (1998). *The IDEA amendments of 1997*. Washington, D.C.: Author.

National Information Center for Children and Youth with Disabilities. (1999). *Individualized education programs* (4th ed.). Washington, D.C.: Author.

National Information Center for Children and Youth with Disabilities. (2000). *Questions and answers about IDEA* (2nd ed.). Washington, D.C.: Author.

National Information Center for Children and Youth with Disabilities. (2001). *Related services* (2nd ed.). Washington, D.C.: Author.

National Information Center for Children and Youth with Disabilities. (2002). *General information about disabilities: Disabilities that qualify infants, toddlers, children, and youth for services under the IDEA*. Washington, D.C.: Author.

National Information Center for Children and Youth with Disabilities. (2004). IDEA 2004 summary. Retrieved December 23, 2004 from http:\\www.nichcy.org/reauth/2004IDEAsummary-12.04.doc

President's Commission on Excellence in Special Education (2002). *A New era: Revitalizing special education for children and their families*. Retrieved February 1, 2003 from http://www.ed.gov/inits/commissions-boards/whspecialeducation/reports.html

Schkade, J. K. & McClung, M. (2001). *Occupational adaptation in practice: Concepts and cases*. Thorofare, NJ: SLACK Incorporated.

Schkade, J. K. & Schultz, S. (1992). Occupational adaptation: Toward a holistic approach to contemporary practice. Part 1. *American Journal of Occupational Therapy, 49*, 829-838.

Schultz, S. & Schkade, J. K. (1992). Occupational adaptation: Toward a holistic approach to contemporary practice. Part II. *American Journal of Occupational Therapy, 49*, 829-838.

Warger, C. (1999). *New IDEA '97 requirements: Factors to consider in developing an IEP*. Retrieved February 5, 2003 from http://ericec.org/digests/e578.html

21장

소아 서비스병원, 외래 클리닉, 가정관리, 호스피스, 사설기관

Pediatric Service Delivery in Hospitals, Outpatient Clinics, Home Health, Hospice, And Private Clicical Practice

단원의 목표(Chapter Objects)

- 이 장에서 논의되는 소아 의료모델 기관에서 작업치료 지원의 역할에 대한 비교 및 대조
- 신생아 중환자실(NICU)에서 전문화된 작업치료 서비스에 관한 이해
- 병원기반모델에서 전문작업치료사의 역할에 대한 확인
- 소아 호스피스 세팅의 철학적 복잡성에 대한 인식
- 소아 서비스 전달체계에서 시설기반 서비스와 가정건강 모델 사이의 찬반에 관한 재인식

소개(Introduction)

작업치료사는 광범위한 세팅에서 일한다. 작업치료사는 다양한 영역에서 일하고 있기 때문에 각 영역의 체계에 대해 잘 알고 있어야 하고 이를 소아치료할 때 적용할 수 있다. 철학, 대상, 관리, 법규, 규정, 절차, 내규 또는 각 체계의 기준은 작업치료에 영향을 미친다.

이 장에서는 서비스전달체계 중 의료모델에서 작업치료사의 역할에 주요 초점을 맞추고 있다. 그러나 각 임상세팅과 환경 개인적 체계는 다양한 부분에 기초하므로 어떻게 모델이 다양하게 적용되는지 알아본다. 예를 들면, 호스피스기관의 통증관리체계는 일반 병원의 지원계획과 다르게 구성된다. 특별한 임상환경에서 최고의 임상을 만들기 위해서 보조작업치료사는 어떻게 작업치료가 임상환경에 적용되는지 알고 있어야 한다. 무료세팅 유료세팅 두 요소 모두 적절하게 조화되어야 하고 이것은 아동의 삶에 큰 영향을 미친다. 상반되는 철학, 대상, 가치는 현실성, 효과 없는 중재계획, 제한된 치료자원의 사용과 같은 결과를 초래한다. 이러한 이유로 보조작업치료사는 배경, 지식의 수준, 전문적인 요구를 모두 고려해서 직장을 선택한다.

의학적 모델(Medical Model)

역사적으로 의학적 모델은 현재 나타나는 문제를 일으키는 기능을 이해하는 데 중점을 둔 진단검사 위주이다. 기능을 방해하는 환경적 요소는 중요하게 다뤄지지 않는다. 다행스럽게도 의학적 모델은 세계보건기구(WHO)의 국제장애분류

(ICF)를 통해 확대되어졌다(2001). 오늘날 장애는 국제장애분류에 의해 매우 다르게 해석되고 있다. 더 이상 사람을 단순히 진단에 의해서 장애로 분류하지 않는다. *Occupational Therapy Practice Framework: Domain and Process* (American Occupational Therapy Association[AOTA], 2002b)에서는 작업치료사가 기능과 참여를 촉진할 수 있도록 장애의 개념이 아닌 더욱 전인적으로 사람을 볼 수 있도록 국제장애분류(ICF)의 개념을 확대하고 있다. 이러한 변화에도 불구하고 의학적 모델의 일부는 과거를 고수하고 있다. 이것은 사람에게만 해당하는 것이 아니라, 임상이론, 접근법, 서비스 제공까지 포함한다. 의학적 모델에서 의무기록뿐만 아니라 교육에 이르기까지 적절한 문서의 제공은 보험사와 관련되고 이를 통해 소아작업치료의 제공과도 필수적으로 관련된다. 소아 영역에서 보험회사는 재정적 지원을 의학적 모델에 두고 있다. 이 제도 내에서 진단적 평가를 할 때 환자의 환경, 기능에 관해서 평가할 수 있도록 보험사에서 규정해야 한다. 작업치료사와 보조작업치료사는 서로 협력해서 평가해야 하고, 기대되는 목표를 세우며, 적절한 치료전략을 세워야 한다. 서비스 제공이 결정되면 보험사에 제출해야 하는 형식에 맞춰서 의무기록을 해야 한다(자세한 내용은 6장 참고).

의학적 모델에서는 팀을 이끌 수 있는 수 있는 의사가 빠르게 확인할 수 있다. 일부 주에서는 작업치료를 하는데 의사의 처방이 없어도 되기도 하지만 대부분은 보험 청구를 위해서는 의사의 진단을 필요로 한다. 어느 팀이든 지속적인 의사소통과 협력은 필수적이다(4장 참고). 의학적 모델에서 의사소통은 단순히 아동이 작업치료를 받는 것이 보험 적용가능한지를 파악하는 것이 아니다. 치료 목표나 대상이 의학적, 재활적 개념에 부합하지 않으면, 의사는 작업치료 처방을 하지 않는다. 특수아동병원에서 많은 전문가들은 특수아동들을 위해 서로 효과적인 의사소통을 하면서 서비스가 중복되지 않도록 한다. 이를 위해서는 팀원들끼리 의사소통을 할 때는 대면해서 하는 것이 좋으며 이를 통해서 보험사에 이중청구 되는 것을 막을 수 있다. 보험사에서 치료비가 삭감되는 것을 막기 위해서는 치료시간이나 의무기록을 확실하게 해둔다. 그러므로 의사소통과 협력은 효과적인 치료 제공뿐만 아니라, 아동이나 그 부모를 지원하는 기관의 경제적인 측면에서도 중요하다.

즉, 전문작업치료사는 "최고의 치료"를 위해 필요한 요소에 대해서 인식하고 적용해야 한다. 팀의 배치는 치료의 책임과 각 전문 분야의 구성원들 각각 독립적인 치료 영역 지지하기 위해 중요하다. 팀의 협력과 의사소통은 아동, 부모, 돌봐주는 사람과 함께 포괄적으로 이루어져야 한다.

임상 환경(*Practice Environments*)

병원 기반 서비스(Hospital-Based Services)

병원기반 서비스는 다양한 치료적 서비스를 제공하고 몇 가지 요소가 아동의 서비스 제공 기간을 결정한다. 이 요소로는 병원의 결정뿐만 아니라 경제적 문제, 주보험까지 포함한다. 게다가 작업치료는 재활 서비스의 한 부분이기 때문에 물리치료, 언어치료와 연계하여 서비스를 결정한다. 이 세 분야의 연계는 아동이나 부모/돌봐주는 사람이 필요로 하는 요구에 가장 포괄적인 방법으로 아동을 관리하고 의사소통하도록 하는 전형적인 방법이다.

보조작업치료사는 병원의 철학과 과정을 개인의 내적 장점과 연결시켜 개인의 기능을 증진시킬 수 있는 방법을 강구하기 바란다. 병원 세팅 내에서 작업치료사는 보조작업치료사와 치료실을 공유하고 빈번하게 같은 치료공간에서 치료를 하기도 한다. 따라서 작업치료사와 보조작업치료사 사이의 상호관계가 중요하다.

입원 상태(Inpatient Status)

입원 아동은 병원 환경이 매우 낯설 것이다. 대부분의 정상발달을 하는 아동들은, 병원에서 먹고, 자고, 놀며, 사회적 상호작용을 하는 일은 거의 없을 것이다. 따라서 작업치료계획에서 이러한 것을 고려해야 할 것이다. 병원에서는 발달에 관한 작업치료 계획을 중요하게 고려한다. 따라서 일반병원과 아동전문병원은 특징이 매우 다르다. 일반병원에서 작업치료사는 병원의 다양한 프로그램을 진행하며 일반적인 관리를 하는 경향이 있다. 반대로 소아전문병원에서는 각 파트에서 필요로 하는 요구에 따라서 단계를 나누어 전문가를 배정한다.

일반병원이건 전문병원이건 보조작업치료사의 역할은 치료적 과정을 통합시키는 것이다. 미국면허법에 의하면 작업치료동안 보조작업치료사의 기술수준, 일에서 요구하는 것, 환자의 요구에 대해서 감독의 수준을 각 치료적 단계에서 작업치료를 통합한다(AOTA, 2002a). 이러한 변수에 의해 평가과정동안 보조작업치료사의 역할이 결정된다. 작업치료의 적용을 위해서 표준화된 평가와 더불어 과제 분석을 통해 대상자의 정보를 얻고, 이러한 정보를 바탕으로 효과적인 의사소통을 한다. 얻어진 정보들은 작업치료사에 의해 통합되고 진행되며, 분석되어 치료계획이 세워진다. 보조작업치료사가 치료계획에 참여하거나 계획을 변경, 수정하더라도, 궁극적인 책임은 작업치료사가 진다(AOTA, 2002a)

보조작업치료사는 지속적으로 치료경과를 관찰하고 작업치료사와 치료에 관해 정보를 나눌 책임이 있다. 뿐만 아니라 지역사회에서 놀이에 중요한 역할을 하고, 아동의 집 근처에서 치료적 중재를 제공하고 퇴원 후 관리를 더 밀접하게 할 수 있다.

아동이 급성기보다 병원에서 더 다양한 상황이 발생할 수 있다. 조산, 뇌성마비, 연소기 류마티스 관절염, 척추이분증, 근육병, 정형외과적 질환, 소아암, 소아 에이즈, 척수손상과 같은 질환은 11장에서 자세히 다룬다. 장기적으로 병원 관리가 필요한 경우, 또는 입퇴원을 반복하는 경우, 퇴원 후 집에서도 중재가 이루어질 수 있도록 연계한다. 척추이분증을 가진 아동의 예를 들면, 스스로 카테터를 관리하는 방법을 배워야 하고 뇌성마비 아동은 근 긴장도를 이완시키는 스케줄을 관리해야 하며, 척수손상 아동은 욕창을 관리할 수 있어야 한다. 교외에 사는 아이들일수록 이러한 기회는 더 줄어든다. 이러한 상황에서 통합적 의료 서비스와 치료적 활동을 위해 단기간 입원하는 경우가 많다.

외래 클리닉(Outpatient Clinics)

병원 퇴원 후 아동의 상태에 따라 추적 조사하고 외래 클리닉에 의뢰되기도 한다. 입원동안 평가하고 모니터했던 상황은 퇴원 후에도 시행하는데 한 번이 될 수도 있고, 정기적으로 시행할 수도 있다. 심장질환을 가지고 조산한 아동의 경우를 예를 들면. 이 아동의 경우 퇴원 후 6개월마다 먹기 클리닉, 운동팀, 발달평가를 받아야 한다. 외래클리닉은 아기의 치료사팀이 서로 협조하여 아동의 전반적인 상태를 관찰하도록 구성되어 있다.

지역아동병원에서는 뇌성마비, 근육병, 척추이분증, 보장구 필요 아동, 당뇨, 수술 후 관리 필요 아동과 같은 진단에 따라 지속적으로 추적 조사(평가)를 실시하고 있다. 입원치료를 받고 있지 않는 아동의 가족들도 포괄적인 평가에 포함시켜서 아동의 의료나 교육을 지지하도록 한다. 클리닉에서 요구하는 것은 평가와 치료계획을 준비하기 위한 것이기 때문에 이러한 포괄적 평가는 아동의 퇴원 후 또는 지역 내에서 작업치료를 이용할 때 더 잘 이루어질 수 있고, 종종 이것은 보조작업치료사에게 적합한 일이 아니다.

신생아 중환자실(Neonatal Intensive Care Unit; NICU)

1970년대의 기술적 진보는 조산한 영유아를 살리기 위한 복잡한 의학적 관리를 필요로 하게 되고 이는 아동 임상가를 위한 새로운 장을 열었다. 1980년대 신생아 중환자실이 급속도로 발전하기 시작했고, Vergara(2002)는 신생아 중환자실에서의 작업치료 적용을 주장했다. 조산으로 태어난 아기나, 발달이나 환경적으로 집중적인 의학적 관리가 필요한 아기를 위해 분명히 필요하다. 비슷하게 가족과 돌봐주는 사람을 위한 정신사회적 지지도 중요하다.

Occupational Therapy Practice Framework: Domain and Process(AOTA, 2002b)는 전통적인 의료모델에서 관리의 전문적인 방향을 통합하기 위한 시도를 하고 있다. 이것은 전통적인 의료모델에서 뿐만 아니라, 신생아 중환자실에서도 강조되고 있다. 또한 이것은 신생아를 위한 첨단의료과정, 기술, 특수한 용어를 포함한다. 신생아의 요소와 환경적 수정 등 신생아를 위한 전문가가 고려해야 할 것은 굉장히 많다. 그 결과로 신생아 중환자실에서 일할 때, 작업치료사는 작업치료의 이론과 이론의 틀을 능숙하게 적용할 수 있어야 한다.

전문지식의 수준을 높이기 위해서 신생아 중환자실에서 요구되는 훈련이나 이론적 지식을 익히는 것을 소홀히 하면 안된다. 신생아와 관련된 임상실습을 한 작업치료학생과 보조작업치료사는 드물다. 미국작업치료협회(2001)의 2000년 대체인력연구에 따르면, 1997년에서 2000년까지 신생아 중환자실에서 일하는 보조작업치료사는 0.0%로 나타났다. 같은 기간동안 조산 아동과 관련된 환경에서 일한 작업치료사도 1% 미만으로 나타났다. 신생아 중환자실에서 작업치료 서비스가 어떻게 다른 분야와 연합되고, 작업치료사가 해야 할 일에 관해서는 전체적으로 명확하게 정의되지 않았고, 보조작업치료사의 역할에 관한 내용은 전혀 없다.

생명을 위협받고 있는 아동과 일하는 이러한 환경에서 모든 의료팀 구성원에게 기대되는 전문지식의 수준은 높다. 예를 들면, Sweeney와 Chandler(1990)의 연구에 의하면 신생아 의료 영역에서 일하는 구성원의 충분하지 못한 경험이나 훈련은 의료적 위험을 증가시킨다고 한다. 그러므로 만약 특수 세팅에서 보조작업치료사가 사래 걸림에 관한 관리를 할 경우, 최종 목표에 도달하기 위해서 단계를 매우 세밀하게 나누어서 접근해야 한다.

호스피스(Hospice)

미국작업치료협회에서는 *Occupational Therapy Practice Framework: Domain and Process*에서 호스피스 모델에서 작업치료사의 전문적인 역할에 대해서 규정하고 있다(AOTA, 2002b). 말기환자 관리에서 전문작업치료사는 의미 있는 활동을 제공하도록 하는 작업치료사의 특별한 역할을 강조하고 있다. 그러나 이 장의 서론에서 언급했듯이 각 환경마다 환자를 관리하는 나름의 방법이 있다. 호스피스 모델에서는 각 환자의 특징을 기관의 철학에 맞추는 것은 중요하지 않다. 협회에서는 질병의 말기 단계에 있는 환자를 위한 지지나 관리 방법이 후에는 모든 사람을 위해 요구될 것이라고 한다. 이 결과 전문작업치료사는 호스피스 모델에서 각 개인의 작업의 의미를 이해하고 인식하는 것이 필요하다(AOTA, 2002b). 죽음을 준비하는 아동이나 그 가족을 위해 일하는 사람은 신체적, 정신적 죽음을 스스로 말하도록 한다. 이유는 호스피스 세팅에서는 죽음을 말함으로써 갖게 되는 자신의 장점, 약점, 대처기술이 중요하기 때문이다.

호스피스 환경에서 일하는 보조작업치료사의 주요 요소는 계획을 미리 설정하고 이를 유연하게 적용하는 것이다. 예를 들면, 자조활동에 참여를 위해 감각을 조절하는 능력이 필요할 경우 이를 작업치료의 계획을 세울 때 포함한다. 10대의 여아를 위해서는 나이에 적절한 머리땋기와 같은 과제를 준다. 보조작업치료사가 오전에 도착했을 때, 이 10대의 여아는 다른 치료 때문에 피로를 호소할 수 있다. 오전 치료시간에 머리땋기 과제를 통해 일상생활에 빠르게 적용될 수 있다. 작업치료 계획을 세울 때 이 활동을 하기에 적절한 나이, 하루 일과 중에 적용할 수 있는 적절한 시간을 고려한다. 호스피스 환경에서 일하는 보조작업치료사는 활동을 위해 요구되는 기술적인 부분 요구 수용 및 주어진 시간, 아동이 수행할 수 있는 시간 등 복잡한 부분들이 잘 연결되도록 해야 한다.

호스피스에서는 의미 있는 삶을 살기 위한 아동의 능력을 작업치료사가 지지해주는 것이 중요하지만 이것은 재활이나 회복을 위한 것이 아님을 기억해야 한다. 예를 들면, 작업치료사는 아동에게 앉은 자세나 뒤로 기대어 누운 자세를 취하게 할 수 있는데 이것은 후에 일상생활에서 점차적으로 제거해주기 위한 것이 아니다. 작업치료사는 보조도구 역시 제공해주는데 아동이 활동을 하는 동안 에너지를 아끼고 휴식의 질을 높여주기 위해서이다. 호스피스 관리에서는 편안한 삶을 제공해주는 것은 기능적 독립만큼 중요하며 이것이 작업치료의 계획에 반영되어야 한다.

호스피스 환경에서 아동의 사고, 생각, 감정을 표현하는 능력뿐만 아니라, 의사소통을 위한 수단 역시 중요하다. 아동은 성인처럼 자신의 생각을 표현할 수 없음을 기억해라. 의사소통을 촉진하기 위해 놀이에 기반한 기구의 제공은 치료전략으로 적절하다. 치료적 관계를 통해 치료사는 아동과 공감하는 것은 아동치료에서 매우 이점이 되고 중요하다. 많은 의학적 모델에서 치료적 관계는 작업치료사에 의해 이루어지지만 호스피스에서는 보조작업치료사가 자연스러운 환경에서 아동과 상호작용할 수 있는 기술을 가지고 이끌어내야 한다. 부가적으로 무조건적인 수용은 죽음을 준비하는 아동과의 어떠한 관계에서도 필수적이다. 또한 아동의 의사소통은 구두로만 전달되는 것은 아니다. 예를 들면, 아동은 울거나, 자거나, 화를 내거나 질문을 하는 것으로 표현할 수 있다. 그 결과 호스피스에서 일하는 모든 스탭은 상호작용을 통해 의사소통하고 치료하고 아동과 놀 수 있어야 한다.

가정 관리(Home Health)

아동의 작업치료 서비스 제공의 가장 적절한 형태는 가정에서 제공하는 것이다. 예를 들면, 지역사회 작업치료사 학교에 기반한 프로그램은 의학적 모델에서 안전의 위험으로 인해 쉽게 지역사회 프로그램이나 학교 프로그램에 참여할 수 없는 아동의 경우 아동의 수행을 증진시키기 위해서 가장 좋은 것은 집에서 관리를 해주는 것이다. 재활이나, 건강, 기능유지, 훈련을 위해 가족이나 돌봐주는 사람을 교육하는 것은 가정 환경에서 필요하다. 보조작업치료사는 가족/돌봐주는 사람과 효과적으로 의사소통해야 하고 이것은 매우 중요하다(9장 참고).

과제를 분석하는 보조작업치료사의 능력은 가정에 기반한

치료를 지지할 것이다. 실제 상황과 매일의 활동 분석을 위한 능력은 보조작업치료사가 아동을 지지하기 위해 필요하다. 예를 들면, Boppy®(Boppy Company, Golden, Co)의 사용은 놀이를 하는 동안 기능적인 앉은 자세를 지지해주는 쿠션으로 치료적으로 앉은 자세를 더 적절하게 만들어준다. 작업치료 서비스 제공의 다른 독특한 면은 형제 자매를 사용해서 각 치료시간에 함께 하는 것이다. 형제, 자매, 부모님, 돌봐주는 사람과 같은 가족과 함께 하는 치료는 매우 중요하다. 그러나 주의해야 할 것은 치료시간 동안에 보조작업치료사와 가족과의 관계가 아동과의 관계보다 더 돈독해져서는 안 된다. 작업치료 감독자는 모든 적절한 정보를 얻기 위해 의사소통하는 것이 매우 중요하며 이 정보를 다른 치료사와 보조작업치료사와 공유한다. 작업치료 감독자는 보조작업치료사에 비해 간간이 아동의 집에 방문하기 때문에 보조작업치료사에게 접촉의 기회 적응 프로그램의 필요성, 치료를 위한 지지제공을 해줘야 한다.

가정관리에서 팀 구성원간에 지속적인 의사소통을 위해서는 누군가가 상황을 주도해서는 안 된다. 예를 들면, 각 팀의 구성원은 모든 의료 팀 회의에 참석해서 지속적으로 업무에 관해 의사소통한다. 이러한 회의는 전형적으로 협력 기관이나 기관의 사무소나 환자의 집에서 이루어진다. 가끔 협력기관에서는 아동에 관한 정보를 공유하기 위한 팀 구성원들의 사례 관리 회의를 빈번하게 소집하지 못한다. 이후 의사소통 일지나 정보 파일을 아동의 집에 두고 정보를 공유한다. 의사소통 일지는 각 구성원이 다른 구성원들과 정보를 공유하고 의사소통할 수 있는 지속적이고 시간 효율적인 방법이다. 치료전략, 지시 사항 또는 가정 프로그램 제안은 정보파일에 추가될 수 있고, 이것은 가정에서 적용가능하다. 이러한 체계에 따라 각 팀구성원은 가족과 정보를 공유하고, 다른 전문가로부터 정보를 받을 수 있다. 이 의사소통 일지나 정보 파일은 팀 구성원의 치료와 모든 전문가들의 변화, 논쟁, 수정이나 치료 계획의 확장을 위해 통찰력을 얻을 수 있는 방법이다.

사설기관(Private Clinical Practice)

요즘에는 아동을 단지 어른의 축소판이라고 생각하지는 않으므로 아동을 위한 의미 있고 직접적인 특별한 치료 접근이 필요하다. 사설기관에서는 아동의 부모나 돌봐주는 사람이 필요로 하는 요구를 분명하게 접근해준다. 사설전문가를 이용하는 사람은 이 기관에서 일하는 치료사를 전문가에 도달하기 위해서 일한다고 생각할 수도 있기 때문에 작업치료사는 부모의 기대를 충족시켜주기 위해 노력해야 한다. 그러므로 부모들은 의료기관을 더 맹신하게 되고 여기에 아동을 고정시키는 결과를 일으킨다. 그 결과 작업치료사는 이러한 부모를 다루기 힘들어 할 수도 있다. 이것은 치료의 실제 적용에 어려움을 일으킬 뿐만 아니라 필요한 정보를 얻는 데도 어려움을 나타낼 수 있다. 만약 보험회사에서 의료 서비스 필요를 거절하면 부모는 치료를 위해서 돈을 지불해야 하기 때문에 치료전략 등을 명확하게 알려주는 것이 중요하다.

위에서 토의된 치료적 적절성에 관해서 Hinojosa와 Kramer (1993)은 아동 작업치료를 해야 하는 2가지 이유에 관해 이야기했다. 첫째 치료는 매일의 일상적인 활동에 초점이 맞춰지고 사용된다. 다른 이유는 아동의 단순한 놀이처럼 보이는 활동이 아동의 발달과 연관되는 것이다. 아동을 위해 선택된 과제는 활동의 복잡성과, 이론적 이해를 바탕으로 설명되는 것이 중요하다. 부모/돌봐주는 사람과 명확한 의사소통을 할 수 있도록 하기 위해서 체계적이고 유동적이며, 단계적인 중재 접근이 고안되어야 결과를 확인하고 목표를 달성하고 필요한 절차나 정보를 제시하기 위해 필요하다(6장 참고). 아동이 과제에 참여하는 데 어려움을 가지고 있는지 미리 부모/돌봐주는 사람을 통해 확인하고 이를 변형 수정하는 치료 전략을 세운다. 이러한 이유로 사설기관에서는 작업치료사와 보조작업치료사 사이의 관계가 복잡하다. 종종 이러한 공시적 관계는 치료에 필수적이다.

팀 모델에 기초한 기관의 조직화된 구조에 따라 각 사설 기관의 기능은 다르다. 예를 들면, 사설기관은 아동을 위한 다양한 서비스를 제공하고, 이 서비스에는 작업치료만 단독적으로 제공하는 것이 아니라 작업치료, 물리치료, 언어치료, 사회사업을 포함한다. 사설기관에서 제공하는 다양한 치료와 팀 접근은 물리적인 척도를 촉진한다. 단순히 작업치료 서비스만 제공될 때보다 다양한 치료가 함께 적용될 때 더 협력을 잘 이룰 수 있도록 노력해야 한다.

요약(Summary)

이 장에서는 아동을 위한 의학적 서비스 전달의 다양한 모델에 관해 설명했다. 소아작업치료 중재의 기본은 지속적이고, 환경과 배경을 고려해서 적용하는 것이다. 부가적으로 *Occupational Therapy Practice Framework: Domain and Process*(AOTA, 2002b)는 중재과정에서 고려해야 할 요소들을 설명한다. 이러한 이유로 작업치료사와 보조작업치료사 사이의 연합은 최고의 치료를 제공하기 위해 중요하다. 병원에서의 신생아 중환자실(NICU)와 외래 치료는 처음 시작하는 보조작업치료사 일하기 힘들고 입원환자, 사설기관, 호스피스, 가정관리 모델에서 보조작업치료사가 시작하는 것이 적절하다.

적용활동
(Application Activities)

의학적 모델의 적용에 관해서 나무에서 떨어진 8세 아동 Kenny의 사례로 설명하고자 한다. Kenny는 급성기 관리를 위해 지역 의료기관에 입원했다. 이 당시 작업치료의 역할은 생명을 유지시켜주는 것을 지지하는 것에 초점이 맞춰져있었다. Kenny가 두부손상으로 진단되어지고 재활병원으로 옮겨졌다. 물리치료사와 신경과 전문의는 매주 재활팀 모두와 함께 아동의 상태, 진전, 목표, 치료계획, 기대되는 결과에 대해 회의했다. 전통적인 재활의 역할은 분명하고 작업치료는 일상생활, 자조관리, 먹기, 운동 기술과 인지적인 부분을 책임진다. 재활팀은 인지치료사, 직업재활전문가, 생활기술 전문가를 포함한다. 불행히도 이 중 몇 가지는 Kenny 또래의 아동에게는 적절하지 않은 치료이다. 작업치료 전문가는 아동의 발달을 위해서 사회적, 감정적, 가족적 요구를 파악해야 한다. 치료의 일반적인 순서는 각 형태의 치료를 돌아다니며 받는 것이다.

Kenny는 아동재활 병원으로 의뢰되었다. 이 병원은 아동에게 서비스를 제공하기 위해 의학적 모델을 확대한 것이다. 여기에는 놀이치료, 교육팀, 치료적 레크리에이션 전문가, 생활기술 스탭이 포함된다. 이러한 새로운 팀에 기초하여 아동과, 가족은 더 확대된 작업치료를 받는다.

토론 문제(Discussion Question)

1. Kenny가 치료받은 두 치료 체계의 작업치료사와 보조작업치료사의 역할은 어떤가?
2. Kenny가 치료받은 지역사회 의료 시설과 아동재활병원 둘 중에서 어떠한 형태가 더 Kenny의 상태를 잘 반영하는가?
3. 20장의 정보를 바탕으로 Kenny의 치료를 위해 부가적으로 필요한 요소를 생각해보고 아동재활병원에서의 교육팀에게 기대할 수 있는 역할에 대해 생각해보자.
4. Kenny처럼 특수 재활을 위해 다른 지역으로 옮겨야 한다면, 가족들이나 가정에 미치는 영향을 생각해보자.

적용활동
(Application Activities)

1. 작업치료 서비스와 관련해서 치료비를 선정하기 위한 개인의 보험에 대해 알아보자
2. 보험 담당자에게 전화해서 만약 당신의 아동을 위해 작업치료를 받고 싶다고 했을 때 필요한 절차를 알아보자. 무엇이 필요한지 물어보고, 의사에게 무엇을 받아가야 하는지, 지역사회 기관을 이용가능한지 알아보자.
3. 아동이 작업치료 서비스를 받기 위해서 당신의 나라에서 요구하는 것은 무엇인지 알아보자. 보건복지부에 전화해서 작업치료 보험부서를 연결하고, 정부 웹에 접속해서 법령을 알아보자.

참고문헌(References)

American Occupational Therapy Association. (2001). *2000 Member Compensation Survey*. Bethesda, MD: Author.

American Occupational Therapy Association. (2002a). Guide for supervision of occupational therapy personnel in the delivery of occupational therapy services. In *The reference manual of the official documents of the American Occupational Therapy Association* (pp. 161-166). Bethesda, MD: Author.

American Occupational Therapy Association. (2002b). Occupational therapy practice framework: Domain and process. *American Journal of Occupational Therapy, 56*, 609-639.

Hasselkus, B. R., & Jacques, N. D. (2002). Occupational therapy and hospice. In *The reference manual of the official documents of the American Occupational Therapy Association* (pp. 365-369). Bethesda, MD: American Occupational Therapy Association, Inc.

Hinojosa, J., & Kramer, P. (1993). From frames of reference to actual intervention. In P. Kramer & J. Hinojosa (Eds.). *Frames of reference for pediatric occupational therapy* (pp. 439-454). Baltimore: Williams & Wilkins.

Sweeney, J. K., & Chandler, L. S. (1990). Neonatal physical therapy: Medical risks and professional education. *Infants and Young Children, 2*, 59-68.

Vergara, E. R. (2002). Enhancing occupational performance in infants. *OT Practice, 7*(12), 8-13.

World Health Organization. (2001). *International classification of functioning, disability and health* (ICF). Geneva, Switzerland: Author.

22장

소아정신과 치료
Pediatric Psychosocial Therapy

단원의 목표
(Chapter Objects)

- 정신사회 장애의 다양한 형태에 대해서 이해하고 작업치료의 역할에 대해 알아본다.
- 정신사회 작업치료 서비스 전달 배경을 설명한다.
- 서비스 전달에서 작업치료사와 보조작업치료사 역할에 대해 설명, 기술한다.
- 정신사회 장애를 가진 아동을 치료할 때 사용하는 작업치료 전략과 활동에 대해 확인한다.

소개(Introduction)

많은 정신사회적 장애를 가진 아동과 가족이 있다. 이러한 아동의 수가 늘어남에 따라 이들을 관리하기 위한 정서적, 행동적, 발달적 요구가 늘고 있다(Excerpted from Surgeon General Report on Children's Mental Health, Jan. 2001).

현실에서는 정신과적 진단을 받은 아동 5명 중에 1명은 심각한 정신사회적 문제를 가지고 있다(Lahey et al., 1996). 이러한 아동 10명 중 1명은 정신사회적 장애의 결과 심각한 기능의 장애를 나타내고 이것은 가정, 학교, 사회에서의 수행에 영향을 미친다. 이러한 아동이 치료받지 않는다면 정신장애는 학교생활의 실패 및 중도 탈락, 가정문제, 물질남용, 폭력, 자살 등의 문제를 유발한다.

아동의 정신질환의 유병률은 늘고 있는데 최근 보고서에 의하면 정신사회적 중재가 필요한 아동에게 충분히 제공되지 못하고 있다. 한 연구에 의하면 정신장애로 진단받은 6~17세 아동의 21%만이 적절한 보조를 받고 있고, 나머지 7천 5백만의 아동은 필요한 관리를 받지 못한 채 방치되고 있다. 이러한 필요한 서비스가 아동 및 전학령기 아동에게 충분히 보장되지 않는다(Kataoka, Zhang, & Wells, 2002).

정신질환을 가진 아동은 정신 건강보험에서 보장할 수 없는 가족 보호자 패턴, 파편적 서비스, 치료 제한이라는 문제에 직면하게 된다. 공적, 전문적 두 가지 인식의 부족으로 인해 정신질환에 대한 편견이 보편적으로 존재하게 된다. 이러한 편견은 불신감, 상동행동(stereotyped behavior), 정신장애인들에 대한 회피로 나타난다(Penn & Martin, 1998). 신경과학의 발전에 따라 정신질환은 뇌에 의한 장애로 밝혀지는 경우가 많아졌다. 이러한 과학적 발전에도 불구하고, 정신과적 장애로 신체적 질환과 연결시키거나 개인적인 요소에서 찾으려고 한다. 정신건강 문제에 직면한 가족과 아동은 이러한 아동을 도울 수 있는 서비스를 찾는 것에 대해 죄책감을 갖거나 부끄러워 한다(Pavuluri, Luk & McGee, 1996).

작업치료사(OTs)와 보조작업치료사(OTAs)와 같은 건강관리 제공자는 다양한 세팅에서 아동의 정신사회적 질환을 조기에 발견하고 확인하는 데 필수적인 요소를 한다. 아직도 작

표 22-1

작업치료의 정신사회적 핵심-주요 개념

- 1700년대 후반의 정신 건강을 유지하기 위한 인간관계의 가치, 환경과의 조화, 일상생활의 중요성, 목적있는 활동과 같은 도덕적 치료 운동의 철학적 요소와 영향.
- 사회적 관계를 충족시키기 위한 자아-장점을 발달시키는 "수행(doing)의 중요성" 강조.
- 장애를 최소화하고 적응 반응을 끌어내기 위해 활동에 참여하고자 하는 개인적 동기의 치료적 적용.
- 장애와 질병을 가지고 있어도 개인과 가족의 구성원으로서 다양한 정신사회적 반응을 끌어냄.
- 치료적 확대와 자아의 역할 강조를 통한 역동적인 상호작용 증진.
- 정신사회적 주요 핵심 개념에서 모든 특수 영역 포함.
- 전문가의 정신병리학적 지식 및 특수영역에 대한 고려가 개인의 매일의 작업 수행에서의 대처 기술에 미치는 영향.

Adapted from American Occupational Therapy Association & Fidler, G. S. (1997). The psychosocial core of occupational therapy position paper. *American Journal of Occupational Therapy*, 51(10), 868-869.

업치료전문가들은(의사소통/상호작용 기술과 처리 기술의 문제로 의뢰된) 정신사회적 행동 기술 문제 아동을 운동 기술에 초점을 맞춰서 치료하고 있다. 이것은 치료의 한 부분이다(Schultz, 1992). 게다가 많은 작업치료전문가들이 정신사회적 영역에서 이들의 잠재적인 긍정적 변화에 대해 인식하지 못하고 있고, 이들에게는 정신과 세팅 안에서의 전문화된 치료만이 필요하다고 생각하고 있다. 이러한 경우는 작업치료의 역사를 거슬러 올라가면서 설명할 필요가 있다. 작업치료는 정신사회적 개념에서 시작됐으며, 진단이나 세팅을 벗어나 전인적인 접근을 중요하게 생각하고 있다. 표 22-1에서 1995년 미국작업치료협회에서 채택한 정신사회적 작업치료 주요 개념에 대해 나타내고 있다.

만성질환 및 장애는 선천적인 신체적, 정신적 문제이건 간에 아동의 정신사회적 기능에 영향을 미친다(Fidler, 1997). 예를 들면, 척추이분증을 가지고 있는 아동은 사회적 활동에 참여하는 것을 거부하거나 꺼리게 되고 이것은 자신이 고립되어 있다고 느끼게 된다. 비슷한 경우 고불안 장애를 가지고 있는 아동은 사회적 소통 시 공포가 증가되기 때문에 사회적 위축이 나타나게 된다. 아동작업치료 전문가들은 모든 치료에서 아동의 작업수행을 증진시키기 위해 적응반응을 촉진하고, 아동 주변의 환경에 참여할 수 있도록 하는 등 수행 증진에 영향을 미칠 수 있는 모든 요소를 고려해야 한다.

유병 인구(Population Identified)

소아정신사회적 장애의 개념은 새로운 개념 중 하나이다. 19세기 후반까지는 소아정신장애 발생률과 성인정신장애 발생률을 따로 구분하지 않았고, 그 이후에서야 과학자들이 소아정신질환에 대해 연구하기 시작했다. 이것은 아동은 행동적인 문제나 정신사회적 장애로 인해 나타나는 증상에 대해서 분명하게 표현하는 데 어려움을 가지기 때문이다. 소아정신사회적 장애의 증상은 작업치료사에 의해 선별되고 확인되어야 한다.

1. 얼마나 오랫동안 이러한 증상이 나타났는가?
2. 만약 이러한 증상이 최근에 나타났다면, 명백한 원인이 있는가? 아니면 가족력이 있는가?
3. 학교, 사회적 관계 또는 가정에서 수행에 영향을 미치는 증상이 있는가?
4. 아동의 인격의 변화가 있거나 수행기술의 퇴행이 나타나는가?
5. 가족력이나 정신질환, 학습장애가 아동에게 나타나는가?

토의에 따르면, 정신사회적 장애의 무수히 많은 관점에서 파악해야 한다. 이렇게 해야 소아정신장애 인구에 대해서 정확하게 파악할 수 있다. 정신사회적 기능 및 감정에 영향을 미치는 정신질환 및 다른 장애도 포함해서 고려해야 한다. 특별히 강조할 점은 특히, 영유아 및 전학령기 아동에게 발달 단계

중 독특하게 나타나는 증상에 대해 고려해야 하는 것이다. 나타난 증상에 대한 정보는 *정신장애 진단 및 통계 편람* 4판-개정판(DSM-IV TR)(APA, 2000)과 *Diagnostic Classification of Mental Health and Developmental Disorder of Infancy and Early Childhood*를 통해 분류한다(DC:0-3)(Zero to Three, 1994). 이러한 증상들 사이에 증상이 공존질환과 겹치는 부분이 없는지 확인해야 한다. 이것은 작업치료사가 진단보다 다양한 증상에 초점을 맞추는 것이 중요하다는 것을 나타낸다.

불안장애(Anxiety Disorders)

9세에서 17세 아동의 13%가 불안장애를 나타내는 것으로 추정된다(Shaffer, Fisher, Dulcan et al., 1996). 불안장애는 아동과 청소년의 가장 일반적인 정신건강 문제 중 하나이다. 불안장애는 개인의 매일의 기능을 방해하는 과도한 걱정, 우려, 공포 등이 특징이다. 과학자들은 불안을 일으키는 몇 가지 잠재적인 요소에 대해 밝혀냈다. 이것은 스트레스 호르몬 또는 세로토닌과 GABA 호르몬 사이의 스트레스에 반응할 때 신경전달물질의 균형이 깨져서 나타난다는 것이다(Rush et al., 1998). 불안장애를 가지고 있는 아동의 반정도는 우울증, 주의력결핍 및 과잉행동장애(ADHD)를 가지고 있다(Center for Mental Health Services, 1998). 감각처리문제와 불안장애의 발달 사이의 관계에 대한 연구들이 있다(Williamson & Anzaolne, 2001; DeGangi & Breinbauer, 1997). 예를 들면, 영아는 종종 새로운 환경을 탐색할 때 사회적 관계, 감정적 표현을 끌어내는 능력과 친구한 사람들과 자기조절을 하는 실마리 등을 사용한다(Walker-Andrews, 1998). 그러나, 18개월 정도의 영아는 시지각적으로 공간에서 돌봐주는 사람을 찾는 데 위치를 확인하고 선별하는 데 어려움이 있기 때문에 이러한 상황에서 매우 불안해 하거나 두려움을 느낀다. 이러한 감정적 불안은 환경 내에서 돌봐주는 사람을 의식적으로 탐색하는 대신에 감정의 조절을 잘 하지 못하는 상태로 나타나게 된다. 감각처리 어려움에 대한 이해가 부족하면 아동의 시지각 발달에 대해 이해하지 못하고, 이를 부적절한 불안 반응으로 생각해버리게 된다. 불안장애를 치료하지 않고 방치하게 되면 학령기 아동의 집중력 부족, 알코올 및 물질남용, 적응장애를 일으키게 된다. 표 22-2에서 불안장애 목록을 나타내고 있다.

기분장애(Mood Disorders)

기분장애는 우울 시기, 때때로 조증 시기가 나타나는 것으로 정의된다. 아동의 기분장애 진단은 아동의 발달에 따라 우울과 조증의 증상이 매우 다양하게 나타나므로 현재 적용되고 있는 진단기준으로 진단하는 것은 문제가 있다(Brown, 1996). 연구자들은 신경전달물질의 불균형; 세로토닌과 노어에피네피린; 유전적 성향; 발달적으로 기분장애를 일으킬 수 있을 만한 스트레스적인 환경 등이 원인으로 작용한다고 한다(U.S. Public Health Service, 1999). 아동과 청소년 둘 다 우울장애는 질병과 상호작용, 정신사회적 어려움의 위험을 증가시키며, 이로 인해 청소년에게는 물질남용 및 자살의 위험이 더욱 커진다. 조증이나 우울증을 치료하지 않으면 6개월에서 1년 사이에 어디에서든 지속될 것이며, 성인이 된 후의 발병률 빈도도 높아진다. 각 삽화에 따라 만성, 장애, 자살의 위험을 고려해야 한다.

주요 우울장애(Major Depressive Disorder)

전학령기 아동의 1%, 학령기 아동의 2%, 청소년의 5~8%가 주요 우울장애를 나타낸다(Jellinek & Snydor, 1998). 아동기 우울증은 주요 우울삽화의 지속뿐만 아니라 성인이 된 후의 양극성 장애, 품행장애, 약물남용, 자살로 이어질 수 있다(Harrington, 2001). 우울증의 가족력, 특히 어머니의 우울은 위험요인이 될 수 있다(Beardslee, Versage, & Gladstone, 1998). 당뇨, 천식, 암, 비만과 같은 만성 신체질환과 이혼과 같은 삶의 부정적인 사건 역시 위험 요인이 될 수 있다.

유아, 전학령기 및 아동의 우울 증상은 무기력하고 감정의 변화가 없고 계속 졸려 보이고, 슬픈 표정, 성급함, 존경심 감소 등을 보인다(Carlson & Kashani, 1988). 초등학생은 주요 우울장애로 불행감, 사회적 감소, 수면 문제, 학업수행 저하, 공포, 분리 불안, 주의력 장애의 증상을 나타낸다(Carlson & Kashani, 1988; Edelsohn, lalongo, Werthamer-Lars, Crockett, & Kellam, 1992). 청소년기의 우울은 신체적 증상을 호소하고 사회적으로 위축을 나타낸다. 이들은 미래에 대한 걱정이 많고, 비관적이며, 스스로 가치 없다고 생각하고, 무관심한 모습을 보인다(Weiss, Weisz, Politano et al., 1992).

표 22-2

불안장애

	광범위성 불안장애(GAD)	분리불안장애	외상후 스트레스장애(PTSD)	사회공포증	강박장애(OCD)
증상	• 모든 상황에 대한 극도의 비현실적인 걱정. • 신체적 문제가 없음에도 신체적 증상 호소. • 수행 및 불안에 관해 계속해서 안심시켜줘야 함.	• 부모와 떨어지는 것에 대해서 극도의 저항. • 부모 주변에서 붙어서 떨어지지 않음. • 잠들기 어려움, 악몽, 무관심과 위축같은 우울 증상.	• 충격적인 경험 후 감정적 고통으로 발병. • 사건에 대한 뚜렷한 기억, 회상, 악몽을 계속 경험. • 과도한 경계, 불안정한 반응 등이 집중력 감소 및 대인관계 유지의 어려움을 나타냄.	• 사회적 상황에서 당황하게 되어 공포를 느낌. 두근거림, 떨림, 땀, 구토감, 복통 등을 느낌. • 극심한 공포의 결과. 분노, 울음, 동결의 증상이 나타나고 친한 사람이나 가족만 교류.	• 반복, 시간강박, 강박적 행동이 스트레스나 장애로 나타남. 순서나 패턴을 맞추는 것과 같은 강박적 행동이 나타남.
발병률	• 평생 유병률 인구의 5%	• 7–9세 아동의 약 4%에서 발병	• 평생 유병률 인구의 1–14%.	• 평생유병률 3–13% • 여성의 거의 대부분	•아동의 약 2–8% 청소년의 약 2%
문제	• 집, 학교, 놀이에서 독립적 참여 어려움. • 변화와 허구상황에 대한 어려움. • 간단한 과제 완수 특히, 소설과 같은 과제에서 많은 어른들이 촉진하기 위한 언어적 준비가 필요함.	• 아동의 모든 삶 특히, 학교와 놀이에 문제 • 수면이 불안정하고 우울 증상이 신체적 에너지를 감소시키고 일상 기능을 감소시킴 • 부모와 아동의 관계에서 부모의 과잉보호가 원인이 되기도 함.	• 아동의 모든 삶에 영향을 미침 • 학교생활에서 집중의 어려움. • 친구와의 놀이를 거부, 사회적으로 위축. • 일상생활을 거부함(예, 아동은 학교폭력으로 인해 등교를 거부).	• 학교생활, 놀이, 사회적 기술에 영향. • 사회적 상황에 공포로 인해 선택적 함묵증이 나타나기도 함. • 거절의 공포로 친구를 만들기 어려움.	•아동의 모든 삶에 영향을 미침 •순서를 맞추는 행동은 아동의 기본적인 과제 수행 방해 •스스로 행동을 조절하는 데 어려움. 부끄러움을 느끼게 하며 더 나아가 일상생활의 기능을 방해함.

Adapted from US Department of Health and Human Service.

표 22-3

자폐 행동의 징후

- 이름을 불러도 반응이 없음.
- 원하는 것을 설명하지 못함.
- 언어나 말하기 발달의 지연.
- 지시를 따르지 못함.
- 때때로 다른 사람의 말을 듣지 못하는 것처럼 보임.
- 물체를 지적하지 못하고, 손으로 인사를 하지 못함.
- 몇 단어 정도만 말하거나, 옹알이 수준에 머묾.
- 언어발달이 전혀 일어나지 않기도 함.
- 물건을 던지고 극단적으로 화를 냄.
- 움직임 패턴이 이상함.
- 과잉행동, 협응문제, 반대행동이 나타남.
- 장난감을 어떻게 가지고 놀아야 하는지 알지 못함.
- 웃어야 할 때 웃지 못함.
- 눈을 마주치지 못함.
- 계속해서 꼼짝하지 않거나 다른 곳으로 움직이지 못함.
- 혼자 노는 것을 더 좋아하는 것처럼 보임.
- 물건을 타인과 공유하지 않음.
- 나이에 비해 매우 독립적임.
- 자신만의 세계가 있는 것처럼 보임.
- 타인의 목소리를 구별하지 못함.
- 또래에게 관심이 없음.
- 발끝으로 걸어다님.
- 인형, 사물, 일정에 대해 비정상적인 집착을 나타냄(예, 항상 줄을 잡고 있다).
- 사물의 줄을 맞추거나 일정한 순서를 맞추는 데 많은 시간을 보냄.

Adapted from National Institute of Child Health and Human Development.

양극성 장애(Bipolar Disorders)

성인의 양극성 장애 유병률은 0.6~1.1%정도로 보통 15~19세에 발병한다(McClellan & Werry, 1997). 사춘기 전에 발병하는 것은 드물며 조사에 의하면 약 백만 명의 아동이 양극성 장애를 앓고 있는 것으로 나타났다(Kluger & Song, 2002). 양극성 장애에는 가족력이 강하다. 부모 중 한 명이 양극성 장애이면 자식의 양극성 장애 발병률이 15~30%가 되고, 부모 모두 양극성 장애일 경우 발병률은 50~75%나 된다(Depression and Bipolar Support Alliance, 2002).

양극성 장애는 우울과 과도한 행복함을 주기적으로 나타낸다. 이 시기 사이에 정상적인 행동의 시기가 있기도 하다(APA, 2002). 성인의 양극성 장애와 달리 9세 이전의 아동이 전형적인 조증상태를 경험하는 것은 드물다. 대신 아동은 성급하고, 공격적 행동을 보이고, 물건을 어지르고, 극도로 화를 내는 일이 많다. 양극성 장애 아동은 기분이 빠르게 변하는 모습을 보이기도 한다(Papolos, 1999). 또한 기분이 극적으로 변하고, 갑자기 들떴다가 갑자기 심각해지고, 적대적이고 공격적이다. 양극성 장애 아동의 증상은 ADHD와 품행장애 아동의 증상과 비슷하다(Papolos, 1999). 일부 연구에서는 이러한 비슷한 증상으로 인해 아동의 양극성 장애를 오진하기도 한다고 밝히고 있다. 아동과 청소년은 우울 증상과 ADHD 같은 극상이 극단적으로 나타나고, 극도로 화를 내고, 기분이 변하기 때문에 전문가에 의한 질적인 평가가 필요하다.

전반적 발달장애 (Pervasive Development Disorder)

자폐 스펙트럼 장애는 상호작용 및 의사소통의 문제를 가지는 집단이다. 자폐는 전반적 발달장애(PDD)의 가장 잘 알려

표 22-4

주의력과 과잉행동/충동성 증상

주의력결핍	*과잉행동/충동성*
관련없는 장면이나 소리에 쉽게 산만.	가만히 있지 못함, 손이나 발을 꼼지락 거림, 의자를 흔듦.
세부사항에 집중하기 어려움.	가만히 앉아있기 어려움.
부주의한 실수 많음.	말이 많음.
지시사항에 따르기 어려움.	조용히 놀기 어려움.
필요한 과제를 잘 잊음.	항상 분주함.
머리를 많이 써야 하는 과제를 회피함.	질문이 끝나기 전에 대답함.
직접적으로 말해도 듣지 않음	자신의 차례를 기다리지 못함.
과제와 활동을 조직화하기 어려움.	다른 사람을 방해하고 무례하게 행동함.

From American Psychiatric Association(2000). *Diagnostic and Statistical Manual of Mental Disorders,* Fourth Edition, Text revision(2000). Washingtion, DC:APA.

진 종류이다. 다른 장애는 아스퍼거증후군, 소아기붕괴성 장애, 레트증후군, 달리 분류되지 않은 전반적 발달장애로 나눌 수 있다. 이 장애 집단은 남아에게서의 발병률이 여아의 4배 정도이다. Center for Disease Control의 연구에 의하면, 일부지역에서는 1,000명 당 4명 정도 발생한다고 한다(1998). 이 장애는 사회적 상호작용의 질적인 장애, 의사소통의 문제, 반복적이고 특정한 패턴의 행동, 관심, 활동을 특징으로 한다(APA, 2000). 자폐는 감각처리의 문제를 나타낸다. 예를 들면, 자폐 아동은 움직임을 찾거나, 움직임을 회피하고, 감각방어를 나타내며, 청각처리의 지연과 운동계획의 어려움이 나타난다. 자폐의 증상은 일반적으로 3세 전부터 나타나기 시작한다. 12개월 경의 옹알이 등이 나타나지 않으며, 제스추어가 부족하고(예, 지적하기, 바이바이), 24개월까지 2단어 연결어를 말하지 못한다(표 22-3). PDD는 유전적, 신경학적, 환경적 요소가 원인이다. 노의 기형, 음식 알러지, 소화기관의 효소 과도한 분비, 수은과 같은 독성물질에 노출되는 환경을 들 수 있다(Autism Society of America). PDD 조기 발견과 조기 중재는 좋은 예후를 나타내고, 부정적인 행동이나 자해 행동을 줄일 수 있고, 기능적 기술을 발달시키고, 의사소통 기술과 IQ를 증진시킬 수 있다(Baird et al., 2001)(10장 참고: 어린 시절과 연관된 일반적인 진단).

파괴적 행동장애
(Disruptive Behavior Disorders)

정신과 서비스에 의뢰되는 대부분의 아동이 파괴적 행동을 나타낸다. 파괴적 행동은 권위적인 어른이나 또래에게 화가 났을 때, 조바심 날 때, 체벌이나 폭력 상황에서 흔하게 나타난다(Halgin & Whitbourne, 1994). 이러한 장애의 집단은 주의력결핍 및 과잉행동 장애, 반항성 장애, 품행 장애와 함께 동반된다. 아동은 충동적이고, 논쟁하기를 좋아하고 공격적이며, 반사회적이다. 파괴적 행동장애 아동은 ADHD 아동이 적절한 치료를 받지 못하면 나타나기도 한다. 이는 난폭한 운전, 약물 및 알코올 남용, 과도한 흡연으로 나타나고, 법을 어기기도 하며, 우울이나 불안을 동반하기도 한다(US Department of Health and Human Service, 1999).

주의력결핍 및 과잉행동장애
(Attention Deficit/Hyperactivity Disorder)

이 장애의 아동은 발달적으로 적절한 집중을 유지하기 어렵거나 과잉행동과 충동을 나타내며, 때로는 이 두 가지가 동시에 나타나기도 한다(APA, 2000). 표 22-4에 주의력결핍과 과잉행동의 증상에 대해 나타내고 있다. 주의력결핍 및 과잉행동장애(ADHD)를 진단하기 위해서 학교, 집, 일, 사회적 관계 중 두 가지 이상에서 어려움을 나타낼 때 진단할 수 있다. 주의력결핍 증상은 청소년기 동안 지속되며 반면에 과잉행동과 충동성은 나이가 들수록 감소한다.

ADHD는 학령기 아동의 100명 중 3~7명(APA, 2000)정도 나타나고, 남아가 여아의 4배정도 발병한다(Ross & Ross, 1982). ADHD에 대한 대부분의 연구에서 도파민 가설을 제시하고 있다. 이는 주의력결핍 증상을 일으키는 신경전달물질로 도파민을 양이 증가해서라는 가설이다(USDHHS, 1999). 많은 정신병리학적과 같이 ADHD도 가족력을 가지고 있으며 부모가 ADHD일 경우 자녀의 발병률은 약 50%이다. ADHD는 학습장애, 감각조절장애, 품행장애와 동반하여 나타날 수 있다.

반항성 장애(Oppositional Defiant Disorder)

권위에 대해 반항, 불복종, 적대감을 나타내는 것을 반항성 장애(ODD)라 하고 공격적인 행동뿐만 아니라, 다른 사람을 귀찮게 하고 괴롭히는 행동을 특징으로 한다(APA, 2000). 이들은 화를 잘내고, 항의하고, 화내고, 분노하고, 다른 사람의 실수를 용납하지 않는다. ODD는 청소년기에는 남아에게 더 많이 발병하나 남녀의 발병 비율은 같다(USDHHS, 1999). 부모의 임신기 문제, 적절치 못한 양육, 방임 등이 ODD를 일으킨다. 이러한 아동은 싸우고, 화내고, 규칙을 어기고, 쉽게 포기하고, 다른 사람을 짜증나게 한다. 감각통합장애가 함께 동반될 수 있다. 예를 들면, 큰 소음에 과민 반응으로 타인을 괴롭힐 수 있다.

품행장애(Conduct Disorder)

품행장애(CD) 행동은 사회적으로 받아들여질 수 있는 영역에서 떨어져 있는 것으로 다른 사람을 괴롭히거나, 폭행, 절도, 성적문란, 동물학대 등을 포함한다(APA, 2000). CD의 진단은 따로 진단되는 것이 아니라, 사회적 규칙을 어기고 다른 사람의 권리를 침범하는 행동을 반복적으로 하며 진단한다. 품행장애는 인구의 1~4%에 해당한다(Shaffer, Fisher, Dulcan, et al., 1996). 아동의 CD 발병은 비교적 빠르게 일어난다. 즉 10세 이전에 진단되고, 성인기 성장 시 반사회적 인격장애로 발달할 위험성이 크다(APA, 2000). 사회적 위험 요소는 어린 시절 엄마에게 거절, 부모와의 분리, 부적절한 양육, 양육자의 잦은 교체, 보육원, 가족의 거부, 약물중독 및 폭력, 가족의 정신과 병력, 부모의 일관되지 않은 양육, 대가족, 가난 등이 있다(Loeber & Stouthamer-Loeber, 1986).

애착장애(Attachment Disorders)

영아와 양육자(대부분 엄마) 간의 연결은 생후 1년에 나타나는 정상 발달과정이다(Ainsworth, Blehar, Waters, & Wall, 1978; Bowlby, 1988). 건강하고, 안전한 애착 관계에서 양육자는 영아의 신체적, 감정적, 정신적 필요의 신호를 해석하고 채워준다. 예를 들면, 만약 영아가 배고파서 운다면 양육자는 먹을 것을 준다. 영아의 이러한 필요 때문에 시작된 애착 관계는 더 큰 환경으로 확대되고, 아동은 점차 스스로 필요를 조절할 수 있게 된다(Erikson, 1963; 1982). 이러한 신뢰를 바탕으로 형성된 양육자와 영아의 관계는 진화한다. 양육자뿐만 아니라, 영아의 필요를 채워주는 것은 영아의 행동을 제한하기도 한다. 예를 들면, 영아가 울기 시작하면 양육자는 몇 분간 기다렸다가 아동이 도움을 원하는 몸짓을 하면 도와줄 수 있다. 이러한 조기 애착은 후에 상호작용 발달, 윤리적 개념 발달, 논리적 사고, 스트레스에 대처하는 능력 발달에 도움을 준다. 주양육자와 애착형성에 실패하면 반항성 장애 또는 품행장애로 발달할 가능성이 있다(9장 참고 : 부모와 교감하기).

반응성 애착장애(RAD)는 5세 전에 시작된다(APA, 2000). 이것은 대부분의 환경에서 부적절한 사회적 관계 형성으로 나타난다. DSM Ⅳ TR(2000)은 2가지 유형으로 보고 있는데 억제형과 탈억제형이다. 억제형 반응성 애착장애는 탈억제형 반응성 애착장애보다 행동의 회피가 뚜렷하게 나타난다. 이 아동은 사회적 애착을 시작하고, 형성하고, 유지하는 데 어렵다. 애착의 회피가 나타난다. 탈억제형 반응성 애착장애는 무분별하고 부적절한 애착을 형성한다. 예를 들면, 아동은 아주 낯선 사람과도 과도한 관계를 형성하려고 한다. 반응성 애착장애에서 나타나는 행동은 가족력을 가지고 있다. 임상적으로 반응성 애착장애는 학습지연, 충동조절의 어려움, 폭력에 매료됨, 낯선 사람에 대한 무분별한 관심, 폭식, 금식 등을 나타낸다. 반응성 애착장애를 치료하지 않으면 자존감이 낮아지고 반사회적 행동을 나타내며, 학습에 문제를 나타낸다.

관계장애(Relationship Disorders)

건강한 영아가 발달할 때 영아와 양육자의 관계가 감정적 반응에 민감하게 잘 반응하는 환경이 필요하다. 정신분석학에서는 이러한 관계가 영아뿐만 아니라, 다른 사람에게도 영

표 22-5

관계장애

	과잉보호	방임	불안/긴장	분노/적대적
부모의 행동의 질	• 아동의 목표나 요구를 잘못 해석. • 발달적으로 부적절한 요구를 만듦.	• 영아의 신호에 민감하게 반응하지 않음. • 무시, 거부로 영아는 안락함 형성 실패. • 신체적 정서적 위험으로부터 아동을 부적절하게 보호. • 눈맞춤, 신체 접촉 부족으로 영아와 부모간의 상호작용 형성 실패.	• 영아의 신호에 극도로 민감 • 영아의 안녕에 과도한 걱정 • 영아를 만지는 것이 서툼 (다치게 할까 두려워함). • 부모와 아동의 활동과 접촉이 적음.	• 영아의 신호에 민감하지 않음. • 아동을 다룰 때 거침. • 영아를 못살게 굴기도 함.
영아/아동의 행동의 질	• 집중하지 못함이 나타날 수 있음. • 순종적이거나 반대로 반항적 행동을 보일 수 있음.	• 신체적, 정신적으로 방임(즉, 더러운 옷을 입히고, 정기적인 건강검진을 받지 않음). • 운동, 언어발달지연이 환경적 자극 부족으로 나타날 수 있음.	• 부모와 관계에 불평이 많고 불안. • 부모에게 과도한 애착. • 성장에 대한 불안.	• 부모의 행동에 반항. • 화를 잘 냄. • 많은 요구.
부모의 정동상태	• 영아와 양육자의 관계에서 불안, 우울, 분노가 타날 수 있음.	• 제약, 위축 • 감정둔화 • 영아와의 관계의 즐거움 표현 부족	• 목소리, 얼굴표정에서 불안이 나타남. • 아동에 과잉반응.	• 적대적. • 즐거움 부족.
영아/아동의 정동 상태	• 화내거나 징징거리는데 수동적이거나 극도로 나타낼 수 있음.	• 위축, 슬픔 • 부모와의 관계의 즐거움의 표현이 적음.	• 불안 • 부모의 과잉반응에 대해 벗어나고 싶어하거나 조절하지 못함.	• 위축. • 화. • 위축된 정동(affect).

Adapted from DC:0-3.

양을 미치는 중요한 요소라고 했다. 이러한 아동을 위해서 작업치료사는 아동과 양육자의 상호작용 관계가 수용적인지, 수용적이지 않은지에 관해 인식해야 한다(Zero to Three, 1994). DC:0-3의 축 2는 관계형성의 뚜렷한 문제를 진단하는 데 사용된다. 이 척도는 상호작용의 행동의 질, 감정의 정도, 정신적 교류를 포함한다. 표 22-5는 관계장애 진단을 위한 DC;0-3(Zero to Three, 1994)를 나타낸다.

조절장애(Regulatory Disorders)

Walker(2000)에 따르면 자기조절은 "스스로 안정시키고, 만족감을 주고, 변화에 적응하기 위해 감각을 조직화하는 뇌의 능력이라 했다"(p. H-1). 조절장애를 가진 영아는 수면과 섭식 패턴에 문제를 가지고 불안정하고, 부주의하며, 스스로 안정시키기 어렵고, 변화에 적응하기 어려우며, 감각처리의 문제를 가진다(Zero to Three, 1994). 이러한 아동이 성장하면서 제스추어, 감정표현, 역할놀이, 사회적 상호작용을 형성하지 못한다(DeGangi & Breinbauer, 1997). 이러한 아동은 청각, 촉각, 시각, 전정감각 자극에 저반응 또는 과민반응을 보인다(12장 참고 : 감각통합의 소개). DC:0-3(Zero to Three)에서는 조절장애를 4가지로 분류하는데 과민방응, 저반응, 운동계획 문제, 기타로 나누고 있다. 조절장애를 가진 아동이 성장하면 ADHD나 감각통합장애, 우울증, 공격적 행동, 학습장애가 될 수 있다(Walker, 2000).

감각조절장애(Sensory Modulation Disorder)

Miller 등(2001)의 연구에서 감각조절장애(SMD)는 감각입력의 정도, 양을 조절하고 조직화하는 데 어려움으로 자극에 적당한 반응의 방법을 모르는 것이라 했다. SMD의 행동적 증상은 감각을 찾거나, 회피하고, 부적절하고, 조직화되지 않고, 충동적이며, 과잉행동을 나타내는 것이다(Miller et al, 2001). 최근 문헌에서 SMD는 ADHD, 불안장애, 전반적 발달장애와 같은 다른 질환과 동반될 수 있다고 나타내고 있다(Miller, Reisman, Mclntosh, et al., 2001).

발달적 협응장애(Developmental Coordination Disorder)

발달적 협응장애(DCD)는 1994년 미국정신협회와 세계보건기구에서 아동의 운동협응 발달의 현저한 장애로 규정하고 있다. 이는 잘 알려진 발달적 실행장애와 같이 아동이 협응을 요구하는 과제를 수행하지 못하거나 운동계획을 하지 못하고 순서가 있는 운동을 실행하지 못하는 것이다(Ayres, 1972). DCD는 5~11세 아동의 약 6%로 추정하고 있다. 아동은 운동습득에 지연을 나타내고, 매우 서툴고 글씨쓰기가 엉망이다. DCD는 ADHD, 학습장애, DSI, PDD와 같이 나타날 수 있다. 아동은 단추를 잠그거나, 공을 잡는 것과 같은 간단한 과제도 수행하기 어려워하고, 이로 인해 자존감이 낮고 야외활동이나 체육활동 같은 운동 요구가 필요한 활동을 회피한다.

학습장애(Learning Disability)

미국교육부에서 보고하기를 모든 아동은 특수교육을 받을 권리가 있다고 미국장애인교육법(IDEA)에서 공표하고 있다. IDEA 아래 학습장애는 다음과 같이 정의된다.

> *언어를 사용하고, 말하고, 쓰기 중 하나 이상의 문제를 가진 것으로 듣고, 사고하고, 말하고, 읽고, 쓰고, 수학 계산과 능력의 문제를 포함한다. 이는 지각장애, 뇌 손상, 미세 뇌손상, 난독증, 발달적 실어증을 포함한다*(34 Code of Federal Regulations § 300.7(c)(10).

학습장애는 아동의 학교생활과 집, 또래관계에서 문제를 나타낸다. 전학령기 아동의 학습장애 조기 징후는 협응 부족, 공간지각 기술 부족, 감각 자극에 저반응, 소근육운동기술 저하, 본 것을 기억하기 어려움, 순서나 패턴을 기억하기 어려움으로 알 수 있다. 아동은 반 친구들이 쉽게 하는 활동을 하기 어렵고, 자신을 가치 없게 느끼고 자신에 대해 분노하기도 한다(10장 참고 : 어린 시절과 관련된 일반적인 진단).

섭식장애(Eating Disorders)

섭식장애는 의학적으로 매우 심각한 장애이다. 이는 3가지로 분류할 수 있는데 신경성 거식증, 신경성 식욕항진증, 폭식증이 있다. 신경성 거식증은 정상체중을 유지하기 위한 음식물을 거부하고 체중이 느는 것을 두려워하며 몸매나 신체사이즈에 집착한다(APA, 2000). 신경성 식욕항진증은 폭식증을 포함하며 음식을 토해내거나, 변비약, 관장제, 이뇨제 등의 약물을 남용해서 최근 증가한 체중을 부적절한 방법으로 조절하는 것이다(APA, 2000). 폭식증은 음식섭취를 조절하지 못하고 많이 먹는 것이다(Devlin, 1996). 섭식장애는 여성에게 현저하게 많이 나타나며 청소년기에 발생 빈도가 높다. 섭식장애는 주요 우울장애, 불안장애, 약물남용과 함께 나타나기도 한다(APA, 2000). 치료를 하지 않으면 매우 심각한 의학적 부작용을 초래하고 사망에 이를 수도 있다.

DSM-IV TR(APA, 2000)의 DC:0-3(Zero to Three, 1994)에 의하면, 3가지 섭식장애는 영유아기에 나타날 수 있음을 확인했다. 영유아 및 아동기에 나타나는 섭식장애는 적절한 음식섭취를 하지 않아 체중이 감소하거나 증가하는 것 모두를 일컫는다(APA, 2000). 아동에게 나타나는 이식증은 모래, 페인트, 크레용과 같이 먹으면 안 되는 것을 먹는 것이다. 반추장애는 먹은 것을 게워내 다시 먹는 것을 말한다. 이는 부적절한 양육, 무시, 자극 부족, 감각처리문제로 발생할 수 있다. 예를 들면, 감각통합장애를 가진 영아는 혀에 대한 인식이 떨어져 삼키는 기전을 이해하지 못할 수 있다(Genna, 2001). 구강방어는 음식물의 특정한 질감을 거부하는 것이다.

정신과 치료의 모델(Models Associated with Psychosocial Treatment)

직접 치료(Direct Services)

직접 치료는 1대 1이나 그룹에서 아동과 가족을 직접 치료하는 것이다. 직접치료는 작업치료 전문가가 중재를 제공하기 위한 지식과 기술에 대해 모두 알고 있어야 한다. 이는 평가와 사정에서 치료 계획에 필요한 정보를 얻는다. 직접정신

표 22-6

관리시스템

	만성/중증 장애	조기중재	예방
지역사회 기반	응급/위기 관리 병원 입원 장기 치료 보호관찰/감금 재택관리	가족 기반 조기 가정 방문 프로그램 부모 훈련	산전 관리 면역 레크리에이션과 강화 아동학대 교육 공적 안전과 인식
학교 기반	특수교육 포괄적인 학교기반 정신보건 프로그램 대안 학교	조기중재 서비스 Head Start 프로그램 조기선별 프로그램	일반적 건강교육 약물남용 교육 전환적 지지 충동 해결

과치료는 감각통합과 같은 치료적 테크닉을 포함한다. 개인의 발달차를 고려한 중재와 DIR/Floor time 접근, 과제 분석, 분노관리와 대처기술 등을 치료적으로 제공할 수 있다. 효과적인 중재를 위해 아동의 반응을 분석하고 적절한 테크닉을 선택할 수 있다(Dunn & DeGangi, 1992).

간접적 서비스(Indirect Services)

간접적 서비스는 교육, 상담을 포함하고 아동에게 치료적으로 적절한 활동을 제공하기 위해 사용된다. 예를 들면, 작업치료사가 선생님이나 보조교사를 훈련시켜서 아동의 감각조절에 필요한 감각식이요법을 제공하게 할 수 있다. 또한 작업치료사는 상담사, 환경조정, 가족이나 교사 또는 다른 전문가들의 보조를 가능한 방법으로 조언할 수 있다. 이 모델의 가장 좋은 방법은 계속해서 훈련하고, 모니터링, 감독, 평가하고 프로그램을 개발하고 치료 전략을 짜는 것이다.

사례 관리(Case Management)

AOTA(1991)에 따르면 작업치료사는 사례 관리, 기능적 평가를 위한 기술 사용, 과제 분석, 중재 계획 및 적용을 해야 한다. 작업치료사는 아동과 가족을 이한 적절한 치료를 제공하기 위해 전문가와 지역사회와 연합해야 한다. 작업수행의 정신사회적 기능장애는 작업치료사가 정신건강을 위해 사례 관리를 제공해야 한다. 정신사회적 평가, 지지그룹을 제공하는 지역사회와 연합, 아동과 가족을 위한 포괄적 프로그램을 관리해야 한다.

세팅(Settings)

관리 시스템(System of Care)

아동과 청소년의 정신사회적 필요의 다양성과 변화를 위해 지역사회에 기반한 정신건강 서비스를 제공할 수 있는 관리 시스템이 필요하다(Stroul & Friedman, 1986). 관리시스템의 주요 내용은 다음과 같다.

1. 아동과 가족의 필요와 선호에 따라 서비스 제공
2. 서비스를 계획하고 제공할 때는 가족과 서비스 제공자가 파트너가 되어 모든 측면을 통합
3. 서비스는 개별적으로 제공되고, 잘 조정된 방법으로 저항이 가장 적은 치료를 강조하고, 가장 적절한 세팅을 제공함
4. 모든 서비스는 아동과 가족의 문화적 요구와 사회적 특징에 따라 민감하게 제공
5. 평가를 계속하고 책임이 요구됨

관리 시스템은 협력을 이끌어내고, 입원 및 시설 이용기간을 감소시키고, 가족의 만족을 높이고, 학교에서 좋은 결과를 낼 수 있어야 한다. 관리 시스템은 만성환자와 조기 중재 및 예방 서비스를 위한 모든 사람에게 적용가능해야 한다(표 22-6). 토의에 따라 조기 중재와 학교 서비스는 아동의 정신사회적 문제를 예방하고 치료하는 기회를 제공한다. 정부는 장애를 가진 아동을 위한 작업치료 서비스를 제공하고 미국장애인교육법(IDEA, 1997)과 재활법(1973)에 따라야 한다. 서비

스에 대한 비용은 보험이나 개인부담의 방법이 있다. 조기 선별 및 진단과 치료 프로그램은 정신건강관리뿐만 아니라, 모든 의료 서비스에서 필요하고 장애아동은 21세까지 적용받을 수 있다. 건강보험 프로그램은 저소득층을 위해 의료 서비스를 제공해준다.

조기 중재와 Head Start 프로그램 (Early Intervention and Head Start Programs)

IDEA의 Part C에 따르면, 0~2세까지의 유아는 신체적 문제와 정신과적 문제를 진단받을 수 있고, 발달지연이 확인되면 가족 중심의 조기 중재 서비스를 아동의 자연스러운 환경(예, 집, 데이케어 센터, 놀이터 등)에서 받을 수 있다. 부가적으로 일부 주에서는 발달의 위험 요소를 가진 아동도 중재를 받을 수 있다. 위험 요소는 생물학적 요소, 저체중, 임신기 알콜 중독, 가난, 무시, 외상적 사건 등의 환경에 노출되거나, 부모가 정신과 질환이 있는 경우가 포함된다.

정신과 문제를 가진 부모를 둔 아동은 특히 우울증은 감정이나 행동적 문제를 나타내기 쉽다. 우울증을 가진 부모는 감정적으로 위축되어 있고 정신적 에너지가 떨어지며 아동을 감독하는 데 어려움을 느낀다. 우울증 부모를 가진 아동은 자극을 적게 받고(예, 감정둔화, 눈맞춤 부족), 학습과 행동 문제를 도출하는 데 어려움을 가진다(Radke-Yarrow, Nottleman, Martinez, Fox, & Belmont, 1992).

생후 3년까지 뇌의 성숙과 발달이 일어난다. 따라서 이 시기에 제공되는 경험은 신경계를 연결하고 신경연접을 조직화하여 학습, 감정, 행동을 조직화한다(Schor, 1999). 신경가소성은 생후 초기에 가장 활발하게 일어나므로 뇌손상을 가진 아동을 변화시킬 수 있는 가장 결정적인 시기이다(Blair, 2001). 조기중재와 0에서 3까지 프로그램은 발달지연이나 정신사회적 질환을 예방하고 악화를 막는 데 매우 중요하다.

Head Start 프로그램은 정부의 지원으로 0~5세 아동 중 고위험군 영유아 및 아동을 대상으로 한다. Head Start 프로그램은 저소득층을 주 대상으로 한다. 가난과 정신사회적 문제 또는 정신건강에 대한 문제를 지속적으로 연구하고 있다(Adler, Boyce, Chesney, et al., 1994; Eaton & Muntaner, 1999). Head Start 서비스는 신체적, 인지적, 사회적으로 건강한 발달을 목적으로 한다. 또한 부모를 대신해 양육자가 아동이 잘 교육받고 학습할 수 있도록 적극적으로 참여한다.

작업치료사가 조기중재를 할 때 Head Start 세팅에서 정신사회 장애를 예방하는 데 주요한 역할을 한다. 작업치료사는 아동의 문제를 인식하고 긍정적으로 촉진하고 아동과 양육자간의 상호작용 패턴을 조절하고 양육자를 훈련하고, 풍부한 감각 자극 활동을 통해 영유아들이 환경을 탐색할 수 있는 기회를 제공한다. 작업치료사는 정신질환을 가진 양육자가 아동에게 해로운 영향을 미치지 않도록 스트레스와 분노를 조절하는 방법을 가르친다.

학교(School)

IDEA의 Part B에서 장애를 가진 아동을 위한 작업치료 서비스를 위한 재정을 정부에서 할당하도록 하고 있다. IDEA는 심각한 감정 장애, 자폐, 학습 장애와 신체적 장애를 강조하고 있다. 1997년 IDEA-R에서는 발달 지연을 가진 3~9세 아동을 치료하도록 하고 있으며, 신체, 인지, 의사소통, 사회/감정, 적응문제를 가진 아동을 특수교육과 작업치료 서비스를 받도록 한다(IDEA-R, 1997). 특수교육을 받는 아동은 차별받지 않으며 정규교육에 참여할 수 있다. 재활법 504에서는 학교에서도 메디케어를 적용할 수 있도록 하고 있다(20장 참고 : 유치원과 학교에 근거를 둔 치료).

IDEA-R에서는 장애 아동의 교육을 강조하고 있으며 일반학급에서 또래와 함께 하는 것을 강조한다. 아동의 개별 학습계획은 특수교사와 일반교사가 함께 참여한다. 학습장애를 가진 아동의 행동적 문제의 변화에도 초점을 맞추고 있다. 작업치료사는 효과적인 개별학습계획을 세우고 평가하며 문제행동을 치료하고, 이를 통해 학습 수행과 사회적 상호관계를 향상시킬 수 있도록 해야 한다. 기능적 행동 평가(FBA)에서는 환경적 문제로 발생하는 행동 문제를 확인한다. 확인된 문제 행동은 작업치료를 통해 다음과 같이 계획될 수 있다. 1) 문제행동 기회 제거, 2) 교사는 대체행동 지지, 기능에 기초하고 정신사회적 접근을 통한 전문가의 관점은 FBA를 위해 작업치료사가 갖춰야 하는 부분이다. 보조작업치료사는 FBA에 따라 작업치료사의 감독 아래 치료를 적용한다. 문제행동이나 정신건강에 문제를 나타내지 않은 아동이라도 자존감이나, 학습수행, 또래관계에 문제가 있다면 치료 대상이 될 수 있다.

IDEA-R에 의해 제공되는 서비스는 학교에서 이뤄지는 관리 시스템이 될 수 있다. 정신장애를 가진 아동을 위한 조기

표 22-7

선별도구

도구	목적 및 사용연령	검사시간
Ages and Stages Questionnaire(ASQ)	4-60개월 아동의 발달지연을 선별하기 위한 도구로 부모에게 질문하도록 구성되어 있음.	부모에게 시행 10-15분 정도 소요 점수 해석 2-3분 소요됨.
Beck Depression Inventory	우울 증상에 대한 자가보고형식, 청소년과 성인에게 사용.	10분 정도 소요
Children's Depression Scale(CDS) Family Psychosocial Screening	아동의 약물남용, 부모의 약물남용, 엄마의 우울을 포함한 아동의 행동적 문제에 관한 부모의 위험요소에 대한 평가.	10분 정도 소요
Infant/Toddler Checklist for Language and Communication	6-24개월 아동의 발달지연의 위험을 선별하기 위한 부모의 체크리스트.	10분 정도 소요
Parents Evaluation of Developmental Status(PEDS)	출생-8세까지 아동의 발달적 행동학적 문제를 선별하기 위한 부모 질문지.	점수 해석 1-2분 소요
Temperament and Behavioral Scales(TABS)	11-71개월 아동의 자기조절과 기질적 문제 선별.	부모에게 시행 5분 소요

선별과 중재는 논리적인 세팅으로 구성된 학교가 필요하다. 따라서 현실적인 관리 시스템이 필요하다. 학교와 지역사회 정신보건기관은 포괄적인 정신건강 서비스를 제공하고, 예방하고, 평가하고, 사례관리하고, 일반교육과 특수교육의 필요를 확인해야 한다(Weist, 1997). 이러한 학교 정신 건강 프로그램은 정신건강 문제의 조기 선별, 개인, 그룹, 가족 상담, 집중적 치료 제공을 위한 의뢰, 학교 폭력 등을 관리해야 한다. 그리고 부모 및 양육자 교사 등을 상담하고 교육해야 한다(Weist, 2001). 최근 학교 정신건강 프로그램은 공립학교의 10%정도에서 시행하고 있다(Brenner, Martindayle, & Weist, 2001). 학교 정신건강 프로그램이 없는 곳이라면 학교기반 작업치료사가 이러한 역할을 할 수 있다.

작업치료 과정 (Occupational Therapy Process)

작업치료는 세팅이 되어 있지 않아도 모든 곳에서 치료적 서비스를 제공할 수 있다. 보조작업치료사(OTA)는 국가나 기관의 지침에 따라 작업치료사의 감독 하에 서비스를 제공할 수 있다. AOTA에서 규정한 *작업치료 서비스 제공에서의 작업치료사와 보조작업치료사의 역할과 책임*을 참고하라(2002).

선별(Screening)

선별과정은 의학적 정신적 증상이나 현재 가지고 있는 위험요소를 평가하거나, 차후 정밀 검사나 중재의 필요성을 결정하기 위한 과정이다. 선별은 차트검토, 의학적 발달적 과거력, 부모, 선생님 인터뷰, 관찰이나 단시간에 사용할 수 있는 평가도구들을 포함한다. 정신건강 선별도구로는 간단한 질문지, 행동이나 감정적 증상에 관한 체크리스트, 다른 정신사회학적 또는 작업적 장애를 가지고 있는지 살펴보는 것들이 있다. 작업치료사와 보조작업치료사 모두 선별도구를 사용할 수 있지만 결과에 대한 해석은 작업치료사만 할 수 있다. 표 22-7, 22-8에서 아동에게 일반적으로 사용하는 정신건강 선별도구에 대해 정리했다. 정신건강선별은 진단적 의미는 없다.

평가(Evaluation)

포괄적인 평가는 작업영역에서 아동의 특별한 요구와 문제

표 22-8

기타 검사

도구	목적 및 대상
Adolescent Coping Scale	12-18세 아동의 광범위한 대처 전략을 평가.
Child Development Inventory	15개월-6세 아동의 발달 및 강약점 측정을 위한 부모 질문지.
Infant-Toddler Sensory Profile	출생-36개월 아동을 대상으로 감각처리문제에 관해 돌봐주는 사람에게 질문지로 평가.
Miller Assessment of Preschoolers(MAP)	경도에서 중등도의 발달지연을 가진 아동을 위한 평가.
Occupational Therapy Psychosocial Assessment of Learning	교실처럼 마련해 놓은 세팅에서 초등학생의 의지, 습관, 환경에서 관찰하여 평가.
Pediatric Evaluation of Disability Inventory(PEDI)	6개월-7세 아동에게 자조기술, 운동성, 사회적 기능의 영역에서 주요 기능적 역량에 대해 평가.
Pediatric Volitional Questionnaire(PVQ)	아동의 의지를 평가하기 위해 놀이환경에 기초하여 평가.
Piers-Harris Children's Self-Concept Scale	아동과 청소년이 스스로가 자신의 외모, 인기, 행복, 불안, 지적상태에 대해 어떻게 느끼는지에 관해 평가하는 자기보고 도구.
Sensory Profile	3-10세 아동의 감각처리의 어려움에 관해 돌봐주는 사람을 통한 평가하는 질문지.
Vineland Adaptive Behavior Scales	조사에 기초한 부모와 돌봐주는 사람 인터뷰; 출생-18세 아동의 인격, 사회적 기술 평가.

를 일으키는 요소 예방, 아동의 제한 등을 확인한다(AOTA, 2002). 평가과정은 작업치료사와 아동 그리고 가족 사이의 협동적인 과정이다. *Occupational Therapy Practice Framework*에서는 평가과정을 2단계로 나눈다. 과정의 첫 단계는 작업프로파일을 작성하는 것으로 아동의 과거력, 일상생활동작 패턴, 흥미, 가치, 우선 사항 등에 관한 것들이 포함된다(AOTA, 2002). 두 번째 단계는 작업수행을 분석한다(AOTA, 2002). 다양한 평가 방법을 사용하고, 작업치료사는 작업 기능에 영향을 미치는 수행 기술과 패턴, 배경, 환자의 요소, 활동 요구를 검사한다. 서비스에 대한 계획이 세워지면 이것은 국가나 기관의 지침에 따르고, 작업치료사의 감독하에 OTA가 차트 검토, 인터뷰, 구조화된 관찰, 표준화된 검사와 같은 몇 가지 검사를 수행한다(AOTA, 1998).

아동이 인터뷰의 내용을 이해하고 정확하게 답할 수 있다면 아동에게 직접 인터뷰한다. 만약 그럴 수 없다면, 제 3자에게 인터뷰해야 하는데 돌봐주는 사람, 선생님, 다른 전문가에게 인터뷰할 수 있고 아동의 의료기록 검토를 통해서도 정보를 얻을 수 있다. 일반적으로 보조작업치료사는 가족배경에 대해서 질문할 수 있고(예, 형제자매의 수, 주로 돌봐주는 사람이 누구인지 등) 아동의 과거력 및 진단을 통해서 아동의 장점과 기타 여러 가지를 고려해야 한다. 아동이 먹고 있는 약에 대한 지식과 주의사항 및 이러한 약물이 행동에 미치는 영향에 대해서도 고려해야 한다. 표 22-9에 초기 부모 인터뷰에 관한 내용이 있다.

작업의 다양한 영역에서의 수행에 관해 검사할 때 보조작업치료사는 수행기술과 패턴 둘다에 대해 고려해야 한다. 하나의 작업영역에서의 비적응적인 패턴이 나타난다면, 다른 영역의 기능을 방해한다. 예를 들면, 먹기나 수면패턴의 문제와 같

표 22-9

질문지 예

초기 부모 질문

의학적 과거력
아동이 먹고 있는 약이나 특수 식이를 하고 있나요?
아동이 뇌파검사(EEG)를 한 적이 있나요?
아동이 알레르기가 있나요?
가족 중에 우울증, 자폐나 기타 정신사회적 장애를 가진 사람이 있나요?
아동이 받고 있는 다른 치료가 있나요?

임신 및 발달
아동은 예정일에 태어났는가?(조산/만삭)
아동은 연령에 맞게 발달했는가? 기기, 걷기, 첫 단어 말하기 등.
아동이 특정 음식이나, 질감, 냄새에 대해서 회피하는가?
아동이 깊은 압박, 움직임과 같은 특정 자극 입력을 찾는가?

가족 배경
부모의 이름
형제 자매/나이, 이름

행동/기질
아동의 일반적인 기질은 어떠한가? 불안, 느긋(태평), 위축, 행복, 슬픔.
아동이 새로운 상황이나 새로운 사람에게 어떻게 반응하는가?
아동이 화를 내면 얼마나 오래 가는가?
아동이 극도로 화났을 때 스스로 진정하기 위해서 어떻게 하는가?

학교 생활
무슨 학교에 다니는가?
몇 학년인가?
아동은 특수교육을 받고 있는가?
아동이 수업에 집중하기 어려운가?
아동이 글쓰기를 어려워하거나 특정 과목을 어려워하진 않는가?
아동은 과제 완수가 어렵거나, 실수를 많이 하는가?
아동이 학교를 좋아하는 것 같은가?
아동의 학습 스타일은 어떠한가? 예) "빠른 학습자", 시각학습자, 청각학습자.

일상생활활동
아동의 전형적인 하루는 어떠한가?
아동의 수면에 문제가 있는가?
아동이 집안 허드렛일을 하는가?
아동이 자조활동을 완수하는 데 다른 아동보다 더 오랜 시간이 걸리는가?(예: 셔츠의 앞뒤를 잘 찾는가? 옷을 적절하게 입는가?)
아동이 허드렛일을 하는 것을 계속해서 상기시켜야 하는가?

사회-정서
아동이 집에서 어떻게 노는가? 아동이 혼자 놀기를 더 좋아하는가? 아동이 장난감이나 특정한 하나에 집착하지는 않는가?
아동이 신체 놀이를 더 좋아하는가?
아동이 좋아하는 장난감이나 게임이 있는가?
- 공유하기
- 순서바꾸기
- 규칙따르기
- 주도자 대 수행자

아동이 부모, 형제/자매나 또래에게 공격적인가?(예, 치기, 장난감 던지기, 물어뜯기, 크게 소리지르기)

은 많은 질환들이 이 장에서 토론될 것이다. 영양이나 잠이 부족하게 되면 화를 잘내고, 집중하기 어려우며 그 결과 수행에 영향을 미치게 된다. 수면부족은 양극성 장애의 아동 중 조증 삽화에서 흔하게 나타난다. 다음 질문에 해당하는지 살펴보자.

1. 아동은 밤새 자는가?
2. 아동이 밤에 자고난 후 피로가 풀린 것 같은가?
3. 아동이 집중하는 데 어려움이 있는가?
4. 아동은 적절한 몸무게의 증가가 있는가?
5. 아동에게 식욕부진이 나타나지는 않는가?

이러한 아동과 일할 때는 보조작업치료사는 아동의 능력을 정확하게 측정하기 위해서 자연스러운 상황에서 관찰이 필요하다. 예를 들면, 불안장애를 가진 아동의 수행도를 높이기 위해서는 모든 세팅이 구조화되어야 하고, 감각입력은 조절되어야 하고 아동의 기술 단계는 단계화해서 활동을 제공해야 하고, 모든 시간에서 활동을 예측해야 한다. 그러나 아동의 학교나 사회 환경은 예측하기가 어렵고, 정신적인 느낌이나 감정이 급격하게 변할 수 있다. 그러므로 이러한 환경에 참여를 구조적으로 제한해서 접근할 필요가 있다. 자연스러운 환경에서 아동을 관찰하는 것보다 전문작업치료사에 의해 적절하게 제안되고, 수정된 기관에서 최대한 독립적으로 접근하는 것이 필요하다.

앞에서 언급했듯이 정신사회적 장애를 가진 아동에게는 감각통합 평가를 위해 접근하는 것은 쉬운 일이 아니다. 전문작업치료사가 아동의 정확한 감각적 문제를 평가하기 위해서 체크리스트나 질문지를 사용하는데 감각력평가(sensory profile)가 대표적이다(표 22-8). 감각체크리스트를 통한 정보는 감각식이요법 활동의 지침으로 사용할 수 있다.

영유아를 치료할 때는 작업치료사는 아동의 돌봐주는 사람을 평가할 수도 있다. Functional Emotional Assessment Scale (FEAS)(Greenspan, DeGangi, & Wieder, 2001)은 돌봐주는 사람과의 관계에서 아동의 기능적 감정과 사회적 역량을 평가한다(White, 2002). FEAS는 조절장애나, 애착장애, 전반적 발달장애나 가난 또는 부모의 정신병과 같은 사회나 환경적 문제를 가진 아동을 평가하도록 고안되었다. FEAS는 아동과 돌봐주는 사람을 상징, 촉각, 움직임에 기초한 놀이에 관해 평가한다. 아동의 기능적 감정적 발달 역량과 가지 영역은 사회적 상호작용 발달치료접근(DIR: Developmental, Individual Differences, Relationship Based model)과 일치한다. 아동과 돌봐주는 사람은 다음의 점수척도에 따라 측정된다. (0) 만약 현재는 행동이 관찰되지 않고 과거에는 나타났음, (1) 행동이 가끔씩 나타남, (2) 현재까지 계속 나타남. 위 척도에 의해 합계된 점수를 통해 아동과 돌봐주는 사람이 정상적으로 기능할 수 있는지, 위험이 있는지 등에 관해 결정한다. 표 22-8에서 이와 같은 특정 장애를 가진 아동을 평가하는 데 도움을 줄 수 있는 도구를 선택하면 된다.

목표 설정과 문서화 (Goal Setting and Documentation)

평가와 요구의 표현, 아동과 가족의 욕구는 치료의 목표에 반영된다. 작업치료사는 장기목표와 대상, 치료횟수, 치료시간, 아동의 필요를 포함한 치료계획을 세워야 한다. The Standards of Practice for Occupational Theapy(AOTA, 1998)에서 목표는 다음과 같아야 한다고 기술하고 있다.

- 명료–혼란을 방지하기 위해 쉽고 이해하기 쉬운 언어로 쓴다.
- 측정가능–아동이 목표에 성공적으로 도달하려면 기준을 세우고 목표를 세우며 치료의 결과로써 측정할 수 있는 것을 포함한다. 아동의 상태는 목표 밑에 써둔다.
- 행동적–결과는 특정한 행동은 분명하고 관찰 가능한 행동 동사 용어로 쓴다.
- 기능적–아동의 기능적 능력과 그 또는 그녀의 존중되는 환경의 참여와는 분명하게 관련 있다.
- 배경 관련–아동이 가진 동적이고 독특한 배경을 포함한다(Dunn, 1998).
- 아동의 필요, 욕구, 기대되는 결과를 적절하게 포함한다.

이러한 아동에게 적용되는 목표의 예시를 표 22-10에 기술되어 있다.

치료 전략(Intervention Strategies)

환경적응과 과제분석(Environment Adaptations Task Analysis)

모든 아동에게 적용되는 작업치료의 주요 목표는 생활 전체

표 22-10

목표 예시

감각처리

A. 학교에서 적절한 집중과 학습을 위한 각성을 유지하기 위해 필요한 감각에 대해 구두로 제공.
B. 조절을 유지하고 어른의 지지를 최소하하고 화를 조절하기 위한 다양한 적응 전략(예, 고유수용자극, 감각 휴식, 손 장난감, 시각 스케줄)
C. 수학시간과 점심시간 사이에 시각적 스케줄, 구조화된 환경, 사회적 이야기 등을 사용해서 화를 내거나 조절이 어렵지 않도록 함.

조직화, 운동 계획

A. 완벽한 수행을 위해 시각적 지지(예, 체크리스트)를 사용해 물건을 챙기고 정리하고 아침 ADL 일과를 완전하게 함.
B. 4단계의 미술 과제를 수행하고 정리하기 위해 단계적인 적응 전략 사용.

행동-사회적

A. 미술 시간에 어른들이 주는 촉진을 최소화하고 수업시간의 2/3를 눈 맞춤을 유지하고 다른 친구에게 도움(예, 친구에게 필요한 것을 달라고 요청)을 청할 수 있음.
B. 친구와 10분 이상 보드게임을 하는데 지시를 따르고, 차례를 지키고, 규칙을 지키는 행동전략 사용을 통해 긍정적 행동 강화.
C. 그룹활동을 수행하기 위해 적어도 3가지 정도의 대처 기술 전략을 사용.

에서 적극적으로 참여하도록 촉진하는 것이다(AOTA, 2002). 아동의 환경, 활동요구 또는 수행 패턴은 아동의 개인적 필요에 부합되게 수정되어야 한다. ADHD 아동을 위해서는 수업시간에 칠판 앞에 앉도록 해서 아동이 주변의 상황에서 자극을 받지 않도록 한다. 유사하게 집에서도 비슷한 공부환경을 조직해서 집중이 흐트러지는 것을 최소화한다.

정신사회적 장애를 가진 아동은 종종 운동계획이나, 실행하는 능력에 문제를 나타내기도 한다(Blondis, Snow, Roizen, Opacich, & Accardo, 1993). 작업기억은 처리하거나 조작하는 동안 아동에게 필요한 정보를 저장해주고 실행하도록 하는 데 중요한 역할을 한다. 작업기억에 손상이 있는 아동은 과제의 단계를 처리하고 조직화하기 어렵기 때문에 양치와 같은 간단한 과제를 수행하는 데도 문제를 가진다. 보조작업치료사는 필요한 도구를 준비하고 불필요한 단계를 제거하는 것과 같은 활동 요구를 변형할 수 있다. 다른 전략으로는 시각적 스케줄, 단계적으로 적힌 지시, 체크리스트와 같은 외적 보조를 사용하는 것이다. 아동의 독립을 증진시키기 위해, 과제에 포함된 단계와 각 단계의 과제를 계획할 수 있어야 한다. 작업기억이 손상된 많은 아동은 청각 처리 능력이 미흡하기 때문에 언어적 힌트를 주는 것보다 시각적 단서나 신체적인 단서를 주는 것이 좋다. 시각적 지원은 아동이 앞으로 일어날 일을 미리 예측할 수 있기 때문에 불안을 감소시킨다.

감각통합(Sensory Integration)

정신사회적 손상은 행동적으로 나타난다. 이러한 관찰 가능한 행동으로는 놀이에 집중하기 어렵거나, 공격적 폭발이 나타난다. 이것은 각성이나 감각조절의 문제로 나타난다(Parham & Maillouz, 1996; Miller et al., 2001). 감각통합치료는 조절 등의 문제로 감각처리의 어려움을 나타내는 아동에게 감각입력을 통해 적응반응을 증진하는 치료를 포함한다(Ayres, 1972). 이러한 치료 모델은 아동의 감각 필요를 충족시키기 위해 환경적 적응을 사용한다. 자세한 내용은 12장을 참고한다.

Williamson과 Anzalone(2001)은 감각처리와 관련된 4A를 확인했다: 각성(Arousal), 집중(Attention), 정동(Affect), 행동(Action). 이러한 각 과정에 관한 조절은 행동 조직에 영향을 미친다. 각성은 명료, 잠들기 어려움, 조절되지 않은 신경계 활동으로 나타난다. 각성의 적절한 단계는 우리 주변의 환경과 학습에서 발생하는 의미 있는 상호작용을 위해 필수적이다(Hanrahan, 2000). 작업치료사는 과각성된 신경계를 진정시키고 저각성된 신경계를 자극하기 위해 감각식이요법을 제공한다. 높은 감각역치 때문에 저각성된 아동을 위해서는 아동을 공 위나 트램플린 위에서 뛰게 하거나, 바삭바삭한 스낵을 씹게 한다. 고유수용자극이나 깊은 압력을 제공하는 것은 낮은 역치를 가진 과각성 아동을 조직화하는 데 도움을 준다. 보조작업치료사는 능숙한 치료사에게 지도를 받아야 하며, 국가나 기관의 지침을 따르며, 집과 가정에서 사용할 수 있는 감각식이요법에 대해 자문을 구해야 한다. 각성을 조절하기 위한 다른 효과적인 방법으로는 Alert Program이 있다(Williams & Shellenberger, 1996). 이 프로그램은 아동이 사회적인 상황에서 적절한 각성의 단계를 유지하기 위해 재인식하고, 모니터하고 도전하는 것을 배우도록 도와준다.

집중은 과제를 수행하는 데 필요한 것에 선택적으로 초점을 맞추는 능력이다(Schaff & Anzalone, 2001). 집중은 강한 시각적 요소와, 필요한 것에 시각적으로 고정시키고, 목표 사이에서 시각적으로 이동시킬 수 있는 능력을 필요로 한다. 서구문화에서는 행동적으로 만약 아동이 눈맞춤을 유지하는 능력이 있고 집중한다면, 전형적인 집중을 나타낸다고 한다. 시각적 교대와 안구운동조절의 문제를 가진 아동이 다른 곳으로 시각적 이동을 했을 경우, 다시 집중해야 하는 곳으로 돌아오기 힘들고, 이로 인해 산만해지기도 한다. 보조작업치료사는 Flow 또는 the Infinity Walk와 같은 시지각 운동의 사용을 통해 시각처리 결함을 교정할 수 있다. Flow(Professional Development Programs & PDP Products, Stillwater, MN)는 물을 넣을 수 있는 양손으로 들 수 있는 투명한 주머니로 구성되어 있다. 전문작업치료사는 아동의 뒤에 서서, 그림이나 글자 또는 숫자 카드를 들고 있는다. 아동은 고개를 돌려 뒤에 있는 카드를 확인한다. 다양한 운동 활동은 양측협응, 타이밍, 몸과 머리의 분리, 시각 추적 및 고정을 증진시켜 활동 수행을 증진시켜준다. Infinity Walk는 다양한 단계의 수행을 위해 8가지 패턴으로 된 걷기 동작으로 감각을 촉진시켜주는 것이다(Sunbeck, 1996). 이것은 평행봉으로 회전되어 구성되어 있는 길을 가면서 주어진 카드를 읽는 것이다. 이 활동은 신체를 움직이는 동안 아동의 시각 유지 능력을 향상시킨다. 발달상 검안사(안과 진료)를 필요로 하는 아동은 일상생활의 기능에서 시지각 결함에 관해서도 검사받아 볼 것을 권한다.

정동은 행동의 감정적 요소와 관련된다(Schaff & Anzalone, 2001). 정동은 행동, 상징, 사회적 상호작용과도 관련된다. 감각처리에 문제를 가진 아동은 고차원적인 사고와 감정적 정보를 처리하는 데 어려움을 가진다(Greenspan & Wieder, 1998). 촉각방어를 가진 아동은 누군가가 부드럽게 쓰다듬어 주는 것을 자신에게 해로운 자극이라고 생각하고 상황에 맞지 않는 감정적 반응을 나타내게 된다. Wilbarger 프로토콜은 촉각방어를 가진 아동의 감각을 둔감화시켜주는 데 도움을 준다. 콩 주머니로 두드려주는 것도 감각방어를 치료하는 데 사용되는 또하나의 감각전략이며, 콩 주머니로 여러 부위에 깊은 압력을 주는 것도 좋은 방법이다. Wilbarger 프로토콜과 콩주머니 두드리기는 아동이 스스로 감각을 조절하도록 해주며, 신체상을 증진시키고, 주변의 환경이 두렵지 않은 세상이라고 느끼게 해준다.

*행동(action)*이라는 용어는 운동계획과 관련된 운동 능력과 실행이라는 의미를 포함한다(Schaff & Anzalone, 2001). 운동계획은 무엇을 행동하고, 행동을 계획하고, 행동을 실행하는 것에 관한 생각을 포함한다(Ayres, 1985). 우리는 새로운 행동을 계획하기 위해 과거에 경험했던 감각정보를 사용한다. 운동계획에 문제를 가진 아동은 과제를 하는 데 느리거나 회피하는 경향을 보인다. 이러한 아동은 새로운 활동을 배우

표 22-11

Jamie-개인차-관계중심 모델 중재 프로그램(DIR)/마루놀이 시간(Floor Time) 사용

Jamie는 5세 자폐 남아이다. 아동은 심각한 운동계획 결함과, 촉각방어, 청각처리 능력의 손상, 저긴장, 깊은 압력자극과 운동에서 저반응을 나타낸다. 엄마는 아동이 예측가능하고 좋아하는 놀이 상황에서도 융통성이 없고 경직되어 있다고 했다. Jamie가 치료실에 들어와서 점토통에 관심을 가졌다. 아동은 통의 뚜껑을 열고, 검사에 사용될 점토를 꺼냈다. 그리고 다시 점토를 넣었다. 이러한 행동을 하는 동안 아동은 보조작업치료사가 있다는 것을 전혀 인식하지 않았다. 아동의 관심을 끌기 위해 보조작업치료사는 점토를 꺼내 치료사의 머리 위에 올려놓았다 그러자 아동은 치료사를 인식하고 점토를 다시 통에 넣기 위해 손을 뻗는 목적 있는 동작을 했다. 치료사는 상호작용을 더 이끌어내기 위해 점토를 아동의 코에 붙였다. Jamie는 보조작업치료사를 보고 웃었다. 보조작업치료사는 점토통을 미끄럼틀 위에 올려놓았다. Jamie는 미끄럼틀 사다리를 타고 올라갔다. 보조작업치료사는 점토를 미끄럼틀 아래로 굴렸다. 아동은 점토가 굴러간 곳을 보며 점토로 공모양을 만들어 미끄럼틀 아래로 굴려보냈다. 보조작업치료사는 Jamie에게 점토를 보여주면서 "지금 뭐하니?"라고 물었다. Jamie는 자신도 미끄럼틀을 타고 내려왔다. Jamie는 다시 미끄럼틀을 올라가서 점토 공을 굴리며 웃었다. 보조작업치료사는 "재미있어 보이네"하면서 Jamie의 놀이에 참여하기 시작했다.

기 어렵기 때문에 새로운 환경에 노출되는 것을 싫어한다. 보조작업치료사는 아동의 감각처리 능력을 증진시키기 위해 아동이 가지고 있는 수준에서 점차적으로 운동계획에 도전할 수 있는 과제들을 단계화해서 제시한다. 아동의 수행을 증진시켜주기 위해서는 시각적으로 볼 수 있는 단서들을 제공해 주는 것이 좋다.

개인차-관계중심 모델 중재 프로그램/마루놀이 시간(DIR/Floor Time)

Greenspan이 개발한 개인차-관계중심 모델 중재 프로그램(Developmental, Individual Difference, Relationship(DIR) model)은 아동의 기능적 감정발달 수준을 향상시키는 중재방법이다. 이것은 감각처리, 조절, 근긴장, 운동계획과 순서화, 상호작용과 기타 다양한 부분에서 개인차를 가지고 있다고 전제한다(Greensapn & Wieder, 1998). 6가지 기능-감정 발달 수준은 다음과 같다: 1) 환경에서 흥미를 조절, 2) 이행, 3) 집중적인 양방향 의사소통, 4) 상호작용에서의 복잡한 문제해결, 5) 정교한 생각, 6) 생각 사이의 연결이다. 이러한 감정적 역량은 향후 학습에 기초가 되고, 감정, 인지, 운동, 언어, 사회성 발달의 기초가 된다(Greenspan & Wieder, 1998). 아동과 함께 하는 치료사와 부모는 아동을 능동적으로 이끌고 두 사람간의 상호작용이 이루어지도록 해야 한다(Greenspan & Wieder, 1998).

마루놀이시간 접근은 감각통합이나 행동조절과 같은 치료 전략과 결합을 이룬다. 표 22-11에서는 작업치료에서 어떻게 마루놀이 시간 접근이 사용되는지에 관한 사례를 나타내고 있다.

보조작업치료사가 Jamie의 수준을 확인하고, 아동의 흥미를 고려해서 감각프로파일에 따라 집중력을 증진시키고, 목적 있는 상호작용을 하도록 해야 한다. 보조작업치료사는 찰흙을 아동의 코 앞에서 주물러서 아동이 감각입력을 받을 수 있도록 한다. 보조작업치료사는 언어적 단서를 통해 의사소통을 위해 필요한 청각처리기술을 향상시킬 수 있다. 보조작업치료사는 미끄럼틀 위에서 찰흙 가지고 놀게 하고 미끄럼을 내려오도록 유도한다. 놀이 장소를 미끄럼틀 위로 바꾸면, 아동은 찰흙 놀이에 더 집중할 수 있다. 보조작업치료사는 아동의 혼자놀기를 2명이 노는 방법으로 확대할 수 있다.

마루놀이 접근법은 자폐 스펙트럼 장애나 의사소통 장애, 사회적 감정 발달이 필요한 모든 사람에게 적용할 수 있다. 정신사회적 장애를 가진 아동은 사회적 단서를 이해하기 어렵고, 분노나 부적절한 상태가 지속된다. 아동의 감정 정보 처리, 사회-감정적 기술 증진과 학습 능력을 증진하기 위해 정동을 상호작용할 수 있어야 한다. 가상놀이는 아동의 상호작용과 의사소통 뿐만 아니라 시작, 유동성, 문제해결, 추상적 사고, 운동계획 능력에도 도움이 된다.

사회적 이야기(Social Stories)

사회적 이야기는 개인과 관련된 상황, 개념 또는 사회적 기

표 22-12

사회적 이야기 요소

문장의 유형	*정의*	*예시*
묘사적	신뢰적, 사실에 근거한 진술	내 이름은 Bobby다. 나는 방과 후 모임에 참가하고 있다. 이 모임은 친구들과 체육관에서 놀고 이야기 듣기 모임을 한다. 이 시간에 J씨가 이야기를 읽는다.
예측적	사람의 내적 상태를 진술(예, 사고, 느낌, 믿음, 의견, 동기 등)	다른 친구들은 이야기를 듣기 위해 모일 때 매우 좋아한다. J씨는 우리가 조용히 앉아서 이야기 듣는 것을 좋아한다.
직접적	제시된 상황의 반응 확인	나는 이야기듣기 시간에 조용히 앉아 있기 위해 노력한다.
동조적	주어진 문화(상황)에서 가치나 의견을 공유하고 표현. 묘사적, 예측적, 직접적 방법 바로 후에 실시하면 더 효과적임.	J씨가 말할 때 집중하는 것은 중요하다.

술에 대해 짧은 이야기로 설명하는 것이다(Gray, 2002). 이 방법은 자폐스펙트럼장애 아동의 사회적 상황에 대해 해석하는 능력의 문제를 중재하기 위해 개발되었다(Schoonover, 2002). 사회적 이야기는 현재 문제가 되는 긴장 상태를 이야기로 시작한다. 이것은 어떠한 상황에서도 상황에 적절한 얼굴과 행동을 할 수 있도록 해준다. 사회적 이야기는 몇 가지 요소를 포함한다. 사회적 이야기는 4가지 형태로 구별할 수 있는데 묘사적, 직접적, 예측적, 동조적 방법이다(표 22-12). 하나의 직접적 문장은 2~5개의 묘사적, 예측적, 동조적 문장을 만들 수 있다. 사회적 이야기를 위한 가이드 라인은 1) 긍정적 언어와 긍정적 상황에 대한 행동, 2) 확고한 언어 사용 피하기 "늘", "항상"이라는 말 대신 "나는 ~ 할 것이다", "나는 ~ 할려고 노력한다"로 바꾸도록 함, 3) 아동의 요구, 학습 스타일, 동기에 따라 이야기 구성(Gray, 2002). 사회적 이야기는 삽화, 상징, 이야기 상자를 포함시킬 수 있다. 이 사회적 이야기는 안정, 사회적 상황에서의 침착함을 얻을 수 있다. 사회적 이야기는 타켓이 되는 상황을 미리 경험할 수 있다. 사회적 이야기는 재검토 시간에 확인하면 이야기에 관한 기억이 많이 없어졌을 수 있다. 그래서 이야기를 다시 구성하거나 직접적인 문장을 제시해서 문장을 완성하도록 기회를 준다(즉, "만약 내가 동생과 장난감을 같이 가지고 논다면, 내 동생은 아마도 __________ 느낄 것이다")(Gray, 2002).

그룹 치료(Group Sessions)

그룹은 보조작업치료사가 개별치료에서 문제를 보이지 않는 아동을 위해 참여시킬 수 있다. 그룹은 아동에게 긍정적인 또래관계를 형성하는 데 도움을 준다. 그룹은 몇 가지 종류가 있다. 감각운동그룹은 풍부한 감각활동과 대근육 운동을 할 수 있는 기회를 제공해서 감각처리와 조절, 신체 인식, 운동계획, 나이에 적절한 상호적 놀이, 사회적 협상을 증진시킨다. 신체적 움직임과 활동의 사용은 감각 표현을 할 수 있는 기회를 제공한다. 이 경험은 또래 그룹에서 아동의 동기를 증진시키고, 또래 활동을 회피함을 없앤다. 부가적으로 아동은 주어진 기회에서 신체적 활동의 기회를 통해 자존감과 자신감을 증진시킨다.

과제 중심 그룹은 구성원들 간의 자아를 강화하고 방어기제를 최소화한다. 목표가 되는 결과는 현실감을 증진시키고, 사고 처리, 자신의 감각(신체상, 자존감, 자기 개념), 대처 기술을 증진시킨다. 이 과제는 문제 해결과 토론을 필요로 하는 것으로 구성한다. 예를 들면, 요리 그룹과 예술과 수공예 그룹, 그룹 여행이 대표적이다. 과제는 단계적으로 구성하여 아동의 수준에 따라 제공한다. 작업치료사는 기능이 낮은 그룹을 위해 구조화되고 보조를 제공해줄 수 있는 그룹을 구성할 수도 있다(인지 행동접근 참고).

정신교육 그룹은 정신과 장애를 경험하고 있는 청소년에게 더 높은 기능을 위해 제공할 수 있다. 정신교육적 접근은 강한 교훈적인 요소를 포함한다. 정보나 기술은 짧은 강연, 글쓰기 활동, 시연, 직접 치료에 의해 제공할 수 있다. 교육 주제는 자기주장 훈련, 사회, 여가 기술 발달, 스트레스 관리가 될 수 있다. 보조작업치료사는 그룹의 형태에 따라 인지 수준에 따라 역할을 수행해야 한다(인지 행동접근 참고).

음악/감상 치료
(Music and Listening Therapy)

음악은 치료적으로, 면역 반응 증진, 집중력 증진, 혈압 조절, 맥박, 불안, 감정 상태 조절을 위해 사용되었고 신체적, 정신적 변화를 일으키는 많은 이점이 있다(Boughton, 2001). 음악을 들으면 인지적 유연성, 문제해결, 의사결정력이 좋아지고, 이는 긍정적인 감정 상태를 유지하게 해준다(Staw, Sutton, & Pelled, 1994). 이러한 감정적 변화 때문에 음악은 아동의 정신사회적 장애를 조절하는 데 매우 강력한 도구로 사용된다. 느린 음악은 안정감을 주고 빠른 음악은 움직임이나 표현을 촉진한다.

몇 가지 감상 프로그램은 감각조절, 청각처리, 언어, 정동반응을 끌어낸다. 빠르고 느린 음악을 교대로 틀어주는 것은 감정 조절에 도움이 된다. 소리의 점차적인 활성화도 도움이 된다. 치료적 감상프로그램(Therapeutic Resources, Inc., Madison, WI)은 감각통합 치료와 함께 사용되고 있다. 이는 행동, 집중력, 감정 표현, 실행에 긍정적인 효과가 있다(Frick & Hacker, 2001). 치료를 위해 사용되는 음악을 아동에게 고를 수 있도록 하는 것도 좋은 방법 중 하나이다.

행동수정(Behavior Modification)

행동은 ABC 모델에 의해서 설명된다; A=선행사건, B=행동, C=결과. 선행사건은 행동 전에 미리 경험된 것이다. 행동은 사건의 반응으로 관찰 또는 측정 가능하다. 행동 후에 나

표 22-13

강화

형태	설명과 예
자연스러운 강화	적절한 행동으로부터 직접적인 결과 예, 또래와 적절한 놀이는 이러한 활동의 참여를 더 많이 유도할 것임.
사회적 강화물	다른 사람으로부터 강화된 행동이 사회적으로 나타난 행동. 예, 말이나 서면으로 받은 상이나, 박수, 미소, 끄덕임과 같은 인정받은 표현.
활동 강화물	좋아하는 활동에 참여하도록 허락. 예, 과제를 끝내면 자유롭게 컴퓨터 할 시간 5분을 받음.
유형 강화물	행동의 보상으로 음식이나 물건을 받음. 예, 사탕, 스티커, 인형 등.

타나는 결과도 관찰할 수 있다. 행동 수정 기술은 선행사건과 결과를 통해 행동을 수정한다. 강화는 행동의 빈도나 강도를 조절할 수 있다(표 22-13). 긍정적 강화는 개인이 원하는 것을 제공해서 행동의 빈도를 증가시킨다. 부정적 강화는 아동이 싫어하는 것을 통해 행동의 빈도를 감소시킨다. 강화는 반항성장애, 품행장애 아동의 부적절한 행동을 조절하기 위해 효과적인 것을 선택해야 한다.

벌은 회피하는 자극을 통해 행동의 빈도를 감소시킨다. 벌의 형태는 타임아웃, 질책, 비용반응(이전에 상으로 받은 강화 회수), 재구성(아동이 실수하기 이전의 환경으로 되돌림)이 있다. 성공, 강화, 벌은 항상 일관되고 시기 적절하게 제공되어야 한다.

토큰경제법은 아동에게 좋은 행동을 할 때마다 포인트나 토큰을 주는 것이다. 이 포인트는 나중에 아동이 좋아하는 활동, 물건 등으로 교환 가능하다. 토큰경제법을 적용할 때는 보조작업치료사는 환자의 목표와 각자의 목적과 토큰의 포인트 가치를 결정해야 한다. 다음으로 보조작업치료사는 사정 시기와 기간을 결정한다. 원하는 행동을 하면 보상해주는 방법이다. 프로그램이 진행되면 보조작업치료사는 보상의 시간을 일정하게 유지한다. 보조작업치료사는 토큰경제법을 집이나 교실에서 사용하도록 한다.

행동수정을 적용하기 전에 전문가는 아동에게 기대되는 행동에 대해 설명한다. 보조작업치료사는 아동의 문제행동을 확인하고 언제 어디서 문제행동이 더 잘 일어나는지 확인한다. 그리고 행동수정을 적용하고 적절한 강화를 제공한다. 아동과 전문가 모두 이 방법에 동의해야 한다. 토큰경제와 직접 수정방법은 목표를 설정하고 적용한다. 성공적인 목표 완수는 아동의 자기 만족을 증진시키고 긍정적 강화를 받을 수 있다.

모델링은 역시 행동수정에 사용된다. Bandura(1986)에 따르면, 아동에게 동기를 줄 수 있는 행동은 긍정적인 결과를 도출한다 했다. 예를 들면, 그룹치료에서 보조작업치료사는 2명의 아동과 함께 크레용을 같이 쓸 수 있다. 보조작업치료사는 그룹에 집중하면서 원하는 행동을 도출할 수 있고 "잘했어" 등의 말을 할 수 있다. 치료사는 아동에게 스티커를 줄 때 웃을 수 있다. 이 두 명의 그룹에서 아동에서 서로가 동기화가 될 수 있다. 활동하는 동안 아동은 서로에게 분노를 조절하고 침착하게 하는 법을 배운다.

아동은 나이가 더 많아지거나 기능이 좋으면 본인의 행동에 대해 자기모니터링 방법을 사용한다. 예를 들면, 순서를 기다리기 어려운 아동은 "숫자 10을 세면서 기다리게 하는" 모습을 보여준다. 비슷하게 아동은 분노 조절이 잘 안 되면 책상을 두드리는 모습을 보여준다. 이러한 아동은 스스로 조절하는 전략을 세우고 향상시키는 데 도움이 된다.

인지-행동 치료 (Cognitive-Behavior Therapy)

인지-행동 치료의 주요 내용은 인지적 중재를 위한 행동을 명시할 수 있다. 아동은 인지적 접근으로 행동에 영향을 미쳐 변화시킬 수 있다. 전략은 부적응적인 행동 변화를 위해 행동을 확인, 변화할 행동을 겨냥한다. 예를 들면, 우울을 경험하는 아동은 수학시간에 "난 너무 멍청해서 답을 찾을 수 없어"라고 생각할 수 있다. 이러한 인지적 왜곡의 결과로 아동은 수학시간을 싫어하고, 이상한 소리를 만들거나 혼자 중얼중얼 거릴 수 있다. 이러한 집중력 문제 행동을 조절하기 위해

표 22-14

복식호흡

- 매트나 카페트에 누워 머리나 무릎 밑에 베개를 넣음.
- 눈을 감고 팔을 편안하게 갈비뼈 밑에 배 위에 둠.
- 코로 깊고 천천히 숨을 쉬고 복부를 확대.
- 복부 가득히 숨을 채우면 잠시 멈추고 천천히 입으로 숨을 내 뱉으며 몸을 처음 자세로 되돌림.
- 숨 쉬는 데 집중하고 깊게 가득히 숨을 쉼. 숨을 쉬고 내뱉을 때 손으로 배를 느낌. 봉제인형처럼 팔과 다리가 축쳐져 있는 것을 상상함.
- 숨을 쉬고 내뱉을 때 4정도를 세면 도움이 됨.
- 5분정도 계속 함.

강화를 사용할 수 있다(예, 동료들로부터 웃을 수 있고, 선생님에게 집중함). 부적응 행동은 학습에 영향을 미칠 수 있다.

인지적 재구조화는 부정적 사고 패턴에 관한 질문 과정을 통해 신뢰와 긍정적 믿음으로 변화시킨다. 보조작업치료사는 아동이나 청소년의 인지적 왜곡에 대해 보조할 수 있다. 다른 전략으로는 아동의 부정적인 지각을 변화시키는 것이다. 아동이 너무 멍청해서 할 수 없다는 인식을 다른 방향으로 변화시킨다. 보조작업치료사는 아동이 성공할 수 있는 과제를 제공한다. 이 다음 단계로는 부정적인 것을 긍정적인 것으로 대체하는 것이다. 즉 "나는 너무 멍청해서~"를 "이건 나에게 너무 어렵다. 그러나 나는 계속 노력한다."

노출 훈련은 아동이 공포를 느끼는 상황이나 자극을 제공하고 불안을 감소시키는 훈련이다(Hope, 1996). 노출 훈련은 단계적으로 제공되고, 아동은 불안을 적게 느끼는 상황부터 시작한다. 상상 노출은 아동에게 불안을 느끼는 상황을 시각화하도록 한다. 보조작업치료사는 역할놀이를 통해 불안한 상황을 제시할 수도 있다. 아동은 사회적 공포로 낯선 사람과 대화를 시작하기 어려울 때, 이러한 치료시간을 통해 장난감 등을 사용해서 사람과 대면하기 전에 미리 연습해볼 수도 있다. 노출 훈련은 사회적 이야기, 인지 재구성 기법과 함께 사용될 수 있다.

Socratic 방법은 문제해결과 통찰력을 증진시킬 수 있는 방법이다. 아동이 부적절한 행동을 할 때, 작업치료사는 아동이 무엇을 해야 하는지 다시 알려준다. Socratic 방법에서 보조작업치료사는 아동이 무슨 도움을 필요로 하는지 확인하고 적절한 방법으로 함께 시작한다. 아동이 장난감을 던진다면, 장난감을 던지는 대신 "당신은 나에게 도움이 될 수 없어"라고 말하도록 한다. 또 "이러한 상황에서 벗어나고 싶을 때 당신은 무엇을 하나요?"라고 묻도록 한다. 아동이 자기 모니터링 행동 방법을 사용하도록 한다.

자기주장이나 사회적 기술 훈련은 아동의 의사소통 기술을 증진시키는 데 초점을 맞추고 있다. 이것은 분노 조절, 이해, 비언어적 실마리 이해, 또래와의 긍정적인 상호방법 학습을 포함한다. 아동은 역할놀이를 통해 새로운 행동을 연습하고 예측해서 말하고, 자존감을 증진시키고 분노를 억제하고 상황의 결과를 미리 예측한다. 역할 놀이는 아동의 반응을 일반화하는 데 도움을 준다. 아동에게 적절한 피드백을 주는 것은 자기주장훈련의 요소를 위해 중요하다. 다른 활동은 아동이 과제를 수행하는 것을 포함한다. 과제는 상황에 요구된 반응에 대해 묘사해서 적도록 한다. 또는 자기주장이나 사회적 기술 훈련은 실제 행동이나 친구와 텔레비전을 보면서 이야기하는 것을 포함한다.

이완훈련은 아동이 불안이나 스트레스를 줄이는 데 도움을 준다. 이완의 이점은 집중을 증가시키고, 수면 습관을 바꾸고 스트레스로 인한 신체적 반응을 바꾼다(Jones & Heymen, 2002). 호흡 조절은 가장 대표적인 이완 기법 중 하나이다. 이것은 아동이 과제를 수행할 때 천천히, 깊게 숨쉬도록 하는 것이다. 표 22-14에서 복식호흡의 방법을 제시하고 있다. 복식호흡은 아동이 긍정적인 정서 상태를 유지하고 반응하는 데 도움을 준다. 이것은 사고능력과 언어를 향상시킨다.

양육자 훈련(Caregiver Training)

작업치료 하는 동안 작업치료사는 가족이나 양육자를 교육해서 아동의 매일의 기능을 확인한다. 이러한 정보는 아동을 이해하는 가장 쉬운 방법이다. 보조작업치료사는 가족에게 가정 프로그램을 제공하고 개별 치료 방법을 교육한다. 양육자는 훈련받은 것을 적용한다. 감각식이요법 및 행동수정 방법이 여기에 포함된다.

효과적이지 못한 부모와 아동의 관계는 문제 행동과 부적응을 가속화한다. 부모와 양육자 훈련은 아동과의 관계에서 긍정적인 상호관계를 유지하도록 하고 이는 중재의 중요한 요소가 된다. 여기에는 부모와 함께 하는 마루놀이가 포함된다. 다른 방법으로 부모와의 관계를 비디오로 촬영해서 확인하기도 한다. 작업치료사는 이 테이프를 보고 부모에게 피드백을 줄 수 있다.

Theraplay®(Theraplay Institute, Wilmette, IL)는 놀이에 기반을 두고 치료하는 방법으로 자연스러운 환경에서 부모와 영아의 관계를 향상시킨다(Jernberg & Booth, 1999). 치료는 신체적인 활동을 포함하고, 자발적으로 놀도록 해서 부모와 아동의 조기 관계를 향상한다. Theraplay는 자연스러운 터치를 강조한다. 이것은 영아와 부모의 의사소통의 첫 번째 방법으로 안정을 느끼고 사랑을 발달시키는 데 중요하다. Theraplay® 접근은 양육자와 치료사의 관계도 바꿀 수 있다. Theraplay®는 치료사가 환경을 구조화하고, 아동이 필요로 하는 것을 제공하고 아동에게 활동을 제공하고, 터치 자극을 제공하고, 다른 안정감을 느낄 수 있는 활동을 제공해서 아동의 자신감을 향상시키도록 한다. 부모는 치료 시간 동안 관찰자 또는 치료사와 함께 하면서 긍정적인 아동과의 관계를 발달시키도록 한다.

NeuroNet

NeuroNet 프로그램은 매일의 행동의 꼭 필요한 요소인 기초 균형 지각-운동 기술, 손 움직임, 언어를 자동적으로 수행하도록 구성되어 있다(Rowe, 2002). 비전문가들은 아동을 위한 NeuroNet을 걷기, 씹기, 의사소통을 수행할 수 없을 때 적용한다. 정신사회적 장애를 가지고 있는 아동은 기술, 시간, 다양한 과제를 조직화하도록 한다. 몇 가지 단순한 과제를 수행할 때 매우 어렵고 사고능력을 필요로 한다. 이 결과 아동의 움직임은 협응되지 않고 서툴게 나타난다. 아동은 기초 기술 수행력이 증가하고, 학습이 가능해진다. NeuroNet 프로그램은 리듬감 있는 움직임과 중력에 대항한 통합된 움직임, 지각, 인지력을 좋아지게 한다(Rowe, 2002). 다음은 구성된 활동의 예이다. 아동은 테라피 공에 앉아 무릎과 엉덩이의 각도를 90°로 하고 발을 바닥에 붙이고 앉는다. 보조작업치료사는 "오렌지"라고 적힌 종이를 들고 있다. 아동은 리듬에 맞춰 몸을 아래 위로 바운드하고 있으며, 무릎과 손바닥을 번갈아 치며, 단어를 5번 소리내서 읽는다. 다중과제 수행에 문제가 있는 아동은 모든 과제를 수행할 수 있도록 한다. 이 때 아동이 공에서 몸을 튕기면서 중력에 대항하는 움직임을 발달시키고, 균형감을 증진시킬 수 있다. 양측으로 손바닥을 치거나 무릎을 사용해서 물건을 치기도 한다. 단어를 읽을 때는 너무 많지도 너무 적지도 않은 정도의 양을 제공한다.

요약(Summary)

정신사회적 장애는 아동이 집, 학교, 놀이 상황에서 나이에 적절한 적응행동을 하는 데 많은 영향을 미친다. 이러한 문제 행동은 아동과 부모의 적절하지 못한 관계 발달이 원인이 될 수 있다. 교사와 부모는 아동의 문제를 확인하기 위해 함께 노력해야 한다. 작업치료사는 소아정신사회적 장애에 대해 잘 알고 있어야 하고 감각, 인지, 정신사회적 문제에 대해 확인하고 아동의 의미 있는 환경과의 상호작용을 할 수 있도록 해야 한다. 작업치료사는 다양한 중재적 접근과 과제 수행, 조절, 집중, 조직화 문제해결을 할 수 있도록 촉진해야 한다.

사례연구(Case Study)

사례는 표 22-11에서 확인할 수 있다.

토의 문제(Discussion Questions)

1. 치료 중에 아동의 무슨 문제를 확인해야 하나?
2. 보조작업치료사가 Jamie가 가지고 있는 찰흙을 다른 놀이를 위해 치웠을 때 어떤 반응이 일어날지 생각해 보자. 그리고 이때 어떻게 상호작용할 수 있는가?

적용활동 (Application Activities)

3~4명 그룹에 제공할 수 있는 시나리오.

1. Brandon은 6세 ADHD 남아로 반항성 장애와 감각조절 장애를 가지고 있다. 아동은 항상 들떠있고, 감각 자극(특히, 고유수용자극과, 전정자극)을 찾기 위해 자리에

앉아 있기 힘들다. 작업치료 시간에 그룹을 진행하기 위해 보조작업치료사는 Brandon에게 활동 시간 동안 침을 뱉지 않도록 하고 이렇게 하면 타임아웃 시킬 수 있다. Brandon이 침을 뱉는 게 줄어들면 자리에 앉힌다. 다양한 중재에 대한 브레인스토밍은 문제 행동을 제거하고 조절하는 데 중요하다.

2. Peter는 9세 남아로 아스퍼거증후군이다. 아동은 청각처리문제와 특히 큰 소리에 예민하다. 아동은 감각 방어와 예상하지 못한 터치에 극도로 예민하다. 아동이 불안이나 흥분하면 잠시 활동을 멈출 수 있다. 아동은 종종 다른 항생을 피해 있을 수 있다. 최근 Peter는 선생님에게 쉬는 시간에 자리에 앉아 있으려면 어떻게 해야 하는 지 묻는다. Carol Gray에 따르면 사회적 이야기 구성 방법으로 "쉬는 시간"에 대해 문장을 구성하도록 한다. 묘사적 중재 전략을 통해 Peter를 쉬는 시간에 참여시킬 수 있다.

3. Danielle은 5세이고 애착장애 진단을 받았다. 아동은 13개월경 중국인 보모가 키웠다. 보모는 목소리 톤이 낮고 일반적이지 않은 움직임으로 아동의 움직임과 언어 발달이 늦어졌다. 아동은 커서도 아기처럼 이야기하고 그녀의 부모가 아동이 원하는 것을 잘 알아차리지 못하면, 극도로 화냈다. 부모는 아동의 동생과 함께 장난감을 가지고 아동을 놀이에 참가시켰다. 이 때 DIR과 마루 놀이를 함께 적용하고 Theraplay® 모델을 애착장애에 적용했다. 이때 얻을 수 있는 각각의 이점은 무엇인가?

참고문헌(References)

Adler, N. E., Boyce, T., Chesney, M. A., Cohen, S., Folkman, S., Kahn, R. L., & Syme, S. L. (1994). Socioeconomic status and health: The challenge of the gradient. *American Psychologist, 49*, 15-24.

Ainsworth, M. D., Blehar, M. C., Waters, E., & Wall, S. (1978). *Patterns of attachment: A psychological study of the strange situation*. Hillsdale, NJ: Lawrence Erlbaum Associates.

American Occupational Therapy Association (2002). *Roles and responsibilities of the occupational therapist and the occupational therapy assistant during the delivery of occupational therapy services*. Retrieved November 13, 2002 from
http://www.aota.org/members/area2/docs/rrota.pdf

American Occupational Therapy Association (1991). *The occupational therapist as case manager*. Retrieved October 12, 2002 from http://www.aota.org/members/area6/links/link39c2.asp?PLACE=/members/area6/links/link39c2.asp

American Occupational Therapy Association (1998). *Standards of practice for occupational therapy*. Retrieved November 13, 2002 from http://www.aota.org/general/otsp.asp

American Psychiatric Association (2000). *Diagnostic and statistical manual of mental disorders* (4th ed., Text rev.). Washington, DC: American Psychiatric Association.

Autism Society of America (n.d.). *What causes autism?* Retrieved September 14, 2002 from
http://www.autism-society.org/site/PageServer?pagename=autismcauses

Ayres, A. J. (1972). *Sensory integration and learning disorders*. Los Angeles, CA: Western Psychological Services.

Ayres, A. J. (1985). *Developmental dyspraxia and adult-onset apraxia*. Torrance, CA: Sensory Integration International.

Baird, G., Charman, T., Baron-Cohen, S., Swettenham, J., Wheelwright, S., & Drew. A. (2000). A screening instrument for autism at 18 months of age: a 6-year follow up study. *Journal of the American Academy of Child and Adolescent Psychiatry, 39*, 694-702.

Bandura, A. (1986). *Social foundations of thought and action*. Englewood Cliffs, NJ: Prentice-Hall.

Beardslee, W. R., Versage, E. M., & Gladstone, T. R. G. (1998). Children of affectively ill parents: A review of the past 10 years. *Journal of the American Academy of Child and Adolescent Psychiatry, 37*(11), 1134-1141.

Blair, K. (2001, March). Recognizing psychopathology in early childhood. *Neuropsychiatry Reviews, 2*(2). Retrieved from http://www.neuropsychiatryreviews.com/mar01/npr_mar01_psycho.html

Blondis, T. A., Snow, J. H., Roizen, N. J., Opacich, K. J, & Accardo, P. J. Early maturation of motor delayed children at school age. *Journal of Child Neurology, 8*, 323-329.

Boughton, B. (2001, January). Music's balm. *In Touch, 3*(1). Retrieved from http://www.intouchlive.com/home/frames.htm?http://www.intouchlive.com/journals/intouch/i0101c.htm&3

Bowlby, J. (1988). *A secure base: Parent-child attachment and healthy human development*. New York: Basic Books.

Brener, N. D., Martindale, J., & Weist, M. D. (2001). Mental health and social services: Results from the School Health Policies and Programs Study 2000. *Journal of School Health, 71*, 305-312. University of Maryland School of Medicine.

Brown, A. (1996). *Mood disorders in children and adolescents*. National Alliance for Research on Schizophrenia and Depression Research Newsletter. Retrieved on October 1, 2002, from
http://www.narsad.org/pub/archchildmood.html

Carlson, G. A., & Kashani, J. H. (1988). Phenomenology of major depression from childhood through adulthood: Analysis of three studies. *American Journal of Psychology, 145*,1222-1225.

Centers for Disease Control and Prevention (2000). *Prevalence of Autism in Brick Township, New Jersey 1998: Community Report*. Retrieved on August 25, 2002 from http://www.cdc.gov/ncbddd/dd/

Center for Mental Health Services (1998). *Anxiety disorders in children and adolescents*. Retrieved August 20, 2002 from the Center for Mental Health Services, A Component of the Substance Abuse and Mental Health Services Administration website:
http://www.mentalhealth.org/publications/allpubs/CA-0007/default.asp

Cole, M. (1998). *Group dynamics in occupational therapy* (2nd ed.). Thorofare, NJ: SLACK Incorporated.

DeGangi, G. A., & Breinbauer, C. (1997). The symptomatology of infants and toddlers with regulatory disorders. *Journal of Developmental and Learning Disorders, 1*(1), 183-215.

Depression and Bipolar Support Alliance (n.d.). *Bipolar disorder*. Retrieved August 20, 2002 from:
http://www.dbsalliance.org/info/bipolar.html

Devlin, M. J. (1996). Assessment and treatment of binge-eating disorder. *Psychiatric Clinics of North America, 19*, 761-772.

Dunn, W. (1998). Person-centered and contextually relevant evaluation. In J. Hinojosa and P. Kramer, *Evaluation: Obtaining and interpreting data*. (pp. 47-76). Bethesda: AOTA.

Dunn, W. (2000). *Best practice occupational therapy: In community service with children and families*. Thorofare, NJ: SLACK Incorporated.

Dunn, W. & DeGangi, G (1992). Sensory integration and neurodevelopmental treatment for educational programming. In C. Royeen (Ed.). *AOTA self study series: Classroom applications for school based practice.* Rockville, MD: American Occupational Therapy Association.

Eaton, W. W., & Muntaner, C. (1999). Socioeconomic stratification and mental disorder. In A. V. Horwitz & T. K. Scheid (Eds.), *A handbook for the study of mental health: Social contexts, theories, and systems* (pp. 259-283). New York: Cambridge University Press.

Edelsohn, G., Ialongo, N., Werthamer-Larsson, L., Crockett, L., & Kellam, S. (1992). Self-reported depressive symptoms in first grade children: Developmentally transient phenomena? *Journal of the American Academy of Child and Adolescent Psychiatry, 31*, 282-290.

Erikson, E. (1963). *Childhood and society*. New York: W.W. Norton Company.

Erikson, E. (1982). *The life cycle completed.* New York: W.W. Norton Company.

Fidler, G. (1997). The psychosocial core of occupational therapy position paper. *American Journal of Occupational Therapy, 51*, (10), 868-869.

Frick, S., & Hacker, C. (2001). *Listening with the whole body*. Madison: Vital Links.

Gray, C. (2002). *The social story guidelines*. Retrieved from the Gray Center for Social Learning and Understanding website on November 12, 2002 from:
http://www.thegraycenter.org/Social_Stories.htm

Genna, C. W. (2001). Tactile defensiveness and other sensory modulation difficulties. *Leaven, 37*(3), 51-53.

Greenspan, S. I., DeGangi, G. A., & Wieder, S. (2001). *Functional emotional assessment scale*.

Greenspan, S. I., & Wieder, S. (1998). *The child with special needs: Encouraging intellectual and emotional growth*. Reading, MA: Perseus Books.

Halgin, R. P., & Whitbourne, S. K. (1994). *Abnormal psychology: The human experience of psychological disorders.* Orlando: Harcourt Brace & Co.

Hanrahan, S. (2000, November/December). *How the arousal level of your child affects learning*. Autism Society of Southeastern Wisconsin Newsletter. Retrieved from:
http://www.asw4autism.org/ASSEW/news1100.htm

Harrington, R. C. (2001). Childhood depression and conduct disorder: Different routes to the same outcome? *Archives of General Psychiatry, 58*, 237-240.

Individuals with Disabilities Education Act, Pub. L. 105-17, 34 U.S.C., section 300 et. seq. (1999).

Individuals with Disabilities Education Act, Pub. L. 105-17, 34 C.F.R., section 307.7 (10) (1999).

Jellinek, M. S., & Snyder, J. B. (1998). Depression and suicide in children and adolescents. *Pediatrics in Review, 19*(8), 255-64.

Jernberg, M., & Booth, P. (1999). *Theraplay: Helping parents and children build better relationships through attachment-based play* (2nd ed.). San Francisco: Jossey-Bass.

Jones, K. R., & Heymen, S. (2002). Using relaxation: Coping with functional gastrointestinal disorders. Retrieved November 22, 2002 from: http://www.med.unc.edu/wrkunits/2depts/medicine/fgidc/relax.htm

Kataoka, S. H., Zhang, L., & Wells, K. B. (2002). Unmet need for mental health care among US children: Variation by ethnicity and insurance status. *American Journal of Psychiatry, 159*, 1548-1555.

Kluger, J., & Song, S. (2002, August 19). Young and bipolar. *Time,160*(8), 38-46, 51.

Lahey, B., Flagg, E., Bird, H., Schwab-Stone, M., Canino, G., Dulcan, M., Leaf, P., Davies, M., Brogan, D., Bourdon, K., Howitz, S., Rubio-Stipec, M., Freeman, D., Lichtman, J., Shaffer, D., Goodman, S., Narrow, W., Weissman, M., Kandel, D., Jensen, P., Richters, J., & Regier, D. (1996). The NIMH methods for the epidemiology of child and adolescent mental disorders (MECA) study: Background and methodology. *Journal of the American Academy of Child and Adolescent Psychiatry, 35*, 855-864.

Loeber, R., & Stouthamer-Loeber, M. (1986). Family factors as correlates and predictors of juvenile conduct problems and delinquency. In M. Tonry & N. Morris (Eds.), *Crime and justice* (Vol. 7). Chicago: University of Chicago Press.

Mager, R. F. 1962, 1975. *Preparing instructional objectives* (2nd Ed.). Belmont, CA: Fearon Publishers, Inc.

McClellan, J., & Werry, J. (1997). Practical parameters for the assessment and treatment of children and adolescents with bipolar disorder. *Journal of the American Academy of Child and Adolescent Psychiatry, 36*(l),138-157.

Miller, L. J., Reisman, J. E., McIntosh, D. N., & Simon, J. (2001). An ecological model of sensory modulation: Performance of children with fragile X syndrome, autistic disorder, attention-deficit/hyperactivity disorder, and sensory modulation dysfunction. In S. S. Roley, E. I. Blanche, & R. C. Schaaf, *Understanding the nature of sensory integration with diverse populations* (pp. 57-82). San Antonio, TX: Harcourt Health Sciences Company.

Papolos, D. F. (1999). *The bipolar child*. New York: Broadway Books.

Parham, L. D., & Mailloux, Z. (1996). Sensory integration. In J. Case-Smith, A.S. Allen, & P.N.Pratt, (Eds.). *Occupational therapy for children* (3rd ed) (pp. 307-356). St. Louis, MO: Mosby.

Pavuluri, M. N., Luk, S. L., & McGee, R. (1996). Help-seeking for behavior problems by parents of preschool children: A community study. *Journal of the American Academy of Child and Adolescent Psychiatry, 35*, 215-222.

Penn, D. L., & Martin, J. (1998). The stigma of severe mental illness: Some potential solutions for a recalcitrant problem. *Psychiatric Quarterly, 69*, 235-247.

Radke-Yarrow, M., Nottleman, F., Martinez, P., Fox, M. F., & Belmont, B. (1992). Young children of affectively ill parents: A longitudinal study of psychosocial development. *Journal of the American Academy of Child and Adolescent Psychiatry, 31*, 68-71.

Rehabilitation Act, Pub. L. No. 93-112, 29 U.S.C. section 701 (1973).

Ross, D. M., & Ross, S. A. (1982). *Hyperactivity: Current issues, research, and theory*. New York: Wiley.

Rowe, N. W. (2002). *What is neuronet therapy*? Retrieved November 22, 2002 from: http://www.neuronetonline.com

Rush, A. J., Stewart, R. S., Garver, D. L., & Waller, D. A. (1998). Neurobiological bases for psychiatric disorders. In R. N. Rosenberg & D. E. Pleasure (Eds.), *Comprehensive neurology* (2nd ed., pp. 555-603). New York: John Wiley and Sons.

Schaff, R. C., & Anzalone, M. E. (2001). Sensory integration with high-risk infants and young children. In S. S. Roley, E. I. Blanche, & R. C. Schaaf, *Understanding the nature of sensory integration with diverse populations* (pp. 275-311). San Antonio, TX: Harcourt Health Sciences Company.

Schoonover, J. (2002). A cool tool for school. *ADVANCE for Occupational Therapy, 18*(21), 9.

Schultz, S. (1992). School-based occupational therapy for students with behavioral disorders. *Occupational Therapy in Health Care, 8*, 173-196.

Schor, E. (1999). *Caring for your school-aged child: Ages 5 to 12*. Washington, DC: American Academy of Pediatrics.

Shaffer, D., Fisher, P., Dulcan, M., Davies, M., Piacentini, J., Schwab-Stone, M., Lahey, B., Bourdon, K., Jensen, P., Bird, H., & Canino, G. R. D. (1996). The second version of the NIMH diagnostic interview schedule for children (DISC-2). *Journal of the American Academy of Child and Adolescent Psychiatry, 35*, 865-877.

Staw, B., Sutton, R., & Pelled, L. (1994). Employee positive emotion and favorable outcomes in the workplace. *Organization Science, 5*, 51-71.

Stroul, B., & Friedman, R. M. (1986). *A system of care for children and youth with severe emotional disturbances* (Revised Ed.). Washington, DC: Georgetown University of Child Development, CASSP Technical Assistance Center.

23장

보조기술의 개요

An Overview of Assistive Technology

단원의 목표 (Chapter Objects)

- 소아 작업치료의 범위 내에서 보조기술을 정의한다.
- 장애를 가진 아동의 치료적 기술에서 보조기술의 목적을 설명한다.
- 기본적인 보조기술 서비스와 장비, 그리고 그들의 적절한 자금 원천을 확인한다.
- 작업치료 기술의 통합적 부분으로써 적절한 보조기술을 사용할 때 보조작업치료사의 역할을 이해한다.

소개(Introduction)

21세기에 퍼지는 이목을 끄는 기발한 문구 '기술'은 오늘날 거의 사회의 모든 측면에 영향을 준다. 우리는 이 기술적이고 정보의 시대를 통해 여행하기 때문에, 직장, 집, 지역사회에서 기능적인 과제를 완성하기 위해 기술에 대한 늘어가기만 하는 이용과 의존은 거의 지속적으로 증가하며 더 새롭고 더 효과적인 기술은 지속적으로 시장에서 소개되고 있는 중이다. 작업치료 관점으로부터, 장비 스스로 보조도구나 적응적 장비로 언급되는 반면에, 기능적인 의사소통을 강화하기 위해 전자의 대안적인 의사소통 판자(AACs)와 컴퓨터를 사용하거나, 아동의 놀이 참여를 촉진하기 위해 적응적 장난감 스위치를 사용하는 것과 같이 치료에 연결된 기술은 공통적으로 보조기술로 언급된다.

이 장의 목적은 소아에 기초한 보조기술의 원리와 개념에 대한 소개를 제공하고 보조기술 치료 연속체에서 작업치료 임상가 역할의 개요(즉, 계획, 수행, 그리고 가족/돌봐주는 사람 교육)를 주며 소아 작업치료의 범위 내에서 보조기술과 관련된 현재의 자금, 법률, 문서화 쟁점들을 제공하기 위함이다.

토의와 이론적 해석 (Discussion and Rationale)

1980년대 이래로, 보조기술은 건강관리 전문가들에 의해 승인을 얻어왔으며 치료 과정에서 주요한 특징이 되어왔다. 널리 보급된 이 승인은 '1988 장애를 가진 개인을 위한 기술과 관련된 보조'("The Tech Act"; PL 100-407)의 소개 때문에 얼마간이었다. 그리고 이것은 보조기술을 보조기술 서비스와 보조기술 장비로써 정의내렸다. 보조기술은 종종 적응기술, 적응 장비, 또는 재활공학으로 불리거나 언급된다. 보조기술 서비스는 "보조기술 장비의 선택, 습득, 또는 사용에서 직접적으로 장애를 가진 개인을 보조하는 어떠한 서비스"로써 정의된다(AOTA, 1999; AMA, 1996; Cook & Hussey, 2002, p. 5; Jacobs, 1999). 보조기술 서비스의 규정은 평가, 치료/중재, 수행 그리고 퇴원에서 사후 점검, 가족/돌봐주는 사람 교육 그리고 계속적인 교육까지 전통적인 작업치료 과정을 따른다. 보조기술 장비는 "상업적으로 재고품으로 습득되고, 수정되거나 주문에 의하여 만들어졌든지 간에 장애를 가진 개인의 기능적인 수용성을 증가시키거나 유지하거나 향상시키기 위해 사용된 어떠한 항목, 장비의 부분 또는 생산품 체계"로 정의한다(AOTA, 1999; AMA, 1996; Cook & Hussey, 2002, p. 5; Jacobs, 1999). 보조기술은 또한 더 많은 장애의 예방, 치유, 현재 기능의 증대 또는 장애에 대한 대체, 혹은 감소된 기능을 위해 사용될 수 있다(AMA, 1996). 보조장비는 더 효과적인 자기관리, 레저/레크레이션, 또는 의사소통 활동을 위해 설계된 일반적인 물체의 각색이다. 이 정의들이 주어진다면, 보조기술은 이 범위에서 매우 광범위하고 넓은 범위의 적용과 장비들을 포함하며 오늘날 이용 가능한 서비스의 넓은 스펙트럼에 의해 특징화된다. 사실, 1900년에 310만 명이 넘는 신체적 손상을 가진 미국인들이 보조기술을 사용했다(LaPlant, Hendershot, & Moss, 1992). 1992년에, 18세 이하인 대략 400만 명의 아동과 청소년(미국 인구의 6.1%)은 장애를 확인했고(Wenger, Kaye, & LaPlante, 1996), 1994년에 이동성 손상 때문에 대략 740만 명의 미국인들이 보조기술을 사용했다(National Center for Health Statistics, 2002). 18세 이하의 470만 명이 넘는 아동, 혹은 활동 제한을 가진 것으로 확인된 6,7%의 아동과 함께(Kraus, Stoddard, & Gilmartin, 1996) 교육 통계를 위한 국가적 센터가 2001년에 국가적 수준에서 장애의 유형에 의존하여 장애를 가진 학생들을 수용하는 학교의 55~64%가 보조 혹은 적응 하드웨어를 제공했고, 39~56%가 보조 혹은 적응 소프트웨어를 제공했다(NCES, 2001). 그러므로 보조기술을 사용하는 아동의 수는 성장 중이며 현대의 소아 작업치료 임상가들은 장애를 가진 아동의 성공적인 치료를 위해 보조기술의 동적인 분야에 대해 인식할 필요가 있다.

소아 작업치료 임상가들은 아동의 자연적인 환경에서 그들의 능력이 최고로 기능하는 것을 돕는 것을 일차적으로 우려한다. 이것이 나타날 때, 보조기술은 발달을 강화하고 인간과 비인간적 환경이 상호작용할 때의 잠재력과 숙달을 최대화하기 위해 사용된다(Kramer & Hinojosa, 1999). 인간 환경은 아동이 매일 상호작용하는 사람을 포함하며 심지어 잠깐 동안이라도 포함한다. 비인간적 환경은 장난감에서 애완동물, 텔레비전과 컴퓨터까지 인간이 아닌 것과 접촉하는 모든 것을 포함한다. 바닥 수준에서 서는 수준까지 혹은 집에서 학교 환경까지 아동이 세계를 탐험하는 것으로부터 성장하는 것처럼 인간과 비인간 환경은 계속적으로 아동을 위해 변화하는 것을 깨닫는 것은 중요하다. 그러므로 인간과 비인간 환경의 상호작용으로 아동의 인식이 다양한 물리적 환경과 함께 변화하기 때문에, 아동은 다른 환경에 적응하는 것을 배운다(Kramer & Hinojosa, 1999). 보조기술은 작업치료 서비스로 치료 과정에서 중요한 요소일 수 있다. 작업치료에서 보조기술을 사용하는 이유는 이것이 기능적이고 목표지향적이기 때문이다. 소아 작업치료의 범위 내에서, 보조도구의 사용은 ADL, IADLs, 일, 교육, 레저, 놀이, 사회 참여의 작업 수행 영역 내에서 기능적인 결과와 아동의 참여를 강화시킴으로써 발달을 촉진하는 중요한 역할을 한다(AOTA, 2002). 적절하게 설계되고 사용될 때, 보조기술은 삶의 질을 향상시키는 것을 지지하고 궁극적으로 독립적이거나 향상된 기능적 수행을 통해 자아 존중감을 회복한다.

보조도구는 또한 아동이 대개 정적인 방법으로 기능적 독립과 기술 발달을 강화하기 위해 치료사의 손과 움직임을 모방함으로써 특정하거나 일반적인 기술을 연습하는 것을 돕는다. 보조기술은 시각적(즉, 빨강/초록 불, 깜박거리는 불), 청각적(즉, 삐소리), 구두적(즉, 단어 발성) 지시 같은 동적인 반응을 아동에게 제공할 수 있다. 예를 들면, 배가 고프고 사과를 먹기를 원하는 Sheldon은 부모님/돌봐주는 사람과 의사소통하기 위해 "배고픔" 버튼을 누르면 "나는 배고파"라고 음성화됨으로써 간단한 구두적인 명령과 음식의 사진과 함께 있는 전자적 의사소통 판을 사용할 수 있다. 그러고 나서 Sheldon은 "사과" 버튼을 누르고, 그 판은 "사과"를 음성화할 것이며 그는 배고프고 사과 먹기를 원한다는 것을 표시하는 것이다.

높은 기술 vs 낮은 기술 논쟁
(The High Versus Low Tech Debate)

보조기술은 일반적으로 두 개의 주요한 분류로 나눠진다. : 높은 기술과 낮은 기술. 높은 *기술 도구*는 전기적 요소를 가진 것으로써 특징화되고 일반적으로 낮은 기술 도구보다 더 비싸며 내부적 도구의 다양한 복잡성 수준 때문에 아동이 보조도구로 완전한 이익을 얻기 위해 가족/돌봐주는 사람에 대

표 23-1

보조기술의 필요에 대해 고려하기

요소	설명	고려할 질문
1. 목적	보조도구의 의미와 목적	• 왜 이 추천된 물건을 사용하고 있는 중인가? • 이 도구는 아동에게 의미가 있거나 목적이 있는가? • 이 도구는 하나의 목적 이상을 제공할 것인가?
2. 설계	보조도구의 기능성, 활용성, 안정성	• 이것은 주어진 아동의 환경에서 기능적인가? • 매력적인가? • 기능적이며 매력적인가? • 아동은 그들의 또래와 함께 그 도구를 사용하는 데 부끄러울 수 있는가? • 이 도구는 문화적으로 아동과 가족/돌봐주는 사람에게 수용할 수 있는가?
3. 비용	보조도구의 적당한 가격으로 구입 가능함, 비용-효율성, 그리고 어떠한 관리	• 완전히 지원되는가?(정부, 주 또는 사적인 지원) • 아동의 보험 계획에 의해 해결되는가? 그렇지 않다면, 얼마나 해결되는가? • 만약 해결되지 않는다면, 가족/돌봐주는 사람은 그 물건을 구입할 능력이 되는가? 가족/돌봐주는 사람이 기꺼이 쓸 수 있는 최대한의 돈은 얼마인가? • 만약 해결되지 않는다면, 이것을 구입하기보다 작업치료 임상가가 그 도구를 만들거나 구성하는 것은 실행 가능하거나 타당할 것인가? • 더 비용-효과적인 것은 어떠한 선택인가? • 기꺼이 사용될 도구를 지원하거나 기부할 지역 조직이나 스폰서가 있는가? • 만약 그 도구가 작동이 안 된다면 누가 그것을 수리하거나 대체할 수 있는가? 지역의 판매회사나 수리 가게가 가까이에 있는가? 가족/돌봐주는 사람은 간단한 조정이나 수리를 하기 위해 교육받을 수 있는가? • 어떻게 그 장비를 깨끗하게 하는가?

한 프로그래밍과 교육을 요구한다. 높은 기술 도구는 일반적으로 놀이와 레저 활동, 의사소통, 혹은 환경적 조절을 위해 사용된다. 높은 기술 도구의 예는 전기적 대안적 의사소통(ACC) 판 혹은 컴퓨터, 전동 휠체어, 환경적 조절 단위(ECUs)가 있다. 높은 기술 도구의 또 다른 예인 로봇식 도구는 놀이/레저 추구뿐만 아니라, 아동을 위한 기능적 독립(즉, 먹기, 치장하기)을 강화시키는 것이라서 인기를 얻고 있다(Cook & Hussey, 2002; Kramer & Hinojosa, 1999).

높은 기술(high technology) 도구와 비교될 때, 낮은 기술 도구는 대개 덜 비싸고 비전자적이며 사용하기에 아주 적거나 아예 없는 교육을 요구하며 장애를 가진 아동을 위해 이상적인 기능적 해결을 제공한다. 낮은 기술 도구의 예들은 버튼 후크, 적응 포크와 수저, 종이 의사소통 판과 같은 ADL 보조기를 포함한다. 낮은 기술 보조기는 종종 더 낮은 비용, 일반적으로 덜 필요한 관리와 가족/돌봐주는 사람 교육 때문에 높은 기술 도구보다 더 효과적으로 작동한다. 때때로, 적절한 보조도구는 아동의 기능적 상태, 가족/돌봐주는 사람 지지체계, 그들의 공동적 목표에 의존하여 높은 기술과 낮은 기술 도구 모두의 결합일 수 있다. 엄지의 역할처럼, 낮은 기술 도구가 쉽게 허용될 수 있을 때 높은 기술 해결은 피해져야 한다.

보조작업치료사를 위한 설명

낮은 기술 문제를 해결하기 위해 절대 높은 기술해결을 시행하지 않는다.

보조기술의 계획과 수행 (Planning and Implementation of Assistive Technology)

보조기술 팀은 단지 작업치료 임상가, 특별한 교육 선생님, 재활공학/기술자, 간호사, 의사, 보조기/의지사, 지속적인 의학적 장비(DME) 판매회사, 돌봐주는 사람/가족 구성원들로 구성되거나 결합들을 포함한다. 그 팀의 모든 구성원들은 보

문제 목록:
- 감소된 ADL
- 감소된 놀이와 사회 참여
- 감소된 미세 운동 기술, 양쪽 손
- 감소된 구두 의사소통, 특히 입 운동과 언어능력

나이, 성별과 진단:
경도의 뇌성마비를 가진 9세 남자 아이

특정한 요구:
- 기본적 요구에 대한 가족과 돌봐주는 사람과의 의사소통
- 교실에서 교육
- 또래와의 사회적 참여

작업치료 과정:
1. 작업치료 평가
2. 가족과의 목표 설정
3. 보조도구의 선택과 수행(장소와 환경을 보라)
4. 작업치료, 보조도구의 사용
5. 후속조치
6. 정기적 관리

목소리 입력과 출력을 가진 electronic augmentative communication 도구를 사용하는 아동

electronic augmentative communication 도구의 특징:

긍정적:
- 작고 눈엔 띄지 않음; 가벼운 무게
- 작동하기에 작은 운동 범위나 힘을 요구한다.
- 단어, 입 운동, 신체적 운동 기술에서 성장에 따라 재교육이 가능하다.
- 아동과 가족을 위한 사용과 교육이 쉽다.

부정적:
- 극도로 시끄러운 환경이나 엄격한 조용한 환경에서 사용될 수 없다.
- 비전자적 의사소통 판에 비교하여 더 많은 관리
- 비전자적 의사소통 판에 비교하여 더 비싸다.

장소/환경:

1. 집: 기본적인 ADL과 놀이/레저 추구를 위함.

긍정적:
- 먹기, 옷입기, 놀이를 위해 미리 프로그램된 목소리 명령과 함께 가족과 의사소통할 수 있다.
- 아동의 관리에 친숙하지 않은 돌봐주는 사람과 함께 쉽게 의사소통할 수 있다.

부정적:
- 전자적 요소 때문에 목욕 시에 사용할 수 없다.

2. 학교 : 교실에서의 교육과 또래와의 사회적 참여를 위함

긍정적:
- 작고 또래에 의해 눈에 띄지 않는다; 작은 크기는 학교생활을 통해 옮기는 데 편안하다.
- 말로 또래와 참여할 수 있는 것은 아동이 더 쉽게 또래에 의해 수용될 수 있도록 한다.

부정적:
- 손으로 볼륨을 줄일 수 없다면, 조용한 시간과 잠자는 시간동안 사용할 수 없다.
- 도구를 옮길 때 제한된 신체적 활동(즉, 스포츠 활동 동안).

3. 지역사회 : 놀이와 레저 추구, 사회화, 지역사회 기술을 위함.

긍정적:
- 크기가 작다; 지역사회 주변을 이동하고 옮기는 가족이나 아동을 위해 쉽고 편안하다.
- 집과 학교 환경 밖에서 친숙하지 않은 다른 사람들, 판매원, 노동자와 쉽게 의사소통할 수 있다.

부정적:
- 도서관, 영화관, 교회와 같은 조용한 지역사회 장소에서 사용될 수 없다.
- 시끄러운 환경은 아동의 목소리 입력을 방해할 수 있다. 그 도구는 배경 소음과 아동의 목소리 사이를 구별하는 데 어려움이 있을 수 있다.
- 도구를 옮길 때 제한된 신체적 활동(즉, 레크레이션 활동 동안).

그림 23-1. 보조기술 수행의 다양한 요소 내에 환경.

조기술에 대한 아동의 욕구에 대한 평가에 참여하고 기여할 것이다. 작업치료 임상가들을 위해, 보조기술의 계획과 수행을 둘러싸는 가장 중요한 이슈는 진행에서의 문제와 장애물을 설명하고 아동이 매일의 삶에서 참여하는 환경을 평가하며 아동에게 보조도구가 의미 없고 목적 없음을 설명하는 것을 포함한다. 어린 시절 작업을 촉진하기 위해 적절한 보조도구를 선택할 때, 이것은 목적 있고 의미 있어야 하며 이것이 아동에게 편안하고 동기부여가 될 수 있는 환경과 상호작용을 포함하여야 한다.

아동을 위해 적절한 도구를 계획하고 수행하고 선택할 때, 고려해야 할 주요한 요소들이 있다. 그들은 1) 보조도구의 목적과 의미, 2) 도구의 활용성 특징을 포함하는 디자인, 3) 장비의 가격과 물품이나 보조도구의 관리/유지에 대한 차후의 비용을 포함하는 가격을 포함한다(아래 표를 보라)(AMA; 1996; Cook & Hussey, 2002; Ryan, 1996; Trombly, 1995)(표 23-1).

장소에서 보조기술
(Assistive Technologi in Context)

보조도구를 설계하거나 구입할 때, 한 세팅에서 사용된 보조도구가 또 다른 세팅에서 적절하지 않을 수도 있기 때문에 이것이 사용될 세팅은 중요한 고려사항이다. 예를 들면, 아동의 집 사생활에서 사용될 목소리 입력과 출력을 가진 전자적 의사소통 판은 시끄러운 지역사회 세팅에서는 아동의 목소리가 컴퓨터에 의해 감지되지 않거나 아동의 목소리가 다른 사람들과 혼동될 수 있는 조용한 환경(즉, 도서관, 영화관)에서는 적절하지 않을 수 있다(그림 23-1).

아동의 가장 중요한 작업인 놀이, 레저, 교육에서 보조기술은 학교, 집, 지역사회 내에서 가장 일반적으로 사용된다. 학교에서, 보조도구는 전형적으로 마우스 스틱, 의사소통 보조기(즉, AAC aids), 스위치, 컴퓨터, 포인터, 이동성과 위치잡기 도구, 학습을 강화하기 위한 조직적인 시간 관리 보조기와 같이 교실에서 이동성, 학습, 사회화를 증가시키기 위한 도구 또는 장비를 포함한다. 집에서, 보조기술은 전형적으로 자기관리를 위한 보조적 ADL 도구, 환경적 변화를 완성하기 위한 환경적 조절 단위, 놀이, 레저, 교육 추구를 위한 컴퓨터, 동료와 가족/돌봐주는 사람과의 기능적 의사소통을 강화하기 위한 의사소통 장비로 구성된다. 지역사회에서, 보조기술은 일반적으로 의사소통 판의 사용으로 동료와 사회화거나 적응기구의 사용으로 식당에서 식사하는 것 같이 레저와 오락 추구를 지지하기 위해 사용된다. 지역사회 이동을 위해, 기능적 움직임이나 인내력은 쇼핑이나 여행을 위해 전동 휠체어를 사용할 수 있다.

Occupational Therapy Framework: Domain and Processes (2002)는 아동의 수행에 영향을 주는 7개의 일차적인 환경들을 확인한다: 사회적, 문화적, 물리적, 개인적, 시간적, 가상적, 그리고 영적. 각각은 보조기술에 관련하여 논의될 것이다.

보조기술의 적용에서 극도로 중요한 요소인 *사회적* 환경은 아동의 자아 존중감에 영향을 주는 사회의 평균을 포함한다. 장애를 가진 아동은 보조기술을 사용하는 것에 '다른' 으로 낙인찍히거나 딱지가 붙을 수 있다. 사회적 평균에 관련하여, 작업치료 임상가는 "정상"인 것으로 고려되는 것 또는 그들의 특정한 사회에서 아동과 돌봐주는 사람/부모가 기대하는 면에서 기능적일 뿐만 아니라, 사회적으로 수용할 수 있는 장비를 선택하는 데 균형을 맞추어야 한다.

사회적 환경에 연관되는 것은 *문화적 환경*이며 아동과 그들의 가족/돌봐주는 사람의 신념과 가치를 포함한다. 보조기술을 선택하고 수행할 때 문화적 환경을 고려하는 것은 중요하다. 문화적 가치/신념의 다름, 이해의 어려움 혹은 작업치료 임상가들 사이의 잘못된 의사소통과 아동과 그들의 가족/돌봐주는 사람 사이의 잘못된 의사소통은 준수뿐만 아니라, 아동을 위한 상호적이고 이익이 되는 목표를 성취하거나 설립하는 데 어려움을 이끌 수 있다(Cook & Hussey, 2002).

*물리적 환경*은 교실 혹은 빌딩 내에서 가구 또는 도구와 같이 보조기술이 사용되고 있는 비인간과 환경적인 상태를 포함한다. 물리적 환경은 또한 온도(즉, 열, 차가움), 소음(즉, 소리, 피드백 신호), 혹은 불빛(즉, 가능한 불빛의 양)을 언급한다. 물리적 환경을 평가하는 것은 보조기술 수행에 중요하며 아동을 위해 보조도구의 성공적 수행에 결정적이다. 예를 들면, 방이 너무 시끄럽다면, 각각 감소된 집중력이나 청각적 감각을 가진 아동은 전자식 확대장치의 소리에 집중하거나 들을 수 없을 것이다. 또는 낮은 시력을 가진 아동은 수정된 컴퓨터 키보드에 버튼을 보기 위해서 더 높은 조도가 요구될 것이다.

개인적 환경은 아동의 성별, 나이, 교육 수준, 사회경제적

상태를 포함한다(AOTA, 2002). 아동이 계속 성장하기를 지속하는 고려사항과 함께 개인적이고 시간적인 환경은 아동에게 적절한 보조도구를 맞추는 선택 과정에서 극도로 중요한 요소이다. 작업치료 임상가는 아동이 이전의 도구가 맞지 않는다면 매년 새로운 보조도구를 구입해야 하는가? 만약 가족이 거대한 보조도구를 구입할 여유가 없다면 작업치료사는 아동이 성장할 때 수정될 수 있는 도구를 선택해야 하는가? 작업치료 임상가는 보조도구를 선택할 때 아동의 가족의 사회경제적 상태를 고려해야 한다. 만약 가격이 문제라면, 작업치료 임상가들은 보조도구를 간단하게 구성해야 하는가? 어떠한 정부의 자금 선택권이 이용가능한가? 종종 적절한 지원을 찾는 것은 보조기술의 수행에서 주요한 장애물일 수 있다. 작업치료 임상가들은 비싼 높은 기술 도구만큼 기능적일 수 있는 덜 비싸거나 낮은 기술 장비를 찾기 위해 준비되어야 할 것이다.

시간적 환경은 이것이 일상과 관련된 아동의 삶의 단계와 지속기간, 시간과 연관된다는 점에서 개인적 환경과 가깝게 관련이 된다(AOTA, 2002). 어떠한 보조도구는 다른 나이 대를 위해 설계된다. 예를 들면, 신생아를 위한 의사소통 판은 더 나이든 아동을 위한 의사소통 판에서 더 복잡하고 더 큰 물건/사진과 비교하였을 때, 더 작고 간단하며 심지어 10대를 위한 것보다도 더 작고 간단하다. 보조도구는 하루 중 어떠한 시간 동안(예를 들면, 낮 시간, 밤 시간) 사용되거나 일년 중 어떠한 시간 동안(예를 들면, 여름, 겨울) 사용될 수 있다.

가상적 환경은 직접적 만남 없이 컴퓨터의 수단에 의한 의사소통이다. 이 환경은 컴퓨터 기술과 접근성에서의 증가, 이메일의 대중화와 아동에게 이용 가능한 온라인 채팅과 함께 더 관련되고 있는 중이다. 컴퓨터 기술에서의 향상과 함께, 더 많은 장애를 가진 아동이 지금 온라인 채팅과 이메일에 접촉할 수 있다. 그러므로 컴퓨터에 대한 특정화된 보조도구, 특히 높은 기술 도구는 상업 시장에서 증가적으로 이용 가능하게 되고 있는 중이다.

영적 환경은 종종 아동을 평가하는 데 어려우며 영감과 동기부여는 아동이 성장할 때 계속적으로 발달하며 공유된다. 장난감에 대한 향상된 접촉, 의사소통, 자기 관리를 거쳐 높거나 낮은 기술 도구는 아동의 기능적인 수행 결과를 위한 영감 또는 동기부여의 긍정적인 원천이 될 것이다.

위에서 설명된 7개의 환경적 요소는 집합적으로 아동의 기능적 수행에 영향을 줄 것이며 보조기술의 성공적인 수행을 위해, 작업치료 임상가는 작업치료 중재에서 긍정적인 결과를 위해 모든 환경적 영역을 고려해야 한다.

보조기술에서 보조작업치료사의 역할 "일"(Role of the Occupational Therapy Assistant in Assistive Technology "Work")

작업치료 임상가는 보조기술이 포함된 계획, 선택, 수행, 치료과정, 돌봐주는 사람/가족 교육에 중요한 역할을 한다. 작업치료사의 관리하에서, 보조작업치료사(OTA)는 평가와 자료 수집을 도울 것이며(능숙한 입증된 수준과 상태 그리고 시설 지침에 의존하여), 작업치료 서비스를 제공할 때 작업치료사와 협동하고 보조기술의 관리에 참여할 것이다. 아동의 기능적 상태의 평가에 따라(즉, 신체적 평가, 이력, 기능적 평가)(AMA, 1996), 목표 발달과 치료 계획은 아동에게 적절한 보조도구를 소개함으로써 개시된다. 작업치료 임상가는 도구의 효과를 결정하기 위해 아동과 도구 사이의 상호작용을 관찰해야 한다. 보조작업치료사는 전형적인 치료 프로토콜을 관리하는 작업치료사와 치료 시설에 의해 따라야 하며, 세팅과 능숙한 수준의 보조작업치료사들에 의존하여 원하는 기능적 결과가 성취될 때까지 어떠한 수정에 대한 추천사항을 만들거나 보조도구에 변화를 줄 수 있다. 목표설정과 보조기술에 관련하여, 작업치료 임상가들은 특정한 환경에서 그리고 주어진 시간 내에 보조기술 도구를 사용하는 아동을 위해 기능적이고 측정 가능한 목표를 준비하는 데 협동할 것이다. 그러나 목표는 거대할 수 있고 대개 ADL, 놀이/레저와 같이 기능적 영역에 특정하다. 목표는 측정 가능하여야 하며 만약 목표가 특정하게 어떠한 장비의 사용을 제시한다면(목표 #1), 마음에 둔 특정한 보조도구와 함께 쓰일 수 있다. 또는 불특정한 보조도구가 치료에 사용될 것이라면 목표는 더 광범위해질 것이다(목표 #2):

목표 1: 치료사로부터 최소한의 도움과 함께 1주일에 5~7번, 아동이 30분 동안 스스로 먹기를 증가시키기 위해 손잡이가 큰 적응 포크를 사용할 것이다.

목표 2: 1주일에 3~5번, 그 시간의 50%를 쓰기, 미술, 구성 활동에서의 참여를 증가시키기 위해 아동은 독립적으로 보조장비를 쓸 수 있을 것이다.

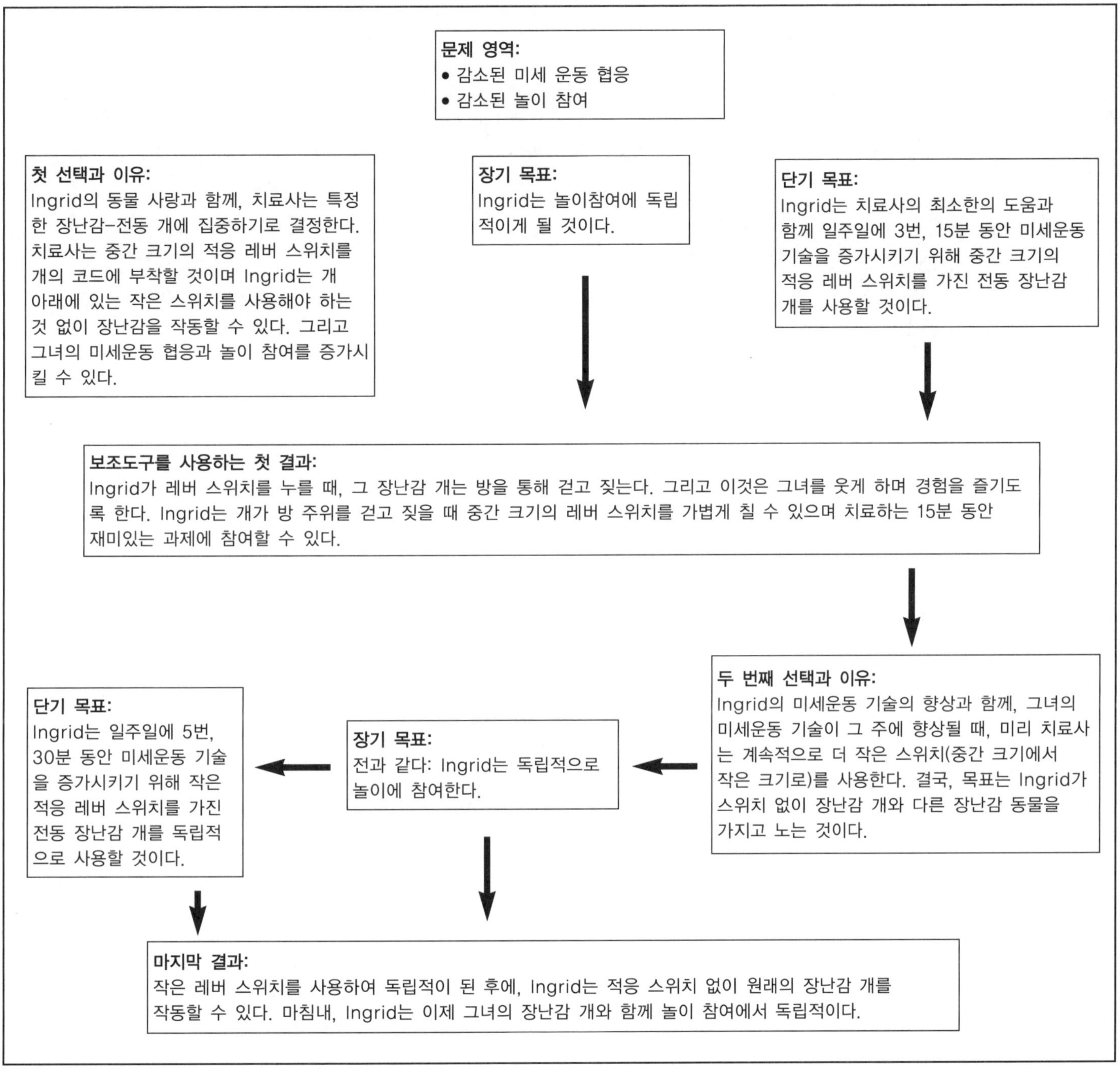

그림 23-2. 작업치료 과정 내에서 보조장비를 선택하기.

이전에 논의된 것처럼, 치료하는 동안 적절한 보조도구를 선택하는 것은 아동에게 보조도구가 목적 있고 의미가 있음을 설명하는 것, 진행과정에서 문제와 장애물을 설명하는 것, 아동이 매일 참여하는 환경을 평가하는 것을 포함한다. 추가적으로, 작업치료 임상가들은 특정한 FOR의 원리 내에서 일하며(3장 참고 : 작업치료적 이론, 모델, 이론의 틀에 대한 개괄적 개요) 문제점뿐만 아니라, 아동의 장점과 도전, 단기 목표, 장기 목표의 존재, 아동이 도구를 사용하는 중인 것과 연관된 수행 요소를 고려한다. 동물을 사랑하는 Ingrid가 있다. 그녀는 감소된 미세운동협응과 놀이 참여를 나타낸다. 작업치료 임상가는 놀이 참여의 독립성을 증가시키기 위해 그녀의 미세한 운동 기술을 향상시키기를 원한다. Ingrid는 많

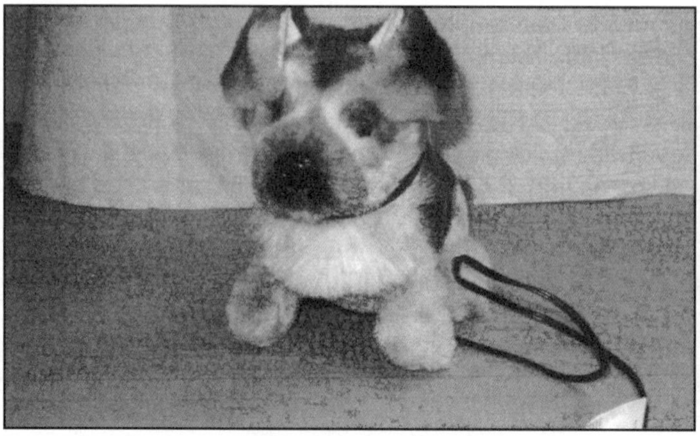

그림 23-3. 스위치 작동형, 적응용 개. 전면.

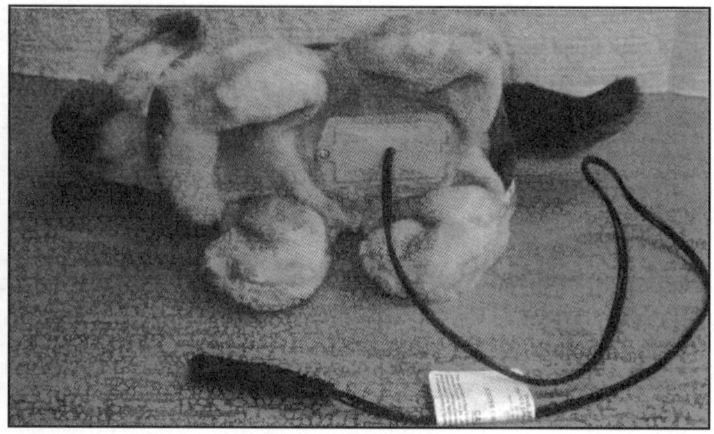

그림 23-4. 스위치 작동형, 적응용 개. 아래면.

은 전동식 장난감 동물을 가졌으나 동물의 아래에 있는 작은 on/off 레버 스위치를 작동할 수 없어서 Ingrid는 좌절을 느끼며 불행하다(그림 23-2). 치료사는 무엇을 할 수 있을까(그림 23-3과 23-4)?

Ingrid가 적응된 장난감 개를 가지고 노는 중일 때, 스위치의 선택에서 적절한 더 포괄적인 질문은:

- 아동은 그들의 손을 사용하면서 적절한 속도와 조절로 스위치에 접근하고, 접촉하며 놓을 수 있는가(그림 23-5)?
- 아동은 예정 기간 동안 위의 활동을 할 수 있는가? 혹은 아동이 장난감과 놀이할 수 있는 기준치 지속시간은 무엇인가?
- 그 스위치는 수정될 수 있거나 다른 스위치가 사용될 수 있는가? 손 말고 다른 몸의 부위를 사용할 수 있는가(그림 23-6)?
- 아동은 독립적으로 이 기술 도구를 사용할 잠재적 능력을 가지는가?
- 낮은 기술 대안물이 있는가?
- 아동은 집이나 지역사회에서 이 보조도구를 사용할 수 있는가?
- 아동은 놀이 상황/환경에서 그 스위치를 사용하는 것을 배워 궁극적으로 교육적인 하나로 바뀔 수 있는가?

오늘날 이용 가능한 거대한 종류의 스위치들이 있고 다양한 방법으로 적응될 수 있는 분명하고 일반적인 특징을 갖는다. 표 23-2는 작업치료 임상가들에 의해 사용될 10개의 일반적인 스위치에 대한 설명을 담고 있다.

아동을 위해 가장 적절한 스위치를 선택할 때, 다음을 고려하는 것이 도움이 된다:

1. 지각(즉, 피드백을 위해), 움직임의 범위, 힘, 근 긴장도의 관점에서 아동의 목표가 되는 능력과 짝이 맞을 스위치를 선택하라.
2. 단지 도구가 아니라 아동을 위해 더 기능적일 스위치를 선택하라. 비록 어떠한 스위치가 특정한 장비를 위해 설계되었을지라도(즉, 컴퓨터), 스위치들은 장애를 가진 아동의 특정한 기능적 영역을 향상시키기 위해 사용되거나 적응될 수 있다.
3. 스위치를 사용할 때 사용 후에 어떠한 차후의 통증, 피로 또는 다른 부정적인 효과뿐만 아니라 아동에게 어떠한 통증이나 피로를 야기하지 않는 스위치를 선택하라.
4. 아동의 신체를 사용하여 가장 적절하고 변함없이 조정할 수 있는 스위치를 선택한다(예, 손, 발, 머리).
5. 아동의 수준에서 기능적으로 닿을 수 있는 거리에 알맞게 위치/설치된 스위치를 선택한다. 간혹 스위치를 휠체어의 팔 부분 또는 아동의 신체에 부착할 수 있다(그림 23-7).

보조공학은 올바르고 적절한 돌봐주는 사람 또는 가족 훈련 없이 사용되거나 권유되어서는 안 된다. 보조공학을 일단 실행하면 가족/돌봐주는 사람 훈련으로 장치/보조기의 기능적 용도를 극대화하는 것이 중요하다. 훈련으로 장치와 관련된 잠재적 사용금지항목과 같은 적절한 사용과 보조기기의 관리에 대한 설명을 해준다. 가족/돌봐주는 사람 훈련은 아동이 치

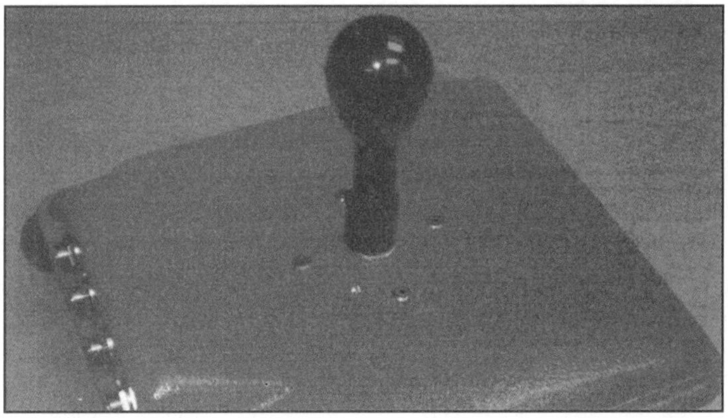

그림 23-5. 조이스틱 스위치.

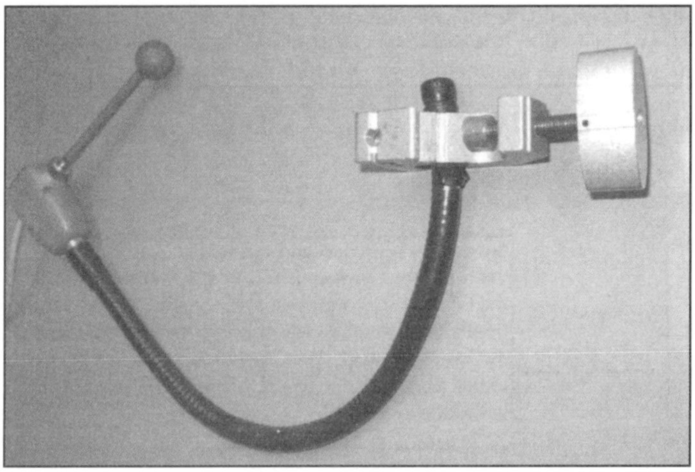

그림 23-7. 거위목 형식 설치형 흔들리는 스위치.

료시설, 집, 지역사회 등과 같이 보조기기 사용에 대해 적응할 수 있게 해준다.

보조작업치료사를 위한 설명

보조공학은 적합하고 적절한 돌봐주는 사람과 가족 훈련에 권장하여야 한다.

OTA는 건설/제조 또는 보조기기의 주문을 도와주는 등의 역량의 보여지는 수준에 의존하며, 직접적인 관리와 부모/돌봐주는 사람 훈련을 제공할 것이다. 다양한 보조공학기기는 건강관리 공급자, 소매점 또는 온라인으로 구매할 것이다. 아동 기능의 제약과 문제점과 같은 특수성과 같이 예산과 시간 제약으로 인해 더 나은 착용과 개별적인 문제점(Ryan, 1993)에 개선된 해결책을 위해 보조공학기기를 개인적으로 제작해야 할 필요성이 있을 수도 있다. 독특하고 다양한 범위의 각

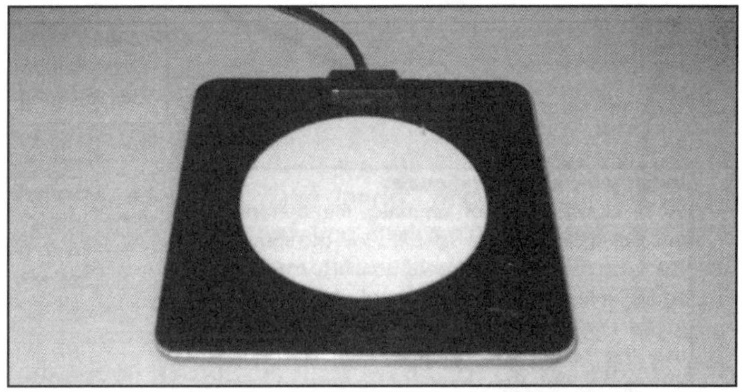

그림 23-6. 평면 스위치. 이 얇고 납작한 스위치로는 손가락, 손, 팔꿈치, 무릎, 발 등으로 노란 원을 눌러 어떠한 스위치가 부착된 장치를 동작시킬 수 있다(검은색 정사각형으로 시각적 대비를 위함).

아동에 가장 알맞게 적용하기 위해 간단한 레저용 카드홀더 제작부터 모터로 구동되는 장난감과 휴대용 음향기기를 작동하기 위한 배터리 차단기까지 보조공학기기의 개인화된 제작이 필요해진다.

배터리 차단기는 OTA의 아동을 위해 제작하는 역량에 의존하는 개인화된 보조공학기기의 한 가지 예이다. 조정 가능한 스위치를 통해 배터리로 동작하는 제품을 조정하는 것은 기계장치이다. 특별히 이것은 장치에서 회로를 차단하는 접속기로 보통의 제품이나 장난감을 잠재적인 보조기기로 변환하는 것이다. 배터리 차단기에는 기본적으로 3가지 부분이 있다. 1) PC 보드, 배터리 사이에 위치하며 전기 흐름을 중단시킨다. 2) 스위치, 전기 흐름을 제어한다. 그리고 3) PC보드를 스위치에 연결하는 전선(그림 23-15). 아동이 스위치를 누르면(또는 장치를 켜면) 회로와 배터리에서 나온 전류가 모터로 도착을 하고 장치가 동작하게 된다. 아동이 스위치에서 손을 떼면(스위치를 끄면) 회로는 차단되어 장치의 동작이 중지된다. 배터리 차단기는 운동 능력이 떨어지고, 시력이 약하고 감각통합이 부족한(예, 촉각). 아동에 적합하다. 예를 들면, 작업치료사는 촉각 방어 증상이 있는 아동 치료를 위해 배터리 차단기를 장난감에 부착하여 사용할 수 있다. 스위치에 다양한 감각 자극 시트지를 붙여(예, 면직물, 사포) 아동이 스위치를 누를 때 다양한 자극을 받을 수 있다. 아동은 장난감을 갖고 놀 때, 다른 감각 자극을 경험할 수 있다(그림 23-15~23-17).

오늘날 약화된 이동기능(예, 쥐는 힘, 조정력, 근육 위축/약화, 관절의 한계), 인지능력(예, 기억력 감퇴), 그리고 대화능력(예, 구강과 청각능력의 약화)과 같은 기능 장애의 영향을

표 23-2

소아 보조공학에서 사용되는 일반 스위치

유형	서술	주요 고려사항
버튼식 스위치 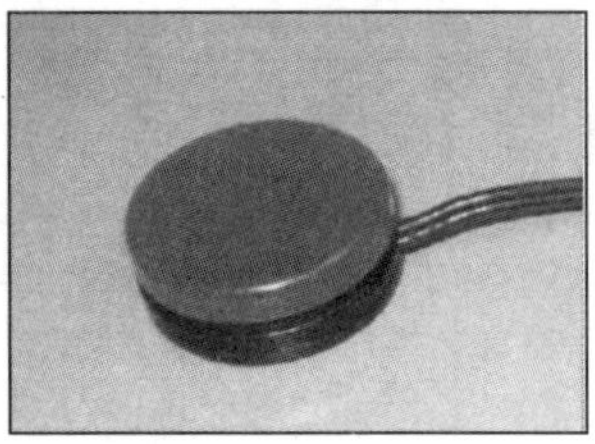	보조공학에서 흔히 사용되는 스위치 중 한 가지는 단순한 압력 스위치이다. 이 스위치는 일반적으로 둥근 모양이다. 단일 스위치로 버튼을 누르는 것으로 장치를 끄고 켠다.	운동조절 기능이 약화된 아동이 쉽게 동작하게끔 하기 위해 커다랗게 만든다. 내구성이 뛰어나고 신체, 벽, 테이블 등 거의 모든 곳에 부착이 가능해야 한다. 색상, 크기, 모양과 누르는 힘을 다양하게 조절한다. 녹색은 "동작", 빨간색은 "정지"와 같이 저시력의 아동이 알아보기 쉽게 만든다. 동작 피드백을 위해 클릭 소리가 들려야 한다.
지레 방식의 스위치	이것 또한 단순 압력 스위치는 한 방향으로 탁 눌러 장치를 끄고 켠다. 이러한 단일 스위치는 레버가 눌러질 때 장치가 동작하고 레버를 뗐을 때 장치가 꺼지도록 수정할 수 있다.	다양한 크기와 모양으로 제작되어야 한다. 상지 운동 범위가 제한된 아동에게 좋아야 한다. 동작 피드백을 위해 클릭 소리가 들려야 한다.
베개형 스위치 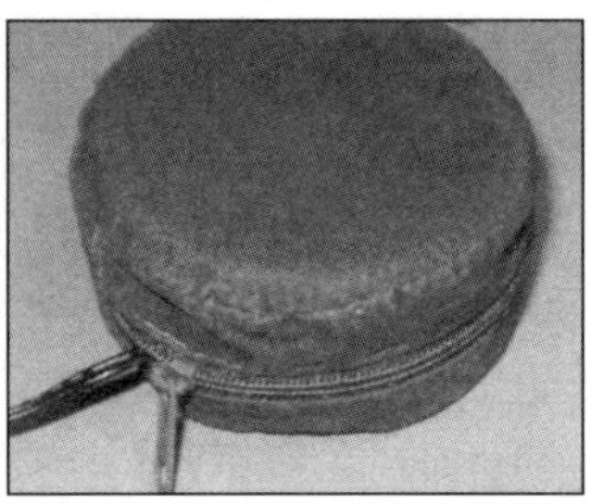	버튼 스위치와 유사한 압력 스위치는 부드러운 케이스로 덮여있다. (배개로 느껴지도록 하기 위함).	아동이 스위치를 짜고, 쥐고 눌러서 장치를 동작시킬 수 있어야 한다. 쥐는 힘이 부족한 아동에게 좋아야 한다. 부드러운 케이스로 싸여있기 때문에 얼굴이나 상처 부위와 같은 촉각 부위로 사용하기 좋아야 한다(케이스를 위생적으로 관리해야 함). 다양한 크기로 제작한다. 동작 피드백을 위해 클릭 소리가 들려야 한다(천으로 덮여있기 때문에 소리가 약간 줄어든다). 촉각방어 증상의 아동은 싫어할 수도 있지만, 유익하게 만들어야 한다(예, 불감지화).
공기 방식의 스위치 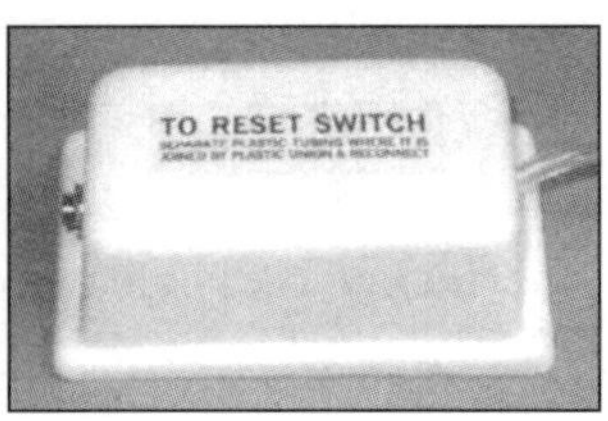	이것은 기압 조절 스위치이다. 아동은 장치 안에 공기가 들어있는 전구모양 스위치를 누른다. 내부의 마이크로 스위치를 자동적으로 눌러준다.	전구는 일반적으로 고무테두리가 둘러져 있어 촉각 피드백이 좋다. 다양한 모양과(예, 사각형, 원형) 크기로 제작된다(예, 납작한 모양, 원형). 일반적으로 사용되는 공기가 가득한 스위치는 두 가지 동작으로 수행하는 두 개의 마이크로 스위치가 장치 상자에 있는 Sip n Puff 스위치이다. 하나는 흡입(sip)이고, 다른 하나는 숨을 내쉬는 것이다(puff). 이 장치는 두 가지 스위치 동작을 할 수 있는 압력 스위치이다(로커 스위치를 보라).
소리/목소리 방식의 스위치	이 비-압력 스위치는 전기센서를 통해 동작하며 소리 자극에 동작한다(예, 박수, 단어 발음). 예를 들면, 아동이 "on"이라 말하면 장치가 켜지고, "off"라 말하면 장치가 꺼진다.	물리적인 이동을 필요하지 않다. 주변 소음이 방해할 수 있으니 환경 조건을 측정할 필요가 있다. 또한 이 스위치는 직장, 극장 또는 도서관 등 대화가 오가는 장소에서 동작하지 않을 수 있다.
각도 방식의 스위치	이 비-압력, 단일 스위치는 일반적으로 신체에 부착된다. 액체 속에 떠 있는 공으로 기울기를 감지한다. 신체를 움직일 때 한 쪽으로 기울면 공이 스위치와 연결되고, 장치가 켜진다(예, 머리를 한 쪽으로 기울일 때).	손가락, 팔, 다리 또는 머리 등 움직일 수 있는 다양한 신체 부위에서 사용될 수 있어야 한다. 정확한 각도에서 동작해야 한다(일반적으로 90°). 스위치의 무게는 피드백에 의미가 있을 수 있고 신호 방식으로 사용될 수도 있다.

표 23-2(*계속*)

소아 보조공학에서 사용되는 일반 스위치

유형	*서술*	*주요 고려사항*
조이스틱 스위치 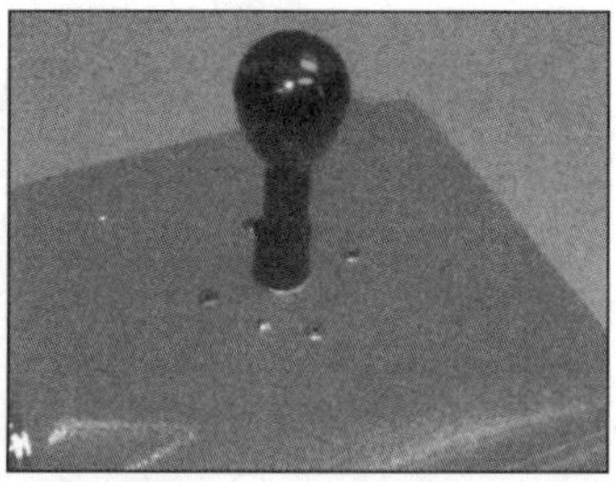	복수의 압력 스위치이며 다양한 방향으로 이동이 가능하며 주로 4방향으로 장치를 동작시킨다(예, 상, 하, 좌, 우). 형태와 복잡도에 의해 달라지며, 스위치가 대각선으로도 움직일 수 있다.	손과 상지 기능의 수준에 의존하며 조이스틱이 다른 크기의 공이나 "T" 모양의 수평 바에 손/손목을 올려놓을 수 있도록 "T"자 모양으로 변형될 수도 있다. 상지의 움직임 범위와 통제가 적절히 가능한 아동에게 권장된다. 작은 공 또는 물체는 주로 쥐고 조정하기 위한 스위치의 꼭대기에 연결된다.
로커 스위치 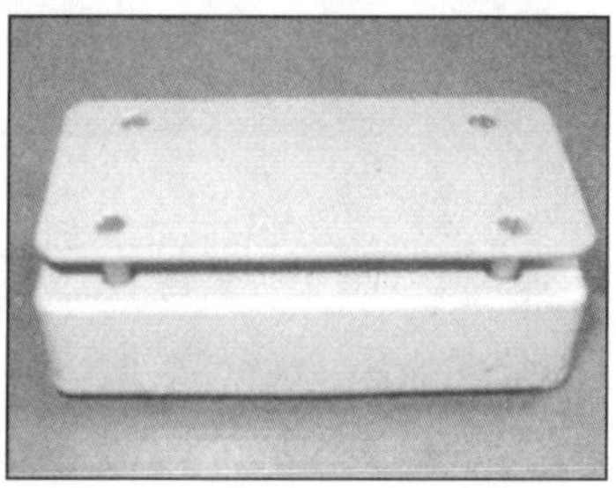	이중 압력 스위치이다. 기본적으로 중앙에서 회전하는 두 개의 단일 스위치로 구성된다.	Sip과 puff 스위치의 두 가지 기능과 유사하게 rocker 스위치는 독특하며 처음에 리스트에서 움직이고, 두 번째로 리스트에서 아이템 선택에 적절하다. 예를 들면, 아동이 "과일" 분류를 선택하고 "사과"를 선택할 때까지 스위치를 내릴 수 있다.
우블 스위치 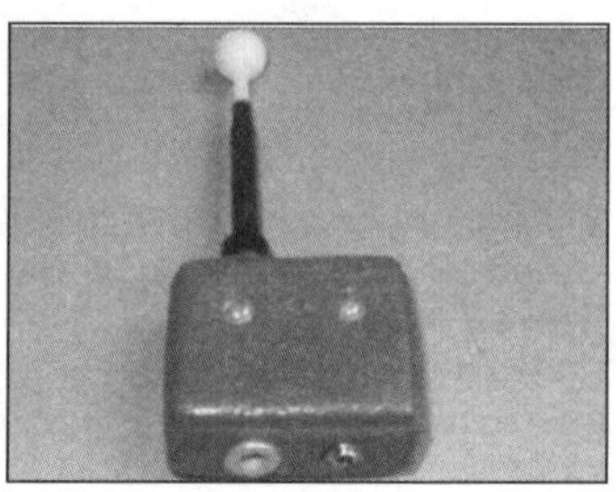	압력, 단일 스위치는 4방향으로 움직이고 동작할 수 있다(좌, 우, 상, 하). 일반적으로 끝에 공이 붙어있는 유연한 막대기로 구성된다.	이 스위치는 일반적으로 머리 또는 팔꿈치 등 복수의 신체부위로 사용될 수 있다. 동작을 위해서는 아동이 적당한 각도로 움직일 수 있어야 할 수 있다. 피드백을 위해 클릭 음이 있어야 한다. 일반적으로 단단한 바닥 등에 고정할 필요가 있다[예, 구즈넥(gooseneck)].
근접 스위치	비-압력 단일스위치이며 손 근처에 놓거나 스위치 박스 위에 두는 등 신체부위와 근접한 곳에 둔다. 내부 센서는 일반적으로 열감지 센서이며 신체부위가 스위치에 접근할 때 기기가 동작한다(예, 손, 발).	이 스위치는 상지 또는 하지를 조금밖에 움직이지 못하는 아동에게 유용하다. 또한 스위치 동작에 최소의 힘이 필요하다. 센서 감도는 근접 거리와 근접 시간의 길이 등으로 조절 가능하다. 근접 스위치는 대부분 다른 스위치에 비해 고가이다.
광전지 스위치 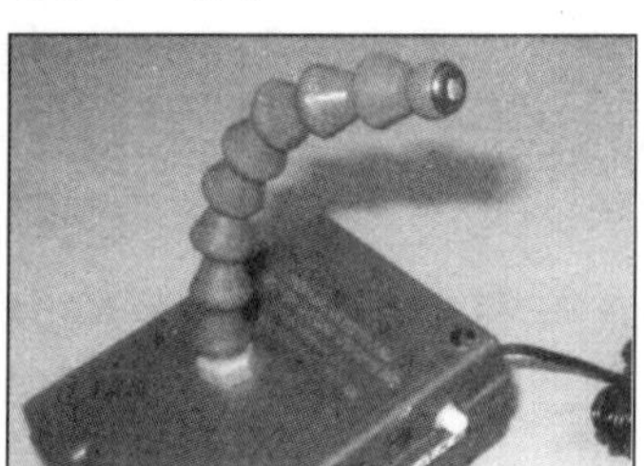	비-압력 단일 스위치이며 센서 앞에서 손을 흔들거나 물체로 가로막으면 동작한다. 이 센서는 주위 밝기를 감지하며 신체 부위의 이동으로 동작하거나(예, 손, 발), 물체로 동작한다(예, 막대기).	이 스위치는 동작이 제한되거나 힘이 부족한 아동을 위한 스위치이다. 장치를 동작시키기 위해 근접하는 양과 움직임을 통해 센서 감도를 조절 가능하다. 물리적 환경이 평가되어야 하는데 그 이유는 다른 밝기 수준이 스위치의 동작을 방해할 수 있다. 감지 스위치와 유사하게 광전지 스위치들은 다른 스위치들에 비해 고가이다.

(Adaped from Burwell. 2001)

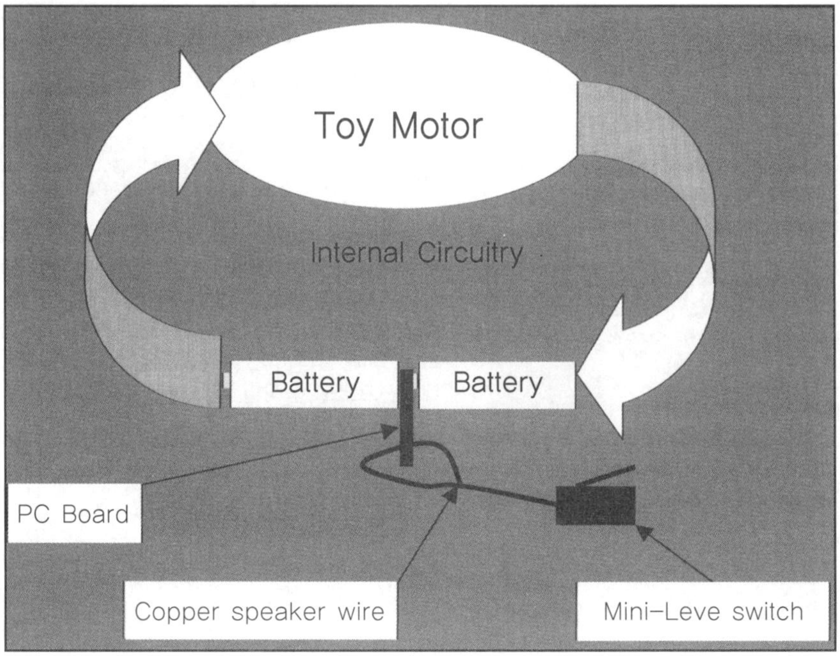

그림 23-15.
배터리 차단기의 개념설계는 배터리로 동작하는 장난감의 전기 흐름을 중단시키는 것이다. 화살표는 전기의 흐름을 나타낸다.

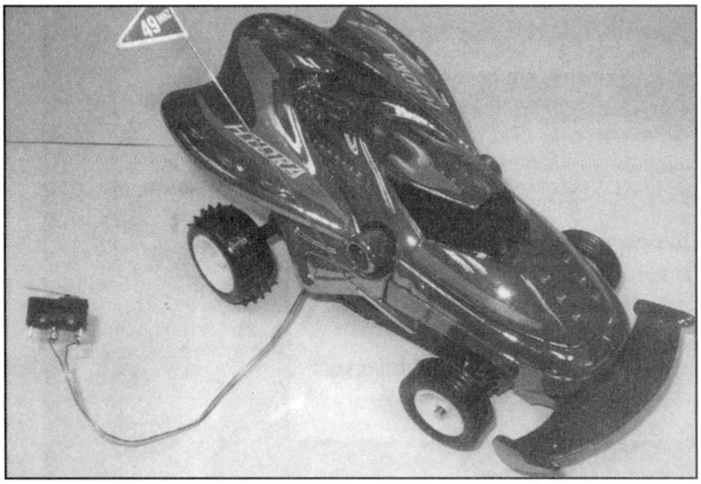

그림 23-16.
미니 레버 스위치 배터리 차단기는 장난감 자동차에 사용된다. 측면.

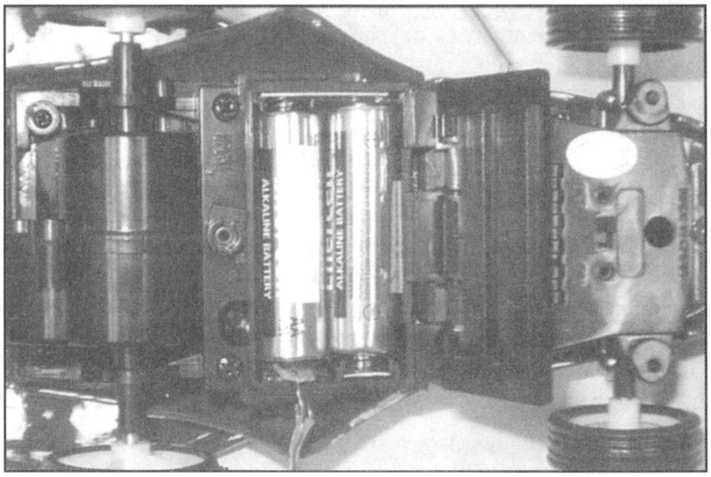

그림 23-17.
미니 레버 스위치 배터리 차단기는 장난감 자동차에 사용된다. 바닥면.

줄여주는 것이 가능한 높고 낮은 기술의 보조공학 기기가 많이 있다. 앞으로 지속적으로 기술 시대로 진입하고, 갈수록 더 획기적인 보조기기들이 오늘날의 사회에 도입될 것이다. 표 23-3은 작업치료사들이 사용하는 일반적인 기술 보조기기의 목록이다.

자금, 변제와 재정 (Funding, Reimbursement, and Legislation)

장애 아동에게 최첨단 서비스를 제공하기 위해 작업치료사와 보조공학사는 현재의 자금원과 적절한 요건에 대해 숙지할 필요가 있다. 보조공학 서비스와 적응 장비들은 많은 비용이 들 수 있고 몇몇 잠재적 사용자들의 자금이 유입될 수도 있다. 다행히도 아동과 그 가족들을 포함한 많은 펀딩 옵션을 사용할 수 있다(Lazarro, 2001). 소아과에서의 보조공학에 관하여 3가지 자금원을 사용할 수 있다: 공공자산, 개인자산 그리고 그 외(AMA, 1996; Cook & Hussey, 2002; Lazarro, 2001; MATP, 1998).

환경:
- 환기가 잘 되고 밝으며 안전한 곳에서 작업해야 함. 절연처리가 되어 있어야 함.
- 넓고 평평한 테이블에서 작업을 권장.
- 작업장에서 필요 없는 잡동사니를 치울 것.

필요한 재료:
1. 미니 레버 스위치. 근처의 지역 전자상가에서 구입가능.
2. 납땜(송진)
3. 1/32" 두께의 양면 PCB기판(구리-플라스틱/섬유유리-구리 레이어) 1장
4. 구리 스피커 선: 길이 8-12" ; 치수 24 ; 도체 2 ; 꼬이지 않음.

필요한 도구:
1. 납땜기
2. 양철가위
3. 내구성이 좋은 가위
4. 와이어 스트리퍼가 있는 와이어 커터

전선 준비: 1
1. 와이어 커터로 구리선의 양쪽 끝을 잇고 있는 부분을 약 1인치 정도 길게 분리해준다. 양쪽 끝은 Y 모양이 되어야 한다.
2. 전선의 4부분의 끝의 플라스틱을 와이어커터를 이용하여 모두 벗겨준다. 플라스틱 커버를 벗겨 4개의 구리선 끝이 잘 보여야 한다.

PCB 보드 준비: 2
1. 양철 가위로 조심스레 PCB를 약 1/2 인치의 넓이와 1인치 길이로 사각형 조각으로 잘라낸다. PCB는 자르는 과정에서 깨질 수 있기 때문에 끝이 날카로워질 수 있다.
2. 가위로 구리/유리섬유 조각이 튀어나온 모서리를 깨끗하게 정리해준다.

PCB에 전선 한 쪽 끝을 납땜한다: 3
1. 건조된 수건이나 휴지로 PCB 표면을 닦아준다.
2. 납땜기를 예열한다.
3. 전선의 한 쪽 끝을 선택하고 Y 형태의 한 쪽을 PCB의 한 쪽에 조심스레 납땜기로 납땜을 한다. 납땜이 녹아서 액체로 변하고 빠르게 건조되며 PCB와 전선 사이가 금속으로 결합된다. 납땜을 최대한 납작하게 만든다. 납 연기를 너무 많이 마시지 않도록 주의한다.
4. 전선의 동일한 끝의 다른 Y 형을 PC 보드의 반대편에 납땜한다. 모든 전선이 각각의 전선에 접촉하지 않도록 조심한다.

전선의 다른 끝을 레버 스위치에 납땜: 4
1. 전선의 구리 끝 부분에서 전선 한쪽 끝을 감싸고 금속 접속부의 끝의 구멍에 통과시킨다.
2. 납땜으로 완전히 부착시킨다.
3. 전선의 다른 끝 부분을 다시 감싸고 스위치의 다른 끝에 연결한다. 납땜으로 연결시킨다. 전선 양쪽 끝을 각각 접촉되지 않게 처리한다.

장치에 배터리 차단기를 붙인다:
1. 장치를 켜고 조심스럽게 PCB의 배터리 차단기를 배터리 사이에 붙인다. 만약 장치가 배터리로만 구동된다면 PCB를 배터리 끝에 위치시킨다. 이 작업은 장치를 끄고 해야 한다.
2. 이제 장난감/장치는 잠재적인 보조기기로 바뀌었다. 레버를 눌러서 장치를 켠다. 레버를 놓아서 간단히 장치를 끈다.

계속

그림 23-18. 간단한 지레 방식의 스위치 배터리 안전장치(lever switch battery interrupter) 만들기.

공공자산(Public Funding)

연방정부 수준 : IDEA에서는 모든 아동에게(0~18세) 장애 여부에 관계없이 적절한 공공 교육을 무료로 받을 수 있는 자격을 부여한다. IDEA의 파트 B(3~18세의 아동)는 아동의 개인화된 교육 계획(EIP)이 문서화되어있다면, 지역 학교 구역/시스템에 보조공학 서비스와 장비를 제공받을 필요가 있다. 그렇지 않으면, 부모/돌봐주는 사람이 그들의 개인 보험을 사용하여 보호공학 서비스를 받을 수 있도록 선택할 수 있다. IDEA의 파트 C는 유아와 걸음마 아동(0~3세)이 개인화된 가족 서비스 계획(IFSP)에 포함되어 있다면, 보조공학 서비스와 장비를 사용할 자격이 부여되는 조기 보호(EI) 프로그램에 참여할 수 있게 하는 권한을 부여한다.

주(州) 수준 : 주의 공공 건강 부서의 자금을 통해 보험에 들지 않은 0~18세의 아동은 저비용 혹은 무비용으로 가족/돌봐주는 사람에게 건강관리를 제공받을 자격이 주어진다. 그리고 또한 건강 진단과 평가를 받을 자격도 주어진다(MATP, 1998). 추가로 미국의 몇몇 주에서는 어린이 의료 서비스(CMS)라 불리는 프로그램을 통해 보조공학 서비스와 장비를 제공받을 수 있도록 한다(MATP, 1998).

보조작업치료사를 위한 설명

메사추세츠주에서는 강화된 저소득층 의료보장제도(Medicaid)(메사추세츠주에서는 MassHealth로 불림)에서 가족/돌봐주는 사람의 수입에 따라 적절한 가이드라인으로 0-18세 아동이 완전하거나 기본적인 예방관리 프로그램에 가입할 수 있도록 한다. 아동이 자격 미달이라면, 어린이 의학보장계획(CMSP)이라 불리는 프로그램에 가입할 수도 있다. 추가로 메사추세츠주는 이 건강관리 옵션으로 의료보장제도(Medicaid)의 자격이 부여되는 18세 이하의 아동에게 종합적인 의료검사를 제공하고 보조공학 평가 조기와 정기적 검사, 진단과 치료(EPSDT) 프로그램을 제공한다. 이 프로그램은 아동의 삶에서 조기에 건강문제/필요를 평가하여 향후 더 많은 비용과 더 복잡한 개입/치료가 필요한 상황을 방지하기 위해 만들어졌다.

유아와 걸음마 아동은 주의 공공건강 부서의 자금으로 마련된 보조공학 서비스와 장치를 사용할 수 있는 EI 프로그램에 가입되어 있다(MATP, 1998). 예를 들면, Medicaid는 EPSDT라 불리는 프로그램으로 장애 아동에게 보다 확대된 서비스와 자금으로 보조공학 장비를 결제하여 0~3세의 아동이 사용할 수 있도록 해준다. OTA는 자금으로 보조공학 서비스와 장비의 지원을 받을 수 있도록 각 주의 규정을 살펴보는 것이 좋다(표 23-4).

개인 자산(Private Funding)

정부와 주 자산으로 보조공학기기를 구입할 수 있다는 것은 부모/돌봐주는 사람에게 매우 이로운 것이다. 부모/돌봐주는 사람이 작업치료사에게 창의적이고 혁신적으로 딱 알맞은 보조공학기기를 구매하도록 요청한다. 보조기기는 부모/돌봐주는 사람의 예산에 맞추는 것이 중요하다. 이는 가격 다음으로 이러한 장치의 관리비용도 따져야 하듯이 적절한 기기인지 평가하고 시행하는 것이 중요하기 때문이다. 예를 들면, 첨단기기인 환경설정 장치와 컴퓨터는 구매하기에 많은 비용이 들고 장기간 사용하게 된다. 용도, 디자인과 보조기기의 장치의 기능적 지식이 있다면 부모/돌봐주는 사람이 가장 효과적이고 최소비용으로 선택하게끔 할 수 있다(Lazarro, 2001). 추가적으로 다른 개인자산은 가족/돌봐주는 사람의 개인 건강보험을 통해 자가 부담하는 것이다. 모든 보험 약관은 다양하고 다르기 때문에 가족/돌봐주는 사람이 보조공학기기를 포함하는 상세 약관을 살펴보아야 한다.

그 외 자산(Other Sources)

보조공학의 자금원이 되는 그 외 자산은 지역사회의 서비스 클럽, 개인 재단(예, Easter Seals Society)과 자원봉사 단체이다. 자립생활센터 또한 보조장비를 얻을 수 있고 보조공학 전문가에게 도움을 받을 수 있다. 자립생활센터는 지역 또는 주의 재활치료기관에 위치하고 있을 수 있다.

소비시장이 자라는 것에 비해 비교적 소규모이기 때문에 아동에게 첨단보조공학을 시행하는 것이 어려울 수도 있다. 자금원을 찾는 것은 종합적으로 시행되어야 하고, 가장 효과적인 비용으로 정보를 얻기 위해 서류작업과 전화 통화를 사용하는 것을 고려해야 한다.

관련된 자원과 웹사이트 *(Related Resources and Websites)*

요즘의 세계 기술과 정보에 지역사회 센터와 교육적 시설로 사전적인 행상인으로 World Wide Web(WWW)에서 보조기

표 23-3

아동 인구에서 사용하는 보고 기술 장치들

보조장치/도움 분류	*아이템의 주요 예*	
일상생활활동 (15장: 보조기술 장치와 관련된 일상생활활동의 그림과 자신-도움을 참고하라.)	**먹는 것** 접시 보호대 스쿠프 접시(scoop dish) 변형된 식기류 • 두꺼운 손잡이 • 구부러진 포크 • 무거운 숟가락 • 휘어진 칼 • 식기류에 부착된 벨크로 손잡이 Dycem™ 그리고 grips Universal cuff 전자 모바일 팔 지지, 음식 먹기 시스템	**입기** 드레싱 스틱(dressing stick) **버튼 훅(Button hooks)** 특수한 옷 벨크로(Velcro)™ 리처(Reachers) **화장실 사용** 높은 변기좌석(raised toilet seat) 코모드(commode) 안전 손잡이
	목욕 안전 손잡이 적용된 핸들을 가진 긴 핸들 스펀지 펴진 싱크대와 수도꼭지 통 레벨 침대 매트(matt) 침대 미트(mitt) 샤워 설치 의자, 통 의자, 펴진 통 벤치 샤워 호스 전기적 파워 침대 이동	**기능적 움직임** 침대 레일 매뉴얼 휠체어 워커 크러치 파워 휠체어 전기적 파워 침대(적용된 침대) 유지 이동
수단적 일상생활활동(15장: 보조기술 장치와 관련된 일상생활활동의 그림과 자신-도움 참고)	**기억 장치** 일상의 스케줄과 의학적 일상을 위한 과제를 상기시킨다. **읽기** 마우스 스틱(mouse stick) 책장 넘기는 도구 책 고정대 확대경 **쓰기** 넓고 윤곽이 있게 잡는 펜 펜 잡는 것 선이 그려진 종이	
놀이와 레저 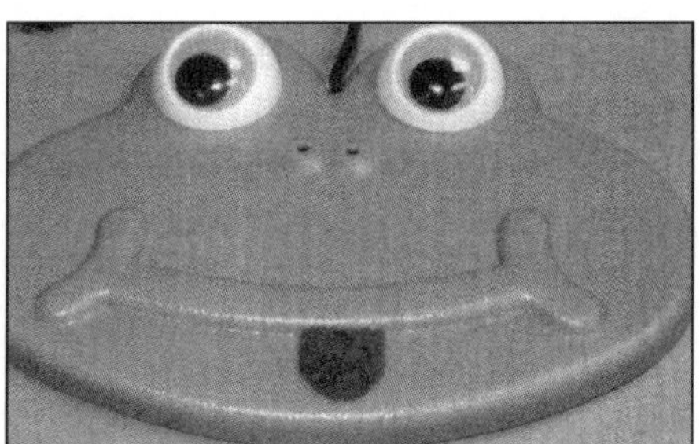	**장난감**(적용된 장난감 스위치, 구조화된 장난감) 베터리 안전장치 게임 컴퓨터, 관련된 소프트웨어 카드 잡는 것, 적응된 놀이 카드 **미술/공예** 두꺼운 손잡이가 있는 변형된 정원용 도구 (더 많은 정보를 위해 14장 참고 : 아동 작업.)	

표 23-3

아동 인구에서 사용하는 보고 기술 장치들

보조장치/도움 분류	*아이템의 주요 예*
사회 의사소통	**증가적인/대안적인 의사소통(CCA) 시스템** 의사소통 보드 *낮은-기술* : 카드보드 붙이기, 종이 & 연필, 타이핑 도구 *높은-기술* : 전자적 카드보드 붙이기, 렙톱/컴퓨터 명판, 인간-컴퓨터 상호작용 소프트웨어 AT 장치 : mouthstick, 머리-포인터, 파이핑 도구를 가진 universal cuff
감각	**청각/듣기** 보조 듣기 장치(예를 들면, 듣기/증폭 도구, 인공 귀) 소리 시스템과 소음 감소 장치 전화 의사소통 장치(예를 들면, TTY, TDD) **촉각** 적응된 스위치(필로우 스위치) 표 23-2 확인 : 주요 스위치 **시각** 낮은 시력 도구 시각 손상을 위한 스크린 읽기 장치 컴퓨터를 이용한 스크린 확대 장치 확대하는 안경, 크게 인쇄된 것 브레이식(Braille) 점자 밝고 대안적인 장치 휴대전화 대안 장치 (16장 참고 : 시각 지각 기능장애와 낮은 시력 재활과 관련된 정보)
환경 조절	**환경적 조절 장치(ECU)** X-10™ (http://www.x10.com) 적응된 스위치나 버튼 **구조적인 것** 수정된 길, 옮기는 것 설치, 자동문과 움직임 증가하는 램프 시각 손상을 가진 아동의 밝기 증가 듣기 손상을 가진 아동을 위한 시각적 대안
좌석, 위치 보장구, 그리고 보형물	**몸, 상하 사지 지지 시스템** 11장 참고: 아동을 위한 자세 24장 참고: 보조기구를 이용한 기능 회복 훈련

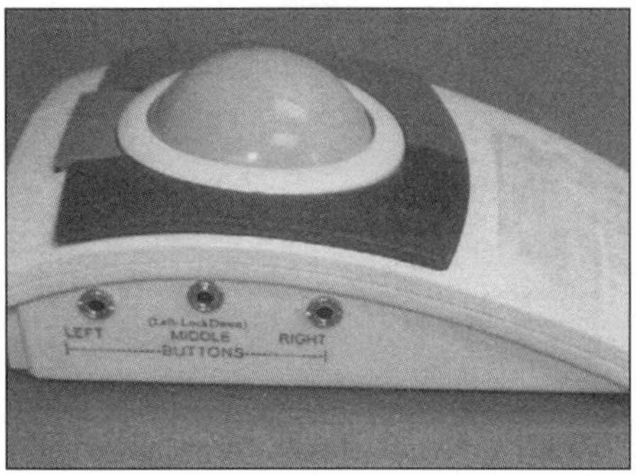

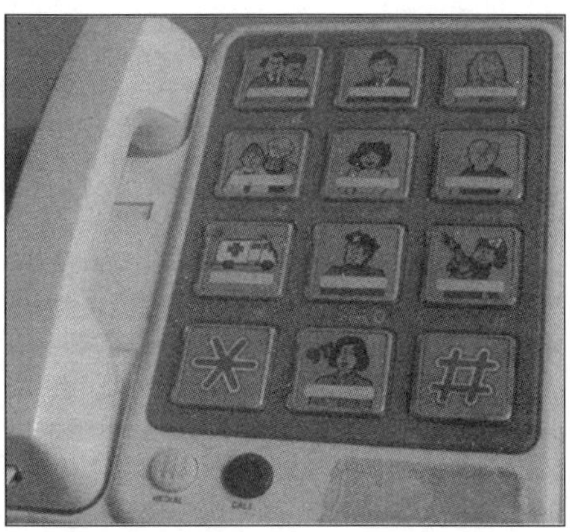

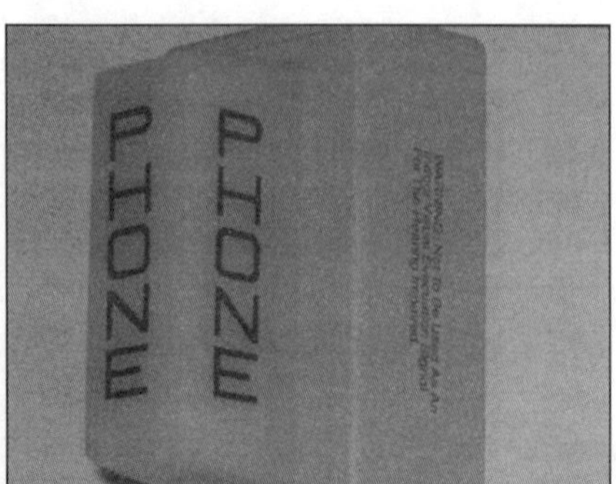

표 23-4

보조 기술과 관련된 규제

연도	규제	설명과 요약
1975	모든 장애들 가진 아동 활동을 위한 교육(P.L. 94-142)	이 규제는 장애를 가진 모든 아동을 위한 자유롭고 적절한 일반적 교육을 실행한다. 이것은 특별한 교육 프로그램을 위한 제공의 연방자원의 초점이다.
1988	장애를 가진 개인을 위한 기술-관련된 보조(P.L. 100-407)	"기술 활동"은 보조기술 서비스와 장치를 정의하고, 상태 레벨에서 포괄적 개발과, 열린-소비자 프로그램을 보조하고 장애를 가진 개인과 그의 가족/양육자에게 적절한 기술 자원을 제공한다. 모든 주는 제공된 기술 활동 프로젝트를 연방적으로 갖는다.
1990	미국 장애인 활동(ADA) (P.L. 101-476)	일반적 수용, 교통, 지방과 주의 정부 서비스, 전화의사소통과 고용에서 장애를 가진 개인을 위해 동등한 기회와 모든 시민 권리를 보장한다.
1990	장애를 가진 개인의 교육 활동 (IDEA)(P.L. 101-476)	IDEA는 IEP를 포함한 보조기술 서비스를 포함하고, 또한 특별한 교육을 수용함으로써 외상성 뇌 손상과 자폐를 가진 아동과 청소년을 포함한다.
1991	장애를 가진 개인의 교육 활동 개정	IDEA는 장애를 가진 유아와 학교입학 전 아동을 위한 파트 H에 보조기술 서비스를 포함하는 것으로 고쳤다.
1997	장애를 가진 개인의 교육 활동 개정	특별한 교육 서비스를 받는 모든 학생들을 위해 고려된 보조기술을 요구하도록 수정되었다.

구에 대한 정보 접근의 자원이 있다. 게다가, 미국의 모든 주는 연방제공 자금을 받는 보고 기술 파트너십이 있다(MATP, 1998). 이러한 파트너십은 보고 기술과 관련 있는 서비스와 장치의 정보를 찾을 때 작업치료 종사자에게 유익하고 가치 있는 자원을 제공해준다. 온라인으로 정보를 찾을 때 다음에 고려되는 것이 도움이 될 것이다.

1. 최근 웹사이트의 업데이트. 웹사이트는 항상 목록페이지의 아래에 최신의 업데이트를 가리킨다(첫 번째 웹 페이지). 업데이트 되지 않은 웹사이트들은 보조장치에 대한 가격과 정보가 구식이 되었을 것이다(당신의 키보드의). F5를 누르거나 조절자의 버튼 바의 'refresh', 버튼을 클릭하여 웹사이트를 가장 최신의 정보로 해야 할 것이다.
2. 특정한 보조기구 인가에 상관 없이, 장치를 지지할 수 있는 것을 찾을 수 있는지, 안전한지 안전하지 않은지에 대해 테스트가 이루어졌는지를 체크해야 한다. 새로운 모델들은 지속적으로 마켓장소에 소개된다. 가격이 중요함에도 불구하고, 안전이 항상 우선적이다.
3. 교차-체크 몇몇 웹사이트 그리고/또는 행상인. 항상 체크 몇몇의 웹사이트에서 보조기술 장치에서 가격과 모델을 비교할 수 있다. 보조장치의 구매 순위는 현재 경쟁적인 가격의 확신을 할 수 있다.
4. 판매품의 자원, 질, 평판. 광고를 하고 생산을 장려하는 웹사이트는 아마 다른 판매품들을 가지고 있을 것이다. 특별한 보조기술을 요구해도 되고 질, 서비스, 행상인과 판매인의 특정한 평판을 위한 회의나 설명에 참석해도 된다(아래를 참고).

보조작업치료사를 위한 설명

보조기술에 대해 도움이 필요하거나 어디서부터 시작해야 할지 모르는가? 모든 주는 연합 제공 자금 보조기술 프로그램을 가지고 있으므로, 당신의 주의 보조기술 센터와 함께 시작하라!

아래의 웹사이트는 아동-기반의 보고 기술과 작업치료사에 대한 유용한 정보를 제공한다.

Abledata : 17,000개가 넘는 제품에 대한 국제적인 정보가 최근에 장애를 가진 사람들이 이용가능하다(http://www.abledata.com).

American Occupational Therapy Assosiation(AOTA) : 미국

작업치료 연합의 공식적인 웹사이트이다. 보조기술과 관련된 이슈에 대한 문헌과 정보를 제공하며, 또한 분기의 뉴스에 소개되거나 최근에 논의되고 있는 것들이 출판된 기술의 특정 흥미 부분도 포함하고 작업치료 영역의 떠오르는 기술도 포함한다(http://www.aota.org).

Assisstive Technology Education Network(ATEN) : 플로리다 진단과 학습 자원 시스템(FDLRS)은 전문화된 센터이다; 이 사이트는 다양한 보고기술 다운로드가 가능한 개별적인 것을 제공한다(http://www.aten.scps.k12.fl.us).

Learning Disability Online : 아동, 부모, 선생님을 위한 학습장애와 연관된 상호적인 가이드를 제공한다(http://www.ldonline. org).

Massachusetts Assistive Technology Partnership (MATP) : 보스턴의 기관으로 다양한 소비자의 활동을 통해서 모든 나이와 모든 장애를 가진 사람들을 위한 보조기술과 관련된 증가되는 접근과 지지에 헌신한다(http://www.matp.org).

RESNA : 북부 아메리카의 재활 엔지니어와 보고 기술 사회-전문적인 기관은 기술의 사용을 통하여 장애를 가진 사람들의 지지, 조사, 교육을 장려하는 것을 주장한다(http://www.resna.org).

Spaulding Rehabilitation Hospital Assistive Technology Center(ATEC) : 환자 안과 환자 밖의 특별한 보조기술센터로 보조기술 이용을 위한 것이고 보스턴에 위치하며, 모든 나이의 사람(아동, 성인, 노인)을 위한 MA(http://www.spauldingrehab.org).

Wisconsin Assistive Technology Initiate(WATI) : 모든 학교 혼란을 돕는 주의 프로젝트는 보조기술 장치를 개발하고 향상시킨다; 좋은 자원들을 제공하고 보조기술과 관련된 다른 사이트를 연결한다(http://www.wati.org).

다른 유용한 보고 기술 상품, 교육과 서비스를 위한 자원들은 행상인과 판매자가 있는 회의나 설명회를 포함하며, 특정한 보조기술은 그들의 서비스나 그들의 상품에 대한 광고를 전시한다. 아래의 리스트는 아동의 보조기술을 포함하는 국제적인 회의나 박람회에 대한 것이다.

Abilities Expo : 비의존적인 것과 생활보조 상품과 서비스에 대한 국제적 지역적 회의(http://www.abilitiesexpo.com).

American Occupational Therapy Association(AOTA) : 매년 국제적인 작업치료 회의. 아래에서 확인(http://www.aota.org).

Assistive Technology Industry Association(ATIA) : 동부연안에서 매년의 국제 회의(http://www.atia.org).

California State University, Northridge : 기술과 장애를 가진 사람들에 대한 장애 국제적 회의 센터. 다음에서 확인(http://www.csun.edu/cod).

Closing the Gap : 특별한 교육과 재활에서 매년 컴퓨터 기술에 대한 회의(http://closingthegap.com).

Rehabilitation Engineering and Assistive Technology Society of North America(RENSA) : 매년 보조기술 설명과 회의. 아래에서 확인(http://www.resna.org).

World Congress and Exposition on Disabilities : 매년 국제적인 설명과 회의(http://wcdexpo.com).

작업치료 종사자들은 특별화된 평가를 하는 것에 흥미를 가지는 것과 보조기술 서비스와 장치를 제공하는 것은 이러한 긴 학습 프로그램을 통하여 좀더 세분화되어 받을 수 있을 것이다. **California State University Center on Disabilities at Northridge, CA**(http://www.csun.edu/cod), 또는 워싱턴의 **Rehabilitation Engineering and Assistive Technology Society of North America(RENSA)** (http://www.resna.org)로 이것은 특별화된 보조기술을 위한 세분화된 프로그램을 제공한다.

요약(*Summary*)

이 장은 작업치료사의 계획하고 수행하고 치료하는 과정에서의 역할과 가족/돌봐주는 사람의 보조기술 서비스에 대한 트레이닝을 포함하여 작업치료사와 함께 보조기술의 개념과 기능적 적용에 대해 포괄적으로 제공한다. 보조기술을 사용하는 것은 점점 더 지각되고 있고, 매년 지지된다. 요즘, 작업치료 종사자들은 아동의 기능적 수행에서 예상되는 결과와 단 기간 목표와 장기간 목표에 맞추어 다양한 방법에서 그들의 치료 프로토콜을 통하여 보조기술을 통합한다. 보조기술 수행의 목적은 모든 영역에서 똑같이 유지되며 이것은 작업치료 종사자가 아동과 아동의 가족/돌봐주는 사람의 안녕과 자존감을 증가하는 동안 기능적인 수행과 비의존적인 것을 높이기 위해서 도구와 기계적인 것으로써 보조기술을 사용한다는 것이다. 24장의 제목은 보조도구에 의한 기능 회복 훈련으로 이것은 보조도구의 목적과 기능적으로 관련이 있고, 현대 보조기술의 개념과 적용에서 더 나아갈 것이다.

감사의 글(Acknowlegment)

적용된 스위치 사진을 제공해준 Spaulding Rehabilitation Hospital Assistive Technology Center(AFEC)에 감사한다.

사례연구(*Case Study*)

5세 남아로 정상적 지능을 가지고 있고, 진단명은 약한 뇌성마비로 언어와 운동의 손상이 있다. 그는 기능적인 제한이 있다. 1) 자신-케어 기술, 2) 의사소통기술, 그리고 3) 크고 작은 운동발달. 아동은 낮은 임금 집 프로젝트가 위치한 그의 집 주변에 이는 지방의 통제학교에 유치원에 들어갔다. 작업치료사의 서비스는 학교의 첫 번째 날부터 시작되었다.

1. 학교와 집 그리고 지역사회 이 3가지 기능적인 필요를 충족시키기 위해 사용하고 구매하고 구조화하기에 적절한 세 가지 보조기술 장치는 무엇인가?
2. 에드워드의 세 가지 기능적인 각각의 제한들에 맞춘 보조기술을 포함하는 짧은 기간의 세 가지 목표는 무엇인가?
3. 에드워드의 상황에서 적절한 규제는 무엇이며 학교에서 그가 보조기술을 사용할 수 있는가?
4. 에드워드를 위해 적절한 보조기술을 어떻게 제공하고 문서화할 것인가?
5. 가족/돌봐주는 사람이 집에서 사용하기 위해 첫 번째로 사용하고자 하는 보조기술을 구매할 수 있는가? 적절한 제공을 찾으면서 당신이 추천할 만한 두 가지 자원은 무엇인가?

적용활동(Application Activities)

1. 적절한 장비를 구매한 다음(그림 23-15와 23-18을 참고), 실험중에 베터리 장치를 설치한다. 베터리로 작동되는 장남감 또는 장치를 가져온다(예를 들면, 테이프나 CD 플레이어). 세션의 마지막에는 새로이 만들어진 베터리-안정 장치와 함께 당신의 장치 또는 장남감을 작동하라.
2. 세 그룹으로 나누어라. 9×12 크기의 종이에 약한 학습장애, 작은 운동능력이나 모든 일상생활활동 영역에서 돌봐주는 사람의 의사소통 도움이 필요한 10세 아동을 위해 각각 그룹마다 의사소통 보드를 갖는다. 20분 후에 모든 그룹을 함께 모으고, 각각 세 디자인의 긍정적인 부분과 부정적인 부분을 논의한다. 활동을 좀 더 재미있고 목적 있게 만들기 위해, 최고이거나 가장 기능적인 디자인을 제안하고, 이기는 그룹에게는 상을 주어라.
3. 환경적인 조절 장치(ECU). 세 가지 전기적-파워 도구를 연결하고(예를 들면, 조명/램프, 팬, 스테레오) 교실에서 쉬고 있는 학생들과 함께 설명하기 위해 그것을 ECU와 작동하라.

참고문헌(References)

American Medical Association (AMA). (1996). *Guidelines for the use of assistive technology: Evaluation, referral, prescription* (2nd ed.). Chicago, IL.

American Occupational Therapy Association (1994). Uniform terminology for occupational therapy (3rd ed.). (1994). *American Journal of Occupational Therapy, 48*, 1047-1054.

American Occupational Therapy Association (1999). *Occupational therapy services for children and youth under the Individuals with Disabilities Education Act* (2nd ed.). Bethesda, MD: AOTA.

American Occupational Therapy Association (2002). Occupational therapy practice framework: Domain and process. *American Journal of Occupational Therapy, 56*, 609-639.

Burwell, C. M. (2001). The apprentice: A primer for assistive technology in the real world. http://www.geocities.com/at_apprentice/index.html.

Cook, A. M., & Hussey, S. M. (2002). *Assistive technologies: Principles and practice* (2nd ed.). St. Louis, MO: Mosby.

Hogan, D. P., Msall, M. E., Rogers, M. L., & Avery, R. C. (1997). Improved Disability Population Estimates of Functional Limitation Among American Children Aged 5-17. *Maternal and Child Health Journal, 1*(4), 203-216.

Jacobs, K. (1999). *Quick Reference Dictionary for Occupational Therapy* (2nd ed.). Thorofare, NJ: SLACK Incorporated.

Krantz, G. C., Christenson, M. A., & Linquist, A. (1998). *Assistive products: An illustrated guide to terminology*. Bethesda, MD: AOTA.

Kraus, L. E., Stoddard, S., & Gilmartin, D. (1996). Chartbook on disability in the United States. http://www.infouse.com/disabilitydata/p32.textgfx.html.

LaPlante, M. P., Hendershot, G. E., & Moss, A. J. (1992). *Assistive technology devices and home accessibility features: Prevalence, payment, needs, and trends* (no. 217). Hyattsville, MD: National Center for Health Statistics.

Lazarro, J. J. (2001). *Adaptive technologies for learning and work environments* (2nd ed.). Chicago, IL: American Library Association.

Massachusetts Assistive Technology Partnership (MATP). (1998). *Assistive technology: A basic training manual*. Boston, MA: MATP Center.

National Center for Health Statistics (NCHS) (2002). http://www.cdc.gov/nchs/fastats/disable.htm.

National Center for Education Statistics (NCES) (2001). http://nces.ed.gov/pubs2002/internet/6.asp.

Ryan, S. E. (1993). *The certified occupational therapy assistant: Principles, concepts and techniques*. Thorofare, NJ: SLACK Incorporated.

Trombly, C. (1995). Occupation: Purposefulness and meaningfulness as therapeutic mechanisms. *American Journal of Occupational Therapy, 49*, 960-972.

Trombly, C. (1995). *Occupational therapy for physical dysfunction*. Baltimore, MD: Williams and Wilkins.

U.S. Census Bureau (2002). http://quickfacts.census.gov/qfd/states/00000.html.

Wenger, B. L., Kaye, S., & LaPlante, M. P. (1996). *Disabilities among children*. Disability Statistics Abstract (15). Washington, DC: National Institute for Disability and Rehabilitation Research.

24장

보장구학
Orthotics

단원의 목표(Chapter Objects)

- 스플린트 서비스를 제공하기 위하여 작업치료 종사자에게 이론적 해석을 설명한다.
- 아동 스플린트의 목적을 확인한다.
- 스플린트 제작, 물리치료사 교육, 스플린트 모니터와 문서화에 대해 보조작업치료사의 역할을 설명한다.
- 스플린트하는 것을 시작할 때 필요한 기본적인 기술과 지식을 설명한다
  a. 해부학적 지식
  b. 아동 발달에 대한 지식
  c. 스플린트 도구와 물건에 대한 지식
- 아동에게 특정한 스플린트 제공을 위한 기술 또는 스플린트 팁을 나열하였다.

소개(Introduction)

상지 손상과 기능적 결함을 가진 환자를 치료할 때, 손 스플린트를 제공하는 능력은 중요하다. 우리가 논의할 것들처럼, 스플린트 제공은 과학과 미술의 결합이다. 여기에는 작업치료사가 사용하는 많은 다른 종류의 스플린트와 스플린트 분류 시스템이 있다. 가장 흔한 분류 시스템은 4가지로 스플린트를 분류한다: 정적인 것, 연속적으로 정적인 것, 다양한, 그리고 점차적으로 정적인 것. 정적인 스플린트는 하나의 자세에서 관절 또는 관절들을 지지한다(Colditz, 1995). 점차적으로 정적인 것은 끝 범위를 가능한 한 잠그는 자세를 만들기 위해서 관절에 토크(torque)를 적용하기 위한 탄력 없는 것을 사용한다. 탄력성이 없는 부품들은 스플린트 구조의 변화 없이 관절 자세에 점차적인 변화를 가져온다. 연속적인 정적 스플린트는 관절 또는 관절들의 하나의 자세를 제공하며 점차적으로 변화되며 관절 움직임의 최대의 범위에서 항상 적용된다. 다양한 스플린트는 탄성적 견인의 끄는 힘의 적용을 통하여 관절을 움직이는 것이다. 스플린트는 환자와 작업치료 종사자의 요소 결합에 기초하여 선택된다. 이러한 요소(작업치료 종사자의 기술 수준, 비용, 스플린트의 육체적 공헌, 착용하는 사람의 준수 요령 및 인식)를 포함한다.

입문 단계의 보조작업치료사(OTA)는 이론, 디자인과 스플린트 제공과 상지 해부학에 대한 기초적인 이해에 대한 제공적인 기술을 알아야 한다. 상지 해부학에 대한 기술과 이해와 관련된 스플린트의 레벨은 아동과 함께 스플린트의 과정에서 OTA가 참여해야 하는 정도에 영향을 준다. 작업치료사의 관리자 없이는 OTA 스플린트를 제공하거나 수정할 수 없다. 이

단원은 스플린트 제공에서 미술과 과학적인 적용으로써 각각의 제공적인 기술에 대해 전반적으로 제공한다.

상지 해부학에 대한 기초적 검토 (A Basic Review of Upper Extremity Anatomy)

스플린트 제공과 패턴 디자인은 상지 해부학의 이해에 기초한다. 세부적으로 해부학을 논의하는 것은 이 장의 범위를 벗어난다. 대신에 이 장은 스플린트를 아동의 상지에 적용하는 것을 시작하기 위해 필요한 기초적인 정보를 검토하려고 한다. 의사의 처방된 지시사항을 이해하기 위해서 OTA는 해부학을 설명하기 위해 사용되는 전문적인 지식을 습득해야 한다.

해부학적 자세는 곧게 서있는 자세에서 손바닥을 정면을 향하여 엄지손가락은 바깥으로 향한다(그림 24-1). 신체는 세 가지 면으로 나뉜다. 먼저 이마면은 신체의 앞뒤를 나눈다. 가로면은 신체의 위와 아래를 나눈다. 시상면은 신체의 좌우로 나눈다. 해부학적 경계를 설명하는 다른 용어는 바닥인데 이것은 해부학적 자세에서 손의 앞쪽을 나타낸다. 등쪽은 주먹결절이 위치한 손의 뒤쪽을 의미한다. 노뼈는 손과 아래팔의 엄지쪽을 나타내고 자뼈는 손과 아래팔의 새끼손가락 쪽을 나타낸다. 만약 처방 기록에 forearm based ulnar gutter splint with digits free라고 되어 있다면, 의사는 손가락을 제외하고 아래팔을 감싸는 자쪽 거터(ulnar gutter) 스플린트를 원한다. 그림 24-2는 이 스플린트의 예를 든 것이다.

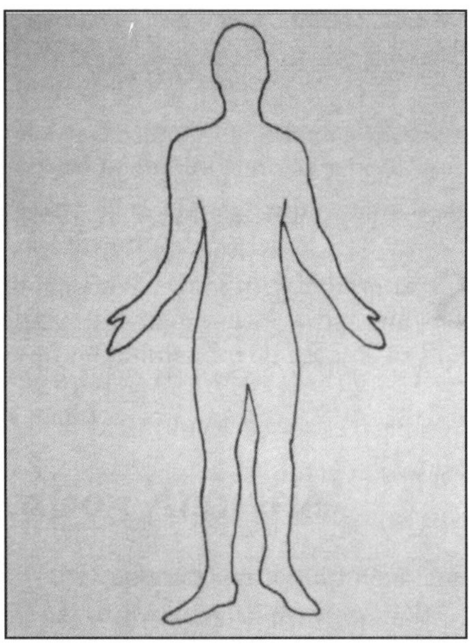

그림 24-1. 해부학적 자세.

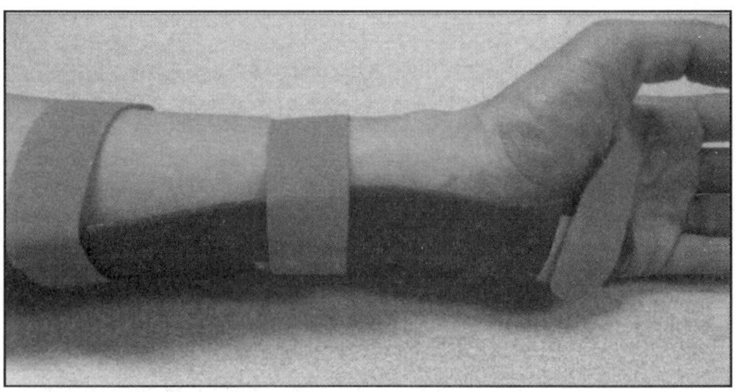

그림 24-2. 자쪽 거터 스플린트.

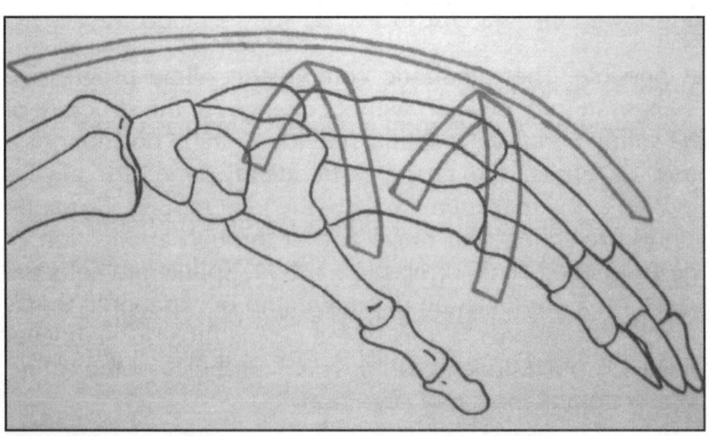

그림 24-3. 골격계 아치.

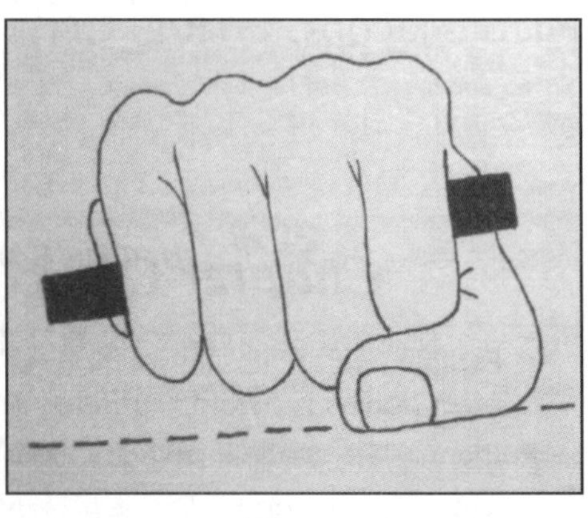

그림 24-4 잡는 아치.

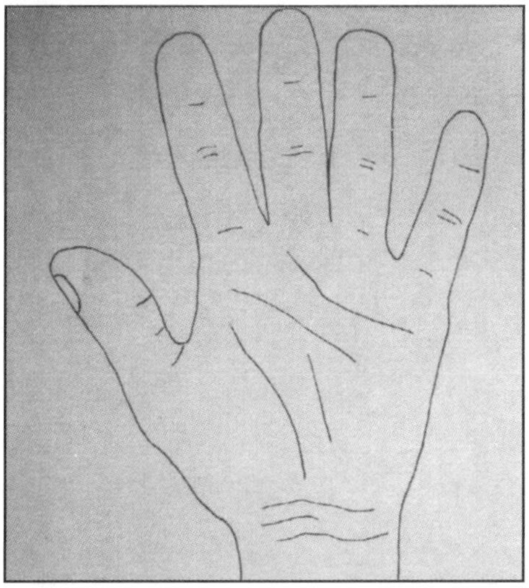

그림 24-5
손바닥 주름.

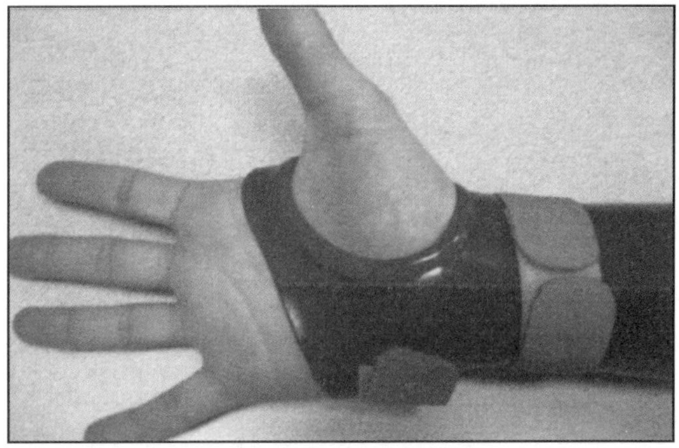

그림 24-6. Volar cock-up.

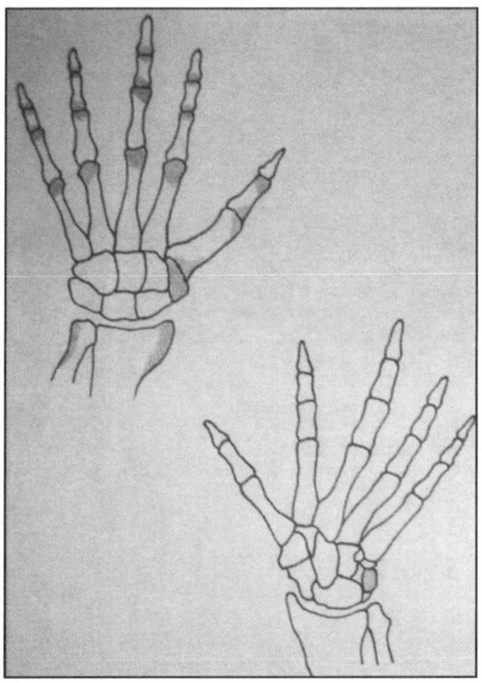

그림 24-7
뼈의 융기들.

손에는 세 개의 골격계 아치가 있다(그림 24-3). 근위부 횡궁은 손목뼈의 먼 쪽과 형성되어 있고, 상대적으로 안정화되어 있으며, 원위부 횡궁은 좀 더 움직임이 나오고 *중수지절관절*과 형성되어 있다. 손을 쥘 때 이러한 아치는 더욱 뚜렷해진다. *종궁 아치(longitudinal arch)*는 손목뼈의 중앙과 2번째, 3번째 중수골과 형성되어 있다. 물체를 손으로 잡거나 조절할 때 이 아치는 더욱 조절할 수 있는 아치로의 역할을 한다(그림 24-4). 아치의 체계는 손상, 비정상적인 근 긴장도, 혹은 내재근의 근 약화로 변할 수 있다. 확실한 손상은 아치를 편평하게 만든다. 스플린트는 최대한의 기능적 잠재력과 *이탈(migration)* 예방을 제공하기 위해 아치의 윤곽을 만들어준다.

손의 손바닥의 주름은 스플린트 제작에 있어서 좋은 지표가 된다(그림 24-5). 주름의 형태는 근본적인 구조들과 직접적인 연관이 있다. 스플린트를 제작할 때, 작업수행자는 각각의 관절에 밑줄처럼 있는 주름을 반드시 인식해야 한다. 스플린트의 먼 쪽 부위의 주름은 특별한 관절의 움직임을 제한하고, 스플린트의 몸쪽의 주름은 관절의 움직임을 허용한다(Hogar & Uditsky, 1998). 초기 근위부와 말초적으로 작업할 때, 다음과 같이 주름진다 : 근위손목 주름, 말단손목 주름, 근위손바닥 주름, 원위손바닥 주름, 그리고 무지구 주름. 엄지는 2개 주름, 근위와 말단 주름을 가지고 있다. 3개의 손가락 주름이 있다. 근위, 중앙, 말단손가락 주름은 손허리손가락(MP), 몸쪽손가락뼈사이(PIP), 먼쪽손가락뼈사이(DIP)에 각각 걸쳐 놓였다. 스플린트가 단지 손목을 고정할 필요가 있을 때, 몸쪽과 먼쪽손바닥 주름은 완전한 손허리손가락 움직임을 허락하기 위해 자유롭게 움직일 수 있어야 한다. 무지구 주름은 완전한 엄지의 움직임을 허락하기 위해 또한 자유롭게 움직일 수 있어야 한다(그림 24-6).

스플린트를 만들고 도안할 때 뼈 돌출부와 상지 관련된 특성 또한 주의를 요한다. 이를 테면, 돌출부 위의 피부는 얇고 쉽게 자극하는 경향이 있다. 이러한 부위의 과잉 압박은 발적, 통증과 언젠가 피부 손상의 원인이 될 수 있다(Austin, 2003). 팔꿈치 레벨에서의 중요한 돌출부는 팔꿈치돌기와 안쪽위관절융기와 가쪽위관절융기이다. 아래팔은 2개의 뼈돌출부를 가지고 있다. 그것은 자뼈붓돌기와 노뼈붓돌기이다. 이것들은 먼쪽 표면에 있고, 먼쪽 또는 *원주형 스플린트(circumferen-*

표 24-1

문제점을 기반으로 하는 스플린트 선택 차트

문제점	*스플린트 종류*
wrist flexion	a. circumferential wrist positioning b. dorsal wrist cock-up c. resting hand d. volar wrist cock-up with radial bare e. volar wrist cock-up with thumb hole
wrist radial deviation	a. dorsal wrist cock-up b. long thumb spica c. radial gutter d. volar wrist cock-up with radial bar
wrist ulnar deviation	a. dorsal wrist cock-up b. neoprene thumb-abduction with ulnar gutter insert c. ulnar gutter d. volar wrist cock-up with thumb hole
fisted hand	a. circumferential wrist positioning b. dorsal anti-spasticity c. palmar hygiene d. palm-protector cone splint e. resting-hand f. volar anti-spasticity
thumb in palm	a. hand-based serpentine b. long thumb spica c. modified palmar hygiene d. saddle splint/web spacer e. standard neoprene thumb-abduction splint f. sof-splint thumb-abduction splint g. thumb spica h. volar wrist cock-up with neoprene thumb abduction loop
nonweight-bearing through an open hand	a. clamshell b. inhibitive weight-bearing mitt(IWM) c. mitt weight-bearing d. palmar arch orthosis

Modified from Hogna, L., & Udisky, T(1998). *Pediatric splinting : selection, fabrication and clinical application of upper exremity splints*. San Antonio, TX: Therapy Skill Builders.

*tial splint)*로 쉽게 자극될 수 있다. 욕창의 가능성이 높은 다른 돌출부는 다음을 포함한다 : 엄지손목손허리관절, 등쪽엄지, 손허리손가락와 손허리뼈사이 관절, 등쪽손허리손가락, 몸쪽손가락뼈사이관절 그리고 모든 손가락의 먼쪽손가락뼈사이 관절 그리고 *콩알뼈(pisiform)*(그림 24-7).

소아과 작업치료에서 보조기 이용하기(Using Orthotics in Pediatric Occupational Therapy Treatment)

언제 그리고 왜 소아과 스플린트를 사용하는지 결정하기 위해, 스플린트의 목적이 첫 번째로 확인되어야 한다.

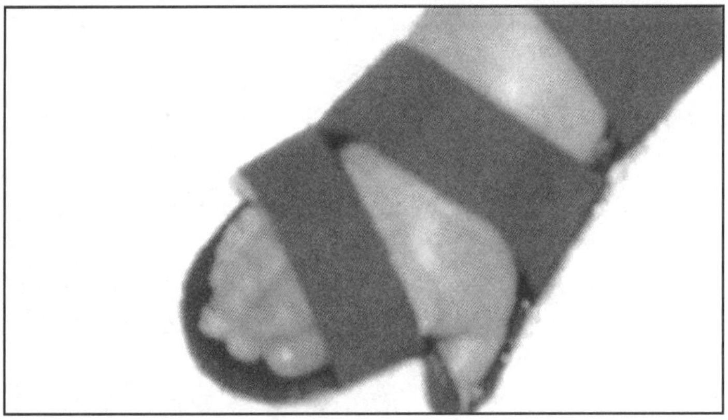

그림 24-8. 안정 손 스플린트.

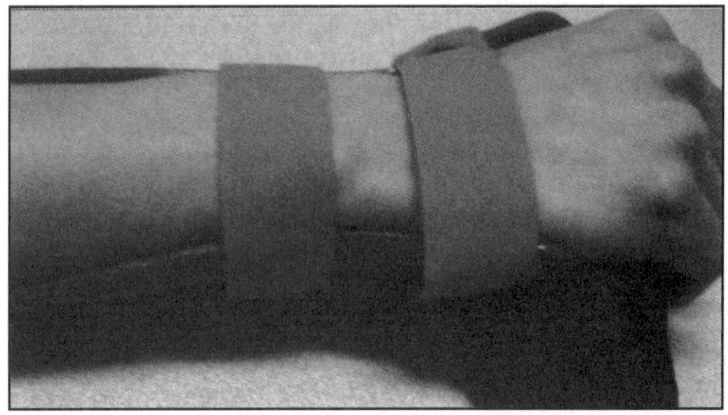

그림 24-9. volar cock-up을 이용한 물체 잡기.

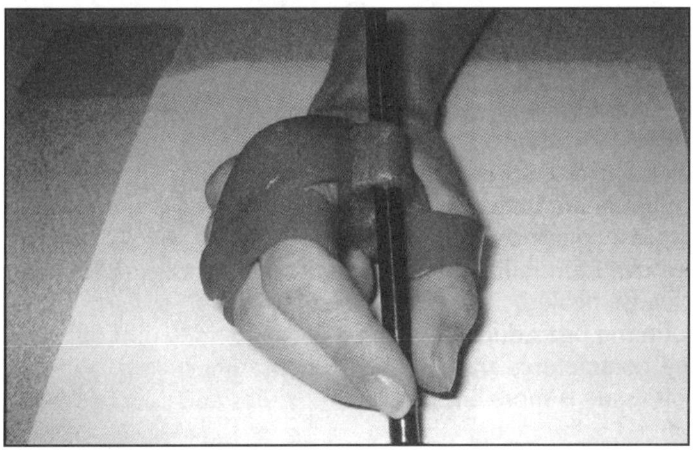

그림 24-10. 필기구 잡는 스플린트.

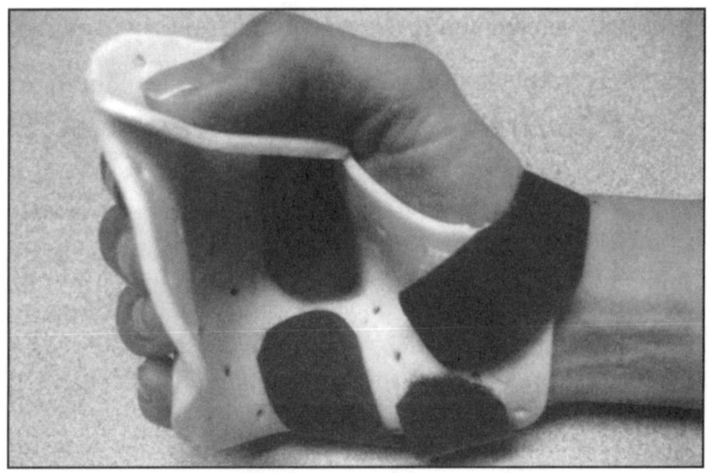

그림 24-11. 개방형 위생 손바닥 스플린트.

소아과 스플린트는 가장 일반적으로 기능을 증가시키기 위해, 위생 문제를 감소시키기 위해, 말단의 보호 또는 자해행동으로부터 보호를 위해 위치 설정에 사용된다(Charest, 2003; Hogan & Uditsky, 1998). 문제 기반 스플린트 선택 차트 표 24-1을 참고하라.

위치를 위한 스플린트 요법 (Splinting for Position)

위치설정과 관련된 가장 명백한 문제는 아직 스플린트를 대기가 가장 어려운 것일지도 모른다. 위치상 스플린트는 구축을 해결하고, 안정성 또는 지지를 제공할 수 있고, 관절의 정렬을 증가시키고, 나머지 감싸는 구조물이고, 회복을 하게 한다(Charest, 2003).

구축은 특정 관절 또는 관절들의 관절가동범위(ROM) 감소로 이르게 되는 연부조직이 팽팽해지는 것이다. 스플린트는 구축을 감소시키는 것을 도울 수 있고, 고정 또는 감싸고 있는 연부조직을 움직이기에도 좋다. 그것의 최대 끝 범위에 연부조직을 고정함으로써, 짧아지는 것을 방지할 수 있다. 게다가 장시간의 연부조직의 움직임으로 연부조직의 늘어남이 일어날 수 있다. 불안정성이나 과운동 관절이나 관절들은 안정성을 감소시키고 차례차례 기능에 영향을 미칠 것이다(Charest, 2003; Hogan & Uditsky, 1998). 스플린트는 지지는 전반적인 손의 기능을 증가시키는 데 필요한 것이라는 것을 증명한다. 관절들의 부족한 정렬이나 관절들의 반복적인 사용은 역시 기형을 유발시킨다. 비정상적으로 위치한 관절들은 어린 나이에는 문제점으로 나타나지 않지만 성장한 후에 커진 근육들과 증가된 기능 면이 더욱 관절에서 요구될 때 기형이 발생하는 위험이 있다. 스플린트 역시 적절하게 과도하게 사용된 관절들을 조정함으로써 기형 예방을 도와준다(Hogan & Uditsky, 1998). 관절들이 통증이나 부어있을 때, 쉴 필요가 있다. 통증과 부종이 발생했을 때 능동적인 움직임이 줄어들고 근육들은 약해진다. 예를 들면, 아동이 통증을 덜 느끼는 자세에서 손을 유지하지만 이런 것들은 기형을 초래한다. 스플린트는 염증, 부종, 통증이 줄어들 때까지 적절하게 일직선이 되게 손을 유지하도록 조작된다. 예를 들면, 청소년 류마티스 관절염을 가진 아동은 통증과 손이 부어 있다. 안정 스플린트는 통증을 줄이면서 자세를 잡고, 기능적 위치에서 관절들을 편안하게 한다(그림 24-8).

기능을 위한 스플린트 (Splinting for Function)

기능적인 스플린트는 약하고 결손된 근조직이 있을 때 지지를 제공함으로써 도움이 되거나 기존의 기능을 개선하기 위해 제조될 수 있다. 우선 아동을 위해 스플린트를 제조한다면 이것은 스플린트 착용 유무의 작업수행에 있어 모든 상지의 기능이 독립적으로 평가되어 측정이 되는 것이 중요하다. 평가는 또한 상지의 기능에서 어떤 문제가 있는지, 또는 관절을 포함한 수정된 스플린트는 기능이 얼마나 증가하는지 등의 결정을 포함한다. 예를 들면, 만약 근 약화가 있다면, 손목은 과굴곡이 되어 있을 것이다. 아동은 약한 쥐기(grasp) 상태를 가지게 될 것이다. 스플린트가 손목의 신전자세로 만들어졌다면, 아동의 쥐기의 근력은 개선될 것이다(그림 24-9).

아동이 특별한 과제에 어려움을 느낀다면, 작업수행자는 그에 맞도록 제작을 해야 할 것이다. 예를 들면, 아동이 엄지의 과범위 움직임을 가지고 있다면, 스플린트는 아마 펜이나, 연필과 같은 물건을 고정할 수 있도록 제작을 해야 할 것이다(그림 24-10).

위생을 위한 스플린트 (Splinting for Hygiene)

스플린트는 아마 개선을 위하거나 위생문제를 예방하기 위해 사용되어질 것이다. 작업치료사가 먼저 결정할 것은 자연과 위생문제의 기능적인 정도에 대한 것이다. 짧아진 채로 자주 사용하기 때문에 손바닥에는 주먹을 꽉 쥔 자세와 같은 문제가 발생한다. 아동은 손은 아마 붉게 되어있고 손바닥은 짓눌려 있는 것을 보게 된다. 피부손상이 더 심해진다면 작업수행자는 아마 껍질이 벗겨지고, 피부가 까지는 것과 피부병 또는 손톱에 의해 손바닥에 베이는 것을 볼 수 있을 것이다.

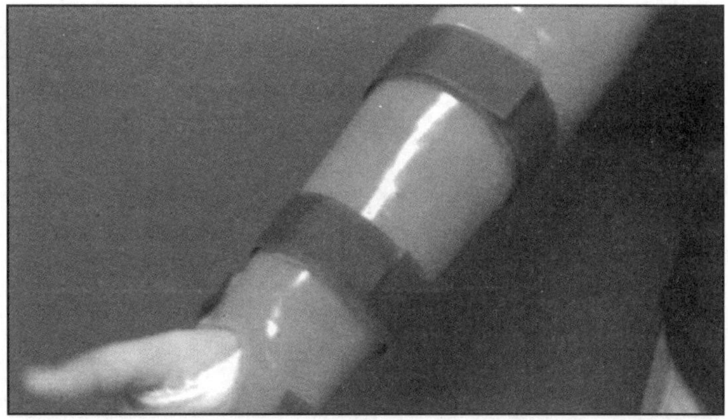

그림 24-12. 팔꿈치 펴는 스플린트.

땀으로 인한 또는 손을 적절히 닦을 수 없는 상태로 인해 불쾌한 냄새를 발견하게 될 것이다. 이와 같은 경우 스플린트를 개방하여, 손을 보호하는 것을 사용해야 될 것이다(그림 24-11).

보호를 위한 스플린트(Splinting for Protection)

다음 손상 또는 수술에서 스플린트는 보호를 위해 사용되어질 것이다. 수술 또는 손상 후에 아마 통증과 불편함이 가라앉게 될 것이다. 아동은 아마도 여전히 부상중인지 나은 것인지 알 수 없을 것이다. 예를 들면, 아동이 손목골절을 치료받는다고 하면, 스플린트는 놀이 활동을 하는 동안 손상된 부분을 보호할 것이다.

가끔 자신을 학대하는 발달장애아들에게 스플린트를 해야 할 필요가 있다. 이러한 아동은 모르는 사이에 자신의 피부를 물거나 눈을 찌르는 행동 등으로 자신들의 개인적인 안정을 해칠지 모른다. 이러한 상황에서 아동에게 스플린트는 도움이 될 수도 있다. 예를 들면, 지속적으로 자신의 손을 베어 물음으로써 촉각적인 감각을 추구하는 아동에게는, 주관절 굴곡을 막게 하는 스플린트를 해준다면 부드러운 장난감과 같은 다른 물체로부터의 촉각감각으로 대신할 수 있다(그림 24-12). 작업치료사는 제한을 고려하는 스플린트를 제작할 때에는 시설의 지침을 따라야 한다. 보호적인 스플린트의 착용, 관리, 주의사항, 목적 등은 잘 기록되어 일차 돌봐주는 사람과 함께 검토되어야 한다.

보장구 맞춤의 계획과 실행(Planning and Implementing Orthotic Fabrication)

소아에서 사용하는 스플린트는 단지 성인용 스플린트의 축소판이라는 잘못된 생각을 하기 쉽다. 소아에게 스플린트를 할 때는 여러 가지 고려 사항들이 있는데, 여기에는 해부학적 구조, 치유되는 상태, 긴장도, 부종의 존재 여부, 그리고 개인적인 순응정도 등이 포함된다. 이러한 요구에 대한 우선 순위를 잡는 것이 정확한 스플린트를 고르는 데 필수적이다. 작업치료사는 처음에 손과 팔의 전반적인 상태를 알아보는 완전하고 개별화된 평가를 실시하여야 한다. 작업치료사는 모든 문제를 한 번에 드러내려고 시도하기보다는 한 가지 혹은 두 가지 정도의 더 중요한 문제점들을 교정하는 데 초점을 두어야 한다. 능력, 시설, 그리고 상태 지침의 증명된 수준에 따라, 그리고 작업치료사의 감독 하에서 보조작업치료사가 실질적으로 스플린트를 맞춘다. 작업치료사에 의해 제공되는 감독의 정도는 보조작업치료사의 경험의 수준에 의해 결정이 되며 스플린트에도 편하지만 아동에게도 편하다.

해부학적 구조들(Anatomic Structures)

작업치료사는 아동을 위한 스플린트를 제작하기 시작하기 전에, 해부학과 전반적인 발달 사항에 관해, 특히 손(기능)에 관한 해부학과 발달에 대해 강력하게 이해를 하는 것이 필수적이다(이에 대해서는 8장, 초기 발달의 개요 및 18장 손 기술의 발달편 참고). 작업치료사는 처음에 모든 해부학적 구조물들이 다 있는지 알아내기 위해 아동에 대한 평가를 실시하여야 한다. 만약 손가락이나 구조물들이 없다면 스플린트의 *구입(purchase)*과 맞춤이 더 어려워질 것이다. 예를 들면, 노쪽 곤봉손 가진 아동은 엄지가 없을 것이다. 스플린트의 목적은 손목에서 노쪽 기형을 늘이는 것일 것이다. 손가락의 결손과 유아 지방층 때문에 적절하게 구입하는 것이 어려울 것이다. 때때로, 부가적인 관절의 움직임이 되지 않는 것으로 인해 적절하게 맞추고 구입하는 것이 필요해질 것이다.

치유에 대한 시간 계획(Healing Timeframes)

아동은 성인보다 더 빠르게 치유되는 경향이 있다. 이것으로 인해 손상 후에 더 짧은 고정으로도 가능해진다(Putnam & Fischer, 1996). 그러나 아동에 비해 성인은 주의 사항을 잘 준수하고, 그래서 위생적인 목적으로 그리고 치료를 시작하기 위해, 연조직들이 완전히 회복되기 전에 고정 기구들을 제거할 수 있게 해줄 수도 있다. 직접적으로 성인 스플린트 과정에 대한 이러한 프로토콜들은 구축이나 경직이 발생할 가능성을 줄일 것이다. 반면에 아동의 연부조직은 성인보다 더 탄력성이 있고 6주에서 8주 정도까지 긴 기간 동안에 별다른 나쁜 영향 없이도 고정이 가능할 것이다(Charest, 2003). 아동은 특정한 주의 사항들을 계속 지키는 것을 잘 따를 것이라고 보기 어렵고 장기간의 고정에 의해서도 부작용이 없을 것이기 때문에 완전히 치유가 일어날 때까지 캐스트나 스플린트로 고정이 가능하다.

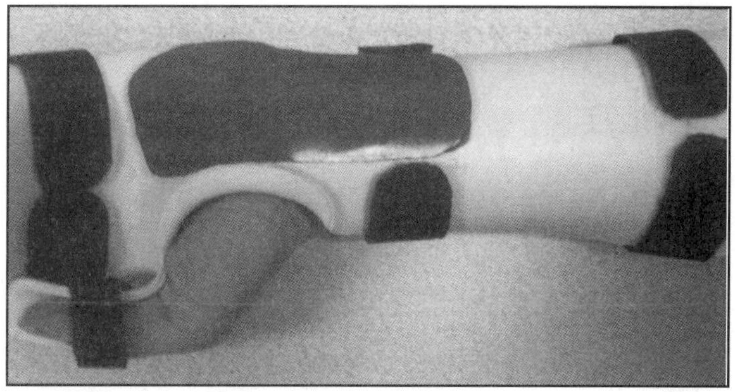

그림 24-13. 강화된 안정 손 스플린트.

비정상적인 긴장도(Abnormal Tone)

스플린트를 제작하기 전에 작업치료사는 반드시 아동의 근긴장도에 대해 완전한 평가를 실시하여 한다. 작업치료사가 강직성이 존재한다는 것으로 판단한다면, 그 스플린트는 단단하게 만들어져야 하고 부서지는 것을 방지하고 보강하기 위하여 부가적인 물질을 필요로 한다(Charest, 2003)(그림 24-13). 또한 작업치료사가 긴장도를 감소시키고 스플린트하는 데 관여되는 모든 부분들에서의 어려움을 감소시키는 관절의 위치를 취하는 자세가 있다. 이러한 자세들은 보통 스플린트에서의 상지의 바람직한 자세와 비슷하다. 작업치료사는 스플린트를 만들기 전에 이러한 자세가 되도록 노력해야 하는데, 제작에도 도움이 될 뿐 아니라, 스플린트에서 최적의 위치를 얻기 위함이다. 한 명의 작업치료사가 원하는 자세로 팔을 잡고, 다른 실행자는 스플린트를 제작하는 것이 도움이 될 것이다. 예를 들면, 팔을 외회전한 상태에서 엄지를 외전하는 위치는 굴곡근의 동반효과 패턴을 감소시키는 데 도움이 된다. 이것이 스플린트에서 바람직한 위치이고 스플린트 동안에 긴장도를 감소시키는 데 도움이 된다.

부종(Swelling)

부종은 단순히 관리되어서는 안 되며, 또한 스플린트를 대는 것으로 수용되어서는 안 된다. 부종의 수치가 변동할 때, 적당한 적합을 확실하게 하기 위해 스플린트는 밀접하게 관찰되어야 한다.

준수사항(Compliance)

준수사항은 수많은 요인에 의존한다. 첫째로, 아동은 스플린트를 착용할 의향이 있어야 한다; 아동은 다른 방법을 찾지 않을 것이다. 아동에게 스플린트를 제조할 때 아동의 인지/발달상의 상태를 중요한 요소로 고려하여야 한다. 그러나 비록 아동이 발달상 어떤 나이/수준에 작용하고 있는지, 가족/돌봐주는 사람 그리고 학교 관계자들은 그들이 스플린트를 착용하고 관리, 예방하는 것을 권고해야 한다. 외부 프로그램에 관련되지 않거나 매우 어린 아동일 경우에는 가족/돌봐주는 사람에게 책임이 있다.

영구적 스트랩은 반면에 스플린트를 제거할 수 없는(이것이 이 장에서 이후에 상세히 논의된다) 아기 또는 작은 아동의 스플린트를 유지함에 있어 전령에 익숙해져 있을 수 있다. 아동이 8세보다 더 높은 발달 수준의 기능을 하면, 스플린트를 입고, 벗고, 총 관리에 참여할 수 있다. 이 활동적인 참가는 준수를 독립과 자율적인 아동의 지각 수준을 증대시키는 것에 의해 개선할 수 있다. 또한, 아동은 스플린트를 좋아할수록, 더욱 그것을 입을 것이다. 단순한 측면에서는 되도록 보기 좋은 스플린트를 만들려고 노력하는 것은 준수를 입는 가능성을 증대시킨다. 준수를 증대시키기 위해, 작업치료사는 실제 제작에서 아동에게 열가소성 물질과 끈의 색을 선택하는 것을 허락하여 관련시키기로 결심할 수 있다. 더 도움이 되는 힌트를 위해 표 24-2를 보라.

시작하기(Getting Started)

여기까지 스플린트의 타입을 제작하는 데에 선택되는 과정을 가리키고, 또한 목표의 개관과 다른 타입의 스플린트와 관련되는 예방 조치에 대해 논의되었다. 실제 제작을 시작하기 위해, 작업치료사는 첫 번째로 물질을 선택하여야 한다. 현재 이용 가능한 여러 가지 유형의 물질을 이해하는 것이 중요하다.

재료(Materials)

저온 열가소성 플라스틱은 가장 일반적으로 스플린트를 제조하는 데 사용된다. 이 열가소성 플라스틱은 많은 재활판매자를 통해 입수 가능하다(재활판매자 목록을 위한 적용 활동에 관해 표 24-6을 보라). 물질은 화씨 135~180° 사이의 가열된 물에서 부드러워지기 때문에 저온이라고 말한다(Coppard, 1996년). 물질이 유연해지면 스플린트를 만들 수 있다. 30가지 이상의 다양한 타입의 저온 스플린트 물질이 이용 가능하나, 아직 모든 스플린트 요법에 적합한 물질이 없다. 물질을 선택할 때, 작업치료사는 물질의 목적이 무엇을 성취하고자 하는 것인지 고려하여야 한다. 성공적인 분리를 위해, 작업치료사는 물질의 특징과 성질에 대한 여러 유형의 지식을 가져야 한다.

열가소성 플라스틱은 가장 일반적으로 1) 탄력성이 있는, 2) 플라스틱, 3) 고무, 4) 플라스틱 고무의 4가지 주요 유형으로 분류된다. 열가소성 플라스틱의 특징은 아래에 논의되어진다. 30가지 이상의 상표 이름을 기억하려 하는 것보다 각각의 물질에 대한 특성을 이해하는 것이 좋다. 예를 들면, 작업치료사가 탄성 소재에 대해 이해한다면, 그 또는 그녀는 탄력있는 종류의 각각의 상표 이름에 따른 성질에 익숙할 것이다. 표 24-3은 여러 가지 열가소성 물질의 속성에 대한 개요를 제공한다.

열가소성 물질은 2가지의 세부항목으로 분류된다. 첫 번째로, 취급 특성은 그것이 부드럽고 실행할 수 있을 때, 열가소성 플라스틱에 관해 언급된다. 두 번째로, 성능에 대한 특성은 그것이 굳고 난 후, 열가소성 플라스틱의 물질과 관련이 있다.

열가소성 물질의 특성을 처리법 (Handing Characteristics of Thermoplastics)

드레이프성/유연성(Drapability/Conformability)

스플린트를 대고 있는 신체의 역할 분야에 밀접하게 적합시키기 위해 유연성/적합성은 열가소성 플라스틱 물질의 특성

표 24-2

유아의 스플린팅 팁

착용하기 위한 준수사항

- 영구적인 스트랩핑(strapping)
- 만약 발달적으로 가능하다면, 아동이 전반적인 스플린트를 관리하고 입고, 벗는 것이 지시되고, 제작에 대해 색상을 선택하고 꾸미는 것을 도와야 한다.
- 스플린트는 외관적으로 보기 좋아야 한다.
- 가장 좋아하는 인형, 박제된 동물, 아동의 장난감에 스플린팅 하는 것은 어울리는 스플린트들을 가질 수 있을 것이다. 아동은 사진에서 보는 것과 같이 인형에 스플린트를 입고, 벗기는 연습을 할 수 있다.

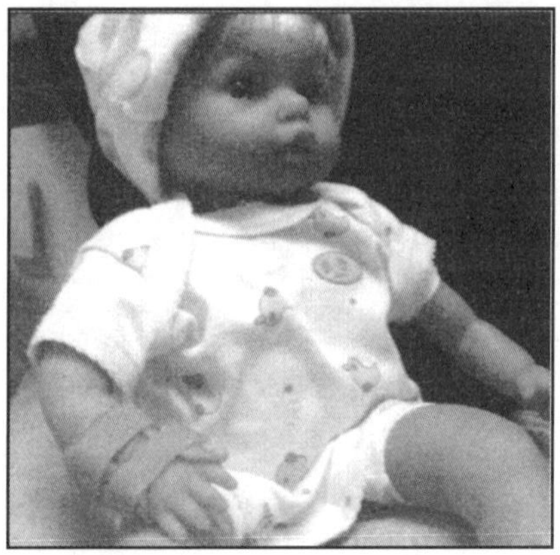

- 꽃, 웃는 얼굴, 무지개 같은 열가소성의 색상의 다양한 스크랩(scrap)을 사용해라. 스플린트에 그들을 붙여라.
- 아래의 그림과 같이 마커와 스티커로 스플린트를 꾸며라.

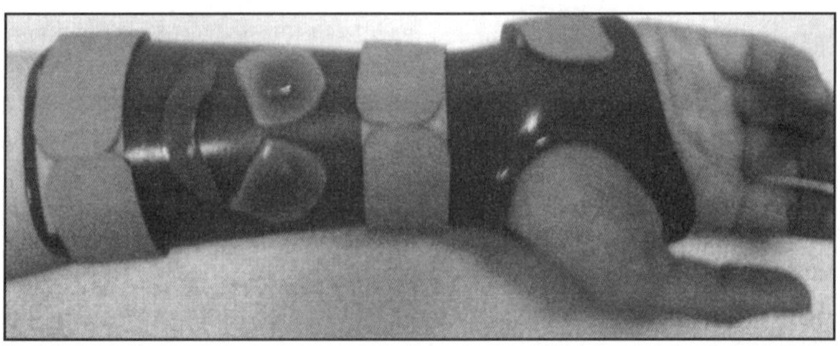

제작

- 종이 타월에 패턴을 그려라.
- 성인 사이즈의 패턴을 사용해서 줄이고, 그것을 복사기를 사용해서 출력해라. 또한 가능하다면 이미지를 나타내기 위해 아동의 손을 직접적으로 복사기에 위치시켜라.
- 만약 손상된 팔로 패턴을 그리기 너무 어렵다면, 손상되지 않은 손 또는 비슷한 크기의 형제의 손을 사용해라.
- 도움에 대해 중력을 사용해라.
- 항상 스플린트 재료에 따라서 조절하며 손을 유지시켜라. 무겁게 되는 것을 피해라. 그리고 남은 손가락 프린트는 압박의 원인이 될지도 모른다.
- 작은 모서리와 마지막 손질에서는 손가락의 끝을 사용해라.
- 스플린팅을 하는 동안 적당한 자세를 유지시키기 위해서 협력자를 사용해라.
- 임상의 스플린트 제작뿐만 아니라 스플린트의 필요를 최대로 충족시킬 재료를 선택해라.
- 스플린팅 이전에 아동에게 열처리된 물질의 작은 조각을 제공해라. 아동에게 그 재료를 가지고 당기고, 늘리면서 가지고 놀도록 격려해라. 그리고 그것의 온도를 느끼게 해라. 이것은 스플린트 제작 동안 열처리된 재료에 대한 두려움을 줄이는 것을 도울 것이다.
- 아동의 주의를 다른 곳으로 돌리기 위해서 협력자, 보호자, 또는 당신 스스로를 요청해라. 주의를 다른 곳으로 돌리는 것으로 이용할 수 있는 작은 장난감이나 풍선을 가지고 와라.

표 24-3

재료 참고 차트

	재료명	조화/굽혀지는 정도	신장에 대한 저항	복원력	손가락프린트에 대한 저항	견고성
탄성적 물질						
	aquaplast original	최대	보통	최대	최대	보통
	aquaplast original resilient	보통	보통	최대	최대	보통
	aquaplast prodrape-T	최대	최소	최대	최대	보통
	aquaplast resilient-T	보통	보통	최대	최대	보통
	aquaplast T and watercolors	보통	보통	최대	최대	보통
	encore	최대	최대	최대	최대	보통
	multiform clear elastic	보통	보통	최대	최대	보통
	orfit, soft	최대	보통	최대	최소	최소
	orfit, stiff	최소	보통	최대	보통	최소
	Prism	최대	보통	최대	최대	최소
가소성 물질						
	clinic/clinic D	최대	보통	최소	최소	최대
	kay splint basic Ⅰ	최대	최소	최소	보통	최대
	kay splint basic Ⅱ	최대	보통	보통	보통	최대
	multiform plastic	최대	최소	최소	최소	최대
	orthoplastic Ⅱ	최대	보통	최소	보통	최대
	polyform	최대	최소	최소	최소	최대
고무 물질						
	ezeform	보통	최대	보통	최대	최대
	kay-prene	최소	최대	보통	최대	최대
	kay-splint Ⅳ	보통	최대	최대	최대	보통
	omega plus	최소	최대	보통	최대	최대
	orthoplast	최소	최대	보통	최대	보통
	san splint	최소	최대	보통	최대	최대
	spectrum	최소	보통	보통	최대	보통
	synergy	최소	최대	보통	최대	최대
가소성 고무 물질						
	kay splint basic Ⅲ	보통	보통	보통	보통	최대
	polyflex Ⅱ	보통	보통	보통	보통	보통
	preferred	보통	보통	보통	보통	보통

Modified from Hogan, L., & Uditsky, T.(1998). Pediatric splinting; selection, fabrication and clinical application of upper extremit splints. San Antonio, TX: Therapy Skill Builders. Also modified from North Coast Medical' s thermoplastics chart.

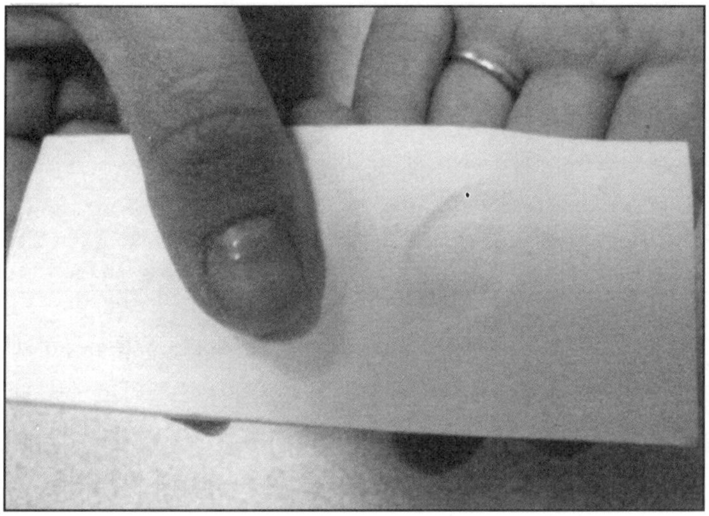

그림 24-14. 핑거 프린트 재료.

과 관련 있다. 재료가 쉽게 순응하면, 높은 정도의 유연성/적합성을 가지고 있다고 한다. 이러한 물질은 쉽게 지문과 구김이 생기는 경향이 있어서 그들이 가열되어 다룰 때 조심하여야 한다(그림 24-14). 작업치료사들은 화상 관리, 작은뼈들의 위치, 아치, 그리고 사용하기 위한 매우 적합한 위치를 선택한다. 환자에게 정확하게 적합시킨 스플린트는 더 편안하고, 스플린트 이동의 가능성을 감소시킨다.

신축성(Stretch)

신축성은 그 재료에 의해 제공되는 늘어나는 것에 저항하는 양을 말한다. 그리고 그것의 기질은 늘어난 후에 그것의 본래의 모양으로 되돌아오는 것을 말한다. 재료가 쉽게 늘어났을 때, 그것은 높은 신축성을 가진다. 쉽게 늘어날 수 있는 재료는 늘어나는 것에 대해 높은 저항을 가지는 것에 비해 적은 조절을 가진다. 작업치료 훈련자는 작고 복잡한 스플린트에 높은 신축성의 재료를 선택한다. 그리고 높은 경직을 가진 환자와 비협응을 가진 환자에게는 큰 스플린트를 제작할 때 그것들을 피한다.

복원력(Memory)

복원력은 그것이 이전에 틀 성형되거나, 늘어난 후에 그것의 원래의 모양으로 되돌아오는 가열된 물질의 능력을 말한다. 재료가 과도한 신장 없이 몇 시간 재열처리 되고, 재조형되었을 때, 그것은 복원력이 높다고 말한다. 작업치료 훈련자는 빈번하게 재조형하는 것이 예상된다면, 좋은 복원력을 가진 재료를 선택한다.

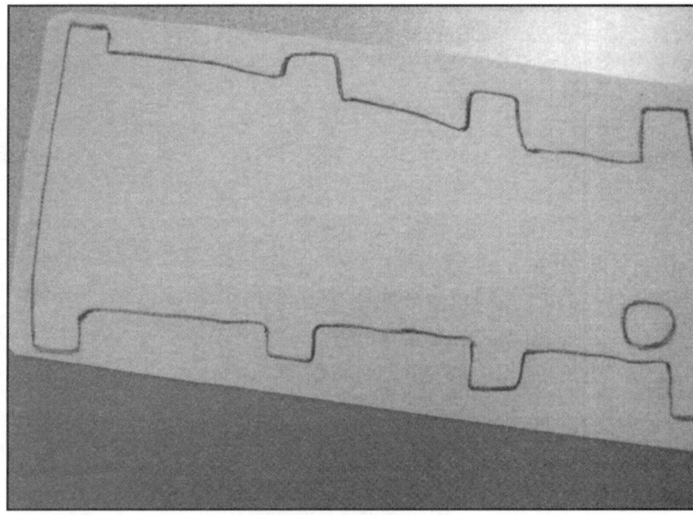

그림 24-15. 제작된 앞팔꿈치 스플린트의 도안.

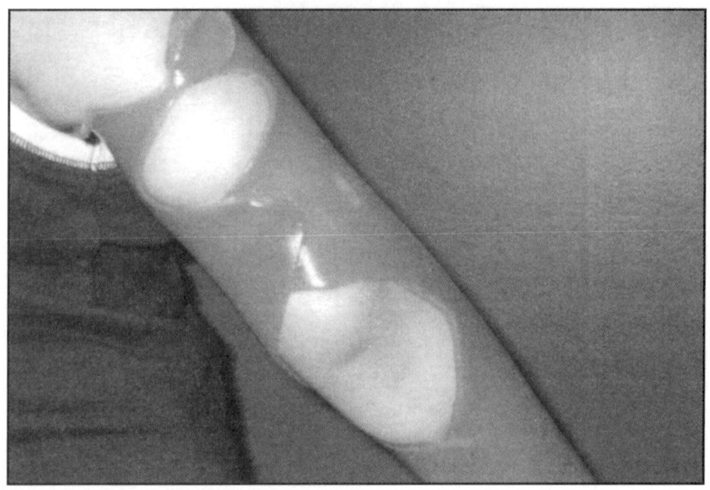

그림 24-16. 제작된 앞팔꿈치 가공.

결합력(Bonding)

결합력은 적당히 가열되었을 때 그것 자체로 달라붙는 물질의 정도를 말한다. 자체 결합력이 있는 물질은 결합의 높은 정도를 가지고 있다. 몇 가지 재료들은 영구적인 결합을 창조하기 위해 제거되어야 하는 코팅을 가지고 있다. 이러한 재료들에 있는 코팅이 그 자리에 없다면, 그 재료는 냉각된 후에 따로 붙일 수 있다. 이 성질은 많이 움직이는 아동에게 더 큰 스플린트를 성형할 때 유용하다. 예를 들면, 아이가 앞쪽 팔꿈치 스플린트를 필요로 한다면, 작업치료 훈련자는 양측을 따라서 끈과 함께 패턴을 자를 것이다(그림 24-15). 그 열처리된 재료는 팔꿈치의 앞쪽 표면에 위치되고, 뒷쪽으로 당겨진다. 그리고 꼭 집음으로써 또 다른 하나에 결합된다. 이것은 재료의 단단함을 향상시킨다. 그리고 나서 정확한 성형을 증가시킨다. 그리고 나서 작업치료 훈련자는 간단하게 재료의 셋트로써 원하는 위치에 팔을 유지시킨다. 일단 재료가 굳고 나면, 끈이 튀겨지고, 잘려진다(그림 24-16).

표면이 용액과 함께 준비되었다면, 모든 열가소성 재료는 강한 결합을 형성한다. 결합용액(bonding solvent)은 결합된 플라스틱 표면의 두 조각에 솔질할 수 있는 화학적인 약물이다.

자체 마무리의 모서리(Self-finishing Edges)

따뜻할 때 재료가 잘려진다면, 자체 마무리의 모서리는 부드러운 감촉을 가진 잘려진 모서리를 허락한다. 몇몇 작업치료 훈련자들은 자체 마무리의 모서리는 시간을 절약한다고 느낀다. 왜냐하면 그들은 스플린트의 모서리를 부드럽게 하거나, 손으로 굴리지 않아도 되기 때문이다.

열가소성 물질의 성능 특성 (Performance Characteristics of Thermoplastics)

유연성(Flexibility)

신축성은 강도를 반복적으로 견딜 수 있는 소재의 능력을 말한다. 소재는 반복되는 강도에 견디는 고도의 신축성을 가지고 있는 것으로 간주된다. 작업치료사는 이러한 스플린트가 적용과 제거하기 위해 뜯어서 열기 때문에 원주형 스플린트를 제작하기 위해 고도의 신축성을 가진 물질을 선택한다.

강도(Rigidity)

강도는 스플린트 소재의 힘세기를 나타낸다. 소재는 강하고, 밴딩(banding)과 크래킹(cracking)에 저항하면, 고도의 강도를 가지고 있다. 작업치료사는 더 큰 관절에 중량을 지원할 필요가 있는 큰 스플린트를 위한, 또는 경직이 있는 아동을 위한 고도의 강도를 가진 소재를 선택한다.

재료 두께(Material Thickness)

열가소성 플라스틱은 여러 두께에 들어오고, 형태 1/16" 1/8"을 위해 두께에 걸치는 것은 대부분의 스플린트를 위한 표준인 것으로 보이고, 더 얇은 열가소성 플라스틱은 더 일반적으로 손가락, 관절염과 소아용 스플린트에 사용된다. 소아과 스플린트, 1/16"으로, 1/12", 그리고 3/32" 두꺼운 재료는 가장 일반적으로 이용된다. 이러한 희석 소재는 더 작은 손에 스플린트의 중량을 최소로 하고, 더 좋은 편안하게 해준다.

고체 대 천공(Solid Versus Perforated)

고체 소재는 천공 소재를 하는 것보다 끝이 더 작은 모서리를 필요로 한다. 구멍은 패턴 제작 중 모서리가 울퉁불퉁하게 잘릴 수 있기 때문이다. 일부 작업치료사는 스플린트에서 발한과 관계하고, 천공이 그것을 감소시키는 것을 도울 것이라고 느낀다. 천공은 또한 스플린트를 덜 단단하게 하는 경향이 있어서 그것을 모서리에 걸치고 버리기 위해 잡아 끊어버려질 필요가 있을 때 원주형 스플린트를 위한 최상의 선택일 수 있다.

색깔(Color)

스플린트의 색은 아동의 준수 여부에 영향을 미칠 수 있다. 아동은 종종 밝은 색깔의 스플린트를 선택할 것이다. 불행하게도, 컬러가 된 모든 열가소성 플라스틱은 대부분의 하얗거나 베이지색이 되고 있다. 탄성 소재의 스플린트는 넓은 색깔에서 선택되어 온 경향이 있다.

열가소성 물질의 작업 특성 (Working Properties of Thermoplastics)

작업치료사의 향상은 열가소성의 특성을 이해하고 나면, 유연성, 강도, 소재의 두께, 구멍 대 고체, 색상, 그 또는 그녀는 더 나은 속성의 4가지 유형의 각각의 작업 속성을 이해할 수 있다. 열소성의 작업 특성은 4가지 유형으로 나눠 분류된다 : 1) 탄성, 2) 플라스틱, 3) 고무, 그리고 4) 플라스틱-고무.

탄력(Elastic)

탄력은 우수한 기억력이 있다. 그들은 높은 양의 편안함과 신축성의 중등도로 높은 수준을 제공한다. 탄성 소재는 대부분 지문을 저항한다. 완성된 제품은 적당히 단단하다. 소재의 기억의 높은 수준 때문에, 그것은 효과적인 비용, 일련 정적을 제조할 때 사용을 위한 시간 효율적인 스플린트 소재를 댄다.

플라스틱(Plastic)

플라스틱 소재는 낮은 수준의 메모리를 가지고 있다. 그것들은 적합성, 감쌈과 늘어남에 대한 최대 양을 제공한다. 플라스틱 재료는 쉽게 지문을 유지한다. 완성품은 단단하고 견고하다. 적합성과 늘어남의 높은 수준 때문에, 이런 유형의 물질은 상당한 양의 윤곽을 만들고 몰딩을 요구하는 복잡한 손 스플린트 제작에 적합하다. 이와 같은 특성들은 플라스틱 소재를 조절하기를 어렵게 한다. 비협조적이거나 경직을 가진 아동을 위해 또는 넓은 영역을 필요로 하는 스플린트 제작을 하기에는 경험이 적은 작업치료사에게 이 재료는 좋지 않은 선택이다.

고무(Rubber)

고무 소재는 메모리의 적당한 수준을 가지고 있다. 그들은 작은 감쌈과 적합성을 제공한다. 고무 소재는 고도의 통제를 가지고 있고, 늘어남에 대한 저항력이 있다. 고무는 지문에 대해 큰 저항력이 있다. 완성품에서 강도의 레벨은 열가소성 플라스틱의 각각 개별적 브랜드에 따라 변화한다. 그들의 지문을 남겨지는 것 없이 이러한 물질과 함께 적극적으로 일하기 위한 통제의 높은 단계와 능력 때문에, 고무 소재는 경직이 있는 아동을 위해서 꽉 끼지 않는 큰 스플린트를 만들 때 좋은 선택이다.

플라스틱-고무(Plastic-Rubber)

플라스틱-고무 소재는 "길 중간" 스플린트 소재로 인식된다. 그들은 지문에 대한 메모리, 통제, 적합성과 내성의 적당한 정도를 제공한다. 이러한 특성 때문에, 고무 플라스틱 소재는 미숙한 파편을 위해, 또는 폭 넓게 다양한 스플린트 소재를 비축할 여유가 없는 임상가를 위해 우호적인 사용자에게 좋은 선택이다.

요소 선택
(Component Selection)

어린 소아에게 보조기를 착용할 때는 소아들은 모든 물건을 입으로 가져갈 가능성이 많다는 것을 염두에 두어야 한다. 질식의 위험이 존재할 수 있으므로 보조기에 작은 조각으로 제작하는 것을 피해야 한다. 외부에 돌출된 구조물과 보조기 연결 장치는 작은 조각을 포함하고 있기 때문에 추천되지 않는다. 게다가 아동이 보조기를 신체에 접촉한다면, 외부에 돌출된 구조물 또는 보조기 부착장치의 구조적 특징들은 눈과 귀 또는 신체의 어느 부위의 손상을 야기할 수 있다. 만약에 의사가 성장한 아동에게 동적인 보조기를 추천하고 싶다면 열가소성 물질의 외부에 돌출된 구조물이 금속 물질의 외부에 돌출된 구조물보다 적합하다. 왜냐하면 부드러운 튜브는 탄성이 있는 요소로 싸여지고 부드러운 모서리를 포함한다.

보조기 도안(Splint Patterns)

보조기 도안을 만들 때 공업화된 종이타월을 사용하는 것이 가장 좋다. 왜냐하면 그것들은 쉽게 찍어지지 않지만 그 위에 손을 따라 그리기 전에 손을 감싸기 위한 유연성이 있다. 작업치료 실행자는 종이타월 위에 해부학적 정렬을 하고 아동의 손의 외각선을 따라 그릴 필요가 있다(그림 24-17). 물론 이 방법은 아동에게 가능하지 않을 수도 있다. 이럴 경우, 작업치료사는 도안을 준비하기 위하여 반대쪽 사지를 따라 그릴 수 있다. 다른 선택은 큰 도안과 사진복사기 위에 그린다. 또한 가능하다면 종이타월 위에 도안을 그리고 자른다. 그것은 사지에 적합하게 맞춰지지 위해 싸여질 것이다. 작업치료사는 열가소성이 있는 재질에 그리지 전에 적합한지 결정해야 한다(그림 24-18). 그 후 도안을 만들고 적합한지 평가한다. 작업치료사는 선택한 열가소성의 재질에 도안을 그린다.

도안을 만들고 적절한지 평가한 후 작업치료사는 열가소성 물질의 재질에 도안을 그린다(그림 24-19). 연필은 부러질 가능성이 있고 잉크는 영구적인 흔적을 남길 수 있기 때문에 색깔 있는 기름 연필로 그리는 것이 좋다. 기름 연필 자국은 부드러운 천이나 알코올을 문질러서 부분적으로 지울 수 있다. 이 두 가지의 제거 기술은 재질이 데워지기 전에 효과적이다. 이러한 작품들은 도안의 안쪽을 자르려고 노력하는 것이 추천된다. 이 방법으로 모든 자국이 깨끗하게 제거될 수 있다.

보조기 형체 만들기(Splint Molding)

작업치료사는 데워진 재질에 손자국을 방지하기 위해 세게 쥐거나 다루는 것을 피하도록 교육받는다. 작업치료사는 적합한 착용을 확실히 하기 위해 환자에게 직접 보조기를 갖다 대고 형체를 만들 것을 교육받는다. 이러한 규칙은 특별히 소

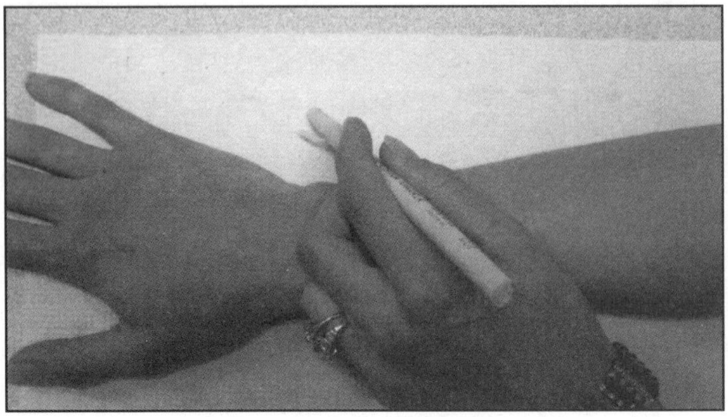

그림 24-17. 도안을 그리기 위해 종이타월 위에 손을 편평하게 둔다.

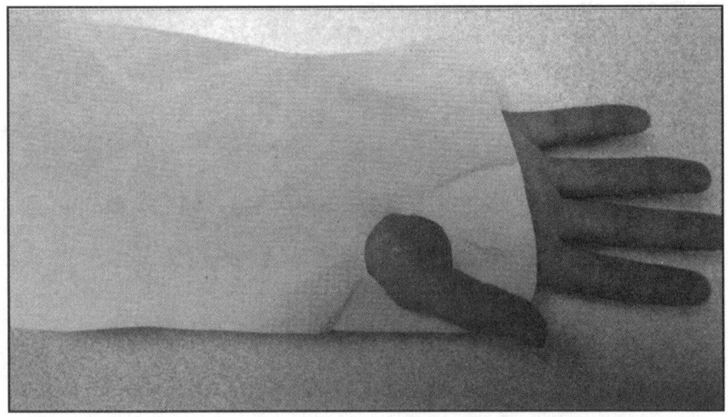

그림 24-18. 손에 맞는지 평가하기 위해 종이타월 패턴을 손 주위에 감싼다.

아에게는 항상 적용되지 않는다. 초보용으로, 아동은 스플린트를 몰딩하며 단단해지는 동안 적어도 4분 이상 완벽하게 유지하는 것이 매우 어렵기 때문이다. 또한 스플린트를 팬에서 꺼낸 직후에는 뜨겁기 때문에 아동에게 바로 적용시키기 어렵다. 대부분의 아동은 열에 대해 겁을 먹기 때문에, 작업치료사는 몇 분간 재료를 식혀서 적용하고, 따라서 작업시간을 감소시킨다. 또 다른 문제는 성인 손에 맞는 크기이다. 아동의 스플린트는 작고 복잡하다; 사용자에게 필요한 스플린트를 제작하기 위한 것으로는 우리의 손이 너무 크다. 최소한의 노력을 들이기 위해서, 치료사의 손이나 손가락, 환자의 건측 사지, 심지어 형제의 손에서 제작하여도 아무 문제가 없다는 것은 중요한 사실이다. 이런 방법으로 스플린트를 몰딩하고, 작업시간에 재료를 가지고 제작한다면, 마지막 몰딩작업은 부분적으로 단단해진 스플린트를 가지고 환자의 손에서 해야 한다는 것은 중요하다. 표 24-2를 보면 소아 스플린트를 위한 도움말이 제시되어 있다.

스플린트가 완성되면, 부분적인 조정 작업이 필수적이다. 아동 스플린트는 크기가 작기 때문에 힛건(heat gun)을 사용하거나 스플린트가 완전히 물에 잠기도록 뜨거운 물에 담가서 녹인다. 이런 문제를 해결하기 위한 좋은 방법은 스플린트 팬으로 뜨거운 물을 만들기 위해 불의 세기를 최대로 한다. 수정하는 방법을 위해, 작업치료사는 스플린트를 천천히 압착시키고 수정을 목적으로 하는 재가열이 필요하면 baster로 가열된 뜨거운 물을 정확한 위치에 적용해야 한다(그림 24-20).

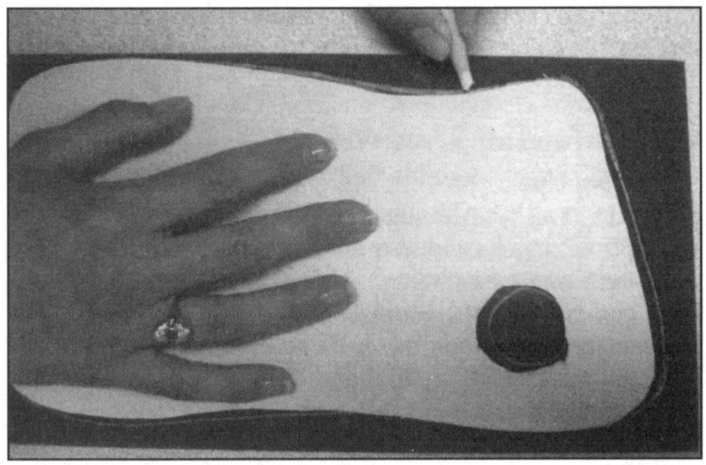

그림 24-19. 스플린트 재료 위에 연필로 패턴을 따라 그린다.

패딩(Padding)

여러 가지 패딩 옵션이 가능하다. 그리고 대부분 적용하기 쉽도록 접착제를 포함하고 있다. 패딩은 닫힌 셀과 열린 셀 두 종류를 가지고 있다. 연구자들은 소아과 환자들에게 닫힌 셀을 사용하는 것을 권유한다. 왜냐하면 패딩이 냄새나 땀, 박테리아가 흡수되는 것을 방지해주고 쉽게 닦아낼 수 있기 때문이다. 열린 셀 패딩은 흡수가 가능하다. 그러므로 패딩이 냄새, 땀, 침으로부터 깨끗함을 유지하는 것이 어렵다. 충분한 공간은 패딩을 위하여 꼭 있어야 한다. 그렇지 않다면, 스플린트와 피부 사이에 압력이 높아지거나 피부괴사를 야기할 수 있다. 패딩이 편안하게 사용되도록 적용되어지거나 골 돌출부를 편하게 하는 용도라면, 패딩은 스플린트 제작에 중요하게 적용되어야 한다. 스플린트가 식어서 굳어졌을 때, 패딩은 독립적으로 붙어 있는 보조제로 스플린트 재료에 영원히 붙

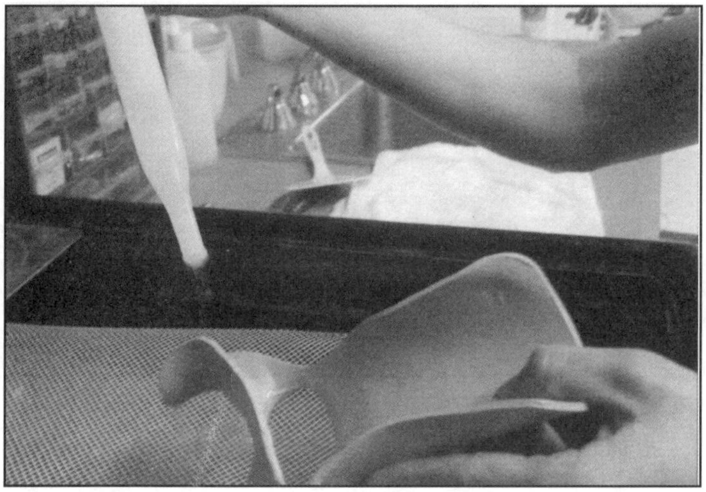

그림 24-20. baster로 스플린트 재료에 부분적으로 열처리하기.

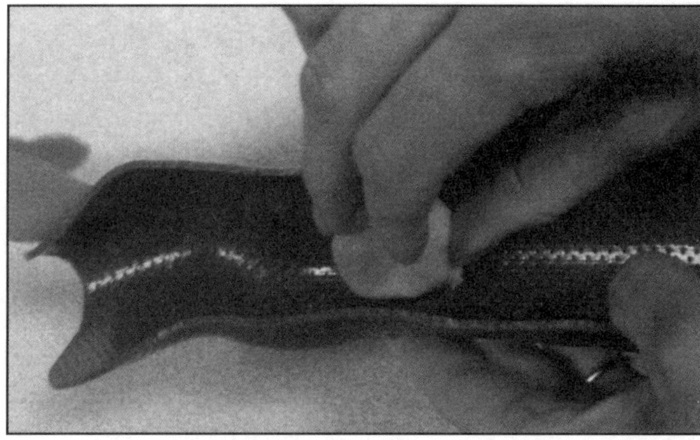

그림 24-21. 몰딩 작업 후 퍼티로 스플린트에 있는 이물질 제거.

어 있을 것이다.

다른 패딩 방법은 스플린팅 전에 골 돌출부를 미리 보호하기 위한 치료용 퍼티(therapy putty)의 사용이다. 중간 정도의 저항을 가진 퍼티가 사용되어진다. 왜냐하면 스플린트를 부드럽게 하기 위해서 열을 가하기 때문이다. 이 방법은 손상의 가능성이 있는 신체 부분을 미리 보호하는 것으로써, 거품이 잠재적으로 아픈 부위를 보호하기 위해 스플린트 안에 생성되어진다. 스플린트가 완전히 식어서 굳었을 때, 퍼티는 제거된다(그림 24-21).

가장자리 마무리(Edge Finishing)

압박 부위를 예방하기 위해서 스플린트의 가장자리를 부드럽게 말거나 벌려준다. 스플린트 팬이나 힛건(heatgun)으로 가열된 물은 스플린트를 부드럽게 말거나 벌어지게 하는데 사용된다. 스플린트의 가장자리를 가열함으로 인해 재료가 연해진다. 연해진 스플린트는 손바닥 부분의 가장자리를 안에서 밖으로 부드럽게 벌려줄 수 있다(그림 24-22). 손가락끝은 움직이게 할 수 있는 국소적인 부분이 필요하다. 물이나 로션으로 손가락끝에 수분을 공급함으로써, 손가락에 자국이 나는 것을 피할 수 있다. 이것은 부드러운 것뿐만 아니라, 피부에서 떨어지는 아래팔 기반의 스플린트의 근위 가장자리를 벌려주는 것 또한 중요하다. 스플린트의 가장자리가 벌려지지 않았다면, 끊임없는 마찰로 인해 팔꿈치 움직임으로 피부괴사를 야기할 수 있다. 팔꿈치 스플린트를 제작한다면, 근위와 원위의 스플린트 판을 모두 벌려주어서 피부괴사를 피해야 하겠다.

스트랩(Strapping)

많은 다양한 스트랩의 선택사항을 이용할 수가 있다. Velcro 회사의 loop를 선택함에 있어 적절한 질감, 두께, 넓이, 색상은 스플린트 제작에 중요한 요소들이다. Velcro회사의 loop엔 다양한 질감들이 있다. 대부분의 쿠션 스크랩은 보통 두께가 1/4이다. 적절하게 맞추어지고 마감처리가 잘 된 부드러운 Velcro회사의 stretch loop는 주변을 둘러싸는 스플린트를 고정시키기 위해 필요로 하다. 표준형 loop는 역시 쉽게 이용가능하다. Velcro회사의 loop는 1/2인치에서 2인치에 달하는 다양한 넓이가 있다. 넓이는 특정한 스플린트에 맞추기 위해 그에 알맞게 자를 수 있다. 스트랩하는 재료가 넓을수록 힘이 균등하게 분배되는 것이 더 많아질 것이다. 넓은 접촉면에 걸친 압력을 분산시켜 스크랩으로 인한 욕창의 위험을 줄어들게 할 수 있다. 스플린트의 주변을 둘러싸는 스트랩을 함으로써 균등하게 힘을 분산할 수 있게 해준다. 표면이 부드럽고 늘어나지 않으며 거칠어지지 않을 때, 1/4인치 두께의 스크랩 재료는 소아 스플린트를 위해서도 좋은 선택이다. 대부분의 스트랩핑 재료는 다양한 색상의 배열에 이용할 수 있다. 색깔 있는 스트랩은 아동이 선택하고 스플린트의 시각적 매력을 더해줌으로써 작용하는 데 도움이 된다.

그것은 많은 아동이 독특한 선물을 갖고 싶어하는 예술적 탈피인 것처럼 보인다. 이것은 가족/돌봐주는 사이 스플린트를 유지하지 않는다면, 얼마나 스플린트를 완벽하게 제작하

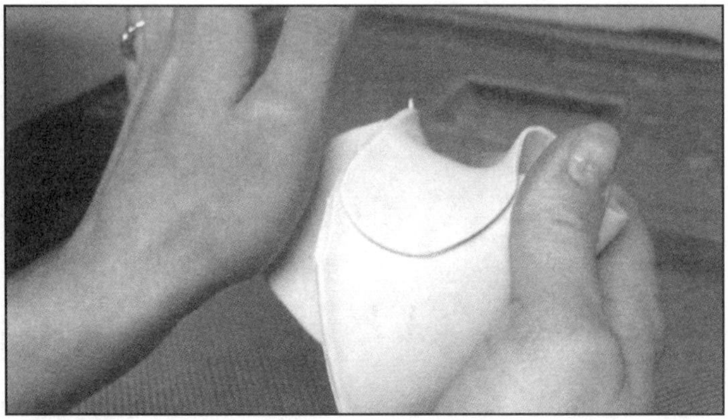

그림 24-22. 플레어링 된 스플린트의 가장자리.

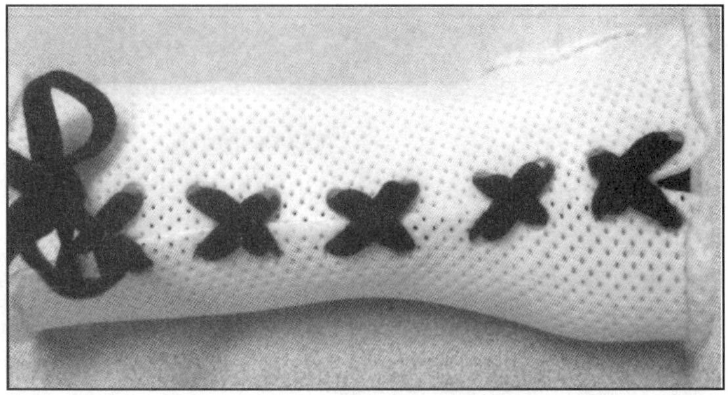

그림 24-23. 운동화 끈을 사용하여 확실하게 매어 주변을 감싸 손목 지지.

는지는 문제되지 않는다. 단순히 스크랩을 더 많이 부착하는 것이 항상 지속적으로 맞게 보증하는 것이 아니다. 저자가 스플린트 보존을 위해 이용한 기술은 다음을 포함한다.

- 양말을 아동의 손과 스플린트 위에 두어라. 이 기술은 "눈에서 멀어지면, 마음에서도 멀어진다는 이론"에 의해서 지지된다. 스플린트가 낮동안 착용하고 기능적이라고 생각되지 않는 경우에 대안적으로 양말 꼭두각시 인형은 도움이 될 수 있다. 이것은 순순히 착용하고 스플린트를 착용하는 것이 재미있다고 여기게 한다.
- 구두끈 키퍼가 있든 없든간에 구두끈을 사용해라. 저자는 원주형 스플린트 방법을 이용하는 것을 권고한다. 원주형 스플린트 요법 기술은 한쪽 방면 스플린트로 일어날지도 모르는 레이스가 피부 속으로 들어가지 않게 하는 것이다. 스플린트의 다른 쪽에서 이 방법의 포크 홀을 사용한다. 신발과 같이 끈으로 묶고, 구두끈 키퍼로 그것을 보호하거나 구두끈 스트링을 결합한다(그림 24-23).
- 구두끈 키퍼는 약국으로부터 다양한 컬러와 스타일에 이용할 수 있고 아동의 신발 가게에도 있다.
- 이중 잠금과 폴리-자물쇠 고정 시스템은 안전하고 높은 강도 발생을 위해 자신에게 잠근다. 이중 잠금과 폴리-자물쇠 고정 시스템은 또한 고정체 부속장치를 위한 표준 loop와 결합한다. 이 결합은 매우 강하고, 벨크로 회사의 loop 측면을 빨리 지치게 할 수 있어서 여분 스트랩이 공급되어야 한다. 불행하게도, 이 결합을 제거하기 위해 아동에게 어려울 뿐만 아니라, 돌봐주는 사람 또한 제거하는 것이 어려울 수 있다.
- 스플린트를 보존하기 위한 몇몇 다른 아이디어는 diaper clip, hook와 눈 잠금 장치 그리고 작은 여행가방 로크를 이용할 것을 포함한다. 그것이 이야기되고, 아동이 그것으로 자신을 때릴 수 있기 때문에 작은 부분 또는 금속을 스플린트에서 사용할 때 주의하거나, 작은 부분을 큰 소리로 말하는 것은 중요하다.

스트랩은 적당히 배치되면, 적절한 위치에 보존하는 것이 중요하다. 예를 들면, 많은 다른 돌봐주는 사람이 스플린트를 착용하고 벗을 때, 결국 부정확한 위치로 위험을 증가시킨다. 적절한 스트랩 배치를 보증하기 위한 일방성은 영구히 스플린트에 스트랩의 일측을 고착 처리하는 것이다. 스트랩을 영구적으로 부착시키기 위한 가장 공통적인 방법은 리벳이다. 리벳은 각각 금속 또는 플라스틱으로 만들어지고, 다양한 사이즈에 들어온다. 홀은 열가소성 재료와 스트래핑을 펀칭하면 리벳은 홀을 통하여 위치된다. 잠재적 피부 파괴 또는 부상을 회피하기 위해, 리벳이 내측과 외면 둘 다 같은 스플린트로 높이가 중요하다. 모울 스킨 또한 리벳 위에서 스플린트의 내측을 정렬시키는 데 사용될 수 있다(그림 24-24). 작업치료사는 또한 열가소성 재질의 외부에 리벳으로 고정할 수 있다. 스트랩과 보조기 사이에 구멍을 낸 후 구멍과 재질의 작은 조각이 함께 끼워진다. 잠재적인 피부장애 또는 손상을 방지하기 위해 보조기의 안과 밖의 표면에 리벳을 편평하게 하는 것이 중요하다(그림 24-25).

자가부착 D-고리 스트랩을 사용하는 것이 스트랩의 한 부분에서 보조기로 붙이는 것이 또 다른 선택이다. 이 스트랩들은 대부분 재활 상인들을 통해 쉽게 이용할 수 있다. 그들은 하나의 후크와 루프스트랩 형태로 제공한다(그림 24-26). 또

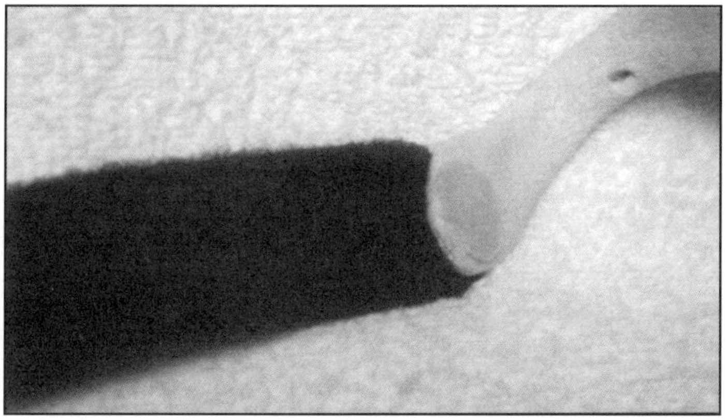
그림 24-24. 몰스킨을 안감으로 한 금속 리벳으로 스트랩을 붙인다.

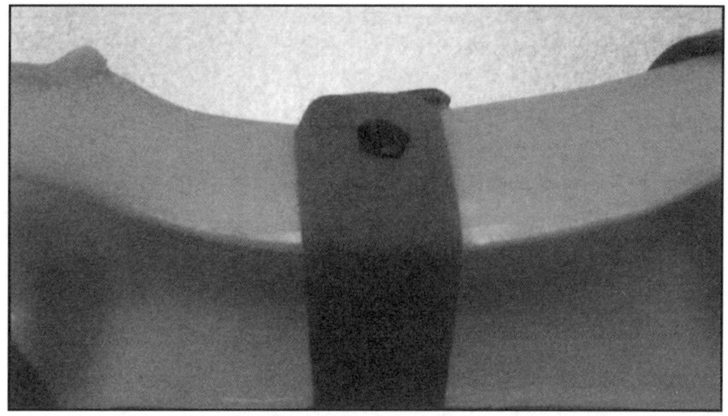
그림 24-25. 열가소성 플라스틱 리벳으로 스트랩을 붙인다.

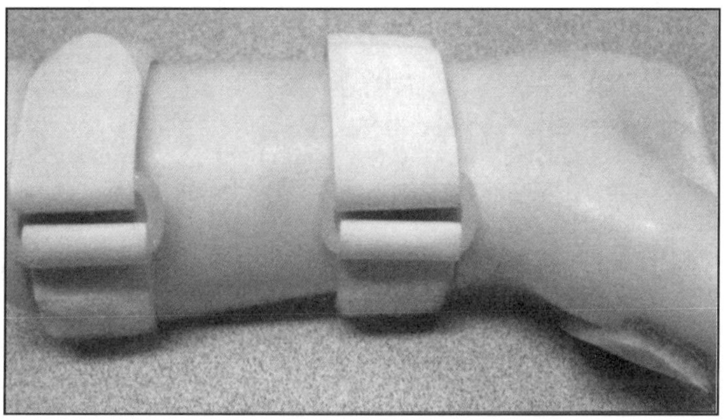
그림 24-26. 긴맞섬 스플린트의 자가 접착 D-ring 스트랩.

다른 선택은 헛건을 사용하여 부착부위를 데우고, 스트랩을 보조기에 부착하는 것이다. 일단 열가소성의 재질은 부드럽고 들러붙게 되면, 영구적인 형태를 창조하기 위해 고리는 재질속으로 눌러진다. 왜냐하면 높은 정도의 결합은 탄성이 있거나 형태가 있는 속성의 재질과 함께 하는 기술은 작업한다.

보조기 제작에서는 작업치료사의 역할 *(The Role of the OTA in Fabricating Orthotics)*

이 장의 앞에서 언급했듯이, 보조기의 초기 평가와 장기 또는 단기 목표의 결정은 작업치료사의 의무이다. 작업치료사는 특별문제점, 금기사항, 재평가계획, 주의사항의 문서도 제공해야 한다. 작업치료사는 보조기를 제작하기 전에 감독관에 의해 보조기와 소아 돌보기의 역량을 안내문을 기본으로 체크해야 한다. 일단 작업치료사는 보조기 제작과 평가에 능숙해야 하고 완벽해야 한다. 그 후에 디자인, 제작, 적합한 보조기 적용을 할 수 있다. 작업치료사는 증명된 능력에 의존하여 돌봐주는 사람 교육을 제공해야 한다. 작업치료는 적당한 관찰과 재평가를 2주마다 제공해야 한다. 능력이 있다고 간주된다면 작업치료사는 보호와 보조기 수정을 지속할 책임이 있을 수 있다.

보조기와 관련된 아동과 가족/돌봐주는 사람 교육에서의 작업치료사의 역할(Role of The OTA Orthotic Related Child and Family/Caregiver Education)

작업치료사는 보조기 착용과 보호, 보조기의 주의사항에 대한 주의사항을 가족 전원과 돌봐주는 사람의 의무를 논의하고 제공해야 한다(표 24-4). 작업치료사는 보조기 적용을 설명하고 가족과 돌봐주는 사람에게 착용을 적용하는 기회를 주고 틀린 부분을 정확히 알려준다. 가족이나 돌봐주는 사람에게 보조기를 적용하는 것뿐만 아니라, 사진이나 안내문을 제공하는 것이 도움이 된다. 또 다른 방법은 보조기에 표시하는 것이다. 예를 들면, 스트랩의 끝에 1을 표시하고 보조기에 그와 연관된 부분에 1을 표시하는 것이다. 이 방법은 돌봐주는 사람이 보조기를 적용할 때, 부착부위의 정확한 부분을 알려준다(그림 24-27, 표 24-4).

보조기 착용 시간표는 환자에 따라 다르고, 보조기의 목적에 달려 있다. 모든 소아 보조기는 집으로 보내기 전에 치료실에서 20~30분 동안 착용된다. 이 시기가 지난 후 피부의 온전함은 작업치료사에 의해 적합성이 평가되어야 하고, 수정되어야 한다. 보조기가 제작된 후 20~30분 착용되고, 적합한 착용시간이 결정되고, 아동과 부모나 돌봐주는 사람은 최적

표 24-4

수지치료 스플린트 소개 시트

Patient name : Date :

Physician : Diagnosis:

스플린트 종류 :

목적 :

스플린트 착용 스케줄 :

스플린트 제거 :

스플린트 관리 : 스플린트를 깨끗하게 하고 말린다. 미온의 물과 순한 비누, 수세미를 이용하여 매일 스플린트를 씻는다. 연마재 또한 이용된다. 타월로 말린다. 스트랩은 손으로 씻는 것이 가능하고, 공기중에 말린다. 소매 아래 스플린트는 매일 손으로 씻어야 하고 공기중에 말려야 한다.

스플린트 예방 : 치료사를 부르거나 전화한다/스플린트를 벗는다/다음과 같은 상황이 생기면 즉시 스트랩을 조절한다.

1. 화끈거리거나 저림이 있다
2. 붉어짐/물집/피부염증(예를 들면, 재료의 가장자리/스트랩)
3. 혈액순환 제약(피부색이 변하거나 손가락이 차가워짐)
4. 통증 증가
5. 부기 증가

경고 :
스플린트는 온도에 민감하다. 스플린트가 녹아 모양이 변하기 때문에 햇빛에 두지 말아야 한다(창가, 차 계기판, 냉각기, 오븐 또는 뜨거운 물). 불길이 있는 난로나 담배에 노출되면 스플린트가 녹는다. 요리, 담배필 때, 불길 옆에 있을 때는 주의해야 한다.

더 질문할 사항이 있으면 ________________________ 로 전화해 주세요.

전화번호 #: ____________________

의 착용 시간에 도착할 때까지 천천히 증가시켜야 한다. 예를 들면, 보조기를 하루에 23시간 착용하기 위해서 돌봐주는 사람은 두 시간 착용 후 한 시간 휴식의 시간표로 시작할 수 있다. 아동의 보조기에 대한 참을성이 증가되며 보조기 착용은 23시간까지 증가할 수 있다. 작업치료사는 아동과 돌봐주는 사람에게 어떤 해로운 피부반응을 관찰하도록 교육해야 한다. 붉은 부분이나 염증이 있거나 보조기 제거 후 15~20분이 지나도 흔적이 남아있다면, 과도한 압력이 있으므로 보조기는 수정되어야 한다. 아동이나 돌봐주는 사람은 보조기로 인한 혈액이나 신경순환의 문제를 관찰해야 한다(표 24-4).

청결한 스플린팅을 하려면 스플린트를 피부 청결을 유지하기 위해 하루에 23시간까지 착용해야 한다(Hogan & Uditsky, 1998). 기능을 위한 보조기는 아동이 놀이할 때나 세부적인 활동을 수행하는 동안 착용되어야 한다. 보호 또는 행동적 문

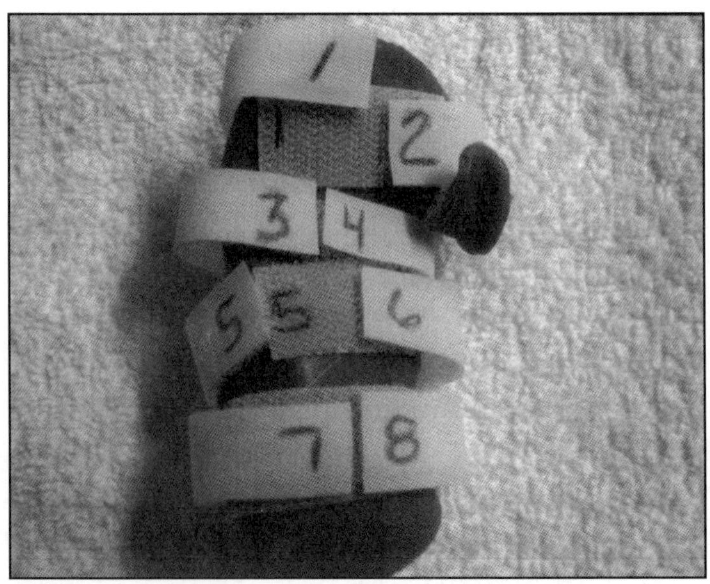

그림 24-27. 보조기의 해당하는 면에 스트랩을 붙임.

제로 제작된 보조기는 더 자주 발생할 것 같은 세부적 활동을 하는 시간동안 착용되어야 한다. 자세유지를 위한 보조기는 잠자는 시간까지도 착용 시간을 확장해야 한다. 이것은 수면 동안의 연장된 신장을 허락한다. 낮시간 동안의 수동적 관절 가동범위 또는 손의 기능적 사용을 제거한다.

작업치료사는 보조기 관리에 대한 글이나 안내문을 제공해야 한다. 더 나은 관리는 위생을 확실히 하는 것이 필요하다. 대부분 보조기는 네오프렌 같은 부드러운 직물로 만들어진다. 그것은 세제나 비누, 물을 이용하여 손으로 씻을 수 있다. 아동의 보조기는 자주 세척이 필요하다. 또한 가족구성원과 돌봐주는 사람은 공기중에서 건조시간을 확실히 하는 것을 인식하는 것이 중요하다.

열가소성의 재질은 온도에 민감하여 많은 열에 노출되면 부드러워지고, 느슨해지는 모양이 될 수 있다. 열의 원인은 차 안의 직사광선 아래의 대시보드, 난방기, 세척기와 같은 것을 포함한다. 보조기는 매일 비누와 물, 알코올, 부드러운 세척제로 세척되어야 한다. 안감으로 대는 천과 스트랩은 필요에 따라 재배치될 수 있다.

목표 발달, 문서 그리고 치료전략 (Goal Development, Documentation, and Treatment Strategies)

사전의 논의처럼 작업치료는 보조기 제작 과정을 수행하기 이전에 평가를 실시한다. 이 평가는 찾기 쉬운 안내에 따라서 철저히 문서화되어야 한다. 표 24-5는 보조기 제작 평가 형식의 예를 제시한다. 이 평가는 아동의 병력, 나이, 우세 손, 아동의 기능적 제한과 보조기의 전반적인 목표를 포함하는 모든 관련 정보를 포함해야 한다. 작업치료는 또한 제한된 관절 가동범위, 근 긴장도, 뼈정렬, 피부, 뼈돌출부 또는 보조기를 착용할 부분과 관련된 모든 것을 기록해야 한다. 보조기의 해부학적 위치, 목적, 보조기 종류 또한 문서화되어야 한다. 작업치료사와 보조작업치료사의 협력적인 과정의 부분은 보조작업치료사는 보조기의 목표, 보조기를 착용하는 장점뿐만 아니라 뼈 표시점에 집중해야 하고, 아동의 제한점을 이해해야 한다.

평가는 아동의 부모나 돌봐주는 사람으로부터 쓰이거나 말해진 진술서를 포함한다. 또한 착용과 관리 금기사항에 대한 소책자도 포함한다. 이것은 모든 부모/돌봐주는 사람에게 보조기 착용을 수행하는 근거의 하나로 정보를 주는 것이 중요하다. 이 정보는 추후의 방문에 있어 매우 중요하다. 끝으로 보조기의 착용이 평가되고 작성되어야 한다. 아동의 보조기 착용과정 또는 수정이 필요함을 결정하기 위해 중요하다.

추후에 문서는 아동의 참을성, 수정과 변경의 필요성, 착용 시간표가 병원을 떠나기 전에 작성되어야 한다. 변경이 있다면, 변경의 사유가 잘 작성되어야 한다. 또한 보조기의 목표와 비슷해지고 있는지에 대한 설명과 문서도 중요하다. 예를 들면, 관절가동범위의 증진이 있는지 학교에서 글씨를 쓸 때, 좀 더 기능적인지 또는 부모와 보호자가 보조기 세척을 잘하는가?

보조기 보상과정 (Reimbursement Procedures for Orthotics)

보조기의 보상은 보험정책과 각각의 보조기 편이성의 형태가 의존하는 것에 따라 의견이 다르다. 보조기의 실질적인 가격은 작업치료사의 시간뿐만 아니라, 정책과 재질의 가격에 의해 대부분 결정되어진다. 모든 보험회사는 그들이 보상해 줄 가격에 대한 안내문을 가지고 있으며 보상의 요구에 필요한 서류의 형식을 가지고 있다. 몇몇 보험회사는 작업치료사의 평가뿐만 아니라 의사의 의뢰서를 복사할 것을 요구한다. 다른 회사는 환자의 주치의에게 전화를 요구한다. 많은 보험과 정책으로 가족과 보호자는 그들의 구체적인 계획의 보상에 적극적인 역할에 자신감을 갖게 된다. 몇몇 보험회사는 개별적인 치료만을 보상하거나, 보조기 또는 영구적 의료기기를 포함하지 않는 보상을 실시한다. 다른 보험회사는 치료적 목적 아래의 모든 보조기는 고려할 수 있다. 그러나 치료적 보호는 1년에 6가지만을 포함한다. 이것은 보조기를 할 때, 아동은 성장과 기능향상에 따른 지속적 판단과 수정해야 할 필요가 있다. 치료의 시작, 보조기 제작, 기구 거론 전에 작업치료사와 책임단체는 무엇이 보상될 것인지, 어떻게 보상될 것인지 부모와 보호자는 지불할 용의가 있는지를 알아야 할 책임이 있다. 이러한 가격 제한은 작업치료사에게 더 나은 창조뿐만 아니라, 비용이 들지 않는 것으로 강요된다. 작업치료사는 저렴한 보조기 선택을 교육하고 아동의 전체적인 보호 또는 종결된 보조기와 타협하지 않도록 장려되어진다.

표 24-5

수지 치료 스플린트 제작과 평가 서식

Patient name : Date :
Physician : D.O.B.:
Job title : Work status : Dominance : R/L

환자 상태 이력:
D.O.I.:
D.O.S.:

평가 결과 :
기능적 레벨 :
통증 :
부종 :
민감성 :
연부조직/상처 상태/붕대 :
관절가동범위/근력 :

스플린트 목표 :
________ 회복 체계를 지킨다.
________ 관절가동범위를 증가시킨다.
________ 움직임을 제한한다.
________ 관절 정렬을 수정한다.
________ 기능을 향상시킨다.

스플린트 계획 :
________ 부동화 스플린트
________ 가동화 스플린트
________ 제한적 스플린트
________ 비관절 스플린트

치료 : 스플린트 종류별 제작/기능 :

평가 :
________ 환자는 스플린트의 목적과 적절한 사용에 대한 이해를 설명한다.
________ 스플린트의 독립적인 사용과 관리
________ Yes ________ No, 도움이 필요

추천 :
추가적인 접촉 필요 : _______ No _______ Yes

환자 사인 ________________________ 치료사 사인 ________________________

요약(Summary)

이 장은 작업치료분야에서의 보조기 영역을 조사했다. 보조기 과정에서의 소아의 보조기 제작뿐만 아니라 작업치료사의 구체적인 역할에 대해 합리적으로 설명했다. 작업치료사는 보조기 제작, 보호자 교육, 문서 치료의 기술을 가져야 한다. 작업치료사는 임상적 지식뿐만 아니라, 보조기 제작 기술을 갖추어야 한다.

사례연구(Case Study)

JD는 7세된 폐렴환자로 오른손잡이 남아이며 생후 3개월째에 IV로부터 혈전증을 가졌는데 이는 폐렴으로 남아있다. 그는 왼손의 허혈증상으로 발전되었고, 네 번째 손가락을 제외한 손가락 전체를 잃었다. 왼쪽 상지 물리적 검사는 손목의 노측면을 따라 이상발달한 상처를 설명했다. 네 번째 손가락은 잘 발달되었다. 새끼손가락의 근위지골의 뿌리부분은 존

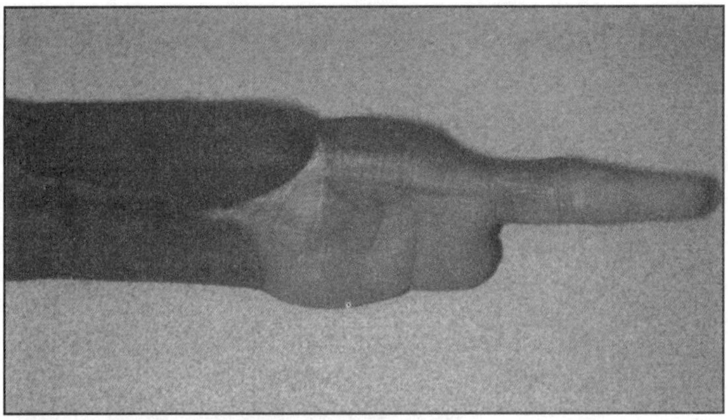

그림 24-28. 수술 후 보조기 제작 전의 손.

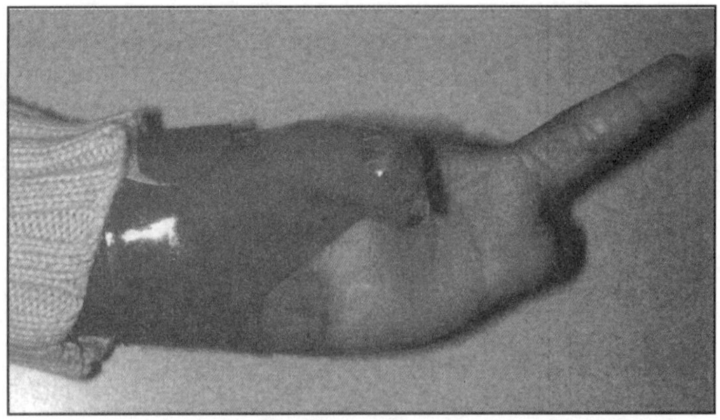

그림 24-29. 집기 기능을 향상시키기 위해 엄지의 폄 보조기.

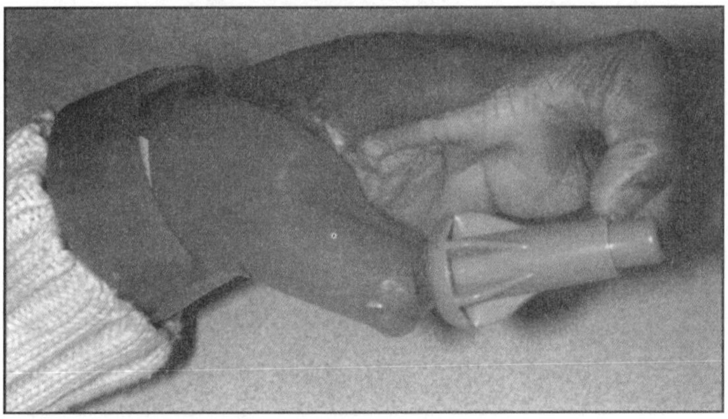

그림 24-30. 스플린트를 착용한 손의 기능적인 사용.

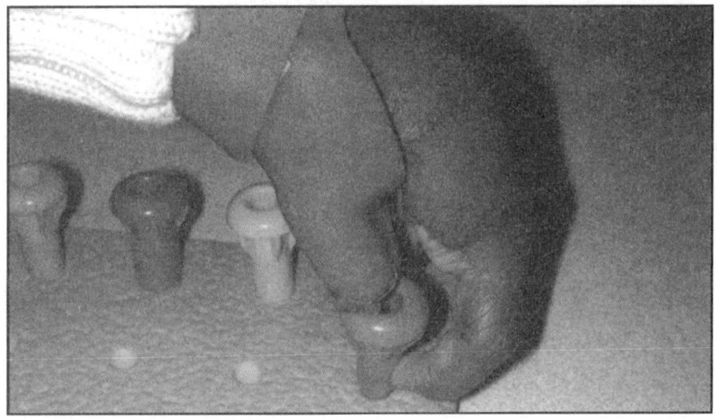

그림 24-31. 스플린트를 착용한 손의 기능적인 사용.

재한다. 새끼두덩근육도 잘 발달되어 있다. JD의 네 번째 손가락은 완전한 관절가동범위를 가졌다. 그는 오른손으로 글씨를 쓴다. 그는 손바닥과 지절을 대립하여 네 번째 손가락을 사용하여 펜을 집는다. 손목의 노측면을 따라 상처의 피부조직절제술을 위해 왼쪽 서혜부 경절의 피부를 이식하는 계획이 발가락을 엄지로 이전할 것을 예상하여 엄지대립을 제공하기 위해 수행되었다. 이 계획은 새끼손가락이 엄지의 대립기능을 수행해줄 것을 예상한 것이다. JD는 서혜부 피부조절절제술을 받았고 회복이 잘되었다. 불행하게도 관절조영도를 찍었을 때, 혈액공급이 부족했기 때문에 발가락이 엄지로 이전될 수 없다는 결정을 받았다. 가족은 이 뉴스를 듣고 실망했지만 의수로서 보조기를 시도할 의사를 보였다. 보조기는 엄지를 존재하기 위해 확장되어 만들어졌고, 그에게 기능적 집기를 할 수 있게 해주었다. Dycem 회사에서 그 단서가 있었다(Dycem Ltd., Bristol, England). 이것은 집기를 보조해 주는 거친 표면을 제공했다.

토론 문제(Discussion Question)

1. JD의 왼손을 훈련할 만한 적합한 기능적 다른 활동은 무엇인가?
2. JD의 나이에서 보조기 관리에 많은 관여가 필요한 그에게 기대되는 것은 무엇인가?
3. JD의 가족에서 발가락의 엄지로의 이식 수술대신 보조기를 선택하기 위해 당신을 어떻게 할 것인가(그림 24-28~24-31)?

적용활동(Application Activities)

손목지지 보조기 제작(Fabricating a support)

목적: 손목의 운동성을 위해 사용됨

재질: 3/32, 1/12, 1/10인치 보조기 재질, 적합한 재질을 선택하기 위해 표 24-3을 언급해주세요), 가위, 퍼티, 뼈돌출부위의 형태, 후크, 묶기 위한 줄, 그리스 연필, 도안을 그리기

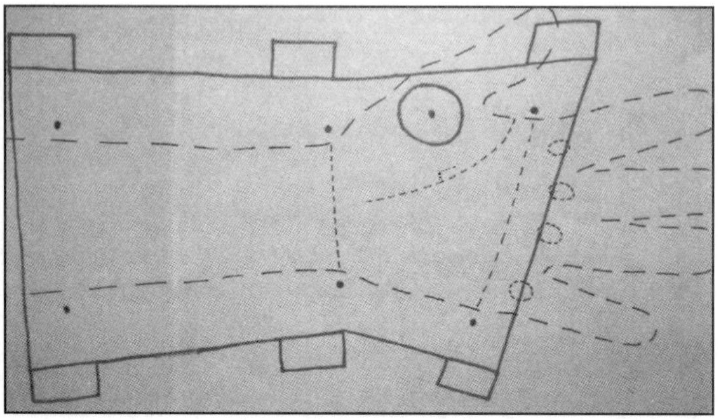

그림 24-32. 손목 지지하는 스플린트 패턴.

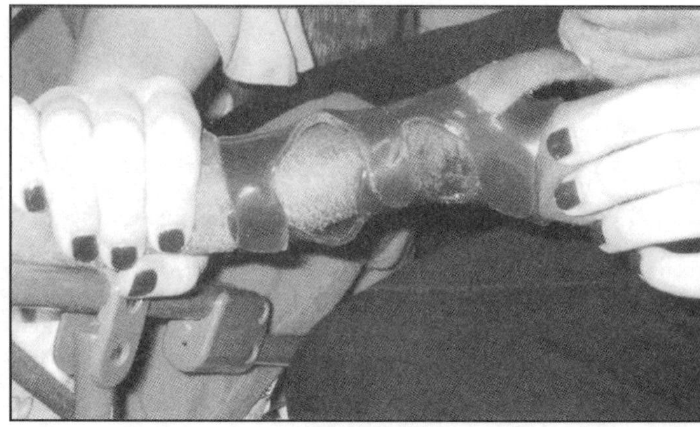

그림 24-33. 끈을 자르기 전의 제작된 스플린트.

위한 종이타월

1. 패턴을 만드는 것으로 시작한다. 종이 타월을 사용하여 원위부 손바닥 선의 자쪽(ulnar)과 요쪽(radia)의 가장자리를 따라 표시한다.
2. 아래팔의 훨씬 위 3/4에 표시한다.
3. 엄지손가락을 넣는 구멍은 엄지의 손바닥뼈의 양쪽에 표시한다.
4. 스플린트의 가장자리를 만들기 위해(엄지손가락을 넣는 구멍을 제외한) 표시들을 연결한다. 그런 후 양쪽 모두 1 인치를 늘린다. 엄지손가락을 넣는 구멍에 1인치 정도의 원을 그린다.
5. 재료를 당겨 감쌀 수 있는 끈을 만든다. 양쪽 손허리손가락, 손목, 대부분 근위부의 패턴에 인치의 절반을 더한다.
6. 재료를 부드럽게 만들어 자르기 위해 약간의 열을 가한다. 패턴을 따라 자른다.
7. 자뼈 붓돌기와 다른 뼈돌출부에 퍼티나 폼을 댄다.
8. 자세를 취하는 것은 틀을 만들고 tone을 줄이는 데 있어 중요하다. 중력이 제거된 상태는 전체적인 틀을 쉽게 만들도록 한다. 아동의 손을 뒤침, 손목폄 상태가 되도록 한다. 이것은 스플린트의 틀을 만드는 동안 이 자세를 유지하는 데 도움이 된다.
9. 재료를 완전히 열을 가한 뒤, 적절한 맞춤과 최적의 틀을 만들기 위해 재료의 엄지 구멍을 아동의 엄지에 먼저 둔다.
10. 다음으로 끈을 주변을 감싸면서 잡아당겨 뒤쪽으로 함께 붙인다. 그것들은 재료가 완전히 식으면, 쉽게 분리되도록 잡아당길 것이다. 틀을 만들 때, 손바닥의 아치의 형태를 만드는 것은 중요하다. 손이나 엄지의 선이나 윤곽을 따라 펴주면서 압박이 골고루 퍼지도록 한다. 양손은 언제나 움직여져야 하고, 재료의 만지거나 잡는 것은 손가락의 프린팅이나 압박점을 야기한다는 것을 명심한다.

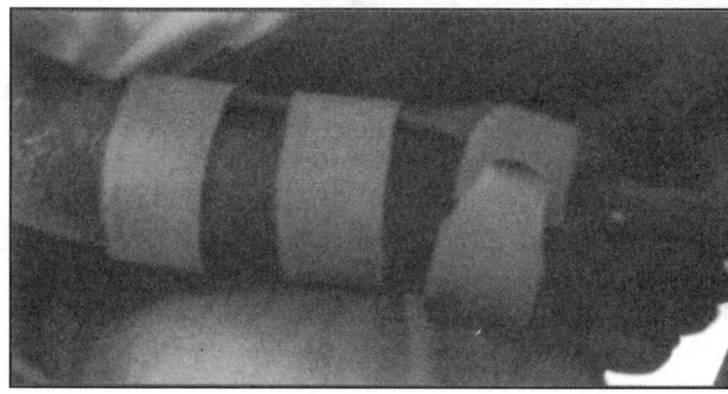

그림 24-34. 환자 손목 지지.

11. 재료가 데워지면 손허리손가락의 정리를 위해 원위부 가장자리와 아래팔을 따라 압박을 예방하기 위해 근위부 가장자리를 만다. 엄지 사용에 있어서 안정성과 압박 반점 예방을 위해 엄지 구멍의 가장자리 역시 만다.
12. 일단 재료가 완전히 식으면 필요하다면 다듬는다. 이것은 원위와 근위의 가장자리가 말리도록 한다. 가장자리를 부드럽게 할 때, 손바닥을 이용하여 압력이 골고루 퍼지도록 한다.
13. 퓨티나 패드를 스플린트에서 제거하고 스플린트의 전체적인 맞춤을 확인한다. 손가락의 손허리손가락 선과 엄지는 깔끔해야 하고, 자뼈붓돌기나 다른 뼈 돌출부

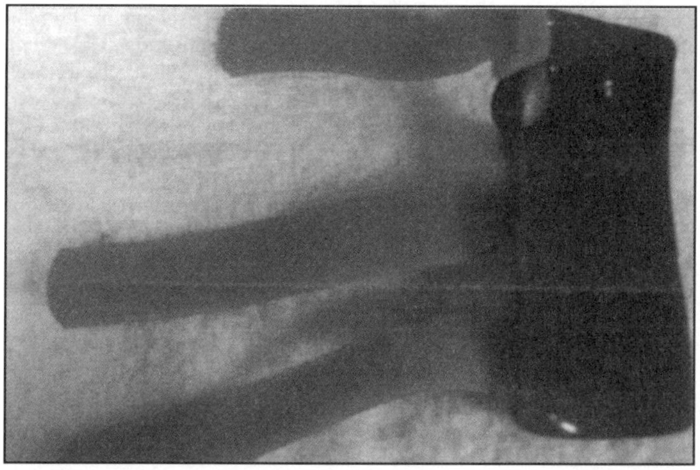

그림 24-35. 손목 지지.

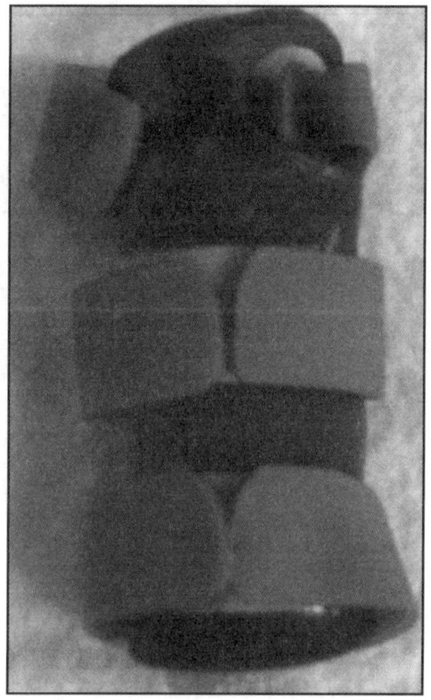

그림 24-36. 손목 지지.

표 24-6

스플린트 재료 판매

AliMed Inc.
297 High Street
Dedham, MA 02026-9135
(800) 225-2610

- 열가소성플라스틱(제한적 선택)
- 사전제작 스플린트
- 스트랩 재료
- 다양한 스플린트 제공

North Coast Medical, Inc.
18305 Sutter Boulevard
Morgan Hill, CA 95037-2845
(800) 821-9319

- 열가소성플라스틱 재료
- 사전 제작 스플린트
- 네오프린 재료/제공
- 스트랩 재료
- 패드 재료
- 스플린트 제공에 있어 광범위한 선택

Sammons Preston Rolyan
P.O. Box 5071
Bolingbrook, IL 60440
(800) 323-5547
Fax (800) 547-4333

- 열가소성플라스틱 재료
- 사전제작 스플린트
- 네오프린 재료/제공
- 스트랩 재료
- 패드 재료
- 스플린트 제공에 있어 광범위한 선택

Velcro USA
406 Brown Avenue
Manchester, NH 03108
(800) 225-0180
Fax (603) 669-8991

- 벨크로 생산(아이론 포함)

는 퍼티나 패드로부터 올라와 있어야 한다. 부분적 가열과 다듬으로써 필요한 변화를 준다.

14. 일단 끈을 충분하게 잘라, 가장자리를 부드럽게 하고 스트랩을 적용한다.
15. 한 곳은 원위부, 다른 한 곳은 근위부, 그리고 손목 선 영역의 지나는 중앙에 주변을 감싸 스트랩을 적용한다(그림 24-32~24-36).

참고문헌(References)

Austin, N.M. (2003). Anatomical principles. In M. A. Jacobs, N. Austin (Eds.), *Splinting the hand and upper extremity: principles and process* (pp. 19-47). Philadelphia: Lippincott Williams & Wilkins.

Charest, E. (2003). The pediatric patient. In M.A. Jacobs, N. Austin (Eds.), *Splinting the hand and upper extremity: principles and process* (pp. 434-445). Philadelphia: Lippincott Williams & Wilkins.

Colditz, J. (1995). Therapist's management of the stiff hand. In J.M. Hunter, E.J. Mackin, A.D. Callahan (Eds.), *Rehabilitation of the hand: Surgery and therapy* (pp. 1141-1159). St. Louis, MO: C.V. Mosby.

Coppard, B.M. (1996). Introduction to splinting. In B.M. Coppard, H. Lohman (Eds.), *Introduction to splinting: A critical thinking and problem solving approach* (pp. 1-20). St. Louis, MO: C.V. Mosby.

Gabriel, L. (1996). Splinting children who have developmental disabilities. In B.M. Coppard, H. Lohman (Eds.), *Introduction to splinting: A critical thinking and problem solving approach* (pp. 252-278). St. Louis, MO: C.V. Mosby.

Hogan, L. & Uditsky, T. (1998). *Pediatric splinting selection, fabrication, and clinical application of upper extremity splints*. San Antonio, TX: Therapy Skill Builders.

Putnam, M.D., Fischer, M. (1996). Forearm fractures. In C.A. Permer (Ed.), *Surgery of the hand and upper extremity* (pp. 599-635). New York: McGraw-Hill.

Schultz-Johnson, K. (2002). Static progressive splinting. *Journal of Hand Therapy, 15*(2), 163-178.

용어해설

Glossary of Terms

가설(hypothesis) : 이론을 지지하거나 거절하는 데 이용되는 측정할 수 있는 가정.

가족-중심적 돌봄철학(Family-Centered Care Philosophy) : 서비스 준비의 계획, 수행과 결정과정에서 아이의 가족/돌보는 사람을 고려하고, 중시하고 적극적 참여하도록 하는 것.

감각구별(sensory discrimination) : 입력되는 감각 정보의 질을 평가하는 중추신경계 기능.

감각식이요법(sensory diet) : 각성 수준을 스스로-조절하고 기능적인 항상성의 상태를 성취하기 위한 개인의 능력을 촉진하는 데 필요한 활동과 개인화된 규칙적인 스케줄 프로그램.

감각조절(sensory modulation) : 유사함 그리고 각성수준을 조절하는 가치를 위해 입력되는 감각 정보를 평가하는 중추신경계의 기능.

감각통합(sensory Integration) : 개인의 감각 정보와 행동과 기술의 수행의 조절을 위한 환경을 조직화하는 중추신경계의 기능.

감정이입(empathy) : 다른 사람의 의견을 받아들이는 능력, 다른 사람이 느낄 수 있는 능력.

개별화된 가족서비스계획(IFSP) : 개별화된 가족 서비스 계획(Individual Family Service Plan).

개별화된 교육계획(IEP) : 개별화된 교육계획(Individual Education Plan).

견인 반응(traction response) : 태어날 때 나타남; 아동의 팔을 어깨 굽힘 자세로 당기면 어깨, 팔꿈치, 손목, 손가락을 포함한 모든 팔의 관절의 굽힘을 야기함. 몇 주 내에, 손바닥에 압박하는 자극은 이 반사를 끌어냄.

결정시기와 감각시기(critical and sensitive periods) : 사람들이 학습을 위해 대부분 준비하고 이용하고 새로운 기술을 획득되는 특별히 예정된 시간. 결정시기와 감각시기는 어떤 종류의 차단으로 인해 부정적인 영향을 미침.

구강위급식관(oral gastric feeding tube) : 입아래에서 위까지 연결된 관.

첨단기술(high technology) : 기능적 사용법을 위한 개별적 조절과 훈련이 요구되는 복잡한 전기구성요소를 가진 장치 또는 장비; 일반적으로 대중에 의해 이용할 수 있거나 사용함.

관념화(ideation) : 활동에 대한 목표를 이해하는 개인적인 능력과 목표를 어떻게 성취하는지에 대한 일반적인 생각.

공동주의집중력(joint attention) : 동시에 한 과제보다 더 많은 것을 집중하는 능력(예를 들면, 아이가 게임을 할 때 동시에 학교의 일을 논의한다).

구역반사(gag reflex) : 출생 후에 나타나는 보호반사. 혀의 뒤 1/3 또는 인두영역에 자극은 구역질을 일으킴.

기계수용체(mechanoreceptors) : 피부 또는 털의 압력 또는 이동에 반응하는 피부의 촉각수용체.

기능적 행동(functional behavior) : 사람이 독립적으로 일하거나 살아가는 것과 같이 목표를 성취하는 데 적응하고 허락하는 반응.

기술(technology) : 재래기술(low technology), 첨단기술(high technology).

기준(norms) : 전문가와 보통 사람이 신체 성장과 같은 특별한 현상을 따르는 가이드 라인.

기형유발물질(teratogen) : 발달에 영향을 주는 질병 또는 다른 부정적인 요인.

긴장성 깨물기(tonic bite) : 촉각 입력에 반응하는 턱의 강한 닫힘. 8~10달 경에 줄어듦.

재래 기술(low technology) : 대중이 상업적으로 이용할 수 있고, 사용을 위해 훈련이 많이 요구되지 않는 비전기 또는 간단한 전기 시스템을 가진 장치 또는 장비.

내재(intrinsic) : 해부학에서 손안에서 이는곳과 닿는곳이 있는 손의 근육을 의미한다.

내적동기(intrinsic motivation) : 개인안에서 발생하는 작용을 불러일으키고 외부영향에 의해 촉진되지 않는다; 약간의 외부 보상보다 활동 그 자체에 의해 보상되는 작용을 조절한다. 내적동기는 놀이의 필수적인 성분으로서 광범위하게 받아들여진다(Parham, L. D. & Fazio, L. S.(Eds.). (1997). Play in occupational therapy for children. St. Louis, MO: Mosby.).

내적조절(internal control) : 개인이 자신의 활동에 맡겨진 범위와 어떤 범위에서 활동의 결과; Bundy의 놀이모델에서 놀이의 필수요소(Parham, L. D. & Fazio, L. S. (Eds.). (1997). Play in occupational therapy for children. St. Louis, MO: Mosby.).

내적충동(inner drive) : 환경에 숙달을 통해 자아실현을 하고 성취하기 위한 인간유기체의 선천적인 내적욕구.

네발기기(crawling) : 아동이 움직일 때 대부분 팔을 이용하고, 바닥에 엎드려 움직임.

놀이(play) : 1. 내적동기와 관련된 경험의 자세 또는 유형; 결과보다 과정을, 외적 조절보다 내적 조절을 강조함; 마치~인 것처럼 또는 ~인체하는 요소; 사회적 제재로 위협이 없는, 안전한 곳에서 일어난다; 2. 기쁨, 재미, 즐거움 또는 오락을 제공하는 자연적이고 체계적인 활동(Parham, L. D. & Fazio, L. S.(Eds).(1997). Play in occupational therapy for children. St. Louis, MO: Mosby).

놀이다움(playfulness) : 1. 놀이에 대한 기회를 찾아가거나 재미와 즐거움이 있는 놀이의 제안에 반응하는 경향 ; 2. 유연성, 명백한 기쁨과 자발성에 의해 특징지어지는 행동적 또는 개인적 특색. Bundy의 놀이다움 모델을 참조(See also Bundy's model of playfulness(Parham, L. D. & Fazio, L. S. (Eds).(1997). Play in occupational therapy for children. St. Louis, MO: Mosby.).

놓기(release) : 물체나 자극을 놓는 것.

느슨한 연합(loose association) : 생각이 논리적으로 발달된 것보다 오히려 가볍게 다루기 위해 다른 것에 관한 하나의 단편에서부터 우연하고 빠르게 움직이는 생각(연설에 반영되는 것과 같이).

다감각접근법(multisensory approach) : 아동학습에 도움을 주는 모든 감각을 이용하는 것과 관련됨: 시각, 청각, 운동감각, 촉각과 후각.

단기 목표 short-term goals(STGs) : 장기 목표에 이르기 위한 작은 목표.

단면조사연구(횡단적 연구, cross-sectional study) : 대체 한 부분에 유사한 특성을 가진 넓은 범위 주제에서 견본추출 을 포함하는 조사형태(예를 들면, 흡연 습관을 알아보기 위한 상태를 이해하기 위해 다수를 조사한다).

단순 회전(simple rotation) : 엄지손가락과 다른 손가락의 맞섬(대립)을 이용해 물체를 회전하는 것, 손가락들은 보통 하나의 단위 역할을 하고 보통 180° 이하로 회전됨.

등급화(grading) : 개인의 요구 또는 능력.

맞섬(opposition) : 다른 손가락쪽으로 엄지의 회전.

머리꼬리발달(cephalocaudal development) : 머리에서 꼬리방향으로 운동발달이 나타남.

먹이찾기반사(rooting reflex) : 얼굴 또는 입술 옆에 주어지는 촉각 입력에 반응하여 머리의 회전. 4개월까지 나타나며, 모유수유 아동은 더 늦게까지 나타날 수 있다. 음식을 구하기 위한 행동.

먼쪽(distal) : 몸의 중심에서 더멀리 있는 몸부분.

모방(imitation) : 1) 어떤 사람의 행동이 다른 사람의 행동과 맞추도록 시도하는 것; 2) 어떤 사람이 그린 선, 모양, 형태, 글자 또는 단어를 본 다음에 모조한다. 이 기술은 그림을 그리는 처음 학습에서 나타난다.

몸쪽(근위부, proximal) : 신체 중심에 가까운 부분(예, 어깨와 엉덩이).

문제-지향적 기록(problem-oriented charting) : 치료팀에 의해 해결되는 문제에 의해 조직화되는 종류의 기록지. 모든 학분 분야의 수행가들이 같은 문제를 가지고 문서화한다.

문화적 배경(cultural context) : 다른 단체의 사람들이 행해지는 관습과 의식을 나타냄.

미국장애인관련법(Americans with Disabilities Act; ADA) : 장애를 가진 사람들에게 똑같은 치료와 편의제공을 명령하는 미연 방법.

미세소근육 운동기술(fine motor skills) : 손과 손가락에서 수행되는 세련되고 작은 운동기술

방향성(directionality) : 공간에서 왼쪽과 오른쪽 방향을 해석하는 능력.

배경(contexts) : 특별한 성장이 발달을 추정하고 양육되는 환경(environment or milieu).

배밀이(creeping) : 움직이는 동안 손과 무릎에 체중을 지지하며 이동함.

베끼기(copying) : 책 또는 칠판에서 베끼는 것과 같은 모델로부터 형태 또는 글자를 재현(복사)하는 것.

보완의사소통(augmentative communication) : 보완/대체의사소통(AAC)보드와 같이 의사를 전달하는 개인의 능력을 향상시키는 장치 또는 방법.

보조공학(assistive technology, AT) : 상업적으로 규격품이며, 수정되거나 개인에게 맞추어져 획득될 수 있는 것으로 즉, 장애를 가진 개인의 기능적 능력을 증가시키고, 유지하거나 향상시키는 데 사용되는 아이템, 도구 한 부분 또는 제품 시스템.

보조기구(assistive device) : 일상생활활동, 작업, 놀이와 여가에서 인간의 기능적인 독립을 향상시키거나 최대화시키는 대상 또는 도구.

보조도구(assistive equipment) : 보조기구로 봄.

복합돌림(complex rotation) : 지우개에서 연필심까지 연필을 둘러싸는 돌림으로 설명되어지는 것과 같이 물체가 180°~ 360°로 돌리는 것.

본능적 움켜잡기반응(instinctive grasp reaction) : 4개월에 나타나기 시작하고, 다음 6개월 동안 바뀌므로 10개월을 지나 자동반응은 더 이상 나타나지 않는다. 자극은 손바닥의 자뼈쪽 또는 노뼈쪽으로 가벼운 접촉되면, 자극이 있는 쪽으로 엎침 또는 뒤침이 나타나고(4~6개월까지), 그 다음 자극이 있는 쪽으로 더듬는 움직임이 나타나고(6~7개월까지), 마지막으로 물체를 움켜잡게 된다(8~10개월까지).

본성 대 양육(nature vs. nurture) : 내적생물학(본성)과 환경적 요인(양육) 및 발달에 미치는 영향 사이에 제안된 관계.

부수적 정보(collateral information) : 교사정보, 이전 평가 또는 다른 가족구성원의 면담정보와 같이 클라이언트와 접촉을 통한 자료로서 얻어지는 정보.

분리(disassociation) : 손의 노뼈쪽과 자뼈쪽 사이에 분리, 자뼈손가락은 노뼈쪽으로 정밀한 작업을 수행할 동안 손바닥으로 굽혀진다. 분리는 손의 노뼈쪽으로 힘과 안정성을 제공한다.

비대칭적 긴장성목반사(asymmetrical tonic neck reflex, ATNR) : 태어나면서 존재하고 4~6개월 사이에 통합된다. 자극은 오른쪽 또는 왼쪽으로 머리를 돌렸을 때 머리를 돌린 쪽은 폄패턴을 보이고 반대편은 굽힘패턴을 나타낸다.

비영양 빨기(non-nutritive sucking) : 빨기기간은 휴식기간보다 더 짧다. 호흡과 빨기 비율은 1:1이다.

빨고 삼킴 반사(suck and swallow reflex) : 태어나자마자 나타남; 입술 옆 또는 중심에 가벼운 촉감이 주어졌을 때 빨기 움직임이 나타나고 입이 열림.

빨기(sucking) : 혀의 리드미컬한 위-아래 움직임.

뻗기(reach) : 물체나 자극의 방향으로 팔을 폄(신전)하는 모습.

사람 첫 언어(person first language) : 장애를 가진 사람에 대한 긍정적인 자세로 양육되거나, 장애를 가지지 않은 사람과 같이 사람에서 강조되는 문서와 구두 언어에서 반영되는 정중한 과정.

사회적 또는 정서적 능력(social or emotional competency) : 아동이 관계 기술을 완수하는 성공의 단계.

사회적 상황(social context) : 상호관계.

사회적이고 정서적 발달(social and emotional development) : 관계적인 환경으로부터 해석하고, 내면화하고, 정보와 큐를 이용하는 것을 배우는 것.

서비스 자격(service competency) : OTA가 평가, 중재를 할 수 있는지, 아니면 문서작성 절차를 할 수 있는지 작업치료사가 결정하는 방법.

성장과 발달(growth and development) : 정해지고 미리 결정된 시간표를 일반적으로 따르는 발달에 있어 체계적인 변화.

세로손바닥활(longitudinal arch) : 손목에서 손허리뼈끝까지 연장된다. 손바닥은 손가락굽힘으로 컵모양을 만들고 손가락폄으로 편평해진다.

세손가락집기 위치(3-jaw chuck finger position) : 엄지손가락과 검지 손가락, 그리고 중지손가락의 손끝으로 물건을 잡는 것.

손가락에서 손바닥으로 이동(finger to palm translation) : 손가락 패드에서 손바닥으로 물체를 이동시킴. 이 활동은 아이가 손가락 끝으로 사탕 한 개를 집고 손바닥으로 이동할 때 일어난다.

손목뼈(carpals) : 손목뼈.

손바닥에서 손가락으로 이동(palm to finger translation) : 물체를 손가락에서 손가락패드까지 이동시킴. 손바닥에 작은 물체를 잡았을 때 나타나고 손바닥에서 노쪽 손가락의 먼쪽면으로 이동함.

손의 노뼈면(radial side of the hand) : 엄지와 검지손가락 또는 엄지, 검지, 중지손가락.

손의 자뼈면(ulnar side of the hand) : 네 번째 그리고 새끼손가락, 그리고 중지손가락을 가르킴.

손허리뼈(metacarpals) : 손의 뼈.

SOAP 노트(SOAP note) : 서술노트의 구조화된 형식. **SOAP** 노트는 주관적 정보, 객관적 정보, 평가와 계획을 포함함.

수직면(vertical surfaces) : 기울어진 책상 표면 또는 편평한 책상 위의 이젤, 또는 칠판에서 작업하기 또는 마루에 누워있기와 같은 수직방향에서의 물질을 위치시키는 것. 수직면은 글씨쓰기를 위해 필요한 손과 손목의 위치 발달을 도움.

습관화(habituation) : 더 이상 능동적으로 존재를 의식하지 못하는 부분에서 감각자극을 익숙해지는 신경계통 과정.

신경발달(neurodevelopmental) : 뇌와 중추신경계통의 발달에 의존하는 행동.

신경심리평가(neuropsychological assessment) : 특별하게 측정하는 장치, 테스트와 절차의 이용을 포함하며 뇌의 기능과 행동 사이에 관계의 평가.

신경인지(neurocognitive) : 뇌의 구조와 기능과 매우 관련되어 처리되는 생각(예를 들면, 집중력, 충동조절과 추론).

신경전달물질(neurotransmitters) : 뇌와 신경계통을 통해 전달되는 화학적 "전달자".

신체영역(physical context) : 사람들이 살아가면서 만나는 신체공간과 가능성 있는(신체) 장벽.

실행(praxis) : 일반적으로 친숙하지 않은 의식적이고, 목표 지향적 활동을 생각하고, 조직하고, 수행하는 과정.

심리교육적 평가(psychoeducational assessment) : 학교나 다른 세팅에서의 심리학적 평가로, 진단, 치료, 학문적 또는 사회성 진전을 측정하기 위해 주로 행해짐.

씹어먹기(munching) : 위턱과 아래턱운동, 씹기의 가장 빠른 형태. 약 5개월에 나타나며, 입안에 침으로 분해되는 음식에 효과적이다.

역동적 이론(dynamical theory) : 뇌구조는 함께 작용하고 특별한 운동패턴을 생성하는 서로 도움이 되는 이론의 기초.

역학 이행(role fulfillment) : 특정 환경 내에서 개인이 목적적인 행동(작업)을 수행하는 능력.

연필쥐기/파악(pencil grasp/hold) : 연필을 잡을 때 꽉쥐기.

연하투시조영검사(videofluoroscopic swallow study) : 종종 수정된 바륨 삼키기라고 함. 바륨이 섞인 음식의 덩어리를 삼키고, 과정을 비디오로 찍음. 목적은 흡인이 일어나는지, 흡인의 이유가 무엇인지를 결정하는 것.

영아기(infancy) : 태어나 18개월까지 기간.

영양급식(gavage feeding) : 위를 꿰뚫는 관을 통한 급식.

외재근육(extrinsic muscles) : 손의 바깥에 위치한 근육; 근육은 아래팔에서 일어나 손목 또는 손가락에 닿는다.

우세(dominance) : 미세운동기술을 위해 우선되는 손의 발달.

운동계획(motor planning) : 운동활동을 계획하고 체계화하는 능력.

운동발달(motor development) : 운동과 운동의 새롭고 점점 복잡한 패턴의 획득은 기술과 관련된다. 운동발달은 큰근육과 미세소근육 운동기술영역으로 나뉜다.

움켜잡기(grasp) : 물체 또는 자극을 얻고 보유하는 행동.

움켜잡기반사(grasp reflex) : 1개월에 나타나고 4개월에 걸쳐 발달이 계속되고 6~10개월 사이에 통합된다. 자극은 손바닥에 깊은 압박을 주면 손가락의 모든 관절은 갑자기 굽혀지고 모아진다. 움켜잡기반사가 더 완전히 발달되면(약 4개월에), 단지 한 손가락을 자극하면 손가락의 굽힘이 관찰된다.

원숭이 손주름(simian crease or transverse palmar crease) : 손바닥의 자뼈에서 노뼈면으로 이어지는 하나의 주름; 세 주름은 전형적으로 손바닥에 있음. 이 주름은 다운증후군에게 발견됨.

원주형스플린트(환상스플린트, circumferential splint) : 팔다리의 주변을 둘러싸는 스플린트.

위식도역류(gastroesophageal reflux, GER) : 식도의 아래 끝에 근육이 식도, 인두와 입으로 위내용물의 역류를 막기 위해 충분한 수축에 실패한다.

위연결관(위루조성술관, gastrostomy tube) : 위안으로 연결된 급식관.

으깬음식(mashed foods) : 포크로 으깰 수 있으며 무른 조직에 반고체.

이동(migration) : 한 장소에서 다른 장소로 움직임.

이론(theory) : 특정 현상을 설명 또는 예상하는 생각과 관련된 일련의 생각.

인위적 주위경계력(artful vigilance) : 개인을 치료할 때, 성인의 지시에 대한 요구와 과제촉진과 안전을 위한 근접과 그들자신이 독립적으로 탐구하고 배우고 도전하는데 자유로운 개인에 대한 요구에 대해 균형을 맞춘 치료사의 능력.

인지(cognition) : 생각과 정보를 처리하는 방법.

입술들임(lip retraction) : 입술 및/또는 혀의 뒤쪽으로 당김.

입술오므림(lip pursing) : 입술의 중앙을 오므림; 입술구석이 들임됨.

자기-마무리 가장자리(self-finishing edge) : 부드러운 면을 위한 열 가소성 재질을 자르는 핸들링 기법.

자동쓰기(automatic writing) : 아동이 최소 집중력으로 쓸 수 있는 학습된 운동기술의 단계. 원고 또는 흘림글씨를 마스터한 후에 아동은 기억에서 글자가 어떻게 형성되는지 충분히 익숙해짐.

자료-지향적 기록(source-oriented charting) : 가장 최근 정보를 처음으로 시간적인 순서로 조직하는 기록의 유형. 모든 작업치료 노트는 하나의 구역이고, 다른 영역은 각자의 자기 세션이 있음.

작업(occupation) : "일상생활에 활동들이 개인과 문화에 의해 명명되고, 체계화되고 주어진 것이다. 작업은 그들 자신... 인생을 즐기는 것에 관심을 가지고 그들의 공동체의 사회적과 경제적 구조에 공헌하는 것을 포함하며 사람들이 자신이 참여하는 모든 일이다" (Law, M., Polatajko, H., Baptiste, W., & Townsend, E. (1997). Core concepts of occupational therapy. In E. Townsende (Ed.), Enabling occupation: An occupational therapy perspective (pp. 29-56). Ottawa, ON: Canadian Association of Occupational Therapists).

작업치료전문가(occupational therapy practitioner) : 작업치료사와 작업치료보조사에 속하는 전문용어.

장기목표(long-term goals; LTGs) : 일단 성취하면, 종종 아이가 퇴원을 준비하는 것을 의미한다.

장애인교육법(IDEA) : 개별화된 장애인교육법.

적응반응(adaptive response) : 개인이 어떤 환경적인 요구에 성공적인 개인적 반응이 성공적으로 반응하는 적절한 행동.

적응행동(adaptive behavior) : 효과적으로 받는 사람 요구, 요구사항과 설명에 대해 연령에 적합한 방법으로 변경할 수 있는 개인적인 행동.

전환(shift) : 사물의 가벼운 선형조정(slight linear adjustment)을 만들어내기 위해 손가락 바닥을 이용하는 것. 예, 자뼈에서 노뼈 손가락 쪽으로 클립을 옮기기 위해 손가락을 조정하는 것.

접착용제(bonding solvent) : 강력한 접착을 위한 열가소성 물질을 준비하기 위해 사용되는 용제. 이 용제는 광택성 열가소성물질을 결합하는 데 필요하지만, 어떤 열가소성 접착에서 강력하다.

젖먹이 빨기(suckling) : 초기 젖먹이 빨기(sucking)의 한 형태. 앞-뒤 혀 움직임.

조절(accommodation) : 다른 사람들이 특별한 환경 또는 어떤 상태 아래에서 기능하는 다른 개인의 능력을 촉진하기 위한 상호작용 방법, 과제요구 또는 환경적인 상태를 만드는 변화.

중기 아동기(middle childhood) : 6세에서 12세까지의 기간.

중력불안정(gravitational insecurity) : 바로 선 자세 또는 발을 땅에서 남겨두고, 머리의 움직임에 과도하고 불합리한 두려움.

중복이환(comorbidity) : 두 가지 또는 더많은 동시 진단되어지는 것으로 관련된다.

지능지수(IQ, Intellgence quotient) : 개인의 정신연령을 연대기적 연령으로 나누고 100을 곱하므로써 정의내려진 지적 지수.

지적인 기능(intellectual functioning) : 새로운 상황과 문제에 적응할 수 있기 위해, 정신적으로 방심하지 않음, 지각과 직관적이기 위해, 건전한 판단을 전시하기 위해, 효과적이고 논리적으로 논하기 위해 지식을 얻고 적용하는 능력을 일반적으로 포함하는 다면적인 능력.

차단(deprivation) : 성장과 성숙을 위해 필요한 지원을 거부하는 것.

청년기(adolescence) : 12세에서 18세까지의 기간.

체성의(somatic) : 신체와 관련 있고 영향을 주는 것.

초기 아동기(early childhood) : 18개월부터 5세에서 6세까지의 기간.

초기중재(early intervention) : 출생 후 3개월까지 아이들과 가족들에게 제공되는 서비스.

최대실행(best practice) : 현재 연구와 정상인 임상평가를 기초로 한 작업치료 서비스.

최소 제한된 환경(least restrictive environment) : 장애인교육법의 가이드라인에 따라 장애아를 가진 아이들은 교육을 받아야 하고 장애가 없는 아이들이 가능한 완전한 범위에 참여하도록 해야 한다.

출생전기(prenatal period) : 임신과 출생간의 약 38~42주의 기간.

코위영양관(nasogastric feeding tube) : 위에 이르기까지 입을 통과하는 관.

콩알뼈(pisiform) : 완두콩 모양의 손목뼈.

큰근육 운동기술(gross motor skill) : 팔과 다리로 실행되는 큰 운동기술.

턱들임(jaw retraction) : 아래턱의 뒤쪽 당김.

턱밀어내기(jaw thrust) : 아래턱의 강력한 아래(하방)운동

턱안정성(jaw stabilization) : 최소 위/아래턱운동으로 능동적인 속턱조절은 초기에 컵을 물림에 의해 얻어진다. 점차적으로 24개월이 지나 능동적 턱근육에 이용으로 발달된다.

통합차트(integrated charting) : 연대기적 지시를 모두 기록된 차트의 형태이며 일반적으로 가장 최근 정보를 제공한다.

퍼쳐스(purchase) : 스플린트 시, 미끄러짐을 방지하기 위해 스플린트에 단단한 고정물.

퓨레 음식(pureed foods) : 부드럽고 빽빽하게 섞여진 음식.

항상성(homeostasis) : 어떤 사람이 최적에 기능을 할 수 있는 균형된 중추신경계통 상태.

행동평가(behavioral assessment) : 행동의 원인과 결과를 포함한 행동의 표본을 분석하는 것을 기초로 하는 평가의 접근법.

향상된 감각입력(enhanced sensory inputs) : 자연 환경에서 즉시 얻을 수 없는 강도, 빈도 또는 기간에 감각 자극의 준비.

혀 내밀기(tongue thrust) : 입 밖으로 혀의 돌출.

혀 뒤당김(tongue retraction) : 입안으로 혀를 강하게 당김.

혀 편측화(tongue lateralization) : 좌-우로 혀의 움직임.

현기증(vertigo) : 움직임이나 높이에 반응하는 현기증 또는 방향감각상실.

환경적 조절단위(environmental control unit, ECU) : 제한되거나 감소된 신체 또는 인지능력을 가진 사람이 멀리떨어져 조절하는 다른 전기장치를 조절하기 위한 장치.

회전 씹기(rotary chewing) : 회전운동에서 턱의 위-아래, 좌-우 움직임. 10~15개월에 나타남.

회피반응(avoiding response) : 약 1개월에 나타나고 대략 6개월에 통합된다. 자극은 가볍게 손 쪽으로 먼쪽으로 움직이며 접촉하면 손가락의 폄과 벌림이 나타나고 자극에 대해 손의 회피를 보인다.

가로손가락활(횡수근궁, transverse carpal arch) : 손가락뼈와 손허리뼈가 만나는 곳에 위치한 아치. 손목과 손허리뼈 움직임에 안정성을 제공하는 아치.

가로손허리활(횡중수궁, transverse metacarpal arch) : 손허리뼈에서의 아치이고 움직임이 있음.

후향적 연구(retrospective study) : 한 사람의 과거 사건과 행동의 이해에 의존하는 검사의 형식.

흐름(flow) : 즉 "단지 올바른 도전"인 활동에 전체 포함을 수반하는 기쁨과 끝없는 상태.

찾아보기
Index

ㄴ

ㄷ

ㅇ

ㅈ

ㅊ

ㅋ

ㅌ

ㅍ

ㅎ

아동의 주요 반사(Major Infant Reflexes)

반사 이름	자극/반응	통합	목적	통합되지 않은 결과
생존 반사				
눈 깜박임	아동은 밝은 빛이나 미풍에 눈을 깜박하거나 감는 반응.	평생	밝은 빛이나 물체가 들어올 때 눈을 보호.	시각 기능 지연.
동공 세포	환경이 어둡거나 흐릿한 것에 노출될 때 확대되고 밝은 빛에 노출되면 동공이 수축.	평생	변화하는 시각적 환경에 적응하는 것처럼 밝은 빛에 대항하여 보호.	시각 기능 지연.
호흡	산소를 들이쉬고 이산화탄소를 배출.	평생	보호: 이산화탄소를 내보내고 산소호흡입구의 균형을 지켜준다.	생존을 위해 필요함.
탐색	뺨을 쓰다듬을 때 아동은 입을 벌리고 자극준 방향으로 머리를 돌린다.	3~4개월에 사라짐; 촉각자극의 수의적인 반응을 대신한다.	아기에게 모유를 먹이기 위한 준비.	머리, 입, 혀 움직임을 지연.
빨기	가볍게 누르거나 자극(입안에 무언가를 높거나 먹을 경우)을 주면 율동적인 빨기 형태가 자동으로 시작된다.	3~4개월 후부터 수의적으로 영구적인 발달.	영양 섭취.	마시고 먹는 능력을 지연.
삼키기	입으로 액체를 먹고 율동적인 패턴으로 삼킨다(빨고, 빨고, 빨고 삼키는 것과 같이).	3~4개월까지 수의적인 조절을 통해 영구적으로 발달.	영양 섭취.	마시고 먹는 능력 지연.
구토	혀의 세 번째 뒤쪽으로 자극하거나 구토를 이끌어내는 인두영역(질식).	4~6개월까지 가장 발달하고 평생 지속됨.	평생을 통한 기능을 보호하는 것을 제공하고 고형식을 삼킬 때 아기를 보호한다.	활동이 지나치거나 약하면 마시고 먹는 능력 지연.
원시반사				
바빈스키	발바닥의 바깥쪽을 쓰다듬으면 아동은 발가락이 굽어지고 부채살처럼 펼쳐지는 현상.	8~12개월 후에 사라진다.	아동의 신경학적 기관의 정상적인 발달의 척도가 된다.	2세까지 지속되고 뇌가 손상되면 신경경로가 척수와 연결되는지의 척도가 된다.
Gallant(용감한)	등의 중간과 아래에서 목까지 척추의 측면을 따라 긁어내리면(아동을 엎드린 채) 자극준 쪽으로 등이 휘어진다.	3~6개월 후에 사라진다.	아동의 신경학적 기관의 정상적인 발달의 척도가 된다.	몸통과 머리의 안정성이 지연된다.
비대칭성 긴장성 목반사	바로 누운 자세일 때 아동의 머리가 오른쪽 또는 왼쪽 어느 한쪽으로 돌린다. 머리를 오른쪽으로 돌렸을 때 오른쪽 다리와 팔이 펴지고 왼쪽팔과 다리가 굽어진다(때때로, 활 쏘는 사람 자세로 불린다).	4~6개월 후에 사라진다.	아동의 신경학적 기관의 정상적인 발달의 척도가 된다.	수의적인 상지 움직임을 지연시키고 신경학적인 발달을 지연시키는 지표가 된다.
대칭성 긴장성 목반사	엎드려 있는 자세일 때 아기의 머리가 앞으로 굽어지고 상지의 굽힘근의 긴장도와 하지의 긴장도가 증가되는 원인이다. 바로 누운 자세일 때 아기의 머리는 뒤로 뻗게 되고 상지의 신전근의 긴장도와 하지의 굽힘근의 긴장도가 증가되는 원인이 된다.	8~11개월 후에 사라진다.	아동의 신경학적 기관의 정상적인 발달의 척도가 된다.	수의적인 상지 움직임을 지연시키고 신경학적인 발달을 지연시키는 지표가 된다.
모로	시끄러운 소음이나 자세의 변화로 놀랐을 때 아동은 빠르게 팔과 다리를 옆으로 뻗고 등이 젖혀지고 나서 몸의 중심으로 팔과 다리를 가져온다.	6개월 후에 실제 신체적 움직임이 사라진다. 놀란 반응은 그것자체로 사라지지 않는다.	아동의 신경학적 기관의 정상적인 발달의 척도가 된다.	만약 6개월 지나서 긍정적인 신체적 반응이 나타나면 수의적인 움직임과 어떻게든지 감각운동발달이 지연된다.

아동의 주요 반사(Major Infant Reflexes) *(계속)*

반사 이름	자극/반응	통합	목적	통합되지 않은 결과
쥐기	아동의 손바닥에 물체를 놓으면 손가락이 물체를 쥔다.	4~6개월 후에 사라지고 수의적으로 잡아서 놓는다.	아동의 신경학적 기관의 정상적인 발달의 척도가 된다.	수의적인 쥐기와 놓는 기술의 발달이 지연된다.
이동반사				
걷기	아동을 바로 세운 자세에서 팔 아래(겨드랑이)를 잡아주면 낮고 평평한 바닥에서 상호적으로 걷게 될 것이다.	4개월후에 사라지고 더나아가 연습이 없어도 12개월 후에 수의적으로 걷는 것이 가능하다.	아동의 신경학적 기관의 정상적인 발달의 척도가 된다.	서거나 걷는 능력이 지연된다.
수영	아동을 물안에 눕으면 불수의적으로 팔과 다리를 움직이고 자동적으로 호흡을 유지한다. 이러한 활동은 짧은 시간동안 아기가 떠있을 것이다.	5~6개월 후에 사라진다.	아동의 신경학적 기관의 정상적인 발달의 척도가 된다.	중추신경계의 미성숙함의 지표가 된다.
보호반응				
눈깜박임	아동은 밝은 빛이나 미풍에 눈을 깜박하거나 감는 반응.	평생.	밝은 빛이나 물체가 들어올 때 눈을 보호.	시각 기능 지연.
동공 세포	환경이 어둡거나 흐릿한 것에 노출될 때 확대되고 밝은 빛에 노출되면 동공이 수축.	평생.	변화하는 시각적 환경에 적응하는 것처럼 밝은 빛에 대항하여 보호.	시각 기능 지연.
낙하산	아동을 거꾸로 위쪽에서 아래로 떨어뜨리면 자동적으로 팔을 뻗으면서 그들자신을 붙들거나 보호한다.	5개월까지 나타나지 않고 이후 평생 나타난다.	아동의 신경학적 기관의 정상적인 발달의 척도가 된다.	6개월까지 나타나지 않으면 전체적인 운동기능과 자세조절에 부정적인 영향을 준다.
Propping(지주, 버팀목): 앞쪽, 외측, 후측	아동은 앉은 균형과 평형을 유지하기 위해 첫 번째로 팔을 앞으로 뻗을 수도 있고 옆으로(외측으로), 뒤로(후측으로)으로 뻗을 수 있다.	앞쪽으로 버티기 시작하는 것은 4~5개월 이후, 외측으로 버티는 것은 6~7개월, 후측으로 버티는 것은 9개월이고 이후 평생 지속된다.	아동의 신경학적 기관의 정상적인 발달의 척도가 된다.	기대되어지는 발달 연령에 나타나지 않으면 전체적인 운동기능과 자세조절에 부정적인 영향을 준다.

전설:

출생시 조산아동의 생존반사는 보통 약하고, 원시반사는 매우 약하거나 결핍되어 있을지도 모른다.

참고문헌:

Cook, J. L., & Cook, G. (2005). *Child development: Principles and perspectives*. Boston: Pearson.

Fiorentino, M. R. (1981). *A basis for sensorimotor development-normal and abnormal: The influence of primitive postural reflexes on the development and distribution of tone*. Springfield, IL: Charles C. Thomas Publisher.

Fiorentino, M. R. (1973). *Reflex testing methods for evaluation C.N.S. development*. (2nd ed.). Springfield, IL: Charles. C. Thomas Publisher.

Medical Encyclopedia (n.d.) retrieved October 11, 2003 from http:www.nlm.nih.gov/medlineplus/ency/article/003294.htm Shaffer, D. (2002). *Developmental psychology*: Childhood & adolescence. (6th ed.). Belomont, CA: Wadsworth.

Waxman, S. G., & deGroot, J. (1995). *Correlative neuroanatomy*. Norwalk, CT: Appleton & Lange.

Compiled by Amy Wagenfeld, PhD, OTR/L and Jennifer Kaldenberg, MSA, OTR/L.